Q&A 1001

for Attending Neurologist

神经内科主治医生
1001 问

（第 5 版）

主编　王维治

主审　胡维铭

中国协和医科大学出版社

图书在版编目（CIP）数据

神经内科主治医生 1001 问 / 王维治主编 . —5 版 . —北京：中国协和医科大学出版社，2017.4

ISBN 978 -7 -5679 -0779 -9

Ⅰ.①神… Ⅱ.①王… Ⅲ.①神经系统疾病—诊疗—问题解答 Ⅳ.①R741 -44

中国版本图书馆 CIP 数据核字（2017）第 073552 号

神经内科主治医生 1001 问（第 5 版）

主　　编：王维治
责任编辑：田　奇

出版发行：中国协和医科大学出版社
（北京市东城区东单三条9号　邮编100730　电话010-65260431）
网　　址：www.pumcp.com
经　　销：新华书店总店北京发行所
印　　刷：三河市龙大印装有限公司

开　　本：787×1092　1/16
印　　张：59
字　　数：1230 千字
版　　本：2017 年 6 月第 5 版
印　　次：2023 年 4 月第 4 次印刷
定　　价：160.00 元

ISBN 978－7－5679－0779－9

（凡购本书，如有缺页、倒页、脱页及其他质量问题，由本社发行部调换）

编者名单

主编 王维治

主审 胡维铭

编委 （按姓氏笔画为序）

王化冰　首都医科大学天坛医院神经内科
王玉玉　遵义医学院附属医院神经外科
王丽华　哈尔滨医科大学附属第二医院神经科
王维治　哈尔滨医科大学附属第二医院神经科
王铭维　河北医科大学附属第一医院神经内科
付　锦　哈尔滨医科大学附属第二医院神经科
卢晓宇　哈尔滨医科大学附属第二医院神经科
刘国荣　包头市中心医院神经内科
刘卫彬　中山大学第一附属医院神经内科
朱雨岚　哈尔滨医科大学附属第二医院神经科
关鸿志　中国医学科学院北京协和医院神经科
李晓光　中国医学科学院北京协和医院神经科
宋志海　长春市中心医院神经内科
陈　彪　首都医科大学宣武医院神经内科
陈晓春　福建医科大学附属第一医院神经内科
郎森阳　中国人民解放军总医院神经内科
周红雨　四川大学华西医院神经内科
周景丽　北京天坛普华医院神经内科
周文斌　中南大学湘雅医院神经内科
胡　静　河北医科大学附属第三医院神经内科
胡维铭　哈尔滨医科大学附属第二医院神经科

顾卫红　北京中日医院神经内科
贾志荣　北京大学第一医院神经内科
曹　杰　吉林大学第一医院神经内科
秦新月　重庆医科大学附属第一医院神经内科
黄德晖　中国人民解放军总医院神经内科
梁庆成　哈尔滨医科大学附属第二医院神经科
景　筠　首都医科大学附属北京同仁医院神经内科
蒋传路　哈尔滨医科大学附属第二医院神经外科
詹淑琴　首都医科大学宣武医院神经内科
廖小平　海南医学院附属医院神经内科
滕伟禹　中国医科大学附属第一医院神经内科
学术秘书：卢晓宇　哈尔滨医科大学附属第二医院神经科

内容简介

《神经内科主治医生1001问（第5版）》是现代主治医生提高丛书之一。全书分为30章，以问答方式诠释神经内科常见的临床问题，包括神经系统疾病的临床表现、诊断、鉴别诊断及治疗等。本书的特点是条理清晰，重点突出，问题或简或繁，既密切联系临床实际，又不失系统性与完整性；并介绍了神经系统疾病的病因及发病机制、诊断、治疗的最新进展。本书历经20年和5个版次的精心打造，包含一名合格的神经内科主治医生应具备的理论知识、临床经验与技能，可作为神经内科主治医生的临床工具书，也是神经内、外科实习医生、进修医生和研究生有用的参考书。

第五版前言

时光荏苒，回顾本书的成长历程，《神经内科主治医生699问》出生于1997年，那时她是襁褓中的婴儿，虽说是稚嫩有加，却还生的可爱；经过了幼年期（700问）、儿童期（900问）和青少年期（1000问），她始终在众人呵护下成长。如今她已经20岁，这次修订的《神经内科主治医生1001问（第五版）》，我们眼见她已初长成，出落成一个亭亭玉立的少女。

选择1001问，吾以为这是最佳体量，或许是她永久的体量。尽管她已经成人，但要永葆丰满与秀美的身姿。实际上这一版的篇幅比上一版还要精炼，内容也有大篇幅更新，章节内容重新整合，分出“头痛及面痛”“眩晕及头晕”两章，神经肌肉传递障碍性疾病、肌肉疾病也各立一章，新增了神经系统危重症监护与治疗一章；这一版的另一重大变动是，前四版是哈尔滨医科大学附属第二医院神经科几位医生的作品，这一版我们推向全国，邀请国内23位著名教授参与，希望熔全国专家的学识于一炉，精心打造之。

选择1001问，还期望让她如同讲述《一千零一夜》的美好故事一样，为我们神经科主治医生叙述神经病学的有趣篇章，让我们的医生和学生在趣味中学习成长。如果问我，学好一门学问有什么诀窍？回答是肯定的，那就是对这门知识无限的热爱。一本好的图书，凭着恰当的选题、生动的形式、清晰的叙述和简明的言语，定会激发读者对知识的兴趣与热爱。

回想当初编写本书，实际是实现我们主治医生时代的梦想。“问答”的雏形发源于我1979年研究生备考，当时国内尚无规范教材，仅有张沅昌主编的高等医药院校试用教科书《神经病学》（1960年出版），将近20年前的内容显得过于简单陈旧。此时史玉泉主编的《实用神经病学》刚好出版，恰如雪中送炭，但喜出望外之余，看到1000页的篇幅又让人如坠五里云雾。我当时自选重点，编了300多道题目，基本上烂熟于心，后来的考题居然未逃出我的手掌，包括一道“松果体区肿瘤的临床表现和定位诊断”的神经外科题都在我的备题之中，让我尝到了这一方法的甜头。

在本书每一版的前言中，我始终热情地激励我们的主治医生耕耘事业，勇于攀登，植根临床，踏实用功。前不久在美丽的呼伦贝尔草原见到几年前在我科进修的蒙古族陈医生，席间说到这本书时，他居然当众背诵了我在第四版前言中的一段话“主治医师正处于事业的花样年华，他们有理想，有希望，正在向知识的巅峰攀登。要珍惜这段宝贵时光，忍得寂寞，忍耐清苦，坚韧不拔，才能翘首成功。”这让我非常意外，也非常感动，我仿佛第一次感受到拥有粉丝的快乐。我要再次把这句话送给我们亲爱的读者，让我们共勉！

在此《神经内科主治医生 1001 问》即将问世之际，再次感谢中国协和医科大学出版社对本书一贯的支持，衷心感谢专家及同道的鼓励与爱护，更希望得到读者们的批评指正。

王维治

2016 年 8 月 7 日立秋于哈尔滨

第一版前言

20 世纪末，生命科学的进展引人注目，神经科学的发展日新月异。新研究方法和诊断技术的应用亦与日俱增。神经科医师欲求不断地提高自己的临床理论素养和实际工作能力，就应当不断地学习和更新知识。

主治医师处于走向成熟的阶段，正值耕耘事业的关键时期，在此阶段他们需要将自己的感性知识和经验上升到理论高度。这通常要借助于教科书或神经病学专著，前者简明而缺乏深度，后者较有深度但又失之简明。如果能得到一本简明精炼问答方式的参考书，就临床常见及某些不常见疾病的临床实践问题和理论问题加以重点突出的阐释，这对于神经科主治医师会大有裨益。我们期望本书能作为一本手册置于你的案头，在一定程度上能为你充当一本工具书使用，为你提供作为一名合格的神经科主治医师所必需的知识、技能和素质。

神经科医师，特别是正在日臻走向成熟的主治医师，要熟悉、掌握和应用当代的新技术。但与此同时，必须注意目前临床上有一种不容忽视的倾向，即少数神经科医师不肯在临床实践中花费“笨功夫”，他们不愿意认真地观察病情，不愿意仔细地询问病史和作详细的神经系统检查。本书的选题更注重于临床实践的内容，希望年轻的医师在实践中锤炼高尚情操，丰富临床经验，充实广博学识。

尽管编者在本书中力求能反映当前水平，并体现简洁流畅的风格，深入浅出的写法，但因水平所限，不妥及错漏之处也在所不免，敬请读者不吝指正。

王维治

1997 年初秋于哈尔滨

第二版前言

临床神经病学涉及的疾病种类繁多，加之近年来基础医学和边缘学科的迅猛发展，新技术的不断涌现和广泛应用，使临床医师始终面临着新知识的挑战。正在不断自我完善的主治医生既要在浩如烟海的文献中涉猎，在目不暇接的网络中搜寻，以积累广博的知识，也要在临床实践中辛勤地工作和思索，以积累丰富的经验。鉴此，我们欣喜地看到《神经内科主治医生699问》自问世以来深得神经科及其他相关学科同道的厚爱，当出版刚刚一年之际，出版社同仁即与作者商讨修订再版事宜，使我们备受鼓舞。故谨借此次再版之机，我们对原有的内容加以认真的审定和必要的补充和删略，以适应当前神经病学诊疗工作发展的需要。同时，书中突出了既阐释临床问题，又涉及相关的基础知识，也介绍最新进展。本书包含了作为一名合格的神经内科主治医生所应具备的临床工作能力、经验和理论素养，对基本功的训练会大有裨益，可以作为他们的临床工具书，对于神经内、外科进修医生和研究生也是一本实用的参考书。我们期望在向知识和科学巅峰的攀登中，这本书能成为伴随你的挚友。

在本书即将付梓之际，我们诚挚地感谢许多关怀本书的同道和专家给予的鼓励和支持，我们也衷心地希望继续得到读者和专家的批评和指正。

王维治

2000年1月18日

第三版前言

《神经内科主治医生700问》（第二版）出版已经6年，自问世以来得到神经内科及其他相关学科同道的厚爱，令人欣喜，亦感不安，既是鞭策，也须自勉。

主治医生在事业生涯中正处在走向成熟的关键时期。成功的医学教育和成功人士的经验都证明，年轻医生在这一阶段如能在繁忙的和繁琐的临床工作中，坚持数年至十年如一日，肯吃苦，肯花笨功夫；始终如一地仔细询问病史，认真检查病人，细致观察病情，经历失败，体验成功，反复磨炼，就能积累丰富的经验，充实广博的学识，在专业技能和理论素养方面有所长进，成为一名优秀的医生。坚持不懈的努力，必然会获得成功。

临床神经病学涉及的疾病种类繁多，近年来新知识、新技术不断涌现，年轻医生在成长过程中，始终面临着巨大的挑战。他们要善于总结自己亲历的感性知识或经验，更要善于将这些知识或经验升华到理论的高度。这通常需要借助于教科书或医学专著，但教科书稍嫌简明，专著又略感艰深。本书的初衷正是要以简约精炼的问答方式，阐释常见的或某些不常见疾病的临床表现、诊断及治疗、病因与病理。选题贴近临床，重点突出，条理分明，理论联系实际，使读者在有限的时间内有所获益。问题或简或繁，但不失系统性和完整性。作者期待，这是一本放在医生案头的临床工具书，在病房、门诊和急诊室都能随时为你提供所需要的诊治建议，也是神经病学研究生和神经内、外科进修医生实用的参考书。作者期望，在你构建的知识大厦中，它是一块牢固的基石；在你向科学巅峰的攀登中，它是伴随你的挚友。

这次再版，我们本着立足临床、完善内容、更新资料的主旨，将题目增加至900问，对原有题目也重新加以整理和增删，强调实用性，注意系统性。力求本书的内容含量高于教科书，描述简明易懂又优于专著，许多素材是得益于这几年来我们编写的《神经病学》和翻译的一些译著的积累。

在本书即将出版之时，深切地感谢中国协和医科大学出版社对本书再版的支持，诚挚地感激各位专家与同道的鼓励和支持，并衷心地希望得到专家、同道和读者更多的批评和指正。

王维治

2007年2月

第四版前言

《神经内科主治医生900问》（第三版）出版已经3年，从本书第一版《699问》算起，她经历了婴儿、幼年和童年期，而今已经是13岁了。这次修订的第四版《神经内科主治医生1000问》该是她进到青春期的标志。尽管国内的同行，本书的主要读者对象神经科主治医生，也包括神经科实习医生、进修医生和研究生，以及一些专家们都很喜欢她，觉得她线条明晰，言语简明，生得有几份可爱，更由于看着她一路成长，对她多了一份好感和赞许。回顾她的成长过程，主要是得益于中国协和医科大学出版社《现代主治医生提高丛书》有创意的选题，以及采取这种生动的问答方式，更是凭借读者给予她的鼓励与推动。

本书宗旨始终是紧贴临床，植根实践，使年轻医生不断积累临床经验，也丰富理论知识，理论联系实际，善于举一反三。我们强调不仅向书本学习，也要向病人学习。要时刻记住病人是我们最好的老师，我们尽心尽责、全心全意地为病人服务，才会得到丰厚的知识回报。主治医师正处于事业的花样年华，他们有理想，有希望，正在向知识的巅峰攀登。要珍惜这段宝贵时光，忍得寂寞，忍耐清苦，坚韧不拔，才能翘首成功。

这次修订改掉和删去一些题目，又增加100多个题目，意在进一步完善本书的内容，使她更显出青春期的典雅与完美。这些题目的素材大多取自于我主编的大型专著《神经病学》，以及我近年来为人民卫生出版社主译的五部著作，这其中许多东西令我们大开眼界，使得我们追求内容浓缩性与简明性的希冀得以部分实现，会使读者感觉耳目一新。

然而，作为一本神经内科的案头工具书汇集1000个题目，作者以为体量已经达到了极限。虽说她还只是走到青春期，但如今已经出落成如此高挑的身材。预期将来再修订，只可以在1000个题目范围内增删，期望能永久地保持她丰满与秀美的结合，而不要把她变成一个臃肿的婆娘。

在此版即将面世之际，再次感谢中国协和医科大学出版社对本书再版的支持，诚挚地感激各位专家与同道的鼓励和支持，还望得到专家、同道和读者更多的批评与指正。

王维治

2010年元旦

目　录

第一章

神经系统疾病的临床诊断路径

Clinical Diagnostic Pathway of Neurologic Diseases

1 神经系统疾病的诊断思路和临床处理的经典步骤是怎样的?

神经系统疾病的诊断思路主要包括定位与定性两个方面，全面掌握临床资料，包括详尽的病史、系统体格检查及神经系统检查是神经系统疾病诊断的基础，根据临床症状和体征提示的线索，进行相关的实验室、电生理及影像学检查对确诊神经系统疾病也非常重要。

（1）诊断思路包括三个程序

1）定向诊断：全面分析病情，依据病史及症状体征确定诊断方向，初步确定是神经系统疾病或系统疾病所致的神经系统表现。

2）定位诊断：确定为神经系统疾病后应对病人的临床症状、体征进行全面的分析，根据神经解剖学原则确定病变部位在中枢神经系统、周围神经系统、肌肉或神经肌肉接头。例如，认知功能异常、视野缺损、反射亢进及伸性跖反射（Babinski 征）是中枢神经系统病变所致；腱反射消失、肌萎缩、肌束震颤等提示周围神经系统疾病。

3）定性诊断：在定位诊断基础上确定病变性质及病因，依据起病方式、病程经过、症状体征、辅助检查及个人史、家族史等，综合分析找出可能的病因。

（2）临床系统性处理临床问题包括四个步骤：第一步是做出临床诊断；第二步是确定疾病的严重性或病期；第三步是制定适合疾病严重性或病期的治疗；第四步是监测治疗反应或疗效，包括患者的症状、体征及其他检查。

2 神经系统疾病的定位诊断应遵循的准则是怎样的?

（1）确定病变损害水平，在中枢神经系统（脑和脊髓）、周围神经系统（脑神经或脊神经根、神经丛及周围神经）或肌肉系统。例如，一侧大脑病变典型产生对侧躯体症状体征，但半球占位病变引起天幕疝也可压迫对侧中脑的大脑脚，产生病变同侧轻偏瘫；如出现认知障碍和视野异常也提示大脑病变。脑干病变通常产生交叉性功能缺失，如同侧面部与对侧肢体无力及感觉缺失。小脑半球病变产生同侧肢体共济失调。脊髓副神经（Ⅺ）属于例外，它接受来自双侧运动皮质的传入，以同侧传入为主，因此皮质病变可见同侧胸锁乳突肌无力。脊髓病变产生病变水平以下功能缺失，上、下运动神经元及各种感觉通路受累取决于病变水平。多发性神经病导致远端对称性感觉缺失及无力，通常下肢重于上肢，伴反射消失。肌病表现近端无力，不伴感觉缺失。

（2）确定病变空间分布：分辨病变为局灶性、多灶性或弥漫性。中枢神经系统局灶性病变如脑梗死、脑炎、脑肿瘤、脊髓炎等；多灶性病变如多发性脑梗死、多发性硬化及视神经脊髓炎等；弥漫性病变如动脉硬化性皮质下脑病、代谢性或中毒性脑病等。周围神经系统局灶性病变如腕管综合征，多灶性病变如多发性神经病等。此外，系统性病变选择性侵犯某一系统或传导束，如运动神经元病、亚急性联合变性等。

（3）定位诊断通常的原则是一元论，尽量用一个局限性病变解释全部症状体征，无法解释时再考虑多灶性、播散性（如急性播散性脑脊髓炎）或弥漫性病变。

（4）应高度重视首发症状，可能提示病变的主要部位或病因，如高血压病患者突发后枕部剧烈头痛伴眩晕、呕吐，出现一侧肢体共济失调，但无肢体瘫痪，高度提示病变部位在该侧小脑半球，病因可能为出血。

3 神经系统疾病的定性诊断应遵循哪些原则？

神经系统疾病的定性诊断一旦确立，下一步骤就是辨明疾病的病因或进行定性诊断，定性诊断的一般步骤如下。

（1）回顾病史对确定病因常很重要，患者的过去病史可能包含病因的线索，患者曾罹患的疾病如高血压病、糖尿病、心脏病、恶性肿瘤和艾滋病等都可能与某种神经系统疾病谱有关；许多药物可产生神经系统不良反应，酒精滥用可导致神经系统异常；家族史可能提示遗传性疾病等。

（2）疾病病程是病原学的重要线索，如卒中、癫痫发作、晕厥的症状可在数分钟内演变；变性疾病和颅内肿瘤呈进展性病程，症状和体征不缓解；炎症性和代谢性疾病病程可能有消长变化。

（3）先辨明病原学分类，再确定病因，如卒中为脑梗死、脑出血或蛛网膜下腔出血；感染性疾病如细菌性脑膜炎、脑脓肿、病毒性脑炎等；变性疾病如阿尔茨海默病、亨廷顿病、帕金森病、肌萎缩侧索硬化等；发育异常疾病如 Arnold-Chiari 畸形、脊髓空洞症；遗传性疾病如肌营养不良等；免疫性疾病如多发性硬化、Guillain-Barré 综合征、重症肌无力等；代谢性疾病如低或高血糖性昏迷、糖尿病性神经病、肝性脑病等；肿瘤性疾病如胶质瘤、转移癌、淋巴瘤、副肿瘤综合征等；营养性疾病如 Wernicke 脑病、脊髓亚急性联合变性；中毒性疾病如酒精依赖等；创伤性疾病如硬膜下或硬膜外血肿等。

（4）有些临床综合征可能有多种病因，但要记住，常见的疾病通常是常见的这一准则，常见疾病的不常见表现也要比罕见疾病的经典表现更常见。还需要考虑疾病的固有规律，如多发性硬化具有常在 20～40 岁发病，女性较多，北欧家系的个体易于罹患等特点。

4 神经系统疾病病史的重要性及采集遵循的原则是怎样的?

神经科医生应耐心询问和倾听患者或其家人的叙述，善于与之交谈和沟通，养成床边记录的习惯，尽量收集详细准确的病史。

（1）神经系统疾病病史的重要性：详尽全面的病史经常是获取疾病关键性信息的来源，是诊断神经系统疾病的基础。神经系统疾病的病变定位信息通常主要来自神经系统检查，但病史也经常可以提供线索。例如，一例癫痫患者起病时头转向左侧，随之出现左手抬举和左上肢抽动，提示病灶位于右侧半球运动皮质，该患者神经系统检查正常，因此所有的定位信息均来自于病史。临床遇到右侧轻偏瘫和失语症患者，如突然发病可能提示卒中，隐袭发病和缓慢进展常提示脑肿瘤。换言之，神经系统检查常提示病变部位，病史可能提供病因，神经科医生必须了解和熟悉这一神经疾病诊断的基本思路。

（2）病史采集原则

1）遵循客观、真实和准确的原则，患者本人叙述病史，须由了解发病情况的家人加以确认；如患者因意识障碍、精神症状及认知障碍不能叙述，可由亲属代述，家人叙述的病史应记录信息来自亲身观察、他人目睹或他人耳闻等。

2）应详细描述病情的进展，包括起病状态、首发症状、进展经过及当前的主要症状等，始终引导患者描述疾病进展的过程。如一年轻患者突发剧烈头痛伴呕吐，随即出现意识障碍，数分钟后意识恢复，可能高度提示蛛网膜下腔出血。

3）准确理解患者表述的真实含义，如患者主诉“头晕”可能是指持续的真性眩晕，或与变换体位有关的短暂的眩晕发作，或指忽悠或不稳定感等，其临床含义完全不同；患者主诉“麻木”可能指感觉丧失或指无力等，也要仔细地分辨。

4）收集病史切忌片面地局限于神经系统，忽略全身或其他系统的状况，需关注系统性疾病对当前神经疾病的影响或是否有因果关系；也不应忽视阴性症状，它可能对确诊或排除某些疾病有意义。

5）关注过去史、家族史及社会史等，过去史包括先前的疾病或危险因素，如突发严重偏瘫患者，高血压病史常提示脑出血或脑梗死，高血压及长期糖尿病史更提示脑梗死的可能，风心病伴心房颤动病史可能提示脑栓塞等。家族史或遗传病史可为家族遗传性疾病诊断提供重要的线索。社会史包含患者教育背景和职业史，吸烟、饮酒、使用违禁药物或接触毒物等可能提供危险因素的线索，性病史提供 HIV 感染或梅毒风险等。

5 神经系统疾病的常见主诉及临床意义是怎样的?

主诉是患者就诊的主要原因及其表述的主要症状，通常用一个短语概括疾病的主要表现和发病时间。主诉须准确地传达和理解患者的含义，是引导疾病评估和确诊的指南。神经系统疾病的常见主诉如下。

(1) 意识改变：患者的家人或陪伴者常表述患者对外界刺激无反应或反应迟钝，医生须通过专业检查确定意识障碍的程度；检查时需注意意识模糊状态、谵妄、痴呆或假性痴呆等，如意识模糊可能表现为记忆受损、判定失误、计算力差、理解或生成语言困难、人格改变等，或是某些症状的组合，描述时举一个实例说明可能对准确表述更有帮助。

(2) 头痛：部位、性质、持续性或发作性、先兆及伴发症状等均可能提示病因，如一侧颞部搏动性头痛或双侧颞部交替性头痛伴有先兆常提示偏头痛，如头痛因咳嗽、喷嚏、屏气、用力及排便等加重，提示颅内压增高所致。

(3) 头晕：应与真性眩晕鉴别，眩晕是自身或环境运动错觉，是前庭系统病变所致，需注意是否为发作性或与变换体位有关。头晕常见于全脑灌注量降低或为心因性所致。

(4) 无力：通常指肌力减弱或瘫痪，突发轻偏瘫伴失语提示脑卒中，轻截瘫伴尿便障碍常见于脊髓疾病，多发性神经病表现为四肢远端无力，重症肌无力常见特殊部位肌无力如眼睑下垂、吞咽困难等以及晨轻暮重表现，肌无力伴肌萎缩提示下运动神经元病变。

(5) 麻木：通常是指感觉缺失、感觉减退及感觉异常等，需确定痛温觉、触觉及深感觉缺失，完全性或分离性感觉障碍等；感觉异常如针刺感、蚁走感、痒感、电击感、沉重感及束带感等，感觉异常范围常有定位意义。

(6) 疼痛：应注意疼痛部位、性质、规律及伴发症状等，为局部性、放射性（如根痛）或扩散性疼痛（如牵涉痛）等，可能为病因诊断提供依据。

(7) 视物模糊：应确定为视力下降、一过性黑矇偏盲、象限盲或盲点等，或由于动眼、滑车及外展神经麻痹导致的复视，或因屈光不正、眼球震颤所致视力障碍等。

(8) 震颤：应确定为静止性震颤如帕金森病，动作性如特发性震颤，意向性如小脑病变，以及舞蹈症、手足徐动症或肌阵挛等。

(9) 发作性症状：常见抽搐或癫痫发作，确诊通常根据反复发作史、可靠目击者提供的发作过程及表现的描述、发作后进入昏睡或意识模糊状态、EEG 显示痫性放电及视频脑电监测证实等。其他发作症状包括晕厥、偏头痛等。

(10) 精神障碍：典型症状如幻觉、妄想及行为异常，可见于脑病变和精神疾病，也包括抑郁、焦虑、紧张、惊恐及强迫等，常伴睡眠障碍和躯体症状等。

神经系统疾病现病史的描述应包括哪些方面？

现病史是病史中最重要的部分，可纵览疾病全貌，为临床分析诊断疾病提供重要信息。神经系统疾病现病史的描述如下。

（1）起病情节：应描述发病时间、起病急缓、发病前致病因素和诱因等，急性起病常见于脑卒中、炎症、创伤等，慢性起病可因肿瘤、变性疾病、遗传代谢性病等。例如，起病状态及起病速度是卒中定性诊断的重要线索，脑出血多在活动或情绪激动时起病，神经功能缺失症状如轻偏瘫、失语等常在数十分钟至数小时达到高峰；脑梗死常在睡眠或安静状态发病，神经功能缺失约在10小时至1天达到高峰；如心房颤动患者突发完全性卒中，症状在一两分钟达到顶峰常提示脑栓塞。

（2）首发症状：可能提示病变的主要部位，为定性诊断提供线索。如年轻患者突发剧烈全头痛，伴一过性意识丧失，检查无肢体瘫痪，但颈强、克氏征阳性，常提示蛛网膜下腔出血；若高血压患者突发剧烈后头痛，伴剧烈呕吐，无肢体瘫痪，检查可见强迫头位，常可提示小脑出血。

（3）疾病演变及病程：包括患者自出现症状到病情加重、复发、缓解或消失的过程，症状加重及缓解的原因，各种症状出现的时间顺序，既往诊治经过及疗效等，重点描述突然或隐袭发病，病程进行性加重、短暂发作或复发－缓解等，对疾病定性诊断非常重要，并可指导治疗及判断预后。

（4）症状体征：通常是神经系统疾病定位诊断的依据，病史中提供的症状在神经系统检查时是需要重点关注的体征。

神经系统疾病患者进行全身体格检查的意义何在？

神经系统疾病患者不应局限于神经系统检查，也必须做全身性体格检查。

（1）全身体格检查可能为神经系统疾病的病因诊断提供线索。例如，一般检查如发热可能提示中枢神经系统感染如脑膜炎等，低体温见于酒精中毒、镇静药中毒、低血糖及韦尼克脑病等。呼吸急促见于肝性脑病、败血症、肺感染及水杨酸中毒，呼吸抑制见于镇静药中毒，呼吸深快或暂停见于代谢性脑病，长吸气、丛集性或共济失调性呼吸提示脑干病变等。体重迅速下降需注意恶性病变如肿瘤的可能，高血压病、缺血性心脏病及风湿性心脏病是缺血性脑卒中的重要危险因素，心律失常特别是心房颤动常为脑栓塞的原因，糖尿病是导致脑动脉硬化和卒中的重要危险因素，可合并多发性神经病；色素性角膜（K-F）环提示Wilson

病铜沉积所致；突眼可见于甲状腺功能亢进、眶部或眶后占位及海绵窦血栓形成；发热、意识模糊及精神症状患者发现口唇疱疹可能指示为单纯疱疹性脑炎等。

（2）全身体格检查可为系统性疾病导致的神经系统并发症的诊断提供依据。例如，呕血、黄疸及腹泻患者出现意识模糊状态应考虑肝性脑病所致；淤点或淤斑可提示凝血病如硬膜下出血、颅内出血等；发热、头痛、呕吐及颈强患者如伴有中耳炎，应考虑细菌性脑膜炎的可能；甲状腺功能减低患者可能导致昏迷、痴呆或共济失调等；痴呆、脊髓病、神经病变和肌病患者如患有艾滋病可能与 HIV 感染有关。

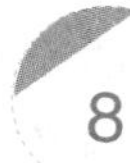

8 临床应如何进行筛查性神经系统检查？

神经系统检查包括意识水平、精神状态、脑神经、运动及反射系统、感觉系统检查等，住院患者应做全面的神经系统检查，但通常需时 20～30 分钟，门诊患者或急诊患者可以根据主诉做针对性的筛查性神经系统检查。

（1）意识水平：观察患者表现清醒、反应敏捷提示意识水平正常，如意识水平降低可表现轻度嗜睡、昏睡，严重者出现昏迷，或表现意识模糊状态、谵妄等。

（2）精神状态：观察患者的警觉水平，测试患者语言表达流利性、理解能力、复述和命名，包括回答简单问题、自发语言、复述，嘱患者执行简单指令如闭眼、张嘴、举手等，测试短期记忆、计算力等。

（3）脑神经

1）视神经：询问患者视力情况，如有明显视力障碍可测试眼前指数、眼前手动及光感，采用对诊法粗略测试视野等。

2）眼外肌运动神经：包括动眼、滑车及外展神经，观察眼外肌运动功能，如两侧眼裂是否对称、有无上睑下垂、斜视或同向偏斜；令患者向内、向外、外上、外下、内上、内下等 6 个主要凝视方向做协同活动眼球，观察眼球震颤。检查有无复视，检查瞳孔及光反应，包括直接光反射（感光瞳孔缩小）与对侧瞳孔间接光反射，以及辐辏反射等。

3）三叉神经：在眼支、上颌支和下颌支分布区采用针刺和发凉音叉表面分别测试痛温觉，两侧进行比较；用细棉絮轻触角膜外缘测试角膜（瞬目）反射。

4）面神经：嘱患者做睁闭眼、皱眉、示齿、鼓腮、吹哨等动作，观察额纹、眼裂、鼻唇沟和口角是否对称，区别主要影响对侧面下部的中枢性面瘫与面上下部均受累的周围性面瘫。询问患者味觉有无改变。

5）位听神经：包括听神经和前庭神经。听力检查可通过在距耳约 5cm 处捻搓拇指与示指粗略测试，或用音叉测试 Rinne 试验（外听道气导与骨导比较）及 Weber 试验。前庭功能检查可用 Dix-Hallpike 手法诱发眩晕及眼球震颤。

6）后组脑神经：舌咽、迷走神经检查可询问患者有无吞咽困难、饮水呛及声音嘶哑，令患者张嘴说“啊”观察软腭抬举，用棉签检查咽反射等。副神经检查可嘱患者做双侧转头和耸肩动作，可施加阻力对比测试两侧的肌力。舌下神经检查有无舌肌萎缩、肌束震颤和伸舌偏向同侧等。

（4）运动功能及反射检查

1）检测肌力并加以分级：5 级正常，4 级肌力减弱但可对抗重力与阻力；3 级可对抗重力，2 级可水平移动，1 级可见肌收缩，0 级完全瘫痪。

2）检测肌张力：张力增高包括折刀式强直，见于锥体系病变；齿轮样、铅管样强直见于帕金森病；张力减低常见于小脑病变。

3）观察有无肌萎缩、肌束震颤、肌阵挛及不随意运动等；观察有无共济失调，可测试指鼻试验、跟膝胫试验；观察站姿和步态异常，检查闭目难立征等。

4）反射：比较两侧肱二头肌、肱三头肌、股四头肌、跟腱反射及跖反射等；浅反射检查腹壁反射、提睾反射；以及病理反射巴宾斯基征等。

（5）感觉功能检查：测试浅感觉如痛温觉、轻触觉，深感觉如位置觉、振动觉及复合感觉（定位觉、实体觉、两点辨别觉、图形觉等），检查须耐心细致，进行左右对比、近远端对比等。

9 神经系统不同部位病变的临床特征可提供怎样的诊断思路?

神经系统不同部位病变具有特定的临床特征，常可为诊断提供思路。

（1）大脑半球病变：引起病灶对侧偏瘫（中枢性面、舌瘫及肢体瘫）、偏身感觉障碍或偏盲等，刺激性病灶可引起癫痫发作；半球弥漫性病变常导致意识障碍、精神症状及神经功能缺失。

脑叶病变定位依据是，额叶病变可见强握反射、运动性失语、失写、精神症状和癫痫发作等；顶叶病变出现中枢性感觉障碍、失读和失用等；颞叶病变出现感觉性失语、象限盲及钩回发作等；枕叶病变看见视野缺损、皮质盲及癫痫发作伴视觉先兆等。

（2）基底节病变：表现肌张力改变、运动异常及震颤等。黑质 – 苍白球病变出现静止性震颤，以及肌张力增高、运动减少综合征如 Parkinson 病；壳核、尾状核病变可见肌张力减低、运动增多综合征，如舞蹈症、手足徐动症及扭转痉挛等。

（3）脑干病变：一侧病变典型表现交叉瘫，出现病侧脑神经瘫及对侧肢体瘫，常见于中脑或脑桥病变；也可出现病侧面部及对侧肢体交叉性感觉障碍，常见于延髓背外侧（Wallenberg）综合征。双侧病变常见于脑干出血、创伤等，出现四肢瘫、双侧锥体束征及脑神经受损等，脑干上行性网状激活系统受累出现意识障碍。

（4）小脑病变：常见小脑性共济失调、眼球震颤、构音障碍和肌张力减低，蚓部病变出现躯干共济失调，半球病变可见同侧肢体共济失调。小脑急性病变如症状明显，慢性小脑病变如肿瘤、变性病症状较轻。如小脑出血表现后枕部剧烈头痛、频繁呕吐，不出现肢体瘫，大量出血压迫脑干引起昏迷及枕大孔疝，可致死亡。

（5）脊髓病变：脊髓半侧损害出现半切（Brown-Sequard）综合征；横贯性损害出现受损平面以下截瘫或四肢瘫、传导束性感觉障碍及括约肌障碍。脊髓选择性损害，如肌萎缩侧索硬化出现锥体束与前角细胞受损，亚急性联合变性表现锥体束和后索受损，脊髓空洞症损伤前连合或一侧后角，可出现双侧或一侧节段性分离性感觉障碍。

（6）周围神经病变：由于周围神经多为混合神经，受损出现相应支配区下运动神经元瘫、腱反射减弱消失、感觉障碍及自主神经障碍等。桡神经麻痹以运动症状为主，主要表现垂腕；股外侧皮神经炎以感觉症状为主，表现股外侧皮肤麻木、疼痛或感觉缺失；多发性神经病常见四肢远端对称性感觉、运动及自主神经障碍。

（7）肌肉病变：肌肉是运动效应器，包括肌肉及神经肌肉接头病变。常见肌无力、肌萎缩、肌痛和假性肥大等症状体征，腱反射改变不明显，多无感觉障碍。

10 昏迷患者临床检查的目的和可能提供的信息包括哪些?

昏迷提示患者发生严重的意识障碍，常是患者病情危重的指征。神经科医生熟悉昏迷患者的临床检查是非常重要的，是及时诊断及成功治疗的前提。

意识是由网状激活系统活动维持的，它在每侧脑干上行进入下丘脑并广泛地投射到大脑皮质，维持皮质的兴奋性和清醒状态。

（1）昏迷患者临床检查目的：是确定中枢神经系统受损的水平、引导病情分析的主要依据，可能为疾病定位提供有用的证据。检查包括呼吸状态、瞳孔光反射、眼外肌运动和运动检查等。

（2）昏迷患者检查可能提供的信息：昏迷或意识障碍通常可因三种解剖结构的病变所致，包括原发性脑干病变阻断双侧网状激活系统，大脑占位病变伴脑干受压及引起脑疝，双侧大脑皮质广泛弥漫性病变等。昏迷检查的目的是确定昏迷的中枢神经系统病变部位。

1）原发性脑干病变：通常可发现患者的局灶性神经体征，如动眼神经、外展神经麻痹，面神经及后组脑神经病变，以及双侧肢体瘫痪等。检查昏迷患者常采用玩偶头手法或冰热水试验，如发现一侧眼球不能内收可确定动眼神经麻痹。

2）脑疝综合征：如重症卒中或颅内占位病变患者出现昏迷及一侧瞳孔散大和对光反射消失，常提示为颞叶钩回疝，患者的意识状态和神经体征呈进行性加重，也称为脑干病变首尾性恶化（rostrocaudal deterioration），提示脑干受累自上端向下端扩展。

3）双侧大脑皮质弥漫性病变综合征：表现为弥散性神经功能受损，可因结构性病变所致，如急性播散性脑炎、脑挫裂伤、低氧－缺血性脑病等，或由于代谢性病变如药物过量、尿毒症或肝衰竭所致。

11 昏迷患者临床应如何进行神经系统检查?

昏迷患者由于处于不能被唤醒的无反应状态，因此许多检查完全不能进行。应首先检查患者的生命征象，并检查颈强、血管杂音、心肺及腹部、皮肤和肢端等。临床对昏迷患者极其有限的检查中仍可获得大量的信息，如瞳孔光反射、头眼反射或头前庭反射，对疼痛的运动反应等。熟练掌握这些简便的检查方法，仅需几分钟就可以完成昏迷患者的检查。

（1）瞳孔反射：反射弧是由视神经传入，经动眼神经瞳孔运动纤维传出。用电筒从侧方照射瞳孔，两眼分别进行并对比。昏迷患者如一侧瞳孔散大及对光反射消失提示动眼神经麻痹，常见于颞叶钩回疝，如患者突发剧烈头痛，旋即转入昏迷伴颈强，则提示后交通动脉瘤破裂导致蛛网膜下腔出血。如脑疝向下的压力靠内侧或两侧较平衡时，患者出现昏迷而不发生动眼神经麻痹，提示为中心疝综合征。表现两个瞳孔对称地处于中间位，对光反应消失。如双侧瞳孔散大固定多提示中脑受损、缺氧或阿托品中毒等；如双瞳孔针尖样缩小，提示脑桥被盖部损害，常见于桥脑出血。

（2）头眼反射：又称为玩偶头试验，检查者两手持昏迷患者头部向左侧和右侧快速转动 90 度并观察眼球运动，清醒患者可抵抗这种转头动作，保持两眼直视前方。如两眼球协同地向转头的相反方向移动为头眼反射阳性，常见于大脑半球弥漫性病变导致的昏迷，头眼反射消失常提示下位脑干病变，脑死亡时也见该反射消失。须注意合并颈椎损伤的患者不宜做此试验。

（3）前庭眼反射：也称为冷热水试验，检查前需先视诊耳道确认鼓膜完整，用注射器向一侧外耳道注入冰水 2～3 毫升，清醒患者会引出眩晕和眼震，不出现眼震提示前庭眼反射消失。如出现两眼向冰水侧强直性同向偏斜运动提示半球弥漫性病变，脑干功能正常；昏迷患者如每侧耳冰水试验时前庭眼反射保留，意味着脑干功能完整。

（4）运动检查：包括视诊肌肉容积和紧张度，肌力测试可通过观察对伤害性刺激，如压眶、按压胸骨、挤捏上肢或大腿内侧等反应，如患者对疼痛刺激完全无反应，提示为昏迷。

（5）呼吸功能评估：患者在昏睡期呼吸可能正常，如出现潮式呼吸，表现渐强渐弱型呼吸伴呼吸暂停，再出现呼吸渐强渐弱，可能提示半球病变导致颅内压增高；如潮式呼吸转变成快速规律型，称为中枢神经源性过度换气，此变化可能看似平常，实则提示中脑水平受损，是不可逆性脑干损伤即将来临的预兆；如呼吸进而变得不规则，出现共济失调性呼吸，提示脑功能障碍向脑干下部扩展，是导致呼吸完全停止和濒死的指征。

（王维治　梁庆成）

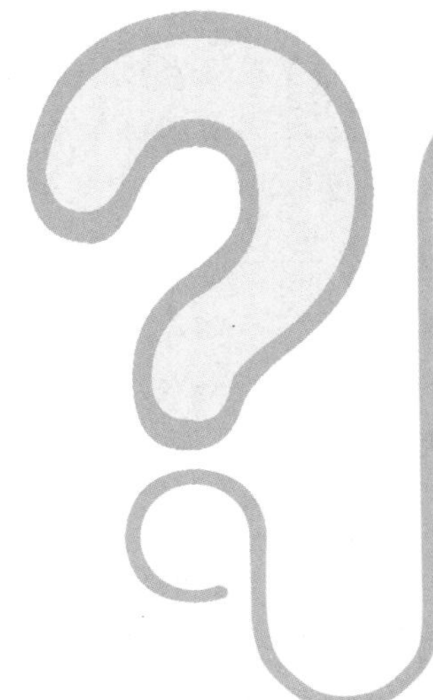

第二章

昏迷和意识障碍

Coma and Conscious Disturbance

12 维持人类意识清醒的解剖学基础及生理机制是怎样的?

意识清醒（conscious awareness）是指心理活动正常的清醒状态，任何意识改变都是脑功能障碍的高度敏感的指征。

（1）维持意识清醒的解剖学基础：意识清醒或觉醒（arousal）依赖大脑皮质神经元的完整性与脑干上部上行性网状激活系统（ascending reticular activating system，ARAS）觉醒机制完善的整合。ARAS 是由颈髓经脑干延伸至丘脑核团及纤维束构成的复杂系统，它与下丘脑的乳头体、丘脑底部、丘脑及大脑皮质等广泛部位发生联系。脑桥上部与中脑背盖部的 ARAS 是维持觉醒或警觉的结构，使大脑皮质始终保持对内外界刺激做出反应的准备状态。例如，在睡眠时大脑皮质虽然对刺激无反应，但 ARAS 始终维持着对内外部环境的监视，必要时可唤醒皮质。

（2）维持意识清醒的生理机制：脑干网状结构不单是一个解剖学概念，而且是位于间脑与脑干上部中轴的功能性结构，它通过躯体感觉、内脏感觉、听觉及视觉等感受器接受外界刺激并产生神经冲动，将冲动传至丘脑网状核，并发出侧支到脑干网状结构联络区，再激活效应区的脑干上部 ARAS，后者的兴奋冲动上传至丘脑非特异性核团，再由此弥散地投射至整个大脑皮质，对皮质诱发电位产生易化作用，使皮质神经元保持兴奋状态，维持意识觉醒。

1）大脑皮质神经元广泛损害和 ARAS 受损可导致不同程度觉醒水平下降或觉醒障碍，意识内容或认知功能障碍主要由大脑皮质病变所致。

2）脑干中线 ARAS 两侧病变可导致昏迷，但人类脑桥下部及延髓病变不引起昏迷，即使出现去脑强直发作仍可保持意识清醒；脑桥首端至中脑尾端病变常引起昏迷，即使脑电图描记与清醒时相似，但对刺激无反应；中脑上端及间脑后部病变常引起深昏迷，脑波呈慢活动，对刺激完全无反应。

13 意识障碍的临床分级及临床鉴别是怎样的?

意识障碍（conscious disturbance）是指对自身和环境的感知发生障碍，是人们赖以感知环境的精神活动障碍，是病情危重的临床表现。

（1）意识障碍临床分级：分为三级。

1）嗜睡（lethargy）：是意识障碍的早期表现，患者处于持续睡眠状态，刺激时能被唤醒，可正确回答问题和配合检查。唤醒时患者表现对自身或环境的正常认知程度降低，如不再继续刺激患者会再次进入熟睡。嗜睡常见于脑病和颅内压增高患者。

2）昏睡（stupor）：意识水平较嗜睡又趋下降，患者只有受到强烈刺激才能被唤醒，醒后表情茫然，只能含糊地回答问话，不能配合检查，对提问或指令不能做出适当反应，刺激停止后立即陷入深睡。

3）昏迷（coma）：是意识水平下降达到最严重的程度，患者无意识性反应，强烈刺激也不能唤醒，对疼痛刺激反应为反射性。临床分为浅昏迷、中昏迷、深昏迷，分别代表意识抑制的水平达到皮质、皮质下和脑干。

（2）临床鉴别：意识障碍临床分级的鉴别见表 2-1。

表 2-1　意识障碍的临床分级及鉴别

分级	对疼痛反应	可否唤醒	无意识自发动作	腱反射	光反射	生命体征
嗜睡	+	+	+	+	+	稳定
昏睡	+	+	+	+	+	稳定
昏迷						
浅昏迷	+	−	可有	+	+	无变化
中昏迷	重刺激可有	−	很少	−	迟钝	轻度变化
深昏迷	−	−	−	−	−	显著变化

由于临床上嗜睡、昏睡和昏迷常随疾病进展或好转而互相演变，意识障碍状态可有互相重叠。因此，临床最好不用这些术语简单地表述患者的意识状态，应具体描述唤醒患者需要哪种刺激，唤醒后能执行哪些功能等。

14 昏迷患者的常见病因及其鉴别诊断是怎样的?

昏迷（coma）是严重的意识障碍，患者对语言或对疼痛刺激无意识性反应。

（1）常见病因：幕上结构性病变、幕下结构性病变及弥漫性脑病均可导致昏迷，确定脑病变部位及性质，对临床诊断、治疗或紧急外科干预极为重要。

1）幕上结构性病变（supratentorial structural lesions）：临床常见于颅脑外伤，如硬膜外血肿、硬膜下血肿、颅内血肿、脑挫裂伤等，以及半球大量出血、缺血性卒中后脑水肿、脑炎等。病程早期常出现轻偏瘫，偏身感觉缺失，优势半球病变可有失语症，非优势半球可见病觉失认；出现瞳孔扩大及光反射消失常提示钩回疝，需要外科紧急处理。

2）幕下结构性病变（subtentorial structural lesions）：常见于脑干或小脑卒中，脑干挫裂伤、弥漫性轴索损伤累及脑干等。脑干进展性病变如相继累及脑桥、中脑及丘脑，患者意识障碍逐渐加深，自嗜睡、昏睡进入昏迷，提示病变累及脑干上行性网状激活系统。桥脑出血常突发昏迷，出现针尖样瞳孔（pinpoint pupils），伴脑干功能障碍局灶体征，如出现四肢瘫，向病灶对侧共轭凝视，可见核间性眼肌麻痹。基底动脉尖综合征、弥漫性轴索损伤累及脑干也可突发昏迷。

3）弥漫性脑病（diffuse encephalopathy）：常见于低血糖、肝性脑病、尿毒症、药物中毒、甲状腺危象、低钠血症等引起代谢性昏迷，病毒性脑炎、蛛网膜下腔出血、癫痫发作及癫痫持续状态等。通常无局灶体征，但低血糖症、高渗性非酮性高血糖症及肝性脑病有时可见交替性轻偏瘫，代谢性脑病在昏迷前可见扑翼样震颤、肌阵挛及震颤等。肝性、尿毒症性、缺氧性、低血糖性或镇静药诱发昏迷可见对称的去皮质或去脑强直发作。患者有脑干功能缺失体征，但瞳孔反应正常是代谢性脑病的金标准。巴比妥盐及阿片类过量可见针尖样瞳孔，抗胆碱能药中毒引起瞳孔散大，须注意与钩回疝鉴别。

（2）引起昏迷脑病变鉴别诊断：见表2-2。

表2-2　引起昏迷的脑病变的鉴别诊断

鉴别点	幕上结构病变	幕下结构病变	弥漫性脑病或代谢性
瞳孔及光反射	多正常（3～4mm），光反射（+），脑疝瞳孔变大超过7mm，光反射（-）	中脑病变中等大（5mm），光反射消失；脑桥病变针尖样（1mm），光反射（-）	多正常（3～4mm），光反射（+），阿片类针尖样瞳孔（1mm），光反射（-）；抗胆碱药瞳孔>7mm，光反射（-）
眼球运动	正常	中脑病变眼球内收障碍脑桥病变内收及外展障碍	通常正常，镇静药或Wernicke脑病可损伤
对疼痛反应	通常非对称性，脑疝后可对称性	一侧病变非对称性，双侧病变对称性	常对称性，低血糖、高渗性非酮性高血糖、肝性脑病可非对称性

15 昏迷患者的临床检查及其评估是怎样的?

昏迷患者的临床评估应重点进行，有的放矢，为确定和分析病因提供信息。昏迷患者的临床检查及评估如下。

（1）呼吸状态：阵发性Cheyne-Stoke呼吸可提示大脑半球病变；不规则呼吸常提示脑桥或延髓病变；呼吸过频或过缓常见于代谢性脑病。

（2）瞳孔：瞳孔缩小及光反射存在提示下丘脑或脑桥病变，针尖样瞳孔提示脑桥被盖部病变，吗啡或镇静药中毒也可见类针尖样瞳孔。瞳孔散大常见于钩回疝引起动眼神经受压，以及严重的脑缺氧。正中位固定瞳孔提示中脑病变或催眠药格鲁米特严重过量。光反射常随昏迷程度加深逐渐消失，但巴比妥中毒导致深昏迷仍可见微弱的光反射。光反射正常通常可排除昏迷，但代谢性脑病昏迷患者光反射可存在。

（3）头眼反射及冷热水试验（眼－前庭反射）：如出现两眼球强直性同向偏斜提示大脑半球病变，反应消失或非同向性偏斜提示脑干病变，反应正常可提示心因性假性昏迷。

（4）眼底：视盘水肿常可见于颅内占位性病变，眼底片状出血常提示蛛网膜下腔出血和大量脑出血。

（5）瘫痪：偏瘫常提示半球病变，四肢瘫提示为脑干病变，去脑强直发作常见于间脑或中脑病变。

（6）脑膜刺激征：提示脑膜炎及蛛网膜下腔出血，颈强-Kernig 征分离常见于后颅窝占位病变或小脑扁桃体疝；深昏迷时脑膜刺激征消失。

（7）疼痛反应：常通过深压眶上缘、胸骨或指甲床观察患者对疼痛的反应，判定患者昏迷深度。如疼痛刺激诱发去皮质强直发作，出现屈肘、肩内收、腿及踝部伸直等，常与丘脑病变或大脑半球巨大病变压迫丘脑有关；出现去大脑强直发作，表现伸肘肩及前臂内旋和下肢伸直等，常见于中脑病变，脑功能障碍比去皮质强直发作严重，但两者均不能准确定位病变部位。出现双侧对称性姿势可见于双侧病变或代谢性疾病，单侧或非对称性姿势提示对侧大脑半球或脑干病变。脑桥和延髓病变通常对疼痛刺激无反应，偶可见膝部屈曲（脊髓反射）。

16 临床如何用格拉斯哥－匹兹堡昏迷量表对昏迷患者进行评估？

临床上为了准确评估患者的昏迷程度，英国 Glasgow（1974）首创昏迷程度评定量表，主要包括眼动、语言和运动三项，经各国应用后加以修订，增补为七项共 35 级，最高分 35 分。格拉斯哥－匹兹堡（Glasgow-Pittsburgh）昏迷量表（1978）见表 2-3。

表 2-3　格拉斯哥－匹兹堡昏迷量表（1978）

Ⅰ. 睁眼动作	
1）自动睁眼	4 分
2）言语呼唤后睁眼	3 分
3）疼痛刺激后睁眼	2 分
4）疼痛刺激后无睁眼	1 分

续表

Ⅱ. 语言反应	
1）有定向力	5 分
2）对话混乱	4 分
3）不适当的用语	3 分
4）不能理解语言	2 分
5）无语言反应	1 分
Ⅲ. 运动反应	
1）能按吩咐做肢体活动	6 分
2）肢体对疼痛有局限反应	5 分
3）肢体有屈曲逃避反应	4 分
4）肢体有异常屈曲	3 分
5）肢体伸直	2 分
6）肢体无反应	1 分
Ⅳ. 瞳孔对光反射	
1）正常	5 分
2）迟钝	4 分
3）两侧反应不同	3 分
4）大小不等	2 分
5）无反应	1 分
Ⅴ. 脑干反射	
1）全部存在	5 分
2）睫毛反射消失	4 分
3）角膜反射消失	3 分
4）头眼及眼前庭反射消失	2 分
5）上述反射均消失	1 分
Ⅵ. 抽搐	
1）无抽搐	5 分
2）局限性抽搐	4 分
3）阵发性大发作	3 分
4）连续性大发作	2 分
5）松弛状态	1 分

续表

Ⅶ. 自主呼吸	
1）正常	5分
2）周期性	4分
3）中枢过度换气	3分
4）不规则/低换气	2分
5）无	1分

17 昏迷患者临床上需要与哪些疾病进行鉴别诊断？

昏迷患者的标志性特征是不能被唤醒、丧失睡眠－觉醒周期及脑代谢降低等。昏迷患者临床上应与以下疾病鉴别。

（1）闭锁综合征患者表现四肢瘫，不能讲话，貌似意识障碍，但可用眼球垂直运动示意，也能自发地睁眼，能遵照指令上视，是脑桥基底部病变所致。

（2）无动性缄默症患者表现哑或有断续字词，交流显著减少，不能自发运动，但刺激时可运动，意识不清或部分保留。是丘脑、基底节、双侧扣带回或第三脑室后部（脑干上部 ARAS）不完全受损所致，皮质功能保留。

（3）睁眼昏迷也称为去皮质综合征、持续性植物状态，患者皮质功能丧失，不能认知外界环境，对提问或指令无反应，不能追随检查者，但可无意识地睁眼闭眼，有觉醒－睡眠周期，喂食能无意识吞咽，如出现去皮质强直发作伴锥体束征常提示去皮质综合征，有助于与无动性缄默症鉴别。

（4）昏迷还须注意与长期睡眠剥夺、酒精中毒后状态、应用中枢神经抑制剂导致的过度睡眠鉴别。两侧额叶病变患者常表现刺激后较长时间反应延迟。

（5）痴呆患者实则清醒，由于记忆、逻辑及连贯思维能力受损，逐渐失去对周围环境做出适当反应的能力，但对疼痛刺激、微笑、问候能做出适当反应，Alzheimer 病晚期、严重脑挫裂伤后遗症患者可表现哑和完全无反应。

（6）非抽搐性癫痫状态，如较常见的复杂部分性癫痫状态或失神发作状态，常出现短暂的一过性意识丧失，但无抽搐发作，也须与意识障碍鉴别。

（7）癔病患者可表现对疼痛或有害刺激全无反应，常强烈抗拒睁眼和查体，提示精神障碍，属于精神性无反应（psychogenic unresponsiveness），患者的反射性反应，如眼球追踪运动正常提示意识清醒。其他如老年人短暂性无应答，包括特发性复发性昏睡（idiopathic recurrent stupor）、假性或癔病性昏迷、紧张症（catatonia）、植物性抑郁等。植物性抑郁

(vegetative depression)是指持续的精神障碍状态，表现极少的情感表达，不思饮食，不能入眠，无快乐感，症状存在不少于1年。

18 意识模糊状态的常见病因、临床特征及处理是怎样的?

意识模糊状态(confusional state)患者表现意识水平下降，意识障碍程度较昏迷轻，患者对刺激反应无明确目的性，临床有时泛指脑病或谵妄。

(1)常见病因：常见于慢性酒精中毒、酒精戒断综合征，癫痫发作后状态、复杂部分性发作及非惊厥性癫痫持续状态，创伤性脑损伤，胰岛素、镇静催眠药、抗抑郁药及抗精神病药过量，代谢障碍疾病如甲亢、甲减、低血糖及肾上腺功能减退等，电解质紊乱如低钠血症、高钙血症、低钙血症等，肝性脑病，Wernicke脑病，脑膜炎、脑炎及脓毒血症，高血压脑病，蛛网膜下腔出血等。轻度意识模糊状态临床常见于老年缺血性卒中、后循环缺血、肝肾功能障碍所致代谢性脑病、系统性红斑狼疮、心脏外科术后并发症及高龄术后患者等。

(2)临床特征

1)通常急性或亚急性起病，多在数小时至数日进展，突出表现是淡漠和嗜睡，定向力障碍通常不严重，时间定向障碍较明显，其次是地点定向，自我辨认无困难，可有注意力不集中、知觉和思维错误等。

2)某些患者以激惹为主或与困倦交替，但症状不像谵妄那样丰富生动，可伴自主神经症状，如发热感、苍白或潮红、多汗、心动过速、高血压，以及扑翼样震颤、肌阵挛等运动异常。

(3)处理

1)尽快查找病因，针对原发病进行病因治疗，如纠正代谢紊乱等，Wernicke脑病可静脉给予硫胺素，低钠血症、高钙血症纠正电解质紊乱，针对系统性感染或精神创伤进行对症治疗。

2)停用不必要的药物，如洋地黄易引起老年人幻觉和意识模糊状态，需用的药物应权衡利弊，慎重地选择剂量。

19 病史及症状对急性意识模糊状态原发病诊断的提示价值是怎样的?

病史及症状对急性意识模糊状态原发病诊断的提示价值如下。

(1)病史：急性意识模糊状态发病通常凭借家人观察和描述病情变化细节。询问易导致意识模糊状态的疾病，如酗酒、酒精中毒、酒戒断或 Wernicke 脑病等，药物滥用导致中毒或感染，糖尿病或低血糖，心脏病，脑卒中，癫痫或发作后状态，颅脑损伤如脑震荡、颅内出血，注意用药史及某些药物不良反应等。

（2）一般症状：伴近记忆力减退、精神行为异常及癫痫发作提示脑炎；伴过度通气常见于肝性脑病、高血糖及脓毒症等；伴黄疸常见于肝性脑病；伴皮肤淤点疹常见于脑膜炎球菌性脑膜炎；如有浣熊眼、鼓室积血、CSF 耳漏或鼻漏提示创伤性脑损伤；伴低体温常见于酒精或镇静药中毒、肝性脑病、低血糖、甲状腺功能减退；伴高血压见于高血压脑病、抗胆碱能药或拟交感神经药中毒。

（3）神经系统症状体征：伴头痛可提示颅脑损伤、脑膜炎及蛛网膜下腔出血；伴轻偏瘫、一侧腱反射亢进及 Babinski 征、局灶性癫痫发作常提示局灶性病变；伴发热或低体温、眼震、扑翼样震颤、肌阵挛等常提示代谢性病变，伴扑翼样震颤提示代谢性脑病；步态共济失调常提示酒精中毒或镇静药中毒、Wernicke 脑病等；伴视盘水肿常提示高血压脑病、颅内占位病变；伴瞳孔散大提示颅脑损伤、酒精或镇静药戒断、抗胆碱能药中毒及拟交感神经药中毒等；伴瞳孔缩小提示阿片类中毒，伴眼震或眼肌麻痹提示酒精、镇静药中毒，后循环缺血及 Wernicke 脑病等。

20 急性意识模糊状态常见的原发病临床表现及治疗是怎样的?

临床上对急性意识模糊状态患者应迅速确认其原发病，以防严重脑损伤或并发症导致死亡。常导致急性意识模糊状态的原发病包括低血糖、细菌性脑膜炎、蛛网膜下腔出血、创伤性脑损伤及 Wernicke 脑病等。

（1）临床表现

1）低血糖综合征患者可见心悸、饥饿感、手足颤抖、出汗、瞳孔扩大及轻度血压升高，低血糖引起脑功能障碍表现嗜睡、意识蒙眬或梦样状态，定向力及识别力减退，注意力不集中，思维及语言迟钝，幻觉等。

2）细菌性脑膜炎在成人常见，儿童患者尤多，脑膜炎球菌所致者最多，其次为流感杆菌、肺炎球菌、大肠杆菌及其他革兰阳性杆菌、葡萄球菌、李斯特菌等。患者出现发热、头痛、Kernig 征或 Brudzkinski 征，脑脊液糖低及蛋白增高。

3）蛛网膜下腔出血患者出现头痛、高血压、视网膜出血、Kernig 征；脑 CT 检查显示蛛网膜下腔及脑沟中积血，DSA 检查可发现动脉瘤或动静脉畸形。

4）脑挫裂伤患者可见偏瘫、失语、肢体抽搐发作及不同程度的意识障碍，头痛与恶心呕吐可能与颅内压增高、外伤性蛛网膜下腔出血有关；脑 CT 显示脑挫裂伤部位低密度区内散在点片状高密度出血灶及周围水肿，脑室受压及中线结构移位等。出血性损伤可见头痛、高血压及轻偏侧等，脑 CT 可见硬膜外、硬膜下或颅内出血。

5）韦尼克（Wernicke）脑病常见于慢性酒精中毒或营养不良患者的硫胺素缺乏。出现眼肌麻痹、精神异常及共济失调等三组典型症状，精神异常多见，轻者表情淡漠、举止随便、对周围环境无兴趣、注意力不集中，时间、地点和人物定向力差，重者出现精神错乱、虚构、定向力及记忆力严重缺损。MRI 检查可见双侧丘脑及脑干对称性病变，典型为第三脑室及导水管周围对称性 T2WI 高信号。

（2）治疗

1）低血糖患者立即给予葡萄糖静脉注射或滴注可迅速好转。

2）细菌性脑膜炎要求急症处理，延迟诊治可导致永久性残疾和死亡。应给予足量抗生素静脉滴注治疗，支持治疗如保持呼吸道通畅、降温、控制癫痫发作、维持电解质平衡及降颅压等。

3）蛛网膜下腔出血的动脉瘤或动静脉畸形常需手术切除，或采用血管内介入弹簧圈栓塞。

4）脑挫裂伤应处理继发性脑损伤，早期发现和预防脑疝，早期发现和清除硬膜外血肿或硬膜下血肿，昏迷、高热等对症治疗，预防并发症。

5）Wernicke 脑病治疗应首选硫胺素静脉滴注，可以完全恢复。

21 谵妄的常见病因、临床特征及处理是怎样的？

谵妄（delirium）是一种特殊类型的意识障碍，表现为兴奋性增高，意识水平降低，时间、地点及人物定向力障碍，自身认识障碍，伴幻觉和错觉。

（1）常见病因：常见于急性弥漫性脑病或中毒性脑病，如慢性酒精中毒、酒精和药物依赖突然戒断、脑炎或脑膜炎等，偶见于顶枕叶大面积脑梗死、蛛网膜下腔出血、原发性或转移性脑肿瘤、硬膜下血肿等，谵妄易发生于老年人和其他内科疾病患者。

（2）临床特征

1）患者的觉醒水平自轻度嗜睡到激越，伴时间、地点及人物定向力障碍，注意力不集中，认知、逻辑及思维受损，症状常迅速波动，或激惹、焦虑、恐怖及语无伦次，或沉静嗜睡，可有日落后加重趋势；常伴视幻觉、听幻觉及片断妄想，以幻视多见，内容多生动、逼真，如看到昆虫、猛兽、鬼神和战争场面等。

2）慢性酒精中毒、药物或酒精戒断综合征患者易伴发癫痫发作，常在戒酒后 3 ~ 5 日突然发病，患者出现意识模糊，伴发热、多汗、心动过速、高血压和周身震颤等（震颤性谵妄）。可因合并感染、胰腺炎、心力衰竭死亡。由于激惹、失定向、幻觉和妄想等易误诊为精神分裂症，须注意鉴别。

（3）处理

1）由于谵妄是临床急症，重症患者可导致死亡，首先应确认谵妄是由急性器质性疾病引起，患者如有定向障碍、近事遗忘、简单计算不能及智能障碍等，通常可肯定为器质性，根据临床表现及辅助检查查明病因者应立即进行病因治疗。

2）未查明病因者应尽快开始支持和对症治疗，高热患者应控制体温在 39℃以下，维持生命体征平稳，输液及纠正水、电解质紊乱和低血糖等，输液中可预防性加入硫胺素及其他 B 族维生素合剂。

3）严重激惹躁动、极度不安及彻夜不眠的患者，可每隔 10 ~ 15 分钟静脉注射地西泮 10mg，直至安静下来，但勿使之进入昏睡。有时所需剂量颇大，甚至超过 100mg/d。轻度兴奋激动的患者可口服氟哌啶醇 5 ~ 10mg，每日 3 ~ 4 次。

4）应注意预防和控制抽搐发作，防止伤人、自伤等意外，并治疗原发病。

22 去皮质综合征和无动性缄默症的临床表现及鉴别是怎样的?

去皮质综合征和无动性缄默症均属于醒状昏迷或睁眼昏迷（coma vigil）。去皮质综合征（decorticate syndrome）也称为持续性植物状态（persistent vegetative state，PVS）。常见于严重脑损伤或皮质广泛损伤的患者，在脑干反射恢复后不能恢复有意识的清醒。无动性缄默症（akinetic mutism）是脑干上部及丘脑病变使大脑皮质缺乏 ARAS 的足量刺激，导致患者处于缄默不语和四肢不动的特殊状态。

（1）临床表现

1）去皮质综合征：患者能够无意识地睁眼闭眼，反射性眼球运动、瞳孔光反射及角膜反射仍保留，也有觉醒 - 睡眠周期，喂食能无意识吞咽，可见四肢肌张力增高、病理征（+），可见去皮质强直状态，表现上肢屈曲、下肢伸直；患者不能追随检查者或视觉目标，对提问或指令无反应，尿便失禁。

2）无动性缄默症：患者能无意识地睁眼闭眼，反射性眼球运动和瞳孔光反射、角膜反射存在，有觉醒 - 睡眠周期，喂食可无意识地吞咽，貌似清醒，但不能动，不能讲话，偶可发出单词耳语，不能朝向检查者或追随视觉目标，对提问或指令没有意识反应，肌肉松弛，病理征（-），尿便失禁，可出现去皮质强直发作，表现上肢屈曲、下肢伸直。

（2）鉴别诊断：见表 2-4。

表 2-4　去皮质综合征与无动性缄默症的鉴别

鉴别点	去皮质综合征	无动性缄默症
病变部位	双侧大脑皮质弥散性病变	脑干上部及丘脑 ARAS 不完全损害
意识状态	不清	不清或部分保留
发出单词	不能	可有
情绪反应	可有无意识哭叫	无情绪反应
疼痛刺激	无肢体活动	可有逃避反应
锥体束征	肌张力高，双侧病理征（+）	肌肉松弛，病理征（-）
脑电图	多为广泛慢波或静息脑电图	双侧对称性广泛慢波

23

闭锁综合征的病变部位及临床特征是怎样的?

闭锁综合征（locked-in syndrome）又称闭锁状态（locked-in state）或去传出状态（deefferented state）。

（1）病变部位：闭锁综合征是脑桥基底部病变所致，常见于脑桥腹侧梗死或出血，以及脑桥脱髓鞘病变、炎症、肿瘤及损伤等。

（2）临床特征

1）患者表现为不能讲话，四肢瘫，脑桥以下的脑神经麻痹，如双侧完全性面舌瘫，表情缺乏，吞咽反射消失，仅保留眼球垂直运动和辐辏运动。由于患者不能讲话，身体不能动，易误诊为昏迷，但因大脑半球及脑干上部 ARAS 无损害，患者意识清醒，语言理解正常，常可用眼球上下运动示意。

2）脑电图正常或轻度慢波改变，可与意识障碍鉴别。脑 MRI 可显示脑桥基底部病变。

24

持续性植物状态的诊断标准及与昏迷和脑死亡如何鉴别?

持续性植物状态（persistent vegetative state，PVS）是指患者的脑干功能完整，而脑皮质功能丧失。PVS 诊断必须在青年患者外伤性脑损伤后至少 1 年和非创伤性疾病后至少 3 个月时做出。

（1）PVS 诊断标准

1）无识别自我或环境的证据，与他人没有互动。

2）对刺激无有意义的反应。

3）不能接受或表达语言。

4）有睡眠 - 觉醒周期，激奋，甚至微笑、皱眉和打哈欠。

5）脑干/下丘脑自动功能保留而得以存活。

6）尿便失禁。

7）脑神经和脊髓反射不同程度地保存。

（2）PVS 与昏迷、脑死亡鉴别：PVS 与昏迷和脑死亡均缺乏觉醒与自知力，均无痛苦感受，见表 2-5。

表 2-5　持续性植物状态与昏迷、脑死亡的临床鉴别

鉴别点	PVS	昏迷	脑死亡
运动功能	无目的性运动	无目的性运动	无与脊髓反射不同的运动反应
睡眠 - 觉醒周期	完整	缺乏	缺乏
呼吸功能	正常	易变	缺乏
脑电活动	多形性 δ/θ 活动，偶伴慢 α 波	多形性 δ，θ 波活动	脑电静息
脑代谢	减少 50% 或更多	减少 50% 或更多	缺乏
生命期限	通常 2 ~ 5 年	不确定	2 ~ 4 周死亡（哈佛标准）
神经恢复	外伤性 12 个月后罕见非外伤性 3 个月后罕见	通常恢复，2 ~ 4 周内变为 PVS 或死亡	不恢复

25 脑死亡及其临床诊断标准是怎样的?

脑死亡（brain death）是由不可逆性大脑半球和脑干病变导致自主呼吸停止、循环衰竭、低体温、肌张力降低、眼球固定、瞳孔散大、光反射及脑干反射消失，患者处于濒死状态，需依赖辅助呼吸和药物维持呼吸循环功能。所有脑干反射及功能丧失是脑死亡的重要指征。

我国脑损伤质控评价中心于 2012 年对脑死亡判定标准与技术规范进行了修改完善，指出脑死亡是包括脑干在内的全脑功能不可逆转性丧失，即死亡。判定标准如下。

（1）判定的先决条件

1）昏迷原因明确。

2）排除了各种原因的可逆性昏迷。

（2）临床判定

1）深昏迷。

2）脑干反射消失。

3）无自主呼吸，靠呼吸机维持通气，自主呼吸激发试验证实无自主呼吸。

以上3项临床判定必须全部具备。

（3）确认试验

1）短潜伏期体感诱发电位（short 1atency somatosensory evoked potential，SLSEP）正中神经SLSEP显示双侧N9和（或）N13存在，P14、N18和N20消失。

2）脑电图显示电静息。

3）经颅多普勒超声（TCD）显示颅内前循环和后循环血流呈振荡波、尖小收缩波或血流信号消失。

以上3项确认试验至少具备2项。

（4）判定时间：临床判定和确认试验结果均符合脑死亡判定标准者可首次判定为脑死亡。首次判定12小时后再次复查，结果仍符合脑死亡判定标准者，方可最终确认为脑死亡。

（朱雨岚）

第三章

语言障碍

Language and Speech Disorder

26 失语症及其常见的病因包括哪些?

失语症（aphasia）是大脑病变导致的语言交流障碍综合征，患者表现对各种语言符号的表达与理解能力受损或丧失。病人意识清晰，无严重认知障碍和精神障碍，无听觉、视觉功能缺失，无口舌、声带、咽喉等发音器官肌肉瘫痪或共济失调，但表现既不能表达，也听不懂别人或自己的讲话，不理解或写不出本来会读、会写的字句等。

失语症的常见病因包括脑卒中、脑外伤、脑肿瘤、脑部炎症及脑变性疾病等。可因病因及病变部位不同出现不同的语言障碍，如可表现一种语言功能障碍为主，伴其他语言功能不同程度受损，也可表现为语言功能完全受损。

27 失语症的临床分类是怎样的?

国际上兼顾病变部位与临床特征将失语症分类如下。

（1）外侧裂周围失语综合征：包括 Broca 失语、Wernicke 失语、传导性失语等。

（2）完全性失语。

（3）命名性失语。

（4）失读。

（5）失写。

（6）经皮质性失语：又称为分水岭区失语综合征，包括经皮质运动性失语（TCMA）、经皮质感觉性失语（TCSA）、经皮质混合性失语（MTA）等。

28 临床常见的失语症及其语言功能障碍特征是怎样的?

临床常见的失语症包括 Broca 失语、Wernicke 失语、传导性失语、完全性失语、命名性失语、经皮质运动性失语（TCMA）、经皮质感觉性失语（TCSA）、经皮质混合性失语（MTA）等。

失语症主要表现六种基本语言功能障碍，即口语、听理解、复述、命名、阅读及书写等，这些失语症的六种语言功能障碍表现及比较见表 3-1。

表 3-1 临床常见的失语症的六种语言功能障碍的表现与比较

表现	Broca	Wernicke	传导性	完全性	命名性	TCMA	TCSA	MTA
口语	非流利	流利，错语	流利	非流利	流利	非流利	流利	非流利
听理解	较好	不良	较好	不良	较好	好	不良	不良
复述	不良	不良	不良	不良	好	好	较好	较好
命名	不良	错语	不良	不良	不良	不良	错语	不良
阅读	不良	不良	较好	不良	较好	较好	不良	不良
书写	不良	错语	相对好	不良	较好	非流利	错语	不良

29 Broca 失语的临床特征是怎样的?

Broca 失语也称为运动性失语、表达性失语等，是首先被描述和公认的经典的失语综合征。病变位于 Broca 区，即优势侧额下回后部，还累及相应的皮质下白质、脑室周围白质等。单纯 Broca 区病变不产生持续性失语，语言障碍恢复较快，可伴短暂的口面失用症等。

临床特征如下。

（1）显著的口语表达障碍，患者讲话费力，发音及语调障碍，找词困难，呈非流利型口语；语量少仅限于实质词，缺乏语法结构，呈电报式语言。

（2）听理解相对较好，但理解有语法词的句子及秩序词困难，如分不清“狗比马大与马比狗大”有何差异。

（3）复述障碍，但比自发谈话好，复述句子也会略去语法词只复述实质词。

（4）命名困难，可接受语音提示，但找词困难是 Broca 失语的特点。朗读困难，但阅读发音要比自发谈话好，伴不同程度写字笨拙，笔画潦草，阅读、书写时均对语法词理解和书写困难。

（5）Broca 失语患者多伴右侧偏瘫或轻偏瘫，常伴左侧观念运动性失用。预后通常良好，与病灶大小有关，常遗留口语表达不流利；如果完全性失语未完全恢复，遗留 Broca 失语表现，失语将持续存在，但多能进行简单的日常交谈。

30 Wernicke 失语的临床特征是怎样的?

Wernicke 失语也称为感受性失语。也是广为公认的经典的失语综合征，病变位于优势侧半球颞上回后部即 Wernicke 区。

临床特征如下。

（1）表现流利型口语，患者发音、语调及韵律正常，有适当的语法结构，找词困难，常需要解释，产生赘语，过多的停顿而类似口吃，或常说“我不会说了”；缺乏实质词，空话连篇，难以理解，语量多或滔滔不绝，语义性错语较多，如将“帽子”说成“袜子”，并有新语，表现杂乱性失语。患者不理解自己的话，对讲话中错误缺乏意识，想尽量表达和不停地述说，呈强迫语言。

（2）严重听理解障碍是最显著特点，轻者可理解常用词，重者完全不懂他人谈话，表现答非所问。

（3）复述障碍、阅读及听写障碍均与听理解障碍基本一致，书写障碍表现为听写困难明显，即使写出的字正确，患者也不认识。

（4）右上象限同向性盲可能是唯一的神经体征，但难以查出，患者可表现出行为障碍、焦虑甚至偏执状态等。

31 临床上如何区别纯词聋与 Wernicke 失语？

纯词聋（pure word deafness）表现为口语理解严重障碍，尤其对复杂内容的口语。与之相关可见复述功能严重障碍，听写不能，对非词语性刺激识别正常。

纯词聋与 Wernicke 失语的显著不同如下。

（1）其他语言功能几乎不受影响，通过书写和理解文字内容可进行交流，患者通过观察讲话者的面孔和口型动作可帮助理解对方的讲话内容，故认为纯词聋并非真正的失语症。

（2）纯词聋的病变位于优势侧或双侧颞上回中部、Wernicke 区前缘皮质及皮质下，与 Wernicke 失语的优势侧半球 Wernicke 区（颞上回后部）病变不同。

32 传导性失语的特征性表现和临床特征是怎样的？

传导性失语（conduction aphasia，CA）是表现复述不成比例地受损为主要特点的失语综合征。病变部位在优势侧半球缘上回皮质或深部白质内的弓状纤维。

（1）传导性失语的特征性表现是复述障碍，甚至不能复述自发讲话时轻易说出的词或句，或以错语复述，多为语音性错语，如将“馒头”说成“门托”。复述抽象词和复杂的句子更为困难，复述中常出现较多的语音错语。

（2）临床特征

1）CA 表现复述不成比例地受损在临床上最有鉴别意义。患者表现流利型口语，能自发讲出语义完整清晰、语法结构正常的句子，特别是有时可说出发音清楚和正确达意的短语或短句，但自发谈话时常因找词困难有较多的语音错语，出现犹豫或中断，朗读可出现明显的语音错语，伴不同程度的书写障碍，对文字理解似乎优于对口语理解。

2）听理解正常或有轻度障碍，表现对复杂指令执行困难，对秩序词、语法词等理解障碍。患者能对自己的讲话加以评价，常不满意自己的发音和试图反复改进使之准确，因此而讲话缓慢，甚至因怕出错而少讲话或不讲话。

3）可有不同程度的命名障碍，多为错语命名或找词困难。可能伴失用症，特别是口面失用较突出，可伴 Gerstmann 综合征。

33 经皮质性失语的特征性表现、分型及临床特征是怎样的?

经皮质性失语（transcortical aphasia）又称分水岭区失语综合征，病变位于分水岭区，亦即相邻的两条脑动脉供血区之间的边缘带。

（1）经皮质性失语的特征性表现是复述功能好，而且是较其他语言功能不成比例地好。

（2）分型及临床特征：根据病变所在的不同脑动脉分水岭区和临床表现，可分为经皮质运动性失语（transcorticl motor aphasia，TCMA）、经皮质感觉性失语（transcorticl sensory aphasia，TCSA）及经皮质混合性失语（mixed transcorticl aphasia，MTA）。三种经皮质性失语症的临床特征见表 3-2。

表 3-2　TCMA、TCSA 和 MTA 的临床特征

	TCMA	TCSA	MTA
口语表达	多为非流利型、语言启动及扩展有明显障碍	流利型，有错语及模仿性言语	非流利型，可有模仿性言语
口语理解	相对较好	严重障碍	严重障碍
复述	好	好	相对较好
命名	不正常，表达性命名障碍	严重障碍，有完成现象	严重障碍
阅读	不正常	严重障碍	严重障碍
书写	不正常	不正常	严重障碍
病变部位	优势侧 Broca 区前上部	优势侧颞、顶分水岭区	优势侧分水岭区大病灶

34 完全性失语的临床特征是怎样的?

完全性失语（global aphasia，GA）也称为混合性失语，是失语症最严重的类型。病变是位于优势侧半球的大范围病变，常见于大脑中动脉供血区大面积梗死。

临床特征如下。

（1）完全性失语的显著特征是，患者所有的语言功能严重受损，包括口语、听理解、复述、命名、阅读及书写等。预后很差。

（2）口语表达障碍表现哑和刻板性语言，只能发出无意义的“吗”“吧”“哒”等声音，有些患者用不同语调表达肯定与否定。除了刻板言语，患者可能说出带情感的短语，骂人话也可脱口而出。听理解严重障碍，命名、复述、阅读与书写均不能完成。

（3）神经系统检查常见偏瘫、偏身感觉障碍或偏盲等定位体征。

35 命名性失语的临床特征是怎样的?

命名性失语（anomic aphasia，AA）是以命名不能为突出表现的失语症。病变多位于优势半球颞中回后部或颞枕叶的交界区。

AA 与命名障碍或命名不能（anomia）不同，命名障碍是失语症较常见的表现，所有的失语患者都可能存在不同程度的命名障碍，但命名障碍也见于弥漫性脑病、多发脑病变及 Alzheimer 病的早期。

临床特征如下。

（1）AA 患者表现流利型口语，但缺乏实质词，表现赘语与空话，错语较罕见，患者常用手势和适当的解释可不同程度地表达。命名性失语通常预后较好。

（2）选词性命名障碍是最突出表现，患者说不出物品的名称，常描述物品功能及属性解释说不出的词，常可接受选词提示。

（3）患者听理解、复述、阅读与书写障碍均较轻。神经系统检查可无异常。

36 交叉性失语的临床特征及可能提示的意义是怎样的?

交叉性失语（crossed aphasia）是指右利手者在右侧半球病变时引起的失语症。交叉性失语发生率低，确诊需要严格的诊断及排除标准。

（1）临床特征

1）交叉性失语症类型与左侧大脑半球病变引起的失语症类型基本相同，并有影像学检查证明存在右脑病变；交叉性失语恢复相对较快。

2）大多数患者伴左侧偏瘫、偏身感觉障碍、偏盲或左侧空间忽视等。

（2）可能提示的意义：右脑病变导致失语症的确切机制尚存争议，其存在提示部分人右侧大脑半球可能也具有语言功能，或者由于右侧半球病变使左侧结构完好的语言相关区功能受抑制，也可能语言功能侧停止在某一发育阶段上。

37 失读症的类型及临床特征是怎样的?

失读症（alexia）是指获得性阅读能力减退或丧失。类型及临床特征如下。

（1）失读症伴失写（alexia with agraphia）：患者表现为严重的阅读障碍，仿佛不识字，伴严重的自发书写及听写障碍，通过非视觉途径如大声拼出单词不能改善阅读。汉字失写表现构字障碍及字词错写，可抄写但不能认识。患者可有命名及听理解障碍，可伴 Gerstmann 综合征等。病变位于优势侧角回或顶颞叶交界区。

（2）失读症不伴失写（alexia without agraphia）：又称为纯失读症（pure alexia），是一种较特殊的失读症。患者不能阅读但可以书写，非视觉途径有助于文字理解，如经常通过大声拼出单词理解写出的词，或通过听到的字母识别单词，但不理解文章的内容。病变位于胼胝体压部，可能与右侧枕叶皮质同左侧语言中枢失联系有关，也称为枕叶失读症。

（3）额叶失读症（frontal alexia）：又称无前部失读症，常见于运动性失语如 Broca 失语或经皮质运动性失语，患者可读懂实质意义的词如名词或动词，并以此猜出句子的意思，但是不理解语法词及有语法结构的句子，常伴有书写障碍，患者多伴右侧偏瘫。常见于优势侧额叶病变。

38 失写症的类型及临床表现和病变部位是怎样的?

失写症（agraphia）经常是失语症表现的组成部分。

（1）类型及临床表现：如同失语症一样，失语性失写症可分为如下类型。

1）非流畅性失写（non-fluent agraphia）：又称前部失语性失写，常见于 Broca 失语、经皮质运动性失语。患者常表现书写困难，听写及自发书写均严重障碍，抄写功能相对较好，有的患者出现失用性书写。

2）流畅性失写（fluent agraphia）：又称后部失语性失写，常见于 Wernicke 失语、传导性失语、命名性失语、经皮质感觉性失语等。患者常表现书写不费力，但缺乏实质词，出现大量语义性、词义性错写。

（2）病变部位：常见于左额中回后部。优势侧额中回后部通常被认为是书写中枢，但是否存在纯失写和书写中枢一直存有争议。有些学者提出顶上小叶、角回、内囊、丘脑背侧病变均可能产生纯失写，但纯失写作为语言功能首发症状或唯一症状极为罕见。

39 临床常见失语症的鉴别诊断是怎样的?

临床常见的失语症包括 Broca 失语、Wernicke 失语、传导性失语、完全性失语、命名性失语、经皮质运动性失语（TCMA）、经皮质感觉性失语（TCSA）、经皮质混合性失语（MTA）等，鉴别诊断通常可根据临床特征、伴随症状及病变部位等，见表 3-3。

表 3-3　临床常见的失语症的鉴别诊断

类型	口语流利性	听理解	复述	伴随症状	病变部位（优势半球）
Broca 失语	典型非流利口语，电报样	保留	受损	常伴轻偏瘫	额下回后部 Broca 区
Wernicke 失语	流利性口语，常伴错语新语	严重受损	受损	可伴视野缺损	颞上回后部 Wernicke 区
传导性失语	保留	保留	严重受损	可伴口面失用、Gerstmann 综合征	缘上回、初级听皮质、脑岛及深部白质内弓状纤维
经皮质运动性（TCMA）	受损	保留	很好	常伴轻偏瘫	Broca 区前上部、额叶深部白质等
经皮质感觉性（TCSA）	保留	受损	较好	可伴轻度感觉障碍或视野缺损	优势半球颞、顶分水岭区
经皮质混合性（MTA）	受损	受损	相对好	常伴轻偏瘫、轻度感觉缺失	优势侧分水岭区大病灶
命名性失语	流利性口语，命名障碍明显	保留	保留	神经系统检查可无异常	角回、颞中回后部或颞枕交界区病变
完全性失语	受损	受损	受损	常伴偏瘫、偏身感觉障碍	优势大脑半球大范围病变

40 原发性进行性失语的临床特征及病变是怎样的?

原发性进行性失语（primary progressive aphasia）是语言功能进行性下降2年或2年以上，初期一般日常生活能力及认知功能保留，语言功能障碍是突出的或唯一的表现，有可能发展成为Pick病，运动神经元病或皮质基底节变性，或作为这些疾病的症状之一。

（1）临床特征：呈隐袭起病，逐渐进展，早期表现以找词困难或命名障碍为主的口语表达障碍，继而出现词语理解障碍加重。发病前2年内可能只出现与语言相关的日常生活问题，可伴轻度结构性障碍、失算或观念性失用等。起病2年后可能出现其他认知功能缺损，语言障碍表现最为突出，随着病情进展发展为严重的失语并最终出现痴呆。

（2）影像学检查：如MRI可显示病变主要是优势半球额叶、颞叶明显萎缩，PET检查可见优势侧颞叶脑代谢降低等。

41 构音障碍的类型、临床特征及常见疾病包括哪些?

构音障碍（dysarthria）是发音器官的神经肌肉病变导致肌无力、麻痹及共济失调等所致，使在语言输出的最后阶段不能形成清晰的言语，表现发音困难、吐字不清，以及音调、速率及韵律异常等。

构音障碍的类型包括弛缓性（flaccid）、痉挛性（spastic）、共济失调性（ataxic）、运动减少性（hypokinetic）、运动增多性（hyperkinetic）、张力障碍性（dystonic）、混合性（mixed）、肌肉病变、发音器官病变等。临床特征、常见的病变和疾病见表3-4。

表3-4　构音障碍的类型、临床特征及常见的疾病

类型	临床特征	常见的病变和疾病
弛缓性	表现鼻音过强，辅音含糊，单音调等	下运动神经元，如延髓运动神经核及神经病变
痉挛性	声音紧张、压抑，语速慢，发音不准或刺耳	上运动神经元，如双侧半球白质或内囊膝部病变，见于卒中伴假性球麻痹
共济失调性	重音过度，速度和节奏不规律，元音扭曲	小脑病变，蚓部病变时构音障碍最严重
运动减少性	单音调，口语短促，不恰当的沉默，语速易变	锥体外系病变，如帕金森病、肝豆状核变性，发音肌不自主运动所致

续表

类型	临床特征	常见的病变和疾病
运动增多性	辅音含糊，停顿过长，声音过大的变化或刺耳	如亨廷顿病
张力障碍性	声音紧张－压抑，单音调，分节发音不规则	如痉挛性发音困难
混合性	上述的混合特征	多发性硬化，肌萎缩侧索硬化
肌肉病变	语音无力	重症肌无力，进行性肌营养不良
发音器官病变	发音漏气	腭裂

注：混合性构音障碍可见于一种类型以上的运动障碍疾病，如多发性硬化出现混合性痉挛－共济失调性构音障碍，肌萎缩侧索硬化表现痉挛－弛缓性口语等。

42 临床上如何对失语症与构音障碍进行鉴别?

失语症与构音障碍完全不同，区别如下。

（1）失语症是大脑病变导致的语言障碍综合征，患者意识清楚，无严重认知障碍及精神障碍，无听觉、视觉功能缺失，无发音功能障碍。因此，失语症是大脑病变引起的高级语言功能障碍，表现为各种语言符号的表达与理解能力受损或丧失，包括口语表达与理解、复述功能、命名、阅读及书写等。

（2）构音障碍患者进行语言交流的语言符号系统、语言接受及形成能力均正常，词义及语法正常，只是在语音形成过程中或语言输出时出现发音障碍，表现发音困难、语音不清、音调异常，语速过慢、过快或暴发性言语，音量过弱或过大，连贯性障碍等，不能形成清晰的语言。构音障碍患者由于听理解和书写正常，可通过文字进行正常交流。

43 讷吃与口吃在临床上应如何鉴别?

讷吃与口吃是完全不同的概念，只是汉语词颇有相似。

（1）讷吃（anarthria）又称为发音困难，是脑病变导致发音器官肌萎缩、麻痹、运动协调障碍或痉挛抽搐，导致严重的构音不全，如口齿不清、字音不准、声韵不均、语流缓慢、节律紊乱，发音缓慢费力，发出的语音不能被理解。讷吃具有构音障碍的病因及临床特点，是构音障碍的特殊表现形式。临床分为两种类型。

1）麻痹性讷吃：病变在肌肉、脑神经核、脑神经或锥体束，常见于脑血管疾病、脑肿瘤、炎症、多发性硬化、中毒性疾病、重症肌无力、延髓空洞症、肌萎缩侧索硬化等。如椎基底动脉闭塞可引起麻痹性讷吃，常伴眩晕、耳鸣、吞咽困难、共济失调、交叉瘫等。

2）调节性讷吃：是锥体外系或小脑病变时因调节功能障碍出现讷吃。小脑性讷吃常见于多发性硬化、遗传性共济失调、小脑外伤、肿瘤等；锥体外系病变引起的讷吃见于肝豆状核变性、手足徐动症、扭转性痉挛、帕金森综合征、舞蹈病等。

（2）口吃（stuttering）是一种常见的言语流畅性障碍，表现为音素、音节或词语不应有的停顿，语音、音节或单词的重复，语音不适当的拉长，可见发音用力或只有发音动作而发不出音，常伴生理性紧张反应。口吃也偶见于正常人。

44 纯词哑和假性球麻痹的构音障碍特征及二者应如何鉴别?

（1）纯词哑（pure word dumbness）又称为运动性语言不能（aphemia）或口语失用症（speech apraxia）等，是一种独特的临床综合征。

构音障碍特征：在卒中患者常急性起病，少数严重表达障碍的失语症患者起病急性期可表现哑或发出少量不清晰低调声音。病后数日或数周口语逐渐恢复，出现缓慢费力、低调顿挫的发音，偶有暴发性或电报式口语，仔细辨认讲话内容发现语法结构完整，用词正确。由于发音不清使复述、命名及朗读不正常，但听理解、阅读理解和书写正常，发病早期患者也能用书写准确回答问题，说明愿望和要求，因此，不能将纯词哑看作是一种失语类型。起病时患者可有右侧轻偏瘫，可很快恢复，常伴口面失用或吞咽困难，患者不能按指令伸舌、闭目或鼓腮等，但在日常活动中却能有目的地自如运用舌头，吹气、咳嗽及瞬目等，说明患者无双侧面舌瘫。

（2）假性球麻痹（pseudobulbar palsy）是双侧上运动神经元（运动皮质及皮质脑干束）损害导致延髓肌痉挛性瘫，引起构音障碍、饮水发呛及吞咽困难等。

构音障碍特征：表现讲话缓慢费力，发音不清，鼻音较重，缺乏音量控制，语音语调异常，讲话时舌唇运动差，病变严重时亦可出现哑或讷吃。常伴强哭、强笑等，神经系统检查可见上运动神经元病变特征，如舌、咽、软腭肌无力、瘫痪，下颌反射、掌颏反射及唇反射亢进等。

（3）纯词哑与假性球麻痹的构音障碍鉴别

1）临床特征：纯词哑的构音障碍是一种语言运用功能受损，主要限于发音障碍，是发音的运动网络病变导致发音器官协同与连续活动障碍和发音不清，Broca 失语、经皮质运动性失语患者可合并皮质性构音障碍，与纯词哑病变可能有重叠，纯词哑常伴口面失用症。假性球麻痹构音障碍是上运动神经元病变引起讲话缓慢，口齿不清，常伴饮水发呛、吞咽困难及强哭强笑等。

2）病变部位不同：纯词哑病变位于优势半球中央前回下部、额下回后部皮质及皮质下，可能为优势侧言语运动控制的最后径路。假性球麻痹是双侧皮质脑干束等上运动神经元病变。

45 失语症的临床检查和汉语失语症的检查方法包括哪些?

语言的基本功能包括听、说、读、写。Benson 和 Geschwind 简化的床边语言检查法分六部分，可提供有用的定位信息，包括自发口语、命名、复述、理解、阅读及书写等。

（1）失语症检查

1）口语表达：包括自发谈话、命名及复述。通过自发谈话、序列性语言、叙述、字词提取测验和复述等发现是否有音韵、语调变化，有无找词困难或错语，有无语法形式异常，是否存在命名及复述障碍。

2）口语理解：通过听辨认看是否能判断和执行检查者指令，判定对语音辨别及字词或句子的理解能力。

3）阅读：通过字辨认、听词辨认、词图匹配、朗读指令并执行等，判定对文字朗读和理解能力。

4）书写：通过书写姓名、住址、系列数字、叙事性书写、听写及抄写等判定书写能力。

检查语言时应注意患者的意识、精神及智力状态，排除失用及视空间功能障碍，听觉、视觉障碍和发音器官结构功能异常等。

（2）汉语失语症常用的检查方法

1）翻译版失语检查法

波士顿诊断性失语检查（Boston diagnostic aphasia examination，简称 BDAE），国际上使用较多，国内有多个地区的汉语翻译版。

西方失语成套测验（western aphasia battery，简称 WAB），此检查法较 BDAE 精简，也有多个地区的汉语翻译版，使用较广泛。

中国康复研究中心失语症检查（clinical rehabilitation research center aphasia examination，简称 CRRCAE），此检查法参照日本的标准失语症检查（SLTA）编译。

2）以国外失语症检查法为基础，结合国情并考虑汉语文化、语言特点及方言等国内自行设计的失语检查法。包括：高素荣等参考 BDAE 和 WAB ，结合临床经验编制的汉语失语检查法，或称为汉语失语成套测验（Aphasia Battery of Chinese，ABC，1993）。王新德等编制的我国汉语失语症检查法（1988）。

46 失语症患者的语言康复计划和常用疗法是怎样的?

成人语言康复训练应在病情稳定后尽早开始，与药物治疗同步进行。急性期伴情绪急躁和注意力不集中患者可行心理指导（严重精神或认知障碍者除外），让患者及家属了解和配合康复师正规专业的语言训练。

（1）制定语言康复计划：了解患者精神和认知状态，对患者语言及构音功能进行检查和评估，制定语言康复方案。

1）语言康复训练要患者、家属及参与康复训练的有关医务人员共同参与。

2）拟定的康复目标既要考虑患者期望的目标，又要考虑到伤残程度及可能。根据病变部位及语言障碍的程度制定不同的康复措施，运用各种可能的手段，使语言及非语言功能障碍均得到康复。

3）训练采取循序渐进、由易到难、由少到多，由基本能力到复杂行为训练。在训练中发现问题应随时制订训练计划，进行阶段性语言功能评估。

（2）常用疗法

1）传统 Schuell 刺激法：以改善语言功能为目的，认为失语症的基本损伤是听觉加工过程，治疗应给予适当的听觉刺激，先给予适当有效的口语或文字刺激，通过反复刺激引出患者相应反应，对正确反应进行选择性强化，通过刺激最大程度促进失语症患者语言再建和恢复，不强调教患者学什么或矫正什么。直接疗法用于特殊语言功能训练，确定患者的基本缺陷，有针对性进行语言训练，利用患者保留的语言能力逐渐提高。间接疗法可要求患者关注某一话题，使之摆脱觅词困扰，改善语言表达能力。语言障碍较轻的患者可用分散语义性疗法，要求患者对相同问题给予若干多样化的而非单一的回答。

2）语用学方法（pragmatic approach）：以改善日常生活交流能力为目的，是刺激法的发展，使失语症患者最大限度利用残存的语言或非语言（手势、绘画等）能力，用有效的方法与人沟通。

（周景丽）

第四章

脑神经

The Cranial Nerves

47 颅底内侧面的组成、孔及通过的结构包括哪些?

颅底（cranial base）的内表面形成颅腔底，分为前颅窝、中颅窝及后颅窝等三个窝。许多孔（foramina）是血管、脑神经及延髓经颅腔出入的通路。

（1）前颅窝：筛骨筛板的筛孔有嗅神经通过。

（2）中颅窝

1）视神经孔：视神经、眼动脉通过。

2）眶上裂：动眼外展、滑车神经、外展神经、三叉神经眼支（V1）及眼上静脉通过。

3）圆孔：三叉神经上颌支（V2）通过。

4）卵圆孔：三叉神经下颌支（V3）通过。

5）破裂孔：颈内动脉、交感神经丛通过。

6）棘孔：脑膜中动脉、脑膜中静脉通过。

7）维萨里（Vesalius）孔：是位于卵圆孔内侧的小孔，导静脉和小静脉丛通过。

（3）后颅窝

1）内听道：面神经、位听神经、内听动脉通过。

2）颈静脉孔：舌咽神经、迷走神经、脊髓副神经及乙状窦通过。

3）舌下神经管：舌下神经通过。

4）枕骨大孔：延髓和脊髓副神经、椎动脉、脊髓前动脉及后动脉通过。

48 脑神经相关的神经节及其功能是怎样的?

脑神经相关的神经节及其功能，见表4-1。

表4-1　脑神经相关的神经节及其功能

神经节	脑神经	功能
睫状神经节（ciliary）	Ⅲ，动眼神经	内脏传出（副交感，缩瞳）
半月（semilunar）	Ⅴ，三叉神经	感觉传入（面部痛温觉）
翼腭（pterygopalatine）	Ⅶ，面神经	内脏传出（副交感）
颌下（submandibular）	Ⅶ，面神经	内脏传出（副交感）

续表

神经节	脑神经	功能
膝状（geniculate）	Ⅶ，面神经	内脏传入（味觉）
螺旋（spiral）	Ⅷ，位听神经	感觉（听觉）
前庭（vestibular）	Ⅷ，位听神经	感觉（位置觉）
耳（otic）	Ⅸ，舌咽神经	内脏传出（副交感）
下神经节（inferior）和上神经节（superior）	Ⅸ，舌咽神经 Ⅹ，迷走神经	躯体传入，内脏传入（味觉）
壁内（intramural）	Ⅹ，迷走神经	内脏传出（副交感）

49 十二对脑神经的类型、出入脑区、出颅部位及功能是怎样的?

前脑发出嗅神经（Ⅰ）和视神经（Ⅱ），滑车神经（Ⅳ）自脑干背侧发出，其余9对脑神经均从脑干腹侧发出。脑神经包括纯感觉、纯运动或混合性神经，含传入或传出自主神经纤维，支配头颅器官的运动、感觉及特殊感觉（如嗅觉、视觉、味觉、听觉及平衡觉等）和参与内脏功能控制。

脑神经的类型、出入脑区、出颅部位及功能见表4-2。

表4-2 脑神经的类型、出入脑区、出颅部位及功能

脑神经	（核）类型	出入脑区	出颅部位	功能
Ⅰ嗅神经	特殊内脏感觉	海马回钩和后下额叶	筛板筛孔	嗅觉
Ⅱ视神经	特殊感觉	外侧膝状体	视神经孔	视觉
Ⅲ动眼神经	运动（动眼神经核） 副交感（E-W核、正中核）	中脑脚间窝	眶上裂	支配上睑提肌、上直/下直/内直/下斜肌；缩瞳、对光反射、调节辐辏反射
Ⅳ滑车神经	运动（滑车神经核）	中脑背侧	眶上裂	支配上斜肌
Ⅴ三叉神经	感觉为主（脊束核） 运动（运动核、中脑核）	脑桥	V1：眶上裂 V2：圆孔 V3：卵圆孔	面部、口及前/中颅窝感觉，支配咀嚼肌

续表

脑神经	（核）类型	出入脑区	出颅部位	功能
Ⅵ展神经	运动（展神经核）	桥延交界	眶上裂	支配外直肌
Ⅶ面神经	运动（面神经核） 感觉（孤束核） 副交感（上涎核）	桥延交界	内听道茎乳孔	支配面部表情肌 舌前 2/3 味觉 颌下腺、舌下腺、泪腺
Ⅷ位听神经	特殊感觉（耳蜗/前庭核）	桥延交界	内耳孔	听觉及平衡觉
Ⅸ舌咽神经	运动（疑核） 感觉（孤束核） 副交感（下涎核）	延髓	颈静脉孔	支配茎突咽肌 舌后 1/3 味觉 腮腺
Ⅹ迷走神经	运动（疑核） 感觉（孤束核） 副交感（迷走神经背核）	延髓	颈静脉孔	支配咽喉肌 内脏自主感觉 内脏调控
Ⅺ副神经	运动（脊髓副神经核、疑核）	颈延交界	颈静脉孔	支配胸锁乳突肌、斜方肌
Ⅻ舌下神经	运动（舌下神经核）	延髓	舌下神经管	支配舌肌

50 嗅觉缺失或减退及嗅觉异常常见于哪些疾病?

嗅觉缺失（anosmia）或嗅觉减退（hyposmia）的常见疾病如下。

（1）双侧嗅觉缺失或嗅觉减退

1）鼻炎、鼻部外伤或肿瘤等鼻腔局部疾病可引起，与嗅觉传导路无关。

2）前颅窝颅底骨折，累及双侧筛板及嗅神经所致。

3）特发性帕金森病（PD）和 Alzheimer 型痴呆（AD）的早期特征性症状，常出现于运动障碍或认知症状之前，但常遗漏，不易被发现。路易体病、Huntington 舞蹈病、Kosakoff 精神病、雷夫叙姆（Refsum）病（多发性神经炎型遗传性共济失调）、脊髓小脑性共济失调和 Friedreich 型共济失调，也可有明显的嗅觉障碍。多发性硬化患者出现嗅觉丧失可能与中央嗅脑区如下额叶及颞叶脱髓鞘病变有关。

（2）单侧嗅觉缺失：常见于颅脑外伤如颅前窝骨折，脑肿瘤如嗅沟脑膜瘤、额叶底面肿瘤压迫一侧嗅球、嗅束，表现福斯特－肯尼迪综合征（Foster-Kennedy syndrome）。蝶骨或额骨肿瘤如骨瘤、垂体肿瘤鞍上扩张、鼻咽癌及 Willis 动脉环前部囊状动脉瘤，如巨大前交通动脉瘤可压迫嗅球和嗅束，导致单侧嗅觉缺失。

（3）先天性嗅觉缺失：见于腭裂、嗅球或嗅束缺如或发育不全、家族性自主神经功能障碍、Turner 综合征（性功能发育迟滞）及 Kallmann 综合征（永久性嗅觉缺失家族综合征伴促性腺功能低下的性腺功能减退症）。

（4）幻嗅：嗅觉中枢刺激性病变可引起嗅幻觉，见于颞叶沟回、海马回前部及杏仁核等嗅中枢病变、颞叶癫痫和精神病等。由于嗅觉中枢左右两侧有较多的联络纤维，嗅觉中枢病变不引起嗅觉丧失。

（5）嗅觉过敏：常见于癔症。

51 视力障碍的病因及临床表现是怎样的?

视力障碍（visual disturbance）是指视力减退或丧失，主要是视神经病变，也见于视网膜病变和眼部疾病。病因及其临床表现如下。

（1）视神经病变

1）缺血性卒中表现短暂性或持久性视力障碍，一过性黑矇（amaurosis fugax）或短暂性单眼盲是突发的单眼无痛性视力丧失，患者描述好像一个窗帘或百叶窗从上方掉下来，眼前淡灰色薄雾或黑暗，即刻发生，历时数秒钟，典型为自发出现，可因运动或热水浴诱发（Uthoff 现象），常见于颈动脉严重狭窄或眼动脉闭塞患者。一侧大脑后动脉闭塞引起对侧视野偏盲，双侧大脑后动脉闭塞导致皮质盲。前部缺血性视神经病（AION）、巨细胞动脉炎也可出现视力障碍。

2）炎症性脱髓鞘病变通常急性或亚急性起病，常自然恢复，可有复发缓解，常见于视神经脊髓炎谱系疾病（NMOSD）及多发性硬化（MS）。

3）颅内占位性病变继发颅内压增高，可导致慢性进行性视力下降，伴眼球突出；视神经孔病变导致视力障碍，以及动眼、滑车、外展神经及三叉神经第 1 支受损；垂体腺瘤使视交叉受压产生双颞侧视野偏盲，伴内分泌症状，CT 显示蝶鞍扩大；颅咽管瘤也可压迫视交叉引起双颞侧偏盲。

4）中毒性病变，如甲醇中毒通常急性起病，导致永久性视力障碍；慢性酒精中毒产生亚急性视力减退伴中心暗点；乙胺丁醇引起视力障碍呈隐袭性发病。外伤导致视力障碍可依据病史确诊。

（2）视网膜病变：常见视网膜中央动脉闭塞导致突然失明，视网膜缺血或梗死通常由同侧颈内动脉栓塞或睫状后动脉血栓形成引起视网膜低灌注；视网膜灌注高阻力疾病如青光眼（glaucoma）、视网膜静脉闭塞，脉络膜视网膜炎和副肿瘤视网膜病（paraneoplastic retinopathy）都可能产生视力障碍。

（3）眼部疾病：如玻璃体积血、晶状体半脱位及白内障等。

52 单眼视力障碍疾病的常见病因及临床特征是怎样的?

单眼视力障碍疾病的常见病因及临床特征如下。

（1）单眼短暂性视力障碍或一过性黑矇（amaurosis fugax），常见于：

1）颈动脉粥样硬化斑块、心源性栓子导致视网膜动脉栓塞，以及颈动脉夹层动脉瘤所致，单眼视力下降通常持续数分钟至30分钟，检眼镜检查可以发现霍伦霍斯特（Hollenhorst）斑及视网膜分支动脉闭塞的证据，一过性黑矇和发现霍伦霍斯特斑均与颈动脉分叉狭窄有关。

2）基底型偏头痛（basilar migraine）常见于儿童和青春期女性，单眼视力下降或黑矇持续20～30分钟，伴闪光等视觉先兆，视力恢复伴搏动性头痛、恶心、呕吐及声光敏感等。

3）视网膜动脉痉挛导致单眼视力下降，发病年龄20～50岁，发作时间一般短于30分钟，常出现单眼黑矇伴闪光暗点先兆，可有视野缺损，呈多发性、固定性发作，检眼镜检查可发现视网膜动脉或静脉闭塞。

4）巨细胞动脉炎（giant cell arteritis，GCA）或称颞动脉炎，单眼视力下降仅持续数分钟至数小时，也可出现持续性视力下降。

5）高凝状态出现单眼视力下降，持续数分钟至数小时，检眼镜检查可见视网膜动脉或静脉闭塞，可能与颈内动脉血栓性闭塞有关。患者可有多发性流产、下肢深静脉血栓、肺动脉栓塞、应用口服避孕药史等。

（2）单眼持续性视力障碍

1）急性视神经炎如视神经炎（前部视神经炎）、球后视神经炎，常在20～50岁发病，突发中心视力下降，数日至2周内达高峰，伴眼球转动疼痛；视神经炎可见视盘水肿，激素治疗可有效。视神经脊髓炎谱系疾病（NMOSD）的视力损害重，很多是不可逆的。

2）前部缺血性视神经病（anterior ischemic optic neuropathy，AION）是50岁以上的成人视盘水肿最常见的原因，AION是睫状后动脉闭塞所致，闭塞可为非动脉炎性（如动脉粥样硬化）或动脉炎性（如巨细胞动脉炎），AION也可见于糖尿病、抗磷脂抗体综合征、偏头痛、急性失血和手术后。急性或亚急性起病，无痛性视力丧失伴突发视野缺损（多为下方视野），非动脉炎性AION患者通常>50岁，视力丧失通常为永久性，随后伴视神经萎缩。后部缺血性视神经病（PION）较罕见，特征是不伴视盘水肿，病因如巨动脉动脉炎、低血压及手术合并症等。

3）眼眶内压迫性或浸润性视神经病、视神经管前部压迫性视神经病的视力下降呈缓慢进展性，伴眼球凸出、视盘水肿或苍白、各种视野缺损。在颅内病变、视神经管后部压迫性视神经病出现单侧色觉障碍、传入性瞳孔反应相对缺陷（relative afferent papillary defect，RAPD）是两个重要体征，不出现视盘水肿。肿瘤及炎症浸润视神经可见视盘隆起伴或不伴视神经损害，或视盘正常伴视神经损害。

53 双眼视力障碍疾病的常见病因及临床特征是怎样的？

（1）双眼短暂性视力障碍：可见于后循环缺血、心脏病、椎动脉夹层动脉瘤等引起双侧枕叶视中枢短暂性缺血，导致双眼视力障碍伴光反射保留，常伴其他脑干症状；如一侧枕叶短暂性缺血可引起对侧同向性偏盲。

（2）双眼持续性视力障碍

1）视交叉病变：可导致双颞侧视野缺损，常见于垂体腺瘤、鞍上脑膜瘤、颅咽管瘤、神经胶质瘤、颈内动脉起部动脉瘤等。视交叉后一侧视束、外侧膝状体、视辐射、纹状体皮质病变，如肿瘤、血管病、脱髓鞘疾病、炎症及外伤等可引起对侧同向性偏盲，视力可不受影响。

2）视神经炎：可双眼同时或先后罹患，引起双眼视力下降，也常见于视神经脊髓炎谱系疾病（NMOSD）。

3）缺血性视神经病（ION）：在巨细胞动脉炎较常见，出现双眼严重视力下降，多见于 60 岁以上老年患者，严重持续性头痛，颞动脉变粗、变硬及触痛，血沉明显加快。非动脉炎性 ION 如放射性视神经病也可见双眼视力下降，多见于眼眶或头颅放疗后数月至 2 年，单或双眼急性无痛性视力丧失，放射剂量常大于 50 戈瑞（Gy）。低血压后立即发生单或双眼视力下降，常见于冠脉旁路移植术、腰椎手术、广泛胃肠道出血后等。

4）高颅压综合征：可见双侧视神经盘水肿，早期仅有生理盲点扩大，视力正常，之后缓慢出现进行性视力下降、视野缺损，局灶部病变可致中心视力急剧下降。视盘水肿消退后继发视神经萎缩。

5）中毒性和营养缺乏性视神经病：如维生素 B 族缺乏；甲醇、乙胺丁醇、重金属、胺碘酮、乙二醇等神经毒性物质可引起双眼快速无痛性视力下降，中心或旁中心暗点，视力很少低于 0.05，仅甲醇中毒可导致全盲或近似全盲。

6）Leber 遗传性视神经病：常见于青少年男性，数日内出现急性单眼无痛性视力下降，1 ~2 个月波及另眼，开始有视盘毛细血管扩张，中心性暗点，继以视盘萎缩，可见 mtDNA 突变。其他遗传代谢性疾病，如 Wolfram 综合征、Charcot-Marie-Tooth 病、遗传性共济失调、Riley-Day 综合征，儿童期肾上腺脑白质营养不良、脂质累积病、黏多糖蓄积病等。

54

视盘水肿的临床表现及临床分期是怎样的?

视盘水肿（papilledema）仅指颅内压增高引起的视盘水肿，有别于其他疾病引起的各种形式视盘水肿。视盘水肿通常继发于任何原因颅内压增高导致的视盘隆起，表现视盘充血（视盘表面毛细血管扩张）、视盘肿胀、静脉搏动消失及视盘边缘模糊，随后伴视网膜出血与渗出。常见于肿瘤、脓肿及血肿等颅内占位病变，脑膜炎、蛛网膜下腔出血及脑水肿，脑脊液循环障碍如脑脊液生成增加、梗阻性脑积水，以及交通性脑积水、脑膜病变、静脉回流受损导致吸收减少，以及特发性颅内压增高综合征等。

（1）临床表现

1）视盘水肿早期可无视力下降和色觉障碍，最常见生理盲点扩大；站立时出现持续数秒的一过性黑矇。如局灶占位病变直接或间接压迫视觉通路，或视觉通路浸润性病变可引起单眼或双眼视觉受损。

2）患者常有颅内压增高症状，如头痛、恶心、呕吐、搏动性耳鸣及复视，复视常因外展神经受累；颅内压增高继续进展可出现嗜睡、打哈欠及瞳孔散大等。

（2）临床分期

1）早期视盘水肿：轻微视盘充血肿胀伴毛细管扩张，缺少静脉搏动，视盘周围视网膜神经纤维层出血。

2）进展性视盘水肿：视网膜静脉充盈扭曲，视盘周边片状出血，视盘表面隆起，神经纤维层不透明，可有絮状渗出，蛛网膜下腔出血可见玻璃体下出血。

3）慢性视盘水肿：出血渗出缓慢吸收，视盘呈乳灰色，表面小疣样硬性渗出物，可见眼睫状旁路侧支血管。

4）萎缩性视盘水肿：视盘苍白伴视野缺损，视网膜血管狭窄，黄斑偶有色素改变，中心视力保存良好，因选择性周边轴索丧失，中心轴索保留。

55

原发性与继发性视神经萎缩的常见病因及临床特征是怎样的?

视神经萎缩是视神经节细胞和视神经轴突不可逆损害的后遗症，主要表现视力障碍，检查可见视盘苍白。

（1）原发性视神经萎缩（primary optic atrophy）

1）病因：常见于脱髓鞘疾病，如球后视神经炎、视神经脊髓炎谱系疾病、多发性硬化等，缺血性视神经病、压迫性及浸润性视神经病、外伤性视神经病、中毒性和营养缺乏性视神经病、遗传性视神经病等。

2）临床特征：常双眼发病，可由一眼开始，再累及另眼，表现各种形式的视野缺损，最后进展为失明。眼底检查可见视盘苍白，境界鲜明，筛板结构清晰。

（2）继发性视神经萎缩（secondary optic atrophy）

1）病因：常见于颅内占位病变、炎症引起颅内压增高，青光眼，头颅外伤间接损伤视神经，以及继发于视盘水肿、视神经炎及视网膜炎等。通过影响视神经周围胶质或睫状动脉供血间接损害视神经。

2）临床特征：原发病多为颅内占位病变及炎症，患者表现颅内压增高症状，如头痛、恶心、呕吐、搏动性耳鸣、复视及嗜睡等，检查眼底可见视盘苍白，呈灰色、灰白色或灰黄色，较原发性视神经萎缩轻，境界不清，因胶原组织增生不能窥见筛板。

56 视神经炎的临床表现及急性期治疗是怎样的?

视神经炎（optic neuritis，ON）是视神经的炎症性或自身免疫性疾病。按受累部位分为：视神经乳头炎（papillitis）或前部视神经炎（anterior optic neuritis），是视神经炎伴视盘水肿；球后视神经炎（retrobulbar neuritis）是视神经炎不伴视盘水肿；视神经网膜炎（neuroretinitis）是同时累及视神经盘及其周围视网膜；视神经周围炎（perioptic neuritis）仅累及视神经鞘。特发性脱髓鞘性视神经炎（idiopathic demyelinating optic neuritis，IDON）是指缺乏多发性硬化（MS）、视神经脊髓炎谱系疾病（NMOSD）等脱髓鞘疾病表现而仅表现视神经炎者。球后视神经炎是约 1/4 的 MS 患者的首发症状，一项研究显示，孤立的 ON 15 年后进展为临床确诊的 MS 风险在女性为 69%，在男性为 33%。

（1）临床表现

1）ON 常见于 20～50 岁，女性较常见，40 岁以下的年轻人多见，通常在数小时或 1～2 日发生严重视力减退或丧失，多为单侧性。约 2/3 为球后视神经炎，不伴视盘水肿，色觉受累常比视力明显，大多在第 2～3 周时视力改善，4～5 周常恢复正常。视盘炎（papillitis）或前部视神经炎约占 1/3，伴视盘水肿。IDON 多见于女性，单眼急性中心视力下降，数日至 2 周内达峰，约 90% 的 IDON 伴有转眼痛或眼眶痛，是视神经炎累及上直肌、内直肌肌鞘肿胀所致。

2）ON 患者可见安托夫（Unthoff）症状，即在强光下或运动时出现视力恶化，可能是早期发生 MS 的预测指标。IDON 可孤立发生或为 MS、NMOSD 的表现之一，IDON 的诊断须除外其他视神经及眼科疾病，ON 一般在 3～5 周开始恢复。

3）视神经脊髓炎谱系疾病相关视神经炎（NMOSD-ON）通常为双眼先后出现急性严重

的视力下降，眼痛相对少见，视力恢复较差，最终会遗留单眼或双眼视力小于0.1。

3）检查单眼全盲病眼瞳孔直接光反射及对侧健眼间接光反射消失，但病眼间接光反射及健眼直接光反射存在；双眼全盲者双瞳孔散大，光反射消失。单侧视力障碍及双侧视神经炎损害程度不等者，视力障碍严重侧可见瞳孔传入反应相对缺损（relative afferent papillary defect，RAPD），检查时交替遮盖一眼，遮盖病眼时健眼瞳孔无变化，遮盖健眼时患眼瞳孔散大，如双侧ON损害程度相等则RAPD阴性。视野检查常见中心暗点；但横断性视神经炎（transverse optic neuritis）表现单眼全盲，患侧视野完全丧失而对侧视野完好无缺；轴性视神经炎（axial optic neuritis）炎症只损及乳头黄斑束，可见大的中心暗点；视神经束膜炎（optic perineuritis）主要侵犯视神经鞘及周围神经纤维，表现周围视野向心性缩小。VEP检查显示潜伏期延长、波幅降低。

（2）急性期治疗

1）糖皮质激素通常是治疗的首选，甲泼尼龙（Methylprednisolone）1g静脉滴注，连用3天，继以泼尼松1mg/（kg·d），口服11天，20mg/d服1天，10mg/d服2天停药，但国内外对ON治疗一直存有争论，有主张不论是否用激素治疗，ON远期疗效都相同，甚至应用激素的复发率较不用者更高，国外绝大多数眼科医师不应用激素治疗ON。1988～1992年美国NIH进行的多中心视神经炎治疗试验（Optic Neuritis Treatment Trial，ONTT）显示，对ON要么不给予任何治疗，如采用药物治疗建议开始用甲泼尼龙静脉滴注，可使视力恢复较快，延缓MS其他神经系统病变发生，但对ON最终预后并无帮助。

2）应寻找病因，针对病因治疗，包括治疗原发病、戒烟、戒酒等，给予大量B族维生素药物。

57 前部缺血性视神经病的临床特征、鉴别诊断及治疗是怎样的？

前部缺血性视神经病（anterior ischemic optic neuropathy，AION）是睫状后动脉闭塞导致缺血性视盘病变，以突发视力减退及视盘水肿为特征，是50岁以上成人视盘水肿最常见原因。病因包括非动脉炎性AION（non-arteritic AION，NAION）和动脉炎性AION（arteritic AION，AAION）。

（1）临床特征

1）患者出现突发的无痛性视力丧失，伴特征性视野缺损，多为下方视野，单眼发病，数周至数年可累及另眼。

2）非动脉炎性AION占绝大多数，为动脉粥样硬化所致，患者通常>50岁，常有高血压、糖尿病、高胆固醇血症、吸烟、冠心病、抗磷脂抗体综合征、偏头痛、严重贫血、急性失血及眼内压增高等危险因素。常在晨起时发病，数小时至数日出现永久性视力丧失，伴视盘水肿及周边视网膜出血，之后出现视神经萎缩。

3）动脉炎性 AION 少见，主要为巨细胞动脉炎（giant cell arteritis，GCA）或为结缔组织病血管炎等，60 岁以上发病，数小时至数日内视力急剧下降，视盘水肿更明显，双眼可同时发生。颞动脉压痛是特异性体征，伴风湿性多肌痛、血沉显著升高、C-反应蛋白增高，颞动脉活检可确诊。

4）眼底检查早期视盘轻度肿胀呈淡红色，之后视盘水肿呈灰白色，视盘周围可有线状出血，后期视网膜神经纤维层缺损。NAION 视野缺损多为水平性视野缺损（多为下方），与视盘病变相对应，杯盘比小是重要的解剖学危险因素，可见视网膜中央动脉阻塞。

（2）鉴别诊断

1）与视神经炎鉴别，因 ON 和 AION 是急性视神经病最常见的两个病因，临床表现相似。视神经病（optic neuropathy）表现视力下降、色觉下降及视野缺损，在一侧或两侧不对称病例可见传入性瞳孔反应相对缺陷。鉴别首先依据发病年龄，40 岁以下年轻患者出现急性视神经病症状及一侧视盘水肿很可能是 ON，球后视神经炎视盘正常；相反地，中老年患者视力丧失和急性视盘水肿可能是 AION。

2）眼眶前部压迫性或浸润性视神经病，视力下降缓慢进展，伴眼球凸出、视盘水肿，MRI 检查可显示局灶病变。特发性高颅压的视盘水肿早期视力下降不明显。需与感染性视神经病变，如结核、梅毒、机会性真菌感染等鉴别。

3）放射性视神经病也是 ION，多见于眼眶和头颅放疗后数月至数年，单眼或双眼急性无痛性严重视力丧失，视神经病变不可逆，放射剂量多大于 50Gy。

（3）治疗：目前尚无特效疗法，及时应用大剂量糖皮质激素，可减轻缺血引起的视盘水肿，对动脉炎性 AION 尤为重要，但糖尿病患者禁用。配合应用血管扩张剂、B 族维生素神经营养药，并对伴发的高血压、糖尿病及动脉硬化给予相应的治疗，降眼压可应用乙酰唑胺。

58 福斯特－肯尼迪综合征的病因及临床特征和鉴别诊断是怎样的？

福斯特－肯尼迪综合征（Foster-Kennedy syndrome）是指病侧眼视神经萎缩、健侧眼视盘水肿的表现，典型可伴同侧嗅觉丧失三联征。

（1）病因及临床特征：额叶或嗅沟肿瘤压迫所致，最常见为嗅沟脑膜瘤，压迫同侧视神经，引起原发性视神经萎缩，眼底可见视盘苍白，同侧中心暗点，视力逐渐减退至失明；由于占位病变引起颅内压增高，导致视神经鞘内脑脊液压力增高，形成对侧视盘水肿。病变直接压迫嗅球或嗅束，导致病灶侧嗅觉缺失。

（2）鉴别诊断：须注意与假性 Foster Kennedy 综合征鉴别，如在双侧非同时发生的前部缺血性视神经病（AION）、视神经炎、蛛网膜炎、梅毒等也可见一侧视神经萎缩伴对侧视盘水肿，先受累眼出现视神经萎缩，后受累眼视盘水肿，但视盘水肿眼视力严重受损可与真性 Foster-Kennedy 综合征鉴别，因后者的视盘水肿是颅内压增高所致，不引起急性视力丧失。

59 视神经、视交叉、视束、外侧膝状体及视辐射病变的临床特征是怎样的？

视觉径路（optic pathway）从眼球至枕叶视皮质，自前向后贯穿全脑。视网膜神经节细胞（Ⅱ级神经元）轴突在视盘形成视神经，经视神经孔进入颅中窝，在蝶鞍上方基底池形成视交叉。来自视网膜鼻侧半的纤维交叉，位于视交叉中部；来自视网膜颞侧半的纤维不交叉，位于视交叉外侧部。视交叉后的神经纤维结合成视束，终止于外侧膝状体（Ⅲ级神经元），形成视辐射至视皮质。

视路病变引起不同类型的视力障碍和视野缺损。

（1）视神经病变产生单眼全盲，视力障碍较视网膜病变严重，通常在数小时至数日达到高峰，见于球后视神经炎、前部缺血性视神经病（AION）。视神经炎产生中心视野缺损，AION 的视野缺损呈水平性、扇形或不规则形；视盘炎和 AION 伴视盘水肿，可产生周边视野缺损。

（2）视交叉病变产生双颞侧偏盲，最常见于垂体腺瘤压迫视交叉内侧，常最先压迫内下 1/4 象限纤维，先出现双颞侧上象限缺损。颅咽管瘤、下丘脑肿瘤、前交通动脉瘤位于视交叉上部，自上向下压迫视交叉引起双颞侧下象限视野缺损。临床偶见颈内动脉粥样硬化斑块压迫视交叉外侧，产生同侧眼鼻侧视野偏盲。

（3）一侧视束、外侧膝状体、视辐射均导致对侧视野同向性偏盲（homonymous hemianopsia），但临床表现不同。

1）视束病变引起对侧同向性偏盲，视野缺损程度不一，黄斑中心视野呈垂直性半侧缺损，伴偏盲侧光反射消失，常见于颞叶肿瘤向内侧压迫视束。

2）外侧膝状体病变产生对侧同向性偏盲，但偏盲侧光反射存在，无黄斑回避现象。外侧膝状体原发性病变罕见，多受邻近组织病变影响，临床常根据邻近脑组织损害的症状和体征定位外侧膝状体病变。

3）视辐射病变引起对侧同向性象限盲，视辐射起始部病变（位于内囊）可引起完全同向性偏盲，背侧视辐射（顶叶白质）病变引起同向性下象限盲，形容如地板上的馅饼（pie on the floor），腹侧（颞叶白质）病变引起同向性上象限盲，形容如空中的馅饼（pie in the sky）。象限盲侧光反射存在，视辐射病变多有黄斑回避现象，使中心视野保留，可伴偏瘫、偏身感觉障碍等。

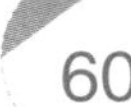

60 固定的瞳孔散大在临床上常见于哪些疾病?

固定的瞳孔散大（fixed dilated pupil）是神经科急诊或神经眼科会诊最常遇到的问题之一。固定的瞳孔散大临床常见于以下情况。

（1）药物性固定的瞳孔散大可见于阿托品中毒；在健康人应用东莨菪碱（Scopolamine）滴眼是最常见的原因，由于不伴上睑下垂、眼外肌麻痹或眼球运动异常，可与动眼神经麻痹鉴别；应用0.5%毛果芸香碱（Pilocarpine）滴眼试验也可区别，它可使动眼神经麻痹的散大瞳孔收缩，但不能使药物阻滞的瞳孔缩小。如患者意识清醒，固定的瞳孔散大也可排除脑疝可能。

（2）动眼神经麻痹可出现固定的瞳孔散大，由于副交感纤维位于神经表面，动眼神经出脑干时常受到压迫性病变影响，当出现急性动眼神经麻痹伴瞳孔散大时，须行MRA、CTA、DSA等检查颈内动脉与后交通动脉结合部动脉瘤。颅底细菌性、病毒性脑膜炎也可引起动眼神经麻痹伴瞳孔散大，糖尿病引起动眼神经麻痹较多见，但经常不累及瞳孔，称为瞳孔回避性动眼神经麻痹。中脑炎症性、血管性、浸润性病变产生核性动眼神经麻痹可能伴瞳孔散大。

（3）强直性瞳孔或称艾迪（Adie）瞳孔典型见于正常年轻女性，表现一侧瞳孔散大，光反射迟钝或消失，辐辏反射缓慢（强直性），裂隙灯下见到虹膜蚯蚓样缓慢收缩可提示诊断。确切病因不明，可能因副交感神经节后纤维失神经支配，也可为全身性周围神经病或自主神经病的表现，如梅毒、慢性酒中毒、糖尿病、急性炎症性脱髓鞘性多发性神经病、Shy-Drager综合征、副肿瘤综合征等。强直瞳孔对缩瞳药毛果芸香碱滴眼高度敏感，可使瞳孔显著缩小，对正常瞳孔影响甚微，可予鉴别。

（4）急性闭角型青光眼可见固定的瞳孔散大。

61 瞳孔不等大、瞳孔缩小及无反应性瞳孔临床常见于哪些情况?

（1）瞳孔不等大（anisocoria）：可因瞳孔传出功能异常，引起双侧瞳孔直径差异，提示单侧或双侧虹膜或虹膜神经支配异常。如在暗环境更明显提示瞳孔散大肌无力，导致瞳孔小；如在明亮环境更明显提示瞳孔括约肌无力，导致瞳孔散大。

瞳孔不等大临床常见于以下情况。

1）生理性瞳孔不等大，双侧瞳孔相差 <1mm。

2）常见疾病包括眼内炎症、眼内手术、瞳孔散大肌或括约肌裂伤、急性闭角型青光眼等，均可导致瞳孔形态异常。短暂性瞳孔不等大可见于急性青光眼、眼肌麻痹性偏头痛、丛集性头痛及蝌蚪样瞳孔。蝌蚪样瞳孔是指瞳孔呈蝌蚪状，对光反射消失，机制不明，虹膜肌部分性痉挛可引起单侧的蝌蚪状瞳孔，有的病例合并严重的低钠血症。

3）传入性瞳孔反应相对缺陷（relative afferent papillary defect，RAPD）又称为马库斯－冈恩（Marcus Gunn）瞳孔，检查时先后遮盖两只眼，当遮盖病眼时健眼瞳孔无变化，遮盖健眼时患眼瞳孔散大。常见于单侧或双侧病理改变不对称的视神经炎（ON）、前部缺血性视神经病（AION）、青光眼、黄斑病变、视网膜脱离、视神经盘玻璃疣、视网膜中央静脉闭塞等。

（2）瞳孔缩小（miosis）：正常人瞳孔直径为3～4mm，<2mm为瞳孔缩小。

1）单侧瞳孔缩小常见于Horner综合征，可见于下丘脑病变、Wallenberg综合征（第一级神经元病变），肺尖及C8-T1节段肿瘤、外伤及手术（第二级神经元病变），颈内动脉夹层动脉瘤和颈部、颅底、海绵窦占位病变及炎症等（第三级神经元病变）。

2）双侧瞳孔缩小，除了见于婴儿、老年人及睡眠状态，也见于脑动脉粥样硬化、糖尿病、深昏迷及颅内压增高等，脑桥病变可见针尖样瞳孔，药物性瞳孔缩小如毒扁豆碱、毛果芸香碱及有机磷酸酯中毒等。

（3）无反应性瞳孔：一侧瞳孔收缩障碍可见于视神经病变，如视神经炎、多发性硬化；虹膜局部性疾病如创伤、虹膜炎、青光眼；动眼神经受压如肿瘤、动脉瘤。

62 阿－罗瞳孔的对光反射－调节反射分离机制及常见病因是怎样的？

阿－罗瞳孔（Argill Robertson pupil）表现为光反射－调节辐辏反射分离（light-near dissociation），瞳孔光反射消失，调节辐辏反射保留。检查时或可见双侧瞳孔变小、不对称及外形不规则，对阿托品或毒扁豆碱几乎无反应。

（1）对光－调节反射分离机制：对光反射与调节辐辏反射径路不同，对光反射径路经过中脑顶盖前区；注视近物时辐辏反射通路可使瞳孔缩小，最终通过动眼神经的睫状神经节突触传递。与对光反射通路在皮质下不同，瞳孔调节和眼球会聚中枢可能位于枕叶视区，辐辏反射通路向双侧大脑皮质投射。由于阿－罗瞳孔是中脑顶盖前区病变所致，因此导致对光反射消失，调节辐辏反射存在。

（2）对光－调节反射分离常见病因

1）阿－罗瞳孔是神经梅毒（neurosyphilis）的经典体征，可以是神经梅毒唯一的早期表现，阿－罗瞳孔见于75%的脊髓痨患者，也见于麻痹性痴呆、梅毒性脑膜炎、梅毒性动脉内膜炎等，阿－罗瞳孔在驱梅治疗后不能治愈。

2）糖尿病可能是光－辐辏反射分离最常见的病因，推测为小血管病变所致。

3）帕里诺综合征（Parinaud syndrome）表现上视麻痹，伴光－辐辏反射分离，瞳孔中度散大。常见病变如松果体区肿瘤压迫中脑背侧，以及中脑肿瘤、多发性硬化、脑积水、卒中等。

63 霍纳综合征的临床特征、病变定位及病因是怎样的？

霍纳综合征（Horner syndrome）是眼交感神经通路的任何中枢的或周围的病变所致。

（1）临床特征

1）经典的霍纳综合征表现为瞳孔缩小、眼裂变小及眼球内陷等三主征，可伴同侧面部无汗。患侧瞳孔光反应及调节反射正常。

2）病侧瞳孔通常小（0.5～1mm），暗光下更明显，是瞳孔散大肌瘫痪所致。眼裂变小是由于伴轻度眼睑下垂，上、下睑板肌瘫痪所致。眼球内陷是由于眼眶肌瘫痪。同侧面部无汗是由于泌汗功能障碍。

（2）病变定位：Horner 综合征是眼交感神经通路受累，包括三级神经元，自下丘脑（第一级中枢神经元）经脑干投射至 C8～T1 脊髓中间外侧柱睫状脊髓中枢（第二级节前神经元），越过肺尖上行至颈上交感神经节（第三级节后神经元），在颈部伴颈内动脉上行，经海绵窦颈内动脉交感丛，随三叉神经第一支经眶上裂入眶，支配瞳孔散大肌、眼睑平滑肌。

支配面部的节后交感神经泌汗纤维在颈上神经节形成突触后沿颈外动脉到达面部汗腺。急性起病的 Horner 征患者泌汗功能缺失最显著，如果整个半身及面部出汗减少，病变在中枢神经系统；仅出现面、颈及上肢无汗提示颈部病变；在颈动脉分叉以上的病变泌汗功能健全，可能帮助定位病变。

病变定位在临床常很重要，可依据临床特征及药物试验等（表 4-3）。

表 4-3 Horner 综合征的病变定位

依据	第一级（中枢）神经元	第二级（节前）神经元	第三级（节后）神经元
体征			
瞳孔	缩小，可暂时扩大	明显缩小	缩小
上睑下垂	不明显	明显	很明显
眼球内陷	无	轻度	明显
无汗症	有	有	无
疼痛	明显	无反应	稍有

续表

依据	第一级（中枢）神经元	第二级（节前）神经元	第三级（节后）神经元
药物反应（阿托品均散大，依色林均缩瞳）			
1%可卡因	明显散大	不散大	不散大
1‰肾上腺素	不散大	不散大	明显散大

（3）病因

第一级（中枢）神经元病变约占28%，包括脑干梗死，下丘脑肿瘤、出血或梗死，多发性硬化，咽鼓管疾病及横贯性脊髓病。

第二级（节前）神经元病变约占44%，包括胸部或颈部肿瘤，如肺尖肿瘤、神经鞘瘤、神经母细胞瘤、甲状腺瘤，颈、胸部外伤或手术，血管性如颈静脉扩张、锁骨下动脉瘤等。

第三级（节后）神经元病变约占28%，包括颅底、鞍旁、眶或海绵窦占位病变，血管性如颈动脉夹层，丛集性头痛等。如Horner征伴同侧动眼神经、滑车神经及外展神经麻痹，依据前额、角膜或颊部感觉减退，提示为海绵窦病变。

64 艾迪瞳孔的临床特征及分类是怎样的?

艾迪瞳孔（Adie pupil）又称为强直性瞳孔（tonic pupil），是指瞳孔比对侧大，对光及调节反应消失。典型见于正常年轻女性，确切病因不明。

（1）临床特征

1）表现一侧瞳孔散大，对光反射和调节反射迟钝或消失，辐辏反射缓慢，在暗处强光照射下瞳孔部分缓慢收缩，停止照射后瞳孔缓慢散大（强直性）。

2）强直瞳孔对缩瞳药0.125%毛果芸香碱（Pilocarpine）滴眼液有反应，可使瞳孔显著缩小，对正常瞳孔影响甚微，可予鉴别。裂隙灯下见到虹膜蚯蚓样缓慢收缩支持诊断。

（2）强直性瞳孔分为三类

1）局灶性强直性瞳孔：见于副交感睫状神经节或睫短神经损伤或失神经支配，包括结节病、类风湿关节炎、血管炎，病毒、梅毒感染，眶部肿瘤浸润、眶部手术或外伤等。

2）神经性强直性瞳孔：可为全身性周围神经病或自主神经病的表现，累及睫状神经节或睫短神经，如糖尿病、急性炎症性脱髓鞘性多发性神经病及Miller-Fisher变异型、梅毒、慢性酒中毒、Shy-Drager综合征、遗传性感觉神经病、副肿瘤综合征等。

3）霍尔梅斯-艾迪综合征（Holmes-Adie syndrome）：是一种良性的家族性疾病的常见表现，常累及年轻的女性。多为单侧强直性瞳孔，可伴腱反射减弱，尤其双下肢腱反射，伴节段性无汗、直立性低血压或心血管自主神经功能不稳。患者无眼或眼眶疾病及睫状神经节异常，无广泛性周围神经病或自主神经疾病证据。

65 视觉系统的血液供应是怎样的?

视觉系统的供血动脉来自眼动脉、大脑中动脉（MCA）及大脑后动脉（PCA），为视网膜、视神经、视交叉、视束、外侧膝状体、视辐射及初级视皮质供血，任何一支动脉供血区缺血或梗死均可导致视力障碍和视野缺损。

视觉系统的血液供应如下。

（1）视网膜（retina）由视网膜中央动脉（central retinal artery）供血，它是颈内动脉的眼动脉分支，又分为视网膜上动脉、视网膜下动脉，视网膜血管病变引起的视野缺损呈（上或下部）垂直性。黄斑区中央是中心凹无血管区。睫状后短动脉（short posterior ciliay artery）分鼻侧和颞侧两个主干，分出若干小支供应视网膜外层。

（2）视神经（optic nerve）主要由眼动脉及其分支供血。视盘表面神经纤维层由视网膜中央动脉的毛细血管供血，筛板血供来自睫状后短动脉分支，视神经眶内段血供来自周围的软脑膜血管丛。

（3）视交叉（optic chiasm）由双侧大脑前及前交通动脉分支组成的血管网，以及脉络膜前动脉、后交通动脉及 MCA 分支供血。

（4）视束（optic tract）的血供呈节段性分布，前 1/3 接受视交叉血管网，中 1/3 接受后交通动脉分支，后 1/3 接受脉络膜前动脉分支供血。虽然三者在软膜下有吻合，但分段供血明显。

（5）外侧膝状体（lateral geniculate body）由 MCA、PCA 及脉络膜前动脉形成的吻合网供血，也接受脉络膜后动脉的供血。

（6）视辐射（optic radiation）转向外侧部由脉络膜前动脉穿支供血，视辐射后段由 MCA 及 PCA 分支供血；MCA 分布区梗死可能导致对侧视野偏盲。

（7）初级视皮质（primary visual cortex）由 PCA 分支距状裂动脉供血，一侧 PCA 闭塞产生对侧视野偏盲；黄斑区由 MCA 与 PCA 双重供血，其中一支动脉缺血仍可能保存黄斑中央区视力。由于双侧 PCA 均起自基底动脉，基底动脉尖闭塞可引起双侧枕叶梗死导致皮质盲，但有些病例黄斑区视力可部分保留。

66 视盘肿胀与视盘水肿的鉴别是怎样的?

视盘肿胀（disc swelling）常见于视神经病（optic neuropathy）和眶内局部病变，须注意与因颅内压增高等引起的视盘水肿（papilledema）鉴别。

视盘水肿与视盘肿胀的鉴别见表 4-4。

表 4-4　视盘水肿与视盘肿胀的鉴别

视盘水肿	视盘肿胀
通常双侧一致，视盘充血状，可见片状出血，需与假性视盘水肿粉色或淡黄色鉴别	可为单侧或双侧
视神经功能起初常保留	病人常有视力、色觉受损或视野缺损
早期体征如视盘水肿伴迟发性视神经萎缩，可伴头痛、呕吐等颅内压增高症状	视盘肿胀伴相关的临床体征，如视力受损、视野缺损、传入性瞳孔反应相对缺陷（RAPD）
常见于占位性病变引起颅内压增高，以及脑假瘤、中毒代谢性疾病、恶性高血压、脑静脉血栓形成等	常见于炎症性或自身免疫性疾病如视神经病，以及感染、中毒/营养因素，眶内局部病变等
神经影像学检查通常可显示病变或异常	MRI 检查可正常，可见视神经异常，视觉诱发电位（VEP）P100 波显著延迟等

67 临床上如何区分黑矇与皮质盲?

（1）黑矇（amaurosis）通常指视神经或视网膜的缺血性病变，急性起病，多出现单眼全盲，可表现短暂性或持久性视力障碍，伴瞳孔散大。一过性黑矇（amaurosis fugax）也称为短暂性单眼盲，是临床常见的单眼无痛性视力丧失，临床表现为即刻出现眼前淡灰色薄雾或黑暗，历时短暂，病眼直接光反射消失，间接光反射存在，常见于颈动脉严重狭窄或眼动脉闭塞患者。视网膜缺血或梗死通常由于颈内动脉栓塞或睫状后动脉血栓形成引起视网膜低灌注。导致视网膜灌注高阻力的疾病也可引起相似症状，如青光眼、视网膜静脉闭塞及血液黏稠度增高。

双眼黑矇表现全盲，双侧瞳孔散大，直接及间接对光反射均消失，视神经炎偶见两眼同时发病者，动脉炎性 AION（前部缺血性视神经病）也可两眼同时发病，视力在数小时至数日急速下降，伴视盘水肿，可有颞动脉特异性压痛。

（2）皮质盲（cortical blindness）常见于双侧大脑后动脉闭塞，导致双侧枕叶视觉皮质缺血性梗死，视觉完全丧失，强光照射及眼前手势均不能引起反射性闭眼，视神经盘外观正常，伴黄斑回避现象，瞳孔光反射正常。常伴有神经系统其他定位体征，如偏身感觉障碍及其他枕叶症状。

68 眼肌麻痹的类型及其临床特征是怎样的?

眼肌麻痹（ophthalmoplegia）包括四种临床类型，临床特征如下。

（1）周围性眼肌麻痹（peripheral ophthalmoplegia）：为单侧性，可单一神经受累，也可多神经同时受累，如海绵窦综合征、眶尖综合征等。

1）动眼神经（oculomotor nerve）麻痹：可见上睑下垂，眼球向外下斜视，眼球向上、内、下活动受限，出现复视，瞳孔散大，光及调节反射消失。常见于后交通动脉瘤、颅底转移瘤、颞叶钩回疝压迫动眼神经及中脑病变等。

2）滑车神经（trochlear nerve）麻痹：眼球向外下视受限，下楼梯时常出现复视，眼球位置稍偏上，头常歪向对侧肩部，单独损害少见，多见于颅底蛛网膜炎。

3）外展神经（abducens nerve）麻痹：眼球外展受限，可见内斜视和复视，常见于脑桥病变、鼻咽癌颅底转移，因其在颅底走行径路长，颅内压增高常使之在颞骨岩尖部受压或受牵拉麻痹，为假性定位征，无定位价值。

（2）核性眼肌麻痹（nuclear ophthalmoplegia）：常由于脑干血管病变、多发性硬化（MS）及肿瘤早期导致眼球运动神经核损害。常见的临床指征是，展神经核病变多伴邻近的面神经纤维受损，引起面神经麻痹；动眼神经核性病变最初常累及部分亚核，产生分离性眼肌麻痹，周围性眼肌麻痹常为完全性。脑干核性病变可累及双侧，导致双侧动眼神经部分眼肌麻痹。

（3）核间性眼肌麻痹：是脑桥旁正中网状结构（PPRF）或内侧纵束（MLF）受损，导致两眼协同运动障碍。

1）前核间性眼肌麻痹：一侧 MLF 上行纤维受损，向该侧注视时同侧眼球可外展，对侧眼球不能内收。

2）后核间性眼肌麻痹：一侧 MLF 下行纤维受损，向该侧注视时同侧眼球不能外展，对侧眼球可内收。

3）一个半综合征：一侧脑桥被盖部 PPRF 病变和对侧交叉过来支配同侧动眼神经核的 MLF 受损，向患侧注视时同侧眼球不能外展，对侧眼球不能内收，向对侧注视时同侧眼球不能内收，仅对侧眼球可外展。

（4）核上性眼肌麻痹：是皮质侧视中枢额中回后部病变，导致两眼向病灶对侧凝视麻痹，呈暂时性，仅持续数日；如癫痫刺激性病灶使两眼凝视病灶对侧。

69 核间性眼肌麻痹的类型及临床表现和常见病因是怎样的?

核间性眼肌麻痹（internuclear ophthalmoplegia）是脑桥旁正中网状结构（PPRF）或内侧

纵束（MLF）病变，导致两眼共轭运动障碍。PPRF 作为脑干侧视中枢，接受来自对侧皮质侧视中枢额中回后部的纤维支配，发出 MLF 支配动眼神经内直肌核与对侧外展神经核。

（1）类型及临床表现

1）前核间性眼肌麻痹：PPRF 至动眼神经内直肌核的 MLF 上行纤维受损，表现同侧眼球不能内收，对侧眼球可以外展，出现水平性眼震，但两眼辐辏功能正常，可与内直肌麻痹鉴别。

2）后核间性眼肌麻痹：PPRF 至外展神经核的 MLF 下行纤维受损，表现患侧眼球不能外展，对侧眼球可以内收。耳灌水试验引起的前庭反射仍可使外直肌收缩，可与外直肌麻痹鉴别。

3）一个半综合征（one and a half syndrome）：一侧脑桥被盖部 PPRF 病变和对侧交叉过来支配同侧动眼神经核的 MLF 受损，向患侧注视时同侧眼球不能外展，对侧眼球不能内收，向对侧注视时同侧眼球不能内收，仅对侧眼球可外展。由于向一侧同向凝视麻痹（一），向另侧注视时内收不能（半），因此称为一个半综合征。

（2）常见病因

1）多发性硬化是中青年患者核间性眼肌麻痹较可能的病因，且常为双侧性。脑干卒中，如腔隙性梗死、脑干出血是有血管病变危险因素的老年患者出现核间性眼肌麻痹较可能的病因，常为单侧性。脑干肿瘤，如脑桥神经胶质瘤是儿童核间性眼肌麻痹较可能的病因。

2）核间性眼肌麻痹也可见于脑干炎症性病变、动静脉畸形、外伤和基底动脉瘤等。重症肌无力和 Miller-Fisher 综合征可出现类似凝视麻痹症状，表现为假性一个半综合征，须注意与之鉴别。

70 一个半综合征的变异型及其临床表现是怎样的?

一个半综合征的变异型实际上是脑干病变外延所致，临床表现如下。

（1）八个半综合征（eight-and-a-half syndrome）：是脑桥尾端被盖部病变累及 PPRF 或展神经核与内侧纵束（MLF），并累及面神经核和束，亦即一个半综合征伴病侧面神经（Ⅶ脑神经）麻痹，故名之。一个半综合征与面神经麻痹患者在发生眼球运动障碍后数周至数年可出现眼腭肌阵挛（oculopalatal myoclonus）。

（2）十五个半综合征（fifteen-and-a-half syndrome）：是偶尔可见病变累及两侧脑桥尾端被盖部，表现一个半综合征伴面部双侧瘫（facial diplegia），故名之。

（3）垂直性一个半综合征（vertical one-and-a-half snydrome）：是中脑背侧综合征（Parinaud syndrome），即顶盖前区病变导致两眼上视麻痹，伴病侧或对侧眼的下视麻痹，仅一侧眼可向下凝视。见于丘脑–中脑梗死，可能由于核部分受累或因核上传导通路选择性受损所致。

（4）一个半综合征伴垂直性一个半综合征：出现经典的一个半综合征，如表现水平性凝视麻痹，仅右眼可外展伴水平性眼震；又有垂直性凝视麻痹，仅左眼可向下凝视，可能见于右侧丘脑内侧及左侧中脑上部背侧梗死。

71 帕里诺综合征和动眼危象的临床特征、病因及治疗是怎样的？

（1）帕里诺综合征（Parinaud syndrome）：也称为中脑背侧综合征，是中脑顶盖前区病变引起的上视麻痹。

1）临床特征：患者表现上视不能，伴光－辐辏反射分离，光反射减弱或消失，辐辏反射保留，瞳孔中度散大，眼睑退缩，可见会聚－退缩性眼震。如脑占位病变或脑积水可见视盘水肿。

2）病因：常见于松果体区肿瘤压迫中脑背侧，以及任何累及中脑顶盖的病变，如多发性硬化、脑积水、延髓空洞症、卒中、慢性酒精中毒、中脑肿瘤、脑干脑炎、嗜睡性脑炎、莱姆病、眼部带状疱疹及颅脑外伤等。

3）治疗：应针对病因治疗。

（2）动眼危象（oculogyric crisis）：是中脑顶盖上丘刺激性病变，导致发作性两眼向上或向一侧窜动的不自主眼肌痉挛，是一种肌张力障碍表现。

1）临床特征：典型表现为双眼上视，可持续数秒至数小时，发病时可以恐惧或压抑感开始。

2）病因：常见于脑炎后帕金森综合征及服用精神安定剂如吩噻嗪可发生。

3）治疗：病因治疗，应用足量抗胆碱能药和多巴胺可使眼球偏斜迅速终止。

72 临床常见的眼肌麻痹综合征或疾病及其临床特征是怎样的？

临床常见的眼肌麻痹综合征和疾病及临床特征如下。

（1）海绵窦综合征：出现动眼神经、滑车神经、外展神经及三叉神经 1、2 支受损，眼球各方向活动受限，上睑下垂，出现复视、眼球突出、瞳孔不等、光及调节反射消失、同侧 V1、2 分布区感觉减退，伴额部、眼眶及颧部疼痛麻木，角膜反射减弱，Horner 征等。常见于颈动脉－海绵窦瘘、肿瘤、外伤及感染等。

（2）眶上裂综合征：出现动眼神经、滑车神经及外展神经麻痹，三叉神经 1 支受损，临床症状体征与海绵窦综合征相同，不同的是后部海绵窦病变可累及V2、3支。见于眶上裂骨折、炎症及肿瘤等。

（3）眶尖综合征：出现视力障碍，动眼神经、滑车神经、外展神经麻痹及三叉神经1支受损，突眼，其余临床症状体征与眶上裂综合征相同。见于眶尖外伤、肿瘤、血管病及炎症等。

（4）岩尖综合征：可见外展神经麻痹和三叉神经受损，眼球外展受限，前额皮肤感觉障碍，角膜反射消失。见于颞骨岩部炎症、肿瘤及骨折等。

（5）糖尿病：中老年患者出现急性眼肌麻痹，常有眶、额部疼痛，常见动眼神经不全麻痹体征，个别患者轻度瞳孔散大，血糖增高及糖耐量试验异常。

（6）重症肌无力：常见上睑下垂，眼球运动受限，可出现复视，表现易疲劳和波动性，瞳孔及光反射正常，新斯的明试验阳性，常合并胸腺增生或胸腺瘤。

（7）脑动脉瘤：多引起动眼神经麻痹，可伴一侧眶部搏动性头痛，压迫颈总动脉可使疼痛减轻，脑血管造影可确诊。

（8）痛性眼肌麻痹综合征：亚急性或急性起病，表现眶区持续疼痛，眼肌麻痹伴V1、2支受损，反复发作；常有血沉增快，血白细胞增高，颈动脉造影或可见虹吸段不规则狭窄。

（9）眼肌麻痹型偏头痛：偏头痛发作史，常在头痛减轻时出现眼肌麻痹，动眼神经麻痹多见，常在数日内恢复。

（10）Fisher综合征：是Guillain-Barré综合征的亚型，急性起病，双侧眼外肌麻痹，伴双侧小脑性共济失调和腱反射减弱，可见CSF蛋白－细胞分离。

（11）其他如小儿脑干肿瘤，缓慢起病，常见外展神经及动眼神经麻痹，可有交叉瘫进行性加重；成人多为鼻咽癌或颅中窝肿瘤，鼻窦CT和鼻咽腔活检可确诊。外伤性眼肌麻痹根据外伤史，眼眶CT检查显示眶骨和颅底骨折可确诊。结核性、化脓性及隐球菌性脑膜炎可引起眼肌麻痹，根据脑膜刺激征及脑脊液特殊改变确诊。脑干脑炎根据病前感染史，急性或亚急性起病，可见双侧眼肌麻痹，伴锥体束征及其他脑神经损害。

73 海绵窦综合征的临床表现及分型是怎样的？

海绵窦（cavernous sinus）是由硬脑膜围绕的复杂重要结构，动眼神经、滑车神经、三叉神经第1及第2支位于海绵窦外侧壁，外展神经穿行海绵窦体，颈内动脉占据海绵窦中央，颈静脉丛及颈上神经节第3级眼交感神经纤维也位于海绵窦内，眼交感神经纤维离开颈内动脉后先与外展神经，后与三叉神经V1伴行。

海绵窦病变导致其神经结构受损的症状体征称为海绵窦综合征。

（1）临床表现：动眼神经、滑车神经及外展神经等三个眼外肌运动神经受损引起完全性眼肌麻痹，出现复视，动眼神经副交感纤维受损出现瞳孔散大、光反射及调节反射减弱消失；位于内侧的外展神经单独受累出现眼球外展受限，是孤立性外展神经麻痹。眼交感纤维受损可见 Horner 征，表现瞳孔缩小，眼裂小。三叉神经受累出现Ⅴ1 和Ⅴ2 分布区麻木、疼痛、感觉减退，角膜反射减弱。简言之，单侧的脑神经Ⅲ、Ⅳ和Ⅵ麻痹组合，伴前额、角膜或颊部感觉减退，或伴 Horner 征常提示是海绵窦病变。

（2）分型

1）前海绵窦综合征：表现动眼神经、滑车神经及外展神经麻痹和复视，三叉神经第 1 支受损，出现同侧眼及额部疼痛、麻木，角膜反射减弱或消失，伴球结膜充血、水肿及眼球突出。

2）中海绵窦综合征：动眼神经、滑车神经及外展神经麻痹和复视，三叉神经Ⅴ1 和Ⅴ2 受损，出现同侧前额、角膜或颊部感觉减退。

3）后海绵窦综合征：动眼神经、滑车神经及外展神经麻痹和复视，三叉神经Ⅴ1、Ⅴ2 和Ⅴ3 受损，出现同侧前额、角膜或颊部感觉减退。

74 海绵窦综合征的常见病因包括哪些？

典型的海绵窦综合征（cavernous sinus syndrome）是由于颈动脉瘤破裂引起的颈动脉－海绵窦瘘，也见于肿瘤、外伤和感染等。

常见的病因如下。

（1）颈内动脉瘤可因占位效应引起动眼神经、滑车神经及外展神经受压，产生眼肌麻痹和复视，如动脉瘤破裂到周围的颈静脉丛内，可引起颈动脉－海绵窦瘘（carotico-cavernous fistula，CCF），出现搏动性突眼症（pulsating exophthalmos）、眶部疼痛和眶部充血使眼球活动受限。颈动脉外伤性撕裂在海绵窦综合征中较常见，可闻及血管杂音，DSA 是诊断的金标准。

（2）肿瘤如鼻咽癌直接浸润海绵窦最常见，转移性肿瘤是第二位原因，常见于乳腺癌、肺癌、前列腺癌、甲状腺癌及黑色素瘤。其他如脑膜瘤，常起源于鞍背、海绵窦侧壁和下壁硬脑膜，以及鞍结节、蝶骨翼脑膜瘤，沿海绵窦侧壁生长。垂体腺瘤侵袭性生长可进入两侧海绵窦；淋巴瘤可引起海绵窦内脑神经浸润病变。

（3）海绵窦血栓静脉炎（cavernous sinus thrombophlebitis）多继发于面部感染，是细菌或真菌感染引起潜在的致命性疾病，或因糖尿病或免疫抑制患者合并海绵窦感染由一侧海绵窦经环窦蔓延至对侧，出现双侧眼肌麻痹、眶周水肿、眼睑呈紫色及视盘水肿，常伴寒战、发热及鼻脑毛霉菌病（rhinocerebral mucormycosis），糖尿病控制不良患者常见曲霉菌病

(aspergillosis)。迅速进展可导致死亡，及时应用抗生素有时也预后不良。

(4) Tolosa-Hunt 综合征也称为复发性痛性眼肌麻痹，是由海绵窦前部、眶上裂或眶尖非特异性肉芽肿性炎症引起，是海绵窦综合征罕见的病因。本病诊断依据痛性眼肌麻痹伴海绵窦内脑神经不同程度受损，皮质类固醇治疗反应极佳，可除外其他的病因。但须考虑 Tolosa-Hunt 综合征很可能是潜在的恶性淋巴瘤增殖状态，有些病例实际上是缺少病理证实的淋巴瘤、转移癌等。

75 眶上裂综合征的病因、临床表现及与海绵窦综合征鉴别是怎样的?

眶上裂在颅中窝前部，位于海绵窦前缘。眶上裂综合征 (superior orbital fissure syndrome) 是由于病变侵犯眶上裂的动眼、滑车、外展神经及三叉神经 1 支，临床症状体征与海绵窦综合征相同。

(1) 病因：常见于眶上裂骨折、鼻窦炎蔓延、眶上裂骨膜炎、蝶骨嵴脑膜瘤、垂体瘤、脊索瘤及动脉瘤等。

(2) 临床表现

1) 出现眼外肌完全麻痹和复视，上睑下垂，固定于正中位；因动眼神经入眶时分为上、下两支，有时出现部分眼肌麻痹。可见双侧瞳孔不等大，动眼神经副交感纤维受损出现瞳孔散大、光反射及调节反射减弱消失。眼交感神经纤维与三叉神经第 1 支同径路入眶，受损出现 Horner 征，可见瞳孔缩小。

2) 三叉神经 V1 支受损，眶以上额部皮肤和角膜感觉缺失，可伴麻木和疼痛，角膜反射减弱，可引起神经麻痹性角膜炎、泪腺分泌障碍。

3) 如肿瘤突入眶内或眼静脉回流受阻，可引起前额和眼睑静脉扩张，患侧眼睑和球结膜充血水肿，球后水肿可导致突眼、眼底静脉扩张及视盘水肿等。

(3) 眶上裂综合征与海绵窦综合征临床上较难鉴别，眶上裂有脑神经Ⅲ、Ⅳ、Ⅵ、V1 支通过。二者鉴别主要是海绵窦中后部病变可累及 V2 支，出现上颌支分布区皮肤疼痛、麻木及感觉减退，眶上裂综合征 V2 不受累。

76 眶尖综合征的临床表现及与海绵窦综合征、眶上裂综合征如何鉴别?

眶尖部有视神经，以及动眼、滑车、外展神经和三叉神经 1 支。临床常见于眶尖部外伤、炎症、肿瘤及血管性疾病等。

（1）临床表现

1）视神经受累出现视力障碍，视盘水肿，晚期可见视神经萎缩。如肿物突入眶内引起眼静脉回流受阻，可见患眼结膜充血水肿及突眼，眼底静脉扩张，视盘水肿等。

2）表现为急性或进行性眼肌麻痹，常为完全性，可见上睑下垂，眼球固定，瞳孔散大，光反射及调节反射消失。眼交感神经纤维与三叉神经第 1 支同径路入眶，受损出现瞳孔缩小（Horner 征）。V1 受累出现鼻根部、上睑、前额、头顶前部麻木、疼痛及感觉缺失，角膜反射减弱或消失等。

（2）鉴别诊断

1）眶尖综合征与海绵窦综合征及眶上裂综合征鉴别，主要是眶尖部有视神经通过，眶尖综合征可因视神经受累出现视力障碍是最主要的特征，如合并视神经病变如视神经炎，晚期出现视神经萎缩和视力下降。

2）这三种综合征均可出现动眼神经、滑车神经、外展神经和三叉神经 1 支受损，但海绵窦综合征偏后部病变还可累及三叉神经 V2 支，出现上颌支分布区皮肤疼痛、麻木及感觉减退，也是鉴别的要点。

77 一过性复视及其常见的病因包括哪些?

一过性复视（transient diplopia）是指间断发生的短暂性和发作性复视，临床上，神经科和眼科医生经常遇到。眼外肌运动神经麻痹必然伴有复视，但一过性复视少见。一过性复视的诊断主要依据可能的病因、全面的病史及准确的体格检查。

一过性复视的常见病因可根据持续的时间分类。

（1）持续数秒至数分钟

1）重症肌无力（MG）是一过性或间断性复视最常见的病因之一，上睑下垂和（或）眼外肌无力呈波动性不伴瞳孔异常应考虑或排除 MG，MG 的一过性复视可短至数秒，也可长至数日或数周。

2）上斜肌纤维颤搐（superior oblique myokymia）是滑车神经或上斜肌功能异常，导致振动幻视（oscillopsia）和复视发作，通常为特发性，偶可因血管压迫、脑桥肿瘤及多发性硬化引起。眼神经性肌强直（ocular neuromyotonia）可见间断的眼外肌痉挛，出现复视，常见于颅底肿瘤放疗后。也可见于药物性。

（2）持续数分钟至数小时：见于 MG、椎基底动脉供血不全、眼肌麻痹型偏头痛的个别发作、局限性眶部病变、药物性及布朗综合征。布朗综合征也称为上斜肌鞘综合征，可因先天性解剖异常，外伤、手术导致上斜肌腱和鞘膜增厚或粘连，限制上斜肌的上转运动，使眼球向下注视。

（3）持续数日或数周：见于 MG、眼肌麻痹型偏头痛的反复发作、多发性硬化出现的复

发 – 缓解、局限性眶部病变、布朗综合征等。

78 临床常出现复视的疾病有哪些体征有助于诊断?

临床很多疾病可能出现复视，这些疾病的体征会有助于病变定位和确定可能的病因，临床常出现复视的疾病的相关体征如下。

（1）重症肌无力：表现眼外肌疲劳、眼睑疲劳、颈屈肌和延髓肌无力，呈波动性，晨轻暮重，复视常表现为一过性或间断性。

（2）眶上裂综合征、海绵窦前部病变：复视是由于动眼神经、滑车神经及外展神经麻痹，伴三叉神经V1支受损、光及调节反射消失及霍纳综合征。

（3）海绵窦后部病变：动眼神经、滑车神经及外展神经麻痹产生复视，伴三叉神经V1、V2和（或）V3感觉受损、光及调节反射消失及霍纳综合征。

（4）眼眶病变：可见眼外肌麻痹伴复视，眶周感觉缺失，眼球突出，视神经受累出现视力减退，见于甲状腺疾病、炎症、浸润性病变、肿瘤及眶部外伤等。

（5）眼眶肌炎（orbital myositis，OM）：是主要累及眼外肌的非感染性炎症性疾病，原因不明。急性或亚急性起病，常见于青中年，女性多见，常出现眼外肌麻痹、复视和眶周疼痛，可累及单眼或双眼，可伴结膜水肿、眼球突出。

（6）糖尿病性单眼神经病：急性起病，常出现上睑下垂、眼外肌麻痹及复视，可伴眼球疼痛。

（7）杜安眼球退缩综合征（Duane retraction syndrome）：可见眼球内收与外展不全，伴睑裂变窄，可能由于外直肌被动眼神经异常神经支配，通常由外展神经或核的先天性发育不全引起，两个遗传位点已被定位，一个是在染色体8q13（DURS1），另一个在染色体2q31（DURS2），但极少为后天获得性。

（8）外伤或压迫性病变：导致动眼神经麻痹，引起复视，当内收或向下凝视时上睑反常地上提。

（9）Wernicke脑病：可见眼肌麻痹引起复视，眼震，共济失调和意识模糊。

（10）脑干综合征：可能出现动眼神经、滑车神经、外展神经麻痹产生复视，伴交叉性轻偏瘫及对侧偏身感觉障碍。

（11）岩尖综合征：可出现同侧外直肌麻痹及复视，伴面部疼痛和听力丧失等。

79 岩尖综合征的病因及临床表现是怎样的?

岩尖综合征（Gradenigo syndrome）是颞部岩骨尖端病变损伤外展神经和三叉神经所致。

（1）病因：常见于中耳炎或慢性乳突炎，炎症向颅内发展可继发颞骨岩尖部炎症；也见于岩尖部肿瘤，如胆脂瘤、脑膜瘤、三叉神经纤维瘤等；以及岩尖部骨折等。

（2）临床表现

1）三叉神经受累可出现同侧三叉神经眼支及颜面部疼痛或麻木，呈刀割样、撕裂样的发作性剧痛，日轻夜重，晚期可伴感觉减退；如运动支受损可出现同侧咀嚼肌、颞肌无力和萎缩，下颌偏向患侧。累及外展神经出现眼球外展受限，眼球内斜视和出现复视。

2）中耳炎或慢性乳突炎向颅内扩散，可引起脑膜炎的症状和体征。

3）CT、X 线影像检查可显示岩尖部病变或骨质破坏。

80 半月神经节综合征的常见病因及临床表现是怎样的?

半月神经节综合征是由于三叉神经半月神经节及其邻近的病变所致。

（1）常见病因：脑膜瘤最常见，其他如神经纤维瘤、神经鞘瘤、胶质细胞瘤、转移瘤、肉瘤、胆脂瘤和脑猪囊尾蚴病等。

（2）临床表现

1）半月神经节及邻近的病变可引起三叉神经分布区发作性剧痛，呈持续性。自发性疼痛有助于病变的定位和定性，例如，三叉神经根原发性肿瘤如神经鞘瘤可无疼痛或很轻；三叉神经节脑膜瘤病初时很少疼痛，常见面部感觉异常，以后出现痛性感觉缺失；鼻咽癌、颅底转移癌侵及半月神经节可引起部位深在的难忍的剧痛，以后可出现痛性感觉缺失。

2）可出现三叉神经分布区感觉减退或消失，可见角膜溃疡，角膜反射减弱或消失，咀嚼肌瘫痪。半月神经节病变常见三叉神经分布区带状疱疹。

3）如患者表现三叉神经痛或三叉神经损害伴同侧 Horner 征，称为三叉神经旁（Raeder）综合征。

81 跷跷板样眼球震颤的临床表现及常见病因包括哪些?

跷跷板样眼球震颤（seesaw nystagmus）表现周期性交替的眼球共轭性扭转与分离性垂直运动。

（1）临床表现：当一只眼球抬高与内旋时，另一只眼球下沉与外旋，然后反转为垂直和扭转运动，完成一个环形；跷跷板样眼震通常为摆动性。

（2）常见病因

1）摆动性跷跷板样眼震最常见于广泛的鞍上病变，如大的肿瘤，在中脑与间脑交界处双侧压迫或侵袭脑干，鞍旁肿瘤压迫双侧中脑和间脑，中脑、间脑或延髓外侧病变如梗死和丘脑卒中等。

2）其他病因包括脊髓空洞症、延髓空洞症、多发性硬化、创伤、脑积水、Arnold-Chiari 畸形Ⅰ型、视－隔发育不良、Leigh 病（亚急性坏死性脑脊髓病）、色素性视网膜炎、头颅外伤、副肿瘤性脑炎伴睾丸癌及抗-Ta 抗体、全脑放疗及鞘内注射氨甲蝶呤等。

3）某些患者可见急动性跷跷板样眼震，也称为半跷跷板样眼震（hemi-see-saw nystagmus），只出现一半周期的跷跷板样眼震，一只眼抬高与内旋时另只眼下降与外旋，然后与对侧方向的快相交替，见于中脑间脑及延髓外侧的脑干病变、Cajal 间质核区域病变，也可能与耳石不平衡出现的眼倾斜反应有关。

4）先天性跷跷板样眼震可能缺少扭转成分，也可表现为一种相反类型，即当一只眼球抬高伴外旋，另一只眼球下沉时伴内旋。

82 糖尿病性脑神经病的临床特征及治疗是怎样的?

糖尿病性脑神经病是因糖尿病发生的单个脑神经病，最多见为动眼神经，其次是外展神经、面神经，滑车神经较少。病因可能主要是血液循环障碍。

（1）临床特征

1）常见于中老年糖尿病患者，急性或亚急性起病，多出现不完全性动眼神经麻痹，可见上睑下垂、眼球外展位（外下斜视），伴眼球内收、上转及下转受限，出现复视；常见瞳孔回避（pupil-sparing），即光反射不受影响，如出现瞳孔扩大，也不明显。眼外肌运动受累多为单侧，极少为双侧。

2）外展神经麻痹显示外直肌麻痹，眼球呈内斜视；面神经麻痹可见一侧额纹消失，眼裂合不拢呈 Bell 征，口角向对侧偏斜；滑车神经麻痹常见下楼梯时出现复视，由于上斜肌麻痹所致。

（2）治疗：以综合治疗为主，如积极有效地控制血糖、血压及血脂。应用抗血小板药物改善微循环，B 族维生素改善神经营养，伴自发性疼痛者少见，可给予卡马西平等对症治疗。加强眼球运动康复训练，辅以针灸等。一般预后较好，多数在发病后 2～4 个月痊愈，但复发率可达 6%～25%，超过半年未愈者应考虑除外其他诊断。

83 眼外肌肌病的病因及临床特征是怎样的?

眼外肌肌病的病因及临床特征如下。

（1）肌营养不良：是一组表现进行性加重的肌无力和肌萎缩的遗传性疾病，先天性肌营养不良、强直性肌营养不良、眼咽肌型肌营养不良、离子通道病（肌强直）可伴眼外肌异常。强直性肌营养不良（myotonic dystrophy，DM1）是成人最常见的遗传性神经肌肉疾病，可见特征性外观（前额秃发、长脸、上睑下垂、咬肌和颞肌凹陷、嘴唇松弛、面肌无力、颈部和肢体瘦长），眼外肌麻痹，白内障，视网膜异常，EMG 显示肌强直电位。眼咽型肌营养不良（oculopharyngeal muscular dystrophy，OPMD）多为常染色体显性遗传，成年起病，上睑下垂、吞咽困难是两个必备特征，完全下垂很少，多有眼外肌麻痹。

（2）线粒体肌病：如慢性进行性眼外肌麻痹（chronic progressive external ophthalmoplegia，CPEO），主要表现上睑下垂和慢性进行性眼肌麻痹，缓慢进展为完全性双侧上睑下垂，双侧眼肌麻痹多为对称性。Kearns-Sayre 综合征（KSS）是 CPEO 的一种变异型，多在 20 岁前发病，典型表现为进行性眼外肌麻痹、双侧色素性视网膜病变、心脏传导异常如完全性心脏传导阻滞等。

（3）内分泌性肌病：如甲状腺相关性眼病，表现为眼睑退缩、肿胀，眼球突出，眼外肌病变如早期眼外肌肥大、晚期纤维化，视神经损害、结膜充血水肿，眼内压增高，可伴不同程度甲状腺功能异常。眼外肌肌病也可见于库欣综合征性肌病、皮质类固醇性肌病。

（4）炎症性肌病：如感染性肌炎（infective myositis），由细菌、病毒、寄生虫或真菌引起，如发生结核结节和梅毒树胶肿可侵及脑神经和眼外肌。特发性肌炎如眼眶肌炎（orbital myositis）可累及单侧或双侧眼眶内单条或多条眼外肌，急性或亚急性起病，眼眶疼痛，复视，结膜充血水肿，眼球突出。可单独或与血管炎、肉芽肿性炎症伴随发生。

（5）外伤性肌病是由于外伤后肌肉内水肿、出血、撕裂伤、撕脱伤、骨碎片损伤等所致的眼外肌受损。

（6）眼外肌发育障碍性疾病包括眼外肌发育不全，以及先天性粘连和纤维化综合征，这是一组常染色体显性或隐性遗传病，表现上睑下垂、眼外肌麻痹及纤维化、Tenon 囊纤维化，以及眼外肌、Tenon 囊及眼球间粘连。

84 临床常用的复视检查方法及如何判定麻痹的眼肌？

复视（diplopia）常被患者描述为视物双影，是眼球运动系统病变最常见主诉。正常在注视任何方位物体时，由于两侧眼外肌的共轭运动，物像始终投射到两眼视网膜的对应点上，形成一个清晰的图像。眼外肌麻痹时两眼注视一个物体产生两个图像，健眼视物为实像，麻痹眼为虚像，复视出现在麻痹肌作用方向上。

（1）临床常用的复视检查方法：红玻璃试验（red glass test），通常适用于单条眼外肌麻痹性斜视检查。在暗室被检者右眼戴红玻璃片，注视正前方 1 米处点光源，交替遮盖左右眼，告知右眼看到的是红色光，左眼看到的是黄色光，两眼同时注视时询问患者看到一个或两个光点，若是两个分开的光点即有复视。

再询问记录三个问题：①复像是水平还是垂直分离，红色光点在左侧（交叉复视）还是右侧（同侧复视）？②复像分开最大距离的方位，若是水平分离，将光源向左和右侧分别移动30～45度；若是一高一低的垂直分离，则将右侧和左侧的光源分别向右上、右下和左上、左下移动，移动幅度均为30～45度，问哪侧两个光点水平或垂直分开距离最大？③在复像分开最大距离方位，哪个光点（红或黄色）远离中心位于周边（即周边像）？一般水平肌麻痹产生水平复视，垂直肌麻痹产生垂直复视。外转肌（外直肌，上、下斜肌）麻痹呈内斜眼位时产生同侧复视；内转肌（内直肌，上、下直肌）麻痹呈外斜眼位时产生交叉复视。根据检查记录的三点结果可判断哪只眼的哪条肌肉麻痹。

（2）判定麻痹的眼肌：如检查结果是水平同侧复视，复像分开的最大距离在右侧，周边像是红色（属右眼），可判定右眼外直肌麻痹。如遇到垂直肌麻痹时，要判别麻痹的是上转肌或下转肌，还要确认是上、下斜肌还是上、下直肌。这要熟练地根据同侧或交叉复视、复像距离最大方位的周边像的眼别结合眼外肌的6个诊断眼位来确定麻痹的眼肌，如上、下直肌受累为垂直交叉复视；上、下斜肌麻痹为垂直同侧复视；垂直分离复像距离最大的方位与周边像同侧，为周边像所属眼的上或下直肌；复像距离最大方位的周边像为对侧眼的光点则为上或下斜肌麻痹。如检查结果是垂直同侧复视，左下方复像距离最大，周边像属右眼，可确认右上斜肌麻痹。如能熟练掌握红玻璃试验的诊断思路，多条肌肉麻痹产生的复视也可据此逐一判断麻痹受累的眼外肌。可概括如下。

1）复视的虚像与实像位于水平位上，是内直肌、外直肌麻痹；复视的虚像与实像位于垂直位上，是上直肌、下直肌或上斜肌、下斜肌麻痹。

2）在分离最大方向上看到周边物像的眼是麻痹眼，周边物像所在的眼位是麻痹肌的诊断眼位。

右外直肌麻痹，两眼向右侧看时分离最大，周边物象为右眼所见。

右内直肌麻痹，两眼向左侧看时分离最大，周边物象为右眼所见。

右上直肌麻痹，两眼向右上方看时分离最大，周边物象为右眼所见。

右下直肌麻痹：两眼向右下方看时分离最大，周边物象为右眼所见。

右上斜肌麻痹：两眼向左下方看时分离最大，周边物象为右眼所见。

右下斜肌麻痹：两眼向左上方看时分离最大，周边物象为右眼所见。

85 三叉神经核性感觉障碍的临床特征及常见疾病包括哪些？

三叉神经脊束核是最长的脑神经核，起自脑桥，经延髓至颈髓C2后角水平。

（1）临床特征

1）三叉神经脊束核是司痛温觉的感觉神经核，损害时出现头面部分离性感觉障碍，表现痛温觉缺失，触觉保留。位于脊束核上方的三叉神经感觉主核和中脑核未受累，不出现触觉和深感觉障碍。

2）由于口鼻部及面部中央区的痛温觉纤维止于三叉神经脊束核上部，面部外周及耳周的痛温觉纤维止于此核下部，三叉神经脊束核不完全受损时面部感觉障碍呈剥洋葱皮样分布。

（2）常见疾病：核性感觉障碍常见于延髓空洞症、Wallenberg 综合征及脑干肿瘤等。

86

特发性三叉神经痛的病因、临床特征及治疗是怎样的？

三叉神经痛（trigeminal neuralgia）是三叉神经分布区反复发作的短暂性剧痛。

（1）病因：特发性病因不明，可能因三叉神经脱髓鞘产生异位冲动或伪突触传递。部分患者发现多发性硬化、脑干梗死、脑膜瘤、小脑上动脉异常小血管团等病变压迫三叉神经根或延髓外侧。

（2）临床特征

1）常见于中老年、女性较多，表现三叉神经分布区骤然发作的电击样、撕裂样剧痛，历时通常不足 1 分钟，无预兆，间歇期正常，多为单侧，常累及 V2 和 3 支。严重者伴面肌痛性抽搐发作，以及面红、皮温高、结膜充血和流泪等；重症患者可昼夜发作，夜不成眠。

2）鼻翼、颊部和舌部易触发疼痛，称为扳机点。洗脸、刷牙、咀嚼、打呵欠和讲话可诱发发作，以致患者不敢洗脸、进食，表现面色憔悴和情绪低落。

3）病程可呈周期性，每次发作期持续数日、数周或数月，缓解期数日至数年。病程愈长，发作愈频繁严重，很少自愈。神经系统检查通常无阳性体征。

（3）治疗

1）以药物治疗为主。①首选卡马西平（Carbamazepine），0.1g 口服，每天 2 次；常用剂量 0.4～0.6g/d。孕妇忌用，不良反应如头晕、嗜睡、恶心、步态不稳等；出现皮疹、白细胞减少、共济失调、复视、再生障碍性贫血、肝功能障碍需停药。②苯妥英钠（Phenytoin）0.1g 口服，每天 3 次，无效可增加 0.05g/d，至 0.6g/d；不良反应如皮疹、齿龈和毛发增生、面容粗糙，单药治疗无效时可与卡马西平合用。③氯硝西泮（Clonazepam）6～8mg/d 口服，不良反应如嗜睡、步态不稳，老年患者偶见短暂性精神错乱。④氯苯氨丁酸（巴氯芬，Baclofen）：起始量 5mg，每天 3 次，常用 30～40mg/d，不良反应如恶心、呕吐和嗜睡等。⑤维生素 B_{12} 肌注，1000μg，每周 2～3 次，疗程 4～8 周。

2）神经阻滞疗法：药物无效可用无水酒精、甘油、维生素 B_{12} 封闭三叉神经分支或半月神经节，导致局部感觉缺失，但疗效不持久。

3）半月神经节射频电凝：通过 CT 导向，将射频电极针经皮插入半月神经节，通电加热，选择性破坏三叉神经痛觉纤维。

4）手术治疗：如三叉神经感觉根部分切断术、微血管减压术，γ-刀和 X-刀。并发症包括听力减退或丧失，面部感觉减退，滑车、外展、面神经暂时麻痹等。

87 周围性面瘫的临床定位诊断是怎样的?

周围性面瘫（peripheral facial palsy）可因脑干内或脑干外病变所致，如脑干外病变需判定为颅内或颅外病变。

（1）脑干内病变常伴面神经核邻近结构受累，如外展神经纤维与面神经核毗邻，除了周围性面瘫，可见同侧外展神经麻痹及对侧偏瘫（Millard-Gubler 综合征）。如出现双侧脑神经受累常提示脑干内病变。

（2）脑干外颅内病变如在内耳孔部，周围性面瘫可伴邻近的听神经受损，出现耳鸣或耳聋。

（3）颅外如面神经管内病变，如在鼓索支以上受损，除一侧周围性面瘫，可伴舌前 2/3 味觉缺失、唾液腺分泌障碍。镫骨肌支以上受损出现周围性面瘫、舌前 2/3 味觉缺失，伴听觉过敏。膝状神经节病变出现侧周围性面瘫、舌前 2/3 味觉障碍、唾液腺及泪腺分泌障碍，伴外耳道疼痛及疱疹，称为 Hunt 综合征。面神经在出颅的茎乳孔附近受损，出现周围性面瘫伴乳突部疼痛或压痛。

88 特发性面神经炎的病因、临床表现及治疗是怎样的?

特发性面神经麻痹（idiopathic facial palsy）或称为 Bell 麻痹，是茎乳孔内面神经非特异性炎症导致周围性面瘫。

（1）病因：可能与风寒、急性病毒感染及自主神经功能不稳等引起局部神经营养血管痉挛，导致面神经缺血水肿有关，面神经炎性水肿在骨性面神经管中必然导致受压和脱髓鞘病变。双侧面瘫可见于 Guillain-Barré 综合征，可能是一种自身免疫反应。

（2）临床表现：在任何年龄均可发病，男性略多，急性起病，数小时～3 天达峰，病初可伴耳后乳突区、耳内或下颌角疼痛。患侧额纹消失，不能皱额蹙眉，眼睑闭合不全，闭眼时眼球向上外方转动，显露白色巩膜，称为贝尔（Bell）征；鼻唇沟变浅，口角下垂，示齿时口角偏向健侧，露齿不能，鼓腮和吹口哨漏气；颊肌瘫痪使食物滞留于病侧齿颊之间，泪液外溢。如鼓索受累出现舌前 2/3 味觉丧失；镫骨肌支水平病变出现舌前 2/3 味觉丧失及听觉过敏；膝状神经节病变除有面瘫、味觉障碍及听觉过敏，可有患侧乳突部疼痛、耳郭和外耳道感觉减退、外耳道疼痛及疱疹（Hunt 综合征）。

不完全性面瘫 1～2 周开始恢复，可望 1～2 个月痊愈。有风寒着凉史的年轻病人预后较好，老年糖尿病、高血压及动脉硬化患者发病时伴乳突疼痛者预后较差。病后 10 天面神经出现失神经电位通常需 3 个月恢复，3 周内患侧复合肌肉动作电位波幅≤健侧的 30% 者恢复时间较长，约 10% 患者恢复差或发生面肌痉挛。

（3）治疗

1）急性期药物治疗：皮质类固醇减轻面神经水肿及受压，如泼尼松 30mg/d，晨顿服，连续 5d，随后酌情减量；或地塞米松 10mg/d，静脉滴注，5～7d。疱疹性 Hunt 综合征可用阿昔洛韦（Acyclovir）0.2g，每天 5 次，口服 7～10d。维生素 B_1 100mg 和维生素 B_{12} 500μg，每天 1 次，肌内注射。氯苯氨丁酸（Baclofen）5mg，每天 3 次，逐渐增至 30～40mg/d，分 3 次服，可减低肌张力，改善局部血循环。眼睑闭合不全易致暴露性角膜炎，可用眼罩防护和点眼药水预防合并症。

2）急性期超短波透热疗法、红外线照射茎乳孔，恢复期可行碘离子透入疗法、针刺治疗等。尽早做康复功能训练，可对着镜子皱眉、举额、闭眼、露齿、鼓腮和吹口哨等，每日数次，每次数分钟，辅以面部按摩。

3）手术疗法：病后 2 年仍未恢复，可试用面神经－副神经、面神经－舌下神经或面神经－膈神经吻合术，疗效不肯定，也可行面部整容术。

89 偏侧面肌痉挛的病因、临床表现及治疗是怎样的?

偏侧面肌痉挛（hemifacial spasm）又称为面肌抽搐，是一侧面部不自主阵挛性抽动。特发性多见，也可为面神经炎后遗症。

（1）病因：可能与面神经通路受机械性刺激或压迫有关，部分患者颅后窝探查发现面神经出脑干处被微血管袢压迫，减压术可获治愈，少数由脑桥小脑角肿瘤或椎动脉瘤所致。

（2）临床表现：多在中年后发病，女性较多，多为一侧性。开始为眼轮匝肌间断性轻微颤搐，渐扩散至同侧口角和面肌，严重者可累及颈阔肌，每次数秒至数分钟，精神紧张、疲劳和自主运动可使抽动加剧。检查无神经系统阳性体征。

（3）治疗

1）A 型肉毒毒素（Botulinum toxin type A，BTX）是目前的首选疗法，注射极小量 BTX 可消除肌痉挛，疗效持续 3～6 个月，复发后重复注射仍有效。注射后可有短暂的面肌麻痹如上睑下垂，数日后消退；妊娠期注射可发生早产。

2）可试用卡马西平 0.1g，每天 2～3 次，逐渐增量至 0.6g/d；苯妥英钠 0.1～0.2g，每天 3 次，轻症可改善。

3）50% 酒精或维生素 B_{12} 面神经分支阻滞术。颅后窝微血管减压术可有效，但可能引起面瘫，也可能复发。

90 听觉障碍的临床表现及病因是怎样的？

听觉障碍（auditory disorders）是听觉系统病变或损伤导致听觉功能减退，出现耳聋、耳鸣及听觉过敏等症状。

临床表现及病因

（1）耳聋（deafness）：根据病变部位可分为三类。

1）传音性耳聋：听力障碍以低音频为主，不伴眩晕，检查 Rinne 试验骨导 > 气导，Weber 试验偏向患侧。常见于外耳和中耳病变，如外耳道异物或耵聍、中耳炎或鼓膜穿孔等。

2）感音（神经）性耳聋：听力障碍以高音频为主，常伴眩晕，检查 Rinne 试验气导 > 骨导，Weber 试验偏向健侧。由内耳和蜗神经病变所致，耳蜗性聋是内耳病变引起，如 Ménière 病、迷路炎和中毒等；神经性聋是源于听神经病变，如听神经瘤、颅底蛛网膜炎等。耳蜗性聋与神经性聋可通过重振试验（复聪现象）鉴别，当声音强度增高时耳蜗性聋的患耳听力提高近于正常，为重振试验阳性，神经性聋重振试验无反应。中枢性聋是蜗神经核及核上听觉通路病变之统称，如见于脑干卒中、肿瘤、炎症及多发性硬化等，常见双侧听力减退。

3）混合性耳聋：表现为传音性与感音性耳聋并存，常见于老年性耳聋、慢性化脓性中耳炎等。

（2）耳鸣（tinnitus）：是在无外界声音刺激时患者主观听到持续性声响，常合并听力减退，是听觉感受器或传导路的病理性刺激所致。高音调耳鸣通常指示感音器病变，低音调耳鸣提示传导径路病变。耳鸣以耳源性居多，常见于听觉系统病变，如外耳道耵聍、肿物或异物，中耳病变如中耳炎、耳硬化症、鼓室内占位等，内耳病变如梅尼埃病，耳蜗后及中枢听觉通路病变如听神经瘤、多发性硬化、脑肿瘤、缺血性脑卒中等。非耳源性耳鸣可见于系统性疾病，如高血压病、贫血、甲亢及肾病等。

（3）听觉过敏（hyperacusis）：是病理性听觉增强，临床少见，出现于面神经麻痹引起镫骨肌麻痹和鼓膜松弛，微弱的声波即可使鼓膜振动增强，导致内淋巴强烈震荡引起听觉过敏。

91

临床上如何用 Rinne 及 Weber 试验对听力进行初步评价?

临床通常采用 Weber 试验和 Rinne 试验对听力进行初步评价，并可鉴别感音性耳聋与传音性耳聋（表 4-5）。

（1）林纳试验（Rinne test）：将振动的音叉置于外听道处测试气导，再置于乳突上测试骨导，正常时听到声音气导 > 骨导。在外耳或中耳疾病引起的传音性耳聋，骨导 > 气导；耳蜗或前庭耳蜗神经病变时出现感音性耳聋，气导 > 骨导。

（2）韦伯试验（Weber test）：将振动的 256-Hz 音叉置于颅顶，正常时感觉声音居中。传音性耳聋患者听到声音来自患耳侧；感音性耳聋听到声音来自健耳侧。

表 4-5　听力丧失的评定

听力	Rinne 试验	Weber 试验
正常	气导 > 骨导	感觉声音居中
传音性耳聋	骨导 > 气导	声音来自患侧耳
感音性耳聋	气导 > 骨导	声音来自健侧耳

92

眼球震颤的分类及临床特征是怎样的?

眼球震颤（nystagmus）是眼球的节律性振荡，注视时发生的不自主性眼球快速往返运动。检查眼震应在第一眼位和 6 个主要凝视位观察，包括出现眼震的凝视位、方向及幅度，诱发因素如头位改变，伴随症状如眩晕等。

眼震的分类及临床特征：

（1）眼源性眼震：为水平摆动性眼震（pendular nystagmus），通常在婴儿期起病，眼球往返摆动速度和幅度相等，无快、慢相之分，节律小，不持续，垂直及旋转性眼震极少，不伴眩晕，可有外界环境摆动感，闭目消失，不伴共济失调，常由视力下降引起，称为假性眼震。

（2）反射性眼震（jerk nystagmus）：以眼球的慢相运动随之反方向的快相运动为特征，反射性眼震的方向是指快相的方向，反射性眼震通常在向快相方向凝视时幅度增加（亚历山大定律）。临床常见两种获得性病理性反射性眼震：

1）凝视诱发性眼震（gaze-evoked nystagmus）：出现在背离第一眼位凝视一或多个方向

时，快相为凝视的方向。凝视诱发的单一方向眼震是早期或轻度残留眼肌麻痹的常见体征。多方向凝视诱发性眼震最常见于抗惊厥药或镇静药的副作用，但也可因小脑或中枢性前庭通路功能障碍引起。

2）前庭性眼震（vestibular nystagmus）：外周性前庭性眼震是由周围性前庭器官病变所致，特征是多为水平性或水平加旋转性，慢相向病侧，持续时间一般 <3 周，伴严重的眩晕，闭目不减轻，见于内耳性眩晕、迷路炎、急性前庭神经损伤。中枢性前庭性眼震可为双向性，呈水平性、垂直性或旋转性，垂直性眼震是其特征性表现，持续时间长，可不伴明显眩晕，倾倒方向与眼震方向无确定关系。

外周性与中枢性前庭性眼震鉴别是，外周性病变常伴向眼震慢相侧自发性倾倒，听力丧失或耳鸣，中枢性病变可有皮质脊髓束或其他脑神经异常。小脑性眼震为小脑病变所致，属中枢性前庭性眼震，眼震以水平或旋转居多，方向易变。由改变头位引发的位置性眼震（positional nystagmus），可见于外周性及中枢性前庭病变。

93 常见的后组脑神经综合征的病因及临床特征是怎样的?

常见的后组脑神经综合征的病因及临床特征如下。

（1）Avellis 综合征：是迷走神经、副神经内侧支受累。病因常见于延髓的肿瘤、外伤、炎症及脑血管病等。

临床表现：构音障碍，声音嘶哑，吞咽困难，咽喉部感觉丧失，不能向同侧转颈和耸肩等。

（2）Jackson 综合征：是迷走神经、副神经及舌下神经受累。病因常见于延髓的脑血管病、肿瘤、外伤及炎症等。

临床表现：构音障碍，声音嘶哑，吞咽困难，咽喉部感觉缺失；不能向同侧转颈、耸肩；病侧舌肌瘫痪和萎缩，伸舌偏向患侧。

（3）Schmidt 综合征，也称迷走、副神经综合征（vasoaccessory syndrome），一侧迷走神经、副神经核性或核下性病变。病因多为延髓脑血管病，Schmidt（1892）首先报告 1 例脊髓空洞症引起双侧迷走神经和副神经受损，但 Schmidt 综合征通常指一侧性病变。

临床表现：构音障碍，声音嘶哑，吞咽困难，咽喉部感觉缺失；不能向同侧转颈、耸肩。

（4）Tapia 综合征：表现迷走神经、舌下神经受累。常见的病因是下颌角后部外伤。

临床表现：同侧声带麻痹，声音嘶哑，无软腭和咽喉肌麻痹；同侧舌肌瘫痪、萎缩，伸舌偏向患侧；可出现 Horner 征。

（5）颈静脉孔或韦内（Vernet）综合征：舌咽神经、迷走神经及副神经受累。病因常见于颈静脉孔肿瘤、外伤、炎症及脑血管病。

临床表现：出现同侧腭咽部感觉障碍，舌后 1/3 味觉缺失，声带和软腭麻痹，声音嘶哑，病侧咽反射消失；不能向同侧转颈、耸肩；可能出现耳鸣、耳聋和面神经麻痹等。

（6）腮腺后间隙综合征：也称为维拉雷（Villaret）综合征，舌咽神经、迷走神经、副神经及舌下神经受累。腮腺后间隙位于颅底，后方为颈椎，外侧是胸锁乳突肌，内侧以咽部为界，该间隙有颈内动脉、颈内静脉、后组脑神经及交感神经等。病因多为咽后区肿瘤如腮腺瘤、外伤、感染、颅内动脉瘤。

临床表现：出现同侧腭咽部感觉障碍，舌后 1/3 味觉缺失，声带和软腭麻痹，病侧咽反射消失；胸锁乳突肌、斜方肌瘫痪和萎缩；舌肌瘫痪和萎缩，伸舌偏向患侧；病变范围扩大可出现病侧 Horner 征、面神经麻痹。

94 偏侧颅底综合征及枕骨大孔综合征的病因及临床特征是怎样的？

（1）偏侧颅底综合征（Guillain-Garcin syndrome）是病变累及一侧颅底的脑神经导致的临床表现。病因常见于颅底恶性肿瘤，或颅外肿瘤如鼻咽癌侵犯到颅底部。

临床表现：颅底颅中窝肿瘤常出现三叉神经痛或感觉缺失，可见动眼、滑车及外展神经麻痹，再侵犯到颅前窝和颅后窝，可累及一侧几乎全部脑神经，也可表现为一侧颅底的部分脑神经受累。

（2）枕骨大孔综合征（foramen magnum syndrome）也称为枕髁－颈静脉孔综合征或科列特－西卡尔（Collet-Sicard）综合征，表现舌咽神经、迷走神经、副神经及舌下神经等后组脑神经受累及颈神经根受损。病因常见于颈静脉孔与枕骨髁区肿瘤、外伤及先天性畸形，病变常自颈静脉孔向枕骨前髁管扩展，导致后组脑神经受损。

临床表现：

1）可出现如颈静脉孔（Vernet）综合征，舌咽、迷走及副神经受累，表现同侧腭咽部感觉障碍，舌后 1/3 味觉缺失，声带和软腭麻痹，表现吞咽困难、饮水呛咳及声音嘶哑，病侧咽反射消失；病侧胸锁乳突肌、斜方肌麻痹和萎缩，不能向同侧转颈、耸肩；舌下神经受累出现病侧舌肌瘫痪及萎缩，伸舌偏向患侧等。

2）出现颈神经根受压症状，如颈、后枕及上肢放射性疼痛，感觉减退，上肢肌萎缩和肌束震颤等。可有脑膜刺激征，如颈强、强迫头位及颈枕部压痛等。

3）如病变压迫延髓或颈髓，可出现双侧锥体束征、传导束性感觉减退及括约肌障碍，晚期可有呼吸困难。

4）病变累及小脑可出现眼震、共济失调及步态不稳等小脑损害症状。

（景　筠）

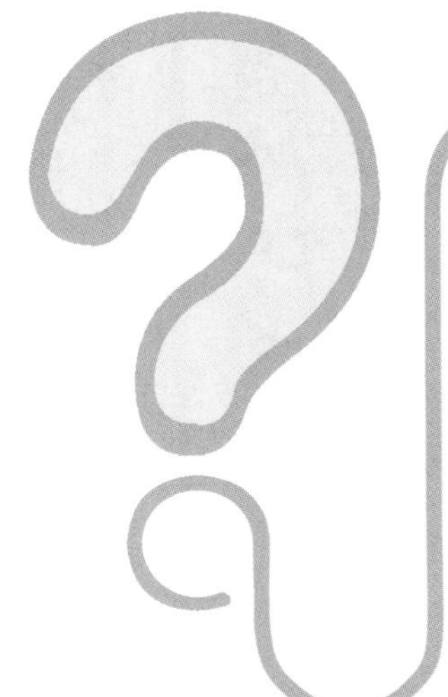

第五章

运动系统

Motor System

95 运动系统的组成、功能及病变表现是怎样的?

（1）运动系统组成与功能：运动系统包括锥体系、锥体外系、小脑、肌肉及神经肌肉接头；运动系统功能是整合系统的各部分相互配合，完成各种精细协调的复杂运动。

1）锥体系包括上运动神经元（upper motor neuron）与下运动神经元（lower motor neuron）。皮质脊髓束和皮质延髓束组成上运动神经元；脊髓前角细胞和脑干脑神经运动核构成下运动神经元。

2）锥体外系通常指基底节，包括纹状体（尾状核、壳核、苍白球）、红核、黑质及丘脑底核等。

3）小脑：包括半球和蚓部，半球与肢体的协调运动有关，蚓部与躯干的协调运动有关。

4）肌肉和神经肌肉接头，其病变可影响运动功能和引起肌无力。

（2）运动系统病变表现

1）上运动神经元病变导致痉挛性瘫痪，下运动神经元任何部位的病变如前角细胞、神经根、神经丛及周围神经等均可导致弛缓性瘫痪。

2）基底节病变表现屈肌与伸肌的肌张力均增高，呈齿轮样或铅管样强直。通常不伴有瘫痪，病理征阴性，可出现不自主运动如静止性震颤、舞蹈症、手足徐动及扭转痉挛等，体征易变而不恒定。

3）小脑病变出现意向性震颤、共济失调步态等。

4）肌肉病变可出现肌萎缩和肌无力，神经肌肉接头病变可出现特定肌肉或肌群的肌无力，具有波动性和晨轻暮重的特点。

96 痉挛性瘫痪与弛缓性瘫痪的临床特征及鉴别是怎样的?

痉挛性瘫痪（spastic paralysis）又称上运动神经元瘫或中枢性瘫痪，因瘫痪肢体肌张力增高而得名，是中央前回运动区大锥体（Betz）细胞及下行的皮质脊髓束和皮质延髓束病变所致。常见于脑卒中、急性脊髓炎等，因病变部位不同可表现肢体单瘫（monoplegia）、偏瘫（hemiplegia）、截瘫（paraplegia）及四肢瘫等。

弛缓性瘫痪（flaccid paralysis）又称下运动神经元瘫或周围性瘫痪，是脊髓前角细胞或脑干脑神经运动核及其纤维病变所致。下运动神经元是锥体系、锥体外系和小脑系统传导冲动的最后共同通路，经前根、周围神经传递至骨骼肌运动终板。

（1）临床特征

1）痉挛性瘫痪：表现患肢肌张力增高、腱反射亢进、病理征阳性，浅反射减弱或消失，无肌萎缩和肌束震颤；肌电图检查无失神经电位。急性发病可因锥体束突然中断出现脑休克期或脊髓休克，肌肉牵张反射受抑制呈现软瘫，腱反射减低或消失，数日或数周后逐渐变为肌张力增高、腱反射亢进和出现病理征。由于肌梭对牵张反射表现起始时阻力大，随后阻力下降，呈现折刀现象（clasp-knife phenomenon）。

2）弛缓性瘫痪：表现患肢肌张力降低，腱反射减弱或消失，早期出现肌萎缩、肌束震颤，无病理征；肌电图检查显示神经传导速度减低和失神经电位。脊神经根、神经丛或周围神经病变可引起某一肌群瘫痪或单肢瘫，多发性神经根或神经病变可引起四肢瘫如 Guillain-Barré 综合征。

（2）鉴别：痉挛性瘫痪与弛缓性瘫痪的鉴别见表 5-1。

表 5-1　痉挛性瘫痪与弛缓性瘫痪鉴别

临床特点	痉挛性瘫痪	弛缓性瘫痪
瘫痪分布范围	范围广，偏瘫、单瘫、截瘫和四肢瘫	范围局限，单个肌肉或肌群受累；多发性神经病可出现四肢瘫
肌张力	增高呈痉挛性瘫	减低呈弛缓性瘫
肌阵挛	可存在	无
反射	腱反射亢进，浅反射消失	腱反射减弱或消失，浅反射消失
病理反射	（+）	（-）
肌萎缩	无或有轻度失用性萎缩	显著，早期出现
肌束震颤	无	可有
对残留运动影响	拮抗肌共收缩增加	无拮抗肌共收缩
皮肤营养障碍	多无	常有
肌电图	神经传导速度正常，无失神经电位	神经传导速度减低，有失神经电位
肌肉活检	正常，后期呈失用性肌萎缩	失神经性改变
疾病举例	脑疾病、脊髓疾病	脊髓前角灰质炎、周围神经病等

97 上运动神经元和下运动神经元病变定位及临床特征是怎样的？

（1）上运动神经元病变定位及临床特征

1）皮质（cortex）运动区：局限性病变引起对侧肢体单瘫，较广泛病变导致对侧肢体不均等性偏瘫，包括中枢性面舌瘫。刺激性病灶引起对侧躯体相应部位局灶性痫性发作，口角、拇指的皮质代表区范围较大、兴奋阈较低，常为始发部位；如发作沿运动区排列顺序扩散称为 Jackson 癫痫。

2）皮质下白质：在皮质与内囊间的投射纤维形成放射冠。神经纤维愈近皮质分布愈分散，易引起对侧单瘫；越靠近深部越集中，导致对侧不均等性偏瘫。

3）内囊（internal capsule）：运动纤维最集中，可引起三偏征，内囊膝部及后肢前 2/3 受累引起对侧均等性偏瘫（中枢性面舌瘫及肢体瘫），后肢后 1/3 受累引起对侧偏身感觉障碍，视辐射受累引起对侧同向性偏盲。

4）脑干（brain stem）：一侧脑干病变累及同侧脑神经运动核及未交叉的皮质脊髓束、皮质延髓束，产生交叉性瘫痪（crossed paralysis），即病灶侧脑神经瘫，对侧肢体瘫及病变水平以下脑神经上运动神经元瘫。临床常见的 Weber 综合征、Millard-Gubler 综合征、Fovill e 综合征及 Jackson 综合征等。

5）脊髓（spinal cord）：脊髓半切损害产生病变损伤平面以下的同侧痉挛性瘫，同侧深感觉障碍及对侧痛温觉障碍。横贯性损害出现受损平面以下两侧肢体痉挛性瘫，完全性感觉障碍及括约肌功能障碍。颈膨大以上病变出现四肢上运动神经元瘫，颈膨大病变引起双上肢下运动神经元瘫及双下肢上运动神经元瘫，胸髓病变出现痉挛性截瘫，腰膨大病变导致弛缓性截瘫。

（2）下运动神经元病变定位及临床特征

1）前角细胞：瘫痪呈节段性分布，如 C8 ~ T1 病变引起手部小肌肉瘫痪和萎缩，L3 病变出现股四头肌无力和萎缩，L5 病变可见踝关节及足趾不能背屈，不伴感觉障碍。急性起病如脊髓灰质炎，慢性病变如进行性脊肌萎缩症、脊髓空洞症等。部分前角细胞受损因病变刺激可出现肌纤维震颤（fibrillation）或肌束震颤（fasciculation）。

2）前根：病变出现节段性分布的弛缓性瘫，见于髓外肿瘤压迫、脊髓蛛网膜炎或椎骨病变等，常伴后根受累，出现根痛及节段性感觉障碍。

3）神经丛：病变引起单肢多数周围神经运动、感觉及自主神经功能障碍，如臂丛上丛损伤引起三角肌、肱二头肌、肱肌和肱桡肌瘫痪，手部小肌肉不受累，三角肌区、手及前臂桡侧感觉障碍。

4）周围神经：病变出现神经支配区瘫痪，伴相应区域感觉障碍，如桡神经损伤导致伸腕、伸指及拇伸肌瘫痪，手背拇指和第 1、2 掌骨间隙感觉缺失；多发性神经病出现四肢远端弛缓性瘫，手套 – 袜子形感觉障碍及皮肤营养障碍等。

98 锥体系统与锥体外系统病变的临床特征及鉴别是怎样的?

（1）锥体系与锥体外系均参与机体运动功能及调节。

1）锥体系统（pyramidal system）：起自大脑皮质，神经纤维经内囊下行，在延髓锥体后大部分交叉，走行于对侧皮质脊髓侧束，与下运动神经元的脊髓前角细胞形成突触。锥体系病变出现瘫痪，表现精细随意运动功能丧失，手、指及面部最明显，肌张力增高、腱反射亢进及病理反射（+）。伸肌与屈肌的肌张力增高不一致，上肢屈肌和下肢伸肌的张力增高占优势，检查呈折刀状，无不自主运动。

2）锥体外系统（extrapyramidal system）：通常指基底节，包括纹状体（尾状核、壳核、苍白球）、红核、黑质和丘脑底核，是锥体束以外可影响下运动神经元的运动通路，基底节对控制运动起重要作用。基底节病变表现屈肌与伸肌张力均增高，呈齿轮样或铅管样，通常不伴瘫痪，病理反射阴性，可有不自主运动如静止性震颤、舞蹈症、手足徐动症及扭转痉挛等，体征易变和不恒定。小脑与姿势有关。

（2）锥体系与锥体外系综合征鉴别：锥体系与锥体外系病变症状体征差异明显，如锥体系肌张力增高表现痉挛（spasticity），锥体外系肌张力增高表现强直，有助于病变定位（表 5-2）。

表 5-2　锥体系与锥体外系综合征鉴别

鉴别点	锥体系	锥体外系
张力增高及分布	痉挛性（折刀样）；上肢屈肌，下肢伸肌	强直性（铅管或齿轮样）；肢体和躯干屈肌
缩短和延长反应	存在	缺乏
不自主运动	无	可有，如震颤、舞蹈症和肌阵挛
腱反射	显著增高	正常或轻度增高
阵挛（clonus）	可有	无
Babinski 征	（+）	（-）
瘫痪	常见	缺乏或轻微
原发性疾病	脑卒中、脊髓疾病、脱髓鞘疾病等	神经变性疾病、遗传性疾病等

运动功能检查及其临床意义是怎样的?

运动功能检查包括肌容积、肌张力、肌力、腱反射、病理征、共济运动及步态等。

（1）肌容积：如肌萎缩或假肥大，肌萎缩提示下运动神经元或肌肉本身病变，部位可能指示病变之所在；上运动神经元病变不出现肌萎缩，长期失用可见失用性萎缩。肌肉假肥大常见于肌病，如某些类型进行性肌营养不良。肌束震颤提示下运动神经元病变，常见于前角细胞疾病，正常人偶可出现。

（2）肌张力：是肌肉对关节被动运动的抵抗，张力增高表现被动运动阻力增大，关节活动范围减小，常见于锥体系（折刀样张力增高）和锥体外系病变（铅管样或齿轮样张力增高）。肌张力降低表现被动运动阻力减低，关节活动范围扩大，见于下运动神经元、小脑及某些肌肉病变，脑和脊髓急性病变休克期。须注意检查老年患者常感觉肌肉不能放松，检查者快速活动肢体时出现屈肌或伸肌痉挛，缓慢活动时张力正常，称为伸展过度（paratonia）现象，常见于额叶或弥漫性脑病患者。

（3）肌力：令患者抵抗检查者施加的外力评价，按 6 级分级评价。临床可根据病史及临床症状选择可能受累的肌肉初步评价和确定肌无力分布，如可疑锥体束病变应测试最易受累的上肢伸肌、外展肌和下肢屈肌，两侧对比以识别轻微无力。

（4）反射：腱反射消失常见于周围神经病，脑或脊髓病变休克期，深睡、昏迷及麻醉患者；腱反射亢进常提示锥体束病变。浅反射减弱或消失可见于上、下运动神经元病变，病理反射如 Babinski 征、Hoffmann 征等是锥体束受损的体征。

（5）共济运动：临床常通过检查指鼻试验、跟膝胫试验、反跳试验、快速轮替试验、闭目难立征等，判定运动协调性，包括动作准确性、速度及将个别动作整合为流畅的复杂动作的能力，小脑病变可出现意向性震颤和共济失调。

（6）步态：例如，痉挛性步态常见于痉挛性轻偏瘫，宽基底步态见于小脑中线病变、中脑病变、感觉性共济失调等，醉汉步态常见于酒精中毒，慌张步态见于帕金森病，跨阈步态见于腓总神经麻痹等。

100 瘫痪的类型及其临床特点是怎样的？

瘫痪（plegia）通常指运动功能缺失，包括完全性瘫、不完全性瘫或称轻瘫（paresis）。麻痹（paralysis）一词通常也是瘫痪之意，只是常用于单神经病变如尺神经麻痹，如小肌肉瘫痪称眼肌麻痹等。

（1）常见的瘫痪类型

1）偏瘫（hemiplegia）：表现一侧肢体瘫痪或无力，可伴同侧面舌瘫，常见于对侧内囊病变，如脑卒中；轻偏瘫（hemiparesis）常见于皮质下白质病变，如脑卒中、脑外伤、脑肿瘤、脑脓肿及脑膜脑炎等。

2）单瘫（monoplegia）：是单一肢体瘫或无力，常见于大脑皮质运动区局灶性梗死或腔隙性梗死，常伴腱反射亢进、Babinski 征，不伴肌萎缩。单瘫如伴肌萎缩常见于下运动神经元病变，如脊髓灰质炎、肌萎缩侧索硬化、脊神经根病变、婴儿臂丛损伤及周围神经病等。

3）截瘫（paraplegia）：表现双下肢瘫或无力，急性截瘫常见于急性横贯性脊髓炎、脊髓损伤、脊髓血管畸形出血等，脊髓休克期表现腱反射消失、肌张力减低，逐渐出现肌张力增高、腱反射亢进及病理征。慢性或亚急性轻截瘫（paraparesis）常见于多发性硬化、脊髓或马尾肿瘤，以及大脑镰脑膜瘤、脑假瘤（良性颅内高压症）等。

（2）少见的瘫痪类型

1）四肢瘫（quadriplegia）或四肢轻瘫（quadriparesis）：表现四肢瘫痪或无力，常见于高位颈髓（C5 以上）病变或损伤、Guillain-Barré 综合征和多发性神经病等。

2）双上肢瘫（brachial diplegia）：是双上肢瘫痪或无力，常见于颈膨大（C5 ~ T1）病变或损伤。

3）双侧面瘫（facial diplegia）：是两侧面肌瘫痪或无力，常见于 Guillain-Barré 综合征。

（3）儿童的瘫痪类型

1）双侧偏瘫（double hemiplegia）：表现以四肢严重痉挛为特点，上肢重于下肢，如婴儿双侧瘫多由于脑室周围白质软化导致的先天性脑病。

2）脑双侧瘫（cerebral diplegia）：表现四肢痉挛性瘫，下肢较上肢严重，见于儿童脑瘫综合征。

101 肌力的分级和临床常用的轻瘫试验包括哪些?

（1）肌力分级

0 级：为完全瘫痪，肌肉无收缩。

1 级：为肌肉可收缩，但不能产生动作。

2 级：为肢体能在床面上移动，但不能抵抗自身重力，即不能抬起。

3 级：为肢体能抵抗重力离开床面，但不能抵抗阻力。

4 级：为肢体能抵抗部分阻力动作。

5 级：为正常肌力。

（2）临床常用的轻瘫试验

上肢轻瘫试验：

1）上肢平伸（手旋前）试验：令患者手心向下平伸上肢，数秒钟可见轻瘫侧上肢逐渐下垂，自然旋前和掌心向外。

2）巴利（Barré）分指试验：令患者双手五指分开伸直，两手相合，数秒钟后轻瘫侧手指逐渐并拢屈曲。

3）小指征：双上肢平举，手心向下，轻瘫侧小指常轻度外展。

4）指环试验：令患者大拇指分别与其他各指连成环状，检查者以一个手指快速将其分开，测试手指肌力。

下肢轻瘫试验：

1）杰克逊（Jackson）征：患者仰卧两腿伸直，轻瘫侧下肢呈外展外旋位。

2）膝下垂试验：患者仰卧，双膝、髋关节均屈曲成直角，数秒钟后轻瘫侧下肢逐渐下落。

3）足跟抵臀实验：嘱患者俯卧，尽量屈曲膝部，使双侧足跟接近臀部，轻瘫侧不能低近臀部。

102 上肢、下肢部分肌肉的神经支配及主要功能是怎样的?

上肢、下肢部分肌肉的神经支配及主要功能见表5-3和表5-4，有助于病变的定位。

表5-3 上肢部分肌肉的神经支配及主要功能

肌肉	主要神经根	周围神经	主要功能
冈上肌	C5	肩胛上神经	上肢外展
冈下肌	C5	肩胛上神经	上肢在肩部外旋
三角肌	C5	腋神经	上肢外展
肱二头肌	C5，C6	肌皮神经	屈肘
肱桡肌	C5，C6	桡神经	屈肘
桡侧腕长伸肌	C6，C7	桡神经	伸腕
桡侧腕屈肌	C6，C7	正中神经	屈腕
尺侧腕伸肌	C7	桡神经	伸腕
指伸肌	C7	桡神经	伸指
肱三头肌	C8	桡神经	伸肘
尺侧腕屈肌	C8	尺神经	屈腕
拇短展肌	T1	正中神经	拇指外展
拇对掌肌	T1	正中神经	拇指对掌
第一背侧骨间肌	T1	尺神经	示指外展
小指展肌	T1	尺神经	小指外展

表5-4 下肢部分肌肉的神经支配及主要功能

肌肉	主要神经根	周围神经	主要功能
髂腰肌	L2，3	股神经	屈髋
股四头肌	L3，4	股神经	伸膝
收肌	L2，L3，L4	闭孔神经	大腿内收
臀大肌	L5，S1，S2	臀下神经	伸髋

续表

肌肉	主要神经根	周围神经	主要功能
臀中肌、臀小肌、阔筋膜张肌	L4，L5，S1	臀上神经	外展髋
腘肌	L5，S1	坐骨神经	屈膝
胫骨前肌	L4，L5	腓神经	踝背屈
趾长伸肌	L5，S1	腓神经	足趾背屈
趾短伸肌	S1	腓神经	足趾背屈
腓骨肌	L5，S1	腓神经	足外翻
胫骨后肌	L4	胫神经	足内翻
腓肠肌	S1，S2	胫神经	踝跖屈
比目鱼肌	S1，S2	胫神经	踝跖屈

103

瘫痪的病变定位及临床特征是怎样的?

瘫痪的病变定位包括上运动神经元病变、下运动神经元病变、肌肉病变、神经肌肉接头病变等。

临床特征如下。

（1）上运动神经元病变：运动皮质及其传导路锥体束病变，如脑卒中常导致内囊、脑皮质运动区及皮质下、脑干等部位受损，典型出现均等性或不均等性偏瘫、四肢瘫，个别出现单瘫，脊髓病变可引起截瘫。上运动神经元瘫表现上肢伸肌、展肌瘫痪重于屈肌、收肌，下肢屈肌瘫重于伸肌，伴肌张力增高、腱反射亢进及病理征等。

（2）下运动神经元病变：是脊髓前角细胞、神经根、神经丛或周围神经病变，出现受累神经元支配肌瘫痪或无力，伴肌萎缩、肌张力减低、腱反射减弱和肌束震颤等，病理征阴性。根据瘫痪范围相对局限、特定分布区及伴发症状可诊断，如周围神经病变出现四肢远端弛缓性瘫，伴手套－袜子形感觉缺失等。

（3）肌肉病变：神经源性损害常见于前角细胞病变及神经根、神经丛、周围神经病变，表现肢体远端肌无力、肌萎缩、肌束震颤等，肌电图可见运动单位动作电位（MUAPs）时限增宽、波幅增高及多相波比率增多。肌源性损害见于进行性肌营养不良、多发性肌炎等肌肉病变，表现肢体近端肌无力，伴假肥大、鸭步，肌酸激酶（CK）升高，肌电图显示 MUAPs 时限缩短、波幅降低及多相波比率减少。

（4）神经肌肉接头病变：典型见于神经肌肉传递障碍疾病重症肌无力，表现波动性肌无力如晨轻暮重，受累肌肉反复活动后肌无力加重，新斯的明试验阳性，血清抗乙酰胆碱受体抗体（AChR-Ab）等效价增高，部分病人有胸腺瘤或胸腺增生，抗胆碱酯酶药治疗有效。

（5）心因性肌无力：常见于神经症或癔病患者，女性多见，发病常有精神诱因，肌无力常表现易变性，在医生检查或众人在场时比平时症状明显，触诊常发现每次让患者活动主动肌时拮抗肌也收缩，暗示治疗常可有效。

104 偏瘫的解剖学基础、病变及临床特征是怎样的?

偏瘫（hemiplegia）是由于皮质脊髓束病变导致对侧肢体瘫痪，常伴中枢性面舌瘫。病变多位于内囊附近，是最常见的瘫痪形式。常见病因为缺血性或出血性卒中，其次是脑外伤、脑肿瘤、脑脓肿及脑膜脑炎等。

（1）偏瘫解剖学基础：皮质脊髓束始于大脑皮质运动区及运动前区，经放射冠、内囊后肢、大脑脚、脑桥基底部和延髓椎体下行，75%的纤维在延髓下端交叉至对侧为皮质脊髓侧束，不交叉部分组成皮质脊髓前束在同侧下行。皮质脊髓束的分布及走行对定位有重要意义，其在皮质代表区分布分散，下肢代表区在矢状窦旁，面部位于半球外下部；在内囊区，支配面部纤维位于内囊后肢前部，手与上肢位于后肢中部，足与下肢位于后肢后部。

（2）病变及临床特征

1）皮质运动区的较广泛病变引起对侧肢体不均等性偏瘫，可伴中枢性面舌瘫；局限性病变引起对侧肢体单瘫。

2）皮质下白质或放射冠病变常产生对侧不均等性偏瘫，愈近皮质神经纤维分布愈分散，可表现对侧单瘫。

3）内囊病变由于运动纤维最集中，通常引起三偏征，内囊膝部及后肢前2/3病变可见对侧肢体均等性偏瘫及中枢性面舌瘫，累及后肢后1/3和视辐射出现对侧偏身感觉障碍及对侧同向性偏盲。

4）一侧脑干病变出现交叉性瘫痪，累及病灶侧脑神经运动核出现脑神经瘫，累及未交叉的皮质脊髓束及皮质延髓束，引起对侧肢体瘫及病变水平以下的脑神经上运动神经元瘫，如Weber综合征、Foville综合征等。

5）脊髓半切损害时出现损伤平面以下的同侧痉挛性瘫痪。

105 单瘫和截瘫的常见病因及临床表现是怎样的?

（1）单瘫（monoplegia）是指一个肢体如下肢或上肢的瘫痪或肌无力。

1）皮质运动区局限性病变：引起对侧肢体单瘫，常伴腱反射亢进、Babinski征等上运动神经元病变特征，不伴肌萎缩，常见于缺血性卒中如大脑皮质运动区局灶性或腔隙性梗死，局部脑外伤等。

2）脊髓前角病变：常见于神经根、神经丛、脊髓前角病变，如婴儿臂丛外伤、脊髓灰质炎、脊髓空洞症和肌萎缩侧索硬化（ALS）。表现下运动神经元损伤，如腱反射减弱或消失、病理征阴性，常伴肌萎缩等。

3）周围神经病变：如单神经病。

（2）截瘫（paraplegia）：是指双下肢瘫痪或肌无力。

1）急性截瘫常见脊髓外伤（可伴脊柱骨折脱位）、急性横贯性脊髓炎，不常见的病因包括脊髓梗死、急性硬脊膜外脓肿和动静脉畸形引起脊髓出血等。急性截瘫时出现脊髓休克期，表现腱反射消失、肌张力减低，随病程进展逐渐出现肌张力增高、腱反射亢进及病理征，常伴传导束型感觉障碍和尿便障碍等。

2）慢性或亚急性截瘫，成人常见于视神经脊髓炎谱系疾病（NMOSD）、多发性硬化（MS）和脊髓肿瘤等，以及双额叶内侧或矢状窦旁病变如大脑镰脑膜瘤，脑假瘤（良性颅内高压症），脊髓或马尾肿瘤，婴儿双侧瘫是脑室周围白质软化导致的先天性脑病。

3）周围神经病变：表现远端较近端易出现运动受累，肌无力较重，可伴周围型感觉缺失，括约肌功能通常正常。

106 病理性连带运动的临床意义及临床常用试验是怎样的?

（1）病理性联带动作的临床意义：病理性联带动作（abnormal synkinesis）是指中枢性瘫痪时可见健侧用力或肌紧张反射性引起患肢的连带运动，是脊髓内兴奋向同侧或对侧邻近节段扩散所致，是锥体束受损的指征之一。正常时这种兴奋的扩散趋势被大脑皮质抑制，当锥体束损害时由于对脊髓节段的抑制释放，导致兴奋扩散而出现病理性连带运动。

（2）临床常用的病理性连带运动试验，见表 5-5。

表 5-5　临床常用的病理性连带运动试验

病理性连带运动试验	作法
沃特恩伯戈（Wartenberg）征	为拇指连带运动，用手指牵拉患者屈曲的四指（2～5 指），并令患者尽力对抗牵拉，出现拇指内收为（+）
计数试验	嘱患者健侧手屈指或伸指作计数试验，如患侧亦模仿为（+）
蹞趾背屈试验	令患者背屈健侧蹞趾并施以阻力，如患侧蹞趾亦背屈为（+）
屈指试验	检查者紧握患者健侧手，或令患者健侧用力握拳，均可见患侧各指屈曲

107 颈强在临床常见于哪些疾病及鉴别诊断是怎样的？

颈强（neck stiffness）在神经内外科临床和急诊中都很常见，通常提示脑膜刺激征，但在许多老年慢性疾病、非神经系统疾病也可见类似的颈强，须注意鉴别。

（1）常见疾病：颈强与Kernig征组成脑膜刺激征，通常提示神经系统急症，包括感染（如急性细菌性脑膜炎）；蛛网膜下腔出血（突发剧烈头痛、颈强及意识水平下降等三主征）；肿瘤如软脑膜癌病（leptomeningeal carcinomatosis）等。

（2）鉴别诊断

1）如患者有颈强伴Kernig征或Brudzinski征等脑膜刺激征，又缺乏头痛、呕吐等颅内压增高体征时应腰穿明确病因。

2）颈强患者有意识水平下降时，腰穿前须除外占位病变合并脑疝的可能。

3）锥体外系综合征患者常伴颈部轴性强直或僵硬，包括帕金森病、帕金森叠加综合征如进行性核上性麻痹；肌张力障碍，如颈性肌张力障碍、全身性肌张力障碍；僵人综合征（stiff-man syndrome）等。

4）颈椎病或颈神经根病也可继发椎旁肌痉挛。

5）颈椎外伤，如关节突脱位、骨折和严重的肌痉挛，肌肉扭伤，紧张症（catatonia）等也可出现颈部强直。

108 手部小肌肉消瘦的常见病因包括哪些？

手部小肌肉消瘦（muscular wasting of the small hand muscles）是指大鱼际肌、小鱼际肌、背侧骨间肌和正中神经支配的手掌肌等。

（1）双手对称性消瘦病因

1）多发性神经病、双侧尺神经病变、双侧正中神经与尺神经联合病变、慢性炎症性脱髓鞘性多发性神经病（CIDP）及Charcot-Marie-Tooth病等。

2）运动神经元病，脊髓病变如脊髓空洞症等。

3）与年龄相关性消瘦。

4）类风湿关节炎。

（2）双手非对称性消瘦病因

1）平山病（Hirayama disease）：也称为青年上肢远端肌萎缩（juvenile muscular atrophy of distal upper extremity），颈髓前角运动神经元受累，主要累及 C7～T1 节段支配肌，男性多发，以缓慢进展性上肢肌萎缩为特征，通常单侧发生，也称为青年良性手肌萎缩，也可表现不对称双侧损害。多数病人有“寒冷麻痹”，暴露在寒冷环境中无力症状明显加重。

2）多灶性运动神经病：是免疫介导的运动神经病，起病时可表现为不对称性手肌萎缩。

3）其他：可见于肌萎缩侧索硬化早期、包涵体肌炎等。

（3）单手小肌肉消瘦病因

1）尺神经病（ulnar neuropathy），常见于局部压迫、过劳和伴发于类风湿关节炎、大骨节病等；以及正中神经与尺神经联合病变。

2）C8～T1 神经根受压所致，臂丛外伤或浸润，以及肺沟瘤（pancoast 肿瘤）。

109 腭肌阵挛的临床表现及病变定位是怎样的？

腭肌阵挛（palatal myoclonus）是指影响腭和咽部结构的节律性收缩，又称为腭震颤（palatal tremor）。常见病因包括卒中、神经退行性疾病、中枢神经系统感染性疾病、脱髓鞘疾病及创伤等。

（1）临床表现：最典型的特征是腭帆提肌发生阵挛收缩，频率通常为 60～180 次/分，常伴有眼肌、膈、头和颈部同步性运动，睡眠时持续存在。

（2）病变定位

1）格－莫三角（Gullain-Mollaret triangle）病变：位于红核、下橄榄核与齿状核之间，常由于血管性病变、外伤、肿瘤及脱髓鞘病变等引起。

2）还可见于罕见的皮质性腭肌阵挛（cortical palatal myoclonus），癫痫性腭肌阵挛是继发于部分性发作持续状态。

110 格－莫三角区的结构及其常见的病变是怎样的？

格－莫（Guillain-Mollaret）三角是中脑红核、延髓下橄榄核与同侧小脑齿状核连接构成的等边三角形区域，三角形之边分别为橄榄小脑束、中央被盖束和结合臂。格－莫三角构成小脑的一个重要反馈调节环路，从红核发出的纤维经中央被盖束到下橄榄核，再到小脑皮质、齿状核，而后返回红核。

格－莫三角区常见病变：

（1）格－莫三角区病变可引起肌阵挛（myoclonus），表现个别肌肉和肌群短暂快速的不规则、幅度不一致的收缩，常两侧对称，如腭肌阵挛。

（2）格－莫三角区也可在颅脑损伤、后循环缺血病变、中枢神经系统肿瘤、脱髓鞘疾病及神经变性病如橄榄桥小脑变性时受累。

111 弓形足在临床常见于哪些疾病？

临床上，弓形足与任何神经疾病无关可能是最常见的情况。

（1）脊髓灰质炎患者后遗弓形足在临床上比较多见，弓形足畸形产生主要由于胫前肌瘫痪，足内在肌如骨间肌、蚓状肌麻痹，足跖屈肌相应增强及跖筋膜挛缩所致。

（2）在常染色体隐性遗传性共济失调，弓形足、共济失调、构音障碍、周围神经病及后索功能障碍等是患者主要的临床特征。

（3）Charcot-Marie-Tooth 病（CMT）或称为遗传性运动感觉性神经病（HMSN），是遗传性周围神经病最常见的类型，患者常见弓形足，CMT 的临床金标准是遗传性传递、对称性受累及缓慢进展。

（4）弓形足也可见于脊髓空洞症、脊柱裂（spinal bifid）等。

112 基底节组成及功能、病变临床表现及临床综合征是怎样的？

基底节（basal ganglia）是在大脑皮质下的紧靠丘脑背侧的灰质块。

（1）组成及功能：基底节包括尾状核、壳核、苍白球、丘脑底核和黑质。苍白球是纹状体的古老部分，称为旧纹状体；尾状核、壳核是神经系发生较新的部分，称为新纹状体。新、旧纹状体都是种系发生上较古老的高级运动中枢。哺乳类由于大脑皮质的进化，纹状体功能让位于皮质运动区，受制于后者而由锥体系代替，基底节起到维持肌张力和调节身体姿势，负责半自动刻板性及反射性运动功能，如行走时两臂摇摆连带运动、表情、防御反应及饮食动作等。

（2）病变临床表现

1）壳核病变：出现手足徐动和运动增多。

2）尾状核病变：出现舞蹈样运动和手足徐动。

3）苍白球病变：出现肌张力增高和运动减少。

4）黑质－纹状体病变：出现肌张力增高、运动减少和静止性震颤。

5）红核病变：出现舞蹈样运动、手足徐动和意向性震颤。

6）格-莫三角病变：出现肌阵挛。

7）丘脑底（Luys）核病变：出现投掷运动。

8）杏仁核病变：出现咀嚼动作、攻击行为和贪食。

（3）基底节病变临床综合征

1）运动减少-肌张力增高综合征（hypokinesia-hypertonia syndrome）：临床见于帕金森病，患者表现静止性震颤，齿轮样或铅管样肌张力增高，出现面具脸、躯干前屈、随意运动减少、肢体联合运动减少，步履急促而呈慌张步态。是黑质色素神经元及与纹状体联系的多巴胺能神经元丧失所致。

2）运动过多-肌张力减低综合征（hyperkinesia-hypotonia syndrome）：临床表现舞蹈样动作（choreic movement）、手足徐动症（athetosis）、扭转痉挛（torsion spasm）及偏侧投掷症（hemiballismus）等，可能是新纹状体下行至苍白球和黑质的抑制性神经元丧失所致。

113 红核和丘脑底核的功能及病变的临床表现是怎样的？

（1）红核：接受小脑和前庭的纤维，调节身体平衡的冲动，经红核网状束和红核脊髓束传到脑干和脊髓的相关神经元，功能是调整姿势反射；红核还联系锥体外系的纹状体、额叶运动区，成为许多复杂传导通路上的一个中继站。

病变临床表现：包括去大脑强直，出现锥体外系症状，如舞蹈样运动、手足徐动等，由于平衡和姿势反射调节障碍，出现共济失调、意向性震颤等小脑症状，也可出现肌阵挛。

（2）丘脑底核（STN）：接受新、旧纹状体来自豆核束和豆核袢的纤维和皮质脊髓束侧支传入冲动，发出纤维返回新旧纹状体、黑质或经黑质到中脑被盖，再下行到脊髓。目前已证实黑质致密部与 STN 间存在直接的多巴胺能纤维联系，STN 在 PD 的形成发展过程中起重要作用，是临床 DBS 治疗 PD 的主要靶核之一。

病变临床表现：丘脑底核及其联系的苍白球外侧部急性损伤可导致对侧的偏侧投掷症（hemiballismus），是颇具戏剧性表现的锥体外系运动障碍，以粗大的跨越式或投掷样运动为特点，尤以肩部和骨盆部肌肉为著。

114 痉挛性斜颈和扭转性肌张力障碍的病因及临床表现是怎样的？

痉挛性斜颈和扭转性肌张力障碍是肌张力障碍综合征的常见类型，是由壳核、丘脑中央中核、苍白球及黑质病变所导致。

（1）痉挛性斜颈（spasmodic torticollis）：是常见的局限性肌张力障碍，由于以胸锁乳突肌、斜方肌为主的颈部肌群阵发性不自主收缩，引起头向一侧扭转或导致阵挛性倾斜。

临床表现：情绪激动时可加重，手托面颌或枕部减轻，睡眠时消失。痉挛性斜颈有时是扭转性肌张力障碍的一种变异形式，也可能是 Huntington 舞蹈病或 Wilson 病等锥体外系疾病的早期体征。

（2）扭转性肌张力障碍（torsion dystonia）：也称为扭转痉挛（torsion spasm），包括特发性和症状性，症状性见于产伤、胆红素脑病、脑炎后、Huntington 舞蹈病早期、Hallervorden-Spatz 病，以及肝脑变性如 Wilson 病、Westphal-Strumpell 病等。

临床表现：表现肢体近端、躯干以至全身剧烈不随意扭转运动和姿势异常。儿童起病者多有阳性家族史，成人起病多为散发病例。

115 小脑的组成、功能及病变定位是怎样的？

小脑（cerebellum）是后脑的最大部分，是中枢神经系统中仅次于大脑的第二大器官，位于脑桥和延髓背侧，三者间的空腔为第四脑室。

（1）小脑组成：包括古小脑（前庭小脑）、旧小脑（脊髓小脑）、新小脑（皮质小脑）。

（2）功能定位：小脑的主要功能是调节肌张力、姿势与平衡。见表 5-6。

表 5-6　小脑的结构及纤维联系和功能定位

组成	结构及纤维联系	功能定位
古小脑	绒球小结→前庭神经核（前庭小脑束）	维持躯体平衡及眼球运动
旧小脑	蚓部→脊髓（脊髓小脑前束、后束）	维持躯体姿势与平衡
新小脑	半球→大脑皮质（皮质脑桥小脑束）	协调肢体随意运动

（3）病变定位

1）前庭小脑：病变时出现站立位定向困难，自主运动时难以将目光定位在静止物体上，主要表现平衡障碍及眼球震颤。

2）脊髓小脑：小脑前叶及上蚓部病变出现行走和站立不稳，迈步不稳比站立不稳更明显，患者行走时常向一侧倾倒，表现共济失调性步态；下蚓部损害站立不稳较躯干共济失调明显，坐位和站立均不稳。

3）皮质小脑：病变时出现随意运动障碍，包括随意运动分解现象、反跳现象、肌张力降低、反射减弱及构音障碍等。

116 新小脑功能障碍的临床表现和体征包括哪些？

新小脑（neocerebellar）病变患者出现肌张力减低，随意运动协调性和准确性障碍。临床表现和体征是：

（1）共济失调（ataxia）：主要累及四肢，特别是远端明显，上肢重于下肢，复杂运动较简单运动明显，并出现向病侧偏斜步态和姿势。

（2）辨距不良（dysmetria）：不能准确测距而使动作过早的停止或出现动作过度。

（3）协同动作不能（asynergia）：不能完成多个肌群的复杂的协调运动，常出现运动分解现象。

（4）轮替运动障碍（dysdiadochokinesia）：表现主动肌与拮抗肌快速交替运动（如手快速的旋前旋后）不能，出现轮替动作缓慢、迟疑和节律不整等。

（5）意向性震颤（intention tremor）：手或手指在向目标运动时出现动作性震颤，愈近目标愈明显，通常与齿状核或小脑上脚受损有关。

（6）反跳现象（rebound phenomenon）：当测试者与患者前臂用力对抗时，如测试者突然松手，患者因不能调整肌张力的变化，前臂不能立即放松出现击胸动作。

（7）肌张力降低（hypotonia）：表现肌张力低下，腱反射减弱，小腿可如摇摆状，见于急性小脑半球损害。

（8）断续性语言（scanning speech）及构音障碍（dysarthria）：由于发音的肌肉协调运动障碍，导致口语缓慢、迟疑和含糊，音节重读不适当引起爆破性发音。

（9）不能辨别重量（inability to discriminate weight）：小脑损伤侧判断手持物体的重量总是偏轻，可能与肌张力减低有关。

117 小脑半球病变与蚓部病变的临床表现及鉴别是怎样的？

（1）半球病变临床表现

1）小脑半球病变主要引起肢体共济失调，患者随意动作的力度、方向、速度和范围均不能很好控制，表现患肢共济运动差，手的动作明显辨距不良，出现意向性震颤，完成有目的动作如取杯饮水、执筷和写字时更明显，可表现动作冲撞不稳，欠准确灵活。指鼻试验、跟膝胫试验阳性，快复动作及轮替动作笨拙。

2）检查可见肌张力减低、腱反射减弱；向患侧注视可见小脑性眼球震颤；站立或行走不稳，易向患侧倾倒。

3）表现明显的小脑性语言，如音节含糊不清、缓慢拖长或中断，呈暴发性语言，字词不连贯，呈断续或吟诗样语言，是小脑共济失调性构音障碍的特点。

（2）蚓部病变临床表现

1）蚓部病变主要引起躯干共济失调，表现轴性（躯干）平衡障碍，坐姿和站立不稳，行走时两脚分开，摇晃不稳，步态蹒跚，状如醉汉，严重时站立、起坐均困难；是由于蚓部与脊髓和前庭器官联系破坏所致。

2）Romberg 征阳性，易出现向前后倾倒；肌张力正常；通常不出现小脑性眼震。

3）检查小脑性言语障碍较轻。

（3）小脑半球病变与蚓部病变鉴别：见表 5-7。

表 5-7　小脑半球病变与蚓部病变的鉴别

鉴别点	半球病变	蚓部病变
共济失调	主要在肢体，意向性震颤，上肢重	主要在躯干，坐、立和行走不稳
肌张力减低	上肢明显	肌张力多正常
小脑性语言	吟诗样或断续样语言明显	较轻
小脑性眼震	向病灶侧注视有粗大眼震	无
倾倒	向病灶侧倾倒	向前后倾倒

118 临床常见的共济失调的分类及表现是怎样的？

共济失调（ataxia）是由于小脑、本体感觉及前庭功能障碍导致运动笨拙和不协调，累及肢体、躯干、咽喉肌和舌肌引起姿势、步态和语言障碍。

共济失调分类及临床表现：

（1）小脑性共济失调（cerebellar ataxia）：小脑半球、桥臂、绳状体和结合臂（交叉上方为对侧，交叉下方为同侧）病变可引起肌张力降低和意向性震颤。

1）姿势及步态异常：表现随意运动的力度、速度、节律和幅度不规则，引起站立不稳，行走时两脚远离分开，步态蹒跚如醉汉步态，严重者难以坐稳，视觉不能代偿。小脑半球病变行走时向患侧倾倒，上蚓部病变向前倾倒，下蚓部病变向后倾倒。检查 Romberg 征阳性。急性小脑病变可见肌张力减低如钟摆样。

2）随意运动协调障碍：小脑半球损害导致同侧肢体辨距不良和意向性震颤，上肢较重，愈近目标震颤愈明显。检查指鼻试验、跟－膝－胫实验、轮替动作及反跳试验均阳性，字迹愈写愈大（大写症）。

3）言语障碍：由于唇、舌、喉等发音肌共济失调，使说话缓慢、含糊不清、声音断续，表现缓慢的吟诗样语言或顿挫的暴发性语言。

4）眼球运动障碍：注视病灶侧可见粗大眼震，与前庭联系受累出现两眼来回摆动，偶见下跳性（down-beat）眼震、反弹性眼震等。

（2）大脑性共济失调：额桥束和颞枕桥束是大脑额、颞、枕叶与小脑半球的联系纤维。病变可引起共济失调，症状轻，眼震较少见。

1）额叶性共济失调：表现体位平衡障碍，步态不稳，对侧肢体共济失调；但可见肌张力增高、腱反射亢进及病理征，可伴额叶症状如精神症状、强握反射等。

2）顶叶性共济失调：常见于两侧旁中央小叶后部病变，出现双下肢感觉性共济失调和尿便障碍。

3）颞叶性共济失调：较轻，出现一过性平衡障碍，早期不易发现。

（3）感觉性共济失调：是脊髓后索病变所致，表现不能辨别躯体位置和运动方向，不能正确执行随意运动及维持正确姿势，下肢重于上肢，表现站立不稳，迈步不知远近，落脚不知深浅，如踩棉花感，常目视地面行走。检查振动觉、关节位置觉缺失，腱反射明显减低或消失，Romberg 征阳性，无眼震和语言障碍。

（4）前庭性共济失调：由于空间定向及平衡障碍，表现站立不稳，行走向病侧倾倒，改变头位时加重，伴严重眩晕、呕吐和眼震等，前庭功能冷热水试验反应消失。四肢共济运动及语言正常。

119 临床根据疾病进展方式如何判定小脑性共济失调的病因?

小脑性共济失调临床可呈急性－短暂性、急性－可逆性、急性－持久性、亚急性及慢性等进展方式。疾病的进展方式临床上通常可提示小脑性共济失调病因。

（1）急性－短暂性：最常见于酒中毒，也可见于锂、巴比妥、苯妥英及其他抗癫痫药中毒（常伴构音障碍、眼震及意识模糊）。乙酰唑胺可引起共济失调发作。

（2）急性－可逆性：可见于感染伴脑脊液轻微炎性改变、病毒性小脑炎等。

（3）急性－持久性：可见于高热昏迷、汞化合物或甲苯中毒（胶水、涂料漆）。

（4）亚急性：一般历时数周，可见于脑成神经管细胞瘤、星形细胞瘤、成血管细胞瘤等，常伴头痛和视神经盘水肿；以及慢性酒中毒，（乳腺癌、卵巢癌引起的）副肿瘤综合征常伴眼阵挛和小脑特异性抗体。

（5）慢性：历时数月至数年，可见于 CJD、脑脓肿、Friedreich 共济失调、脊髓小脑变性病、Holmes 型小脑皮质变性、遗传代谢性疾病伴肌阵挛等；以及儿童的共济失调，如共济失调性毛细血管扩张症、小脑发育不全、Ramsay Hunt 肌阵挛性小脑协同障碍。

120 感觉性共济失调和前庭性共济失调的常见病因及临床特征是怎样的？

（1）感觉性共济失调常见病因及临床特征

1）脊髓痨：常在感染梅毒 5～15 年后出现症状，男性多见，主要变现双下肢电击样疼痛、进行性感觉性共济失调、深感觉障碍及腱反射消失等，常伴有 Argyll-Robertson 瞳孔。血及脑脊液梅毒试验（RPR、TPPA）阳性。

2）感觉神经元病：病因包括维生素 B_6 中毒、肿瘤压迫及遗传性疾病等，表现全身纯感觉障碍，损害涉及神经节中大感觉神经元时深感觉障碍是突出的症状，表现感觉性共济失调及腱反射减弱或消失。

3）亚急性联合变性：是维生素 B_{12} 缺乏所致，表现双下肢深感觉减退，出现感觉性共济失调，可伴肌力减退、腱反射亢进及病理征阳性，如周围神经受累可出现手套袜套样感觉障碍，肌张力及腱反射减低。

（2）前庭性共济失调常见病因及临床特征

1）多见于内耳疾病、脑血管疾病、脑炎、Meniere 病、脑桥小脑角综合征等。前庭损害时由于失去躯体空间定向能力，产生前庭性共济失调。

2）临床特征：患者以平衡障碍为主，表现站立或步行时躯体易向患侧倾斜，摇晃不稳，沿直线走时更明显，改变头位可使症状加重，四肢共济运动多正常，可伴明显的眩晕、呕吐及眼球震颤。

121 小脑性发作的临床特征、可能机制及处理是怎样的？

小脑性发作或称为小脑危象，是神经内、外科的临床急症。

（1）临床特征：小脑性发作患者表现阵发性意识不清，四肢伸直，呈去大脑强直样发作状态，可见两眼凝视、瞳孔散大、脉缓、血压增高、呼吸减弱或不规则等。

（2）可能机制：小脑性发作可能由于小脑占位性病变或后颅凹肿瘤等引起颅内压突然增高或脑干结构突然受压，引起急性脑干功能障碍或衰竭症状，可导致突然死亡。

（3）处理：临床对小脑占位性病变或后颅凹肿瘤患者应高度重视，对患者可能出现小脑性发作应有充分准备和应急预案，并尽早对原发病变进行根治，包括采取手术治疗。

122 深反射变化的临床意义及检查方法是怎样的？

深反射即为腱反射，是刺激骨膜、肌腱使肌肉突然受牵拉后引起的急速收缩反应，反射仅由深部的感觉神经元和运动神经元直接联系产生。

（1）深反射变化的临床意义

1）深反射减弱或消失：是反射弧的病损所致，常见于周围神经疾病如多发性神经病、Guillian-Barré 综合征等；脊髓前角病变如脊髓灰质炎；肌肉疾病如进行性肌营养不良；也可见于麻醉、镇静药中毒、低钾和衰竭状态等。

2）深反射增强或亢进：可由于中枢神经系统受损，使网状脊髓束和锥体束对脊髓反射弧的抑制解除，导致深反射亢进；可见于脑或脊髓的锥体束病变，当神经系统兴奋性普遍增高时，腱反射也可表现亢进，如神经症、甲状腺功能亢进患者。

（2）深反射检查：检查深反射通过叩击肌腱即可引出，检查时要注意对双侧腱反射加以对比，如双侧腱反射不对称，通常更具有临床诊断意义；如两侧腱反射对称性亢进、减弱或消失也可能无临床意义。

123 肌萎缩分类及其常见的病因和临床特征是怎样的？

肌萎缩（muscular atrophy）是由于肌肉营养不良导致骨骼肌容积缩小、肌纤维数目减少，是诊断下运动神经元病变或肌肉疾病的重要体征。

（1）神经源性肌萎缩：是脊髓前角细胞和延髓运动神经核病变所致。

1）脊髓前角细胞损伤可见受累肢体远端节段性对称或不对称分布的肌萎缩，伴肌力减低、腱反射减弱和肌束震颤，无感觉障碍；常见于急性脊髓灰质炎、进行性脊肌萎缩症、肌萎缩侧索硬化、腰骶髓外伤等。

2）延髓运动核病变引起延髓麻痹，出现吞咽困难、饮水呛、舌肌萎缩和肌束震颤等；常见于急性脊髓灰质炎、进行性脊肌萎缩症、肌萎缩侧索硬化、腰骶髓外伤和脑干肿瘤压迫等。

3）神经根、神经丛、神经干及周围神经病变：肌萎缩常伴支配区腱反射消失、感觉障碍。常见于 Guillain-Barré 综合征、遗传性多发性神经病、周围神经外伤等，代谢性或中毒性周围神经病如糖尿病、铅中毒垂腕等，以及营养障碍性和癌性周围神经病。

4）神经肌肉接头病变导致的肌萎缩，肌电图可见纤颤电位或高大的运动单位电位，肌肉活检可见肌纤维数目减少、变细、部分变性及间质结缔组织增生等。

（2）肌源性肌萎缩：是肌肉病变所导致，常见于进行性肌营养不良、强直性肌营养不良和肌炎等。

1）肌萎缩特点是不按神经分布，多为近端型（骨盆带、肩胛带）对称性肌萎缩，少数为远端型，伴有肌无力，但无感觉障碍和肌束震颤。

2）血清肌酸激酶（CK）不同程度的增高。肌电图呈肌源性损害，肌活检可见病肌的肌纤维肿胀破坏，横纹消失，空泡形成，核聚集中央，肌炎可见肌纤维变性坏死及炎细胞浸润。

（3）失用性肌萎缩：可见于脑卒中长期瘫痪的病人，逐渐出现缺血性肌萎缩是由于肌肉血管病变，如炎症、血栓或栓塞、损伤等所致。

124 不自主运动临床常见的症状分类包括哪些?

不自主运动（involuntary movements）是锥体外系病变所致，是患者在意识清醒时出现不能控制的骨骼肌不正常运动，表现形式多样，通常情绪激动时加重，睡眠时停止。多见于基底节病变引起的姿势及运动异常。

临床常见的症状分类：包括 ABCDEFGH 八类：

A. 手足徐动症（athetosis）：指手指和足趾缓慢的强制性伸屈的不自主运动，是对侧纹状体病变所致。

B. 颤搐（ballism）：又称为投掷运动，是丘脑底核或联系径路受损，引起肢体抛掷样不随意运动或肢体强力不自主的舞蹈样运动。

C. 舞蹈病（chorea）：如 Huntington 舞蹈病为慢性进行性舞蹈病，是遗传性尾状核、壳核病变所致；棘红细胞增多症为尾状核、壳核萎缩及胶质增生。

D. 肌张力障碍（dystonia）：是对侧的纹状体病变所致，产生肌肉不自主收缩，引起扭转、重复运动和异常姿势。临床常见扭转性肌张力障碍（torsion dystonia）或扭转痉挛（torsion spasm），表现肌张力障碍及四肢、躯干以至全身剧烈不随意扭转。

E. 震颤（essential tremor）：特发性震颤常有家族史，表现动作性震颤；静止性震颤伴肌强直是黑质病变所致的帕金森病的主要症状。

F. 肌阵挛（familial myoclonus）：腭肌、面肌阵挛是同侧中央被盖束伴下橄榄核、疑核失神经支配所导致。

G. 图雷特抽搐（Gilles de la Tourette tic）：表现快速重复的肌抽动，如点头、眨眼、噘嘴、喷鼻和耸肩等动作，伴喉中发声或刻板的淫秽词语。

H. 偏侧投掷症（hemiballismus）：是对侧丘脑底核或与苍白球外侧部联系纤维的急性病变所致，表现一侧肢体粗大的无规律的投掷样运动，呈持续性或间断性。

125 手足徐动症的临床类型及常见的疾病包括哪些?

手足徐动症（athetosis）又称为指划动作或易变性痉挛，是肢体远端和手指游走性肌张力增高与减低的动作，呈缓慢不规则的蠕虫样徐动或奇形怪状的运动，伴有肢体远端的过度伸展，如腕过屈、手指过伸，手指逐个缓慢屈曲，表现奇异的姿势和动作，常伴有怪相如异常舌动。临床类型及常见疾病：

（1）原发性手足徐动症

1）遗传性：不自主运动为发作性，可出现一侧或双侧的手足徐动。

2）纹状体大理石状态：为先天性，表现双侧手足徐动症。

3）髓鞘形成不良：患儿早期出现手足徐动症状，多在 10 岁内死亡。

4）其他家族性遗传疾病：如 Wilson 病、Huntington 舞蹈病、Hallervorden-Spatz 病、进行性苍白球萎缩、慢性精神性舞蹈手足徐动症等。

（2）继发性手足徐动症

1）常见于脑炎、急性播散性脑脊髓炎、肝性脑病、吩噻嗪类慢性中毒，也见于氟哌啶醇中毒，氟哌啶醇是丁酰苯类抗精神病药，有较强的多巴胺受体拮抗作用。脑性瘫痪（有围生期异常病史）患儿也可出现。

2）偏侧手足徐动症：常见于脑卒中，如为丘脑综合征还可见感觉异常、疼痛和丘脑手等。

3）发作性舞蹈 - 手足徐动症：可见于脑外伤、甲状腺功能减退等。

126 临床常见的舞蹈病分类、代表性疾病及临床表现是怎样的?

舞蹈病（chorea）是临床以肢体不规则、无节律、迅速和粗大的动作和扮鬼脸等为特征的疾病。

分类、代表性疾病及临床表现如下。

（1）风湿性舞蹈病：也称为小舞蹈病（chorea minor）或 Sydenham 舞蹈病，是风湿热常见的表现，在 5 ~ 15 岁发病，女性较多。肢体出现不能控制的不规则的迅速粗大动作，如转颈、耸肩、手指间断屈伸（如挤奶牛状）、伸臂的舞蹈样动作，跳跃的舞蹈样步态，扮鬼脸等，可见肢体肌张力减低。妊娠舞蹈病（chorea gravidarum）可能是小舞蹈病的亚型，呈晚发性，见于年轻妇女，妊娠是发病的诱因。

（2）遗传性舞蹈病

1）Huntington 舞蹈病是常染色体显性遗传疾病，表现舞蹈样动作、进行性痴呆及家族史等三大特征，在中年以后发病，可伴癫痫发作。

2）舞蹈病–棘红细胞增多症（acanthocytosis）是常染色体隐性或显性遗传，为慢性进行性舞蹈病，青春期或成年早期发病，自口部多动扩展到其他部位；检查可见腱反射减弱或消失、失神经性肌萎缩，可有轻度精神衰退。

3）良性遗传性舞蹈病（benign hereditary chorea）又称良性家族性舞蹈病（benign familial chorea），为常染色体显性遗传病，较少见，于婴儿或儿童期起病，面舌、颈、躯干及四肢均可受累，严重程度不一，轻者仅见肌肉抖动，重者呈舞蹈样动作，可影响进食、行走、言语及书写等日常活动。

4）其他如脊髓小脑变性、遗传痉挛性截瘫、毛细血管扩张性共济失调等。

（3）药物诱发的舞蹈病可见于神经安定剂如吩噻嗪类、氟哌啶醇，口服避孕药，抗癫痫药如苯妥英钠等。

（4）老年性舞蹈病见于老年患者，病情进展缓慢，舞蹈样动作是唯一的症状，常限于头面部，无家族史，预后较好。

（5）系统性疾病伴舞蹈病，如系统性红斑狼疮、甲状腺毒症、真性红细胞增多症、高渗性非酮症高血糖症等。

（6）偏侧舞蹈症（hemichorea）表现一侧肢体不自主舞蹈样动作，较罕见。多继发于脑卒中（基底节血管病变），少数见于颅内肿瘤、变性病和血管畸形，也可为风湿性舞蹈病或Huntington舞蹈病表现。

（7）其他如Wilson病、Hallervorden-Spatz病、齿状核红核苍白球路易体萎缩及副肿瘤综合征等偶可出现舞蹈病。

127 肌张力障碍的常见分类及代表性疾病包括哪些？

（1）按发病年龄分类：早发型5岁前发病；少年型5～15岁发病；晚发型15岁以后发病。

（2）按病变部位分类：局限性肌张力障碍如痉挛性斜颈；节段性肌张力障碍如面、颈部肌张力障碍；全身性肌张力障碍如扭转痉挛等。

（3）按病因分类

1）原发性肌张力障碍：多为遗传性疾病所致，包括纯肌张力障碍和肌张力障碍叠加综合征，通常也是变性疾病，如肝豆状核变性、Huntington舞蹈病。

2）继发性肌张力障碍：病变主要累及基底节、丘脑、大脑皮质神经细胞及尾状核等。常见病因如出生时早产、窒息、缺氧、发热等，神经系统疾病如脑炎、一氧化碳中毒及某些药物不良反应、吩噻嗪类中毒等。

128

震颤的类型、临床表现及常见疾病包括哪些?

震颤（tremor）是一种不自主的有节律的抖动，是由于对抗肌群反复交替性收缩与松弛引起关节的节律性运动。

类型、临床表现及常见疾病如下。

（1）静止性震颤：是主动肌与拮抗肌交替收缩引起节律性震颤，常见手指搓丸样动作，节律 4 ~ 6Hz，静止时出现，紧张时加重，随意运动时减轻，睡眠时消失；也见于下颌、唇和四肢，是帕金森病的特征性体征，伴肌张力增高，运动减少，面具脸，慌张步态和小步态等。

（2）意向性震颤：属于运动性震颤，常见于小脑及脑干病变，在运动时发生，越接近目标越明显，上肢重于下肢，频率 4 ~ 5Hz，幅度较大，不规则，可表现为辨距不良、共济失调和吟诗样语言。

（3）姿势性震颤：常见于特发性震颤、慢性酒精中毒、肝性脑病、肝豆状核变性等，随意运动时不出现震颤，当运动完成、肢体和躯干保持某种姿势时才出现，肢体放松时震颤可消失，肌肉紧张时明显，震颤以上肢为主。

（4）老年性震颤：常见于老年人，常表现点头或晃头，肢体出现细微的快速震颤，无肌张力增高。一般运动不受影响，精细动作受累，如不能持筷吃饭。

（5）生理性震颤：正常人在某些特定情况下出现的肢体震颤，常见于焦虑、情绪紧张、疲劳、代谢紊乱或应用某些药物后，以及甲状腺功能亢进。

129

肌阵挛的类型、临床表现及常见疾病包括哪些?

肌阵挛（familial myoclonus）是肢体肌或躯干肌快速短促的闪电样、不规则、幅度不一致的不自主收缩，常两侧对称性发生。

类型、临床表现及常见疾病如下。

（1）节律性肌阵挛：常见于一侧或双侧软腭、面部、声带、咽喉、颈和膈肌等，睡眠也不停止。格 - 莫（Guillain-Mollaret）三角区（中脑红核、延髓下橄榄核及同侧小脑齿状核组成）病变常可出现，也见于头部外伤、后循环缺血、脑肿瘤、脱髓鞘疾病等神经系统变性病。

（2）非节律性肌阵挛

1）多发性肌阵挛：又称原发性肌阵挛，较少见，呈常染色体显性遗传，也可散发；成年男性多见，好发于躯干和肢体近端肌，一侧或双侧，出现突发快速无节律收缩，可波及膈肌、喉肌和腹肌，情绪紧张时明显，主动活动时抑制，睡眠时停止。检查无神经系统体征，脑电图正常，呈良性病程。

2）症状性肌阵挛：见于脑缺氧、尿毒症性脑病、肝性脑病、中毒性脑病、低血钠性脑病、类脂质沉积病、亚急性硬化性全脑炎、病毒性脑炎、肌阵挛性小脑协调不良和Creutzfeldt-Jacob 病等。常见于心搏骤停、呼吸衰竭和严重休克等长时间缺氧患者，可能与小脑皮质、齿状核、顶盖前区、脑干下部或脊髓病损有关。

3）多灶性肌阵挛（multifocal myoclonus）：通常为非节律性，可表现动作性或意向性肌阵挛，见于维持一定姿势或意向性运动时，常伴小脑性共济失调和构音障碍，偶见癫痫发作。

130 图雷特综合征的临床表现及治疗是怎样的？

图雷特综合征（Gilles de la Tourette syndrome）又称图雷特抽搐（Gilles de la Tourette tic）、抽动－秽语综合征（multiple tics-coprolalia syndrome），多见于儿童。

（1）临床表现

1）患儿表现多部位突发的快速无目的重复性肌肉抽动，常先累及面肌，表现点头、眨眼、噘嘴、喷鼻和耸肩等，后发展为肢体投掷、踢腿等动作，抽动频繁可达一日数十次至数百次。常伴不自主发声和喉音，有的患儿刻板地发出淫秽词语。

2）患儿常见性格改变、强迫行为、破坏行动、注意力缺乏、多动症和学习成绩下降等，症状在数周或数月内可能有波动，少数患儿可自行缓解，多数药物治疗后可控制，预后较好。

（2）治疗

1）抽动症治疗目前应用抗精神病药如舒必利、氟哌啶醇、利培酮、齐拉西酮等，自小剂量开始，逐渐加量至有效，症状控制后可逐渐减量，并维持3个月或更长时间。α_2肾上腺素能受体激动剂如可乐定、丁苯那嗪以及肉毒毒素等也可试用。

2）注意力缺乏或多动障碍治疗可用哌甲酯，但有可能引起或加重抽动症，不推荐单独使用；也可试用托莫西汀、可乐定、胍法辛等。

3）强迫症治疗首选选择性5-羟色胺再摄取抑制剂，如氟西汀、舍曲林、帕罗西汀及西酞普兰等；三环类如氯丙咪嗪仅在SSRI类无效时才予考虑。

4）手术治疗可考虑脑深部电刺激术。

131 抽搐、肌痉挛、肌阵挛的临床表现及常见病变是怎样的？

抽搐、肌痉挛和肌阵挛均表现肌肉抽动，但是不完全相同。根据详细的病史、全面的神经系统检查，结合患者的原发性疾病，通常可作出初步诊断。

（1）抽搐：是四肢、躯干及颜面肌不自主的阵发性抽动，可连带关节动作，抽搐在临床上通常包含痉挛、抽动、搐搦及局灶性癫痫发作等含义。

1）睑肌痉挛：是眼睑局限性肌痉挛，逐渐扩展至一侧面肌成为偏侧面肌痉挛。

2）注意力缺陷多动障碍（ADHD）：患儿表现注意力不集中，常伴眨眼、努嘴、转颈等动作，紧张时可加重，智力一般不受影响。

3）抽动－秽语综合征：常在 2～15 岁男孩出现迅速的反复不规律的抽动，常伴挤眉弄眼、仰颈和提肩等动作，可有喉部发怪声、秽亵言语及行为异常，在数周或数月内症状可有波动；EEG 可见高波幅慢波、棘波、棘慢综合波等。

4）习惯性抽动：是儿童或青年期出现的随意肌突然快速、频繁的无目的抽动，如眨眼、咧嘴、转颈等刻板动作。可由于惊吓、焦虑及上感、扁桃体炎等引起。

5）手足搐搦症：缺钙引起的手部特殊的抽搐姿势。

6）其他可见高热惊厥、破伤风、狂犬病、代谢疾病导致的抽搐，癔症性抽搐等。

（2）肌痉挛（myospasm）：是个别的肌肉或肌群不随意收缩，为节律性快速的反复肌收缩，不受意识的支配。

1）痛性痉挛或痛性抽搐：如三叉神经痛伴发的面肌反射性抽搐。

2）痛性强直性发作：是四肢放射性异常疼痛导致强直性痉挛，发作数十秒消失，活动手指或刺激可诱发，见于多发性硬化、视神经脊髓炎等。

3）局灶性癫痫发作：可扩展为 Jackson 癫痫或伴有 Todd 麻痹，可见局灶性 EEG 异常，可继发全面性强直－阵挛发作。

（3）肌阵挛（myoclonus）：特点是肢体或躯干肌快速的短促刻板的重复不自主收缩，呈节律性与非节律性，后者较多，可为双侧。

1）特发性肌阵挛：病因不明。

2）继发性肌阵挛：可见于慢性肌炎、脑膜炎、病毒性脑炎、脱髓鞘疾病、肝性脑病、尿毒症性脑病、中毒性脑病，CJD、亚急性硬化性全脑炎（SSPE）、肝豆状核变性、类脂质沉积病等。

3）癫痫性肌阵挛：见于特殊类型癫痫患者，如青少年肌阵挛癫痫等。

132 步态异常的分类、临床特点、定位诊断及常见疾病是怎样的？

（1）痉挛性偏瘫步态：表现下肢伸直和外旋，腿向外前方摆动以代偿髋、膝屈肌及踝背屈肌无力导致足拖曳，呈向内划圈样步态，外侧足掌足趾处鞋子常破损；轻症表现拖曳步态，患侧上肢屈曲内收，腰部向健侧倾斜；常见于卒中后遗症。

(2) 痉挛性截瘫步态：双下肢明显强直内收，躯干代偿运动，行走费力，呈剪刀样步态；常见于脊髓损伤和脑瘫患儿。

(3) 失用步态：患者并无肢体无力或共济失调，但不能自行站立行走，表现步态不稳、拖曳、宽基底，脚好像粘到地上，伴迟疑（冻结）现象和倾倒；常见于双侧额叶病变，如正常压力性脑积水、进行性痴呆等。

(4) 小步态（petit gait）：小步拖曳不稳，起步或转弯缓慢，易误诊为帕金森病步态，但小步态基底宽，上肢摆动，患者常伴认知障碍、额叶释放征、假性球麻痹、锥体束征及括约肌障碍；常见于额叶皮质或白质病变，但须注意额颞痴呆也可能合并帕金森病。

(5) 帕金森病步态（Parkinsonian gait）：患者躯干前屈，髋、膝和踝部弯曲，起步慢，止步难，转身困难，小步拖曳，呈前冲状，称为慌张步态（festinating gait），上臂无摆动；是黑质-纹状体病变所致。

(6) 肌张力障碍或舞蹈手足徐动症步态（dystonic & choreoathetotic gait）：由于肌张力障碍导致肢体或躯干姿势异常、扭曲和奇异步态，可伴头急动（head-jerking）、扮鬼脸、吐舌、躯干和肢体扭曲等；见于纹状体、尾状核、丘脑、大脑皮质、苍白球、红核、黑质及脑桥等病变，常见于手足徐动症、亨廷顿舞蹈症等。

(7) 小脑共济失调性步态：步态不规则、侧倾、宽基底，走直线和转弯困难，出现躯干性共济失调，见于蚓部病变，如小脑中线肿瘤或脊髓小脑性共济失调等；如患者表现粗大的跳跃（舞蹈样）步态、左右摇晃、向病侧倾倒及同侧肢体共济失调，为小脑半球病变所致。

(8) 醉酒步态（reeling gait）：表现步态蹒跚、摇晃和前后倾斜，但可在窄基底上行走较短距离，给人似要跌倒的感觉，但可立即纠正；常见于酒精中毒或巴比妥类中毒。

(9) 感觉性共济失调步态：患者表现闭眼时不能站立，摇晃欲倒，Romberg 征阳性，夜间不能行走，靠视觉可部分代偿，行走时高抬足，重落地；常见于周围神经、后根、脊髓后索、脑干、丘脑顶叶通路病变。见于 Friedreich 共济失调、脊髓亚急性联合变性、脊髓痨和感觉神经病等。

(10) 跨阈步态（steppage gait）：由于垂足使患肢高抬如跨门槛状，常为周围神经病变所致，见于腓总神经麻痹、腓骨肌萎缩症、GBS 及进行性脊肌萎缩症等。

(11) 肌病步态：患者由于躯干和骨盆带肌无力导致脊柱前凸，行走时臀部左右摇摆，状如鸭步（waddling gait）；常见于肌肉病变，如进行性肌营养不良。

(12) 癔病步态：步态奇形怪状，下肢有力却欲跌倒，向各方向摇摆，搀扶行走时步态拖曳，但跌伤者罕见；常见于心因性疾病，表现癔病性单瘫、偏瘫或截瘫。

（周红雨）

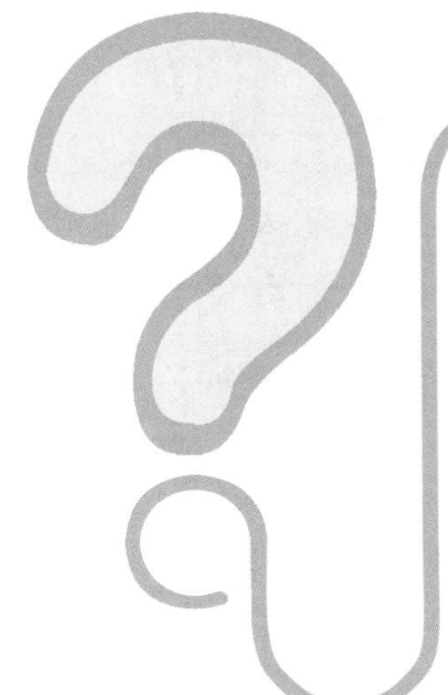

第六章

感觉系统
Sensory System

133 感觉分类及躯体感觉通路功能解剖学是怎样的?

感觉（sense）在解剖学上可分为躯体感觉及内脏感觉（visceral sensation）。

（1）感觉分类：临床上通常分为躯体感觉和特殊感觉。

1）躯体感觉（somatic sensation）：包括浅感觉、深感觉及皮质复合觉。①浅感觉：是来自皮肤和黏膜的痛觉、温度觉和触觉。②深感觉：是来自肌肉、肌腱、骨膜和关节的本体感觉，包括运动觉、位置觉和振动觉等。③皮质复合觉：是大脑皮质对深浅感觉进行分析、比较、整合产生的复合感觉，包括实体觉、图形觉、两点辨别觉、定位觉和重量觉等。

2）特殊感觉（special senses）：是指嗅觉、视觉、味觉及听觉等。

（2）躯体感觉通路功能解剖学：在皮肤、黏膜及关节等周围组织与大脑初级感觉皮质间的感觉通路包括三级神经元和两个中枢的突触。

1）起自躯体的第 1 级感觉神经元胞体位于后根神经节，发出周围突终止于游离神经末梢或包裹性感觉感受器，中枢突进入脊髓。特异性感受器如游离神经末梢司痛觉，麦斯纳小体（Meissner corpuscles）、默克尔小体（Merkel corpuscles）及毛细胞（hair cells）司触觉，克劳斯终球（Krause end-bulbs）司冷觉，鲁菲尼小体（Ruffini corpuscles）司热觉等。第 1 级感觉神经元在中枢突触部位取决于感觉类型，传递躯体触觉、压力觉或姿势觉纤维在脊髓后索中上行，到达延髓薄束核及楔束核发生突触；痛温觉及粗略触觉纤维在脊髓后角神经元，特别在胶状质中形成突触。起自面部的第 1 级感觉经元胞体在三叉神经节，经三叉神经进入脑桥，传递面部痛温觉纤维在三叉神经脊束核中形成突触，传递触觉及压力觉纤维在三叉神经感觉主核发生突触。

2）薄束核及楔束核第 2 级感觉神经元在中线交叉并在内侧丘系中上行。起自脊髓后角的第 2 级感觉神经元交叉过中线在脊髓前外侧部上行，传递触觉纤维向上走行在脊髓丘脑前束，痛温觉纤维走行于脊髓丘脑侧束，来自躯体的第 2 级神经元与来自面部纤维在脑干汇合，传递面部触觉及压力觉纤维从三叉神经感觉主核经由三叉丘系发出投射，传导面部痛温觉纤维从三叉神经脊束核经由三叉丘脑束投射至同侧丘脑。内侧丘系与脊髓丘脑束纤维在丘脑腹后外侧核形成突触，脊髓丘脑束纤维在腹后下核及板内核中也形成突触，三叉丘系及三叉丘脑束纤维在腹后内侧核中形成突触。

3）第 3 级感觉神经元从丘脑投射至同侧大脑皮质。从腹后外侧核、腹后下核及腹后内侧核发出的纤维主要走行到在中央后回初级感觉皮质，从板内核发出的纤维还投射到纹状体、扣带回及前额叶皮质。

134

躯体感觉传导路及其路径包括哪些?

躯体感觉传导路包括:

(1) 痛温觉传导路

1) 躯体皮肤黏膜痛温觉感受器→脊神经节假单极神经元(Ⅰ级神经元)→经脊神经后根→进入后角,终止于后角细胞(Ⅱ级神经元)→髓内上升1~2个节段,脊髓前连合交叉至对侧侧索,形成脊髓丘脑侧束上行→脑干→丘脑腹后外侧核(Ⅲ级神经元)→丘脑皮质束→内囊后肢的后1/3→中央后回中上部皮质。

2) 头面部皮肤黏膜痛温觉及触觉感受器→三叉神经眼支、上颌支及下颌支→半月神经节单极神经元(Ⅰ)→三叉神经脊束→终止于三叉神经脊束核(Ⅱ);触觉纤维终止于感觉主核(Ⅱ)→交叉至对侧形成三叉丘系上行→脑干→丘脑腹后内侧核(Ⅲ)→丘脑皮质束→内囊后肢→中央后回下部皮质。

(2) 深感觉传导路

1) 意识性深感觉(本体觉)及精细触觉起自躯体及四肢肌肉、肌腱、筋膜、关节囊、深部结缔组织、皮肤游离神经末梢或包裹性感觉感受器→脊神经节假单极神经元(Ⅰ)→脊神经后根→脊髓后索的内侧薄束与外侧楔束上行,来自T5以下纤维走行在薄束,T5以上传导胸、上肢及颈部纤维在楔束→终止于延髓被盖部薄束核和楔束核(Ⅱ)→丘系交叉→内侧丘系上行→丘脑腹后外侧核(Ⅲ)→丘脑皮质束→内囊后肢→中央后回中上部皮质。

头面部感受器→三叉神经眼支、上颌支和下颌支→半月神经节单极神经元(Ⅰ)→三叉神经脊束→终止于三叉神经中脑核(Ⅱ)→交叉至对侧,三叉丘系上行→脑干→丘脑腹后内侧核(Ⅲ)→丘脑皮质束→内囊后肢→中央后回下部皮质。

2) 反射性深感觉由2级神经元传入小脑,肌肉、肌腱及关节深部感受器→脊神经节假单极神经元(Ⅰ)→脊神经后根→终止于脊髓中间内侧核和背核(Ⅱ)→轴突进入侧索组成脊髓小脑后束、脊髓小脑前束→后束经绳状体、前束经前髓帆结合臂至小脑前叶及后叶旧小脑部分。功能为反射性调节肌张力及协调运动,维持身体姿势和平衡。

(3) 触觉传导路:包括两条。不交叉的位于后索,传导精细触觉,在薄束、楔束上行,径路如(2)之1)。交叉的在对侧前索,传导粗略触觉,在脊髓丘脑前束上行。皮肤及深部组织触觉感受器→脊神经节假单极神经元(Ⅰ)→脊神经后根→脊髓后索上升1~2个节段进入后角,止于后角固有核(Ⅱ)→大部分纤维经灰质前连合交叉至对侧前索,小部分走在同侧前索→脊髓丘脑前束,上行至延髓中部,与脊髓丘脑侧束合并成脊髓丘脑束,经脑干→丘脑腹后外侧核(Ⅲ)→丘脑皮质束→内囊后肢→中央后回中上部皮质。面部触觉传导路同上述(1)之2)。

135 感觉症状和体征可能为神经系统疾病诊断提供哪些思路?

感觉症状和体征常可为临床诊断提供如下思路。

(1) 感觉症状或体征的分布通常可提示神经病变受损的部位，如典型节段性分离性感觉缺失表现痛温觉缺失、轻触觉正常，常见于脊髓病变；结合病程常可提示病因，如缓慢进展多为脊髓空洞症，如进展迅速多为脊髓肿瘤。须注意分离性感觉缺失也见于周围神经病特定的神经纤维选择性受损，如淀粉样神经病、遗传性感觉神经病等。

(2) 反复发作性短暂的感觉障碍提示感觉性癫痫发作、缺血或伴过度换气的代谢障碍性疾病。

(3) 感觉症状通常先于体征出现，如患者有感觉症状而缺乏体征，并不意味症状必定为心因性。

(4) 疼痛是某些神经病的显著特点，特别是小神经纤维受损。多发性神经病伴明显疼痛常见于糖尿病、酒中毒及卟啉病等，以及 Fabry 病、淀粉样变性、类风湿关节炎、艾滋病及显性遗传性感觉神经病和副肿瘤性感觉神经病等。

(5) 临床上须注意，对颈痛或腰痛患者影像学检查显示结构异常的解释宜审慎，因某些影像学异常很可能是偶然发现，与目前主诉无关。

136 感觉障碍的分类及临床特征是怎样的?

临床上感觉障碍分为抑制性症状和刺激性症状两类。

(1) 抑制性（破坏性）症状：是感觉传导路病变导致的感觉减退（hypesthesia）或感觉缺失（anesthesia）。

1) 完全性感觉缺失：是同一部位的各种感觉均缺失，如见于多发性神经病。

2) 分离性感觉障碍：脊髓后角或前连合病变分别出现病变同侧或双侧节段性分离性感觉障碍，表现痛温觉缺失，触觉保留，如脊髓空洞症或髓内肿瘤。

(2) 刺激性症状：是感觉传导路受到刺激性病变所致，包括：

1) 感觉过敏（hypersthesia）：表现轻微的刺激引起强烈的疼痛感。

2) 感觉倒错（dysesthesia）：如非疼痛性刺激诱发疼痛。

3) 感觉过度（hyperpathia）：表现感觉或疼痛刺激阈增高，只有刺激较强时才能引起疼痛；刺激达到一定阈值时并不立即感知，需经过一定的时间才能感知疼痛，潜伏期通常长达

1 至数秒；刺激停止后仍有后作用，产生定位不确切的不适感。常见于周围神经病变或丘脑损害。

4）感觉异常（paresthesia）：是在无外界刺激情况下出现异常烧灼感、麻木感、沉重感、痒感、蚁走感、针刺感、电击感、束带感及冷热感等，具有定位价值。

5）疼痛（pain）：按分布分为：①局部痛（local pain）：如神经炎；②放射痛（radiating pain）：如神经根刺激性病变；③扩散痛（spreading pain）：如手指挫伤疼痛扩散到上肢；④牵涉痛（referred pain）：如心绞痛导致左胸和上肢内侧疼痛。

137

感觉缺失的常见类型及临床特征包括哪些?

感觉缺失的常见类型及临床特征如下。

（1）周围神经型

1）末梢型：四肢远端对称性手套袜子形深浅感觉障碍，远端较重，可伴相应支配区运动及自主神经功能障碍，常见于多发性神经病。

2）神经干型：某周围神经如桡神经、尺神经、腓总神经、股外侧皮神经受损时，其皮肤支配区出现各种感觉障碍，可伴疼痛、感觉异常和肌萎缩等。

3）神经丛型：表现一个肢体的多数周围神经受损，引起各种感觉障碍，性质类似神经干型，但感觉障碍范围更大，常见于臂丛神经损伤。

4）神经根型：感觉障碍呈节段性或带状分布，与受累神经根的皮肤节段分布一致，常伴相应神经根剧烈疼痛；由于神经根节段性支配的重叠性，单一神经根损害常无明显的感觉减退但有明显的根痛，常见于神经根炎、脊髓外肿瘤、椎间盘脱出等。

（2）脊髓及传导束型：可因病变部位不同而表现不同。

1）后角型：病变同侧节段性分离性感觉障碍，痛温觉障碍而触觉保留，见于脊髓空洞症、髓内肿瘤等。

2）前连合型：表现双侧对称性节段性分离性感觉障碍，见于脊髓空洞症或髓内肿瘤。

3）后索型：表现病灶以下的深感觉缺失。

4）脊髓丘脑侧束：出现病灶对侧受损平面 2 ~ 3 个节段以下痛温觉缺失。

5）脊髓半切损害（Brown-Sequard 综合征）：出现同侧受损平面以下深感觉缺失，对侧痛温觉缺失。

6）脊髓横贯性损害：表现病变平面以下深、浅感觉缺失。

（3）脑干型：延髓背外侧病变引起同侧面部及对侧躯体交叉性痛温觉缺失，常见于 Wallenberg 综合征。

（4）丘脑型：出现对侧半身感觉缺失，特点是深感觉障碍重，伴偏身自发性疼痛（丘脑痛）和感觉过度。

（5）内囊型：可出现对侧半身深浅感觉缺失，可伴偏瘫或偏盲（三偏征）。

（6）皮质型：表现对侧半身部分区域感觉障碍，特点是精细复合觉，如实体觉、图形觉、两点辨别觉及定位觉障碍，刺激性病变引起部分性感觉性痫性发作；顶叶病变可有感觉忽视，常忽略病变对侧身体及空间，多见于非优势半球病变。

（7）癔病性感觉障碍：感觉缺失不符合解剖支配规律和各型感觉障碍的特点，范围及程度有易变性，常受暗示影响，暗示治疗可戏剧性恢复，易复发，患者有癔病的其他特点。

138 临床可出现分离性感觉障碍的疾病及临床特征是怎样的?

（1）脊髓空洞症（syringomyelia）：病变通常先破坏脊髓后角或中央管，出现上肢或上胸部一侧或双侧节段性痛温觉缺失，触觉保存。

（2）延髓空洞症（syringobulbia）：表现面部分离性感觉障碍，损及三叉神经脊束核出现同侧面部痛温觉缺失，呈核性分布；上端的三叉神经主核及中脑核多可幸免，面部触觉及深感觉正常。

（3）髓内肿瘤：髓内肿瘤早期压迫脊髓后角感觉神经元或前连合，不累及后索，出现病变节段的分离性感觉障碍，即痛温觉缺失，触觉及深感觉相对保留。后期病变如侵及脊髓丘脑束，可出现病变水平以下对侧半身痛温觉缺失，感觉障碍自病变节段向下发展，骶髓或鞍区（S3～5）感觉保留，称为骶髓回避（sacral sparing）现象。

（4）脊髓前动脉综合征（spinal anterior artery syndrome）：脊髓前动脉起自双侧椎动脉颅内段，在延髓腹侧合成一支，沿脊髓前正中裂下行，供应脊髓全长，每隔约 1cm 发出 3～4 支沟动脉不规则地左右交错深入脊髓，为脊髓前 2/3 包括中央灰质、前索、侧索及皮质脊髓束供血。沟动脉作为终末支易发生缺血，T4 和 L1 是根动脉供血的交界区或薄弱区；缺血出现病变水平以下双侧痛温觉缺失，由于后索未受损而深感觉保留。

（5）髓外硬膜内压迫病变或脊髓部分损伤：可出现脊髓半切综合征（Brown-Sequard syndrome），表现为病变侧深感觉障碍，病变对侧痛温觉缺失。

（6）脊髓亚急性联合变性（subacute combined degeneration of spinal cord）：由于脊髓后索病变，出现双下肢深感觉障碍，病变损害侧索锥体束而脊髓丘脑束未受累，使痛温觉保留。

（7）延髓背外侧综合征（Wallenberg syndrome）：病灶损害三叉神经脊束核和对侧已交叉的脊髓丘脑束，出现病变侧面部与对侧躯体交叉性痛温觉缺失，触觉及深感觉保存，即病变侧面部与对侧躯体均表现分离性感觉障碍。

139 感觉传导路不同部位病变的临床表现是怎样的?

(1) 周围神经病变

1) 多发性神经病：表现末梢型感觉障碍，四肢远端对称性感觉缺失，呈手套袜套样分布，远端重于近端，常伴自主神经功能障碍。卟啉病或丹吉尔病（Tangier disease-高密度脂蛋白缺乏症）可见近端感觉性神经病。温度觉缺失可见于麻风病。感觉缺失进展视病因或轴索长度而异，如原发性淀粉样变性（primary amyloidosis）优先影响小纤维感觉缺失。

2) 单神经病：为神经干型，表现如正中神经、尺神经、股外侧皮神经等受损神经分布区各种感觉减退或缺失，放射痛可超出损伤神经分布，轻触觉缺失区通常大于痛觉缺失区。

(2) 神经根性病变

1) 后根刺激病变如神经根受压表现根痛或感觉异常，破坏症状出现节段性感觉缺失，与神经根分布一致，常伴剧烈根痛，由于神经支配重叠性，患者可有感觉症状而无感觉缺失，除非 2 个或以上神经根受累，病变常见于椎间盘脱出，髓外肿瘤等。

2) 后根神经节弥漫性受累常见于癌症或干燥综合征（Sjögren syndrome）的远程效应，表现与后根病变相似，如完全性感觉缺失伴感觉性共济失调。

(3) 脊髓病变

1) 后角病变：产生同侧节段性分离性感觉缺失，痛温觉缺失而触觉及深感觉保留，常见于脊髓空洞症、髓内肿瘤。

2) 中央灰质病变：产生双侧披肩样节段性分离性感觉缺失，痛温觉缺失而触觉保留，是传导痛温觉纤维在前连合从脊髓一侧交叉至对侧脊髓丘脑束被破坏所致，中央病变时浅表纤维保留，感觉缺失可保留脊髓远端节段（鞍区回避），见于髓内肿瘤或脊髓空洞症。

3) 前侧索病变：由于脊髓丘脑侧束受损，引起病灶对侧受损平面 2～3 个节段以下的痛温觉缺失，见于髓外硬膜内的神经纤维瘤。

4) 后索病变：引起病变同侧受累节段以下深感觉障碍及感觉性共济失调，患者可有脊髓受累区域紧缩感或束带感，屈颈时可出现向下放射到肢体的电击样感觉异常，即莱尔米特征（Lhermitte sign），常见于脊髓痨、亚急性联合变性等。

5) 脊髓半切征：出现病变同侧受损平面以下深感觉缺失，病变对侧痛温觉缺失，可伴病变同侧锥体束受损如轻偏瘫，常见于脊髓压迫症。

6) 脊髓全离断：表现病变平面以下痛温觉及深感觉缺失，常见于脊髓外伤、急性横贯性脊髓炎。

(4) 延髓病变：延髓背外侧病变表现交叉性感觉障碍，同侧面部与对侧躯体痛温觉缺失，为三叉神经脊束核与对侧已交叉的脊髓丘脑束受损。延髓内侧病变可见对侧躯体振动觉、位置觉缺失，痛温觉保留。

（5）脑桥病变：脑桥外侧病变累及脊髓丘脑束引起对侧半身感觉缺失，伴脑桥的脑神经受累症状体征，如水平性凝视麻痹。

（6）中脑病变：在中脑水平脊髓丘脑束与内侧丘系并行，脊髓丘脑束受累出现对侧躯体痛温觉缺失，内侧丘系受累出现对侧躯体触觉及本体觉缺失，导致对侧半身深浅感觉缺失；伴脑神经受累症状体征如垂直性凝视麻痹。

（7）丘脑病变：可出现德热里纳－劳西综合征（Dejerine-Roussy syndrome），由于腹后外侧核病变引起对侧面部及躯体深、浅感觉完全缺失，可伴病变对侧自发性疼痛，或烧灼感、撕裂感、刀割样、戳刺感及难以言状的不适感，任何形式的皮肤刺激均可出现疼痛或不适感。

（8）内囊病变：出现对侧（包括面部）偏身感觉缺失，常伴偏瘫及偏盲，即出现三偏征。

（9）大脑皮质病变：后中央回感觉皮质是感觉的高级中枢，局限性病变引起对侧半身局限性感觉缺失，如矢状窦旁后中央回病变引起对侧下肢感觉缺失；常伴对侧躯体辨别觉缺失，病人不能定位刺激性质或识别躯体部位，不能凭触觉识别物体或确定大小、重量或质地，感觉缺失以手部最重。

140 急性疼痛和慢性疼痛的临床表现及临床意义是怎样的?

疼痛是躯体对伤害刺激的情感反应，是临床最常见的症状之一。急性疼痛与慢性疼痛分类临床很实用，有助于诊断与治疗。

（1）急性疼痛：是强烈的锐痛，通常持续时间短，伴交感神经兴奋症状如心率快、呼吸频率快、血压上升、出汗及瞳孔扩大等，以及焦虑性情感反应，病因治疗及应用镇痛剂短期多可缓解。

1）针刺样痛：多见于神经性疼痛，如三叉神经痛、坐骨神经痛、糖尿病性周围神经病等。

2）刀割样痛：多见于神经性疼痛、肿瘤性疼痛及外伤性疼痛等。

3）钳夹样痛：见于外伤性疼痛、血管性疼痛等。

4）撕裂样痛：见于肿瘤性疼痛、外伤性疼痛等。

5）烧灼样痛：见于正中神经、坐骨神经损伤，糖尿病性周围神经病，带状疱疹神经痛等。为自主神经性疼痛，可能应用损伤神经短路，交感纤维传出冲动经无髓鞘 C 纤维传向中枢。

6）触电样痛：多见于神经性疼痛。

7）搏动样痛：见于血管性疼痛如偏头痛，以及神经性疼痛、软组织炎性疼痛。

8）绞痛：见于内脏性疼痛，如肠梗阻等。

（2）慢性疼痛：多为轻微的钝痛，持续时间长，常伴精神萎靡、抑郁、睡眠障碍、食欲减退、体重减轻、性欲减退及便秘等。慢性疼痛的生理机制是躯体性与心因性疼痛成分的组合。

1）酸痛：见于肌肉等软组织劳损和肌炎等。

2）胀痛：见于肌肉等软组织炎症及劳损，以及内脏性疼痛。

3）闷痛：多见于胸腔脏器疼痛和头面部疼痛。

4）隐痛：多为内脏的轻微疼痛。

5）钝痛：轻微的和难于描述的疼痛。

141

慢性疼痛的病理机制及表现是怎样的？

慢性疼痛的病理机制及表现如下。

（1）感觉伤害性疼痛（nociceptive pain）：是躯体或内脏痛觉纤维受刺激症状，典型体验是持续固定的酸痛或压榨样疼痛，如癌症性疼痛、肠梗阻的内脏疼痛等。

（2）传入阻断性疼痛（deafferentation pain）：由于神经组织损伤导致传入通路受损，临床常见：①周围神经痛：如正中神经和坐骨神经损伤导致的灼性神经痛（causalgia）。②中枢性疼痛：如丘脑病变时出现的丘脑痛。③内脏性疼痛：如截瘫患者出现的内脏痛。

（3）心因性疼痛：临床常见慢性疼痛患者可缺乏器质病变，如慢性头痛、慢性腰背痛、非典型性面痛和原因不明的腹痛及盆腔痛等，但疼痛体验可与器质性疾病相似。

142

疼痛的分类、临床特征及常见疾病包括哪些？

临床上疼痛常根据部位、来源及发作特点分类，须注意疼痛分布、性质、程度、频度、发作或持续性、加重或减轻因素等。

（1）部位分类

1）躯体痛：疼痛反应迅速、敏锐、定位准确，对各种刺激均发生反应。

2）内脏痛：对牵拉、缺血、痉挛及炎症等刺激敏感，对切割、烧灼等刺激不敏感，疼痛出现缓慢、持续和定位不清，伴恐惧、焦虑等情绪反应。

（2）来源分类

1）局部痛（local pain）：也称为原位痛，疼痛来自病变组织器官；如关节炎、周围神经病疼痛，疼痛性质、程度可因病变性质而异。

2）放射痛（radiating pain）：神经干、神经根或脊髓刺激性病变不仅引起局部痛，还可放射到神经支配区；常见于周围神经损伤、脊神经根受肿瘤或椎间盘压迫、脊髓空洞症的痛性麻木、多发性硬化的 Lhermitte 征及痛性强直性痉挛发作等。

3）扩散痛（spreading pain）：疼痛由某神经分支扩散到另一神经分支；如三叉神经上颌支疼痛扩散到下颌支，手指远端挫伤疼痛扩散到整个上肢等。

4）牵扯痛（referred pain）：为扩散痛，由于内脏和皮肤痛觉均传至脊髓后角神经元，内脏疾病时可出现罹病内脏相应的脊髓节段支配的体表部疼痛、过敏区及压痛点；如心绞痛引起左胸及左上肢内侧疼痛，肝胆病变引起右肩痛，肾脏疾病引起腰痛等。

（3）发作特点分类

1）持续性疼痛：是指续数小时以上不间断的疼痛，如外伤性神经痛。

2）进行性加重疼痛：在一段时间内疼痛由轻渐重，如胆结石等内脏痛。

3）间歇性疼痛：在同一部位反复发作的疼痛，间歇期长，可数日或数月，如慢性腰腿痛等。

4）发作性疼痛：发作突然的短暂性疼痛，间歇期较短，常数分或数小时，如三叉神经痛。

5）阵发性疼痛：疼痛在短时间内连续发作，每次发作都很严重，通常是在持续性疼痛背景上出现阵发性加剧，如胆石症、肠道蛔虫症。

6）周期性疼痛：疼痛间隔一定的时间规律性地出现，如胃或十二指肠溃疡、痛经、丛集性头痛等。

143 根性痛的病因、临床特征及治疗是怎样的？

根性痛（radicular pain）是沿神经根支配区分布的放射性剧烈疼痛，可伴根性分布的感觉异常及麻木。

（1）病因：神经根病变典型见于椎管或椎管外压迫性病变，如椎间盘突出、腰椎管狭窄（包括侧隐窝狭窄）及髓外肿瘤等；颈椎病引起椎间孔狭窄时，转颈、伸展头部或向患侧侧屈使颈神经根受牵拉可引起根痛加重。

（2）临床特征

1）根性痛常剧烈难忍，沿神经支配区分布，患者咳嗽、打喷嚏等导致颅内压增高的动作可诱发根性痛或使之加剧；根性病变可引起皮节支配区感觉异常和麻木，也可引起节段性肌无力和反射改变。

2）检查常采取被动屈颈以牵拉颈神经根，或采用直腿抬高试验牵拉腰骶神经根，如诱发根痛有助于诊断。

3）后根病变水平不同，可出现不同的腱反射消失，如 C5 和 C6 受累，肱二头肌、肱桡肌反射消失；C7 和 C8 受累，肱三头肌反射消失；L3 和 L4 受累，膝腱反射消失；S1 受累，跟腱反射消失等；如出血肌无力和肌萎缩，提示病变累及前根。

（3）治疗：对出现神经根痛的部位宜采取制动处理，应用非甾体抗炎药及其他镇痛药，对严重病例可考虑外科减压术。

144 丘脑痛的临床表现及治疗是怎样的？

丘脑痛（thalamic pain）是丘脑损伤或病变导致的中枢性疼痛，常见于脑卒中，肿瘤少见，也可见于顶叶深部白质病变。

（1）临床表现

1）丘脑损伤或病变引起对侧半身自发性疼痛，性质多变，无确切固定部位，可为烧灼样痛或令人不悦的不适感，常伴心情烦躁、焦虑不安及失眠等，可因情绪紧张加剧；有的患者发病隐匿，给诊断带来困难，常出现于丘脑病变产生的感觉缺失部分恢复时。

2）轻微的皮肤刺激可能诱发疼痛阵发性加剧，伴潜伏期，刺激后经过一段时间才感受到疼痛；移除刺激后疼痛仍在持续，称为后作用，提示传导通路为多突触性。

3）自发性丘脑痛是德热里纳－劳西综合征（Dejerine-Roussy syndrome）的症状之一。须注意与延迟性疼痛（delayed pain）鉴别，后者见于顶叶皮质梗死，特别是外侧裂第二躯体感觉区梗死，称为假丘脑综合征（pseudothalamic syndrome）。

（2）治疗：大多数丘脑痛患者治疗效果不佳，可应用普瑞巴林（Pregabalin），75mg 或 150mg，每天 2 次；抗癫痫药如卡马西平、苯妥英；以及抗抑郁药如文拉法新等，可望缓解疼痛，无效者合用吩噻嗪类或可有效。

145 Lhermitte 征的临床特征及常见的疾病是怎样的？

Lhermitte 征是脊髓病变引起神经根的刺激症状。

（1）临床特征：Lhermitte 征表现为患者在颈部过度前屈时引起突发的电击样感觉异常，沿脊柱向下放射至骶部、双下肢或一侧下肢；这一体征在检查时被动屈颈也可出现。

（2）常见的疾病：Lhermitte 征临床常见于多发性硬化，通常提示脊髓受累，但影像学可能并未显示病变；其他疾病如亚急性联合变性、颈椎病（cervical spondylosis）引起高位颈髓受压、小脑外疝（cerebellar ectopia）及放射性脊髓病早期等也可能出现。

146 临床常见的温度敏感性神经疾病包括哪些?

温度敏感性神经疾病（temperature-sensitive neurological conditions）是指某些神经疾病症状与体温变化有关，体温变化时可能出现或加重。包括：

（1）对体温升高敏感的疾病：包括多发性硬化、重症肌无力、Lambert-Eaton 综合征及热性惊厥发作等，多发性硬化患者应避免洗热水澡或桑拿浴，因常可引起复发或病情恶化。

（2）对体温降低敏感的疾病：如副肌强直症患者在体温降低时可使病情恶化，要避免过度寒冷和注意保温。

147 偏侧面部感觉异常的常见病因及临床表现是怎样的?

偏侧面部感觉异常（hemifacial paresthesia）通常指急性起病的面部麻木、刺痛或不能确定的不适感等感觉异常，病因较多，体格检查常可能提供病变定位的线索。

常见病因及临床表现如下。

（1）在门诊经常有面部或口周感觉异常病人，表现数秒或数分钟的短暂性感觉异常，常伴失眠、焦虑、抑郁、紧张等症状，临床及各项检查正常，多为神经症伴发的非特异性躯体症状。有些患者表现为非典型性面痛（atypical facial pain），多见于年轻女性，也常伴抑郁症和疑病症等。

（2）多发性硬化：年轻的患者出现三叉神经上颌支支配的眶下区持续性疼痛，表现类似三叉神经痛，常高度提示 MS 的可能。

（3）带状疱疹感染：如眼部带状疱疹可能引起额部疼痛、感觉迟钝，痛觉或轻触觉减退或缺失等。

（4）海绵窦病变：常出现三叉神经第 1 支分布区麻木，伴眶周疼痛、眼球突出、球结膜水肿、头痛及发热等，提示为海绵窦综合征，败血症性海绵窦血栓形成可威胁生命，需立即评估和处理。

（5）痛性眼肌麻痹：也称为 Tolosa-Hunt 综合征，可能多为海绵窦或眶上裂的特发性炎症。表现眼肌麻痹、复视伴眼球后疼痛，以疼痛发病的全眼肌麻痹可能是病毒感染性眶上裂炎症所致，痛性眼肌麻痹对皮质类固醇治疗反应较好。

（6）延髓外侧病变：如 Wallenberg 综合征，常见病侧面部与对侧半身交叉性痛温觉减退或缺失，常伴吞咽或构音困难、眩晕、同侧小脑征和 Horner 征等。

（7）慢性额窦或上颌窦炎，以及淋巴瘤、乳腺癌、前列腺癌等引起的副肿瘤综合征患者可能出现颏麻木综合征（numb chin syndrome）。

148 闭目难立征的分类及临床意义是怎样的?

闭目难立征或称为龙伯格征（Romberg sign），是临床检查本体感觉功能试验，检查时令患者双足并拢站立，两手向前平举，先睁眼然后闭眼，如闭眼时出现摇摆或跌倒为阳性。此征最早见于脊髓痨患者，后来发现前庭、迷路病变也可出现。

分类及临床意义如下。

（1）后索性：是经典的 Romberg 征，表现本体觉缺失，闭眼时站立不稳，走路踩棉花感，提示感觉性共济失调。见于脊髓痨、亚急性联合变性、多发性硬化、脊髓后部压迫症等。

（2）小脑性：表现睁眼与闭眼时均站立不稳，闭眼时更明显，如蚓部病变出现向前后倾倒，小脑半球病变可见向病侧倾倒，可作为鉴别感觉性共济失调与小脑性共济失调的临床依据。

（3）前庭迷路性：表现为闭眼后不立即出现身体摇晃和倾倒，过一段时间才出现身体摇晃并逐步增强，常见向两侧倾倒；常见于周围性前庭病变。

（4）周围性：表现两足靠拢站立时身体摇晃倾倒，闭眼时明显；见于遗传性运动感觉性神经病、糖尿病性感觉性神经病等，是下肢远端肌群麻痹、足内收肌无力所致。

149 颈痛的常见疾病及临床特征和处理是怎样的?

颈痛常见于颈椎疾病或损伤，导致颈局部痛或根性痛，表现颈椎压痛、颈活动受限，局部痛可引起保护性反射性肌痉挛。

（1）常见疾病及临床特征

1）先天性颈椎异常：如颅底凹陷症、寰枢关节不稳定和椎体融合等可伴颈痛。

2）颈椎病：常伴发颈部疼痛，有时伴一侧或双上肢节段性感觉缺失或无力，也可出现痉挛性轻截瘫。

3）颈椎损伤：是颈痛的常见原因，如交通事故中常见的甩鞭样屈伸性损伤、颈椎小关节半脱位等。急性颈椎间盘突出可引起颈痛和上肢根性痛，活动头部可能加剧，MRI 检查可确诊。

4）类风湿关节炎：易累及颈椎，导致颈痛、僵直及活动受限。椎体移位或寰枢椎半脱位可导致脊髓受压或引起颈痛。

5）心因性疾病：如抑郁症、焦虑症患者常主诉颈硬和颈痛等，通常还伴有其他躯体症状。

（2）处理

1）甩鞭样损伤后持续性颈痛通常可保守治疗，如应用非甾体抗炎药，采用颈椎小关节布比卡因阻滞和皮质类固醇关节腔注射，但疗效不肯定。

2）颈椎间盘突出的轻症病例宜保守治疗，如卧床休息，间断性颈部牵引治疗或颈部领托制动数周常有帮助，若无效或有明显神经功能缺失症状可考虑手术治疗。

3）颈椎类风湿关节炎、椎体移位或寰枢椎半脱位必要时宜手术固定，重症病人若不手术固定可能威胁生命。

150 腰痛的常见疾病及临床特征和处理是怎样的?

腰痛临床常见的病因包括创伤、骨关节病、肿瘤及感染等。

（1）常见疾病及临床特征

1）过度用力或举重物引起腰部创伤，可引起腰部肌肉疼痛，检查常见腰肌痉挛和脊柱活动受限。损伤或轻微活动后发生腰椎间盘突出常见于 L5 至 S1 或 L4 和 L5，出现腰部痛性僵直，根性痛向大腿及小腿外侧放射，节段性运动损害，甚至括约肌功能障碍，叩击脊柱和坐骨神经可诱发疼痛，检查直腿抬高试验阳性。

2）腰骨关节病：老年人出现腰痛，活动加剧，椎管狭窄患者微小变化可引起神经根或脊髓功能障碍，如出现脊髓或马尾间歇性跛行，X 线平片可确诊。强直性脊柱炎在年轻人常见，表现背痛、强直伴进行性运动受限，X 线平片可见骶髂关节硬化和狭窄。

3）脊椎肿瘤：可引起持续性腰背痛，如安静卧床时加重应怀疑硬膜外恶性肿瘤，导致脊髓受压或马尾综合征；良性骨肿瘤也可出现腰痛，X 线平片可见溶骨性病变。

4）骨质疏松症：患者常主诉腰痛，可出现自发性或轻微创伤后椎骨骨折。

5）感染：椎骨、椎间盘结核或化脓性感染可引起腰痛进行性加重，局部有触痛，脊髓硬膜外脓肿常有局部痛和触痛，伴骨髓炎可见外周血白细胞增高，血沉增快。脊髓蛛网膜炎可引起腰痛和双下肢疼痛。

6）脊柱佩吉特（Paget）病：病因不明或为家族性，由于过度骨破坏及修复使椎体变形，压迫神经根或脊髓，疼痛常为首发症状；血清钙、磷水平正常，碱性磷酸酶明显升高，尿羟基脯氨酸和钙增高提示疾病活动，X 线显示骨膨胀及密度增高，可出现长骨裂隙骨折。

7）髋关节疾病可引起腰痛及双股部疼痛，活动时加剧，使关节活动受限，髋外旋引起髋部疼痛为 Patrick 征阳性；主动脉瘤、心脏缺血、腹膜后肿物及女性盆腔疾病也可引起牵涉性腰痛，但无脊柱局部触痛。

8）心因性疾病常见非特异性慢性背痛，多为抑郁、焦虑的躯体症状，神经系统检查无异常。

（2）处理

1）腰部创伤休息常可缓解，或局部热敷、卧硬板床，应用非甾体抗炎药或止痛剂等。腰椎间盘突出卧硬板床 2～3 日症状常可消除，根痛可用非甾体抗炎药或镇痛药。MRI 检查有助于确定外科治疗适应证。

2）腰骨关节病和强直性脊柱炎患者治疗轻症可穿订制的围腰，如有双下肢无力或根性感觉障碍可考虑椎管减压术。强直性脊柱炎可用非甾体抗炎药、物理治疗和姿势训练等。脊椎肿瘤应尽快行手术切除。

3）骨质疏松症患者应经常活动，食用富含钙、维生素 D 和蛋白质食物，雌激素疗法对绝经后妇女可能有益，背部支架可能减轻疼痛。

4）感染或骨髓炎需长期应用抗生素治疗，必要时需外科清创和引流。脊髓蛛网膜炎无特效疗法，局限性蛛网膜炎可手术治疗。

5）脊柱 Paget 病：宜高蛋白饮食，补充维生素 C，活动期大量补钙，维生素 D 50000 IU，3 次/周；活动进展病例用降钙素、双膦酸盐治疗可减少破骨作用。非活动期应适当补钙。

6）髋关节疾病引起腰痛和股痛，主动脉瘤、心脏缺血、腹膜后肿物及女性盆腔疾病引起腰牵涉痛，均可针对原发病治疗和对症治疗。

7）抑郁、焦虑症的躯体症状应用抗抑郁药和非甾体抗炎药可缓解症状。

151 三叉神经病变所致的面部感觉障碍表现及检查法是怎样的?

粗大的三叉神经根从半月神经节发出 3 个分支，眼支、上颌支及下颌支支配面部感觉。

（1）三叉神经病变感觉障碍表现

1）周围性损害：是三叉神经半月节、神经根及 3 个分支病变，刺激性症状表现三叉神经痛；破坏性症状表现三叉神经分布区或任一分支痛温觉及触觉减退或消失。

2）核性损害：三叉神经脊束核受损所致，因其上方三叉神经主核及中脑核未受累，出现头面部分离性感觉障碍，痛温觉缺失，触觉保留。由于口鼻部感觉纤维止于脊束核上部，面部外周及耳周感觉纤维止于脊束核下部，因此脊束核不全受损时面部感觉障碍呈剥葱皮样分布。

（2）三叉神经感觉检查法：检查三叉神经病变为周围性或核性分布。周围性分布可用针刺、棉絮及凉的音叉或放入试管中热水（40～45℃），检查三叉神经 3 个分支面部分布区痛、温度觉及触觉，并左右两侧对比。再按口鼻部、颧部及面部外周顺序检查痛、温度觉及触觉，左右对比，判定是否为核性分布感觉障碍。

152 枕神经痛的病因、临床表现及治疗是怎样的?

枕神经痛（occipital neuralgia）是由于枕大神经、枕小神经，偶因耳大神经、颈皮神经或锁骨上神经受损引起枕区或枕颈区疼痛。

（1）病因：枕神经痛病因很多，如颈椎病骨质增生、上颈段脊髓肿瘤、粘连性脊髓蛛网膜炎、脊髓空洞症，寰枕部先天畸形如颅底凹陷症、枕大孔狭窄、寰枢椎半脱位等，以及颈肌损伤、上呼吸道感染、流感、糖尿病、铅中毒等。

（2）临床表现

1）常出现一侧枕部和颈后剧烈疼痛，多呈针刺、刀割样或持续钝痛，伴阵发性加剧，头颈部活动、咳嗽、打喷嚏可加重。疼痛自枕下、乳突后可向头顶（枕大神经）、乳突（枕小神经）及外耳部（耳大神经）放射。

2）检查除了在枕大神经、枕小神经通路有局部压痛，可见颈肌紧张，常无其他神经体征。

（3）治疗

1）药物治疗：镇痛可口服普瑞巴林，卡马西平、苯妥英等抗癫痫药；维生素 B_{12} 500 ~ 1000μg 肌内注射。

2）针刺及理疗：结合压痛点并按解剖关系针刺相应的神经根、颈丛或神经干，或按传统取穴如风池、医明、完骨、医风、扶突、大抒、外关或合谷等。理疗可在疼痛部位应用超短波、紫外线或普鲁卡因离子透入等。

3）封闭疗法：在疼痛部位和压痛点可用普鲁卡因做枕大神经、枕小神经、C2 至 C4 神经根及颈浅神经丛封闭。

4）手术治疗：对个别疼痛严重患者，以上治疗无效者，可考虑枕大神经或枕小神经等神经干筋膜下切断术。

153 带状疱疹的临床表现及治疗是怎样的?

带状疱疹（herpes zoster）病毒感染可引起一个或多个脊神经节或后根炎症，导致局部剧烈疼痛。老年人常见，随年龄增长呈增多趋势。

（1）临床表现

1）受累皮节区出现烧灼样疼痛，胸部最常受累，2～5日出现泡状红色斑疹，发疹后疼痛减轻，数日疱疹结痂消退遗留瘢痕；常继发感染使疼痛和感觉迟钝持续数周，老年人疱疹后神经痛可持续数月。

2）三叉神经第一支带状疱疹可累及角膜，遗留瘢痕和痛觉消失。临床常见耳郭、软腭、咽或颈部疱疹，可伴发面神经炎，称为拉姆齐－亨特（Ramsay Hunt）综合征，偶可伴发脑膜炎、脑炎等。

3）检查脑脊液可见淋巴细胞数轻度增高，蛋白增高。

（2）治疗

1）目前尚无特效疗法。缓解疱疹后神经痛可用卡马西平400mg/d，苯妥英300mg/d，加巴喷丁3600mg/d，普瑞巴林75mg，2～3次每天，阿米替林50～100mg，睡前服；还可用局麻药或辣椒碱乳剂定位注射。

2）应用皮质类固醇可缩短出疹时间，减轻病情，但不能减轻疱疹后神经痛。鞘内应用甲泼尼龙对难治性疼痛可能有益。

3）阿昔洛韦或泛昔洛韦口服可能减少疱疹后神经痛发生率，但疗效不肯定。

154 感觉型为主的遗传性多发性神经病引起的感觉障碍有哪些特征？

感觉型为主的遗传性多发性神经病（inherited polyneuropathies）临床分为四型，对痛觉不敏感或呈刀割样疼痛，可伴手足溃疡，常并发脊髓炎、压缩性骨折及蜂窝织炎等是共同特征。

Ⅰ型：成人显性遗传不全性感觉性多发性神经病（multilating dominant hereditary sensory polyneuropathy in adults）：多于10余岁起病，表现放射样疼痛，远端感觉缺失，痛温觉重于触觉，小腿、大腿及肩部可出现刀割样疼痛，持续数日或更长，但大多数患者不出现任何疼痛。

Ⅱ型：儿童期隐性遗传不全性感觉性多发性神经病（mutilating recessive hereditary sensory polyneuropathy of childhood）：在婴儿或儿童早期起病，表现各种感觉受损，触觉、压觉障碍重于痛温觉，以肢体远端为著，也可累及躯干。也有报道家系多数成员出现全身性痛觉不敏感。

Ⅲ型：先天型痛觉不敏感（congenital insensitivity to pain）：患儿表现对疼痛刺激无反应。

Ⅳ型：其他类型遗传性感觉性神经病如Friedreich共济失调、Riley-day综合征以及家族型淀粉样变性等。

155 心因性感觉障碍的临床特征是怎样的?

心因性障碍（psychogenic disturbances）可能出现任何形式的感觉障碍，但大多数表现皮肤感觉缺失。

（1）患者的感觉缺失不符合任何神经支配区，在一个或多数肢体有感觉缺失，可能环绕一个骨性标志分布；感觉缺失常以腋窝或腹股沟为界限，器质性感觉缺失极少有这种表现。

（2）由于身体两侧神经支配重叠，器质性感觉缺失在躯干或面部通常是不到达中线的，而是离中线 1 ~ 2cm；心因性感觉缺失的界限经常准确地在中线处戛然而止；在非器质性感觉缺失区与正常感觉区之间经常表现突然转换，而在器质性感觉障碍，不敏感区域与相邻的正常感觉区之间通常有一感觉过渡区。

（3）心因性感觉障碍患者可见一种解剖学难以解释的分离性感觉缺失，如针刺觉完全丧失而温度觉保留；或病人后索功能检查明显丧失，但行走正常或保持双手臂伸展而无困难，或表现假性手足徐动样动作；以及振动觉在骨质中线结构，如颅骨或胸骨一侧受损，另一侧却不受损，实际上振动觉通过骨向两侧传导，即使在器质性偏身感觉障碍患者，在身体的任何一侧都能感受到振动。

为了确认心因性感觉障碍，在进行感觉检查之前让患者在身体上描绘出任何感受到的感觉障碍的范围，再与检查结果对比可能对评价有帮助。

（秦新月）

第七章

神经系统病变定位及临床综合征

Locolization of Neurological lesions and Clinical Synromes

156 临床常见的神经系统症状体征及其病变定位是怎样的？

临床常见的神经系统症状和体征可能成为临床诊断的快速指南，或为病变的定位提供依据，神经科医生对此应烂熟于心（表7-1）。

表7-1 临床常见的神经系统症状体征及其病变定位

神经系统症状体征	病变定位
• 单侧综合征——最常提示半球病变	
轻偏瘫伴偏身感觉缺失、失语或偏盲	对侧大脑皮质运动、感觉及优势侧语言等广泛区域
纯运动性轻偏瘫	对侧放射冠皮质下、内囊或脑桥
纯感觉性卒中（偏身感觉缺失）	对侧丘脑腹后外侧核
共济失调性轻偏瘫	对侧内囊后肢或脑桥基底上1/3与下2/3交界
构音障碍－手笨拙综合征	脑桥基底上1/3与下2/3交界
孤立的单肢肌群无力	单神经病、多数性单神经病及少见的神经根病变
单瘫	臂丛或腰丛病变及少见的皮质局灶性病变
• 双侧综合征或交叉综合征伴脑神经受累——通常提示脑干病变	
轻偏瘫伴对侧周围性面瘫及凝视麻痹	对侧脑桥基底内侧（Foville综合征）
轻偏瘫伴同侧面部痛温觉缺失、Horner征及对侧腭、舌肌无力	对侧延髓
十字形偏瘫伴上肢轻瘫侧腭、舌肌无力	延髓旁中线（手臂纤维交叉位于腿部纤维交叉之上）
四肢瘫伴面瘫，但眼球垂直运动保存	双侧脑桥腹侧（闭锁综合征）
四肢瘫不伴面瘫，但腭、舌运动或口语障碍	双侧延髓
双上肢瘫，但下肢功能保存	双侧额叶病变、脑桥梗死及颈髓病变（桶人综合征）
四肢瘫，伴通气支持和腹式呼吸	双侧颈髓C1～C4
双上肢弛缓性瘫及双下肢痉挛性瘫	双侧C5～T1
轻截瘫伴对侧痛温觉缺失、深感觉保留	脊髓半切综合征
双腿和/或上肢轻瘫伴痛温觉缺失、深感觉保留	脊髓前部综合征
双侧振动觉和关节位置觉缺失	后索
痉挛性截瘫	下位颈髓及胸髓，罕见于大脑矢状窦旁病变
双侧腰骶段不对称性运动及感觉缺失，鞍区痛温觉缺失伴尿便及少见的性功能障碍	马尾

续表

神经系统症状体征	病变定位
• 双侧综合征或交叉综合征不伴脑神经受累——通常提示脊髓病变	
下肢轻瘫，鞍区痛温觉缺失，伴括约肌及性功能障碍	脊髓圆锥
近端肌无力不伴感觉缺失	肌病和神经肌肉接头病变如重症肌无力

157 大脑半球的功能特征、分区及功能不对称性是怎样的?

大脑半球具有极复杂的功能，大量的皮质神经元及丰富的传导路形成复杂的功能网络联系。

（1）大脑半球功能特征：表现为较大的可塑性，半球病变引起的功能缺失可不明显，是丰富的皮质神经元及传导网络的冗余度所赋予。脑干或脊髓容积空间较小，相似体积病变可导致显著的运动或感觉功能障碍。局限性皮质病变可能引起癫痫发作，出现多模式运动和感觉功能缺失如失语症、失用症等，皮质下病变引起的失语很少像皮质病变表现的明显和长期持续症状；白质病变可表现无力、痉挛状态、视野缺损、轻偏瘫及尿失禁等。

（2）半球功能分区：包括额叶、颞叶、顶叶、枕叶及岛叶，额叶在半球外侧面中央沟之前，颞叶在外侧裂以下，顶叶在中央沟之后，枕叶位于外侧面最后部，岛叶埋藏于外侧裂深部。脑叶局限性病变可产生相应的临床综合征，脑叶分区有助于病变的定位诊断。

（3）半球功能不对称性又称为半球优势化，是人类大脑结构及认知功能的重要特征。两侧半球在人类的行为、认知及心理活动中起不同的作用，人类双手运用也不对称，表现优先选用、熟练与技巧的差异，人群中右利手约占 90% 的优势，绝大多数右利手及部分左利手的人语言中枢位于左侧或称为优势半球，仅部分左利手者语言中枢位于右侧半球。优势半球具有语言、逻辑思维、分析、技巧运用和计算等方面功能，右侧半球在空间识别、音乐、美术、综合能力及短暂视觉记忆方面有明显作用；但半球也有对称的功能部分，如两侧中央沟前大脑皮质执行运动功能，中央沟后大脑皮质执行躯体感觉传入功能，病变可导致相应部位的瘫痪或感觉障碍。

158 额叶病变综合征的临床表现包括哪些?

额叶位于中央沟之前和外侧裂之上，人类的额叶高度发达，约占大脑半球表面的前1/3，额叶包括外侧面、内侧面及眶面三个分区。额叶皮质与随意运动、语言表达、精神活动及情绪有关。

额叶病变综合征的临床表现

（1）外侧面病变：较常见脑梗死、肿瘤及外伤等。额前区病变产生精神障碍，双侧病变时尤明显，典型表现淡漠－意志缺失－运动不能综合征，如情感淡漠、反应迟钝、对周围事物和环境缺乏兴趣、记忆和智能减退、主动性丧失、不注意仪表整洁，病人可持续数小时看报纸而不阅读，久久注视窗外而无所见。额叶广泛损害可见行为幼稚、戏谑玩笑、欣快、不知羞耻随地便溺等。运动前区病变产生对侧轻偏瘫、痉挛性张力增高及病理征；额叶后部病变出现对侧强握和摸索反射；额中回后部病变产生向病灶对侧凝视麻痹；额桥束皮质受损导致对侧肢体共济失调；优势侧额下回后部病变引起 Broca 失语，额中回后部病变导致书写不能。

（2）内侧面病变：内侧面后部旁中央小叶是小腿和足运动区，并管理尿便功能。病变常见于大脑前动脉或胼缘支闭塞导致旁中央小叶梗死或因矢状窦旁脑膜瘤，导致对侧足及膝以下轻截瘫伴尿便障碍，矢状窦旁脑膜瘤可压迫两侧足部运动区产生截瘫，伴尿便障碍，称为脑性截瘫，易与脊髓性截瘫混淆，临床凭足部瘫痪严重而膝以上无瘫痪可鉴别；刺激病变可引起从足趾开始的癫痫发作。旁中央小叶前方是辅助运动区，优势侧受损出现失动力性失语，颇似经皮质运动性失语，表现淡漠、不主动说话，最初几天表现缄默或哑，口语理解较好，可较快恢复。

（3）眶面病变：包括外侧三角形的眶回和内侧狭长形的直回，后部以视束为界，常见脑挫裂伤、嗅沟或蝶骨嵴脑膜瘤等。眶面肿瘤可出现 Foster-Kennedy 综合征，表现同侧原发性视神经萎缩及对侧视盘水肿。可出现过食、多饮、多尿、高热、出汗及血管扩张等自主神经症状。可见行为幼稚、戏谑玩笑、扰动不宁、愤怒发作、强迫哭笑、近事遗忘，缄默不动、木僵状态、蜡样屈曲等。

159 颞叶病变综合征的临床表现包括哪些？

颞叶病变综合征的临床表现

（1）颞叶前部病变影响内侧钩回嗅觉和味觉中枢，出现特殊的钩回发作，病人有幻嗅和幻味，常为难闻的气味，可有舔舌和咀嚼动作。双侧颞叶前部病变，如颞叶肿瘤或颞叶癫痫双侧前颞叶切除，钩回和海马等边缘系统受损，出现严重遗忘症，不认亲人；情绪行为改变，如暴发愤怒、不知恐惧、性欲亢进和食欲增加等，称为 Kluver-Buey 综合征。

（2）优势侧颞上回受损出现感觉性失语，患者能听见他人或自己说话的声音，但不解其义。颞顶部（颞中回、颞上回后部及角回）病变导致命名性失语，病人说不出物品的名称，但可说出用途。颞叶白质内视放射受损出现视野缺损，表现对侧同向性上象限盲。

（3）可出现与时间记忆有关的精神障碍，如错觉、幻觉、梦样状态、似曾相识、似不相识、自动症、精神异常及内脏症状等，临床常见于颞叶癫痫。

160 顶叶病变综合征的临床表现包括哪些？

顶叶病变综合征的临床表现

（1）一侧（左或右）顶叶病变可见皮质感觉综合征，表现对侧偏身麻木及感觉缺失。可出现轻偏瘫，患儿可见偏侧肌萎缩、张力减退、运动困难或偏身共济失调等。可见对侧同向性偏盲或下象限盲或视觉忽略，可有向病变侧眼球震颤。

（2）优势侧顶叶角回病变可出现格斯特曼（Gerstmann）综合征，右利手和大多数左利手者的优势侧均是左侧，表现手指失认、不辨左右、计算不能及失写等，有时可伴失读。

（3）左缘上回及角回病变可出现痛觉失认，患者不能识别疼痛刺激，如香烟烧灼手指无疼痛反应或丢弃烟头的保护性躲避反射，较少见。

（4）非优势侧右顶叶病变可见体象障碍，表现为空间失认或自身失认，自体感知不能多见于右利手者，不能感知自己左侧肢体（负性体象障碍）；左侧偏瘫患者可出现第三幻肢或幻多肢（正性体象障碍）。非优势侧顶叶较大病变可出现穿衣及结构性失用症，可出现意识模糊、对侧空间忽略及地形记忆缺失。

（5）病觉缺失也称安东（Anton）综合征，常见于右顶叶缘上回脑梗死患者出现左侧偏瘫，但否认患肢瘫痪。面部失认是患者不认识镜中自己的脸和熟人，常伴颜色、物体和方位失认，是顶枕区或顶颞区病变的少见症状。双侧顶叶受损可出现视空间知觉失认，空间混乱，全部或部分巴林特综合征（视觉性失用）。

161 枕叶病变综合征的临床表现包括哪些？

枕叶病变综合征的临床表现

（1）视野缺损

1）一侧枕叶病变出现对侧同向性偏盲或象限盲，局灶性视区表浅病变产生偏侧红－绿色盲，物体形状仍可感知。左枕叶病变伴深部白质或胼胝体压部受损可出现失读症及颜色命名障碍等。

2）双侧枕叶病变产生皮质盲，或可见 Anton 综合征，表现视觉失认，患者看到物体但不认识，凭触觉或实体觉可分辨；或出现水平型上半或下半视野盲，皮质偏盲不累及中央黄斑区称为黄斑回避，光反射保留。双侧颞枕叶包括梭状回受累出现面容失认，患者不认识熟人和镜中自己的脸，伴颜色、物体及方位失认；双侧顶枕区病变出现巴林特（Balint）综合征，表现视觉性失用、皮质性注视麻痹、动眼失调及视觉注意障碍，但自发性和反射性眼球运动保留。

（2）视觉性发作：视区（17 区）刺激性病变引起闪光、白点、暗影和色彩等不成形幻视，如闪光幻视（photopsia），可继发全面性癫痫发作。纹状周围区（18，19 区）刺激性病灶产生成形的幻视发作，也可为局限性或全面性癫痫发作的先兆。

（3）视中枢附近视觉联络区病变

1）精神性视觉障碍：右枕叶病变出现视物变形症（metamorphopsia），表现看到物体形状、大小、颜色、方位和距离变形或失真，出现暂时错觉，可为局限性发作或全面性发作的先兆；刺激性病灶可引起成形的幻视发作。可见视觉性体象障碍如视物显多症（polyopia）。视觉留存（palinopsia）是物体被移除后视觉影像仍持续或立即重现，图像常为无色，眨眼可再现，不受闭眼影响，且在眼球运动方向上移动，常见于非优势侧顶枕或颞枕叶局灶病变，特殊病因包括肿瘤、缺血、外伤、动静脉畸形、脑血管炎、脓肿、偏头痛、CO 中毒、多发性硬化及三甲氧苯乙胺（mescaline）、曲唑酮（trazodone）等药物中毒。

2）视觉失认：患者看到物体但不能认识，用手触摸即可辨识，多见于双侧距状皮质周围区及左侧角回病变。视觉失认还包括空间失认、纯字盲（失认性失读）、面部失认及综合失认，综合失认（simultanagnosia）表现能认识图画中人物、景物，但不能认识图画的含义；也可见 Gerstmann 综合征。

162 临床常见的幻觉、错觉的临床特征及病变定位是怎样的?

（1）嗅幻觉：患者常闻到令人不愉快的气味，如腐烂食品、烧焦物、化学药品等，常伴有其他幻觉。多见于颞叶钩回病变。

（2）味幻觉：患者尝到食物有奇怪味道而拒食，常伴其他幻觉和妄想。可为顶叶、颞叶或颞顶叶癫痫发作的表现，或顶叶、中央岛盖病变所致。

（3）视幻觉：常见于精神疾病，神经系统疾病或药物也可诱发。

1）简单视幻觉常见于偏头痛或癫痫发作，看到闪光、不同颜色简单图案或条纹，常伴视野缺损，提示枕叶内下部病变。

2）复杂视幻觉见于颞叶病变，如颞叶肿瘤、弥漫性路易体病，看到人物或景象伴妄想色彩，如周围景物失真感、熟悉感、生疏感和虚幻梦境等。

中脑上部病变并累及丘脑经常为双侧性，可引起复杂视幻觉，有梦样性质，如大脑脚幻觉（peduncular hallucinosis），常发生在入眠前，如不真实的小人国，患者可能感觉愉悦。大脑脚幻觉也见于左大脑脚梗死和右侧丘脑旁中线梗死，不伴明显中脑受累；推测大脑脚幻觉与上行性网状激活系统（ARAS）损害有关的释放现象，其嘴端投射中脑至丘脑板内核。

3）枕叶纹状区刺激性病变产生不成形视幻觉，如闪光、白点、暗影和色彩等，或眼前突然发亮后逐渐变暗。纹状周围区刺激性病灶产生成形视幻觉，均可继发癫痫发作。顶枕叶刺激性病灶可产生旋转性癫痫，先有视觉先兆如闪光从视野周围向中央移动，双眼注视视幻觉，头颈和躯干转向对侧出现全面性发作。

须注意鉴别的是，眼动脉缺血一过性黑矇患者可出现彩色明亮闪光或闪烁。视神经炎眼球运动可诱发明亮闪光，称为光幻视（phosphenes）。玻璃体分离眼球运动出现短暂的垂直闪光，称为莫尔闪光纹（Moore's lighting streaks）。发作性睡病患者可出现入睡前或睡梦中幻觉。老年人视觉受损可在夜晚出现非特异的复杂视幻觉；认知正常时可发生复发性生动幻觉，常与严重的视觉剥夺（visual deprevation）有关，幻觉常在夜晚出现，常由彩色明亮的小卡通人或物体组成，患者通常能意识到幻觉不真实，可能是颞枕皮质的释放现象。

（4）视错觉：常见于颞枕部病变，常为致痫源性。

1）视物显多症是将一个物体看成多个；以及视物显小症、视物变形症、视物显大症，视觉异处感看到视野中一个物体转移到对侧，见于枕叶或顶枕叶病变。

2）视错觉如似曾相识（病人对人物或场景极熟悉感，实际上从未经历过）、似不相识，经历性错觉如似曾经历、似未经历，源于颞叶新皮质局灶性发作。

163 皮质盲的病因、临床特征及鉴别诊断是怎样的？

皮质盲（cortical blindness）是双侧枕叶视皮质纹状区病变所致，常见于脑梗死。

（1）病因：最常见于同时或相继发生的双侧大脑后动脉栓塞，引起双侧枕叶视皮质 17 区梗死。也可见于脑出血、先兆子痫、高血压脑病及动静脉畸形，脑肿瘤引起小脑幕疝，进行性多灶性白质脑病（PML）、克－雅病、脑炎、人类免疫缺陷病毒性脑炎、脑脓肿等感染性疾病，脱髓鞘疾病如 Schilder 病，脑外伤，偏头痛，低血糖、卟啉病及线粒体脑病，铅中毒、乙醇中毒、CO 中毒，环孢霉素、他克莫司等药物中毒，可逆性后部脑白质病综合征、阿尔茨海默病及癫痫发作后等。

（2）临床特征

1）患者表现完全性盲，对强光及眼前手动无反应，不引起反射性眼睑闭合，可有黄斑回避，遗留小的中心视野或匙孔视力。偶有皮质盲患者表现 Anton 综合征，否认视野缺损，能看到物体而不认识，实际上是视觉失认。

2）检查眼底视网膜正常，无视神经萎缩，因视皮质中枢病变引起的神经纤维变性仅达外侧膝状体。瞳孔光反射保留，辐辏反射正常，眼球运动正常。

（3）鉴别诊断

1）视神经病变：常见单眼完全失明，光反射减弱消失，无黄斑回避现象；眼底可见视神经萎缩，可伴视神经邻近结构如第Ⅲ、Ⅳ、Ⅴ和Ⅵ脑神经受损症状。

2）巴林特（Balint）综合征：患者并非盲，表现精神性注视麻痹、视觉性共济失调及空间注意障碍，自发性及反射性眼球运动保留。

3）癔病性盲：患者常突发视力下降，自称无光感或为眼前指数，貌似盲而非盲，不具有皮质盲特点，多有抑郁、焦虑症状。

4）精神性盲：皮质盲往往易与精神性盲混淆，精神性盲是视觉认识不能或视觉失认症，是视觉记忆丧失，能看到原来了解的物体形象和颜色，但不能辨认为何物，皮质性盲是视觉完全消失。

164 安东综合征的病变定位及临床表现是怎样的?

安东（Anton）综合征是指视觉失认症（visual agnosia）或视觉认识不能，患者虽能看到原本了解的物体形象和颜色，却不能识别。视觉失认是优势侧或双侧纹状周围区及角回病变所致。

病变定位及临床表现

（1）患者不能辨识以往认识的物体或环境，但并非失明，走路能绕开前方障碍物，却不能识别为何物，触摸借助实体觉即可识别，患者动作表现颇似盲人。出现优势侧半球枕叶皮质病变，有时双侧枕叶视觉中枢病变也可出现。

（2）优势侧角回病变患者虽然视觉正常，却不能理解曾认识的文字含义，不能阅读，出现失认性失读症（单纯字盲）。还可出现空间失认、面部失认及综合失认，综合失认表现能认识图画中的人物和景物，但不能理解图画的含义。优势侧角回是认识功能区，与文字理解有关，也称为视觉性语言中枢。

165 巴林特综合征的病因及临床表现是怎样的?

巴林特综合征（Balint syndrome）是双侧顶－枕病变综合征，Balint（1909）首次报道。以精神性注视麻痹、视觉失调及视觉性注视障碍为特征，临床上需与皮质盲和 Anton 综合征

（视觉失认症）鉴别。

（1）病因：Balint 综合征是双侧纹状周围区及角回病变所致，多为肿瘤性或血管性，最常见于双侧大脑半球中部与后循环间的分水岭梗死，导致双侧顶叶大的病变，也可见于脑外伤、脑炎等。

（2）临床表现

1）精神性注视麻痹（psychic paralysis of gaze）：表现眼球不能随意运动和自主地注视周围视野；立体觉丧失，如不能估计立在其面前不关联的两个目标的距离，每次仅能看一个目标，伸手抓物往往会把手伸向错误的方向，走路笨拙、踩空，但眼外肌完全正常。

2）视性共济失调：表现对视觉刺激的手动反应迟钝笨拙或不能，当指向视觉目标时出现空间错误定位。视觉注意障碍，特别是外周视野，表现受累视野动态的向心性缩窄。

3）同时辨识不能（simultagnosia）：不能识别整个图画的含义，但识别部分图画的能力保留。

4）可伴两侧肢体失协调，上肢可呈强直性和运动失调现象。表现意念运动性失调、言语困难、书写不能及失语症等。

5）脑 CT 和 MRI 检查可发现弥散性脑皮质萎缩。脑电图和脑脊液检查对诊断可有参考价值。

166 失用症及其发病机制是怎样的?

失用症（apraxia）也称为运用障碍（dyspraxia），是脑疾病患者在无意识和认知障碍，无瘫痪、共济失调、肌张力障碍及感觉缺失时，企图做有目的或精细动作却不能执行熟悉的随意动作，不能运用肢体完成已形成的习惯动作，如洗脸、刷牙、伸舌、吞咽、划火柴和开锁等简单动作，但不经意时可自发完成。

失用症的发病机制是：

优势侧半球顶叶缘上回是运用功能的皮质代表区，其发出纤维至同侧的中央前回，再经胼胝体到右侧中央前回。左缘上回病变或损伤，患者虽无瘫痪，也不能完成技巧性随意运动，表现动作不连贯、不确定和无目的性。这是由于有目的的动作（运用）是一个感觉－观念（意念）－运动的过程，要完成任何一个随意运动，不仅需要上、下运动神经元与小脑及锥体外系的整合，也要联络区皮质的运动意念、完好的体象感觉和储存完整的运动形式的记忆印迹的参与。

左侧缘上回病变产生双侧失用症，左侧缘上回至同侧中央前回间病变引起右侧肢体失用症，胼胝体前部或右顶叶皮质病变产生左侧肢体失用症。靠近左侧中央前回皮质的连合纤维受损可出现右侧偏瘫、运动性失语，左上肢无瘫痪但出现左侧失用，称为交感性失用。

167 失用症的常见分类及临床特征和检查是怎样的?

（1）失用症的常见分类及临床特征

1）观念运动性失用症（ideomotor apraxia）：临床最常见，患者可自动完成动作，知晓和能说出如何做，但不能完成模仿动作，不能按指令完成复杂的随意动作如伸舌、刷牙和招手等，进食时却可无意地伸舌舔摄留在唇边的米粒。病人日常生活可不受影响，仅在检查时被发现。多为左缘上回病变，运动区及运动前区病变也可引起，是动作观念形成区缘上回与执行动作的运动区弓状纤维中断。

2）观念失用症（ideational apraxia）：患者执行复杂精巧动作观念丧失，只能做系列动作中的单一或分解动作，不能把分解动作按次序组合成一套完整动作，可能颠倒动作前后程序，如拿一个烟斗、一支香烟和一盒火柴，不知道该如何使用，可能用香烟划火柴盒。表现双侧性，模仿动作无障碍，日常活动显得不正常，甚至引起意外。多为左顶叶后部、缘上回及胼胝体病变，见于中毒等弥漫性脑病变。

3）结构失用症（constructional apraxia）：是空间结构运用障碍，如不能排列、搭积木和绘画。患者了解各构成部分和相互位置关系，但构造的空间分析与综合能力障碍，可与视觉失认有关。多为非优势半球枕叶与角回间连合纤维中断所致。

4）肢体运动失用（limb kinetic apraxia）：患者无瘫痪，但各肌群不能协调完成有目的运动，动作笨拙，丧失熟练精巧动作能力，自发动作、执行口令及模仿均受影响，仅限于手，如不能执行书写、扣纽扣、划火柴等精细动作。病变位于双侧或对侧运动区（4，6 区）及其纤维或胼胝体前部。

5）口－面失用症（facial-oral apraxia）：患者不能按指令完成或模仿面部动作，如眨眼、舔唇、伸舌、吹蜡烛等，不经意时却可完成，令患者模仿刷牙时给予牙刷，运用能力常可改善，因信息经视觉通路传至运动皮质。病变局限于左侧运动皮质面部区，可伴 Broca 失语。口语指令由优势侧语言区理解，由缘上回经弓状纤维传至左侧运动前区执行动作程序。左缘上回或弓状束病变可导致双侧肢体观念运动性失用和口－面失用，损伤听觉与视觉联合区，常伴感觉性失语和视野缺损。

6）穿衣失用症（dressing apraxia）：患者不能正确穿脱衣裤，可合并结构性失用、偏侧忽视或失语等。多因右顶叶病变导致视空间定向障碍。

7）口语失用症（speech aprexia）：患者发音缺陷和错误，缓慢费力，欲纠正不能，复述时发音错误比交谈多，患者为避免错误放慢讲话，每个字都重读，但招呼、道别、咒骂和计数发音正常，细辨认讲话内容语法结构完整，用词正确，发音不清使复述、命名及朗读不正常，听理解、阅读理解和书写正常，因此不是失语症，但可伴 Broca 失语或传导性失语，常伴口面失用或吞咽困难，也与构音障碍不同，发音肌没有肌力、肌张力障碍和共济失调。病变局限于 Broca 区。

(2) 失用症检查：观察患者自发动作，如肢体运动失用患者动作笨拙，不能协调或作精细快速动作，如书写、扣纽扣、划火柴和弹琴等。指令患者先做伸舌、闭眼、举手等简单动作，再做如穿衣、系纽扣、梳头、划火柴等复杂动作，看有无观念性失用症；令病人用积木搭房子或用火柴拼图形，检查者先示范，让其模仿，看有无结构性失用。患者如有失语或失认，可用示意动作令病人模仿。

168 失认症的分类及临床特征和检查是怎样的?

失认症 (agnosia) 是脑病变患者虽无视觉、听觉、躯体感觉、意识及认知障碍，但不能通过某种感觉辨认熟悉的物体，却能通过其他感觉识别。如患者看到手表不知为何物，但触摸或聆听可立即辨认。

(1) 失认症分类及临床特征

1) 视觉失认 (visual agnosia)：也称视觉认识不能或精神性盲，患者虽能看到原来了解的物体、图画和颜色，却不能认识、描述和命名。视觉失认病变位于优势侧或双侧纹状周围区和角回。

视觉失认包括：①物品失认。②颜色失认。③面孔失认 (prosopagnosia) 不认识镜子里自己和熟人的脸，常伴颜色、物体和方位失认，是顶枕区病变的少见症状。④综合失认 (simultanagnosia) 认识图画中个别人和物，但同时辨识不能，不理解全图的含义。⑤失认性失读属于纯字盲。

2) 听觉失认 (auditory agnosia)：患者听力正常，却不能辨别原来熟悉的声音。病变位于双侧颞上回中部皮质或单侧颞叶皮质下白质。

听觉失认包括：①精神性聋 (psychic deafness) 不能辨认原来了解的非口语声音，如动物叫声、铃声和汽笛声，病变位于双侧听觉联络皮质。②纯词聋 (pure word deafness) 罕见，是口语听觉失认，口语理解严重障碍，对非词语识别正常，不能复述和听写，但自发语言、书写和阅读完好。患者凭观察讲话者面孔和口型可帮助理解对方讲话，因此不是真正的失语症。病变位于优势侧或双侧颞上回中部、Wernicke 区前缘皮质及皮质下。

3) 空间失认：表现体象障碍 (body schema disturbance)，患者视觉、痛温觉和本体觉完好，却不能感知躯体各部位的存在、空间位置及各部分间关系。

空间失认包括：①自体失认 (autotopagnosia) 不认识自己身体各部分，否认身体某部属于自己。②疾病失认 (anosognosia) 又称 Anton 综合征，病人表现偏侧肢体忽视、病觉缺失和幻肢症等，否认偏瘫或失明，多见于非优势 (右侧) 半球顶叶病变。③格斯特曼 (Gerstmann) 综合征表现不辨手指、不辨左右、失计算和失写，病变位于优势半球顶叶角回。④痛觉失认（agnosia）患者可感受疼痛和伤害刺激，却无相应的情绪反应和防御反射，如手指被香烟烧灼，不丢弃烟头而漠然处之。病变位于优势侧缘上回，累及部分角回和颞上回。⑤触觉失认（tactile agnosia）实体觉或形体辨别觉障碍，患者能感知物体的大小、形状和质地，但不能分辨手中为何物，看或听可辨别。病变位于双侧顶叶。

（2）失认症检查：视觉失认检查给病人看一些常用物品，令其辨认，可用语言、书写和手势表达，如均不能辨认，多不属于失认症。令患者辨认颜色或将同色归类，给病人看一些建筑物或风景画片，令其描述或画人形、钟面、小房子等，评价空间定位。听觉失认检查辨认铃声、抖动纸声、敲击茶杯声等常见声音，辨认一段乐曲。触觉失认检查令病人闭目，让其触摸手中物体加以辨认。

169 胼胝体的组成及其病变的临床特征是怎样的?

胼胝体（corpus callosum）是两侧大脑半球连合纤维的一部分，连合纤维还包括前连合和海马连合，构成两侧大脑半球的功能联系。

（1）胼胝体组成：胼胝体位于半球间裂底部，是构成半卵圆中心的主要部分。自前向后由四部分组成：嘴部、膝部、干部及压部，嘴部和膝部纤维连接两侧额叶前部，干前部连接两侧额叶后部和顶叶，干后部和压部连接两侧颞叶和枕叶。

（2）临床特征

1）胼胝体广泛病变可产生精神症状，如淡漠、嗜睡、健忘、注意力不集中及人格改变等，也可出现失用症。

2）胼胝体前部病变可出现 Broca 失语，面舌失用等。胼胝体中部病变可出现偏身失用，右利者出现左手失用，左利者出现右手失用。胼胝体后部病变可出现下肢失用和偏盲等。

170 Marchiafave-Bignami 综合征的临床特征及诊断是怎样的?

马恰法 – 比尼亚米（Marchiafave-Bignami）综合征是原发性胼胝体变性（primary callosum degeneration），临床罕见，病因不明。最初认为是意大利红酒引起胼胝体脱髓鞘病变，后来发现非酒精病变也可引起。

（1）临床特征

1）本病多见于长期大量饮酒的中老年男性，40 ~ 60 岁起病，缓慢进行性加重，开始表现精神障碍，呈慢性酒中毒性格改变，表现淡漠、抑郁或兴奋、激越、幻觉、妄想、违拗、精神错乱、记忆力及判断力减退、昏睡等。之后可出现构音障碍、震颤、共济失调、卒中样发作、癫痫发作、失语、失用和尿失禁等，出现进行性痴呆，可伴强握反射和吸吮反射。

2）MRI 显示胼胝体及侧脑室前角旁 T1WI 稍低信号、T2WI 及 FLAIR 稍高信号病灶，边缘模糊，矢状位及轴位增强扫描无强化。

3）患者症状加重与缓解交替，极少数患者经数月恢复，完全恢复者罕见。晚期病人可突发抽搐发作和昏迷死亡，病程数月至数年，多在病后 3 ~6 年死亡。

（2）诊断：本病诊断较困难，主要依据慢性酒中毒病史，长期饮酒导致营养缺乏，临床出现精神障碍和非特异性进行性痴呆，较急骤发生的昏睡也需考虑本病的可能。MRI 检查可为病变定位提供证据。须注意与 Wernicke-Korsakoff 综合征、急性戒断综合征、Alzheimer 型痴呆、慢性硬膜下血肿及扣带回（Nielsen Ⅱ型）综合征鉴别。

171 间脑综合征的临床特征是怎样的?

间脑是由丘脑、下丘脑、丘脑底部、丘脑上部、丘脑后部及第三脑室周围结构组成，是大脑皮质与脑干、脊髓较低级部位的联系结构。间脑综合征是间脑病变导致的临床症状组合。

临床特征

（1）自主神经紊乱：可出现胃十二指肠溃疡出血，突然呕血、便血及血压下降，一般不伴腹痛，是视前区、视上核及乳头体下行自主神经纤维受损。视前区病变引起中枢性肺水肿，呼吸急促（30 ~40 次/分）、肺啰音及大量泡沫样痰，X 线检查可见两侧肺门蝶状增宽阴影。下丘脑后方及腹内侧核病变使血压升高、心率增快及瞳孔扩大；下丘脑前方或灰结节病变使血压下降、心率变慢及瞳孔缩小。自主神经发作表现面色潮红或苍白、流泪、多汗、战栗、血压骤升、心动过速、瞳孔扩大或缩小、体温升高或降低、呼吸变慢、尿意感等，伴头痛、心前区不适、食欲增加，偶有意识障碍和精神改变。

（2）睡眠障碍：表现睡眠过多、失眠或睡眠节律倒错等，下丘脑后部病变出现异态睡眠，如发作性睡病、发作性嗜睡 – 强食症等。

（3）代谢功能障碍：下丘脑受损引起低血糖、高血糖或胰岛素敏感性增加，血钠水平降低。

（4）内分泌功能障碍：下丘脑病变引起月经周期紊乱、闭经、性欲减退、阳痿或性功能亢进等；视上核、室旁核、视上核 – 垂体束受损导致抗利尿激素（ADH）分泌过少，出现尿崩症；催乳素分泌过多导致闭经 – 溢乳综合征；生长激素增多可见肢端肥大症，皮质类固醇分泌增多出现库欣综合征。

（5）体温调节障碍：下丘脑前部或灰结节（散热区）病变导致中枢性高热（39℃ ~40℃），见于严重脑挫伤、脑桥出血或梗死；下丘脑后部（产热区）病变引起体温过低（<36℃）。

（6）Horner 综合征：下丘脑及脑干网状结构下行交感神经纤维受损，出现同侧 Horner 综合征。

（7）摄食障碍：下丘脑病变出现 Klein-Levin 综合征，表现过饥、贪食或强食症，常伴发作性嗜睡。双侧视上核、下丘脑外侧区病变引起厌食症和体重减轻。

172 柯萨可夫综合征的临床特征及病变定位是怎样的？

柯萨可夫综合征（Korsakoff syndrome）也称为往事虚构综合征（anamnestic confabulatory syndrome），常见于酒精依赖患者，创伤性脑损伤、肝功能障碍及精神创伤偶可诱发，以中年以上男性患者居多。

（1）临床特征

1）近事遗忘：开始表现渐进性记忆减退，近事遗忘尤明显，对自己说过的话、经历的事或接触过的人不能记忆，记忆显著减退导致言语不畅和不连贯，使患者生活不能自理；远事记忆较好，甚至对童年往事可记忆如初。

2）虚构错构：患者为了弥补近事遗忘，常虚构情节填入遗忘的间隙，可出现前后矛盾。

3）定向障碍：表现对时间、地点及人物定向障碍，如迷路找不到家门，把昔日经历与近期事件混为一谈，将人物弄错，张冠李戴。

4）急性起病患者常出现心慌、震颤、多汗、幻觉和谵妄等，慢性起病者多表现淡漠、焦虑和恐惧，可伴慢性营养不良及周围神经损害。

（2）Korsakoff 综合征的病变可能位于丘脑下部及中脑上部，或为乳头体内侧损害，也可见于额颞叶病变。

173 丘脑综合征的临床特征及分型是怎样的？

丘脑综合征（thalamic syndrome）也称为德热里纳－劳西（Dejerine-Roussy）综合征，常见于丘脑血管性病变。

（1）临床特征：丘脑痛（thalamic pain）见于非优势半球丘脑病变，出现病灶对侧半身自发性剧痛，呈撕裂样、牵扯样或烧灼样，难以忍受，上下肢严重程度一致，但深部较明显，可呈发作性，常伴抑郁和焦虑，疗效较差。痛性麻木（painful anesthesia）也称为痛性感觉缺失（anesthesia dolorosa），患者感受针刺疼痛迟钝，可有皮肤感觉异常。脑 CT 和 MRI 检查可显示丘脑梗死或出血病变。

（2）分型

1）丘脑后外侧综合征：丘脑膝状体动脉供血区梗死，患者出现一过性不完全或完全性偏瘫，深浅感觉障碍，深感觉障碍明显，可伴自发痛及共济失调等。

2）丘脑前外侧综合征：丘脑穿通动脉供血区梗死，常累及丘脑底核、红核，出现震颤、舞蹈样动作及手足徐动等，无感觉障碍。

3）丘脑内侧综合征：丘脑穿通动脉供血区梗死，两侧内侧核及乳头体丘脑束受损，引起体温调节障碍、呼吸节律改变、胃肠道出血、易饥、瞳孔及睡眠障碍等自主神经症状，也可见性格改变、妄想等精神症状和痴呆。

174 脑中线结构和脑中线症状的临床特征是怎样的?

（1）脑中线结构：包括胼胝体、透明隔、第三脑室、丘脑下部、松果体区、脑干、第四脑室及小脑蚓部等。

（2）脑中线症状临床特征

1）脑中线结构病变可导致患者逐渐加深的意识障碍；血压急骤升高或下降或不稳定；出现中枢性高热（39 ~40°C 以上），表现躯体温度高，肢体体温不高，无寒战。

2）出现中枢性肺水肿及呼吸困难；胃应激性溃疡出现呕吐咖啡样物质；可出现尿崩症，高血糖和尿糖阳性；出现大汗或无汗等汗液分泌异常。

3）可出现去大脑强直或去皮质强直；出现两侧瞳孔缩小、散大或不等大，眼球分离性斜视及眼球浮动；可出现双侧锥体束征等。

175 边缘叶、边缘系统及边缘系统病变的临床特征是怎样的?

边缘叶（limbic lobe）是环绕于上位脑干的马蹄形脑回，包括扣带回、海马回、海马旁回和钩回等。

边缘系统（limbic system）是指大脑半球内侧面较古老的皮质和皮质下结构，包括边缘叶，以及杏仁核、隔区、丘脑前核、乳头体核、下丘脑，中脑中缝核、脚间核及被盖等。边缘系统与网状结构、大脑皮质有广泛联系，参与保持个体和种系生存的防御反应，获食行为和生殖等相关的精神（动机、情绪、记忆）及内脏活动。

边缘系统病变临床特征

（1）患者常出现情绪反应、记忆丧失、智能减退和行为异常等，两侧海马或颞叶内侧病变常表现明显的记忆障碍，尤其近记忆障碍。

（2）患者可出现嗅幻觉、味幻觉、听幻觉及视幻觉，颞叶病变常见复杂性视幻觉，可见到人物或景象，并可有景物失真感、熟悉感、生疏感及虚幻梦境等妄想色彩。

脑桥小脑角综合征的病因及临床特征是怎样的?

脑桥小脑角综合征（cerebellopotine angle syndrome）是脑桥小脑角池（在内耳孔与小脑间）病变常导致病侧脑神经Ⅴ，Ⅶ，Ⅷ受损，可伴颅内压增高表现。

（1）病因：成人最常见于前庭神经鞘瘤（听神经瘤），也见于脑桥小脑角脑膜瘤、先天性胆脂瘤、胶质瘤、颅咽管瘤、动脉瘤及动静脉畸形等，少见病因如蛛网膜炎、蛛网膜囊肿、结核性脑膜炎、椎基底动脉延长扩张症等。双侧前庭神经鞘瘤可能提示为神经纤维瘤病2型。

（2）临床特征

1）常见位听神经隐袭或进行性受累，出现病侧高调为主的持续性耳鸣，逐渐发生神经感音性耳聋，极少突聋，最可能为内听动脉闭塞。少数患者出现眩晕、眼震、不平衡感、头痛及面部感觉异常。

2）邻近的脑神经受损，常见病侧面神经受累，面部轻瘫，可伴同侧舌前2/3味觉缺失；肿瘤向前部扩展累及三叉神经（面部麻木、阵发性面痛、同侧角膜反射减弱）和外展神经（内斜视伴复视）；向后下部扩展累及Ⅸ，Ⅹ脑神经出现声音嘶哑、吞咽困难及饮水呛；偶见同侧小脑性共济失调、对侧轻偏瘫等。

3）随着肿瘤增大，颅内压增高症状逐渐明显，如头痛、呕吐及视盘水肿，以及脑积水等。

中脑病变常见的临床综合征的临床特征是怎样的?

（1）韦伯（Weber）综合征：是中脑大脑脚病变，特别是脚内侧病变可能损伤锥体束纤维和动眼神经束。表现为动眼神经交叉瘫，即病灶侧动眼神经不全麻痹（包括副交感纤维导致瞳孔扩大），对侧偏瘫，包括对侧中枢性面舌瘫。

（2）贝内迪克（Benedikt）综合征：是中脑黑质及动眼神经病变所致，表现动眼神经与锥体外系交叉，病灶侧动眼神经麻痹，对侧半身锥体外系症状，如半身舞蹈－手足徐动症、半身震颤及肌张力增高等。

（3）克劳德（Claude）综合征：是红核及动眼神经病变所致，表现动眼神经与红核交叉综合征，病灶侧动眼神经麻痹，对侧半身的共济失调。

（4）帕里诺（Parinaud）综合征：是中脑顶盖部病变所致，表现眼球垂直性凝视麻痹，双眼上视不能，双侧瞳孔光反射消失。

178 脑桥病变常见的临床综合征的临床特征是怎样的?

（1）福维尔（Foville）综合征：是脑桥基底内侧部病变所致，常见于基底动脉旁正中支闭塞；表现病灶侧外展神经瘫、双眼向病灶凝视麻痹及对侧偏瘫。

（2）米勒德－古伯勒（Millard-Gubler）综合征：是脑桥基底外侧部病变所致，常于炎症和肿瘤；表现病灶侧外展神经瘫、面神经周围性瘫、舌下神经瘫及对侧偏瘫。

（3）雷蒙德－瑟斯坦（Raymond-Cestan）综合征：脑桥被盖，常见于小脑上动脉闭塞及脑桥被盖部肿瘤；表现病灶侧小脑性共济失调及对侧半身感觉障碍，病变在脑桥的不同水平可伴同侧面部感觉障碍、同侧外展神经麻痹及凝视麻痹等。

179 延髓病变常见的临床综合征的临床特征是怎样的?

（1）瓦伦伯格（Wallenberg）综合征：是延髓背外侧病变所致，常见于椎动脉或小脑后下动脉血栓形成；临床表现病灶侧面部及对侧半身交叉性感觉障碍，是病灶侧三叉神经脊束核和脊束与对侧交叉的脊髓丘脑束受累所致；疑核受累导致声音嘶哑、吞咽困难及饮水呛；前庭神经核受损引起眩晕，水平性及旋转性眼震；绳状体受累出现病灶侧肢体小脑性共济失调；脑干网状结构交感神经纤维受损出现同侧 Horner 征。

（2）杰克逊（Jackson）综合征：是延髓橄榄体前部内侧病变所致，多见于脊髓前动脉闭塞；表现舌下神经交叉瘫，病灶侧舌下神经瘫，可见伸舌偏向病灶侧和舌肌萎缩，并出现对侧偏瘫。

（3）橄榄体后部综合征：舌咽神经、迷走神经、副神经及舌下神经核病变所致，均表现病灶侧若干后组脑神经受损，脊髓丘脑束受累时合并对侧半身（不包括面部）感觉障碍，锥体束常幸免，舌下神经可不受累，因脊髓前动脉为核及根供血，肿瘤或短旋动脉闭塞是常见病因。不同的脑神经核组合表现不同的综合征：

1）迷走及副神经（Schmidt）综合征：常见于延髓血管病变导致一侧迷走及副神经核性或核下性病变，Schmidt（1892）首先报告 1 例延髓空洞症引起双侧迷走及副神经受损，但此综合征通常指一侧病变，表现同侧软腭及咽喉肌麻痹，出现构音障碍、声音嘶哑、吞咽困难及咽喉部感觉缺失，同侧胸锁乳突肌和斜方肌麻痹导致不能向同侧转颈，不能耸肩。

2）舌咽、迷走及舌下神经（Tapia）综合征：常见于下颌角后部外伤，导致迷走及舌下神经受损；表现同侧声带麻痹，声音嘶哑，无软腭和咽喉肌麻痹，同侧舌肌瘫痪萎缩，伸舌偏向患侧，可有同侧 Horner 征。

3）舌咽、迷走、副和舌下神经（Avellis）综合征：病变位于延髓或近颈静脉孔处，常见于延髓肿瘤、外伤、炎症及血管病等；同侧声带、软腭及咽肌麻痹出现构音障碍、声音嘶哑及吞咽困难，咽喉部感觉丧失，舌后 1/3 味觉障碍，对侧偏身痛温觉障碍，可见 Horner 征，副神经受累引起胸锁乳突肌和斜方肌麻痹，不能向同侧转颈，不能耸肩，舌下神经可受累或不受累。

180 脑干内与脑干外病变的临床鉴别诊断是怎样的?

脑干内与脑干外病变的临床鉴别诊断主要依据：

（1）脑干内病变临床诊断的金标准是，脑神经瘫与对侧肢体交叉瘫或交叉性感觉障碍，且几乎同时出现；脑干外病变常较早出现明显的脑神经瘫。

（2）脑干内病变出现的面部感觉障碍为核性分布，脑干外病变的面部感觉障碍为周围性分布。

（3）脑干内病变常见脑干内结构受损，如出现锥体束征、Horner 征、核性及核间性眼肌麻痹等；出现外展与面神经同时受损，如 Foville 综合征或 Millard-Gubler 综合征；脑干外病变如出现动眼、滑车、外展及三叉神经第一支同时受损多为海绵窦病变；三叉神经、面神经及听神经合并受损常提示脑桥小脑脚病变。

181 吞咽困难的常见病因及临床表现是怎样的?

舌咽神经核运动纤维支配咽缩肌和茎突咽肌，迷走神经核运动纤维支配软腭、咽和喉肌。舌咽、迷走神经核受双侧皮质延髓束支配，此传导路病变可引起神经源性吞咽困难（neurogenic dysphagia），表现液体吞咽困难较固态物明显，常伴饮水呛、构音障碍。与食管梗阻导致的机械性吞咽困难（mechanical dysphagia）不同，后者主要表现吞咽固态物困难。

常见病因及临床表现

（1）脑干病变：最常见为血管性病变，如延髓背外侧（Wallenberg）综合征，小脑后下动脉或椎动脉闭塞导致疑核受损；脑桥血管病变影响皮质延髓束可引起吞咽困难。多数脑神经病，如莱姆病、白喉、脊髓灰质炎及破伤风等所致，均可产生真性延髓麻痹，导致吞咽困难。

（2）两侧大脑半球病变：导致双侧皮质延髓束受损，产生假性延髓麻痹，常伴强哭强笑、掌颏反射等症状体征。

（3）运动神经元病：如肌萎缩侧索硬化、进行性延髓麻痹等可引起吞咽困难。

（4）神经－肌肉接头疾病如重症肌无力可出现吞咽困难，但在肌病如多发性肌炎、包涵体肌炎等不常见。罕见的病因包括副肿瘤综合征和应用抗癫痫药患者。

182 真性球麻痹、假性球麻痹的临床鉴别是怎样的?

真性球麻痹（bulbar palsy）是延髓疑核、舌下神经核及舌咽神经、迷走神经及舌下神经的下运动神经元病变所致；假性球麻痹（pseudobulbar palsy）是由于双侧皮质延髓束或广泛皮质损害的上运动神经元病变。两者均导致延髓肌无力，出现声音嘶哑、吞咽困难和饮水呛等症状。

真性球麻痹与假性球麻痹的临床鉴别见表 7-1。

表 7-1　真性球麻痹与假性球麻痹的临床鉴别

鉴别	真性球麻痹	假性球麻痹
病变部位	下运动神经元病变，如疑核、舌下神经核及脑神经Ⅸ，Ⅹ，Ⅻ病变，多为一侧损害	上运动神经元病变，如双侧皮质延髓束或广泛的皮质病变
病因	核性病变常见于延髓梗死，以及肿瘤、延髓空洞症、多发性硬化及运动神经元病；后组脑神经病变如运动神经元病、肿瘤软脑膜浸润、颅底肿瘤或转移瘤、Fisher 综合征等	核上性病变如卒中、脱髓鞘疾病、运动神经元病及神经变性疾病等
临床特征及体征		
病史	多为首次发病	常见于 2 次或多次脑卒中后
构音障碍	严重，鼻音	痉挛性，唐老鸭样
饮水呛及吞咽困难	严重，可伴嗝逆发作	较轻
舌肌萎缩、肌束颤	（＋）	（－），舌僵硬，不能快速伸到另侧
咽反射	消失	亢进
下颌/吸吮/掌颏反射	无变化	亢进
强哭强笑	（－）	（＋），伴情感不稳
四肢锥体束征	多为（－）	多为（＋）
尿失控	无	多有

183 发音困难的常见的病因包括哪些?

发音是喉和声带的功能，空气经过声带振动产生声音，喉内肌可改变声带膜部张力产生不同的音调。迷走神经运动纤维支配软腭、咽及喉部横纹肌，迷走神经分支喉上神经支配环甲肌，喉返神经支配环甲肌以外的所有喉肌。任何影响喉肌的病变均可引起发音困难（dysphonia）。

常见病因

（1）喉返神经麻痹是甲状腺切除术最常见的合并症，出现声带麻痹，也可见于主动脉或颈动脉的动脉瘤、支气管肺癌、肺沟瘤等。

（2）延髓病变累及疑核可引起发音困难，常见于延髓外侧综合征，以及延髓空洞症、肿瘤等。

（3）声带局部病变如息肉、肿瘤等。

（4）功能性失音症（aphonia），是情感障碍导致的发音困难或语音生成不能。

184 去大脑综合征的病变定位及临床特征是怎样的?

去大脑综合征（decerebrate syndrome）也称为去脑强直发作，是中脑红核与其下位结构联系中断导致大脑对γ运动神经元抑制性作用减弱，小脑、前庭神经核及网状结构对γ运动神经元易化作用占优势，导致四肢强直性伸肌痉挛。

（1）病变定位：常见于幕上病变累及间脑和中脑，或由于严重缺氧及代谢障碍疾病所致。

（2）临床特征

1）患者多表现醒状昏迷，貌似清醒，但无任何意识活动，对各种刺激不发生反应，尿便失禁。出现去大脑强直状态，表现四肢强直痉挛发作，躯干呈角弓反张状，伴呼吸不规则。

2）如患者四肢伸展强直变为上肢屈曲、内收和内旋，可能提示病情趋向好转。如昏迷加深，四肢由强直性伸展变为弛缓性瘫，提示病变向脑干下端进展，已波及脑桥和进入晚期。

185 眶额综合征的病因及临床表现是怎样的?

眶额综合征（orbitofrontal syndrome）是眶额部创伤或病变导致判断力缺乏、人格改变及行为异常，或出现认知障碍。

（1）病因

1）最常见外伤性脑损伤，头部闭合性损伤时前颅窝不规则的骨面常导致眶额部皮质损伤，可伴前额皮质及邻近脑白质挫伤。

2）眶部及额叶下部肿瘤是第二位病因，如嗅沟或蝶骨嵴脑膜瘤、垂体腺瘤等。其他也可见于前交通动脉动脉瘤压迫。

3）额颞痴呆，包括 Pick 病、原发性进行性失语症，临床以明显的人格、行为改变及认知障碍为特征。

（2）临床表现

1）患者表现缺乏判断力，常有不明智和不适当的言语，可有情绪改变，如焦虑、抑郁和躁狂等，易冲动或出现欣快，不遵守社会规则，行为异常不能抑制。应注意仔细询问病史和观察患者的表现。

2）常出现本能活动失抑制，如食欲亢进和性欲高涨，性欲高涨常见不适当的性评论，但公开性骚扰不多见。

3）大多数患者神经系统检查正常或有轻微神经心理缺陷，嗅觉缺失（anosmia）有时可为唯一的早期体征。

186 侧脑室、第三脑室及第四脑室病变临床特征是怎样的?

（1）侧脑室病变：早期常无临床症状，如病变体积增大导致室间孔阻塞时出现颅内压增高症状；侧脑室显著扩张压迫邻近结构如丘脑和基底节，可见对侧肢体感觉障碍或无力。

（2）第三脑室病变：病变压迫导水管出现梗阻性脑积水，引起颅内压增高症状；脑室内肿物在体位变动时移位，引起突发梗阻可出现剧烈头痛、呕吐和意识障碍。病变累及丘脑下部出现嗜睡、多饮、多尿和肥胖等；累及第三脑室侧壁出现丘脑综合征，表现对侧半身感觉障碍，深感觉受累明显；内囊受压出现内囊综合征，表现对侧轻偏瘫及感觉障碍等。第三脑室后部受累产生松果体综合征，松果体瘤可引起性早熟。压迫中脑四叠体出现两眼光反射消失，眼球上视不能等。

（3）第四脑室病变：早期出现梗阻性脑积水和颅内压增高。四脑室底受压产生眩晕、耳鸣，压迫灰翼核引起发作性呕吐、呛水及吞咽困难，压迫面丘出现周围性面瘫及眼球外展受限。变换体位导致第四脑室完全梗阻出现布龙征（Brun sign），骤发剧烈头痛、呕吐、眩晕及意识障碍，常伴跌倒发作，见于四脑室带蒂的肿瘤、囊虫等。向上累及四脑室顶部的小脑出现躯干共济失调、平衡障碍和眼震等。第三或第四脑室肿瘤、后颅窝病变可引起小脑扁桃体疝，出现强迫头位。

187

小脑病变的主要临床体征包括哪些？

小脑病变主要临床体征

（1）共济失调（ataxia）：出现于小脑半球病变的同侧肢体，表现为辨距不良（dysmetria），表现手指不能指准目标；意向性震颤（intention tremor）在手指接近目标时最明显；以及快速轮替运动笨拙等。

（2）体位不平衡，表现站立不稳和蹒跚步态，蚓部病变可见躯干共济失调，躯干不能保持直立姿势，站立不稳，向前或向后倾倒，闭目难立（Romberg）征阳性；半球病变表现为向病侧倾倒。

（3）检查时可见肌张力减低及腱反射减弱；眼球震颤常见于小脑半球病变，出现急跳性眼震，向病侧看时明显，前蚓部病变不出现眼震。如出现构音障碍（dysarthria），表现为暴发语言或缓慢的吟诗样语言，常提示小脑半球病变。

188

临床常见的共济失调类型及临床特征是怎样的？

临床常见的共济失调包括小脑性、感觉性、前庭性和额叶性。

临床特征

（1）小脑性共济失调：是临床最常见的共济失调，蚓部病变出现躯干平衡障碍，半球病变表现肢体共济失调。表现醉酒步态、辨距不良、意向性震颤、吟诗语言，伴眼球震颤。检查可见指鼻试验、跟膝胫试验阳性，闭目与睁目均出现难立。

（2）感觉性共济失调：是脊髓后索病变导致深感觉障碍所致。患者走路踩棉花感，夜里不能走黑路，共济失调靠视觉可以代偿，无眼球震颤。检查可有音叉振动觉及位置觉障碍，闭目难立征阳性。

（3）前庭性共济失调：为前庭病变引起平衡障碍。患者站立时向病侧倾倒，行走时明显，视觉可部分代偿，肢体不出现共济失调，常伴眩晕、眼球震颤。检查前庭功能试验阳性。

（4）额叶性共济失调：为额叶病变及额桥束病变所致。表现可类似小脑性共济失调，但不是病变同侧，而是在病灶对侧，伴精细动作障碍，一般无眼震。检查可出现锥体束征等，优势半球病变可伴失语症。

189 反复跌倒临床可见于哪些神经系统疾病？

反复跌倒（recurrent falls）临床并不常见，引起反复跌倒的神经系统疾病包括：

（1）直立性低血压（orthostatic hypotension）是引起晕厥的常见病因，常伴发跌倒、面色苍白和出汗等，有的患者晕厥可反复出现。

（2）帕金森病及其他运动不能-强直综合征，如进行性核上性麻痹（PSP）、帕金森叠加综合征（Parkinson-plus syndromes）及多系统萎缩（MSA）等。

（3）小脑病变出现步态共济失调、姿势协调不良及平衡障碍，常可出现跌倒，见于小脑变性疾病。

（4）跌倒发作（drop attacks）表现姿势性张力突然消失，不伴意识丧失，是反复跌倒的罕见原因，可见于椎基底动脉系统 TIA 导致脑干缺血。

（5）本体觉缺失，表现走路踩棉花感，在黑暗中不能行走，检查 Romberg 征（+），见于脊髓后索病变如亚急性联合变性，重症多发性神经病等。

（6）双侧前庭功能障碍患者站立不稳，易出现反复跌倒。药物或毒品中毒，以及痴呆患者注意力或姿势控制障碍也可引起反复跌倒。

190 颅内压增高综合征的临床表现是怎样的？

颅内压增高综合征（intracranial hypertension syndrome）最常见于颅内占位性病变如肿瘤、蛛网膜下腔出血及卒中或感染引起的脑水肿等。

临床表现

（1）颅内压（intracranial pressue，ICP）增高表现头痛、呕吐、视盘水肿等三主征。

1）头痛是最常见的早期症状，多位于额颞部，可牵扯后枕部，是 ICP 增高使脑膜、血管或神经受牵拉所致。呈持续胀痛或搏动性疼痛，可阵发性加剧，清晨加重，下半夜可被痛醒，屈颈、咳嗽或用力排便可加重。脑膜炎、蛛网膜下腔出血导致的急性 ICP 增高常头痛剧烈。

2）呕吐常见于清晨或剧烈头痛时，典型呈喷射性，不伴恶心，改变头位可诱发；儿童ICP增高可仅有呕吐，头痛不明显。

3）视盘水肿是ICP增高的可靠体征，在急性ICP增高不明显，常见于肿瘤等慢性ICP增高患者，眼底视乳头充血、边缘模糊、生理凹陷消失及静脉瘀血，重者视乳头外周见火焰样出血点；早期无视力障碍，后期有中心暗点或阵发性黑曚，可继发视神经萎缩。

（2）生命机能改变：急性ICP增高迅速进展时可出现意识和精神障碍，如烦躁、谵妄，可迅速昏迷。出现呼吸、脉搏减慢和血压升高，随病情进展血压下降，脉搏增快，呼吸不规则至停止。病情迅速进展者可出现体温调节障碍如持续高热，可能与血循环障碍及脑组织移位有关，呼吸衰竭后体温下降至低体温。

（3）神经系统受损体征：ICP增高引起弥漫性脑缺氧，脑干轴性移位，局部血管或颅神经受牵拉或挤压，脑疝直接压迫脑组织等，出现相应的神经体征，常见外展神经麻痹、复视、眼位异常、眼球稍突出、瞳孔不对称，阵发视物模糊或视野缺损，腱反射不对称，出现病理征等。

（4）ICP增高急骤进展可导致脑疝，如颞叶钩回疝、枕大孔疝等。如累及下丘脑和脑干，可出现上消化道出血、神经源性肺水肿、急性肾功能衰竭、尿崩症及脑性耗盐综合征等。

191

颅内压增高综合征的治疗是怎样的?

（1）对症处理

1）患者宜卧床，取头高位（15°～30°），以利于脑静脉回流。保持安静，维持便通，避免用力，禁用高压大剂量灌肠，诱发ICP骤增和脑疝。

2）观察及监测生命体征变化，观察瞳孔，必要时监测ICP。突发烦躁不安常提示ICP增高，突然头痛加剧、频繁呕吐及大汗淋漓可能为脑疝前征象。如突发昏迷、一侧瞳孔散大及光反射消失是脑疝的指征，须紧急处理或作手术准备。

3）及时处理各种并发症，如有抽搐发作、呼吸循环及胃肠功能障碍、急性肾衰竭、水电解质紊乱及体温调节障碍等，常可危及生命，须积极处理。

（2）脱水降颅压治疗：急性ICP增高需迅速采取的急救措施，常见于蛛网膜下腔出血、大量脑出血及大面积脑梗死。

1）甘露醇（Mannitol）：临床较常用，20%甘露醇125～250ml快速静脉注射或滴注，q4～8h。可迅速提高血浆渗透压，脱水降颅压，通常静脉注射后20分钟起效，2～3h达峰，维持4～6h，反跳作用较轻。注意长期使用可发生低钠、低钾血症，65岁以上老年人须注意肾功能。

2）呋塞米（Furosemide）：是强利尿剂，常用剂量 20～40mg，2～3 次/天，肌内注射或静脉滴注。静滴后 5 分钟出现利尿作用，1h 药效达峰，维持 2～4h。可与甘露醇交替用，减少各自不良反应。注意可致低钠或低钾血症、低血容量休克、代谢性碱中毒及胃肠道反应，偶发血小板减少性紫癜、粒细胞减少和贫血等。

3）甘油（Glycerin）：成人剂量 10% 甘油 500ml/d，缓慢静脉滴注，10～20 分钟起效，维持 4～12h。可引起短暂性头痛、眩晕、呕吐、腹泻及血压轻度下降，须注意滴速过快可引起溶血、血红蛋白尿，甚至急性肾衰竭。无反跳，不导致水电解质紊乱，可长时间使用，适于慢性颅内压增高或不能切除的脑肿瘤患者。

4）尿素（Carbamide）：是最强的渗透性脱水剂，常用剂量 0.5～1g/kg，用 10% 葡萄糖配成 30% 新鲜溶液，60～100 滴/min 静脉滴注或推注，1～2 次/天。静滴 10～15 分钟起效，1～2h 达峰，维持 4～8h。反跳现象较明显，可有电解质紊乱和溶血，必须即配即用。肾功能不全患者禁用。

5）乙酰唑胺（Acetazolamide）0.25～0.5g 口服，2～3 次/天。抑制肾小管碳酸酐酶，使 H_2CO_3 形成减少，肾小管中 H^+-Na^+ 交换率降低，大量水分随 Na^+ 排出；抑制脑室脉络丛碳酸酐酶使脑脊液分泌减少，降低 ICP。长期使用可产生低血钾、酸中毒，需服用氯化钾和碳酸氢钠。肾功能不全患者忌用。

6）20% 人血白蛋白 50ml，或浓缩血浆 100～200ml，静脉滴注，1～2 次/天。可提高血胶体渗透压使脑组织间液水分进入血循环，脱水降颅压作用持久。因可增加心脏负荷，心功能不全者慎用。

（3）皮质类固醇常用地塞米松 10～20mg 静脉注射或滴注，1 次/天。可减轻毛细血管通透性，保护和稳定血脑屏障及细胞膜结构，减少脑脊液形成，增加肾血流量，抑制垂体后叶分泌抗利尿激素，降低 ICP；须注意预防消化道溃疡或出血。脑保护治疗可用钙离子拮抗剂尼莫地平，巴比妥类、维生素 C、维生素 E 等自由基清除剂，胞二磷胆碱等脑细胞活化剂等。

（4）针对原发病治疗，如肿瘤、血肿及脓肿等占位病变可手术治疗，或行脑室穿刺引流术、脑脊液分流术等。

192 良性特发性颅内压增高的临床表现及治疗是怎样的?

良性特发性颅内压增高（benign idiopathic intracranial hypertension）是缓慢进展性和可自行缓解的颅内压增高综合征，又称为脑假瘤（pseudotumor cerebri）。机制未明，可能与颅内静脉系统阻塞、脑肿胀及脑脊液分泌过多等有关。

（1）临床表现

1）患者可有轻中度头痛，伴恶心、呕吐、复视、眩晕及视物模糊，平卧时更明显。头痛可呈枕部压迫感或弥漫性钝痛，类似偏头痛或紧张性头痛，有时出现面部疼痛是本病的特征。神经系统检查无阳性体征，有时可仅见外展神经麻痹及复视，是长期 ICP 增高引起。病程可长达数月至数年，病程过长可继发性视神经萎缩。预后良好，5% ~10% 的病例可复发。

2）腰穿可见 ICP 增高（ >200mmH_2O）；眼底可见视盘水肿。脑 CT、MRI、MRA、DSA 和 EEG 检查正常，可排除颅内肿瘤、炎症、脑血管病及阻塞性脑积水等。

（2）治疗

1）以降低 ICP 为主，可用碳酸酐酶抑制剂醋唑酰胺（Diamox）250mg 口服，2 次/天，减少 CSF 分泌；部分患者对普萘洛尔（心得安）、地高辛及和麦角等治疗反应较好。可试用间断性腰穿放脑脊液，每次 15 ~20ml，每周 1 次。注意药物过量如维生素 A 可引起 ICP 增高，停药可下降；四环素、庆大霉素也可引起 ICP 增高。

2）肥胖与月经失调妇女出现 ICP 增高应减肥和调整内分泌。甲状旁腺功能低下使脑组织水分蓄积引发 ICP 增高，补充钙和维生素 D 可使 ICP 下降。妊娠早期出现 ICP 增高症状及视力减退应尽早做人工流产。

193 瑞耶（Reye）综合征的病因、临床表现及治疗是怎样的?

瑞耶综合征（Reye syndrome）也称为脑病伴内脏脂肪变性（encephalopathy with fatty degeneration of the viscera），是儿童期急性代谢性脑病和儿科神经系统急症，可在病后 2 ~3 天死亡，病死率及致残率高。

（1）病因：不明。可能与流感、水痘病毒感染有关，许多流感或水痘患儿曾用阿司匹林退热易患，免疫功能缺陷者易发。因肝线粒体功能受损导致脂代谢异常、肝脏脂肪贮积、短中链脂肪酸增加及凝血因子合成障碍；鸟氨酸循环酶异常引起血氨升高诱发脑病，线粒体异常使 ATP 合成障碍，脑供能减少诱发脑脑神经元变性坏死。病理可见弥漫性脑水肿，肝、肾、胰及心肌脂肪变性等。

（2）临床表现

1）多见于 6 个月至 4 岁婴幼儿，出现急性脑水肿和肝脏脂肪变性，常有发热、上呼吸道感染、水痘、腹泻等病毒感染史，出现频繁剧烈呕吐，可见咖啡色呕吐物，伴烦躁不安、惊厥、意识模糊、甚至昏迷，持续数日至数周。儿童脑损害常较轻，不伴肝肿大，血清谷草转氨酶、血氨轻度增高，数日后完全恢复。神经系统检查无局灶体征或脑膜刺激征，肝脏轻中度肿大，偶见肾功能不全。

2）临床上依据脑病病程分为 5 期：Ⅰ期表现呕吐、嗜睡及淡漠，ICP 增高所致，婴儿可有惊厥、谵妄、呼吸衰竭和肝脏明显肿大；Ⅱ期表现谵妄、不安、呼吸深快和肝功能不全；Ⅲ期表现意识模糊或昏迷，过度换气，病理征，脑电图明显异常；Ⅳ期昏迷加深，瞳孔散大，去脑强直发作，呼吸节律不整，惊厥，视盘水肿；Ⅴ期全身肌张力减低，心率变慢，血压降低，终至呼吸停止。Ⅰ，Ⅱ期为脑水肿和肝功能障碍导致代谢紊乱，Ⅲ，Ⅳ，Ⅴ期代表 ICP 进行性增高和脑疝形成。如 24 小时内由Ⅰ期进展至Ⅴ期为暴发型病例。

3）外周血白细胞常增加，以中性粒细胞为主，血生化检查血氨增高（3～10mg/L），血清谷草及谷丙转氨酶增高，凝血酶原时间延长；血糖降低，血乳酸、丙酮酸、羟丁酸和肌酶增高（病初代谢性酸中毒）。腰穿脑压增高，少数可正常，细胞数正常。脑电图可见广泛的高幅慢活动、阵发痫样波。脑 CT 检查可见广泛低密度，符合弥漫性脑肿胀或脑水肿。肝脏活检在局麻下用一空针刺入肝脏，抽取少量肝组织制成切片，在显微镜下观察有无脂肪细胞异常分布，是本病典型病理特征。

（3）治疗：本病病死率很高，重症患儿如存活也可遗留智力低下、癫痫、瘫痪、语言障碍或行为异常等后遗症。由于无特效疗法，宜在 ICP 监护下采取综合措施。

1）脱水降颅压用甘露醇 0.5～1.0mg/kg，q4～6h，可合用利尿剂或激素，紧急情况可行手术减压。监测血气，保持呼吸道通畅，防止低氧血症、高碳酸血症。维持正常血压，维持脑灌注压 >6.6kPa（50mmHg），避免加重脑水肿。

2）及时纠正低血糖，10% 葡萄糖静脉滴注，每日入量 1200ml/m^2，如血糖高于正常水平时可加用胰岛素减少游离脂肪酸。维持水电解质及酸碱平衡，限制蛋白质摄入以减少氨产生，口服抗生素及酸化肠道药物，预防低钙血症。凝血酶原时间延长可用维生素 K 防止出血。肝功能衰竭可采用透析疗法或血浆置换。

3）控制惊厥和加强护理。

194 可逆性后部白质脑病综合征的病因、临床表现及治疗是怎样的？

可逆性后部白质脑病综合征（reversible posterior leukoencephalopathy syndrome，RPLS）是临床表现急速进展的高血压、癫痫发作及意识障碍，与双侧大脑半球后部对称性白质可逆性水肿的影像学特征相结合的疾病实体。

（1）病因：最常见于高血压脑病、妊娠毒血症如子痫或先兆子痫，也见于应用抗肿瘤细胞毒性药或器官移植后大量用抗排斥反应的免疫抑制剂，如环孢素 A、丝裂霉素、顺铂、阿糖胞苷、环磷酰胺、甲泼尼龙等，慢性肝肾功能不全，少见病因如系统性红斑狼疮、贝赫切特（白塞）病、韦格纳（Wegener）肉芽肿、艾滋病等。

（2）临床表现

1）急性或亚急性起病，女性较多，血压迅速增高，可达 200/130mmHg。常出现迅速进展的头痛、恶心、呕吐，突然视物模糊伴闪光发作，或呈现偏盲或皮质盲。可有癫痫发作、精神行为异常、思维缓慢、记忆及注意力下降，可出现嗜睡、昏睡至昏迷。局灶性神经功能缺损少见，多无定位意义。

2）腰穿脑压增高，常可达200～300mmH_2O。脑影像学检查CT呈现低密度病灶，MRI的T1WI像为等或低信号，T2WI及FLAIR像高信号，显示双侧顶枕区水肿，呈对称性和皮质下为主。

（3）治疗：迅速控制急剧增高的血压及终止癫痫发作是治疗的关键，除用口服降压药，可用利喜定（盐酸乌拉地尔）50mg加入葡萄糖液250ml静脉持续滴注，20～40滴/min；或用硝普钠25mg加入葡萄糖注射液250ml静脉滴注，6～7滴/min。早期应用脱水剂减轻脑水肿；立即停用或减量免疫抑制剂和细胞毒性药物，伴低镁血症应予以纠正。本病预后较好，及时有效治疗常使临床症状体征及影像学改变完全消失，如治疗不及时可能发生不可逆性脑损害。

195 常见脑疝的临床特征及钩回疝与枕大孔疝的鉴别是怎样的?

脑疝（cerebral hernia）是各种病变引起颅内压增高，脑组织向阻力较低的部位移位，常导致脑干、脑组织或血管被嵌压于硬脑膜间隙或颅骨孔道，也可使血液及脑脊液循环受阻，加剧颅内压增高和危及生命。

临床常见的脑疝包括钩回疝、枕大孔疝和中心疝。

（1）临床特征

1）钩回疝：是临床最常见的小脑天幕下降疝。先兆症状常见剧烈头痛、频繁呕吐及烦躁不安等；脑疝早期除了不同程度意识障碍，可见病灶侧瞳孔先缩小后散大，光反射正常；随病情进展病侧瞳孔极度散大，光反射消失及眼外肌麻痹；脑干上行性网状激活系统受损，患者意识障碍逐渐加重，可出现深昏迷。病灶侧大脑脚受压出现对侧偏瘫加重及锥体束征，中脑红核受损出现去脑强直发作，逐渐出现生命体征改变和呼吸循环衰竭。

2）枕大孔疝：多见于后颅窝及小脑病变，大脑弥漫性病变及脑水肿也可引起。出现明显颅内压增高症状，血压增高，脉搏变快，后颈部疼痛，颈强－克氏征分离或有强迫头位，呼吸障碍早期出现。晚期突发意识障碍，并出现双侧瞳孔散大。枕大孔疝进展要比钩回疝更快，预后更差。

3）小脑幕孔中心疝：常见于额、顶及枕叶占位病变，下行疝基底节向下移位，导致间脑和中脑下移受压于小脑幕切迹，初期症状与钩回疝不同，不出现瞳孔散大及动眼神经麻痹，表现淡漠、嗜睡、浅昏迷等间脑及中脑症状；晚期症状与钩回疝相同，呼吸障碍早期出现，呈陈－施（Cheyne-Stokes）呼吸，中脑及桥脑上部受损出现肌张力增高、病理征、双侧瞳孔散大及动眼神经麻痹、去脑强直发作等。

（2）钩回疝与枕大孔疝鉴别：见表 7-5。

表 7-5　钩回疝与枕大孔疝的鉴别

鉴别点	钩回疝	枕大孔疝
常见病变	半球病变如脑出血及大面积脑梗死	后颅窝及小脑病变
意识障碍	早期出现	出现较晚
瞳孔改变	早期出现，一侧瞳孔散大	晚期出现，双侧瞳孔散大
呼吸障碍	晚期出现呼吸不规整	早期出现，呼吸障碍为主征
强迫头位	无	有，可伴颈强克氏征分离
对侧偏瘫	有	无，可见一过性双侧锥体束征

196 枕大孔区肿瘤的临床表现及其与颈椎病的鉴别是怎样的?

枕大孔区肿瘤临床常见脑膜瘤、神经鞘瘤、脊索瘤、脉络丛乳头状瘤及血管外膜细胞瘤等。

（1）枕大孔区肿瘤的临床表现主要包括四主症，较早出现颅内压增高症状，表现高位颈髓受损的症状体征，可见后组脑神经受损表现，常出现延髓或小脑受累的症状体征。

（2）与颈椎病的鉴别：由于枕大孔区肿瘤患者常见后枕部疼痛，并使颈部活动受限，可出现上肢肌萎缩，相继出现肢体锥体束征及感觉障碍，易误诊颈椎病。枕大孔区肿瘤主要的鉴别要点是：

1）病程进展速度较快，颈椎病呈隐袭性进展。

2）肿瘤患者常出现强迫头位，但颈椎病可能仅表现活动受限。

3）可伴后组脑神经、延髓及小脑损害的症状体征，而颈椎病患者缺如。

4）肿瘤常伴颅内压增高症状体征，如头痛、恶心、呕吐及视盘水肿等，颈椎病患者则不会出现。

197 肌肉疾病与神经肌肉传递障碍疾病的临床特征是怎样的?

肌肉疾病常见各种遗传性肌病，神经肌肉传递障碍疾病以重症肌无力为代表，其临床特征完全不同，须注意鉴别。

（1）肌肉疾病临床特征

1）肌无力通常出现于肢体近端，疾病早期通常不出现肌肉消瘦或腱反射减弱，晚期表现明显的肌无力和肌萎缩。

2）肌肉疾病常见于各种遗传性肌病，受累肌肉的分布对鉴别诊断常特别重要。

3）检查腹壁反射、跖反射一般正常；无感觉缺失，不出现括约肌功能障碍。

（2）神经肌肉传递障碍疾病临床特征

1）疾病早期常累及提上睑肌，如出现上睑下垂，或可能逐渐出现咽喉肌无力，患者的肌无力通常与解剖结构分布不一致，常表现为斑片状分布，症状表现为晨轻暮重，呈现明显的波动性，活动时常可加重。

2）临床最常见于神经－肌肉接头突触后膜病变重症肌无力，突触前膜病变如肉毒中毒也可导致神经肌肉传递障碍。

3）检查可见肌张力正常或减低，腱反射及浅反射正常或减弱，无感觉障碍及自主神经功能障碍。

（王维治　卢晓宇）

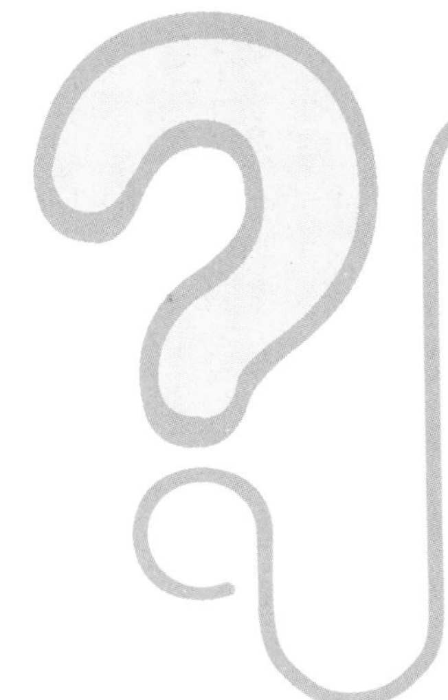

第八章

神经疾病的辅助检查

Auxiliary Examination of Neurologic Diseases

198 脑脊液的生理功能及其循环路径是怎样的?

脑脊液（CSF）是在蛛网膜下腔及脑室内的水样无色透明液体，成人总量约 130ml，生成速度为每分钟 0.3 ~ 0.5ml，每日约 500ml，人体每天可更新 CSF 3 ~ 4 次。患脑膜炎、脑水肿和脉络丛乳头瘤时 CSF 分泌显著增多，可达 5000 ~ 6000ml/d。

（1）脑脊液生理功能

1）CSF 对脑和脊髓有保护作用，对外界冲击起机械性缓冲作用。CSF 适宜的化学成分、稳定的渗透压、酸碱度及离子浓度对维护脑组织细胞内环境稳定也起重要作用。

2）正常时血液中各种化学成分可选择性通过血脑屏障（blood-brain barrier，BBB）进入 CSF 中，脑组织毛细血管内皮细胞之紧密连接构成 BBB 的解剖基础。病理情况下 BBB 破坏及通透性增高可导致 CSF 成分发生改变。

（2）脑脊液循环路径

1）CSF 主要由侧脑室脉络丛（choroid plexus）分泌，经室间孔进入第三脑室、中脑导水管及第四脑室，经第四脑室中间（Magendie）孔和两个侧（Luschka）孔，流到脑和脊髓表面的蛛网膜下腔和脑池。

2）CSF 大部分经脑穹隆面的蛛网膜颗粒吸收至上矢状窦，小部分经脊神经根间隙吸收。

199 腰椎穿刺的临床意义、适应证及禁忌证是怎样的?

腰椎穿刺是神经内科临床的常规检查，是神经科医生临床操作的基本功。

（1）临床意义

1）诊断性穿刺：测定脑脊液压力，检查压颈试验评价椎管是否梗阻，检测脑脊液成分变化，有助于各种 CNS 感染性疾病、蛛网膜下腔出血、CNS 脱髓鞘疾病、原发性和继发性 CNS 肿瘤、脊髓疾病及周围神经病等的诊断与鉴别诊断。

2）治疗性穿刺：如鞘内注药治疗隐球菌脑膜炎、脑膜癌病、淋巴瘤等；结核性脑膜炎、蛛网膜下腔出血放出脑脊液，可减少炎性刺激，预防蛛网膜粘连和发生交通性脑积水。

（2）适应证

1）CNS 感染如细菌性、病毒性、结核性脑膜炎等可根据 CSF 压力、细胞数、蛋白、糖及氯化物含量鉴别，如结核性脑膜炎常见细胞数、蛋白明显增高，糖及氯化物显著下降；病毒性脑炎常见细胞数、蛋白正常或轻度增高，糖及氯化物正常；CSF 可做细菌学检查，CSF

墨汁染色可检出隐球菌，PCR 检查可检测疱疹病毒、巨细胞病毒等。CSF 也可作为随访疗效和判定预后的依据。

2）颅内占位病变通过影像学检查易于诊断，CSF 检出癌细胞可考虑癌瘤脑转移，脑膜癌病常需做 CSF 细胞学检出癌细胞获得诊断依据。

3）CNS 脱髓鞘疾病，如多发性硬化（MS）检查脑脊液 IgG 指数、寡克隆带，视神经脊髓炎谱系疾病（NMOSD）检测 AQP4 水通道蛋白均有诊断意义。周围神经系统脱髓鞘疾病如 Guillian-Barré 综合征检查 CSF 蛋白 - 细胞分离支持诊断。

4）脑出血或缺血性卒中通过 CT 或 MRI 检查易于确诊，但极少数 CT 检查阴性的蛛网膜下腔出血（SAH）患者，常需要腰穿检出血性 CSF 才得以确诊。

5）脊髓许多病变通过 MRI 检查可以诊断，但个别的脊髓炎症性病变、出血性病变可能仍需要通过和 CSF 检查确诊，个别的脊髓压迫症可能需要碘水椎管造影明确脊髓梗阻部位，或鞘内注射放射性核素进行脑室、脊髓腔扫描。

6）临床诊断不明的神经系统疾病，如痴呆、器质性精神障碍等，CSF 检查可能有助于提供临床诊断证据。

7）治疗性穿刺，如鞘内注药或放出血性、炎性脑脊液。

（3）禁忌证

1）有脑疝潜在风险的临床征象，如后颅窝占位病变、严重的颅内压增高、显著的视神经盘水肿等，腰穿可促发呼吸骤停或死亡，以及病情危重、呼吸循环衰竭或垂危状态患者是腰穿绝对禁忌证。

2）穿刺部位皮肤感染、腰椎结核及开放性损伤，患者严重躁动不安、不能配合，凝血病、凝血因子缺乏及血小板减少等出血性素质者也为禁忌，服用阿司匹林抗凝剂患者应避免腰穿。

3）高颈髓病变腰穿可能导致病情恶化和呼吸停止；脊髓压迫症导致脊髓功能严重受损和功能丧失之临界状态，腰穿可加重脊髓损伤应为禁忌。

200 腰椎穿刺常见并发症的临床表现及处理是怎样的?

腰椎穿刺常见并发症的临床表现及处理如下。

（1）穿刺失败常见于显著肥胖、脊柱严重退行变、脊椎手术史、近期腰穿等病人，侧卧位腰穿失败可再行坐位腰穿，如仍不成功可选择斜向入径或通过 X 线透视引导腰穿、脑池穿刺等。

（2）腰穿后低颅压头痛是最常见并发症，常与穿刺针较大或反复穿刺有关，与放出脑脊液量无关。常见于年轻女性，多出现于穿刺后 1 ~ 7 日，额、枕部胀痛可伴颈痛、恶心、呕吐，常见于坐位和立位，平卧减轻，咳嗽或喷嚏时加重，持续2～8日。可让患者卧床休息，大量饮水或补液，如持续卧床1～2小时头痛不减轻，应用非甾体类抗炎药或咖啡因可能有效。严重迁延性头痛可由有经验的医生施行自体血凝贴片（autologous blood clot patch）治疗。

（3）无菌性脑膜炎表现穿刺后头痛和轻度颈强，但无发热，CSF细胞数及蛋白正常或轻度增高。可用镇痛剂、镇静剂等对症处理，1～2周内症状可消失。消毒不严格引起的严重感染，如细菌性脑膜炎、脊柱骨髓炎及硬膜外脓肿等已很罕见。

（4）腰穿副损伤出血多因误刺破蛛网膜或硬膜静脉，出血量少不出现症状，若偶尔刺破较大血管如马尾根动脉可大量出血，类似原发性蛛网膜下腔出血（SAH）引起脑膜刺激征，复查腰穿CSF呈黄色，细胞数增多。腰穿后持续背部剧痛或迅速出现截瘫提示可能发生硬膜下血肿。腰背痛及根痛可能腰穿损伤神经根，多可逐渐消失。应注意穿刺时针孔斜面与纵行韧带平行，如与韧带垂直可能切断韧带纤维，韧带失去正常张力可产生较持续的腰背酸痛。

（5）颅内压增高和后颅窝占位病变因在枕骨大孔区可形成一个压力锥（pressure cone），腰穿放出脑脊液使脊髓腔内压力降低，小脑蚓部嵌入枕骨大孔易形成小脑扁桃体疝，可导致呼吸突停致死。如果必须腰穿确诊炎症病变可先用脱水剂，慢慢留取最多1ml脑脊液。

201

临床如何采集脑脊液、进行测压及分析CSF检验结果?

腰穿采集CSF、测定脑压及分析检验结果是神经科医生的基本临床操作。

（1）脑脊液采集：常采取腰椎穿刺，患者取侧卧位，屈颈抱膝，脊柱尽量前屈，背部与床面垂直；消毒麻醉后自L3～4椎间隙（相当于髂后上棘水平）进针，因成人的脊髓圆锥终止于L1～2水平，可无损伤脊髓之虞。穿刺针与床面平行并向头部略呈角度或朝向脐方向，针斜面朝上缓慢进针，穿透黄韧带有突破感，拔出针芯流出CSF，若无CSF流出可再放入针芯，将针再向前推进少许直至CSF流出，如针有阻力可拔出少许，尝试略微不同角度重新进针。采集3～5支试管CSF，每只约1ml，插入针芯，观察颜色和透明度。重新接通三通测量记录终压。

（2）脑脊液测压：正常侧卧位压力80～180mmH_2O，儿童50～100mmH_2O，坐位压力随个体的坐高而异，通常250～300mmH_2O，须留意患者过度屈腹、屏气可使脑压增高。侧卧位脑压>200mmH_2O为颅内压（ICP）增高，常见于脑出血、脑水肿、大面积脑梗死、脑肿瘤、脑炎、脑外伤初期、癫痫持续状态、良性颅内压增高等；脑压<70mmH_2O为ICP降低，见于休克、脱水状态、椎管内梗阻、脑脊液漏、应用高渗药物后、外伤性及自发性低颅压等。

（3）脑脊液检验结果分析：正常CSF无色透明，细胞数<5×10^6/L，蛋白Pandy试验

阴性，定量 <0.45g/L。细胞数增高常见于各类脑膜炎，如伴糖及氯化物含量降低提示化脓性、结核性及真菌性脑膜炎，脑膜癌病糖含量也可降低。CSF 蛋白细胞分离（蛋白增高及细胞数正常）见于 Guillain-Barré 综合征；急性脊髓炎 CSF 细胞数常轻度增高，淋巴细胞为主，蛋白轻度增高（0.5 ~ 1.2g/L），糖与氯化物正常；脊髓压迫性病变伴椎管梗阻可见蛋白明显增高，尤以髓外硬膜内肿瘤为著。

202 脑脊液动力学（压颈、压腹）试验的做法及临床意义是怎样的？

CSF 动力学试验是指压颈及压腹试验，确定是否存在椎管梗阻及程度。

（1）压颈及压腹试验做法：腰穿后让患者伸直两腿，将穿刺针联接三通开关及测压计，CSF 流入测压计测定初压，压力应随呼吸波动，先做压腹试验，再做压颈试验。检查者以手掌压患者腹部 10 秒钟，脑压迅速上升，松手后 10 秒内恢复初压为正常。压颈试验（Queckenstedt test）通常采用指压法，双手轻柔地逐渐施压于双侧颈静脉，脑压 10 秒钟上升 100 ~ 200mmH_2O，解除压迫后 10 秒内降至初压；再重新接通三通和测压计记录终压。

（2）临床意义

1）压颈试验：指压双侧颈静脉 10 秒钟观察压力升高值和回落速度，如脑压在 10 秒钟迅速升高至初压的 2 倍，松手后 10 秒钟回至初压水平提示椎管通畅；如压颈 10 秒钟完全不上升，提示完全梗阻，梗阻在穿刺部位以上；如压颈上升较快，松手后下降较慢，或上升慢而下降更慢提示不完全梗阻。如压一侧颈静脉压力不升，压迫另侧上升正常，常为梗阻侧横窦闭塞或血栓形成。

2）压腹试验：如压颈不上升，压腹升高明显提示椎管高位梗阻；如压颈不升，压腹上升，可能为胸段梗阻；如压颈、压腹均不上升，可能为低位梗阻。

203 脑脊液细胞学检查及其临床意义是怎样的？

脑脊液细胞学检查对 CNS 疾病诊断、判定病情演变与转归、指导临床治疗都有参考价值，尤其对 CNS 感染性疾病、神经免疫疾病如多发性硬化及肿瘤等的诊断更有意义。

脑脊液细胞学检查

（1）CSF 正常细胞主要为淋巴细胞（60% ~ 80%），T 细胞约占 77.2%，B 细胞为 8.0%，以及单核样细胞、退化细胞及蛛网膜细胞、室管膜细胞、脉络膜细胞等。

（2）CSF 病理细胞：包括转化型淋巴细胞（淋巴样细胞）、浆细胞、激活单核细胞、巨噬细胞，中性粒细胞、嗜酸性及嗜碱性粒细胞、红细胞、肿瘤细胞及狼疮细胞等，检查可出现以下情况。

1）多形核细胞增多常见于 CNS 急性感染或慢性感染复发期，如化脓性、结核性脑膜炎，流行性脑脊髓膜炎（流脑）、脑脓肿及真菌性脑膜炎等，脑出血、脑内血肿也可见中性多形核细胞增多。

2）单核细胞增多可见于 CNS 慢性感染，如结核性、真菌性或梅毒性脑膜炎及脑脓肿后期等，真菌性脑膜炎或可发现隐球菌，也可见于某些脑肿瘤。

3）淋巴细胞增多见于 CNS 急性感染性疾病，如流行性乙型脑炎（乙脑）、单纯疱疹病毒性脑炎，单疱病毒脑炎 CSF 淋巴样细胞胞质中常可发现特征性包涵体；CNS 慢性感染性疾病，如结核性、真菌性脑膜炎，神经梅毒，流脑治疗期，脊髓灰质炎，神经免疫疾病如多发性硬化（MS）、视神经脊髓炎谱系疾病（NMOSD），以及脑室内肿瘤、脊髓肿瘤等。CNS 炎症患者非特异性酯酶 α-奈酯（ANAE）染色法反应阳性率显著低于正常对照组，说明 T 细胞数量减少及细胞免疫功能低下

4）嗜酸性粒细胞增多常见于 CNS 寄生虫感染，如脑囊虫病、脑血吸虫病、脑肺吸虫病、弓形虫病、旋毛虫病及脑型疟疾等。

5）浆细胞增多可见于 CNS 急性感染恢复期，如结核性及其他脑膜炎、神经梅毒，以及多发性硬化等。

6）肿瘤细胞特点细胞增大，核－浆比例失调，着色深，胞核膜增厚不均，细胞外形异常，常群集成团、成簇或呈花瓣样，腺管样排列，细胞界限不清，呈分裂活跃状。常见于 CNS 恶性肿瘤、转移瘤、白血病及淋巴瘤等，CSF 白血病细胞形态与外周血大致相同，检出率高达 82.9%，应用 ANAE 法、淋巴细胞单克隆抗体免疫荧光法及流式细胞仪可对淋巴细胞白血病分型。如 CSF 发现淋巴瘤细胞是诊断 CNS 淋巴瘤的可靠依据。

204 脑脊液免疫指标及抗体检测及其临床意义是怎样的？

脑脊液免疫指标及抗体检测随着研究进展逐渐增多，主要包括以下两类。

（1）免疫球蛋白相关免疫指标：最早检测免疫球蛋白 IgG、IgA、IgM 等，如发现 CSF-IgG 增高常见于多发性硬化（MS）、亚急性硬化性全脑炎（SSPE）、结核性脑膜炎及梅毒性脑膜炎等；IgA 增高也见于各种脑膜炎及脑血管疾病；IgM 增高常提示 CNS 近期感染，如急性化脓性脑膜炎、急性病毒性脑膜炎，也可见于 MS 和脑肿瘤等。MS 患者检出 CSF-IgG 指数增高及寡克隆带，视神经脊髓炎谱系疾病（NMOSD）病人脑脊液检出 AQP4-IgG 抗体都有诊断意义。

（2）副肿瘤综合征相关抗体：可能为神经系统对潜在的恶性肿瘤产生的自身免疫反应，最常见为小细胞肺癌，约半数的副肿瘤综合征病人在出现神经症状时原发肿瘤尚未被发现或处于早期可根治阶段。目前副肿瘤抗体主要检测血清，但神经副肿瘤综合征检测脑脊液很有

意义（表 8-1）。

表 8-1　副肿瘤抗体与神经副肿瘤综合征及其潜在的原发肿瘤

副肿瘤抗体	神经副肿瘤综合征	潜在的原发肿瘤
抗 Hu 抗体	感觉神经病、感觉神经元病、亚急性小脑变性、边缘叶脑炎及自主神经病等	小细胞肺癌
抗 Yo 抗体	亚急性小脑变性	卵巢癌、乳腺癌
抗 Ri 抗体	亚急性小脑变性	乳腺癌
抗 PNMA2（Ma2）抗体	边缘性脑炎、脑干炎等	生殖细胞肿瘤
抗 CV2（CRMP5）抗体	感觉神经病、亚急性小脑变性等	小细胞肺癌、胸腺瘤
抗 Tr 抗体	亚急性小脑变性	淋巴瘤
抗 NMDA 受体抗体	边缘性脑炎	畸胎瘤，或者无肿瘤
抗 VGKC 抗体	边缘性脑炎、神经性肌强直等	小细胞肺癌，或者无肿瘤
抗 GABA 受体抗体	脑炎伴严重的癫痫	小细胞肺癌
抗 AMPAR 抗体	边缘性脑炎	肺癌、乳腺癌及胸腺癌

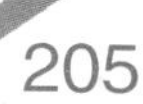

205 CT 的基本原理及其在神经系统疾病的临床应用是怎样的?

计算机体层成像（CT）由英国的 Hounsfield 在 1969 年设计完成，1972 年首先应用于脑疾病临床诊断，对颅内结构性病变的检查具有无创、精确、快速、便利的优势，可显示脑卒中、脑肿瘤或脑创伤等许多神经疾病。

（1）CT 基本原理：是利用各种组织对 X 线的吸收系数不同，数据经过电子计算机处理，用矩阵方式表达，在阴极射线管上显示脑实质、脑室和脑池不同平面的形态图像。X 线吸收高于脑实质显示白色的高密度影，如钙化和出血等；X 线吸收低于脑实质显示灰黑色的低密度影，如坏死、水肿、囊肿及脓肿等。通过静脉注射造影剂泛影葡胺，增强组织密度可提高病变诊断的阳性率。

（2）临床应用：CT 诊断急性卒中如脑出血、蛛网膜下腔出血（SAH）、脑梗死及颅脑损伤简便快捷，检出钙化非常清楚，是其独特的优势。

1）急性卒中：脑出血后 CT 可立即显示高密度出血灶，血肿的位置、大小、形态及周围低密度水肿带，CT 检出硬膜下或硬膜外血肿也异常敏感。SAH 患者可显示蛛网膜间隙的血液，评估出血量、合并脑实质出血、逆流脑室及脑室受压等，可能大致提示出血的来源，CT 血管成像（CTA）可证实潜在的动脉瘤或血管畸形。CT 是脑出血性疾病早期首选的影像学检查，鉴别出血性与缺血性卒中可一目了然，但 CT 显示脑梗死低密度病灶常需在发病后 10 余小时至 1 天时，大面积脑梗死也可显示周围脑水肿、脑室受压及移位等。

2）脑肿瘤：可显示肿瘤部位、大小及数目，以及瘤内囊变、出血、坏死、钙化和瘤周水肿程度等。如 CT 平扫脑膜瘤诊断率为 80%，增强后为 90%；胶质瘤可见瘤体不规则伴明显的水肿，根据强化程度可推测胶质瘤的分化度。多发性占位病变伴水肿常提示转移瘤，也可发现鞍区肿瘤如垂体瘤及钙斑、坏死、囊变等。CT 可能发现幕下肿瘤，如听神经瘤、脑膜瘤及胶质瘤等，但会有伪影干扰。

3）脑外伤：可诊断脑挫裂伤和显示伴发的骨折，发现硬膜外及硬膜下血肿、颅内血肿及蛛网膜下腔出血。急性颅脑损伤通常根据 CT 所见即可以进行手术，可能个别病例除外。

4）可显示脑形态，如脑萎缩、脑室扩张、小脑扁桃体下疝等，发现脑病变，如脑动脉硬化、多发性腔隙性梗死、皮质下动脉硬化性脑病等，诊断脑积水及鉴别梗阻性与交通性积水，痴呆患者有脑积水不伴脑萎缩提示正常压力性脑积水。发现脑脓肿、脑炎及脑寄生虫病，显示脑脓肿的部位、大小、数目、脓肿壁形成及脑水肿程度等，有助于选择手术时机、疗效随访。

206 CT 血管造影（CTA）的原理及其临床意义是怎样的？

CT 血管造影（computed tomography angiography，CTA）是脑血管微创性检查。

（1）原理：静脉注射含碘造影剂后，利用螺旋 CT 或电子束 CT 在造影剂充盈的受检血管高峰期连续进行薄层扫描，快速获取大量薄层叠加断面，经计算机图像处理后重建血管立体影像，清晰显示大脑前动脉、中动脉、后动脉及其主要分支和 Willis 动脉环等。

（2）临床意义

1）CTA 可为临床诊断脑血管病变提供重要的依据，可显示颈动脉分叉部病变，显示 Willis 环、前循环及后循环血管结构，脑动脉粥样硬化斑块、脑血管狭窄或闭塞、动脉瘤及血管畸形等，但不易发现 3mm 以下的小动脉瘤。

2）CTA 检查可在数分钟内完成，可使较大范围的血管显像，很少像 MRA 受到患者活动的影响。

207 磁共振成像的原理和 MRI、MRA 临床应用优势及缺点是怎样的？

磁共振成像（MRI）是 1980 年代初建立的新型影像学诊断技术，由于不涉及电离辐射，是目前临床检查脑病变最常用的无创性技术。

（1）原理：当病人躺在一个大磁体内，可使体内某些质子沿磁体的轴线排列，用射频脉冲能量刺激时质子共振产生一种可被检测到的微小回波，射频脉冲的发射位置及强度被计算机记录并绘成图像。信号强度取决于组织中运动的氢核浓度或核自旋密度。自旋 - 晶格（T1）和自旋 - 自旋（T2）弛豫时间可使不同软组织的信号强度发生相对差异，经过计算机放大、图像处理与重建后，可从多方位、多层面显示人体解剖结构及病变。与 CT 影像的黑白对比是人体组织密度对 X 线衰减系数为基础不同，MRI 影像的黑白对比是源自体内各种组织 MR 信号差异。T1 加权像（T1WI）高信号组织如脂肪呈白色，低信号组织如体液呈黑色；T2 加权像（T2WI）高信号组织如体液呈白色，低信号组织呈黑色。空气和骨皮质无论在 T1WI 或 T2WI 均为黑色。

（2）MRI 及 MRA 临床应用优势及缺点

1）MRI 检测某些结构病变要比 CT 更敏感，提供比 CT 扫描更清晰的脑灰质与白质的对比度，可显示脑白质脱髓鞘及变性病变等，T1WI 有利于显示解剖细节，T2WI 适于显示病变；MRI 无骨伪影干扰可精确地显示病变和发现较小的病变，显示后颅窝的脑干及小脑病变，发现常见于颞叶内侧的痫性病灶如海马硬化等；MRI 显示脊髓病变较优越，堪称不用造影剂的脊髓造影，可从矢状位、轴位及冠状位显示脊髓肿瘤、空洞症、椎间盘脱出和脊椎转移瘤等。磁共振成像血管造影（MRA）不需注射造影剂可显示成像范围内血管及侧支血管，方便省时，无放射性损伤，临床常用于脑动脉硬化、大血管闭塞性疾病、脑动脉瘤、脑动静脉畸形（AVM）及静脉窦闭塞等诊断。MRI 和 MRA 需要时都可以重复检查。

2）缺点：MRI 显示急性出血、急性颅脑损伤、颅骨骨折、钙化灶等不如 CT。患者体内如有金属置入物，如义齿、心脏起搏器和脑动脉瘤手术银夹等不能进行 MRI 检查。MRA 由于信号变化复杂易产生伪影，分辨率不适宜大范围检查。

208 磁共振成像在中枢神经系统疾病诊断中的应用是怎样的?

脑和脊髓 MRI 检查是显示结构和病变的金标准，在中枢神经系统疾病诊断中被广泛应用，可超早期诊断急性缺血性卒中。

（1）脑卒中：MRI 检出脑梗死极为敏感，脑缺血后血脑屏障破坏，血管内成分溢出到细胞外间隙，通过 T2WI 及液体衰减反转恢复（FLAIR）序列在动脉闭塞数小时内可被检出；弥散加权成像（DWI）更可发现超早期脑梗死。由于无骨伪影干扰可清楚显示脑干、小脑梗死灶。MRI 最初 36 小时内脑出血不清晰，2～3 天后血肿显示清楚，检出陈旧性脑出血是其优势，有时不明原因的血肿在 3 个月后 MRI 随访时血肿消退后显现病因。

（2）脑肿瘤：MRI 可发现低分化的、较小的肿瘤及转移瘤，清楚显示颞叶、脑干及小脑肿瘤，包括听神经瘤、垂体瘤及松果体肿瘤，显示肿瘤继发水肿及脑疝。如星形细胞瘤的T1、T2值明显长于周围脑组织，但不易区分瘤体与病灶周围水肿。增强有助于鉴别星形细胞瘤分化程度，偏良性肿瘤多无增强，偏恶性肿瘤多有增强，可呈均匀性、不均匀性或花环状增强。

（3）MRI可发现多发性硬化患者脑白质、脑干、小脑和脊髓脱髓鞘病变，MS典型表现脑室周围白质与室管膜垂直的椭圆或线形病灶，呈T1低信号和T2高信号，还可检出近皮质病灶，在矢状位显示沿脑室边缘排列的Dawson指征病灶，钆增强可区分MS不同时期病变，证明病变时间上多发，可与其他脑病变鉴别。MRI显示进行性多灶性白质脑病（PML）病变可与MS相似，诊断需结合临床。

（4）MRI检出感染性病变的白质水肿非常敏感，可能比CT更早期识别脑炎及脑脓肿形成病灶，可显示脓肿壁增强。MRI是脑炎的首选检查，如MRI显示单纯疱疹病毒性脑炎典型表现颞叶、海马及边缘系统T2WI高信号。脑膜炎急性期MRI可显示脑组织广泛水肿、脑沟裂及脑室变小，结核性脑膜炎可有颅底脑膜的明显强化。

（5）MRI有助于诊断先天性及遗传性疾病，显示脑发育畸形、胼胝体发育不全，Huntington病可见尾状核萎缩，Wilson病可见对称性豆状核及丘脑异常等。MRI也可显示痴呆患者白质异常信号及脑萎缩。

（6）MRI在诊断脑外伤的等密度脑外血肿、挫裂伤肿胀及散在出血灶优于CT，脑或脊髓外伤急性期宜行CT检查发现颅内出血和非移位性骨折。

209 磁共振弥散加权成像和磁共振灌注加权成像及其临床意义是怎样的?

（1）MR弥散加权成像（diffusion-weighted imaging，DWI）：是广义的功能MRI技术。DWI测量病理状态下水分子布朗运动特征，可早期诊断急性缺血性卒中，在起病2小时DWI可特异地显示脑缺血病变，这种弥散变化早期是可逆的，为早期溶栓治疗提供可能，是目前诊断超急性期脑梗死不可缺少的手段。DWI可区分卒中的细胞毒性水肿与其他脑病变的血管源性水肿，但因DWI弥散受限在任何病变所致的细胞毒性水肿都可能出现，如脑脓肿、高分化细胞肿瘤等，诊断时须密切联系临床。

（2）MR灌注加权成像（perfusion-weighted imaging，PWI）：是静脉注射顺磁性对比剂（如钆），测定局部脑血容量、局部脑血流量及平均通过时间，评价脑组织供氧和营养物质功能状态，弥补常规MRI和MRA不能显示血流动力学和脑血管功能状态之不足，可确定脑血流异常及治疗后早期组织再灌注，有助于缺血性脑血管病的早期诊治，鉴别可逆性与非可逆性缺血性卒中。

弥散成像－灌注加权成像（DWI-PWI）有助于早期诊断缺血性脑卒中，由于缺血性卒中后 30 分钟 PWI 即可显像，提示可逆性缺血损伤；DWI 出现缺血影像时 MRI 的 T2WI 也同时显示缺血病灶，提示为不可逆性损伤。因此，DWI 与 PWI 的差值被认为是描述脑组织非坏死性缺血半暗带（ischemic penumbra）的指标，是治疗时间窗的影像学证据，在短暂性缺血发作或脑梗死病程早期均存在这一过程，是进行溶栓治疗的可贵时机。

210 功能磁共振成像、磁共振波谱及弥散张量磁共振成像的临床应用如何？

（1）功能磁共振成像（functional MRI，fMRI）：是以脱氧血红蛋白敏感效应为基础，对皮质功能进行定位成像。大脑皮质某区域兴奋时局部小动脉扩张和血流量增加，耗氧量仅轻度增加，局部氧合血红蛋白含量增加，T2WI 信号增强，信号强度变化反映该区的灌注变化。fMRI 包括视觉功能成像、听觉功能成像、运动功能成像等，功能性影像与形态影像结合可能为临床诊断提供重要信息。

（2）磁共振波谱分析（magnetic resonance spectroscopy，MRS）：通常采用质子频谱图反映病变组织代谢及生化功能信息，用于病变定性，但不能单独诊断疾病。正电子磁共振波谱分析（^{1}H-MRS）可检测神经元特有的 N-乙酰门冬氨酸，神经胶质及神经元的胆碱、肌酐及乳酸盐水平。Alzheimer 病或缺氧 – 缺血性脑病测定这些代谢产物脑浓度在特定组织的丧失有助于诊断，有助于脑肿瘤分类或颞叶癫痫的定侧。磷磁共振光谱分析（^{31}P-MRS）对评估代谢性肌病可能有帮助。

（3）弥散张量磁共振成像（diffusion tensor MRI，DTI）：可测定组织中水弥散，产生神经束成像，它作为一种临床及研究工具能检出常规 MRI 不能发现的白质改变，诸如区分不同类型痴呆，确定脑外伤后大脑受累严重程度，辅助脑肿瘤精确定位和设计手术治疗程序，可能发现与卒中、多发性硬化、精神分裂症及阅读障碍等有关的细微反常变化。

211 颈部动脉和脑动脉数字减影血管造影检查及临床应用是怎样的？

数字减影血管造影（digital subtraction angiography，DSA）是应用电子计算机程序将组织图像转变成数字信号输入储存，再将经动脉或静脉注入造影剂获得的第二次图像输入计算机，将骨骼及脑组织等影像进行减影处理，保留充盈造影剂的血管图像，经再处理后传至监视器。特点是简便快捷，影像清晰，可选择性拍片，广泛用于颈内、颈外动脉及椎 – 基底动脉系统的检查。

（1）颈动脉及颅内动脉 DSA 检查：由于 IA-DSA 造影剂在兴趣动脉区可保持较高密度造

影剂团，少量造影剂可获得清晰的动脉图像，特别是小动脉图像。可不用选择性插管，在颈总或颈内动脉开口注射造影剂可显示脑动脉小分支，在锁骨下动脉注射可显示椎－基底动脉系统，有经验的医生可能愿意做选择性插管，可减少造影剂用量、减少血管重叠和获得更好的影像。

（2）临床应用

1）在大多数颈动脉无症状性杂音患者可能发现颈内、颈外及锁骨下动脉狭窄，可显示狭窄程度、粥样硬化及溃疡，可能是动脉内膜切除术和经皮腔内血管成形术（PTA）的适应证。如显示颈内动脉虹吸部较对侧充盈延迟，可能间接提示近端存在狭窄。在锁骨下动脉盗血综合征患者可清晰显示椎动脉起始部近端的锁骨下动脉闭塞。

2）DSA 可发现颈内动脉（ICA）、大脑前动脉（ACA）、大脑中动脉（MCA）、大脑后动脉（PCA）及椎基底动脉闭塞，也可显示皮层支闭塞。在短暂性缺血发作病人可能发现颈动脉、椎动脉起始部及脑小动脉病变。

3）DSA 易于检出颈内动脉海绵窦段较大的动脉瘤，也可检出脑动脉分支较小的（<1cm）动脉瘤。检查脑动静脉畸形（AVM）必须用选择性 IA-DSA，不宜采用股动脉注射的 IA-DSA。脑肿瘤术前为明确肿瘤供血动脉及引流血管数目，有时需作 DSA 检查。DSA 可用于脑肿瘤、AVM 手术，以及颅内外动脉旁路移植术、颈动脉内膜切除术的术后随访。

4）诊断静脉窦病变，由于海绵窦、岩窦等与复杂的骨结构重叠，常规导管动脉造影术不易显示，采取静脉（IV）-DSA 可清晰显示静脉窦，术前可评估静脉流出道的解剖学变异，确定何处硬膜结构适于安全闭塞。

212 常规导管动脉造影术在脑动脉及颈动脉疾病的临床应用是怎样的？

常规导管动脉造影术（conventional catheter arteriography）通常是评价脑血管疾病的金标准。在腹股沟部的股动脉插入头端带有导丝的导管，使之选择性进入主动脉弓、两侧锁骨下动脉、两侧颈动脉及椎动脉，注入造影剂清晰显示颅外动脉和脑动脉。近年来 CTA、MRA 及多普勒超声使之应用减少，但并未被取代，由于非侵入性检查可能有过度估计动脉狭窄的局限性。

临床应用

（1）该技术临床主要用于经 CTA、MRA 及超声检查显示不理想的病变，尤其可能考虑做介入治疗的病人，进一步清晰显示脑动脉粥样硬化病变、脑动脉狭窄或闭塞、脑血管炎、动脉瘤及动静脉畸形（AVM）或静脉闭塞等，并评价脑血管闭塞性疾病的侧支血流类型及状态。

（2）急性缺血性卒中动脉内溶栓时需要采用常规导管动脉造影术，或应用血凝块取出装置取出栓子，在介入治疗如线圈栓塞动脉瘤或 AVM 时，部分肿瘤术前栓塞术减少血液供应和降低切除时大量出血风险，以及动脉狭窄的血管成形术和支架置入术等都必须采取常规导管动脉造影术。

（3）癫痫、AVM 或脑肿瘤患者计划手术做部分切除术时，需要做 Wada 试验（颈内动脉阿米妥钠试验）验证大脑优势侧是必要的。

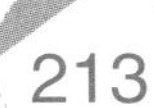

213 经颅超声多普勒的检测方法及临床应用是怎样的？

经颅超声多普勒（transcranial doppler，TCD）是将低发射频率（2.0MHz）与脉冲多普勒结合，使超声波穿透颅骨较薄的部位，利用超声波的多普勒效应检测颅内大动脉血流速度，经颅彩色多普勒超声可显示动脉图像，是评价脑动脉血流动力学的重要手段。

（1）检测技术：应用 1.6～2.0MHz 频率探头的脉冲多普勒系统检测 3 个声窗。

1）检测颞窗时探头置于颧弓之上、耳屏与眶外缘之间，颞窗是探测颅底动脉的主要窗口，可探测 MCA、ACA 的交通前段、大脑后动脉 PCA 的交通前段及交通后段，以及 ICA 终末段。探测脑动脉参数包括深度，血流方向，血流速度如收缩期、舒张期及平均流速，探查 3 个声窗，声束方向向前、向后、足侧或头侧，血流信号连续性代表血管的可追踪性。颞窗检出率与被检者年龄、性别等有关，老年女性、肥胖者较难检测。

2）检测枕（大孔）窗时探头置于颈项中线，声束对准枕大孔区，椎动脉（VA）、基底动脉（BA）的血流方向背离探头。可探测 VA 的颅内段、小脑后下动脉（PICA）及 BA 等。

3）检测眼窗时被检者仰卧，两眼闭合，探头轻置于眼睑上。探测同侧眼动脉和颈内动脉虹吸段。

（2）临床应用

1）探测颅内动脉狭窄或闭塞，狭窄的征象如血流速度增加；血流紊乱，正常层流消失，代之以涡流、湍流、乐性杂音频谱；血流声频粗糙等。闭塞的征象如在相应探查深度动脉血流信号消失，显示与闭塞动脉相连的侧支循环血流信号。

2）颈动脉重度狭窄或闭塞可检测到 3 条 Willis 环侧支循环通路：前交通动脉（ACoA）侧支循环，可见患侧 ACA 低流速和低搏动性血流，伴血流方向逆转，提示健侧代偿；后交通动脉（PCoA）侧支循环；眼动脉（OA）侧支循环。

3）血流动力学监测包括：急性缺血性卒中脑动脉再通监测；蛛网膜下腔出血后脑动脉痉挛监测；颈动脉内膜剥脱术及颈动脉支架术中、术后脑血流动力学监测；脑动脉血流微栓子监测；发泡试验诊断卵圆孔未闭等。

4）超声溶栓：急性缺血性卒中患者到达急诊室，完成临床检查后可在床边应用 TCD 探测颅底大动脉闭塞，TCD 可全程监测溶栓过程脑血流及动脉是否再通，TCD 也有促溶栓作用和使血管再通率增加。

5）在颈动脉内膜剥脱术中可实时记录脑血流变化和发现微栓子，敏感性高。

214

颈动脉超声的检测方法及临床应用是怎样的?

颈动脉超声（carotid ultrasound）是临床广泛应用的无创伤性血管诊断技术，可探测动脉结构及动脉粥样硬化斑块形态，主要探查缺血性卒中的基础病变，操作快捷，费用低廉，且可重复。

（1）检测方法：受检者去枕仰卧位，头转向对侧，探头与皮肤均匀涂抹超声耦合剂。依次探测双侧颈总、颈内及颈外动脉的管径、管壁，用彩色多普勒血流成像（color Doppler flow imaging，CDFI）和多普勒频谱观察血流及收缩期、舒张期血流速度，记录引起动脉狭窄斑块的回声特征，测定动脉狭窄范围及狭窄率，评价动脉狭窄程度。

（2）临床应用

1）探查颈动脉斑块，可根据超声波回声特征将颈动脉斑块分为强回声、等回声及低回声三类，低回声斑块是缺血性卒中的危险因素，强回声及等回声斑块风险较低。根据斑块的表面形态和结构特征可分为溃疡型、扁平型及不规则型；按斑块内部回声特点分为均质性与非均质性，均质斑块虽可引起动脉管腔狭窄及血流动力学改变，但通常不引起脑缺血发作，非均质斑块通常与斑块内出血有关，非均质斑块或斑块表面溃疡形成均易引发卒中或 TIA。

2）显示颈动脉狭窄：当动脉管腔粥样硬化斑块导致狭窄 >50% 时可出现层流消失、血流紊乱及血流速增加等血流动力学异常。根据 ICA 收缩期峰值流速（PSV）与舒张末期血流速度（EDV）及与颈总动脉（CCA）速度比值可判断动脉狭窄程度。正常 ICA 无内膜增厚，PSV <125cm/s，ICA/CCA 收缩期峰值流速比值 <2.0，ICA-EDV <40cm/s。ICA 狭窄如达到 70% ~99% 可考虑做颈内动脉内膜剥脱术。

颈动脉狭窄诊断标准：①ICA 狭窄 <50% 可见斑块形成或内膜增厚，ICA-PSV <125cm/s，ICA/CCA 收缩期峰值流速比值 <2.0，ICA-EDV <40cm/s；②狭窄 50% ~69% 可见典型的斑块，ICA-PSV 为 125 ~230cm/s，ICA/CCA 收缩期峰值流速比值 2.0 ~4.0，ICA-EDV 40 ~100cm/s；③狭窄 70% ~99% 可见斑块伴管腔显著狭窄，ICA-PSV ≥230cm/s，ICA/CCA 收缩期峰值流速比值 >4.0，ICA-EDV >100cm/s；④如仅有一股纤细的彩色血流通过管腔可判定近于闭塞；⑤如彩色或频谱多普勒均不能探测到血流信号为完全闭塞。

3）评估颈动脉内膜剥脱术及颈动脉支架置入术后疗效，对可能出现的急性血栓形成、动脉内膜增生及血管再狭窄等进行随访。

4）其他如先天性颈内动脉肌纤维发育不良，可见动脉管径不规则缩窄，内膜和中膜结构显示不清，管腔内血流充盈不均匀呈串珠样改变。可能显示颈动脉瘤和夹层动脉瘤等；显示大动脉炎管壁均匀增厚，管腔均匀向心性缩窄，动脉内膜与中膜结构融合，结构分界不清，内膜下钙化，外膜表面粗糙等。

5）锁骨下动脉盗血综合征可见锁骨下动脉或无名动脉起始部狭窄或闭塞，导致病变远端上肢供血不足，伴患侧椎动脉血流方向部分或完全逆转。

215 单光子发射计算机体层显像（SPECT）在神经系统疾病临床应用是怎样的？

单光子发射计算机体层显像（single photon emission computed tomography，SPECT）是放射性核素断层显像技术。通过静脉注射或吸入发射单光子（γ 射线）的放射性核素及标记药物，如^{99m}Tc 标记的^{99m}Tc-双半胱乙酯（^{99m}Tc-ECD），其在脑内分布与局部脑血流量（rCBF）成正比，用断层扫描和影像重建获得脑组织图像，利用计算机感兴趣区（ROI）技术提取脑各局部放射性计数，计算各部位 rCBF。

临床应用

（1）缺血性卒中如 TIA 症状消失后 TCD、CT 和 MRI 检查多为阴性，但约半数的 TIA 患者 rCBF 显像仍可显示缺血区。脑梗死急性期 rCBF 显像较灵敏，超早期可显示缺血区。

（2）癫痫发作期典型可见病灶 rCBF 增加，发作间期该区 rCBF 降低，可配合脑电图提高手术前病灶定位的准确性。

（3）Alzheimer 病的 rCBF 显像与病情有关，轻症仅见左颞顶区 rCBF 减少，中度两侧额枕叶 rCBF 减少，重度两侧额叶及颞顶区 rCBF 减少，皮质呈普遍淡影和脑萎缩征象，颞顶叶明显，两侧尾状核间距加宽，白质及侧脑室区明显扩大，较 MRI 更早显示脑萎缩。血管性痴呆与之不同，可见多数散在的 rCBF 减低区。

（4）偏头痛发病时可见局限性放射性增高或减低区，症状消失后 rCBF 恢复正常，发病主要与颅内外动脉扩张或痉挛有关，CT 和 MRI 检查不能显示，但 rCBF 检测较灵敏。

（5）锥体外系疾病如帕金森病可见双侧基底节 rCBF 减少，大脑皮质中度弥漫性 rCBF 减少，提示神经元功能减低，经多巴胺治疗后 rCBF 改善。亨廷顿病也可见 rCBF 相似的变化。

（6）对脑膜瘤及血管丰富或高恶性度脑肿瘤检出率达 90% 以上，脑肿瘤术后或放疗后复发也可见 rCBF 增高，瘢痕或水肿显示 rCBF 降低。

216 正电子发射断层扫描（PET）在神经系统疾病临床应用是怎样的？

正电子发射断层扫描（positron emission tomography，PET）是应用正电子发射的放射性药物如^{18}F-氟-2-脱氧-D-葡萄糖或^{18}F-左旋多巴的成像技术生成脑的生物化学及生理学图像，通过局部放射性活性浓度的体层图像反映脑功能异常。应用回旋或线型加速器产生发射正电子的放射性核素，经吸入和静脉注射经血脑屏障入脑，放射性示踪分子与人体组织中天然元素（^{11}C，^{13}N，^{15}O，^{18}F-脱氧葡萄糖和^{18}F-多巴）分子共同参与生化代谢过程，体外探测仪测定脑不同部位示踪剂浓度，应用与MRI相似的显像处理技术获得脑切面组织图像，计算脑血流、氧摄取、葡萄糖利用及^{18}F-多巴分布等，彩色图像可显示不同部位示踪剂量的差别。

（1）脑葡萄糖代谢显像，可为癫痫病灶定位如难治性癫痫患者考虑手术治疗时，PET显示发作间歇期颞叶低代谢区、发作期高代谢区有助于确定痫性发作的起源；可根据不同脑代谢的异常模式鉴别Alzheimer型痴呆、额颞痴呆及多梗死性痴呆，以及帕金森病、亨廷顿病及进行性核上性麻痹鉴别；可用于神经胶质瘤分级，肿瘤组织与放射性坏死组织鉴别，前者代谢增高，后者代谢减低。

（2）神经受体显像

1）多巴胺（DA）受体显像用于神经精神疾病脑化学研究、神经精神药物药理研究及用药指导；DA受体及转运蛋白显像对帕金森病诊断敏感性及特异性较高，轻症患者也可发现黑质－纹状体系统异常。

2）乙酰胆碱受体（AChR）显像可显示大脑皮质各区AChR分布，显示帕金森病、亨廷顿病与AChR数量及亲和力减低有关。

3）阿片受体显像主要用于麻醉药成瘾患者戒断治疗疗效观察及评价。

217 脑电图的基本特征包括哪些?

脑电图（electroencephalogram，EEG）是脑电图仪从头皮上记录脑部放大的自发性生物电位的脑波图形，代表脑神经元连续的自发节律性放电。EEG的基本特征包括频率、波幅、波形、位相、调节及调幅、出现形式及分布等。

（1）频率：波峰至波峰或波谷至波谷的时间称为周期，以毫秒（ms）计，每秒出现的周数为频率，用赫兹（Hz）表示。

（2）波幅：是波峰到基线的距离，用微伏（μV）表示，通常以枕部基本节律波高度为标准：$<25\mu V$为低波幅，25～50（或75）μV为中波幅，50（或75）～$100\mu V$为高波幅，$>100\mu V$为极高波幅。正常成人枕部波幅高于额部，双侧对称，少数人优势侧波幅低于非优势侧，但相差$<30\%$。

（3）波形：脑波可因频率、波幅和电位改变形成各种波形，如正弦波或类正弦波、半弧状波、锯齿状波、双峰波、棘波、尖波和尖慢波等。

（4）位相：一个波由基线偏转可产生位相，如单相波向基线一侧偏转；双相波先向基线一侧偏转再向另一侧偏转，向上偏转为负相波，向下偏转为正相波；多相波是一个波由基线反复向两侧偏转多次。在两个导程的描记中，波幅间的时间关系可产生位相差，如两个导程的波幅同时由基线向上或向下偏转，位相差为0度称同位相；反之产生90度位相差为不同位相；如两个导程的波同时向基线相反方向偏转，位相差为180度称为位相倒转，可作为大脑病变的定位指征。

（5）调节及调幅：调节是指脑波基本频率出现的规律性和稳定性，在同一部位基本频率稳定，前后相差不>1次/秒，如>2次/秒为调节差；左右半球对称部位同一时间不>0.5次/秒，>1次/秒为调节差。调幅是指脑波基本频率波幅变化的规律性，正常呈梭形或波幅规律性时高时低，每隔3~5秒发生变化，如纺锤形，称为调幅现象；如波幅规律性增高与减低呈纺锤形变化为调幅良好，如波幅无变化、参差不齐或失律性为调幅不良。

（6）脑波出现形式及分布：脑电图中的单个电位差称为波，连续出现的波称为活动。以较恒定的周期与形状规律性反复出现的活动称为节律，EEG描记除了阵发的或局限的显著变化部分，其余表现为或多或少弥漫的和特殊的电活动构成背景，如α节律、β节律，幼童的背景活动一般较慢，儿童或青春期除了α节律，可有一定的慢波；病理情况下也可见慢波。2个或以上的波组成的波群，能清楚地区别于背景活动并有一定波形者称为复合被。脑波频率、波幅、波形突然变化或消失称为阵发性活动，不同波幅的快波或慢波相互变化称为失律，高度失律是指脑波的频率、波幅、波形均无规律性，波幅明显增高，杂以尖波、棘波，可见于婴儿痉挛症。脑波的出现形式，在时间上可分为单个的、散在的、短程的（<1秒）、长程的（>1秒）、持续的、阵发的、杂乱的、调幅的（如波幅呈纺锤形）等；从空间分布可分为弥漫的（出现于头全部区域）、弥散的（见于大部分区域）、不对称性、一侧性及局限性等。

218 脑电图的检测方法及临床应用是怎样的？

脑电图是用电子放大技术将脑生物电活动放大100万倍后，无创性描记头皮上两点间电位差、头皮与无关电极或特殊电极间电位差的脑波图。EEG通过记录自发的节律性生物电活动了解脑功能状态，为疾病临床诊断和治疗提供依据。

（1）检测方法：采用国际10~20系统电极安放，参考电极通常置于双耳垂或乳突，放置电极以顶点为圆心，按10等份向两颞侧各等分点引直线，再以矢状线各等分点为半径作同心圆，按相交点放置电极，电极可采用单极和双极连接法。开颅手术时电极直接置于暴露的脑皮质表面，也可将电极插入颞叶内侧海马及杏仁核等较深部位。检测常应用常规EEG、动态EEG监测、视频EEG监测等。

1）有时检查应用过度换气、闪光刺激、睡眠诱发、睁闭眼诱发及药物如贝美格诱发试验等，诱发不明显异常电活动。

2）可用特殊电极可引出某部位的异常脑波，如鼻咽电极探测中线结构深部病变，蝶骨电极探测颅中窝及颞叶深部病变，枕下电极或小脑电极探测小脑病变，皮质电极记录皮质电图可诊断大脑皮质病变。

（2）临床应用

1）EEG 是诊断癫痫及痫性灶定位必要的临床证据，半数以上的癫痫病人间歇期也可出现痫性放电，如棘波、尖波、棘－慢复合波、尖－慢复合波等及各种频率发作性高波幅放电。EEG 一般不存在疾病的特异波形，只有失神发作可出现特征性 3 次/秒棘慢复合波。EEG 可帮助癫痫疾病分类及临床选用抗癫痫药。

2）监测癫痫发作病程，EEG 正常提示痫性发作控制和预后较好，EEG 背景异常或有大量痫样活动提示预后不良。癫痫持续状态病人 EEG 可显示连续的癫痫样棘－慢波活动，对非惊厥性癫痫状态 EEG 可提供唯一的确诊与鉴别依据。

3）非特异性异常 EEG 可能提示病变范围，局限性脑波异常可能有定位意义，如大脑半球肿瘤可出现局限性 δ 波或 θ 波，生长快的肿瘤更明显；一或双侧颞叶反复出现慢波综合可能提示单纯疱疹性脑炎，急性痴呆患者出现周期性复合波常提示克雅病（CJD）或亚急性硬化性全脑炎（SSPE）。EEG 可判断中毒性及缺氧性脑病、脑外伤等预后，对判定患者意识障碍、器质性与功能性精神病鉴别也有参考价值。

4）评估脑缺血－缺氧性损伤，EEG 呈多变性、反应性、多种睡眠类型、背景频率增加提示预后好，如无反应、波形不变、单一节律波形、暴发抑制、全面周期性放电、低电压图形、全面性抑制等提示预后不良。EEG 不能预测卒中、脑外伤、脑肿瘤患者是否发生癫痫，也不能提供停用抗癫痫药指征，EEG 正常停药后仍可能发作，EEG 持续异常或许可以安全停药。

5）须注意 EEG 反映的脑功能变化与临床表现及病变程度并不完全相符，脑静区病变可无症状和阳性体征，但 EEG 出现异常；临床上脑功能障碍患者处于功能代偿期 EEG 也可正常。因此，正常与病理 EEG 间可有重叠，难以划分清晰界限，10% ～15% 的正常人可有异常脑电图，EEG 评估必须结合临床。

219 脑电图正常脑波的特征及临床意义如何?

（1）α（alpha）波：频率为 8～13Hz，波幅 10～100μV，顶枕区波幅最高。α 波是正常成人的优势节律，呈纺锤状，安静闭目出现，睁眼、注意、思考或其他刺激时消失或出现低波幅快波，称为 α 阻断。右侧半球 α 波幅常高于左侧，但波幅差 <1/3。10～12 岁儿童达到

正常成人平均α频率，老年人α节律呈逐渐减慢趋势。

（2）β（beta）波：频率>13Hz，大脑前区明显，波幅<30μV，尖样负性波。约6%的正常成人以β节律为主，不受睁闭眼影响，注意、紧张、焦虑或服苯二氮䓬类引起β节律增多，皮质神经元兴奋性增高常见β活动。

（3）θ（theta）波：频率4～7Hz，波幅10～30μV，多见于颞区。是正常儿童主要的脑电活动，随年龄增长逐渐减少，正常成人后部可有少量低波幅θ波。浅睡时α波逐渐消失，θ波常首先出现于两侧额部。皮质下深在病变可产生两侧暴发性θ节律，经常存在局灶性θ节律多不正常。

（4）δ（delta）波：频率<4Hz，波幅10～200μV，是正常婴儿主要脑电活动，正常清醒成人不存在δ活动。δ波见于正常人睡眠，提示皮质张力降低，婴儿和儿童出现δ波为正常。任何年龄或意识水平经常存在局灶性δ波为异常，提示皮质病变，双侧及暴发性δ节律常为皮质下病变。θ波与δ波均属慢波（<7Hz），见于正常婴儿和儿童期。慢活动提示抑制加深，深睡时出现高波幅δ活动，局部慢波见于局灶性癫痫、脑肿瘤、脑脓肿及脑梗死，弥漫性慢波见于感染、中毒及昏迷等。

（5）κ（kappa）波：频率6～12Hz，10～40μV节律，睁眼不抑制，思维活动见于额颞部。

（6）λ（lambda）波：频率3～5Hz，10～40μV正相尖波，注视时常可诱发，出现于枕区。

（7）μ节律：频率7～11Hz，出现于中央区，常为弧形，颇似希腊字母μ；见于3%～13%的正常人，睁眼不消失，握拳常可抑制。

（8）顶尖波：是顶区负相尖波，成对颇似驼峰（双顶驼峰），常见于浅睡期。

（9）σ（sigma）节律：频率约14Hz，又称睡眠纺锤波，常见于中睡期。

（10）κ复合波：是顶尖波与σ节律组成的复合波，睡眠中自发出现或突然声音刺激诱发。

（11）手套型波：是睡眠异常复合波，类似慢波，形如手套拇指与手掌外形，见于3%的正常人。

220 成人与儿童正常脑电图的特点是怎样的?

（1）成人正常脑电图特点：在清醒、安静及闭眼放松的状态下，EEG基本节律为8～12Hz的α频率，波幅20～100μV，主要分布在枕顶部；β活动节律为13～25Hz，波幅5～20μV，主要分布于额叶及颞叶。部分正常人在半球前部可见少量4～7Hz的θ波，在清醒状态下几乎没有 4Hz 以下的 δ 波频率，但入睡后可以出现，由浅入深逐渐增多。

（2）儿童正常脑电图特点：与成人不同，儿童正常 EEG 以慢波为主，随着年龄增长，α 波逐渐增多，而慢波逐渐减少，在 10～12 岁时逐渐开始接近于正常成人的平均 α 频率。

221 临床常见的异常脑电图特点是怎样的？

临床常见的异常脑电图特点包括：

（1）弥漫性慢波：背景活动为弥漫性慢波，临床最常见，但无特异性，可见于各种原因引起的弥漫性脑病、缺氧性脑病及脱髓鞘性脑病。

（2）局灶性慢波：是局限性脑实质功能障碍所致，常见于局灶性癫痫、脑肿瘤、脑脓肿、硬膜下或硬膜外血肿等。

（3）三相波：通常为中－高波幅，频率 1.3～2.6Hz，位相为负－正－负波或为正－负－正波，常见于中毒代谢性脑病。

（4）癫痫样放电：常见棘波、尖波、棘慢波综合、多棘波、尖慢波综合及多棘慢波综合等，约 50% 以上的患者发作间期可见癫痫样放电，不同类型放电通常可提示不同的癫痫综合征，例如，多棘波和多棘慢波综合通常伴肌阵挛，常见于全面性癫痫和光敏性癫痫；高波幅双侧同步对称重复的 3 次/秒的棘慢波综合具有特征性，提示失神发作。

（5）周期性尖波：通常在慢活动基础上出现周期性尖波，常见于脑缺氧病变及 Cretzfeldt-Jakob 病等。

222 成人与儿童异常脑电图特点是怎样的？

（1）成人异常脑电图特点

1）边缘状态：是界限性 EEG，虽然超出正常界限但未达到轻度异常，主要表现 α 频率波动，调节欠佳，波幅变动大，两侧差异 >30%，θ 波略增多；如 β 活动持续出现，波幅高于 α 波幅也属于边缘状态。

2）轻度异常：α 波不规则或极不稳定，调节差，波幅变动大，两侧差异 >30%，或波幅 >100μV，调幅不良，对光无抑制反应。额区或各区出现高波幅 β 活动，θ 波多于正常，呈弥漫性或某区域增多，基线不稳，也可见于 10% 的正常人。

3）中度异常：α 波减少，频率减慢，或 θ 活动占优势，过度换气时引发高波幅 δ 活动，可见自发或诱发的棘波、尖波或病理复合波。

4）重度异常：弥漫性 θ 波、δ 活动占优势，可见自发性或诱发的棘波、尖波或复合波节律，或出现暴发性抑制活动或平坦活动。

（2）儿童异常脑电图：判定较成人困难，应熟悉儿童各年龄段的 EEG 特点。

1）儿童 EEG 如不符合该年龄段 EEG 可能为异常，提示大脑发育障碍或脑损害，2 岁后仍有大量 4～6Hz 慢波或 6 岁后有中等量 4～7Hz 慢活动均属不正常。

2）若出现棘波、尖波、病理复合波或高度失律，以及暴发性抑制或平坦活动，局限性高幅快波或慢波及经常不对称性，不论任何年龄组均应视为异常。

此外，须注意区分脑电图特异性异常与非特异性异常，某些 EEG 特殊波形或暴发形式，如棘波、尖波、棘慢复合波及周期复合放电等常与特定的疾病如癫痫、克雅病（CJD）等有关。大多数异常 EEG 为非特异性，如间歇性节律性 δ 活动，平均频率 2.5Hz，呈正弦波或锯齿样波，短程出现，闭目、过度换气时增强，见于中毒代谢障碍、弥散性或局灶性脑病、炎症、外伤、血管病及肿瘤等。

223 癫痫样活动脑电图的特征是怎样的?

癫痫样活动 EEG 是皮质去极化导致许多神经元同步激活，表现为暴发形式，主要由棘波、尖波及棘慢复合波等组成。

（1）棘波：是与背景活动有显著区别的一过性尖峰样波，时限 20～70ms，呈多时相，主要成分多为负性，波幅不同，常见于局部性癫痫，提示大脑皮质神经元过度兴奋。

（2）尖波：是与背景 EEG 有区别的三角形波，时限 70～200ms，出现于局部性癫痫，三相尖波可见于肝性脑病。

（3）多棘波：是连续出现 2 个以上的棘波，多为两侧或普遍同步，有时以局灶方式出现，见于肌阵挛性发作。多棘慢波是 2 个以上的棘波与 1 个慢波组成的复合波，也见于肌阵挛性发作。

（4）普遍性暴发快活动：频率 10～25Hz，中－高波幅，经常 >100μV，多表现为普遍性，以额区为著，持续 2～10 秒，>5 秒通常伴强直性发作，常见于全身强直－阵挛性发作强直期、某些额叶癫痫及 Lennox-Gastaut 综合征等。

（5）3Hz 棘慢复合波：是由 1 个棘波与 1 个慢波组成，频率 3Hz，棘波时限为 50～80ms，呈高波幅普遍双侧对称性同步暴发，过度换气可诱发，是失神发作的特征性 EEG 表现。

（6）慢棘慢复合波：是癫痫小发作变异型，与失神发作的 3Hz 棘慢复合波不同，频率 <2.5Hz，此复合波之棘波常为尖波，多为两侧性分布或普遍对称同步，也可为一侧性，背

景活动减慢，常见于 Lennox-Gastaut 综合征发作间期，也见于睡眠期电持续状态（electrical status epilepticus during sleep，ESES）。

（7）高度失律：是不规则的高波幅慢活动，杂以棘波、尖波、多棘波和棘慢复合波等，波形、波幅及频率极不规则，棘波在后部导联明显，长程高电压活动可突然被短程低平 EEG 打断，高度失律是婴儿痉挛症（infantile spasm）特有 EEG 表现，可见于 66% 的患儿，在缺血缺氧脑病、胼胝体发育不全及结节性硬化症患者也可见到。

（8）尖慢综合波：由 1 个尖波与 1 个慢波组成，尖波周期为 80～200ms，慢波周期为 500～1000ms，可出现于局部性癫痫。

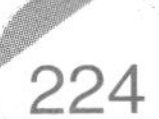

224 脑电图的临床分析解读要点包括哪些?

脑电图的临床分析解读需要密切结合病人的意识状态，如清醒、瞌睡、睡眠、昏睡、昏迷等，病人年龄从早产儿至老年人也不相同，分析光诱发等，正常与病理 EEG 可有重叠，难以划分清晰界限，应由神经专科医生判读。

分析解读要点如下。

（1）首先注意 EEG 的背景活动，不同年龄者在清醒、瞌睡及睡眠状态均有正常的背景活动模式，如 EEG 超出这些界限宜谨慎作出解释。其次是注意 EEG 短暂的电位变化，即瞬变现象，包括生理性变化及病理性痫性活动。

（2）激发试验，如清醒病人做闪光刺激或过度换气可增强检出 EEG 痫性活动，听觉和触觉刺激可用于严重脑病患者的诱发反应，EEG 诱发无痫性放电及病理瞬变现象，EEG 为正常，但不排除癫痫及其他神经疾病患者 EEG 也可正常。

（3）EEG 对癫痫诊断最有价值，有助于病灶的定位，全面性癫痫瞬变现象符合全面性发作，如失神发作、青少年肌阵挛癫痫等，但表现不同；部分性癫痫瞬变现象符合局部性发作。发作间期发现癫痫样放电（Eds）支持癫痫诊断，但缺乏 Eds 不能排除癫痫，癫痫病人第 1 次常规 EEG 记录到 Eds 占 30%～50%，10%～40% 的癫痫患者常规 EEG 不能发现发作间期 Eds，某些病人在睡眠、睡眠剥夺、过度换气及闪光刺激时可诱发 Eds。颞叶近中线及眶额部病灶常需安放特殊电极，如蝶骨电极、鼻咽电极。监测癫痫发作宜采取视频 EEG。

（4）弥漫性慢活动及杂乱背景 EEG 常解读为弥漫性脑病，患者常见意识模糊，多见于代谢性脑病、中毒性脑病、感染性脑病、脑卒中、脑肿瘤及中枢神经系统变性疾病等。局灶性慢活动背景常符合局部的结构性病变，如肿瘤、卒中、损伤及感染等。一侧或两侧半球周期性放电提示皮质功能紊乱，见于单纯疱疹病毒（HSV）脑炎、某些朊蛋白病及缺氧性脑病等。

225 脑电地形图的临床应用及其优缺点是怎样的?

脑电地形图（brain electrical activity mapping，BEAM）是将脑生物电信号输入电子计算机系统处理后转换为定位与定量分析，用不同颜色的图像显示结果，将脑功能变化与形态定位结合，图像直观、形象、定位较准确，但不能反映脑电波形及各种波形出现方式。

（1）临床应用

1）脑卒中早期诊断：临床诊断短暂性缺血发作 CT 多为正常，BEAM 多有异常，常见局限性 δ 功率增高，α 功率下降，TIA 患者脑血流虽然恢复正常，但神经细胞损害可表现电生理异常。CT 显示脑梗死通常在发病 24 小时后出现异常，BEAM 可即刻显示异常，急性期表现病灶区 δ、θ 频带功率增高，慢性期 CT 优于 BEAM，BEAM 也可显示腔隙性梗死的异常。脑出血患者 BEAM 呈现广泛的慢波频带功率增高。

2）颅内肿瘤：BEAM 检出皮质或皮质下肿瘤高于 EEG，定位较准确，可见局灶性 δ 和 θ 频带功率增高，范围常大于瘤体，慢波频带范围与 CT 定位相符。深部肿瘤 BEAM 常见沿中线分布的广泛的 δ 频带和 θ 频带功率增高。

3）Alzheimer 病可见全头 θ 频带功率增高，α 频带和 β 频带功率下降，后期 δ 频带功率增高。癫痫诊断仍以常规 EEG 更为精确。

（2）BEAM 的优缺点：优点包括直观醒目，敏感性高，通过频谱分析检出散在的低波幅慢波优于目测，定量分析可计算出各频带不同部位功率值。缺点是仅为频谱分析，不能识别波形和伪迹，不能连续动态观察与监测，检查结果不能互相比较，尚无统一诊断标准等。

226 脑磁图及其临床应用价值是怎样的?

脑磁图（magnetoencephalography，MEG）是无创性探测大脑电磁生理信号技术。受检者头部置于特别敏感的超冷电磁测定器中，通过特殊的仪器可探测大脑的极微弱的脑磁波，与功能 MRI 及 EEG 相比，时间分辨率（<1ms）及空间分辨率（2～3mm）极高。将 MEG 获取的脑电生理信息与 MRI 的脑解剖结构信息叠加形成磁源性影像，可同时显示大脑解剖及功能变化，应用于神经科学基础研究及神经疾病诊断及治疗。

临床应用

（1）癫痫灶定位及评估：MEG 是癫痫的无创性检查手段，空间分辨力高，可检出直径<3.0mm 的癫痫灶，与 MRI 解剖影像信息结合可在术前对难治性癫痫病灶准确定位，对额

叶、顶叶、颞叶癫痫诊断价值最大，颞叶深部病灶稍差。检测发作间期异常痫性放电，脑磁图与 EEG 作用相辅相成，MEG 检测新皮质癫痫比 EEG 敏感，能明确定位颞叶癫痫致痫灶，区分颞叶感觉运动性、外侧性及弥漫性癫痫发作，MEG 指导手术较 MRI 定位切除病灶范围精确，效果理想。

（2）脑功能区确定与术前评估：对运动皮质、体感皮质、语言皮质、视皮质及听皮质等脑重要功能区精确定位，如脑肿瘤切除可最大限度保留脑功能。

（3）脑磁图有助于 Alzheimer 病的早期诊断，AD 早期脑皮质活动可见额中央区低频波明显和广泛增高，枕颞区高频率波明显下降，执行睁眼闭眼动作及心理任务时磁反应减少。MEG 评估脑梗死的脑功能可逆性及预后也有帮助。

227 肌电图的临床应用和正常肌电图特点是怎样的?

肌电图（electromyography，EMG）是应用同心圆针电极插入肌肉，记录肌肉在放松与收缩时神经肌肉生物电活动和神经电刺激诱发反应。

由于支配肌肉的神经受损时可导致失神经支配的异常 EMG，肌肉疾病发生肌纤维变性也可出现异常 EMG。肌电图的临床应用：判定神经肌肉功能状态，诊断神经肌肉疾病，鉴别肌肉病变为神经源性或肌源性损害，确定病变部位在脊髓前角细胞、神经根、周围神经、神经肌肉接头或肌肉等，可检查膀胱和肛门括约肌功能，呼吸肌（膈肌）功能等。

正常肌电图特点如下。

（1）肌肉静息状态

1）电静息是指正常肌肉在完全松弛状态不出现自发性电活动，示波器上仅显示一条平线。插入电位是针电极插入肌肉时引起的片刻即逝的电活动，正常人变异较大，一般 <100ms，有时荧光屏只见伴随针极移动，基线漂移，看不到具体的插入电位。

2）自发电位是指终板噪声，当针插入或邻近于正常肌肉的运动终板时扬声器出现海啸样嘈杂音，基线上出现时程短（<2ms）高频率、低电压（波幅 <100μV）的连续不规律负相电位（波形向下），持续数秒自行消失。

（2）肌肉轻收缩状态：测定运动单位动作电位（MUAPs）的时限、波幅、波形及多相波的百分比，为了精确，每块肌肉通常测定 20 个电位的平均值。

（3）肌肉大力收缩状态时募集电位：正常人肌肉大力收缩时，几乎所有的运动单位参与收缩产生节律性反复的动作电位，EMG 呈密集相互重叠难以分辨基线的运动单位电位，称之为干扰相。MUAPs 的波幅在轻收缩时为 100 ~ 2000μV，大力收缩为 300 ~ 4000μV。波型因收缩力不同，波形亦异，轻收缩时为单纯相，EMG 出现单个的运动单位电位（MUPs）；中度收缩为混合相，EMG 有些区域电位密集不能区分；大力收缩时表现为干扰相。

228 异常肌电图的临床特点是怎样的？

（1）插入电位异常：插入电位减少或消失见于重症肌萎缩、肌肉纤维化及脂肪组织浸润、肌纤维兴奋性降低等。插入电位增多或延长在插入及挪动针电极时可诱发，可见电位持续一段时间逐渐消失，称为插入延长，提示肌肉易激惹或肌膜不稳定，常见于失神经支配肌肉或炎性肌病（肌源性损害）。

（2）自发电位异常

1）纤颤电位：是失神经支配的肌纤维运动终板对血中乙酰胆碱（ACh）敏感性增高引起去极化，或由于失神经支配的肌纤维静息电位降低导致自动去极化产生动作电位，多为双相波形，先正后负，时限短（1～5ms），波幅低（20～200μV），频率22～10次/秒，放电间隔不规则，伴煮熟饭开锅之“卜卜”声。常见于神经源性损害，有时也见于肌源性损害（如多发性肌炎）。

2）正锐波：为V型的双相波形，先为陡峭的正相，后为时限较宽低波幅负向波，时限10～100ms，波幅50～2 000μV，放电间隔频率，伴“咚咚”声，波形恒定，挪动针极位置波形不改变。产生机制同纤颤电位，常见于神经源性损害，也可见于肌病如肌肉缺血性挛缩、肌强直综合征等。

3）束颤电位：是在肌肉静息时部分运动单位支配肌纤维的自发放电，时限2～10ms，或可>30ms，波幅高（2～10mV），频率10次/秒或数分钟1次，放电不规则，单一或成群发放，单纯或复合性束颤波形，扬声器发出“嘭、嘭”声，声音不如纤颤电位清脆。常见于神经源性损害，如前角细胞病变、前根病变、周围神经疾病和肌萎缩侧索硬化等。

（3）肌强直放电：肌肉不自主性强直收缩，是插入电位延长的特殊形式，波幅10μV～1mV，频率25～100Hz，插入或挪动针极瞬间产生猝发的高频放电，扬声器可听到类似飞机俯冲或摩托车减速声，常见于肌强直性营养不良、先天性肌强直、萎缩性肌强直和副肌强直等。如针刺时突发一系列高频放电，但波幅和频率不递减，扬声器发出蛙鸣“咕咕”声，为肌强直样电位，常见于多发性肌炎、高钾型周期性瘫痪等。

（4）运动单位动作电位（MUAPs）异常

1）时限异常，如MUAPs时限增宽，>正常值20%，为神经源性损害，提示神经纤维再生，可见于脊髓前角细胞、神经根、神经丛及周围神经病变。MUAPs时限缩短，<正常值20%，为肌源性损害，提示肌纤维丧失，见于进行性肌营养不良、炎症性肌病、周围神经病急性期。

2）波幅异常，如波幅增高常提示神经源性损害，波幅降低提示肌源性损害，但波形异常须结合时限及波幅改变才有肯定意义。

（5）大力收缩募集电位异常

1）单纯相是大力肌收缩时参与发放的运动单位数明显减少，EMG 表现单个的运动单位电位；混合相是大力收缩时运动单位数量部分减少，EMG 上某些部分可分出、某些部分不能分出单个运动单位电位，见于神经源性损害。

2）病理干扰相：表现波幅低，肌力与肌电密集程度不成比例，肌电过分密集，扬声器呈高调碎裂声，见于肌源性损害，肌纤维变性坏死使运动单位减少。

229 神经传导速度测定及其临床应用是怎样的？

神经传导速度（nerve conduction velocity，NCV）测定是用于评价周围神经传导功能的诊断技术，包括运动神经传导速度（motor nerve conduction velocity，MCV）和感觉神经传导速度（sensory nerve conduction velocity，SCV）。

（1）测定技术

1）MCV 测定：刺激电极置于神经干，记录电极置于肌腹，参考电极置于肌腱，地线置于刺激电极与记录电极之间；超强刺激神经干远端和近端，在该神经支配肌肉上可记录到 2 次复合肌肉动作电位（CMAPs），测定其不同的潜伏期，计算 MCV（m/s）=〔远端与近端间距离（cm）×10〕/两点间潜伏期差（ms）。

2）SCV 测定：刺激电极是套在手指或足趾末端的环形皮肤电极，一般采用顺行测定法，刺激电极置于感觉神经远端，记录电极在神经干近端，测定潜伏期（从刺激开始至正相波峰顶点时间），记录感觉神经动作电位（SNAPs），SCV 为刺激电极与记录电极之间距离除以潜伏期。

测定时须注意，室温宜保持在 25℃，皮温应 >32℃，皮温低可导致 NCV 减慢，可用暖水袋缓慢复温。测定 MCV 必须用超强刺激。注意减小刺激伪迹，宜擦拭皮肤降低皮肤电阻，减少刺激电流表面扩散，接地电极置于刺激与记录之间可减小伪迹。

（2）临床应用

1）NCV 异常意味着周围神经纤维约 >1/3 损伤，主要表现传导速度减慢及波幅降低，传导速度减慢提示髓鞘损害，波幅降低提示轴索损伤。纯轴索损害表现 MCV、SCV 正常，波幅下降；纯脱髓鞘病变可见 MCV、SCV 明显减慢，但严重的脱髓鞘病变可继发轴索损伤。

2）MCV 减慢见于周围神经病，表现传导速度减慢或潜伏期延长，严重时刺激神经不出现肌收缩和诱发电位；SCV 一般较 MCV 敏感，周围神经病出现临床症状之前可检出 SCV 改变，但 MCV 正常，有诊断意义。

3）NCV 测定临床应用于各种原因的周围神经疾病诊断及鉴别诊断，可能发现周围神经病的亚临床病变，区分轴索损伤或髓鞘脱失，如 NCV 测定结合 EMG 检查，可鉴别前角细胞、神经根、周围神经及肌源性损害等。

230 F 波和 H 反射的检测及临床应用是怎样的?

F 波和 H 反射与 MCV、SCV 一样，都属于神经传导检查（nerve conduction studies, NCS）。

（1）F 波（F-wave）测定：F 波是用超强电刺激神经干在 M 波后出现的一个晚成分，由运动神经回返放电引起，因最初在足部小肌肉上记录得名 F，F 波的特点是波幅不随刺激量的变化而改变。其检查方法与 MCV 测定相同，上肢检查时常做尺神经。潜伏期测定通常连续测 10～20 个 F 波，计算平均值，F 波出现率为约为 75%。

F 波测定临床应用：是检测神经近端病变，例如：

1）Guillain-Barré 综合征（GBS）出现 F 波异常可早于 MCV 改变，表现为 F 波出现率减低、F 波离散度增加，严重的患者 F 波可消失。

2）糖尿病性周围神经病 F 波异常也可早于周围神经传导异常，表现为 F 波潜伏期延长，是早期诊断周围神经病变较灵敏的指标。

3）神经根或神经丛病变可能表现 F 波延长或消失。

（2）H 反射（H-reflex）测定：测定小腿腓肠肌患者取俯卧位，刺激电位阴极置于腘窝中部，阳极置于远端，记录电极置于腓肠肌，参考电极置于比目鱼肌。测定桡侧腕屈肌在肘窝刺激正中神经，记录电极置于内上髁与桡骨茎突连线的上 1/3 处。

H 反射的临床应用：与 F 波相同，是检测神经近端病变，例如：

1）多发性神经病累及近端时，H 反射可见潜伏期延长，如 GBS，以及糖尿病性、酒精性、尿毒症性多发性神经病。

2）神经根病变或腰骶神经根受压时，可见 H 反射潜伏期延长或波形缺失。

231 尺神经、正中神经寸进法检测及临床应用是怎样的?

（1）检测方法：患者取仰卧位，全身肌肉放松，室温保持 25℃，利用鞍状双极电极，刺激频率 1Hz，带通 10～20kHz。刺激间隔 2cm，常规检测尺神经、正中神经。尺神经刺激肘部尺神经、肱骨内侧髁远端 2cm，4cm，肱骨内侧髁近端 2cm，4cm，6cm，在小指展肌记录。测定潜伏期及波幅、计算各节段潜伏期差值。正中神经刺激腕部及掌部正中神经，间隔 1cm 或 2cm，在拇展短肌记录，测定潜伏期及波幅、计算各节段潜伏期差值。

（2）临床应用

1）尺神经寸进法检测可确定肘部尺神经受压的部位及严重程度，受损范围可以局限在2cm内。

2）正中神经寸进法检测可确定腕部正中神经受压部位的损害范围及严重程度，有助于骨科术前准确定位，减少手术范围。

232

重复神经电刺激的测定方法及临床应用是怎样的？

重复神经电刺激（repetitive nerve stimulation，RNS）是神经传导检查（NCS）的组成部分，超强重复刺激神经干在相应肌肉记录复合肌肉动作电位（CMAPs），正常时连续刺激神经干 CMAPs 波幅可有轻微波动，降低或升高均提示神经肌肉接头（NMJ）病变。

（1）测定方法：电极放置为刺激电极置于神经干，记录电极置于该神经支配肌肉。通常测定面神经支配的眼轮匝肌、腋神经支配的三角肌、尺神经支配的小指展肌及副神经支配的斜方肌等。近端肌阳性率高，但因收缩力大，电极不易固定，结果易有偏差；远端肌灵敏度低，但结果稳定，伪差小。高频刺激疼痛明显，通常选用尺神经。判定结果如为波幅递减，计算第5波幅较第1波幅下降的百分比；波幅递增计算最高波幅比第1波幅上升的百分比。正常人低频刺激波幅递减<10%，高频刺激波幅递减<30%，波幅递增<50%。

（2）临床应用：根据刺激频率可分为低频 RNS（2～5Hz）和高频 RNS（10～30Hz）。RNS 是检测 NMJ 传递功能障碍的重要手段，诊断 NMJ 病变如重症肌无力（MG）和 Lambert-Eaton 综合征等。低频刺激波幅递减>15%、高频刺激波幅递减>30%为异常，见于突触后膜病变如重症肌无力；高频刺激波幅递增>57%为可疑异常，>100%为异常，见于 Lambert-Eaton 综合征。

233

单纤维肌电图的测定及临床应用是怎样的？

单纤维肌电图（single fiber EMG，SFEMG）是采用特殊的单纤维针电极，通过测定颤抖（jitter）确定神经肌肉接头功能。

（1）测定方法：应用高级时间分析系统肌电图机，将直径约25μm的细小电极插入肌肉内，在活动纤维近处移动针极，直至同一运动单位的2根肌纤维电位被检出，并记录动作电位。电极均在针管侧面开口，保持位置稳定，并减少动作引起的伪迹。SFEMG 异常标准是：个体有2对单个电位对（包括2对）的平均连续差（MCD）>单个电位对 MCD 均值的上限。个体 MCD 均值 > 本肌电室个体 MCD 均值上限。具备以上一项异常为阳性。

（2）临床应用：SFEMG 是目前诊断神经肌肉接头传递障碍最敏感的电生理方法，可见 2 个电位间隔时间不恒定，所谓颤抖现象，颤抖源于 2 个运动终板冲动传递时限的微小差异。MG 是临床上最常见的神经肌肉接头传递障碍疾病，可出现颤抖增宽，严重时发生阻滞，对 MG 有诊断价值，尤其局限眼肌型 MG 常见血清抗体阴性，但 SFEMG 阳性率可达 99%，是临床诊断的重要证据。还可观察病情变化，病情加重时颤抖增加，病情缓解时颤抖减少。

234 神经源性损害和肌源性损害肌电图特征及临床意义是怎样的?

诊断神经肌肉疾病，鉴别肌肉病变为神经源性或肌源性损害，除了凭借患者的临床症状体征，肌电图检查可提供重要的证据。

（1）神经源性损害 EMG：可见失神经支配现象，如自发电位、大力收缩时运动单位显著减少，随意收缩运动单位电位（MUPs）异常等，见于下运动神经元病变，如前角细胞、神经根及周围神经病变。

1）自发电位：①纤颤电位及正锐波见于肌纤维部分或完全失神经支配，病损重、病程短尤显著，病损轻、病程长可无，未见纤颤电位及正锐波不能排除神经源性损害。②束颤电位见于前角细胞及神经根病变，慢性前角细胞病变更常见。

2）MUPs 异常：①多相电位增加提示神经源性损害，因神经变性、再生及神经侧支形成，使一个肌纤维运动单位不能同步收缩。②慢性周围神经损伤及前角细胞病变波幅数倍或数十倍增高，>10mV 为巨大 MUPs，时限延长。③神经源性损害大力肌收缩运动单位数量减少，MUPs 波形改变，肌纤维受损严重无 MUPs。

3）原发性轴索病变 EMG 特征，表现运动单位数减少，出现病理性自发电位，神经传导速度正常，波幅降低。脱髓鞘病变 EMG 特征，不出现病理性自发电运动，MUPs 正常，神经传导速度减慢，波幅正常。

（2）肌源性损害 EMG：可见 MUPs 时限缩短、波幅降低及出现病理干扰相等。

1）MUPs 时限缩短：如多发性肌炎、进行性肌营养不良 MUPs 时限明显缩短，严重病损 <3ms，形状类似纤颤波，但内分泌性及代谢性肌病时限缩短不明显。

2）波幅减低：由于肌纤维数量及密度减少，可 <500μV。

3）多相波增多：由于在同一运动单位内正常与变性肌纤维并存，电传导速度不同形成多相波，以短棘多相电位为特征，可达正常的数倍或全为多相电位。

4）病理干扰相：放电频率较正常高 1 倍，高达 800 次/秒，波幅低（<50μV）；MUPs 时限短、位相多，连续描记时电位纤细、基线浓黑，严重肌萎缩可不出现病理干扰相，但时限缩短。

5）自发电位：肌病通常不出现自发电位，但多发性肌炎可见纤颤电位。

6）神经传导速度：神经干不受累，NCV 正常，如肌纤维严重损害或完全纤维化时，刺激神经可见远端潜伏期延长或引不出诱发电位。

235 临床常见的神经系统疾病的神经电生理异常是怎样的?

神经电生理检查包括肌电图（EMG）和神经传导检查（NCS），临床上二者通常同时使用。NCS 如 MCV，SCV，F 波，H 反射及重复神经电刺激（RNS）等。神经电生理检查应在训练有素的神经生理医生的监督下操作，为了检测适当须了解患者的症状体征，神经生理医生在做电生理检测前最好参加临床会诊。

临床常见的神经系统疾病的神经电生理异常，参见表 8-2。

表 8-2　临床常见的神经系统疾病的神经电生理异常

疾病	病理	NCS	EMG
糖尿病性多数性单神经病	非压迫性，多数单神经损伤	选择性神经传导速度（NCS）减慢	神经病分布区慢性失神经支配
糖尿病性多发性神经病	以远端和轴索损伤为主	MCV 及 SCV 减慢，末梢运动潜伏期延长	动作电位波幅下降，广泛分布远端慢性失神经支配
急性炎性脱髓鞘性多发性神经病	自身免疫性脱髓鞘病变	MCV 及 SCV 减慢	正常
慢性炎性脱髓鞘性多发性神经病	自身免疫性脱髓鞘病变	MCV 及 SCV 减慢	通常正常，可见失神经支配
副肿瘤性多发性神经病	亚急性感觉神经元病后根神经节细胞丧失伴炎症反应	SCV 早期轻度减慢，晚期普遍减慢	通常正常
肌萎缩侧索硬化（ALS）	上及下运动神经元变性	正常	急性和慢性失神经支配

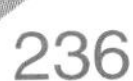

236 皮肤交感反应的测定及临床应用是怎样的?

皮肤交感反应是一种检测汗腺活动和反映交感神经节后纤维功能的表皮电位，又称为周围自主神经表面电位（peripheral autonomic surface potential），测量皮肤电压，与皮肤电阻一样取决于泌汗活动。

（1）测定方法：受试者均在屏蔽、安静的环境中，仰卧放松。室温保持在 22℃ ~25℃，皮温保持在 32℃以上。记录电极采用表面盘形电极，上肢记录位于手心，手背参考；下肢记录位于足心，足背参考；电流刺激强度 15 ~20mA，电刺激时程 0.2ms，记录潜伏期和波幅。

（2）临床应用：是客观评价自主神经系统功能的检测方法，自主神经受损时，皮肤交感反应可表现潜伏期延长，波幅降低或波形消失。临床上常用于糖尿病周围神经病及痛性周围神经病的诊断，其他周围神经病变出现皮肤交感反应异常变化，可提示自主神经受累。

237 诱发电位的分类及临床应用是怎样的?

诱发电位（evoked potentials，EP）是通过非侵入性刺激特异性传入通路，诱发脊髓或大脑电位检测这些通路功能完整性，但不能提示病变性质。

（1）分类

1）体感诱发电位（SEP）：通过电刺激周围神经引发，在头皮和脊柱记录，反应图形及潜伏期取决于被刺激的神经。

2）视觉诱发电位（VEP）：用棋盘格模式单眼视觉刺激引出，在枕中区头皮记录，记录潜伏期约 100ms 的正向波峰，即 P100 反应出现和潜伏期最有临床意义。

3）脑干听觉诱发电位（BAEP）：用反复的咔哒声刺激单耳引出，在头顶部头皮记录。在听觉刺激后最初 10ms 诱发的一系列电位代表皮质下听觉通路不同结构顺序性激活，应关注头顶部记录的前 5 个正向电位出现、潜伏期及波峰间隔。

4）运动诱发电位（MEP）：通过刺激运动皮质在对侧的靶肌记录肌肉运动复合电位，检查运动神经从皮质到肌肉传递、传导通路整体同步性及完整性。

（2）临床应用

1）视觉诱发电位临床常用于检测视神经炎、球后视神经炎、视神经脊髓炎谱系疾病、多发性硬化（MS），以及脑肿瘤、脑卒中、癫痫、偏头痛、帕金森病等。脑干听觉诱发电位临床常检测 MS、脑干血管疾病、后颅窝肿瘤及临床听力学检查，判断昏迷患者转归及脑死亡诊断等。VEP 及 BAEP 评估可在因年龄或精神异常不能配合测试的患者进行，通过诱发电位检查评估视觉和听觉。

2）体感诱发电位常用于检测大脑半球及脑干病变、脊髓病变、周围神经病变等，如 MS、弥漫性脑病及术中监测，精神心理学检查等。可评估创伤性脑损伤或脑缺氧患者的预后，SEP 皮质产生的成分双侧缺如提示认知功能不能恢复，如单侧或双侧皮质成分存在提示皮质反应预后较好，对可疑脑死亡患者诊断特别有用。SEP 评价创伤性脊髓损害，刺激脊髓损伤平面以下的神经，反应存在或早期恢复指示损伤不完全和预后较好。

3）运动诱发电位：主要用于运动通路病变的诊断，如 MS、肌萎缩侧索硬化、脊髓型颈椎病及脑卒中等。诱发电位常用于监测术中操作，当外科操作导致功能障碍时可通过改变操作方法防止或减轻神经功能损伤。

238 体感诱发电位的检测方法及临床应用是怎样的?

体感诱发电位（somatosensory evoked potential，SEP）是刺激肢体末端粗大感觉纤维，在躯体感觉上行通路不同部位记录的电位，主要反映周围神经、脊髓后束和有关神经核、脑干、丘脑、丘脑放射及皮质感觉区功能。临床用于检测感觉神经传导通路病变。

（1）检测方法：表面电极置于周围神经干，常刺激的部位是正中神经和胫后神经。上肢记录部位通常是 Erb's 点、C7 棘突及头部相应感觉区；下肢通常记录腘点、胸 12 及头部相应感觉区。记录电位包括：上肢的 N9、P9、N11、N13、P14、N20、P25、N35、P45；下肢的 N9、N21、P30、P38。各波绝对潜伏期延长、波形消失、一侧波幅低于对侧 >50% 判断为异常。SEP 完全消失提示完全性脊髓损伤，潜伏期延长及波幅下降反映感觉神经传导功能不同程度受损。上肢 SEP 检查 N13 存在提示刺激引起诱发电位传至脊髓水平；N20 缺失提示脊髓以上的脑干及皮质、皮质下轴索功能受损。

（2）临床应用

1）多发性硬化患者 SEP 可见皮质及皮质下各波消失或潜伏期延长，临床确诊的 MS 的 SEP 异常率 68% ~96%，临床可能的 MS 为 58% ~79%。

2）脊髓病变 SEP 异常取决于导致脊髓后索受累及深感觉障碍的病变，在脊髓外伤、脱髓鞘及变性疾病明显，可见潜伏期延长，严重者波形消失，测定 SEP 节段有助于病变的定位和脊髓手术监测。

3）弥漫性脑病如去皮质综合征患者双侧 SEP 缺如；遗传性共济失调、橄榄桥小脑萎缩（OPCA）SEP 波幅减低，波形离散；肌阵挛性癫痫 SEP 奇特，肌阵挛时诱发电位值较正常大 5 ~10 倍；外伤性脑损伤 SEP 缺失提示预后不良。

4）周围神经病如神经根、神经丛病变传导速度减慢及波幅降低，Guillain-Barré 综合征、糖尿病周围神经病潜伏期延长，少数波幅减低。

239 视觉诱发电位的检测方法及临床应用是怎样的?

视觉诱发电位（visual evoked potential，VEP）是由头皮记录的枕叶皮质对视觉刺激产生的电活动，可检测视神经传导通路病变。

（1）检测方法：检测前粗测视力并矫正，通常在较暗光线下，常用黑白棋盘格翻转刺激 VEP（PRVEP），优点是波形简单易于分析，阳性率高，重复性好。记录电极置于 O1、Oz 和 O2，参考电极通常置于 Cz，刺激频率 1～2Hz。闪光 VEP 用于不能合作的老人、婴幼儿、视敏度极差和不配合检查者。PRVEP 是由 NPN 组成的三相复合波，按潜伏期命名为 N75，P100、N135。P100 潜伏期通常最稳定，波幅高，是唯一可靠、敏感的指标。判断 P100 异常标准是潜伏期延长、波幅降低、波形消失、电场分布异常及波形异常等。

（2）临床应用

1）VEP 潜伏期延长提示视神经传导减慢，如脱髓鞘性视神经炎（ON）及球后视神经炎，ON 急性期 PRVEP 异常率 >90%，最突出为 P100 潜伏期延迟，重者 NPN 复合波各波消失；临床确诊 MS 患者 VEP 异常率达 90%，患者无视觉症状也可能发现异常，如 P100 潜伏期延长，波幅下降。VEP 波幅降低提示眼或视神经缺血性或压迫性病变，见于弱视和青光眼；VEP 缺如见于严重视神经萎缩，Leber 遗传性视神经病也 VEP 异常；视交叉后部病变宜采用 MRI 检查。

2）脑肿瘤压迫视路可能在出现症状前发现 VEP 异常。视交叉前病变 PRVEP 特征性异常是波形明显畸变及波幅减低，潜伏期延长较少见。光敏性癫痫 VEP 显示波幅增高或较广泛异常，枕叶显著。眼动脉闭塞急性期 P100 阳性率 100%。大脑后动脉闭塞导致急性皮质盲，一或两侧 VEP 异常仅 40%，偏盲者阳性率 30%。

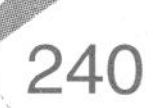

240 脑干听觉诱发电位的检测方法及各波的判读是怎样的?

脑干听觉诱发电位（brainstem auditory evoked potential，BAEP）是通过耳机传出声音，刺激听神经传导通路，在头顶记录听觉传导路的神经电位，可反映耳蜗至脑干相关结构功能，检测通常无须病人合作，婴幼儿和昏迷病人均可测定。

（1）检测方法：多采用短声（click）刺激，刺激强度 70～80dB，频率 10～15Hz，持续时间 10～20ms，叠加 1000～2000 次。记录电极通常置于头顶（Cz），参考电极置于耳垂或乳突，接地电极置于前额（FPz）。BAEP 通常由 5 个波组成，Ⅰ波起源于听神经颅外段；Ⅱ波起源于听神经近端及耳蜗核，部分为听神经颅内段；Ⅲ波起源于脑桥下部上橄榄核；Ⅳ波起源于脑桥中上部外侧丘系及腹侧核；Ⅴ波为下丘中央核团区；尤以Ⅰ、Ⅲ和Ⅴ波最有价值。

（2）BAEP 判读：测定各波绝对潜伏期及波幅，测定Ⅰ-Ⅲ波、Ⅲ～Ⅴ波、Ⅰ～Ⅴ波的波间期，Ⅰ～Ⅲ/Ⅲ～Ⅴ。BAEP 判读标准：各波绝对潜伏期延长，波间期延长，Ⅰ～Ⅲ间期/Ⅲ～Ⅴ间期 <1，波幅Ⅰ/Ⅴ值 >200%，波形消失；双侧比较波潜伏期或波间期 >0.3ms，波幅比 <1/2。例如：

Ⅰ波潜伏期延长提示听神经远端听觉部分病变，Ⅰ波缺如，Ⅲ波与Ⅴ波正常提示周围性听觉丧失。Ⅲ波缺如，Ⅰ波和Ⅴ波正常提示正常。

Ⅰ～Ⅲ波峰间期延长提示自听神经传导至对侧下位脑桥传导路病变，见于脑桥小脑角肿瘤如听神经瘤、蛛网膜下腔炎症或桥延交界病变。

Ⅰ～Ⅴ波峰间期延长提示自听神经至中脑传导缓慢，见于脱髓鞘病变、缺血性病变、变性伴及肿瘤等。

Ⅲ～Ⅴ波峰间期延长提示下位脑桥与上位脑桥－下位中脑间病变，见于脱髓鞘病变或肿瘤。

Ⅴ波缺如，Ⅰ波和Ⅲ波正常提示下位脑桥以上病变。

Ⅰ～Ⅴ波均缺如提示严重听觉丧失。

241 脑干听觉诱发电位异常临床可见于哪些疾病？

（1）脑干缺血性卒中，特别是脑桥缺血 BAEP 异常率较高，主要表现Ⅲ～Ⅴ波异常或消失，后循环 TIA 检查 BAEP 通常正常。

（2）多发性硬化 BAEP 异常率低于 VEP，临床确诊的 MS 为 47%～78%，临床可能的 MS 为 21%～64%。BAEP 异常可见Ⅴ波波幅减低或消失，Ⅰ～Ⅴ、Ⅲ～Ⅴ波峰间期延长、耳间潜伏期差（ILD）延迟，Ⅲ～Ⅴ与Ⅰ～Ⅲ 波峰间期延长比值>1，可见于病变早期。

（3）听神经瘤 BAEP 异常率可达 100%，脑干肿瘤 85%～90%，后颅窝肿瘤 75%～92%，脑干白质受累异常率高。脑桥小脑角肿瘤术中可行 BAEP 监护，肿瘤导致 BAEP 异常由于听传导路直接损伤，出现病侧Ⅲ、Ⅴ波绝对潜伏期及Ⅰ～Ⅲ、Ⅰ～Ⅴ波峰间期延长，如因中脑在天幕裂孔处受挤压可见对侧Ⅴ波潜伏期、Ⅲ～Ⅴ波峰间期延长延迟。

（4）由于 BAEP 很少受药物中毒或代谢异常影响，可鉴别脑干病变与药物中毒导致的昏迷，评估昏迷患者预后，Ⅲ或Ⅴ波缺失、Ⅴ波缺失均提示预后不佳；脑死亡显示Ⅰ～Ⅴ各波均消失。

（5）BAEP 可评估婴幼儿及难于测试的受试者听力是否健全，定位听觉异常，鉴别耳蜗与蜗后病变，监测耳毒性药物的听力受损。

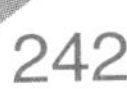

242 运动诱发电位的检测方法及临床应用是怎样的？

运动诱发电位（motor evoked potential，MEP）是经颅磁刺激大脑皮质运动区、脊髓及周围运动神经通路，在相应肌肉记录复合肌肉动作电位（CMAPs）。MEP 是评价运动神经系统功能的敏感及特异指标，可避免电刺激导致的剧痛，无创性测定中枢运动传导时间（CMCT），广泛用于运动通路病变的临床诊断、术中监护及预后评估。

（1）检测方法：上肢磁刺激部位通常是大脑皮质相应运动区、C7 棘突和 Erb 点等，记录部位是上肢肌。下肢刺激部位为大脑皮质运动区、T12 和 L1 及腘窝等，记录部位多为踇短屈肌和胫前肌等。检测指标是各段潜伏期和 CMCT。

（2）临床应用：MEP 可直接反映运动系统功能完整性，诊断脊髓疾病或发现某些早期病变。评估脊髓疾病或损伤，对白质脱髓鞘、前角细胞病变敏感，可见潜伏期显著延长和波幅降低，有助于判断运动功能损伤程度及预后。脊柱手术术中监护可减少脊髓损伤并发症。

243 事件相关电位的检测方法及临床应用是怎样的?

事件相关电位（event-related potential，ERP）也称为内源性事件相关电位，反映人对外界或环境刺激的心理反应，其潜伏期在 100ms 以上，是长潜伏期电位，起源的确切解剖定位尚不清楚。ERP 对研究认知过程大脑神经电生理改变，探讨大脑的思维轨迹有帮助。

（1）检测方法：ERP 包括 P1、N1 和 P2（外源性成分）及 N2 和 P3（内源性成分）。外源性是人脑对刺激产生的早成分，受刺激类型、强度及频率等物理特性影响。内源性成分与知觉或认知心理加工过程有关，不受刺激的物理特性影响，与认知过程密切相关，是窥视心理活动的窗口，称为认知心理电位或识别电位。P3（P300）电位应用最广泛，通过听觉、视觉及体感刺激，从头皮上记录到一组神经元发出电活动，与 SEP、BAEP 及 VEP 有本质不同，要求受试者对刺激进行主动反应，受心理状态显著影响，反映大脑皮质认知功能。

（2）临床应用

1）Alzheimer 型痴呆及多发梗死性痴呆患者评估，P3 潜伏期异常约 80%，ERP 各波分化差，P3 波幅降低及潜伏期显著延迟。P3 潜伏期可能客观评价痴呆患者认知功能衰退程度。

2）评估脑损伤，右半球损伤 P3 波幅下降明显，左半球损伤潜伏期明显延长。脑瘫病人 P3 潜伏期明显延长，随病情恢复 P3 潜伏期可见恢复。慢性脑病如肾性脑病可见 P3 潜伏期延长，是较敏感的早期诊断指标。精神分裂症 P3 潜伏期延长更明显。

3）小儿精神发育迟滞、行为异常可见 ERP 异常。P300 电位可用于测谎。

244 脑组织活检的取材方法及适应证是怎样的?

脑组织活检（biopsy of brain tissue）是通过病理检查特异性诊断脑病变和确定病因。随着病理诊断技术不断发展，组织化学、免疫组化及 DNA 等技术的应用，病理诊断率不断提高。脑活检作为一种创伤性检查也有局限性，如取材部位偏差或散在病变，病理结果阴性不能排除诊断。脑活检须权衡利弊慎重施行。

（1）取材方法：活检宜在靠近脑表面或手术可到达部位，避开语言、运动皮质及脑干等功能区，根据影像学检查结果进行。邻近皮质的表浅病变可用颅骨环钻钻孔切开脑膜，锥形切取脑组织，或小颅钻钻孔穿刺取脑标本。脑深部病变可在 CT 下立体定向穿刺活检，或开颅手术时切取标本。

脑活检标本应特殊处理，制成冷冻切片和石蜡切片等，用不同的染色技术显示病变；可从脑活检组织分离病毒或检测病毒抗原，应用聚合酶链反应（PCR）检测病毒特异性 DNA 等。

（2）适应证：常用于经 CT 或 MRI 检查证实，但不能肯定性质的原发性或转移性脑肿瘤；脑感染性疾病抗感染疗效不显著需进一步查明病因；临床疑诊的疑难病，如亚急性硬化性全脑炎，克雅病（CJD）、各种类型痴呆，遗传代谢性脑病如脂质沉积病、黏多糖沉积病及脑白质营养不良。

245 神经活检的取材方法及适应证是怎样的?

神经活检（biopsy of nerve）通过病理检查特异性诊断神经病变和确定病因。

（1）取材方法：腓肠神经是最常用的取材部位，因其走行表浅，易于寻找，后遗症轻微，仅出现足背外侧皮肤麻木或感觉丧失；也可取材腓浅神经分支。取材后标本可经石蜡和树脂包埋，切片后按诊断要求做常规组织学 HE 染色，以及刚果红染色、锇酸染色及免疫组化染色等，电镜样品需铅、铀染色。

（2）适应证

1）周围神经病一般依据临床表现、体征及 MCV、SCV、F 波等神经传导检查可确诊，但神经病理异常性质对确定病因很重要；可鉴别脱髓鞘性神经病如 Guillain-Barré 综合征与轴索性神经病如糖尿病性、酒精中毒性。可能发现代谢性贮积病如 Fabry 病、Hangier 病，儿童异染性白质营养不良、肾上腺脑白质营养不良和 Krabbe 病等。

2）可诊断某些特异性病变，如结节性多动脉炎、原发性淀粉样变性、麻风性神经炎、蜡样脂褐质沉积病、恶性血管内淋巴瘤、某些遗传代谢性周围神经病及副肿瘤性病变等。

246 肌肉活检的取材方法及适应证是怎样的?

肌肉活检（biopsy of muscle）通过病理检查特异性诊断肌肉病变和确定病因。

（1）取材方法：肌肉活检通常选择临床和神经电生理检查受累的肌肉，避免在 EMG 检查部位附近取材。最常取材的部位是肱二头肌、三角肌、股四头肌和腓肠肌等。慢性进行性病变应选择轻、中度受累肌，急性病变应选择受累较重伴肌痛的肌肉，切忌选严重萎缩肌肉。肌肉标本制成冷冻和石蜡切片，用常规组织学、组织化学、生化及免疫组化等染色。

（2）适应证

1）常规组织学检查：鉴别神经源性与肌源性损害，神经源性损害可见成组出现萎缩肌纤维，伴邻近成组未受累纤维；肌源性损害可见随机模式出现肌萎缩，纤维化或脂肪浸润。

2）发现肌纤维坏死、再生、肌浆糖原聚集及结缔组织淋巴细胞浸润，有助于皮肌炎、多发性肌炎和包涵体肌炎诊断，可诊断进行性肌营养不良、先天性肌病、脊髓性肌萎缩、代谢性肌病、内分泌肌病及癌性肌病等。

3）组化染色测定肌肉各种酶含量可诊断糖原沉积病；免疫组化染色可发现 Duchenne 型肌营养不良 Dystrophin 缺乏，线粒体脑肌病的线粒体 DNA 异常等。

247 聚合酶链反应（PCR）在中枢神经疾病诊断中临床应用是怎样的？

聚合酶链反应（polymerase chain reaction，PCR）是 Saiki 和 Mullis 等（1985）建立的一种体外扩增 DNA 方法。在模板 DNA、引物和 4 种脱氧核糖核苷三磷酸存在的条件下，依赖 DNA 聚合酶酶促反应，模拟体内 DNA 复制过程，可使极微量特定核苷酸片段在 3～5 小时内扩增到上百万倍，这一技术具有快速、简便、敏感度高及特异性强的优点。

PCR 在中枢神经疾病诊断中应用如下。

（1）PCR 主要用于快速检测中枢神经系统感染性疾病，如单纯疱疹病毒Ⅰ型（HSV-Ⅰ）、巨细胞病毒（CMV）及结核杆菌（TB）基因检测，传统方法检测病毒感染需将病原体培养数周才能鉴别，应用 PCR 可迅速判定是否存在病毒或病毒 DNA 而获确诊，有利于早期治疗。HSV 及 CMV 病毒性脑炎较常见，应用 PCR 不需完整病毒颗粒，是目前病毒性脑炎临床常规诊断方法，可评价抗病毒疗效或病毒是否抗药等。结核性脑膜炎以往用细菌培养或 ELISA 法检测抗体，目前用 PCR 法检测敏感准确。CNS 艾滋病感染，人类免疫缺陷病毒（HIV）可突变为亲神经的特异变种，感染 HIV 的淋巴细胞可通过血脑屏障进入 CNS，长期存活并可致机体免疫低下，并可导致 HSV 和 CMV 感染，应用 PCR 法可检测有 CNS 感染症状的艾滋病患者 CSF 中 HIV 或 CMV-DNA。

（2）用于鉴别遗传性疾病，在 PCR 反应中加入多种引物扩增靶 DNA 的不同基因位点的不同序列，检测有无基因片段缺失或突变，PCR 检测许多神经遗传性疾病简便快速，如脊髓性肌萎缩、Leber 遗传性视神经病、家族性淀粉样多发性神经病等。

248 临床常用的基因诊断技术及其在神经疾病临床诊断的应用是怎样的?

基因诊断（gene detection）是采用分子生物学技术在DNA/RNA水平检测分析致病基因的存在、变异及表达状态，直接或间接地判断致病基因和诊断疾病。该方法也用于检测携带者和纯合子、遗传性疾病的产前诊断、病原微生物检测等。近年来基因诊断已从遗传性疾病扩展到肿瘤、心脑血管疾病和感染性疾病，如预测和早期发现恶性肿瘤等。

（1）临床常用的基因诊断技术

1）常应用琼脂糖和聚丙烯酰胺凝胶电泳进行核酸分离、纯化和分析。

2）分子杂交技术根据检测核酸种类不同，可采用原位杂交、斑点杂交、Southern印迹杂交、Northern印迹杂交等方法。

3）蛋白免疫印迹杂交（Western blotting）通常用待测蛋白质的相应抗体作为探针，与Southern和Northern杂交不同，灵敏性高，特异性强，在分子生物学领域应用广泛，对基因诊断有重要意义。

4）聚合酶链反应（PCR）是在试管内进行的DNA扩增，用于快速检测中枢神经系统感染性疾病和鉴别遗传性疾病。

5）其他，如DNA测序用于基因变异的检测；mRNA差异显示用于基因转录水平的分析；基因（DNA）芯片技术用于高通量基因变异的筛查。

（2）临床应用：目前已知的人类遗传性疾病有数千种，神经遗传性疾病约占60%，包括单基因、多基因、线粒体遗传病及染色体病，基因诊断主要用于单基因遗传病。例如，Duchenne型肌营养不良为X-连锁隐性遗传病，由于dystrophin基因突变所致；亨廷顿病为常染色体显性遗传病，是由于IT15基因突变；脊髓小脑性共济失调（SCA）临床表现脊髓及小脑受累症状体征，至2014年5月已定位31种致病基因，有22种致病基因已被克隆；Wilson病是常染色体隐性遗传，为ATP7B基因突变所致；遗传性肌张力障碍为常染色体显性遗传，是由于DYT1基因突变；Charcot-Marie-Tooth病是常染色体显性遗传病，CMT1型为PMP22基因突变，CMT2型为MFN2基因突变，中间型多为GJB1和MPZ基因频率最高，X-连锁显性遗传的致病基因为GJB1；强直性肌营养不良是常染色体显性遗传病，致病基因为肌强直蛋白激酶（myotonin protein kinase）基因等。

（贾志荣）

第九章

头痛及面痛

Headache and Facial Pain

249 头痛及其病因和发病机制是怎样的?

头痛（headache）是临床最常见的症状之一，在人们经历的疼痛中，头痛的发病频率最高，每个人几乎都有过头痛体验。头痛通常指疼痛局限于头颅上半部，包括眉弓、耳轮上缘和枕外隆突连线以上部位。颅面痛（craniofacial pain）是指头颅下半部如面部、舌部及咽部等疼痛。

（1）病因：引起头痛的原因很多，大致可分为特发性和继发性两类。头痛的常见病因包括：

1）感染：颅脑感染常引发头痛，常见脑膜炎、脑炎、脑膜脑炎、脑脓肿、脑寄生虫病（如囊虫、包虫）等，是感染导致脑膜刺激征。头痛常急性发作，呈持续性，并伴有颈强等。

2）脑血管病变：如蛛网膜下腔出血可引起“一生中最剧烈的头痛”，脑出血、大面积脑梗死、颅内静脉系统血栓常引起头痛，未破裂的颅内动脉瘤会引发牵涉痛，后交通动脉瘤疼痛多投射到眼部。

3）颅内占位病变：脑肿瘤、颅内转移癌等常出现头痛，是肿瘤和脑水肿引起颅内压（ICP）增高所致，ICP 升高牵拉血管或硬脑膜产生双侧枕部和/或前额部波动性头痛；但当占位病变体积膨胀或牵拉脑部血管及脑底硬脑膜时也可出现头痛，通常要早于颅内压升高。

4）颅脑损伤：是脑神经、血管或硬脑膜受损伤所致，如脑震荡、脑挫裂伤、硬膜下血肿、硬膜外血肿、脑内血肿及脑外伤后遗症等。患者在平卧或侧卧时导致头痛加重，常提示急性或慢性硬膜下血肿，头痛通常为单侧钝痛，特发性颅内压增高常出现仰卧位或清晨头痛加重。

5）系统性疾病：如高血压病、贫血、肺性脑病、中暑等可引起头痛，急性感染引发的发热性疾病如流行性感冒、肺炎等可导致头痛，额窦炎、筛窦炎晨醒头痛严重。酒精、一氧化碳、有机磷中毒等可出现头痛；过度使用镇痛药、硝酸盐类、激素类如雌激素，质子泵抑制剂如泮托拉唑、雷贝拉唑，咖啡因戒断等也可出现头痛。

6）精神因素：临床最常见的紧张型头痛，常因额、颞、顶、枕部及后颈部肌肉收缩所致，病因包括慢性炎症、外伤、职业劳损等，头痛也常常是焦虑、抑郁的躯体化障碍表现。

（2）发病机制：头痛的发病机制复杂，主要由于以上的病因导致颅内、外痛觉感受器受到刺激，经痛觉传导通路传导至大脑皮质引起。

颅内痛敏结构包括静脉窦如矢状窦、脑膜前动脉及中动脉、颅底硬脑膜、三叉神经（Ⅴ）、舌咽神经（Ⅸ）及迷走神经（Ⅹ）、颈内动脉近端部分及邻近 Willis 环分支、脑干中脑导水管周围灰质、丘脑感觉中继核等。颅外痛敏结构如颅骨骨膜、头皮及皮下组织、帽状腱膜、头颈肌及颅外动脉、第 2 和第 3 颈神经、眼、耳、牙齿、鼻窦、口咽及鼻黏膜等。

5-羟色胺（5-HT）、内啡肽及 P 物质等神经递质参与头痛机制。如三叉神经节和颅脑血管中存在三种 5-HT 受体，包括兴奋性和抑制性受体，与受体激动剂如英明格（sumatriptan）及受体抑制剂如普萘洛尔（propranolol）、二甲麦角新碱（methysergide）等均可起反应。这些递质存在于中脑导水管周围区及延髓、脑桥中缝核，可产生内源性疼痛，并对疼痛调控起重要作用。

250 头痛的分类和头痛疾病国际分类（ICHD-Ⅱ）是怎样的?

（1）头痛的分类通常包括特发性头痛和继发性头痛。

1）特发性头痛通常因影响头颈部痛敏结构如脑膜、血管和肌肉所致，常见偏头痛、紧张型头痛、丛集性头痛等，多表现慢性反复发作，不伴神经系统定位症状及体征，诊断主要依靠详细询问病史，如头痛特点、伴随症状及家族史等。

2）继发性头痛常见头部外伤、鼻窦炎、青光眼、蛛网膜下腔出血、脑肿瘤及中枢神经系统感染如脑膜炎、脑炎等。如详细询问病史仍不能确诊为某种特发性头痛，应怀疑为继发性头痛，寻查全身性疾病及颅内或颈部原因。

（2）国际头痛协会（2004）制订的头痛疾病国际分类（ICHD-Ⅱ），分为偏头痛、紧张型头痛等 14 类，均有明确的诊断标准，在临床广泛采用（表 9-1）。

表 9-1　国际头痛协会（2004）制订的头痛疾病国际分类（ICHD-Ⅱ）

1. 偏头痛（migraine）
2. 紧张性头痛（tension-type headache）
3. 丛集性头痛及其他三叉神经自主神经性头痛（TAGs）
4. 其他特发性头痛
5. 头/颈部外伤后头痛
6. 头颈部血管病变引起的头痛
7. 非血管性颅内病变引起的头痛
8. 某些物质或其戒断引起的头痛
9. 感染引起的头痛
10. 代谢性疾病引起的头痛
11. 颅、颈、眼、耳、鼻、鼻窦、牙齿、口或其他面部或颅部结构疾病引起的头痛
12. 精神障碍引起的头痛
13. 脑神经痛和其他中枢性面痛
14. 其他类型头痛、脑神经痛、中枢或原发性面痛

251 头痛诊断及鉴别诊断的临床思路是怎样的?

头痛诊断及鉴别诊断主要通过询问病史获得线索，头痛发病过程、症状特点及病程等尤为重要。

（1）病程特点

1）急性头痛，如首次急性起病的剧烈头痛通常提示为器质性，新发病的头痛或本次头痛与以往头痛显著不同，常提示为严重疾病的症状，须迅速评估。如患者突发头痛，并描述为“一生中经历最严重的头痛”，典型出现于蛛网膜下腔出血；弥漫性头痛伴颈强及发热常见于中枢神经系统感染性疾病如脑膜炎、脑炎等；眼眶周围剧烈头痛须立即想到急性青光眼。急性头痛也见于某些较良性疾病，如全身性病毒感染如流感后头痛、癫痫发作后、头痛型癫痫、腰穿后低颅压头痛、性交引起的头痛等。

2）亚急性头痛：头痛可持续数周至数月或呈复发性，可能是严重的内科疾病的症状，尤其老年患者出现的进展性头痛，须询问近期头部创伤史可能提示硬膜下血肿或脑震荡后综合征；如出现周身不适、发热或颈强提示亚急性脑膜炎；患者体重减轻和出现局灶性神经功能缺失症状须考虑原发性脑肿瘤或转移瘤；视力改变可能提示颞动脉炎、良性颅内压增高（脑假瘤）等。

3）慢性头痛：患者通常有数年的头痛史，病情呈波动性，常见于偏头痛、紧张型头痛或丛集性头痛等，通常为良性病因，但急性发作时也可很严重。颈椎病、鼻窦炎、牙病及少见的药物过量等也可引起慢性头痛，须注意评估当前的头痛与以往的头痛是否相同，新发的头痛是否代表不同的疾病。

（2）症状特点

1）性质及诱因：血管性头痛常表现胀痛、跳痛或搏动性；功能性或精神性头痛性质不定，如紧张型头痛常述紧箍感、钳夹感或头顶重压感。脑肿瘤引起的头痛随时间推移逐渐加重。用力后头痛常有典型诱因，多为血管性头痛、颅内严重感染、脑肿瘤及颅内压增高等头痛的特点，咳嗽、喷嚏、大笑、摇头或低头、弯腰等均可使头痛加剧。变换体位诱发头痛常见于第三脑室附近肿瘤、颅后窝或高颈髓病变，脑室内囊虫可因体位变动突发头痛伴意识障碍，称为布龙征。

2）发作特点：特发性头痛常在特定的时间，如清晨、白天、入睡后、月经前期或月经期发作，持续数分、数小时、数日或数年不等。严重程度，如剧烈头痛使患者难于入睡或痛醒常提示器质性病变，如脑占位病变头痛晨醒时明显，但头痛程度不完全与疾病严重性一致，鼻窦炎头痛也可晨醒头痛。偏头痛常见剧烈头痛伴呕吐，但为慢性复发性病程，剧烈头痛还见于动脉瘤破裂、脑膜刺激征及严重颅内压增高等。

3）伴发症状体征：如发热、呕吐、眩晕、视力减退、视野缺损、眼肌麻痹、眼底出血、视盘水肿、鼻窦炎、高血压、脑膜刺激征、癫痫发作、意识障碍及精神症状等，可能提示病因诊断。

252 临床常见头痛的快速筛查要点及诊断依据是怎样的?

临床常见的头痛包括特发性头痛和继发性头痛，筛查要点和诊断依据如下。

（1）特发性头痛：共同临床特点是复发性或持续性，主要依据临床评估诊断。紧张型头痛多为持续性枕部或额部痛，多为双侧性，发作较频繁，常为头紧箍感，常伴失眠、焦虑、抑郁等。偏头痛表现频发的单侧或双侧交替搏动性头痛，持续数小时至一两日，少数病人伴畏光、畏声等先兆。丛集性头痛最具特征，在每天同一时间出现一侧颞眶深部剧烈头痛，持续 30～180 分钟，常伴流泪、面部潮红、霍纳征及不安等。

（2）继发性头痛

1）肿瘤引起头痛晨醒时最明显，逐渐加重伴呕吐，眼底可见视盘水肿，可出现精神症状、癫痫发作或局部神经功能缺失等。神经影像学检查可确诊。

2）脑膜炎引起头痛常伴发热、脑膜刺激征，可有精神状态改变。通常根据临床症状，脑 CT 检查排除其他疾病，脑脊液检查确诊。脑炎引起头痛常伴发热、精神症状、癫痫发作及局灶性神经功能缺失等。诊断依据脑 MRI 和脑脊液检查。

3）巨细胞动脉炎引起头痛多为一侧搏动性，梳头时疼痛，颞动脉触痛；发病年龄常超过 55 岁，伴发热、体重减轻、视觉障碍、下颌跛行（咀嚼时下颌疼痛或僵硬）及近端肌痛等。确诊依据血沉、脑 MRI 检查及颞动脉活检。

4）特发性颅内压增高头痛表现偏头痛样，可有复视、搏动性耳鸣及周边视力缺失。诊断依据视盘水肿，腰穿脑脊液压力高，脑 MRI、MRV 及 DSA 等除外其他疾病。

5）脑出血的头痛为突发性，逐渐加重，伴呕吐、局灶性神经功能缺失、精神状态改变等。脑动脉瘤破裂出现霹雳样头痛，数秒钟达到高峰，伴呕吐、晕厥、意识模糊及脑膜刺激征等。脑出血、蛛网膜下腔出血通常依据脑 CT 检查诊断。

6）慢性硬膜下血肿的头痛多无明显诱因，头痛的强度和持续时间波动，逐渐出现嗜睡、精神改变及轻偏瘫等。诊断需注意近期头外伤史，老年人、凝血病、应用抗凝剂及酒精滥用等危险因素，脑 CT、MRI 检查可确诊。

7）急性狭角型青光眼出现一侧较剧烈头痛伴眼眶痛，伴呕吐、球结膜充血、晕轮或视物模糊等；眶后炎症病变如托洛萨 – 亨特综合征（Tolosa-Hunt syndrome）也可见眼痛或眶后疼痛。诊断依据临床特点、测量眼压和脑 CT 检查。鼻窦炎表现持续位置性面痛或齿痛，伴发热及脓性鼻溢。依据临床评估及神经影像学诊断。

253 头痛患者临床应做哪些系统性检查和神经系统检查?

（1）系统性检查

1）血压：高血压极少引起头痛，除非急骤增高，如高血压脑病早期或嗜铬细胞瘤。急性卒中可伴发头痛，长期高血压患者须注意卒中风险。蛛网膜下腔出血头痛剧烈，常伴血压急骤升高。

2）体重：头痛病人伴体重显著减轻须注意癌症、慢性感染、风湿性多发性肌痛、颞动脉炎等可能。

3）心脏和肺：先天性心脏病（心脏杂音及发绀）、肺脓肿可提示脑脓肿来源。

4）头面部：头皮触痛常见于偏头痛、硬膜下血肿及颞动脉炎；颞动脉触痛提示颞动脉炎；畸形性骨炎（Paget 病）、骨髓瘤可引起头部钻痛伴颅骨触痛。

5）眼、耳、鼻及牙齿：牙周脓肿可引起头痛，伴牙齿叩痛；鼻窦触痛提示鼻窦炎；眶部或颅骨杂音提示颅内动静脉畸形、颈动脉海绵窦瘘。

6）颈部：紧张性头痛可伴颈硬或颈痛，偏头痛、脑膜炎可有颈肌痉挛。

（2）神经系统检查

1）精神状态：以急性头痛起病伴意识模糊常见于 SAH，偶见于重症脑膜炎患者；慢性头痛伴痴呆或反应迟钝可能提示脑肿瘤，特别是额叶肿瘤、跨越胼胝体浸润的肿瘤。

2）脑神经：头痛伴视盘水肿常提示颅内压（ICP）增高，如在颅内占位病变、脑假瘤等；头痛伴表浅玻璃体下出血见于动脉瘤破裂引起 SAH 的急性 ICP 增高；头痛伴动眼神经麻痹、瞳孔扩大可能提示后交通动脉瘤扩张；头痛、眼眶痛伴眼外肌麻痹见于痛性眼肌麻痹；头痛伴眼球突出提示眶内占位性病变或颈动脉海绵窦瘘。

3）运动及感觉检查对头痛病因的提示作用不大。

254 偏头痛常见的病因及影响因素包括哪些?

偏头痛（migraine）是临床常见的慢性神经血管性头痛综合征，以发作性搏动性头痛为特征，可单侧或双侧性，头痛剧烈伴恶心、呕吐、畏光，持续数十分钟到数日不等。

常见病因及影响因素

（1）约 60% 的偏头痛患者有家族史，患者一级亲属发生偏头痛风险是一般人群的 3 ~ 6 倍，表现不同外显率、多基因遗传及环境因素影响。家族性偏瘫型偏头痛（familial hemiplegic migraine）及常染色体显性遗传脑动脉病伴皮质下梗死（CADASIL）是常染色体显性遗传综合征（表 9-2）。

表 9-2　伴偏头痛的常染色体显性遗传病

基因	蛋白	疾病	表现
CACNA1A	神经元 Ca_v2.1（P/Q 型）电压门控钙通道 α-亚单位	家族性偏瘫型偏头痛（FHM1）	偏瘫性偏头痛，小脑性共济失调，癫痫发作
ATP1A2	钠－钾泵 α-亚单位	家族性偏瘫型偏头痛（FHM2）	偏瘫性偏头痛
SCN1A	Na_v1.1 电压门控钠通道 α-亚单位	家族性偏瘫型偏头痛（FHM3）	偏瘫性偏头痛，癫痫发作
NOTCH3	Notch3（跨膜受体）	常染色体显性遗传脑动脉病伴皮质下梗死（CADASIL）	有先兆的偏头痛，卒中，痴呆
TREX1	3' 修复核酸外切酶（DNA 修复酶）	视网膜血管病伴脑白质营养不良（RVCL）	偏头痛，失明，卒中，痴呆，雷诺现象，肾病，肝硬化

（2）偏头痛多见于女性，始于青春期，半数以上在 20 岁前发病，常在月经期发作，妊娠期或绝经后发作减少或停止，提示内分泌及代谢的影响。

（3）某些食物可诱发偏头痛发作，如含酪胺的奶酪，含亚硝酸盐防腐剂的热狗或熏肉，含苯乙胺的巧克力及红酒，食品添加剂如谷氨酸钠（味精）等。药物如口服避孕药、西洛他唑、利血平、血管扩张剂硝酸甘油等也可诱发。

（4）情绪紧张、睡眠不足、睡眠过多、强光、禁食等因素均可能诱发。

255 常见的偏头痛类型及临床表现是怎样的?

国际头痛学会在偏头痛诊断标准（2013）中，将偏头痛分类为无先兆的偏头痛、有先兆的偏头痛、慢性偏头痛。

偏头痛类型及临床表现如下。

（1）无先兆的偏头痛（migraine without aura）也称为普通偏头痛（common migraine），临床最常见，约占偏头痛的 80%。发病前多无明显的先兆症状，部分病人发病前可有精神障碍、疲劳、哈欠、食欲缺乏、全身不适等，月经期、饮酒、空腹饥饿也可诱发。出现一侧或双侧额颞部疼痛，呈搏动性，缓慢加重，可反复发作，常伴恶心、呕吐、畏光、畏声、出汗、全身不适、头皮触痛等。发作频率比有先兆的更高，头痛持续时间长，可达数日，疼痛持续时常伴颈肌收缩，发作后无神经系统体征。对诊断偏头痛有用的床边检查是，压迫同侧颈动脉或颞浅动脉可使头痛减轻。

（2）有先兆的偏头痛（migraine with aura）也称为典型偏头痛（classic migraine），约占偏头痛的10%，多有家族史。临床典型分为三期：

1）先兆期：最常见为视觉先兆，如闪光、暗点、亮线、视物模糊或视物变形；其次是感觉先兆，感觉症状如麻木、感觉异常多呈一侧面－手区域分布；言语和运动先兆少见。先兆症状一般在5～20分钟内逐渐形成，持续不超过60分钟。

2）头痛期：与先兆同时或随后出现一侧或双侧额颞或眶后搏动性头痛，常伴恶心、呕吐、畏光或畏声、苍白或出汗、多尿、易激惹、气味恐怖及疲劳感等，头痛因活动加重，睡眠后可缓解，一般1～2小时达到高峰，持续4～6小时或10余小时，重者可历时数日；发作频率和间期不等，发作间歇期多无症状。

3）头痛后期：头痛消退后常有疲劳、倦怠、烦躁、无力和食欲差等。

（3）慢性偏头痛（chronic migraine）：是指在未过度用药的情况下，在数月至数年病程中偏头痛的发作特点发生改变，至少在3个月中偏头痛发作次数每月达到或超过15天，头痛具有偏头痛特点。

256 特殊类型偏头痛及其临床特征是怎样的？

特殊型偏头痛的临床特征

（1）偏瘫性偏头痛（hemiplegic migraine）：临床少见，多在儿童期发病，以轻偏瘫作为偏头痛先兆症状，单独出现或伴偏侧麻木、失语后出现偏头痛，偏头痛消退后轻偏瘫持续10分钟至数周，极少引起卒中。包括两型，家族性多为常染色体显性遗传；散发性可表现典型偏头痛、普通偏头痛与偏瘫性偏头痛交替发作。

（2）脑干先兆偏头痛（migraine with brainstem aura）：旧称基底型偏头痛（basilar migraine）。多有家族史，女童和青春期女孩多见，发作可与月经有关。常见视觉先兆如闪光、暗点、视物模糊、视野缺损等，头痛伴先兆或在先兆发生20～30分钟出现枕部搏动性头痛，持续数小时至1天，伴恶心、呕吐，睡眠后缓解。患者常伴脑干症状，如眩晕、复视、眼震、耳鸣、构音障碍、双侧肢麻无力、共济失调、意识改变及跌倒发作等。根据症状自发消退可与卒中鉴别。

（3）复杂型偏头痛（complicated migraine）：症状类似有先兆的偏头痛，但头痛发作时先兆延续长达1小时至1周，MRI检查可除外脑器质性病变。

（4）眼肌麻痹型偏头痛（ophthalmoplegic migraine）：较少见，患者多有无先兆的偏头痛史。在偏头痛开始发作或发作后渐趋消退之际出现头痛侧眼肌瘫痪，最常见为动眼神经麻痹，可同时累及滑车、外展神经，持续数小时至数周。复发多见于同侧，多次发作后瘫痪可持久不愈。须排除脑动脉瘤、糖尿病性眼肌麻痹。

（5）视网膜动脉偏头痛（retinal artery migraine）：常见于有先兆的偏头痛年轻病人，反复发生单眼黑矇，伴闪光、暗点先兆，可出现视野缺损，眼底可见视网膜水肿，偶见樱红黄斑。

（6）晚发型偏头痛（late-life migraine）：多于 45 岁后发病，发作性头痛伴反复发作的偏瘫、麻木、失语或构音障碍，每次发作神经功能缺失症状相同，持续数分钟至 72 小时，须与短暂性缺血发作鉴别。

（7）偏头痛等位症（migaine equivalents）：临床极少见，50 岁后患者仅出现先兆，如视觉先兆、轻偏瘫、偏侧感觉缺失、失语等，不发生头痛，可有呕吐、腹痛、腹泻等自主神经症状，一般持续 15 ~60 分钟。

（8）偏头痛持续状态（status migrainosus）：指偏头痛发作持续 72 小时以上，这期间可有 4 小时以上的缓解期。

257

偏头痛临床上经常需要与哪些疾病进行鉴别?

偏头痛需要与丛集性头痛、海绵窦特发性炎症病变如 Tolosa-Hunt 综合征及急性狭角型青光眼等鉴别，因都可能出现一侧头痛，伴眼眶痛或眶后疼痛。

（1）丛集性头痛：特点是每天在同一时间发病，出现于眶部、眶上及颞部等，严格局限于一侧，头痛发作剧烈，持续半小时至 3 小时，频率可自隔日 1 次到每日数次，伴同侧结膜充血、流泪、鼻塞、流涕、颜面潮红、前额出汗、霍纳征、上睑下垂及眼睑水肿，可伴不安或躁动。

（2）Tolosa-Hunt 综合征：表现球后及眶周阵发性顽固性胀痛、刺痛或撕裂样痛，伴恶心、呕吐，数日后出现病侧上睑下垂、眼肌麻痹及对光反射消失，数日至数周缓解。MRI 检查或活检可发现海绵窦、眶上裂或框内肉芽肿病变。激素治疗有效。

（3）急性狭角型青光眼：是由于前房角突然关闭引起眼压（IOP）急剧升高的眼病。出现剧烈眼痛，视物模糊或下降，球结膜充血，常伴同侧偏头痛、恶心、呕吐等，发作期测量眼压可确诊。如不及时恰当治疗，可于短期内失明。

（4）偏头痛性梗死（migrainous infarction）：偏头痛偶可继发缺血性卒中，出现局灶性神经功能缺失体征，与偏头痛渐进性病程和自发消退的表现不同，影像学检查可确诊。

（5）其他，如部分紧张型头痛病人可出现阵发的搏动性头痛，可伴畏光或畏声，常伴明显的焦虑。头痛还可与长期过度使用对症药物有关，可表现类偏头痛样或偏头痛与紧张型头痛混合性头痛，停药后 2 个月内头痛可缓解。高血压病、脑动脉瘤、动静脉畸形、慢性硬膜下血肿等均可有类偏头痛症状，但无典型发作过程或先兆，可伴局限性神经功能缺失体征。脑 CT、MRI 检查可确诊。

258 偏头痛发作期治疗及预防治疗是怎样的?

偏头痛治疗包括在发作期减轻或终止发作，以及预防偏头痛复发和缓解伴发的症状。

（1）发作期治疗：一般止痛剂通常可终止发作，无效时用5-羟色胺 B/D1 受体激动剂曲普坦类及麦角生物碱可能有效，均为强力血管收缩药，使扩张的颅内动脉收缩，高血压病和心血管疾病患者禁忌。

1）曲普坦类：为选择性 5-HT D1 受体激动剂，可使扩张的颅内动脉收缩。如舒马普坦（Sumatriptan）25～50mg 口服，或 6mg 皮下注射；佐米曲普坦（Zolmitriptan）2.5～5.0mg 口服；副反应如恶心、呕吐、心悸、烦躁和焦虑等。

2）麦角生物碱：如双氢麦角胺（Dihydroergotamine）0.25～0.5mg 肌内或静脉注射；麦角胺（Ergotamine）0.5～1.0mg 口服或 2.0mg 舌下或直肠栓剂。副反应如恶心、呕吐、周围血管收缩等，经常大量服用可使高血压加重和导致肢体缺血性坏死。

3）麦角胺无效时麻醉镇痛剂如盐酸可待因，妊娠期偏头痛只能用阿片类哌替啶 100～150mg 口服，因其他药物有胎儿致畸或妊娠并发症风险。可用镇静药苯二氮䓬类使患者镇静入睡；偏头痛持续状态可用泼尼松 30～60mg/d 口服。

4）新型抗偏头痛药，如降钙素基因相关肽受体拮抗剂替卡吉泮（Telcagepant）、奥塞吉泮（Olcegepant）等有效。

5）伴发症状治疗，恶心是偏头痛常见的伴发症状或药物副作用，可用止吐剂甲氧氯普胺 10mg 肌注；严重呕吐可用小剂量奋乃静、氯丙嗪。

（2）预防治疗：适于频繁发作（>1 次/周）、严重影响正常生活与工作的患者。

1）消除诱发因素如光亮、紧张、缺睡、禁食、噪声、强烈气味刺激、口服避孕药及血管扩张剂如硝酸甘油等，避免食用含酪胺的奶酪、含亚硝酸盐防腐剂的热狗或咸肉、含苯乙胺的巧克力、红酒及味精等，保持豁达心态、戒烟酒等。

2）药物：抗抑郁药如阿米替林（Amitriptiline）、丙咪嗪（Imipramine）及舍曲林（Sertraline）等，适于偏头痛频繁发作合并紧张性头痛患者。β 受体阻滞剂如普萘洛尔（Propranolol）10～20mg 口服，每天 2～3 次，可阻断脑血管壁 β 受体和防止血管扩张。抗惊厥药如丙戊酸（Valproate）400mg 口服，2 次/d；托吡酯（Topiramate）100mg 口服，每天 2 次。钙通道拮抗剂如尼莫地平（Nimodipine）30mg 口服，每天 3 次，阻止钙离子内流，抑制血管痉挛、血小板聚集及 5-HT 释放，但不要与 β 受体阻滞剂合用，易引起低血压和周围性水肿。

259 从集性头痛的临床特征及治疗是怎样的?

从集性头痛（cluster headache）是一侧眼眶周围发作性剧烈头痛，发作呈反复密集的特点。临床较少见，无遗传家族史，病因不清。

（1）临床特征

1）患者多在 20～40 岁发病，高峰年龄约 25 岁，发病率男性为女性的 4～5 倍。表现一连串短暂发作，单侧非搏动性持续头痛常剧烈难忍，患者不安地踱步，捶打头部或撞墙，持续 15 分钟至 3 小时，通常 20 分钟达高峰；夜间常定时痛醒或每天在同一时间发作，有昼夜节律周期性，头痛始终为单侧性，复发也在同侧，不伴呕吐，无先兆。常在每年春、秋季发作 1～2 次，每次丛集期可达数周至数月，发作间期病人可能数月或数年无恙。

2）头痛多固定于一侧三叉神经眼支分布区，开始常表现鼻旁烧灼感或眼球后压迫感，出现一侧眶部、球后及额颞部局限性剧烈钻痛，常伴同侧结膜充血、流泪及鼻塞，约 1/4 病人伴该侧 Horner 征，可伴上睑下垂；在丛集头痛发作期饮酒、被冷风拂面及服用血管扩张药常可能诱发。

（2）治疗

1）急性期为终止发作和预防再发作，可吸入 100% 氧气，流量 7～12L/min，15～20 分钟，可使扩张的颅内外动脉收缩，多可显著缓解。丛集发作期开始时应给予泼尼松 40～80mg/d 口服，约 1 周可能终止发作，随后一周逐渐减停；典型病例可获得戏剧性缓解，数小时或 1～2 日内头痛消退。静脉滴注甲泼尼龙或双氢麦角胺也可能有效。

2）急性期药物治疗，可用舒马普坦（Sumatriptan）6mg 皮下注射，每次发作时重复用药，口服 25～50mg 也可迅速缓解头痛；舒马普坦、佐米曲普坦或利多卡因可鼻内用药；垂体前叶激素生长抑素奥曲肽（Octreotide）皮下注射，或双氢麦角胺 0.5mg 皮下注射可控制夜间发作，也可静脉或肌内注射。

3）慢性丛集性头痛不表现发作，对吲哚美辛 25mg，每天 3 次可有戏剧性疗效。个别出现双侧丛集性头痛见于老年人，缺乏自主神经症状，是丛集性头痛的变异型，锂盐治疗有效。

4）预防复发应用曲普坦类、麦角生物碱及钙通道拮抗剂等抗偏头痛药有效；也可用维拉帕米（Verapamil）360mg/d 或缓释剂 240～480mg/d；碳酸锂或枸橼酸锂糖浆 300mg 口服，1～3 次每天，最初数周宜每周监测血清锂水平，维持 <1.2 mmol/L，减少恶心、腹泻、多尿、肾衰竭、震颤、共济失调、肌阵挛及痫性发作等不良反应；均维持至丛集发作结束时停药。

5）药物治疗无效的患者可应用枕大神经和蝶腭神经节阻滞术、下丘脑刺激术、三叉神经节射频消融及三叉神经根切断术等。

260 紧张型头痛的临床特征及治疗是怎样的?

紧张型头痛（tension-type headache，TH）曾称为紧张性头痛、肌收缩性头痛等，是成年最常见的慢性复发性头痛，约占头痛的40%，发病常与长期紧张、心理压力、过度劳累、焦虑、抑郁、精神刺激及性格弱点等有关。

（1）临床特征

1）典型多在20岁左右起病，发病高峰在25～35岁，患病率随年龄增长，以女性多见（约占75%），病程较长，可持续数十年，常反复发作，表现双枕部非搏动性头痛，常主诉头紧箍感、头顶压迫感或钳夹样疼痛，可连及颈部或变为全头痛，无视觉先兆，不伴恶心、呕吐、畏光及畏声等；轻者偶发，重者持续数日或数周，发作频繁，时轻时重，日常生活多不受影响，又称为慢性每日头痛（daily chronic headache）。

2）临床常见抑郁症患者合并头痛，表现紧箍感、压迫感、沉重感及慢性头痛特点，TH常是抑郁或焦虑障碍常见的躯体症状；患者还常伴心烦、焦躁不安，睡眠障碍如入睡困难、早醒或多梦，以及头晕、记忆力减退、注意力不集中、精力丧失、周身无力等躯体症状，阵发性心悸、面红、多汗等自主神经症状。因此须高度关注TH病人的抑郁心境、焦虑情绪及性格特质等。

3）部分TH患者可兼有偏头痛的特点，如搏动性头痛伴呕吐，经常与长期紧张、过度疲劳、抑郁心境或性格弱点有关。抑郁症患者有模仿各种疾病的特点，临床上遇到搏动性头痛伴呕吐的患者须仔细辨别，切勿轻易诊断偏头痛，需注意是否有抑郁症核心症状及伴发的其他躯体症状。

4）神经系统查体多无阳性体征，可伴有头局限性压痛、头皮痛及牵拉头发痛，颈部僵硬感，肩背部肌痛，捏压感觉轻松和舒适等。

（2）治疗

1）部分患者宜采取心理行为治疗，可能有助于缓解患者的紧张情绪，通过认真细致的检查使之消除疑虑，帮助患者找到和克服引起精神压力与焦虑的原因，进行心理疏导，使之保持良好心态；也可采取松弛疗法，如按摩、瑜伽等也有一定的疗效。

2）发作期治疗可选用对乙酰氨基酚1000mg，阿司匹林500～1000mg，双氯芬酸50～100mg或布洛芬200～400mg等。不推荐频繁使用含咖啡因的复方镇痛药，因可能导致镇痛药摄入过量性头痛。

3）许多TH患者不论合并抑郁症与否，应用镇痛药、抗偏头痛药可能无效，慢性头痛兼有抑郁心境的患者应用抗抑郁药可能明显有效，常用选择性5-羟色胺再摄取抑制剂（SSRI）如舍曲林、西酞普兰和氟西汀等，也可用三环类如阿米替林、丙咪嗪等；部分病人应用普萘洛尔有效，伴失眠的患者可用苯二氮䓬类（如艾司唑仑 1 ~ 2mg）口服。

261

痛性眼肌麻痹的临床表现及治疗是怎样的?

痛性眼肌麻痹（painful opthalmoplegia）也称为托洛萨 – 亨特综合征（Tolosa-Hunt syndrome），是眶上裂、海绵窦及颅后窝特发性肉芽肿性非感染性炎症累及邻近的硬脑膜，导致剧烈头痛、眼肌麻痹或多数脑神经麻痹。病因还可能包括眶假瘤、原发性或转移性肿瘤、垂体肿瘤或卒中、脑细菌性或真菌性感染、颈动脉 – 海绵窦瘘或血栓形成、脑动脉瘤、鼻窦炎及巨细胞动脉炎等。

（1）临床表现

1）可发生于任何年龄，中年多见，头痛发作常表现一侧眶后及眶周顽固性胀痛、刺痛和撕裂痛，或为眼球后持续性咬痛、钻痛，可放射至颞枕部，常伴恶心、呕吐，表现为三叉神经第 1 支刺激症状。

2）常见该侧眼肌麻痹，与头痛同时或在数日后出现，最常累及动眼神经，其次是滑车、外展及三叉神经第 1 支，出现上睑下垂、眼球运动障碍、光反射消失、角膜反射减弱等，交感神经、视神经偶可受累。病程持续数日至数周，可自行缓解，有时遗留神经功能缺失，同侧或对侧可不定期复发。

3）眶部静脉回流受阻导致眼睑和结膜水肿、充血，眼底视网膜充血和静脉扩张。眶静脉回流受阻和眼外肌麻痹可引起眼球突出。应检测血糖及眶部 CT 或 MRI 检查，颈动脉造影可见虹吸段不规则狭窄；眼球听诊闻及杂音常提示颈动脉 – 海绵窦瘘或其他血管异常，颈内动脉瘤常需做血管造影。

（2）治疗：如视诊和触诊确定眼球突出，病变可能位于眶部或海绵窦前部，可能与非特异性感染或自身免疫反应有关，糖皮质激素对海绵窦特发性炎症或眶假瘤产生的眶后及眶周疼痛和复视有戏剧性疗效，可用甲泼尼龙 500mg 静脉滴注，或泼尼松 60mg/d 口服；须注意病因诊断非常重要，因某些肿瘤的疼痛及眼部体征用激素后也可暂时好转。

262

颞动脉炎的临床表现及治疗是怎样的?

颞动脉炎（temporal arteritis）也称为巨细胞动脉炎（giant-cell arteritis），是累及中等及大动脉的全身性血管炎，颈外动脉分支易受累。病理表现亚急性肉芽肿性炎症，淋巴细胞、中性粒细胞及巨噬细胞浸润。炎症导致痛敏感性动脉壁产生头痛，是老年人头痛的重要原因，动脉狭窄可导致缺血和梗死。

（1）临床表现

1）发病年龄通常在50岁后，65岁以上多见，女性患者是男性的2倍。多亚急性起病，少数患者突然发作，出现一或两侧颞部及眶周搏动性或非搏动性头痛，常呈钻痛、锐痛或刺痛，可伴烧灼感，逐渐加剧，可波及额部与枕部，咀嚼疼痛可为首发症状，特点是局限于头皮尤其颞动脉上方。头痛通常持续一天或更长时间，夜间严重，不经治疗可持续数月甚至一年。

2）常见颞浅动脉、头皮动脉变硬粗大，伴触痛和搏动消失；病人头部置于枕头或梳头时头皮触痛特别明显，可见头皮缺血性小结。咀嚼肌动脉缺血导致咀嚼时下颌疼痛或僵硬，有时可为首发症状，称为颌跛行（jaw claudication）。50%的患者可有肢体近端肌痛或僵硬感，为风湿性多肌痛（polymyalgia rheumatica），出现周身乏力、低热、贫血、食欲缺乏、关节痛、体重下降及抑郁等。

3）眼动脉分支闭塞引起单眼或双眼失明是较常见的合并症（25%），约半数未治疗的病人导致永久性失明，约一半为双侧失明，可能是前部缺血性视神经病（AION）的一种类型。失明常突然发病，少数患者先出现一过性黑矇发作，可伴视盘水肿，但作为首发症状不常见。偶累及动眼神经的供血动脉，导致眼肌麻痹；颈内动脉或椎动脉偶可受累，闭塞引起缺血性卒中。

4）血沉加快高达80～120mm/h，少数病例<50mm/h；C反应蛋白增高；外周血中性粒细胞可增多，血小板增多（>400000/μl）；颞动脉造影可见动脉节段性狭窄或闭塞；颞动脉活检显示颞动脉壁巨噬细胞浸润可以确诊，是诊断的金指标。老年病人如有严重持续性头痛，伴血沉明显加快，颞动脉变粗、变硬及触痛，应高度怀疑此病。

（2）治疗：疑诊颞动脉炎的病人须迅速进行评估，避免视力丧失。

1）在活检诊断时即应开始治疗，临床如能确诊，即使活检结果阴性也应立即治疗。

2）初期应用甲泼尼龙静脉滴注，500～1000mg/d，连用3～5天，随后改为泼尼松口服；或开始即口服泼尼松40～60mg/d，通常1～2个月减至10mg/d，根据症状和血沉至少维持用药数月。头痛和多发性肌痛通常在用药后数日，甚至数小时显著缓解。血沉在应用泼尼松数日后常开始下降，但很少降至<25mm/h，血沉恢复正常是治疗有效的可靠指标，在1～2年逐渐减量期间血沉必须维持在正常范围。失明通常是不可逆的，但可能预防对侧失明。如治疗后头痛和多发性肌痛不缓解，血沉不下降，常提示诊断有误。

263 脑膜炎或脑炎引起头痛的临床表现及治疗是怎样的？

脑膜炎（meningitis）是软脑膜弥漫性炎症性疾病，脑炎（encephalitis）是脑实质弥漫性炎症性疾病，常由细菌、病毒或其他炎性感染因子，或由肉芽肿病变、肿瘤或化学刺激等引起。

（1）临床表现

1）脑膜炎、脑炎病人伴发头痛是常见的临床表现，头痛经常为双侧搏动性，以枕部或颈项部常见，可因端坐、活动头部，以及咳嗽、喷嚏、压迫颈静脉等增加颅内压的动作加重；病人可出现畏光，头痛通常在数小时至数日逐渐进展。

2）脑膜炎病人检查时可见脑膜刺激征如颈强、Kernig 征等，但病程早期或脑炎患者可不明显。腰穿可能发现颅内压增高，伴脑脊液细胞增多、蛋白增高，细菌、结核或真菌性脑膜炎可有葡萄糖、氯化物不同程度降低等，可能提示诊断。

（2）治疗：脑膜炎或脑炎引起的头痛是由于感染性炎症反应所致，宜针对病因应用特效抗生素、抗病毒、抗结核或抗真菌药物治疗，如有脑脊液压力增高可适当使用脱水剂降颅压。

264 低颅压性头痛和腰穿后头痛的临床表现及治疗是怎样的?

低颅压性头痛（intracranial hypotension headache）是颅内压降低（$<70mmH_2O$）导致脑组织移位下沉，颅内痛敏结构如脑膜，血管及三叉、舌咽、迷走等脑神经受牵拉所致。腰穿后头痛是最常见的低颅压性头痛，是腰穿进针处脑脊液渗漏导致脑压降低，脑室分流术后、脱水、糖尿病酮症酸中毒、尿毒症、全身感染、过度换气及低血压等都可能引起。

（1）临床表现

1）可发生于任何年龄，特发性低颅压性头痛多见于体弱女性，常出现枕部、额部轻中度钝痛或搏动样头痛，呈缓慢加重，可伴恶心、呕吐、眩晕、耳鸣、颈僵硬及视物模糊等，多为体位性，常在立位后 15 分钟内出现头痛或加重，卧位时减轻或消失。

2）临床常见腰穿后头痛，通常与穿刺针大小有关，与放出脑脊液量无关，腰穿后大量补液或让患者保持卧床并不能减少头痛的发生；卧位休息后数小时至数日常可自发消退。腰穿压力 $<60mmH_2O$ 可确诊，脑脊液检查通常正常。

（2）治疗

1）病因治疗如控制感染、纠正脱水及糖尿病酮症酸中毒等。

2）对症治疗可卧床休息，补液 2000 ~ 3000ml/d；头痛通常用非甾体类抗炎药或咖啡因有效，咖啡因可阻断腺苷受体使颅内血管收缩，增加脑压和缓解头痛。

3）严重或迁延性头痛可用自体血凝贴片（autologous blood clot patch）治疗，应由有经验的医生施行，将自体血 15 ~ 20ml 缓慢注入腰段或胸段硬膜外腔，血液从注射点上下扩展数个椎间隙，压迫硬膜囊和阻塞脑脊液漏口，可迅速缓解头痛，用于腰穿后头痛或自发性低颅压性头痛有效率达 97%。

265 蛛网膜下腔出血的头痛临床表现及治疗是怎样的?

蛛网膜下腔出血（subarachnoid hemorrhage，SAH）多由脑动脉瘤或动静脉畸形（AVM）破裂导致自发性出血，出血引起颅内压增高、血液刺激痛敏结构产生头痛。

（1）临床表现

1）SAH 通常突然发病，出现极剧烈的新发的全头痛，患者的经典描述常为“曾经历的最严重的头痛”，无头痛基本可排除 SAH 诊断；发病时常伴一过性意识丧失、呕吐，可能与颅内压突然增高使脑血流骤减，动脉破裂震荡效应有关。发病前数周可因前期小量出血或动脉瘤受牵拉，病人或有过轻微的警戒头痛（sentinel headache）。AVM 破裂引起 SAH 头痛可不剧烈，头痛强度一般数日不变，约 2 周时开始缓慢消退；头痛复发常提示再出血（rebleeding）的可能。

2）检查可见脑膜刺激征，如颈强、Kernig 征，动脉瘤破裂通常不出现局灶性神经体征，后交通动脉瘤压迫动眼神经麻痹是例外，AVM 破裂破坏脑组织可导致轻偏瘫、失语或视野缺损等；约 20% 的病例可见玻璃体下视网膜出血，也提示 SAH 诊断；可见双侧外展神经麻痹或双侧病理征，是颅内压增高引起非定位体征。脑 CT 检查可确定约 90% 以上的动脉瘤破裂出血，可能提示出血来源，在发病当日检查或有意识障碍患者阳性率高。

（2）对症治疗

1）SAH 患者的头痛治疗主要针对血压及颅内压增高，须绝对卧床休息，床头抬高 15～20 度，头痛可适量给予镇痛剂和镇静剂，避免用抗血小板药。高血压患者宜将血压适当降至 160/100mmHg，通常卧床休息及镇静可能收效。

2）动脉瘤性 SAH 死亡率较高，应及时做脑血管造影及介入或手术治疗。

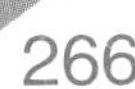

266 急性脑卒中引起头痛的临床表现及治疗是怎样的?

急性脑卒中患者可能伴发头痛。

（1）临床表现

1）脑出血（intracerebral hemorrhage）：高血压性脑出血患者发病前无预警症状，病人常在清醒或活动中发病，可突然出现较剧烈头痛、呕吐，偏瘫、失语等定位体征或意识障碍。大量脑出血可伴头痛，是血肿压迫痛敏结构所致。壳核及丘脑出血是脑出血的两个最常见部位，两者被内囊后肢分隔，壳核出血常伴运动功能缺失，丘脑出血导致较明显感觉障碍；小脑出血出现后枕部头痛、呕吐、头晕是特征性症状。脑 CT 检查常见基底节、丘脑、小脑或皮质下白质等血肿。

2）缺血性卒中（ischemic stroke）：一般可有轻中度非搏动性头痛，位于病变侧半球，颈动脉闭塞通常产生额部（三叉神经分布区）疼痛，颅后窝卒中常见枕部头痛；头痛常见于脑梗死和脑栓塞，腔隙性梗死很少见，约半数短暂性缺血发作（TIA）病人伴头痛。须注意视网膜动脉栓塞或大脑后动脉闭塞导致的头痛，以免将伴视觉损害的病人误诊为偏头痛。

（2）治疗：脑出血伴头痛通常因颅内压增高所致，宜脱水降颅压治疗；脑梗死伴头痛需用镇痛剂缓解症状，大面积脑梗死伴发脑水肿时也需要脱水治疗。

267 外伤后头痛的临床表现及治疗是怎样的?

外伤后头痛（posttraumatic headache）是外伤后出现的严重的慢性持续性或间歇性头痛，常持续数日或 1～2 周。

（1）临床表现

1）慢性硬膜下血肿头痛（headache of chronic subdural hematoma）：常在外伤后数周以上出现位置深在的持续性一侧头痛或全头痛，伴困倦、意识模糊、昏迷、偏瘫及局部性癫痫等，头痛发作呈增多与加重趋势。应注意轻微的头外伤，常被病人忽视或遗忘。

2）外伤后紧张不安综合征（syndrome of posttraumatic nervous instability）：头痛是突出的症状，常伴头晕、易疲劳、失眠、注意力不集中、紧张、易激惹、激动和颤抖等，头痛及伴发症状颇似紧张性头痛。头皮撕裂伤瘢痕处触痛或剧痛则属于外伤性神经痛（traumatic neuralgia）。

3）颈部挥鞭样损伤（whiplash injuries of the neck）：常见于车祸时躯干突然向前或向后剧烈冲击，由于惯性作用使头部落后于躯干运动，寰枕关节和颈椎发生甩鞭样过伸、过屈或旋转运动导致损伤，枕颈关节韧带和肌肉过度牵拉与撕扯常导致一侧或双侧耳后或枕部疼痛，严重者发生寰椎骨折、脱位、颈髓及下位脑干损伤等，但颈椎间盘及神经根极少受累。

4）外伤后自主神经障碍性头痛（posttraumatic dysautomonic cephalagia）：外伤后出现一侧剧烈发作性搏动性头痛，颇似偏头痛或丛集性头痛，伴同侧瞳孔散大和面部多汗，发作间期偶可见交感神经受损如睑裂变小、上睑下垂及瞳孔缩小，常见于颈动脉鞘区软组织损伤。

（2）治疗

1）硬膜下血肿头痛出现颅内压增高症状时通常应手术治疗，首选钻孔引流，如治疗及时，疗效较好；慢性硬膜下血肿应施行开颅血肿清除术。

2）外伤后紧张不安综合征采取心理治疗，医生应反复解释和保证疾病的良性性质，并应用抗抑郁药，反复局部注射 1% 普鲁卡因 5ml 可减轻神经痛。

3）颈部甩鞭样损伤主要应针对病因治疗，并给予对症治疗。

4）外伤后自主神经障碍性头痛应用β受体阻滞剂普萘洛尔常使症状迅速缓解。

268 脑肿瘤头痛的临床特征、定位意义及治疗是怎样的？

脑肿瘤（brain tumor）的占位效应常导致颅内压增高和头痛，头痛是脑肿瘤最常见的症状，中老年人新发的头痛应高度关注脑肿瘤的可能，但约有半数脑肿瘤病人可不出现头痛。

（1）临床特征

1）脑肿瘤常引起位置深在的轻中度全头痛，呈非搏动性钝痛或为爆裂样疼痛，呈持续性或间断性，常位于双额部，病变侧较重，改变体位或增加颅内压动作如咳嗽、喷嚏及用力排便可加重，晨醒时头痛明显，起床活动后减轻。

2）头痛呈持续进展，每次发作持续数分钟或数小时，每天可发作数次，头痛加重可伴恶心呕吐，突发喷射样呕吐常见于脑肿瘤。如从一侧头痛变为双额或双枕部常提示颅内压增高，如早期出现剧烈头痛并迅速进展常提示恶性脑肿瘤生长迅速，头痛较晚出现并较轻提示为相对良性肿瘤。

3）疑诊脑肿瘤应作脑CT或MRI检查，如脑MRI增强正常可排除脑肿瘤。

（2）定位意义：头痛部位可能提示肿瘤侧或脑肿瘤部位。

1）小脑幕上肿瘤（supratentorial tumors）：头痛常出现于视盘水肿之前，头痛多位于两耳间连线前部或前额部；在出现视盘水肿后头痛通常变为全头痛。

2）颅后窝肿瘤（tumors of posterior cranial fossa）：头痛出现的早和剧烈，多位于两耳间连线后部或后头部，可向颈部及前额部放散。

3）蝶鞍区肿瘤（tumors of sella turcica area）：常引起眼球后或双颞部头痛。

4）脑室系统肿瘤（tumors of ventricular system）：头痛轻重常随体位改变，可能因Monro孔脑脊液通路阻塞和脑积水。脑室内或脑室周围肿瘤常见发作性剧烈头痛，数秒达到高峰，持续数分钟至1小时，可很快缓解。第三脑室胶质样囊肿典型为反复发作性头痛，伴意识水平减低或丧失。

5）脑实质肿瘤、颅咽管瘤、松果体瘤及小脑肿瘤等也可出现发作性头痛。癌性脑膜炎引起头痛常伴脑神经麻痹体征。下丘脑或垂体肿瘤可引起头痛伴体温调节紊乱、异常情绪、渴感或食欲改变等。

（3）治疗：脑肿瘤头痛重点在于治疗原发病，根据良性或恶性肿瘤、原发性或转移性及病理分级等，采取手术切除、放疗及化疗等，术前可适当给予脱水剂减轻头痛或预防脑疝形成。

269

老年人头痛的临床特征及治疗是怎样的?

老年人头痛（headaches in the elder）的病因较多，目前尚无确切分类。

（1）临床特征

1）老年人头痛多为紧张性头痛（约 >40%），女性较多见；其余可为创伤、脑卒中、脑肿瘤、脑动脉炎、严重高血压等引起。咳嗽性头痛和丛集性头痛可见于某些男性老年人，老年人新发的头痛应高度怀疑脑肿瘤。

2）临床上遇到老年人严重持续性头痛，伴颞动脉变粗变硬、触痛及搏动消失，咀嚼时下颌疼痛或僵硬，血沉显著加快，高度提示为颞动脉炎。这是老年人头痛最易被忽视的病因，其最大风险是导致失明。

3）睡眠性头痛（hypnic headache）常见于老年人，有丛集性头痛夜间发作特点，白天小睡时也可发生；但为双侧性，不伴流泪、流涕，与偏头痛也不相同；病因不明，通常不治疗症状可自行消失。

4）老年人须注意药物引起的头痛，如老年人用溴隐亭、硝酸甘油等可引起头痛，滥用镇痛药也是老年人慢性头痛的高危因素。

（2）治疗：头痛对症治疗应用对乙酰氨基酚及非甾体抗炎药通常有效，如伴有抑郁、焦虑可用抗抑郁药如舍曲林、西酞普兰、氟西汀或阿米替林等，抗焦虑药如劳拉西泮、丁螺环酮等；失眠可用苯二氮䓬类如地西泮 2.5～5mg 口服。部分老年人头痛睡前服用碳酸锂 300mg 有效。

270

过度用药性头痛的临床特征及治疗是怎样的?

过度用药性头痛（medication overuse headache，MOH）也称为药物滥用性头痛、反跳性头痛，是偏头痛或其他头痛患者过度使用抗偏头痛药如曲普坦类及镇痛药所致。

（1）临床特征

1）患者大多为女性，男女患病率为 1∶3.5，30 岁以上的患者多见。患者常有慢性特发性头痛病史，长期服用镇痛药，有焦虑、抑郁或药物滥用家族史。MOH 的特发性头痛 65% 为偏头痛，27% 为紧张型头痛。

2）过度用药性头痛常表现为慢性每日头痛综合征，头痛每天或几乎每天发生，每天都用急性对症药物，头痛特点是每月至少出现 15 天，至少持续 3 个月。

（2）治疗

1）应立即停用曲普坦类和镇痛药，试用皮质类固醇对戒断性头痛治疗可能有用。预防性用药可减少头痛发作频率，从而减少镇痛药摄入，可用托吡酯、丙戊酸、加巴喷丁、左乙拉西坦、氯硝西泮等。

2）戒断治疗，常见的戒断症状如头痛加重、恶心、呕吐、低血压、心率减慢、睡眠障碍、烦躁不安、焦虑等，可适当应用抗抑郁药、抗焦虑药，恶心、呕吐者可用甲氧氯普胺，呕吐明显者需要补液。

271

咳嗽性和用力性头痛的临床特征及治疗是怎样的?

咳嗽性和用力性头痛（cough and exertional headache）是指在咳嗽、喷嚏、大笑、举重物、弯腰和用力排便时出现的一过性剧烈头痛。

（1）临床特征

1）原发性咳嗽性头痛发生在咳嗽后的瞬间，头痛剧烈如爆裂样，常立刻达到高峰，数秒到数分钟后消退。

2）用力性头痛常位于前头部，或可在枕部，单侧或双侧，40 岁以上多见。常见于开始用力的 1～2 秒钟，持续数秒至 1 分钟。常在数月或 1～2 年内复发，也可消失。举重者头痛（weight-lifter's headache）也是用力性头痛，可只发作一次或在数月内反复出现，每次持续数小时或数日，常疑诊为蛛网膜下腔出血。

（2）治疗：患者应治疗咳嗽，避免用力或运动过度导致头痛发作。用力性头痛可试用非甾体抗炎药，如吲哚美辛 75～150mg/d 口服，对控制用力性头痛有效；须注意吲哚美辛不能与阿司匹林合用，偶可见粒细胞减少、血小板减少等骨髓抑制不良反应。也可应用麦角胺类及苯乙肼等治疗。

272

性交性头痛的临床特征及治疗是怎样的?

性交性头痛（coital headache）常见于男性，发作频率与性交频率相关，通常为良性。

（1）临床特征

1）性交性头痛表现为在性兴奋时即出现紧张性头痛，常见双侧头部钝痛，疼痛随性兴奋而加重；也可表现性交时出现头痛，常在临近性高潮或性高潮时突发剧烈的头痛，呈搏动性或破裂样，可持续数分钟或数小时。

2）由于性交头痛发作迅速和剧烈，临床常常怀疑动脉瘤破裂。由于性交用力也可能发生高血压性脑出血、动脉瘤或血管畸形破裂，须注意鉴别。

（2）治疗：患者宜采取心理治疗及放松疗法。性交性头痛如反复发生，可在性交前口服吲哚美辛（消炎痛）75mg，作为预防性治疗可能有效。曲坦类（Triptans）是 5-羟色胺受体激动剂，如佐米曲坦、利扎曲坦等也可用于性交头痛急性期和预防用药。

273 月经性偏头痛或头痛的临床特征及治疗是怎样的?

月经性偏头痛或头痛（menstrual migraine or headache）通常与雌激素周期及其水平下降有关。

（1）临床特征：患者偏头痛样发作症状常发生在月经来潮之前 2 日到月经期前 3 天，在连续 3 个月经周期中，患者至少有 2 次发作，或表现偏头痛合并紧张性头痛。

（2）治疗

1）在月经期前一周服用非甾体抗炎药吲哚美辛 75mg，1～2 次每天；乙酰唑胺 250mg，2 次每天，通常有效。抗偏头痛药物对月经性偏头痛都有良好的疗效；头痛持续存在或加重时，在月经期前数日服用普萘洛尔 10mg，3 次每天，也可能有效。

2）月经不规律、偏头痛发作频繁、明显影响日常生活和工作的患者，常规治疗效果不佳可考虑应用睾酮衍生物达那唑（danazol）或雌二醇（estradiol）制造人工周期，可能有效。

274 头痛的伴发症状可能对临床诊断有何提示意义?

头痛的伴发症状常可能提示某些疾病，对临床诊断有帮助。例如：

（1）伴视力障碍

1）眼源性头痛：如青光眼常伴头痛和眼球疼痛。

2）有先兆的偏头痛：发作前可出现视觉先兆，如闪光性暗点、偏盲等。

3）基底动脉性偏头痛：发作前可出现双眼黑朦。

4）后循环缺血：枕叶缺血可引起头痛及短暂性双眼视力障碍。

5）前额眶区肿瘤可表现 Foster-Kennedy 综合征，肿瘤侧头痛伴视神经萎缩，该侧视力减退或模糊，颅内压增高可使头痛及视力障碍进行性加重。

6）头痛伴动眼神经麻痹有可能提示后交通动脉瘤，结核性脑膜炎、蛛网膜炎等，也可出现复视。

（2）伴呕吐

1）有先兆的偏头痛、无先兆的偏头痛、基底动脉型偏头痛等。

2）脑出血、蛛网膜下腔出血，中枢神经系统感染性疾病如各种脑膜炎、脑炎。

3）颅高压增高综合征，如脑肿瘤、脑脓肿、慢性硬膜下血肿、良性颅内压增高症等。

4）癫痫性头痛常见于儿童及青少年，表现前额、眼眶及双颞部跳痛，持续数分至数十分钟，可伴腹痛、出汗、短暂意识丧失等，脑电图可见痫性放电。

（3）伴精神症状

1）额叶肿瘤、神经梅毒早期均可出现淡漠、欣快等精神症状。

2）各种类型脑炎或脑膜脑炎，单纯疱疹病毒性脑炎患者较常出现。

（4）紧张、焦虑、抑郁心境诱发或加重头痛，常见于紧张型头痛。

（5）伴剧烈眩晕，可见于颅后窝病变，如小脑或桥小脑角肿瘤、耳源性小脑脓肿、后循环缺血等。

（6）变换体位使头痛加重，可见于第三脑室附近肿瘤、脑室内肿瘤、颅后窝病变、高颈髓病变在变换体位时可使头痛加重，或可出现意识障碍。

（7）头痛伴自主神经症状：如面色苍白、多汗、心悸、呕吐、腹泻等，多见于偏头痛和不典型 Ménière 病。

（8）头痛伴脑神经麻痹及定位体征：可见于脑肿瘤、脑出血、脑梗死、硬膜下血肿、蛛网膜下腔出血或脑动脉瘤等。

（9）头痛伴发热、颈强、皮疹等：见于各种类型脑膜炎或脑炎、系统性感染、结缔组织疾病、莱姆病及血管炎等。

275 红绀病性头痛的临床特征及治疗是怎样的？

红绀病性头痛（erythrocyanotic headache）是发生在红斑性肢痛病（erythromelalgia）患者的罕见症状。可能因肥大细胞增生，产生组胺、肝素及血清素等所致；类癌瘤（carcinoid tumors）、分泌血清素的肿瘤、部分胰岛肿瘤及嗜铬细胞瘤等也可引起。

（1）临床特征

1）红斑性肢痛病常在 20～40 岁发病，男性较多，多见双足趾和足底发红肿胀，伴难以忍受的烧灼痛，多在夜间发作或加重，持续数小时，晚期可扩展到手指和手掌，诱因包括环境温度高、站立等，静卧、抬高患肢及浸泡于冷水可缓解。

2）红绀病性头痛偶出现于晚期的患者，在发生手指变红、麻木时出现剧烈的弥漫性搏动性头痛，常在从熟睡转醒过程中发作。

（2）治疗

1）急性期宜卧床休息，抬高患肢，局部冷敷或浸泡于冷水缓解肢痛，控制原发病的发作。

2）头痛对症治疗可用地西泮 5mg 口服，2 次每天；吲哚美辛 75mg 口服，2 次每天。

276 颈源性头痛的临床表现及治疗是怎样的？

颈源性头痛（headaches related to diseases of the cervical spine）是由于颈椎病变所致。

（1）临床表现

1）上位颈椎病变，如黄韧带钙化、后纵韧带病变、寰枢关节风湿关节炎等可引起后枕颈部痛，并牵扯肩胛部及上背部，呈持续性酸痛或隐痛，可阵发性加剧，主要源于 C2 神经根刺激性病变。下位颈椎病变，如间盘病变或关节突异常产生的疼痛涉及同侧手臂或肩部。

2）神经系统检查无异常，可见患侧颈肌僵硬、活动受限，伴椎旁压痛，牵引头颈部疼痛可减轻；X 线平片及 MRI 检查可提供颈椎病的证据。

（2）治疗：急性颈源性头痛治疗宜采取颈部制动如使用软领固定，应用镇痛药或非甾体抗炎药等。

277 眼部疾病引起头痛的临床表现及治疗是怎样的？

眼部疾病引起的头痛常见于屈光不正、眼部带状疱疹、急性虹膜炎及急性青光眼等。

（1）临床表现

1）屈光不正（ametropia）：如散光、远视和斜视等常引起眼眶痛和前头痛，由于眼内肌、眼外肌过度收缩疲劳所致，用眼看书时尤为明显，休息可以减轻；但单纯近视因眼肌收缩也不能改善视力，通常不出现头痛。

2）眼部带状疱疹（zoster ophthalmicus）：常见一侧前额皮肤发红有簇状小疱疹，伴眼睑水肿、红眼、剧烈眼痛和头痛。

3）急性虹膜炎（acute iritis）：可引起剧烈的眼痛伴畏光，经裂隙灯检查可确诊。

4）急性青光眼（acute glaucoma）：发作时常见前额部剧痛，伴恶心、呕吐，易误诊为偏头痛，发作时伴视力锐减，光周晕轮，睫状体充血，瞳孔散大及强直，眼压增高，通常 >40。慢性青光眼患者凌晨时常因眼压增高痛醒，光线暗时瞳孔散大易引起头痛，可见睫状体轻度充血，检测眼压增高。

（2）治疗：屈光不正患者宜矫正视力。眼部带状疱疹需用抗疱疹病毒药，增强机体抵抗力。急性虹膜炎应立即扩瞳，解除睫状肌、瞳孔括约肌痉挛，防止虹膜后粘连，使用睫状肌麻痹剂后马托品迅速抗感染治疗，防止眼组织损伤和出现并发症。急性青光眼应用缩瞳药缩小瞳孔，使房角开放，迅速降低眼压，炎症控制后可手术治疗。

278 鼻、耳、面颌及牙齿疾病引起头痛的临床表现及治疗是怎样的？

鼻、耳、面颌及牙齿疾病引起头痛通常源于原发病变的直接扩散痛或牵涉痛，或由于继发性肌收缩所致，通常病因明确，表现局部症状明显。

（1）临床表现

1）急性鼻窦炎常引起受累额窦或上颌窦局限性疼痛、触痛及叩击痛，筛窦或蝶窦炎引起鼻后深部中线疼痛，由于鼻黏膜肿胀堵塞鼻窦出口，窦内空气吸收形成负压，使黏膜静脉扩张引起真空性鼻窦头痛，睡眠中鼻和鼻窦分泌物引流不畅，常在晨醒时出现头痛，起床活动后减轻，向前俯身、咳嗽、喷嚏时可加重；慢性鼻窦炎患者也可出现头痛，并可合并偏头痛或紧张性头痛。如头痛合并鼻通气不良和鼻出血应高度怀疑鼻咽癌，需行咽部活检。

2）耳源性头痛应注意颅内合并症如脑脓肿、化脓性脑膜炎及耳源性脑积水等，如头痛持续加重伴颅内压增高症状，应做腰穿和 MRI 检查确诊。

3）面颌疾病如颞下颌关节功能障碍（temporomandibular joint dysfunction），以耳前部面痛、下颌活动受限、咀嚼肌触痛及下颌活动时“咔哒”声为特征，常伴错位咬合、夜间磨牙，可能因咀嚼肌痉挛所致。拔牙部位感染也可引起疼痛，表现一侧持续疼痛或烧灼感，宜仔细检查。

（2）治疗

1）鼻窦炎可用缩血管性滴鼻剂，如 0.25% 去氧肾上腺素，每 2～3 小时滴 1 次，也可用抗组胺药和抗生素治疗，难治性病例可能需要手术做鼻窦引流。

2）耳源性头痛应治疗颅内合并症如脑脓肿、化脓性脑膜炎等。

3）颞下颌关节功能障碍患者应用非甾体抗炎药、局部热疗、下颌训练及夜间应用牙合垫等可能获益。拔牙部位感染可用抗生素治疗或行下颌骨刮除术。

279 可逆性脑血管收缩综合征的临床特征及治疗是怎样的？

可逆性脑血管收缩综合征（reversible cerebral vasoconstriction syndrome）可能由于颅内交

感神经功能障碍导致短暂的脑血管收缩功能失调，也可继发于产后，以及使用大麻等毒品、选择性 5-HT 再摄取抑制剂及拟交感药物等。

（1）临床特征

1）好发于 20～50 岁女性，典型出现剧烈的雷击样头痛，数日或数周出现局灶性神经功能缺失症状或体征，或有癫痫发作。头痛发作常有某些诱因，如性行为、体力劳动、Valsalva 动作及情绪激动等。不经治疗可自然缓解，之后可不复发。

2）须注意排除引起雷击样头痛的其他疾病，如蛛网膜下腔出血、脑出血、颈动脉夹层、脑静脉窦血栓形成及颅内感染等。急性期 TCD 检查可见脑血管痉挛；本病常累及颅内中等动脉，尤其大脑 Willis 环的近端动脉；MRA、CTA 或 DSA 检查可见典型改变，如脑前循环、后循环动脉呈节段性、多灶性狭窄，可类似串珠样改变，TCD 或影像学检查也可能显示血管正常，发病 4～12 周可恢复正常，故对本病的认识非常重要。

（2）治疗：由于本病是自限性疾病，注意休息和消除诱因尤为重要，注意避免使用血管活性药等。可用钙拮抗剂尼莫地平 40mg，每天 3 次口服；氯吡格雷 75mg/d 口服，羟乙基淀粉 500ml/d 静脉滴注等；给予止痛等对症处理。

280 良性特发性颅内压增高导致头痛的临床表现及治疗是怎样的?

良性特发性颅内压增高（benign idiopathic intracranial hypertension）又称为脑假瘤（pseudotumor cerebri），可能因脑脊液吸收障碍所致。

（1）临床表现

1）好发于肥胖的年轻女性，出现轻或中度弥漫性头痛，可伴恶心、呕吐、搏动性耳鸣、复视、眩晕及视物模糊等，平卧时明显加剧，可表现为偏头痛，或紧张性头痛的枕部压迫感或弥漫性钝痛，有时可伴面部疼痛。

2）通常视力正常，可有数秒钟短暂的视物模糊，眼底可见中重度视盘水肿，晚期出现视神经萎缩，视力下降以视野逐渐缩小、中心视力丧失为特征，可伴搏动性耳鸣，外展神经麻痹导致复视等。

3）颅内压增高症状在半年内为自限性，视盘水肿可消失，但脑脊液压力增高持续多年，腰穿脑脊液（CSF）初压 >200mmH_2O，肥胖个体初压也可达 250mmH_2O，CSF 细胞数及蛋白正常，10% 的患者可复发，需与颅内占位病变继发颅内压增高鉴别。脑 MRI 检查可见空蝶鞍、视神经鞘扩张、横窦狭窄等。多预后良好，无后遗症。

（2）治疗

1）肥胖与月经失调妇女应减肥和调整内分泌功能。出现头痛可对症治疗，以降颅压为主，常用碳酸酐酶抑制剂乙酰唑胺（Diamox）500mg 口服，2 次每天，减少脑脊液分泌。如单药疗效欠佳或不能耐受时可考虑用呋塞米、托吡酯及糖皮质激素均可能有效，但糖皮质激素不作为常规用药，仅用于急性严重视力丧失患者短期治疗。部分患者对普萘洛尔、地高辛和麦角等药物反应较好。

2）药物难治性病例可考虑可试用间断性腰穿放脑脊液，每次 15～20ml，每周 1 次；脑脊液分流术及视神经鞘开窗术可用于急性颅内高压综合征治疗，以减轻头痛和保存视力。

281
与内科疾病有关的头痛类型及临床特征和治疗是怎样的?

内科疾病相关性头痛（headaches related to medical diseases）临床较常见。

（1）常见类型及临床特征

1）高血压性头痛：可能与明显的血管搏动有关，约半数患者主诉头痛，常见于舒张压 >120mmHg 的患者，降压后可能缓解。

2）肾透析性头痛：常在肾脏透析后很快出现双侧额部搏动性头痛发作，有时伴恶心、呕吐，可能与血压、血清钠及渗透压下降有关。

3）癫痫发作后头痛：约半数以上癫痫患者在发作后伴发头痛；偏头痛患者在癫痫发作后可能出现典型偏头痛发作。

4）引起头痛的其他内科疾病包括各种原因发热、CO 中毒、慢性肺疾病导致高碳酸血症（常见夜间头痛）、甲状腺功能减退、库欣病、低血糖症、应用口服避孕药、急性贫血（血红蛋白 <10g）等。

（2）治疗：内科疾病引起的头痛应治疗原发病，如有效地控制高血压，纠正高碳酸血症、低血糖及贫血等，癫痫发作后头痛可给予对症治疗。肾透析性头痛可能由于透析使血尿素氮迅速下降，脑内尿素氮由于存在血脑屏障下降缓慢，脑内外尿素梯压差引起水分向脑内转移导致或加重脑水肿，对此目前尚无良策。

282
三叉神经痛的临床表现及治疗是怎样的?

三叉神经痛（trigeminal neuralgia）通常是在中老年发病的局限于三叉神经支配区的反复发作性短暂性阵发性剧痛。病因可能与微血管压迫三叉神经根导致脱髓鞘有关。

（1）临床表现

1）特发性三叉神经痛：多见于 40 岁以上患者，女性较常见，疼痛典型为一侧性，三叉神经第 2 或第 3 支最常见，第 1 支或双侧受累不足 5%，表现反复发作的短暂性面部剧痛，呈电击样、刀割样和撕裂样，无预兆，突发突止，每次持续数秒至数十秒，间歇期完全正常；说话、咀嚼、刷牙和洗脸或触摸面部某区域如上唇、鼻翼、眶上孔、眶下孔和牙龈等常诱发发作，这些敏感区称为“扳机点”，睡眠时极少发作，为避免发作，患者常不敢进食、洗脸而面容憔悴、情绪抑郁。发作严重可伴同侧面肌抽搐、面红、皮温高、结膜充血及流泪等，又称为痛性抽搐。神经系统检查无异常，如发现三叉神经感觉缺失、角膜或下颌反射异常可排除该诊断。病程愈长，发作可能愈频繁和严重。

2）症状性三叉神经痛：是颅内外器质性病变引起三叉神经继发性损害所致。如多发性硬化、脑干肿瘤可能出现类似的疼痛，发作时间通常较长或为持续性，多无扳机点。年轻患者检查发现神经系统异常如三叉神经支配区感觉减退、角膜反射迟钝、咀嚼肌无力和萎缩或双侧症状应考虑症状性。脑 MRI、MRA 检查可为正常，高分辨率 MRI 可能显示微血管压迫三叉神经。

（2）治疗

1）药物治疗：对特发性三叉神经痛有效，首选卡马西平（Carbamazepine），自小剂量开始，常用 0.6g /d，分 3 次服，最大剂量 1.0g /d；尽量用最低有效剂量维持，孕妇忌用；常见不良反应如头晕、嗜睡、口干、恶心、消化不良、行走不稳等，偶见皮疹、白细胞减少、共济失调、复视、肝功能损害等需停药。奥卡西平（Oxcarbazepine）0.6 ~ 1.8g/d，分 2 ~ 3次服，疗效相同。苯妥英（Phenytoin）250mg 静脉注射可终止急性发作，200 ~ 400mg/d 口服或必要时与卡马西平合用有效。难治性病例可试用拉莫三嗪 400mg/d，巴氯芬 10mg，3 次每天或 20mg，4 次每天。

2）微血管减压术：用于药物治疗失败或失效的病人，无须切断神经可取得止痛效果，近期疗效 80% 以上；常见的并发症如听力减退、面部感觉迟钝、外展及面神经暂时麻痹等。

283 舌咽神经痛的临床表现及治疗是怎样的?

舌咽神经痛（glosspharyngeal neuralgia）是一种少见的面痛综合征，常表现为舌咽神经、迷走神经耳支、咽支感觉分布区发作性剧痛，性质类似三叉神经痛。

（1）临床表现

1）通常在 35 岁后发病，稍早于三叉神经痛，临床较罕见。疼痛常见于一侧口咽部、扁桃体弓、舌根或耳道深部等舌咽神经分布区，疼痛类似三叉神经痛，呈发作性撕裂样、闪电样、烧灼样剧痛，阵发性或较持续，每次发作数秒至 1 分钟，每日发作数次，咽喉疼痛可放射至耳部，咀嚼、吞咽、咳嗽、打哈欠、打喷嚏、清咽、擤鼻子、摩擦耳朵、讲话可诱发，也可由食甜、酸、冷、热引起，可伴面色苍白、流泪、出汗、流涎、一侧瞳孔散大、耳鸣、眩晕、低血压、晕厥、抽搐，甚至心脏骤停；发作间期正常。

2）偶见缓慢性心律失常导致心源性晕厥可伴发舌咽神经痛；如出现双侧疼痛、异常神经系统体征或其他非典型表现，应注意筛查多发性硬化、小脑脑桥角肿瘤及鼻咽癌等可能模拟舌咽神经痛的疾病。

3）检查无异常神经系统体征，舌咽神经运动及感觉功能正常，咽部、舌根及扁桃体可能有疼痛触发点。常规 MRI 不能显示异常，高分辨率 MRI 可能发现微血管压迫舌咽神经。

（2）治疗

1）首选药物治疗，与原发性三叉神经痛相同，服用卡马西平或苯妥英可明显缓解疼痛。应用局部麻醉药如 10% 利多卡因注射到扳机点区可能阻断疼痛反应。出现心血管症状时首选阿托品。

2）药物治疗无效或失效的病例可考虑做微血管减压术。

284 蝶腭神经痛的临床表现及治疗是怎样的?

蝶腭神经痛（sphenopalatine neuralgia）是罕见的面部神经痛。蝶腭神经节位于翼腭窝上方，包括来自岩浅大神经的副交感神经、来自岩深神经的交感神经、来自三叉神经第 2 支的感觉神经，分布于鼻黏膜、鼻中隔、腭部、鼻咽、扁桃体及上齿龈，司一般感觉和腺体分泌，副交感纤维支配泪腺分泌。筛窦蝶窦感染、鼻中隔偏曲、鼻甲肥大及鼻咽炎症等可能为蝶腭神经痛发作的诱因。

（1）临床表现：常见于 30～50 岁的女性，呈剧烈的烧灼样、刀割样或钻痛样疼痛，位于鼻根、眼后部及颧部，可牵扯同侧眼眶、颊部、上颌、上腭及上齿龈，向额颞及乳突部放散，无扳机点，多为一侧性，也可见双侧，发作时伴病侧鼻黏膜充血、鼻塞、流涕及喷嚏等，可伴三叉神经上颌支感觉减退或感觉过敏；每日发作数次至数十次，每次持续数分钟至数小时，甚至数日。

（2）治疗：去除病因，如控制鼻窦、牙根感染等。药物治疗与三叉神经痛相同。应用 2% 硝酸银或 0.5% 乙醛涂搽鼻黏膜可能缓解症状。重症病例可行蝶腭神经节封闭术，应用无水酒精或可卡因注射。

285 凿冰样疼痛的临床特征及治疗是怎样的?

凿冰样疼痛（icepick-like pain）也称为原发性针刺样头痛，疼痛通常位于三叉神经第一支分布区或三叉神经分布区以外的头皮，表现极短暂的锐利性剧痛。

（1）临床特征

1）疼痛发作可为单次性、反复性或丛集性，位于头皮一个孤立点或散在分布。表现瞬间的头部电击样或戳刺样疼痛，偶有一连串发作，剧烈程度常使病人不自主地退缩，1 秒钟或持续数秒迅速消失，不伴恶心、呕吐、流泪等自主神经症状。凿冰样疼痛较常见于偏头痛和丛集性头痛患者，但也可出现于无头痛史的病人。

2）凿冰样疼痛需注意与冰淇淋头痛鉴别，是吃冰淇淋或喝冷饮等冷刺激诱发的头痛，持续 10～60 秒自发缓解，无须治疗。

（2）治疗：如发作频率低，能自行缓解多不需治疗。如疼痛剧烈、常反复发作的患者通常给予吲哚美辛 25～50mg，每天 3 次有效；也可用加巴喷丁 400mg，2 次每天口服；或褪黑素 3～12mg，睡前服。

286 齿源性或鼻窦源性面痛的临床特征及治疗是怎样的?

齿源性或鼻窦源性面痛（facial pain of dental or sinus origin）常见于深部龋齿、牙髓变性、牙周脓肿及鼻窦炎等引起的神经刺激。

（1）临床特征

1）牙神经痛多在夜间最重，伴轻微搏动感，热、冷或压力刺激可引起牙根局部触痛；拔牙或口腔手术常引起三叉神经炎，出现舌及下唇感觉缺失，咬肌和翼肌力弱等。齿源性或鼻窦源性面痛常伴上、下颌不适感。

2）鼻窦炎引起的面痛表现不同，如前组鼻窦（上颌窦、额窦、前筛窦）炎，疼痛部位在前额部；后组鼻窦（后筛窦、蝶窦）炎疼痛位于头顶或后枕部。

（2）治疗

1）齿源性或鼻窦源性面痛宜治疗原发病，牙神经痛多采用牙髓去神经治疗；牙周脓肿可用局部麻醉阻滞，刮掉感染牙髓骨，应用抗生素治疗消除疼痛。

2）鼻窦源性面痛主要是抗感染治疗，但上颌窦炎必要时需行上颌窦穿刺、冲洗脓液并注入抗生素治疗。

287 非典型面痛的临床特征及治疗是怎样的?

非典型性面痛（atypical facial pain）的定义较含糊，通常是指无任何明确原因的面痛。患者多伴有抑郁症、疑病和人格障碍等严重心理疾病。

（1）临床特征

1）患者多为年轻女性，疼痛常由颜面开始，可向颞、顶、枕部及颈肩部扩散，疼痛多位于一侧面颊深部或鼻部，呈持续性钝痛、刺痛或烧灼痛，较深在、弥散和不易定位，发作缓慢，轻重不一，讲话、咀嚼及吞咽时不诱发，无扳机点，发作时常伴同侧流泪、颜面潮红和鼻塞等自主神经症状。

2）非典型性面痛与慢性偏头痛或慢性丛集性头痛有时难以区分，情绪可能是唯一使疼痛加重的因素。

（2）治疗：应用镇痛药及卡马西平通常无效，局麻药神经阻滞也不能抑制疼痛发作，但许多患者用三环类抗抑郁药或5-羟色胺再摄取抑制剂（SSRIs）有效，无效时合用吩噻嗪类（Phenothiazines）可能有效。

288 其他类型面痛的临床特征及治疗是怎样的?

其他类型面痛的临床特征及治疗如下。

（1）鼻睫神经痛（nasociliary neuralgia）：也称 Charlin 综合征，表现角膜炎、虹膜炎，伴鼻外侧、内眦及眶部自发性剧痛，鼻塞、流涕和鼻腔瘙痒等，用1%地卡因液涂鼻腔前上部症状消失为诊断试验阳性。治疗可用卡马西平 0.1g，2 次每天；苯妥英钠 0.1g，3 次每天；加巴喷丁 300mg，3 次每天；依据病情可逐渐增量；也可用三环类抗抑郁药或 SSRIs 等。

（2）痛性眼肌麻痹或 Tolosa-Hunt 综合征：出现球后及眶周胀痛、刺痛或撕裂痛，伴恶心、呕吐，数日后出现病侧眼睑下垂、眼肌麻痹及光反射消失，数日至数周缓解，肉芽肿病变累及眼运动神经所致。应用糖皮质激素治疗有效。

（3）面部交感神经反射性营养不良（reflex sympathetic dystrophy of the face）：是一种罕见的持续性面痛，常由牙科手术或面部贯通伤引起，表现剧烈烧灼样面痛，对各种刺激产生痛觉过敏。采用半月神经节反复阻断或切断治疗可能有效。

（4）灼口综合征（burning mouth syndrome）：又称为舌灼痛，多见于中老年妇女，舌尖及舌前2/3最常见，以及硬腭、唇黏膜、义齿修复者牙槽嵴等部位，表现令人烦恼难耐的口部烧灼感，舌烧灼样疼痛、舌痒、舌涩、舌麻及口腔黏膜感觉异常等，口腔黏膜正常。目前尚无有效疗法，可尝试加巴喷丁合用其他抗癫痫药治疗。

（5）颈－舌综合征（neck-tongue syndrome）：是 C2 神经腹侧支受牵位所致，因其含舌本体感觉纤维，表现突发的颈部或枕部刺痛和麻刺感，伴同侧舌麻木。治疗可试用卡马西平、苯妥英或加巴喷丁，三环类抗抑郁药及 SSRIs 等。

289 枕神经痛和第三枕神经头痛的临床表现及治疗是怎样的?

（1）枕神经痛（occipital neuralgia）是枕大神经、枕小神经，或偶因耳大神经、颈皮神经或锁骨上神经受损导致的枕部神经痛。

1）临床表现：可见后枕部阵发性剧痛，疼痛呈刀割样、针刺样、撕裂样、烧灼样、闪电样，或为持续钝痛伴阵发性加剧，可间歇发作，向头顶（枕大神经）、乳突（枕小神经）及外耳道（耳大神经）放射，活动颈部、咳嗽及打喷嚏时加剧。患者常诉神经分布区头皮触痛，对触摸头皮很敏感，不敢梳头、戴帽子或用枕头。检查可见枕外隆凸、枕大神经、枕小神经径路有触痛，枕神经分布区感觉过敏或轻度感觉缺失。需排除上段颈椎病、环枕畸形、脊髓肿瘤或转移瘤、脊柱结核、骨关节炎、风湿病、糖尿病等也可引起枕部疼痛；枕大神经耳区或枕部疼痛也见于部分无先兆的偏头痛患者，横窦血栓形成是儿童耳痛的常见病因。MRI 检查可鉴别颈枕区病变。

2）治疗：首选卡马西平 0.1 ~ 0.2g，2 ~ 3 次天；苯妥英钠 0.1g，3 次每天，或合用氯丙嗪 25 ~ 50mg 口服。流感、上呼吸道感染及扁桃体炎继发枕神经痛，可试用泼尼松 30 ~ 40mg 口服，1 次每天，连用 3 ~ 5 天；甲钴胺 500 ~ 1000μg/d，肌内注射，10 ~ 15 次为一疗程。三环类抗抑郁药去甲替林 50mg 睡前口服有效。可用针刺疗法、超短波及碘离子透入。肉毒素 A 注射可减轻剧烈疼痛。

（2）第三枕神经头痛（third occipital nerve headache）是由 C2 ~ C3 椎间关节退行性变或外伤后关节病变压迫 C3 神经分支所致。

1）临床特征：表现一侧枕部及枕骨下疼痛，约 27% 的甩鞭样损伤后可出现颈枕部痛，是常见的第三枕神经头痛。在荧光透视检查下经皮阻滞第三枕神经，如颈枕部痛和头痛消失可诊断。

2）治疗：应用非甾体抗炎药可缓解疼痛，如布洛芬（Ibuprofen）300mg，2 次每天；洛索洛芬钠 60mg，2 次每天。在第三枕神经的椎骨关节突注射糖皮质激素，可能获得数周至数月的持续缓解。

290 疱疹后神经痛的临床特征及治疗是怎样的?

疱疹后神经痛（postherpetic neuralgia）是水痘 – 带状疱疹病毒复活或感染三叉神经及半

月神经节、引起带状疱疹并产生剧烈疼痛。

（1）临床特征

1）带状疱疹（herpes zoster）常见于50岁以上患者，随年龄增长愈常见，免疫功能低下和白血病、淋巴瘤患者易于罹患。疱疹后神经痛以持续的剧烈刺痛、烧灼感或感觉迟钝为特征。最常累及三叉神经第1支，疼痛位于一侧前额，可见外耳道、耳郭、眼及上腭疱疹或结痂，也常见于胸段脊神经分布区胸背部疱疹，老年人常见顽固的持续性灼痛，疼痛难忍。

2）检查疼痛区皮肤可见针刺敏感性降低，三叉神经分布区带状疱疹主要并发症是角膜感觉减退，伴瞬目反射受损，导致角膜磨损、瘢痕形成，最终导致视力丧失。大多数患者1～2个月症状消失，部分患者疱疹后神经痛持续数月至数年。

（2）治疗

1）带状疱疹可口服阿昔洛韦（Acyclovir）800mg，5次每天；泛昔洛韦（Famciclovir）或伐昔洛韦（Valacyclovir）治疗，7～10天可能减轻，但不能减轻疱疹后神经痛。急性出疹期口服泼尼松60mg/d，2周并快速递减，可能减少急性疱疹性疼痛发生率，但不能减轻疱疹后疼痛。

2）三环类抗抑郁药如阿米替林（Amitriptiline）50～150mg/d，口服，可有效减轻疱疹后神经痛，去甲替林或地昔帕明也有效；三环类与吩噻嗪类合用可能疗效更佳。加巴喷丁1800～3600mg/d口服，卡马西平、苯妥英及普瑞巴林等也有效。

3）局部治疗应用2.5%利多卡因－丙胺卡因膏剂、5%利多卡因凝胶或皮肤贴剂有效，局部用0.075%辣椒辣素（Capsaicin）膏剂或8%贴剂也有效，辣椒辣素是一种瞬时性受体电位阳离子通道（transient receptor potential cation channel，TRPVI）拮抗剂，耗竭周围感觉神经元的疼痛介导肽类如P物质、降钙素基因相关肽等，但有皮肤刺激性。难治性病例鞘内注射甲泼尼龙40mg，每周1次可能减轻疼痛。

291 耳痛的常见病因及治疗是怎样的？

耳痛（otalgia）是指局限于一侧耳内和耳周的疼痛，临床较少见。

（1）常见病因

1）意识清醒的患者在脑外科手术时刺激三叉神经、面神经、舌咽神经及迷走神经等均可能引起耳痛，但耳道或耳的感觉支配主要来自枕大神经，即C2、C3神经根。

2）鼻咽部肿瘤及椎动脉瘤均可能引起耳痛，低位丛集性头痛及舌咽神经痛也可引起，也有原因不明的特发性耳痛，

3）其他如龋齿、牙齿脓肿，颞下颌关节疼痛，急性外伤性颞下颌关节囊炎、下颌关节

软骨挫伤，慢性颞下颌关节痛，颈椎痛，颈淋巴结炎，扁桃体炎及扁桃腺切除术后，急性腮腺炎均可引起耳痛。

（2）治疗：药物治疗应用卡马西平、苯妥英及普瑞巴林等可能有效。

292 颈动脉痛临床特征及治疗是怎样的?

颈动脉痛（carotidynia）是由于颈动脉受压，引起同侧颈面痛的模糊性疼痛。

（1）临床特征

1）好发于年轻人，患者在压迫颈动脉时出现同侧面部、耳周、颌部、牙齿或颈部以下区域的疼痛，可反复发作，发作持续数分钟至数小时，可伴搏动性头痛，疼痛性质类似无先兆的偏头痛。

2）颈动脉痛病程可持续 1 ~2 周，具有自限性，发作时活动头部、咀嚼及吞咽均可使疼痛加剧。

（2）治疗：疼痛发作可应用镇痛药，成年期颈动脉痛口服麦角胺（Ergotamine）、5-羟色胺拮抗药美西麦角（Methysergide）及抗偏头痛药有效。

（滕伟禹）

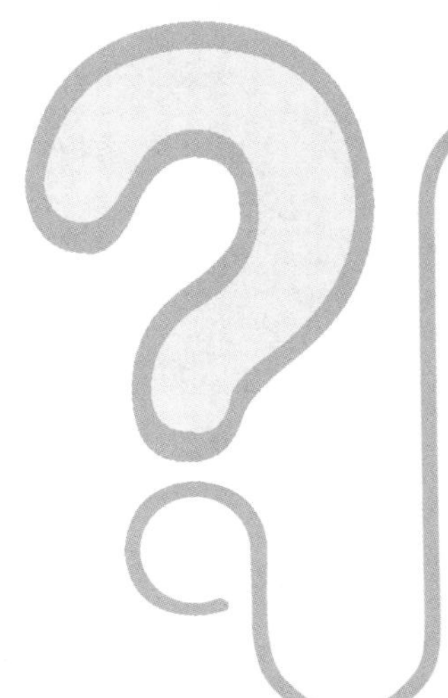

第十章

眩晕及头晕

Vertigo and Dizziness

293 维持空间位像觉的基本结构及其功能是怎样的?

维持空间位像觉的基本结构及其功能包括：

（1）视觉系统：可识别周围物体的方位及与自身的关系，保持对外界空间的视觉定向和定位能力。

（2）前庭器官：包括三半规管和前庭，运动时半规管内的淋巴液沿内淋巴管惯性移动刺激壶腹嵴毛细胞，前庭神经将神经兴奋传至前庭神经核，再传至皮质代表区，经整合不断调整偏差维持躯体平衡；三半规管通过对旋转运动的加速与减速反应维持姿势反射；前庭的椭圆囊、球囊对直线运动加速与减速、震动、颠簸及体位改变发生反应，辨别运动方向和所处的位置；当前庭器官病变时可产生病理性眩晕。

（3）躯体本体感觉：振动觉及关节位置觉可感知自身的姿势与位置，对空间位像觉起辅助作用，但其单独病变很少引起眩晕。

（4）小脑及小脑－脊髓通路病变可引起平衡障碍及共济失调。

因此，视觉系统、周围及中枢前庭径路病变可导致空间位像觉障碍，产生平衡障碍和眩晕，本体感觉径路及小脑脊髓通路病变可导致平衡障碍及共济失调。

294 眩晕、头晕的临床表现及其在临床上如何鉴别?

眩晕（vertigo）是患者对躯体自身或外界环境产生的运动性错觉。临床表现平衡障碍或空间位像觉感知错误，患者主观感觉自身或外界物体呈旋转、倾斜、升降、摆动或直线运动，伴严重的恶心、呕吐等。

头晕（dizziness）通常是指头重脚轻、头昏目眩、摇摆感、衰弱感、视物模糊、站立或行走不稳感等，不伴自身或外界物体运动或旋转感。

头晕与眩晕的鉴别如下。

（1）与眩晕不同，头晕不出现典型旋转感、移动感或升降感。头晕常见于直立性低血压、心律失常、心肌缺血或低血糖等，可能与全脑供血及供氧不足、葡萄糖供给不足等有关。如患者描述含糊，应特别询问是否伴旋转感或运动感。

（2）患者的发病状态有助于鉴别，当变换头位或体位时诱发多为眩晕，后循环缺血症状伴血压显著升高常提示眩晕。卧床起立时出现多为头晕或晕厥前状态，可能是直立性低血压特征，直立性低血压常可引起晕厥及短暂的意识丧失，眩晕极少伴意识丧失。

（3）伴发症状可能有提示意义，如眩晕伴耳鸣或听力下降高度提示前庭器官如迷路或前庭耳蜗神经病变；眩晕伴吞咽困难及饮水呛、交叉性感觉障碍、共济失调、Horner 征提示延髓背外侧综合征，是椎动脉或小脑后下动脉缺血所致。

295 临床常见的眩晕综合征的病因包括哪些？

临床常见的眩晕综合征病因包括：

（1）视觉系统病变：如屈光不正、眼肌麻痹及视力减退可引起眼性眩晕，不出现旋转感、自发性倾倒及听力障碍，可能感觉外界环境来回摆动，可有假性眼震，伴复视，遮盖病眼后眩晕消失。

（2）深感觉系统病变：头部、下肢肌肉及关节本体感受器病变可引起姿态感觉性眩晕，可见于后索病变如脊髓痨等引起的姿态不稳；检查可见深感觉障碍，Romberg 征（+），无眼震。

（3）前庭系统病变：是眩晕的主要病因，典型眩晕表现自身或外界物体旋转感或倾倒感，伴严重恶心、呕吐，眩晕与眼震并存是前庭性眩晕的重要体征。前庭周围器官病变产生前庭周围性眩晕，脑干前庭神经核及后循环缺血常引起前庭中枢性眩晕。

296 前庭周围性眩晕与前庭中枢性眩晕临床上如何鉴别？

前庭周围性眩晕与前庭中枢性眩晕的临床鉴别可见表 10-1。

表 10-1　前庭周围性眩晕与前庭中枢性眩晕的鉴别

临床特征	周围性眩晕	中枢性眩晕
病变部位和疾病	前庭器官病变，如 Ménière 病、迷路炎、前庭神经元炎、中耳炎	前庭核及上行径路病变，如后循环缺血，小脑、脑干及第四脑室肿瘤，听神经瘤，颅内压增高及癫痫
眩晕特点	突发，严重，持续时间短如数十分、数小时、数日	起病较慢，缺血性可急性，不严重，持续时间长如数周、数月至数年
发作与体位关系	变换头位或体位加重，闭目不减轻	与改变头位或体位无关，闭目减轻
眼球震颤	水平或水平加旋转，无垂直性，向健侧注视加重，眼球固定可抑制，呈疲劳性	水平性及旋转性，典型可有垂直性，眼震粗大持续，眼球固定不能抑制，无疲劳性

续表

临床特征	周围性眩晕	中枢性眩晕
平衡障碍	站立不稳，两侧摇摆轻，眼球固定可抑制	站立不稳，表现向一侧倾斜，眼球固定不能抑制
自主神经症状	常伴恶心、呕吐及出汗等	症状不明显
耳鸣及听力下降	迷路炎、Ménière 病可能有，BPPV、前庭神经元炎可能无	通常无
神经功能缺失症状	无	可有头痛、颅内压增高、脑神经损害、瘫痪及痫性发作

297 非系统性眩晕的常见病因及临床特征是怎样的?

非系统性眩晕是由于全身系统性疾病所致。

常见病因及临床特征

（1）高血压病、脑动脉硬化症及心功能不全等可因脑病变或脑供血不足，引起头晕眼花、站立或走路不稳等，通常不伴旋转感及眼球震颤，不伴恶心、呕吐、出汗等自主神经症状。

（2）感染、中毒、贫血及血液病等系统性疾病也可产生头晕眼花、虚弱无力、走路不稳等，可见于多发性神经病、脊髓痨等导致的感觉性共济失调。

（3）眼病如屈光不正、眼肌麻痹及视力减退等可产生眼性眩晕，患者感觉外界环境摆动，可伴假性眼震，但无快慢相之分，持续时间长，遮盖病眼眩晕消失。

（4）心因性疾病如抑郁症、焦虑症经常伴躯体障碍，如伴发眩晕、头晕或头痛，也可出现类眩晕发作，检查无眼震或脑干、小脑体征，但常伴失眠、思虑过度、心悸、周身无力及出汗等症状。

298 眩晕患者病史采集的诊断意义是怎样的?

由于眩晕包括前庭周围性、前庭中枢性及非系统性眩晕，可能涉及的疾病种类非常多。临床遇到以眩晕为主诉的病人，采集完整详细的病史是诊断眩晕的必要前提，也是鉴别诊断的基础。

临床病史可能为诊断提供线索或依据：

（1）起病方式及病程有助于确定病因，如突发起病的眩晕及平衡障碍见于脑干、小脑梗死或出血，如延髓背外侧综合征患者眩晕常为首发症状。急性起病的发作性眩晕可能提示椎基底动脉短暂性缺血发作、梅尼埃病或良性发作性位置性眩晕（BPPV）等，后循环 TIA 通常伴脑神经或肢体神经功能缺失症状体征，梅尼埃病通常伴耳鸣及进行性听力丧失，BPPV 与变换体位有关。眩晕持续时间，如长达数周、数月或数年通常提示为中枢性眩晕，起病较慢，症状相对不严重；突发性眩晕，症状严重，伴耳鸣及听力下降，持续时间较短如数十分钟、数小时或数日，伴恶心、呕吐及出汗等自主神经症状，常提示为前庭周围性眩晕；BPPV 不仅与变换头位或体位有关，且持续时间极短，一般 10～20 秒，不超过 30 秒。

（2）病史对临床诊断也有提示作用，如高血压病、脑动脉粥样硬化及心功能不全患者，可能常出现头晕眼花、站立不稳，常提示为头晕而非眩晕。如患者表现感觉通路病变常见于维生素 B_{12} 缺乏、脊髓痨，亚急性感觉性神经病见于副肿瘤综合征，均提示非系统性眩晕。用药史如长期应用损害前庭或小脑功能的药物，包括乙醇、镇静药、苯妥英、氨基苷类抗生素、奎宁及水杨酸盐等可导致眩晕。如患者症状主要表现平衡障碍，并有家族史常提示遗传变性疾病。

（3）在门诊病人中要高度关注一组特殊主诉的病人，他们近期可能出现眩晕、头晕或头痛，也可能出现眩晕发作，甚至表现旋转伴恶心、呕吐。须留意许多病人长期有失眠、心悸、心烦、心境压抑、高兴不起来、周身无力及出汗等症状，检查无神经系统阳性体征，经抗抑郁、抗焦虑治疗症状明显缓解。

299 眩晕患者的神经系统检查的诊断价值是怎样的？

通过神经系统检查获取某些重要体征对眩晕的定性及定位诊断是有价值的。

（1）脑神经

1）眩晕伴发眼震是前庭性眩晕最重要的体征，无论是前庭周围性或前庭中枢性眩晕，但眼震表现不同，前庭周围性眩晕多为单向水平性或水平加旋转性眼震，呈疲劳性；前庭中枢性病变可见单向或双向水平眼震及旋转性眼震，典型可见垂直性眼震，无疲劳性，可见凝视麻痹，垂直性眼震提示脑干前庭神经核及联系纤维受累，偶因大脑皮质病变所致。BPPV 的眼震持续时间短，极易出现疲劳。

2）前庭疾病常见耳蜗神经受损，如迷路炎、Ménière 病伴耳鸣及听力下降，但前庭神经元炎及 BPPV 不伴耳鸣及听力下降。头晕、头痛、平衡障碍伴视盘水肿及颅内压增高症状常提示颅内或后颅窝占位病变，见于前庭中枢性眩晕。头晕伴球后视神经炎常见于多发性硬化、神经梅毒及维生素 B_{12} 缺乏等；头晕伴角膜反射减弱或病变侧面瘫及共济失调常见于脑桥小脑角肿瘤；眩晕伴饮水呛咳、吞咽困难及舌或腭肌无力提示延髓病变。

（2）头晕伴共济失调及痉挛状态常见于小脑与锥体束受累，如多发性硬化、维生素 B_{12} 缺乏等。前庭病变时眩晕常伴站立及姿势步态不稳，闭目难立征表现向病变侧倾倒；脊髓后索病变如神经梅毒患者本体感觉障碍出现头晕、站立不稳、闭目难立征，可见跨阈步态，表现高抬足和重落地，在黑暗中或闭眼不能行走。

（3）如患者眩晕与变换头位或体位有关，临床可做 Dix-Hallpike 试验，并检测迷路、前庭耳蜗神经及前庭神经核病变，如采用冷热水试验等。

300 前庭功能检查的 Dix-Hallpike 试验及冷热水试验是怎样的?

临床常用的前庭功能检查包括位置试验及冷热水试验。

（1）Dix-Hallpike 试验：变换头位或体位时发生眩晕的患者，临床须采用 Dix-Hallpike 手法诱发位置性眩晕和眼球震颤，以确诊耳石症。患者坐在检查台上并头眼向前，然后快速躺下呈仰卧位，使头超越检查台边缘和低于水平面 45°，然后观察患者是否出现眼震，并询问有无眩晕，当患者再由平卧位复原至坐位时，再次出现眩晕或双眼反向旋转性眼震即为阳性。该试验在患者保持头眼向右侧转 45°以及头眼向左侧转 45°时，检查者扶持患者头部使之快速从坐位变换为平卧位，头部仍置于检查床水平以下呈 45°悬垂位，经数秒的潜伏期观察患者是否出现眩晕和向地性旋转性眼震。

施行 Dix-Hallpike 手法，经 1 ~5 秒短暂潜伏期如诱发眩晕和双眼向地的旋转性眼震，通常是迷路病变良性发作性位置性眩晕（BPPV）最常见的表现，常为耳石症所致。患者常伴严重不适感，但如保持体位不变，反应呈自发缓解趋势，当反复置于诱发体位时反应减弱，呈现疲劳性。位置性眩晕也见于中枢性前庭疾病，但后者眩晕程度较轻，无潜伏期、疲劳性及习服性等。

（2）冷热水试验（caloric testing）：试验前应先行耳镜检查，无鼓膜穿孔可以施行。患者取仰卧位，头部抬高 30°，使外侧半规管变为直立位。每侧外耳道依次灌入冷水（33℃）或温水（44℃）维持 40 秒，两次测试至少间隔 5 分钟。温水产生的不适感一般比冷水轻。正常清醒的病人，冷水变温刺激产生眼震的慢相向刺激侧，快相偏离刺激侧；温水刺激反应相反。在一侧迷路、前庭耳蜗神经及前庭神经核病变患者，病变侧灌水时不能诱发眼震或出现眼震较健侧稍慢或持续的时间较短。

301 良性发作性位置性眩晕的病因及临床表现是怎样的?

良性发作性位置性眩晕（benign paroxysmal positional vertigo，BPPV）又称内耳耳石症。由 Bárány（1921）首次提出，Dix 和 Hallpike 详细描述了本病的临床特征。BPPV 的年发病率为 64 人/10 万，发病年龄 11 ~84 岁，平均 54 岁，女性多于男性，可有家族性。本病为外周性前庭疾病，是眩晕最常见的病因。

（1）病因：包括壶腹嵴顶耳石症（cupulolithiasis），由于耳石脱落粘附于后半规管壶腹嵴，导致对重力变化敏感性增加，变换头位时使壶腹嵴耳石移位，可导致眩晕和眼震。以及管石症（canalithiasis），是耳石颗粒悬浮于半规管长臂内淋巴中，当身体处于诱发头位时内淋巴流动使壶腹嵴受牵引偏移引起眩晕。

（2）临床表现

1）当患者处于特定的头位或体位时，如头后仰或侧倾时，起床、躺卧、翻身或头部迅速运动时突发或诱发眩晕伴眼震，眩晕历时短暂，典型为数秒至30秒钟，可伴恶心，呕吐，眼震可延迟出现，呈水平或旋转性，持续时间较短，反复检查时眼震减弱，不伴听力障碍。

2）诱因包括睡眠不足、饮酒和疲劳等，呈良性或自限性病程，多于数日或数月后逐渐痊愈，常可自发缓解，亦可复发，但预后良好。诊断本病时应注意与后颅凹肿瘤、椎－基底动脉TIA、多发性硬化等引起眩晕鉴别，BPPV的突出特点是发作短暂性、复发性、自限性及特定的头位诱发，逐渐适应出现疲劳现象等。

3）BPPV患者Dix-Hallpike头位试验阳性，许多患者Dix-Hallpike试验可能是唯一的体征。

302 良性发作性位置性眩晕的诊断依据及治疗是怎样的?

（1）诊断依据

1）由于变换体位，如常由躺卧、起床、翻身、转头等诱发的短暂眩晕发作。

2）Dix-Hallpike诱发试验或滚动试验（roll test）阳性。

3）无耳蜗损害及神经系统损害的症状和体征。

4）手法复位有效。

（2）治疗

1）大多数BPPV患者可通过复位手法治愈，复位手法是利用重力作用使内淋巴中碎片自后半规管（PSC）移出和进入椭圆囊，椭圆囊是在迷路的前庭中两个膜性囊中较大的一个，碎片在此可被吸收。手法复位可能需要反复施行，直至眼球震颤消失，病人在随后至少2天须避免仰卧位。

2）急性期可用抗组胺药如敏克静（Meclizine）25mg口服，4～6小时一次；异丙嗪（Promethazine）25～50mg口服，4～6小时一次，肌内注射或灌肠；抗胆碱能药如东莨菪碱（Scopolamine）0.5mg皮下注射，8小时一次；苯二氮䓬类如地西泮（Diazepam）5～10mg口服或肌内注射，4～6小时一次；拟交感神经药苯丙胺（Amphetamine）5～10mg口服，4～6小时一次。

303 梅尼埃病的临床特征及治疗是怎样的?

梅尼埃病（Ménière disease）是一种病因不明的特发性内耳疾病，大多为散发性。本病的主要病理改变是膜迷路积水，但膜迷路积水的病因不明，细菌、病毒等感染因素，损伤包括声损伤，以及耳硬化症、过敏、肿瘤、白血病、遗传因素及自身免疫病等可能与之有关。

（1）临床特征：多见于 30～50 岁中青年，男女发病无明显差别，双耳患病占 10%～50%。典型表现眩晕、波动性耳聋及耳鸣、自发性眼震等三组症状。

1）旋转性眩晕：多表现反复发作，患者感觉周围物体围绕自身沿一定方向旋转，闭目症状可减轻，常伴恶心、呕吐、面色苍白、出冷汗、血压下降等自主神经症状，头部运动可使眩晕加重，但患者意识清楚。眩晕多持续数 10 分钟或数小时，最长不超过 24 小时；发作后转入间歇期，症状消失，数日到数年不等。眩晕可反复发作，每次持续时间和严重程度不同，发作次数越多，每次发作持续时间越长，间歇期越短。少数患者有突发跌倒发作，如被突然推倒，倒地后发生眩晕、呕吐，可自发缓解。

2）波动性耳聋及耳鸣：隐袭起病的耳鸣可能是早期症状，初期为持续性低调吹风或流水声，后变为高调蝉鸣或汽笛声，发作先兆常为耳鸣突然加剧，间歇期减轻，但可持续存在，少数患者双侧耳鸣。早期多为低频（125～500Hz）感音神经性聋，呈波动性，发作期听力下降，间歇期部分或完全恢复，随病情加重耳聋逐渐加重，出现高频（2～8kHz）听力下降；可出现特殊的复听现象或诉听声时带尾音。伴耳闷胀感，眩晕发作期出现压迫感、沉重感或诉患耳轻度疼痛、耳痒感。

3）发作时检查可见自发性水平性、旋转性眼震，或水平加旋转性，慢相向病灶侧，患者喜取患耳在上的侧卧位，不愿注视健侧。冷热水试验显示前庭功能减退或消失，听力检查为神经性耳聋，约 60% 的患者重振试验阳性。

（2）治疗

1）目前尚无特效疗法。急性发作期宜卧床休息，应用前庭神经抑制剂，如地西泮、苯海拉明、地芬尼多（Diphenidol）等；抗组胺药如敏克静、异丙嗪；抗胆碱能药如东莨菪碱；血管扩张药改善内耳微循环如倍他司汀（Betahistine）、银杏叶片口服；利尿剂可减少内淋巴，控制眩晕，如氢氯噻嗪、乙酰唑胺等。糖皮质激素可用地塞米松、泼尼松等；给予维生素 B_1、B_{12}、维生素 C 等。发作间期患者宜低盐饮食，口服利尿剂及血管扩张药。

2）可利用氨基糖苷类抗生素如链霉素、庆大霉素的耳毒性，全身及鼓室内用药，破坏内耳前庭功能，达到治疗眩晕的目的，称为化学性迷路切除术。

3）药物疗法失败可考虑手术治疗，如内淋巴囊减压术、内淋巴囊分流术，因眩晕丧失生活工作能力者可选择迷路切除术、前庭神经切断术等。

304

梅尼埃病的辅助检查、诊断及鉴别是怎样的?

梅尼埃病的辅助检查、诊断及鉴别诊断如下。

(1) 辅助检查

1) 听力学检查：纯音测听判定听力是否下降、程度及性质，早期多为低频感音神经性聋，听力曲线呈轻度上升型；多次发作后高频听力下降，听力曲线呈平坦型或下降型。耳蜗电图判定膜迷路是否积水。

2) 眼震电图：在发作期可记录节律整齐、强度不同、初向患侧继而转向健侧的水平性自发眼震及位置性眼震，间歇期自发性眼震及各种诱发试验可能正常。

3) 颞骨 CT 检查可显示前庭水管狭窄。MRI 内耳膜迷路造影部分患者可显示内淋巴管变细。

4) 部分患者可检出 HSP70 抗体和 68kD 抗原抗体。

(2) 诊断：主要依据病史、全面检查及仔细的鉴别诊断，排除其他可能引起眩晕的疾病。

(3) 鉴别诊断：需注意与内耳炎症、外伤、出血、脑膜炎及脑桥小脑角肿瘤等鉴别；急性发作性眩晕须与后循环缺血、延髓背外侧综合征等鉴别；前庭周围性眩晕须与良性发作性位置性眩晕、前庭神经炎、前庭药物中毒、迷路炎等鉴别。

305

前庭神经元炎的临床表现、诊断及治疗是怎样的?

前庭神经元炎（vestibular neuronitis）是前庭神经元受累导致突发性眩晕，是前庭神经节或前庭上行通路病变所致。病前约 2 周常有上呼吸道病毒感染史，其他病因如前庭神经受血管压迫或蛛网膜粘连，糖尿病引起前庭神经元变性萎缩。

(1) 临床表现

1) 急性起病，出现眩晕及自发性眼球震颤，可伴恶心、呕吐，但无耳鸣、耳聋，典型持续时间较短，常在数日内逐渐缓解，一般在 2 周内可完全恢复；可自行缓解，或可复发，少数病人可短期残留不同程度头昏、头晕和不稳定感，活动时症状加重。发作期间患者一般取患耳向上卧位，不愿移动头部，可出现眼震，快相偏离患耳；少数患者近期有发热史，冷热水试验可见一侧或两侧前庭反应受损，但听力正常。

2) 可见单次发作，突发强烈旋转性眩晕发作或失平衡，伴剧烈恶心呕吐，水平旋转性眼震，快相向健侧，无听觉及中枢神经系病变征象；眩晕持续数日或数周（1 ~ 3 周）。多次发作型表现反复发作旋转性眩晕及不稳感，眩晕要比单次发作型轻微。

3) 须除外可引起眩晕的其他疾病，头晕者应检查贫血、低血糖、内分泌紊乱等；颅内感染性疾病需做脑脊液检查；怀疑听神经瘤需摄内听道 X 线平片；眩晕性癫痫需做脑电图；脑干听觉诱发电位对前庭神经病定位诊断也有帮助。

（2）诊断：根据病史及临床表现，应做听力检查、冷热水试验的眼震电图、脑 MRI 等检查，特别要注意脑干及内听道检查，排除脑桥小脑角肿瘤、脑干出血或脑干梗死等。

（3）治疗

1）一般治疗如卧床休息，避免头颈部活动及声光刺激，以及对症处理，如对于前庭损害而产生的眩晕症状应给予镇静、安定剂治疗，眩晕、呕吐剧烈者可肌注盐酸异丙嗪或地西泮。症状缓解不明显者，可酌情重复上述治疗。眩晕减轻后可继续选服异丙嗪、地西泮或氟桂利嗪。同时可口服维生素 B_1、维生素 B_6、烟酸或山莨菪碱，肌注维生素 B_{12}。必要时可行高压氧治疗。

2）对眩晕的急性发作，可依照梅尼埃病的处理法进行症状的控制。对长时间的呕吐，有必要行静脉补液和电解质补充和支持治疗。激素治疗泼尼松口服，同时加用钾盐。

3）前庭康复训练，首先确定激发因素，根据患者提供和医生检查时发现的激发眩晕的动作和体位，如突然转头、抬头、低头、弯腰等，将全部激发体位或动作列为训练项目，先易后难，进行训练，每日 2 次，每一动作重复 5 次以上，连续做 1 ~ 3 个月，注意要有亲人陪练。绝大多数眩晕患者经训练可消除。

306 急性迷路炎的临床表现及治疗是怎样的？

急性迷路炎（acute labyrinthitis）是耳部感染侵入内耳骨迷路或膜迷路所致，是化脓性中耳乳突炎较常见的并发症。

（1）临床表现：有慢性化脓性中耳炎、乳突炎病史，常见三类。

1）局限性迷路炎：表现阵发性或激发性眩晕，伴水平性及旋转性眼震，快相偏向患侧；多在快速转身、屈身、挖耳、压耳屏或擤鼻时发作，持续数分钟至数小时，检查听力减退，瘘管试验阳性，指压外耳道口数次，如诱发眩晕提示可能存在穿孔；前庭功能检查大多正常或亢进。

2）浆液性迷路炎：表现持续性眩晕、平衡失调、听力明显下降，可见自发性水平 - 旋转性眼震。患者喜卧向患侧（眼震快相侧），起立时向健侧倾倒，晚期患侧迷路功能显著减退时眼震快相向健侧。瘘管试验可为阳性，不完全感音性聋，伴耳深部疼痛。

3）化脓性迷路炎：表现重度眩晕，频繁恶心、呕吐，患耳听力丧失。患者闭目卷缩侧卧于眼震快相侧，不敢活动。可见自发性眼震，患耳冷热水试验、瘘管试验无反应。如有发热、头痛，伴脑脊液压力增高，白细胞增多，提示感染向颅内扩散。因迷路破坏，瘘管试验阴性。

（2）治疗：发作期以药物治疗为主，如抗生素加适量地塞米松静脉滴注，适当应用镇静剂。局限性迷路炎在应用诺氟沙星、头孢唑啉钠等足量抗生素控制下行乳突手术；急性化脓性中耳乳突炎所致浆液性迷路炎，应以全身抗感染治疗为主，加用适量激素类如地塞米松等，必要时行单纯乳突切开术；化脓性迷路炎需在大量抗生素控制下行乳突手术，疑有颅内并发症时应急行乳突手术，切开迷路以利引流，注意补液及水电解质平衡。

307 中枢神经系统感染性疾病导致的眩晕临床上应如何鉴别?

CNS 感染性疾病导致的眩晕的鉴别诊断可见表 10-2。

表 10-2　CNS 感染性疾病导致的眩晕的鉴别诊断

感染性疾病	临床表现	辅助检查
前庭神经元炎	常见病前感染史，突发严重眩晕，不伴耳鸣、耳聋，可伴复视、轻度面瘫，自限性病程，可数日恢复	CSF 淋巴细胞轻度增高，冷热水试验可见一或两侧前庭反应受损，听力正常
急性迷路炎	耳部感染侵入内耳骨迷路或膜迷路，出现剧烈眩晕、恶心、呕吐，伴水平－旋转性眼震，进行性听力减退及耳痛等	瘘管试验诱发眩晕提示可能存在穿孔，可协助诊断，听力减退
脑干脑炎	多有前驱感染史，可为病毒感染或炎性脱髓鞘，急性或亚急性起病，出现眩晕、头痛，常见多脑神经损害、共济失调、长束征及意识障碍等	CSF 淋巴细胞轻度增高，脑 MRI 可见脑桥片状 T1WI 稍高信号、T2WI 高信号，边界欠清，不强化
小脑脓肿	95% 为耳源性脑脓肿，源于化脓性中耳炎、乳突炎，极少数隐源性，出现头痛、呕吐等颅内压增高症状，伴眩晕、眼震及共济失调等	脑压增高，急性期 CSF 白细胞 50～100×10^6/L，脓肿形成白细胞正常或淋巴细胞增多，蛋白增高；脑 CT 显示中心低密度病灶及周围高密度水肿带
脑桥小脑角蛛网膜炎	急性或亚急性起病，病程较长，可有缓解复发，常有一侧脑神经损害，可见眩晕、耳鸣及听力减退，伴面瘫、面部感觉迟钝及共济失调等	脑压多轻度增高，急性期 CSF 淋巴细胞轻度增高（<50×10^6/L），蛋白稍增高；CT 显示局部囊性低密度病变
第四脑室囊虫病	突然变换头位时病变刺激前庭神经核引起发作性剧烈眩晕，伴强迫头位，步态不稳，可见 Brun 征发作，突发跌倒和呼吸骤停死亡	CSF 嗜酸性粒细胞显著增高，蛋白增高，血囊虫抗体阳性；脑 CT 见脑实质、脑室内低密度囊虫影或高密度钙化灶

续表

感染性疾病	临床表现	辅助检查
前庭耳蜗神经病（vestibulocochlear neuropathy）	常因细菌、梅毒或结核性感染所致基底性脑膜炎（basilar meningitis）累及前庭耳蜗神经，常见听力下降	脑压正常或轻度增高，CSF 淋巴细胞轻度增高，蛋白稍增高

308 临床常见的中毒性前庭病的临床表现是怎样的?

临床常见的中毒性前庭病（toxic vestibulopathies）及其临床表现如下。

（1）酒精中毒（alcoholism）是由于酒精在内耳顶部与内淋巴液间分布不同，引起急性酒精性位置性眩晕。眩晕通常出现于饮酒后 2 小时内，以侧卧位时出现眩晕、眼球震颤和闭眼时加重为特征，眩晕通常持续约 12 小时；其他酒精中毒体征可见自发性眼震、构音障碍及步态共济失调等，主要由小脑功能障碍引起。

（2）氨基糖苷类抗生素（aminoglycoside antibiotics）可聚集于外淋巴液及内淋巴液，破坏感觉性毛细胞导致耳毒性。长期或反复应用链霉素、庆大霉素、妥布霉素常出现慢性进行性前庭功能障碍，应用阿米卡星、卡那霉素、妥布霉素常引起听力丧失。表现严重眩晕、恶心、呕吐、听力受损及步态共济失调，急性期一般持续 1～2 周，随后逐渐改善；检查可见自发性眼震、Romberg 征。

（3）水杨酸盐类（salicylates）长期大剂量应用可引起耳蜗前庭器官损伤，导致眩晕、耳鸣及感觉神经性聋，停药后症状通常可逆。水杨酸中毒常见头痛、眩晕、恶心、呕吐、耳鸣、听力丧失、口渴及通气过度，有时出现意识模糊状态，严重时伴发热、皮疹、出血、脱水、癫痫发作、精神症状或昏迷等。检查血浆水杨酸盐水平增高（≥0.35mg/ml），代谢性酸中毒合并呼吸性碱中毒。

（4）奎宁（quinine）及奎尼丁（quinidine）中毒表现类似水杨酸盐，奎宁俗称金鸡纳霜，金鸡纳中毒（cinchonism）通常由于药物过量引起，少数由于特异质反应。中毒反应表现耳鸣、听力下降、眩晕、恶心、呕吐、视力损害、腹痛、皮肤潮红及出汗等，重症患者出现发热、脑病、昏迷甚至导致死亡。

（5）顺铂（cisplatin）是治疗卵巢、睾丸、子宫颈、肺、头颈、膀胱等实体瘤的抗肿瘤药。在大多数患者引起耳毒性反应，出现耳鸣、听力丧失及眩晕等耳蜗前庭神经症状，常为双侧性和不可逆性。

309 耳硬化症的临床表现及治疗是怎样的?

耳硬化症（otosclerosis）的病因不明，病理可见骨迷路原发性局限性骨质吸收，代以血管丰富的海绵状骨质增生，故称为硬化。侵犯卵圆窗时引起镫骨固定，导致鼓膜振动传音功能丧失和进行性听力减退。白种人发病率高，中青年发病较多。

（1）临床表现

1）本病多发于青春期，通常在30岁前起病，常有家族性，怀孕期可加重，双耳或单耳渐进性听力下降是显著特征，呈传导性及感觉神经性听力丧失，约半数病人伴耳鸣，多为低频性，持续性或间歇性，后期出现高频耳鸣。少数病人活动头部时出现短暂性反复发作的眩晕，提示前庭功能受累，伴失平衡感。

2）检查前庭功能最初一侧性异常，后变为双侧性，出现自发性或位置性眼震，冷热水反应减弱，可见鼓膜较薄或正常，传导性－感觉神经性混合性聋。患者在一般环境中分辨语音困难，在嘈杂环境中听辨能力反而提高，称为韦氏误听现象。高分辨率CT可显示骨迷路壁硬化。

（2）治疗：联合应用氟化钠、葡萄糖酸钙及维生素D可能有效，但以手术治疗为主，目前普遍采用镫骨部分或全部切除术，并安装人工镫骨。

310 临床常见的脑血管源性眩晕及其临床特征是怎样的?

（1）迷路卒中（labyrinthine apoplexy）是内听动脉痉挛、闭塞或出血所致。表现急骤发生的严重旋转性眩晕发作，伴剧烈恶心、呕吐、面色苍白和出汗等，常伴耳鸣、听力减退或耳聋。

（2）后循环缺血（posterior circulation ischemia，PCI）多由于椎基底动脉粥样硬化及狭窄所致。眩晕常为首发症状，急骤发生，伴血压增高、恶心、呕吐、双下肢无力、平衡障碍或站立不稳等。

（3）延髓背外侧（Wallenberg）综合征多由于椎动脉或小脑后下动脉粥样硬化或血栓形成。临床表现急性起病，典型出现5组症状体征：出现眩晕、恶心、呕吐及水平性眼震，为前庭神经核受累；吞咽困难、饮水呛咳、声音嘶哑及咽反射消失，是疑核麻痹导致同侧软腭和咽喉肌麻痹；同侧面部及对侧半身交叉性感觉障碍，为同侧三叉神经脊束核与对侧脊髓丘脑束受累；同侧Horner征，由于累及脑干网状结构中下行的交感神经纤维；同侧小脑性共济失调、平衡障碍及向患侧倾倒，是同侧小脑下脚绳状体受累。

（4）锁骨下动脉盗血综合征（subclavian steal syndrome）多为左侧锁骨下动脉第 1 段闭塞，血液不能直接流入患侧椎动脉，健侧椎动脉血液部分逆流至患侧脑部及患侧锁骨下动脉引起。表现当活动患侧上肢时引起患肢血量增加，出现椎基底动脉缺血症状，检查患侧桡动脉搏动减弱，收缩期血压较健侧低 20mmHg 以上，锁骨上窝可闻及血管杂音等；确诊有赖于血管造影。

（5）颈动脉窦综合征（carotid sinus syndrome）病因为颈动脉窦反射过敏所致。表现突发的晕厥发作，出现头晕、无力、面色苍白、冷汗或意识丧失，心率减慢，血压下降，EEG 呈高波幅慢波。

（6）颈性眩晕（cervical vertigo）也称椎动脉压迫综合征，由于颈椎退行性变、颈肌和颈部软组织病变、椎动脉粥样硬化、颈部肿瘤、颅底畸形等引起椎动脉受压，缺血导致眩晕发作；颈交感神经丛受到直接或间接刺激，引起椎动脉痉挛或反射性内耳循环障碍也可引起眩晕及平衡障碍。临床可见眩晕常与突然转头有关，伴恶心、呕吐及共济失调，有时出现黑矇、复视等，症状持续时间较短。

311 临床上可能引起眩晕的脑肿瘤及其临床表现是怎样的?

脑肿瘤性眩晕常见于直接侵犯或压迫前庭系统的肿瘤，如脑桥小脑角肿瘤、第四脑室肿瘤、脑干内肿瘤及小脑肿瘤等，颞叶肿瘤也可能引起眩晕。

临床表现

（1）由于脑肿瘤引起的眩晕发病较缓慢，早期常出现轻度眩晕，可呈摇摆感、不稳感，旋转性眩晕少见，常伴一侧耳鸣及听力下降，随病情进展可出现邻近脑神经受损体征，如病侧面部麻木、感觉减退或周围性面瘫等。

（2）脑桥肿瘤由于直接侵犯或压迫前庭神经核，或因肿瘤占位引起颅内压增高，使第四脑室底的前庭神经核充血肿胀，逐渐出现眩晕发作及持续性眼震，或导致交叉性轻瘫等，通常不伴听力减退。

（3）脑桥小脑角肿瘤最常见为施万细胞瘤（听神经瘤），起病常表现一侧耳鸣及听力减退，约 1/3 的患者可出现眩晕，常伴有眼震。

（4）小脑肿瘤常可引起眩晕，多伴眼震和头痛，蚓部肿瘤常伴平衡障碍、站立不稳及向后倾倒，半球肿瘤常伴同侧肢体共济失调。

（5）第四脑室肿瘤患者常在变换头位或在特定头位时突发眩晕发作，伴头痛、呕吐，常使患者采取固定头位，是由于突然阻塞脑脊液通道引起急性颅内压增高，常见于第四脑室的室管膜瘤和脑囊虫等。

312 脑桥小脑角听神经瘤的前庭耳蜗病变临床特征是怎样的?

脑桥小脑角位于后颅窝以小脑、脑桥外侧及岩嵴为边界的三角区。听神经瘤（acoustic neuroma）现称为施万细胞瘤（schwannoma），为良性肿瘤，占颅内肿瘤的7%～12%，多起自内听道前庭耳蜗神经之前庭神经鞘，或为神经纤维瘤病的表现。

听神经瘤的前庭耳蜗病变临床特征：

（1）早期症状是隐袭出现一侧耳鸣、听力减退，可伴发作性眩晕或恶心、呕吐等。头痛、耳胀满感、不稳定感及步态共济失调也是较常见的主诉，许多患者最终出现眩晕，在数月或数年期间症状稳定或进展。随着肿瘤增大，压迫同侧面神经及三叉神经，出现面痛、面肌抽搐、面肌无力、泪腺分泌减少，可见轻度周围性面瘫、颞肌和咀嚼肌力弱及角膜反射减弱。如出现脑桥小脑角综合征及后组脑神经症状，提示肿瘤体积已很大，可出现脑干、小脑受压症状。

（2）脑CT检查显示瘤体圆形或不规则形，呈等密度或低密度，MRI可见内听道扩张，T1WI略低或等信号，T2WI高信号，第四脑室、脑干及小脑受压变形移位。约70%的患者出现脑干听觉诱发电位异常。

（3）神经耳科检查可见一侧感觉神经性听力丧失，为高频纯音调，言语分辨不良。由于听神经瘤多起源于耳蜗神经的前庭部分，早期冷热水试验多能发现病侧前庭神经功能受损，反应完全或部分消失，是诊断听神经瘤的常用方法。

313 临床可能引起眩晕的不常见的疾病及其临床表现是怎样的?

临床可能引起眩晕的不常见的疾病及其临床特征如下。

（1）多发性硬化（MS）患者可出现眩晕、眼震、听力下降及平衡障碍，眩晕可为MS的首发症状，呈发作性、持续数日和反复发作，伴明显的眼震，眼震在眩晕消失后仍可存在。约1/3的患者听力检查或脑干听觉诱发电位（BAEP）有感音性耳聋，但耳聋少见，为脑干内前庭神经和听神经脱髓鞘病变所致。

（2）延髓空洞症可能累及前庭神经核，引起轻度眩晕，病程缓慢，可伴垂直性眼震；出现三叉神经核性感觉障碍、舌肌萎缩、软腭及声带麻痹等，提示为三叉神经核、舌下神经核及疑核等受累。

（3）约12%的闭合性颅脑损伤出现眩晕

1）10%～15%的颞骨骨折患者可出现眩晕，为非旋转性，感觉外物或自身运动感，伴平衡障碍，转头或上视时可能加重；颅底骨折可能直接损伤耳蜗神经，立即出现眩晕、眼震及耳聋等；如发生脑干挫伤，常出现持续的非旋转性眩晕，可能不伴耳聋及其他脑神经或传导束症状。

2）头部外伤引起迷路震荡，迅速出现旋转性眩晕、恶心、呕吐及耳聋等，但由于大脑代偿作用可于短时间恢复；如迷路损伤，特别是迷路出血眩晕持续时间较长。脑震荡病人通常表现头晕，可持续存在或呈波动性。

（4）颈椎损伤，如汽车撞击时由于颈部过伸或向侧方过度倾斜引起颈椎挥鞭样损伤（whiplash injury）；举重也可引起颈椎损伤，影响椎动脉供血出现急性眩晕，伴血压增高、恶心、呕吐、平衡障碍、站立不稳及双下肢无力等，MRI 检查可见颈椎关节错位。

（5）脑血管源性眩晕，临床常见于迷路卒中、延髓背外侧综合征、后循环缺血（PCI）、锁骨下动脉盗血综合征、颈动脉窦综合征等。

（6）晕动病是由于乘飞机或车船时，内耳迷路受刺激引起前庭功能紊乱症状，表现眩晕、恶心、呕吐、面白及出汗等自主神经症状，但无眼震。

（7）偏头痛性眩晕患者有偏头痛发作史或家族史，可出现眩晕发作及枕部痛，检查无神经系统及耳部体征。

（8）眼源性眩晕临床少见，常由屈光不正、眼肌麻痹及视力减退引起，见于注视过久，眼肌麻痹可因复视引起，遮盖患眼或闭目休息可消失。从高空俯视也出现，特点无旋转感和眼震，可见眼球水平摆动。

（9）癫痫性眩晕罕见，可见于颞叶癫痫，或以眩晕发作为唯一症状，表现突发突止，为时短暂。前庭功能检查时刺激可能诱发，出现短时眩晕、意识丧失及特征性癫痫 EEG，抗癫痫治疗有效。

（10）心因性眩晕在女性多见，呈发作性，持续数小时至数日，常反复发作，多有精神紧张、抑郁及过劳等诱因，常有失眠、心悸、心烦、情绪低落、周身无力及出汗等，检查无神经系统体征。

（王丽华）

第十一章

周围神经疾病

Diseases of the Peripheral Nerves

314

周围神经疾病的常见病因及其常见疾病包括哪些?

（1）特发性神经病：如 Guillain-Barré 综合征，可能与自身免疫机制有关。

（2）营养性及代谢性神经病：营养性如慢性酒精中毒、慢性胃肠道疾病、术后营养缺乏；代谢性如糖尿病、尿毒症、肝病及血卟啉病性神经病等，尿毒症常见轴索型对称性感觉运动性多发性神经病，下肢易受累，远端较重，常伴不宁腿、烧灼足（burning feet）；肝硬化可导致轴索型感觉性神经病。

（3）药物及中毒性神经病：药物如氯霉素、顺铂、乙胺丁醇、甲硝唑常导致感觉性神经病，胺碘酮、氯喹、吲哚美辛、呋喃类、异烟肼、苯妥英、青霉胺、长春新碱常引起运动性神经病；中毒性神经病常见于酒精、有机磷农药、有机氯杀虫剂中毒，二硫化碳、三氯乙烯化学品中毒，砷、铅、铊、汞等重金属中毒，以及白喉毒素等。

（4）感染性神经病：常见于艾滋病、麻风病、莱姆病、白喉及败血症等，如艾滋病常见远端对称性感觉运动性或感觉性多发性神经病，可能为免疫介导性；败血症和多器官衰竭病人可能发生危重病性多发性神经病（critical illness polyneuropathy），主要表现肌无力。

（5）血管炎性神经病：如系统性血管炎、韦格纳（Wegener）肉芽肿、巨细胞动脉炎、类风湿关节炎、系统性红斑狼疮、干燥综合征等均可引起多发性神经病、单神经病及多数性单神经病。

（6）肿瘤性及副蛋白血症性神经病：多发性骨髓瘤、淋巴瘤及肺癌常引起神经受压或导致癌性感觉神经元病、远端轴索病；副肿瘤综合征如小细胞肺癌、淋巴瘤可伴发神经病，副蛋白血症如 POEMS 综合征常伴多发性神经病。

（7）遗传性神经病：如遗传性运动感觉性神经病、遗传性感觉神经病、Friedreich 共济失调，以及家族性淀粉样变性、克拉伯（Krabbe）病（婴儿家族性弥漫性硬化），坦吉尔病（Tangier）病（无高密度脂蛋白血症），雷夫叙姆（Refsum）病（遗传性共济失调多发性神经病），法布里病（Fabry）病（α-半乳糖苷酶 A 缺乏症）等。

（8）嵌压性神经病：如腕管综合征。

315

周围神经疾病的病变类型及其特征是怎样的?

周围神经疾病的病变类型及特征如下。

（1）华勒变性（Wallerian degeneration）：由于失去轴浆运输，不能为胞体提供轴索合成的必要成分，导致轴索断裂和远侧轴索及髓鞘变性解体，被 Schwann 细胞和巨噬细胞吞噬并向近端发展，断端近侧轴索和髓鞘仅 1 ~2 个 Ranvier 结发生同样变化，如接近胞体的轴索断伤可使胞体坏死。

（2）轴索变性（axonal degeneration）：是中毒代谢性和营养障碍性神经病最常见的病理改变，由于胞体蛋白质合成障碍或轴浆运输阻滞使远端轴索得不到营养，自轴索远端向近端出现变性和脱髓鞘，称为逆死性（dying back）神经病，如纠正病因后轴索可以再生。

（3）神经元变性（neuronal degeneration）：是神经元胞体变性坏死继发轴索变性和髓鞘破坏，病变与轴索变性类似，但神经元坏死使轴索全长在短时间内变性、解体，称为神经元病（neuronopathy），后根神经节感觉神经元病变如癌性感觉神经元病、有机汞中毒等，运动神经元病变如急性脊髓灰质炎和运动神经元病等。

（4）节段性脱髓鞘（segmental demyelination）：某些炎症性（Guillain-Barré 综合征）、中毒性（白喉）、遗传性及代谢障碍等可发生髓鞘破坏而轴索保持相对完整，病理可见神经近端与远端长短不等、不规则节段性脱髓鞘，Schwann 细胞增殖和吞噬髓鞘碎片

316 周围神经疾病常见的临床表现包括哪些?

周围神经疾病（diseases of the peripheral nerves）是指原发于周围神经的结构或功能损害疾病。

（1）感觉神经损害

1）多发性神经病的感觉缺失为对称性手套袜套形，远端较重，下肢明显，逐渐向近端发展；糖尿病性、淀粉样神经病、遗传性感觉神经病及某些代谢性疾病，如高密度脂蛋白近于缺如的隐性遗传病坦吉尔病（Tangier disease）选择性累及司痛温觉的小神经纤维，导致痛温觉受损，轻触觉保留，表现分离性感觉缺失，常伴痛温觉不成比例受损、自发性疼痛及自主神经障碍，此为周围神经病的末梢型分离性感觉缺失，与脊髓病变节段性分离性感觉缺失不同。大纤维受损导致触觉、振动觉及关节位置觉缺失，早期腱反射消失，运动症状突出。单神经病因来自邻近神经的重叠支配，感觉缺失范围相对较小。

2）多发性神经病的感觉异常如针刺感、麻木感、触电感及束带感；糖尿病性、酒精中毒性神经病及感觉性神经病出现痛觉过度；带状疱疹、糖尿病性和血管炎性神经病可见节段性痛觉过度；尺、正中、胫后及腓神经损伤出现灼性神经痛；神经痛（neuralgia）常见于单神经病，表现刀割样、挤压样或电击样疼痛。

3）根性病变如 2 个或以上的相邻神经根受累导致节段性感觉缺失，单一神经根病变因神经重叠支配可无感觉缺失。神经根压迫性病变常见疼痛，可伴受损水平腱反射消失，如 C5 至 C6 节段病变可见肱二头肌反射及肱桡肌反射消失，如累及前根可出现肌无力和肌

萎缩。

（2）运动神经损害

1）刺激症状包括：①肌束震颤（fasciculation）是肌肉静息时由一或多个运动单位自发性放电导致肌肉颤动，呈短暂的单一收缩，见于各种下运动神经元损伤及某些正常人。②肌痉挛（myospasm）也称肌纤维颤搐（myokymia），是一或多个运动单位短暂自发性痉挛性收缩，较肌束震颤缓慢，持续时间长，邻近的运动单位常交替性间断收缩，见于放射性损伤、周围神经局限性压迫及代谢性疾病等，多为良性病变。③痛性痉挛（algospasm）常见于腓肠肌，可为正常生理现象，是肌肉或肌群短暂痛性收缩，但在许多神经疾病出现率增加，用力收缩可能诱发。

2）麻痹症状：肌力减低或丧失常见于多发性神经病，肢体远端肌无力，轻微时仅下肢受累；Guillain-Barré 综合征表现四肢瘫，近端较重，常伴呼吸肌麻痹；卟啉病、铅中毒、干燥综合征、副肿瘤综合征、淀粉样变性神经病少见，肌无力主要累及双上肢。

3）腱反射减低或消失：急性多发性神经病早期腱反射可存在，随病情进展逐渐减低或消失；酒中毒性多发性神经病以细纤维受累为主，即使痛温觉严重缺失，腱反射仍可能存在。

（3）自主神经功能损害：多种周围神经疾病可出现无汗、竖毛障碍及直立性低血压等，无泪、无涎、阳痿及膀胱直肠功能障碍，多见于细纤维受累为主的遗传性神经病、糖尿病性神经病。肌肉失神经支配可引起营养障碍，肢体远端痛觉丧失出现灼伤或感染，手指或足趾无痛性缺失或溃疡常见于隐性遗传性感觉神经病。

（4）在麻风、淀粉样变性、神经纤维瘤病、遗传性运动感觉性神经病、Refsum 病及慢性炎症性脱髓鞘性多发性神经病等可触及粗大的周围神经；在发育期前发病的慢性周围性神经病可见马蹄足、爪形足和脊柱侧弯等。

（5）根据电生理检查或组织病理学检查，周围神经病可分为脱髓鞘性及轴索性神经病。脱髓鞘性神经病（demyelinating neuropathies）肌电图通常显示无失神经支配证据或很轻，但受损神经传导速度显著减慢；轴索性神经病（axonal neuropathies）肌电图显示失神经支配，特别是肢体远端，神经传导速度正常或轻度减慢。如怀疑中毒应收集 24 小时尿液作重金属分析，剪取头发和指甲进行砷分析，如疑诊卟啉病应检查新鲜尿标本胆色素原和 δ-氨基乙酰丙酸。

317 多发性神经病的病因及临床表现是怎样的？

多发性神经病（polyneuropathy，PN）是四肢远端对称性感觉障碍、下运动神经元瘫痪及自主神经障碍综合征。病理以轴索变性最典型和常见，也可见节段性脱髓鞘，周围神经远端最明显。

（1）病因：与周围神经疾病的病因大致相同。

1）特发性炎症性神经病，如 Guillain-Barré 综合征。

2）代谢性神经病，如糖尿病、尿毒症、肝病及血卟啉病性神经病等；营养障碍性神经病如慢性酒精中毒。

3）传染性神经病如艾滋病、莱姆病、麻风病、白喉、败血症伴多器官衰竭等，肉芽肿性神经病如结节病。

4）血管炎性神经病如结节性多动脉炎、巨细胞动脉炎、类风湿关节炎（RA）、系统性红斑狼疮（SLE）、干燥综合征、韦格纳（Wegener）肉芽肿等。

5）肿瘤性如淋巴瘤、肺癌常使神经受压或引起远端轴索病，副肿瘤综合征如小细胞肺癌、淋巴瘤，副蛋白血症如 POEMS 综合征常伴多发性神经病。

6）药物中毒可导致感觉性神经病及运动性神经病；中毒性神经病常见于酒精、有机磷农药、有机氯杀虫剂、化学品及重金属中毒，白喉毒素等。

7）遗传性神经病起病隐袭，慢性进展，可有家族史，如遗传性运动感觉性神经病（HMSN）、遗传性感觉神经病、Friedreich 共济失调、克拉伯（Krabbe）病、坦吉尔病（Tangier）病、雷夫叙姆（Refsum）病、法布里病（Fabry）病等。

（2）临床表现

1）多发性神经病可见于任何年龄，表现因病因而异，共同特点是肢体远端对称性感觉缺失、运动障碍及自主神经障碍，可为急性、亚急性和慢性病程，多经历数周至数月，进展由肢体远端向近端，缓解由近端向远端，可见复发病例。

2）表现对称性手套袜套样感觉缺失，属于长度依赖性神经病（length-dependent neuropathy），远端重于近端，下肢明显，逐渐向近端发展，在双手受累前双膝早已受累，由于大纤维受损导致触觉、振动觉及关节位置觉缺失，早期腱反射消失。出现感觉异常、感觉过度及疼痛等刺激症状，疼痛是小纤维受损的显著特点，如糖尿病性、酒精中毒性、卟啉病性神经病，也见于艾滋病性、遗传性感觉、副肿瘤性感觉神经病、嵌压性神经病及特发性臂丛神经病等。

3）运动障碍：出现肢体远端下运动神经元瘫，不能执行精细动作，严重病例伴肌萎缩和肌束震颤，肌萎缩常见于下肢胫前肌、腓骨肌，上肢骨间肌、蚓状肌和鱼际肌，四肢腱反射减弱或消失，踝反射尤明显；可出现手、足下垂和跨阈步态，晚期肌肉挛缩导致畸形。

4）自主神经障碍：常见于 Guillain-Barré 综合征、糖尿病性、卟啉病性、淀粉样变性等神经病，可出现直立性低血压、肢冷、多汗或无汗、指（趾）甲松脆、皮肤菲薄干燥、竖毛障碍，传入神经病变导致无张力性膀胱、阳痿及腹泻等。

318 多发性神经病的常见类型包括哪些?

（1）轴索性神经病（axonal neuropathy）：也称为远端轴索病（distal axonopathy），病变主要位于轴索，自轴索远端向近端出现变性及脱髓鞘，称为逆死性神经病。大多数多发性神经病属于此类，如中毒代谢性及营养障碍性的糖尿病神经病、尿毒症神经病等。

（2）脱髓鞘性神经病（demyelinating neuropathy）：临床常见 Guillain-Barré 综合征、慢性炎症性脱髓鞘性神经病、白喉中毒性神经病、某些副肿瘤性及副蛋白血症，遗传性运动感觉神经病 1 型、3 型等。

（3）神经元病（neuronopathy）：由于神经元胞体变性继发轴索变性及脱髓鞘病变，病变与轴索变性类似，但由于神经元坏死使轴索全长在短时间内发生变性坏死，主要累及前角细胞或后根神经节细胞，诸如遗传性运动感觉神经病 2 型、癌性感觉神经元病、急性脊髓灰质炎、肌萎缩侧索硬化等。

319 多发性神经病的治疗是怎样的?

（1）病因治疗

1）药物引起者应立即停药，如甲硝唑、呋喃类等；异烟肼需继续用药可合用较大剂量维生素 B_6；重金属和化学品中毒应立即脱离中毒环境，急性中毒应大量补液、利尿、排汗和通便等排毒。如砷中毒需用二巯基丙醇（BAL）3mg/kg 肌内注射，4 ~ 6h 每次，2 ~ 3 天后改为每天 2 次，连用 10 天。

2）营养缺乏及代谢障碍性多发性神经病需治疗原发病，糖尿病应控制血糖，尿毒症采用血液透析和肾移植，黏液性水肿性可应用甲状腺素。麻风性可用砜类药，肿瘤性可行手术切除，自身免疫性疾病如 SLE、类风湿关节炎、疫苗接种后多发性神经病可应用皮质类固醇治疗。

（2）对症治疗

1）急性期卧床休息，药物可应用大剂量 B 族维生素，特别是维生素 B_1 缺乏和白喉性多发性神经病累及心肌受损时。

2）疼痛可用卡马西平（Carbamazepine）1200mg/d，苯妥英（Phenytoin）300mg/d，加巴喷丁（Gabapentin）300mg，3 次/天，度洛西汀（Duloxetine）60mg，1 次/天；文拉法辛（Venlafaxine）75mg，1 次/天；普瑞巴林（Pregabalin）150mg，2 次/天。

3）重症患者宜加强护理，四肢瘫痪者定时翻身、保持肢体功能位，手足下垂需用夹板和支架以防瘫痪肢体挛缩和畸形；恢复期可用针灸、理疗及康复治疗等。

4）自主神经功能障碍症状（dysautonomic symptoms）有时在糖尿病性多发性神经病患者特别难处理，为缓解直立性低血压（postural hypotension）可穿齐腰高弹力袜、适当补盐，氟氢可的松（Fludrocortisone）0.1～1mg/d 口服，须监护病人以防卧位高血压。病人宜取半立位姿势睡眠，因夜里卧位常不能保留住盐和水。

320 Guillain-Barré 综合征的病因、临床表现及辅助检查是怎样的?

Guillain-Barré 综合征（GBS）也称为急性炎症性脱髓鞘性多发性神经病（acute inflammatory demyelinating polyneuropathies，AIDP），是急性或亚急性起病的特发性多发性神经病。

（1）病因：目前认为本病是可能与感染有关的自身免疫性疾病，由于病原体组分与周围神经髓鞘的某些组分相似，机体免疫系统发生了错误识别，产生自身免疫性 T 淋巴细胞和自身抗体，对周围神经组分发生免疫应答，引起周围神经髓鞘脱失。

（2）临床表现

1）约 2/3 的 AIDP 患者可能追溯在病前 1～4 周有胃肠道或呼吸道感染史或疫苗接种史，呈急性或亚急性起病。

2）运动症状表现肢体对称性弛缓性瘫，通常自双下肢开始，近端常较明显，数日至 2 周达到高峰，病情危重者 1～2 日内迅速加重，出现四肢完全性瘫，伴呼吸肌和咽喉肌麻痹可危及生命；腱反射减低或消失，发生轴索变性出现肌萎缩。如双侧瘫痪在数日内自下肢上升至上肢并累及脑神经，称为 Landry 上升性麻痹。

3）感觉症状较常见，但不如运动症状明显，感觉异常常见肢体烧灼、麻木、刺痛及不适感等，可在瘫痪前或同时出现，约 30% 的患者伴有肌痛。感觉缺失较少见，如有可呈手套袜子形痛温觉减退，振动觉和关节运动觉不受累；少数病例出现 Kernig 征、Lasegue 征等神经根刺激症状。

4）少数患者出现脑神经麻痹，常见双侧面神经瘫，其次是延髓麻痹，如为首发症状，在数日内必定出现肢体瘫。

5）自主神经症状较明显，如窦性心动过速、心律失常、出汗多、皮肤潮红、手足肿胀及营养障碍等，括约肌功能障碍和血压下降较罕见。

（3）辅助检查

1）脑脊液检查：可见蛋白细胞分离，蛋白增高，细胞数正常，是 GBS 的特征性表现，出现于病后 2～3 周，少数病例 CSF 细胞数可达 $20\sim30\times10^6/L$。

2）心电图检查：在严重的病例可出现异常，常见窦性心动过速、T 波低平及 QRS 波电压增高，可能与自主神经功能异常有关。

3）电生理检查：可见失神经或轴索变性证据，脱髓鞘显示运动及感觉神经传导速度（NCV）明显减慢、远端潜伏期延长、波幅正常或轻度异常；轴索损害表现远端波幅减低。发病早期可仅有 F 波或 H 反射延迟或消失，F 波异常代表神经近端或神经根损害，对 GBS 颇有诊断意义。由于脱髓鞘病变的节段性和斑块状特点，可能某一神经 NCV 正常，另一神经异常，早期宜检查多根神经。

4）神经活检：发现神经脱髓鞘和炎性细胞浸润可能提示 GBS，但通常选择活检的腓肠神经为感觉神经，GBS 以运动神经损害为主，活检仅作为诊断的参考。

321 Guillain-Barré 综合征的分型及临床特征是怎样的?

GBS 分型目前尚不统一，可根据病情轻重、病程及特殊临床表现分型。

分型及临床特征

Ⅰ. 轻型：四肢肌力 3 级以上，可独立行走。

Ⅱ. 中型：四肢肌力 3 级以下，不能行走。

Ⅲ. 重型：舌咽神经、迷走神经及其他脑神经麻痹，不能吞咽，四肢无力或瘫痪；活动时有轻度呼吸困难，但不需要气管切开和辅助呼吸。

Ⅳ. 极重型：在数小时至 2 日发展为四肢瘫、吞咽不能及呼吸肌麻痹，须立即气管切开和辅助呼吸，伴严重心血管功能障碍。

Ⅴ. 再发型：在 4～6 个月至 10 余年间可多次再发，再发常常比首次重，可由轻型直至极重型。

Ⅵ. 慢性型或慢性炎症性脱髓鞘性多神经病：由 2 个月至数月乃至数年缓慢起病，经久不愈，脑神经受损少，四肢肌萎缩明显，脑脊液蛋白持续增高。

Ⅶ. 变异型

1）纯运动型：也称为急性运动轴索型神经病（AMAN），病情重，多有呼吸肌受累，在 24～48 小时迅速出现四肢瘫，肌萎缩出现早，病残率高，预后差。

2）急性运动感觉轴索型神经病（AMSAN）：发病与 AMAN 相似，病情常更严重，预后差。

3）感觉型：以疼痛症状为主，多见于四肢，双侧对称；无明显瘫痪，仅轻度无力，腱反射减弱，脑脊液可见蛋白－细胞分离。

4）多脑神经型：累及运动性脑神经，以面神经、舌咽及迷走神经多见，动眼、滑车、外展及舌下神经其次，可双侧或单侧受累。脊神经受累轻，可见一过性肢体力弱，电生理显示运动神经传导速度减慢；可有蛋白细胞分离。

5）纯全自主神经功能不全型：表现急性或亚急性自主神经功能紊乱，周身无汗，皮肤、鼻腔及口腔干燥，泪腺、唾液腺分泌减少，排尿困难和便秘；无瘫痪及感觉障碍，腱反射减弱，EMG 及 NCV 提示神经源性损害。

6）Fisher 综合征：表现眼外肌麻痹、共济失调及腱反射消失三联征，起病急，部分病例伴肌力减退和感觉障碍，预后良好。

7）个别的 GBS 患者可出现一过性锥体束征或小脑共济失调，可能由于神经根炎性病变累及脊髓侧索锥体束或小脑传出纤维。

322 Guillain-Barré 综合征的鉴别诊断是怎样的?

GBS 以急性起病的肢体对称性弛缓性瘫，自双下肢开始及近端较重为特征，临床上需与以下疾病鉴别。

（1）脊髓灰质炎：患者多在数日高热退热后出现弛缓性瘫，常在 2～3 天达到高峰，但常见一侧下肢瘫，呈节段性分布，肌萎缩出现早且严重，脑神经不受累，无感觉障碍，病初 CSF 细胞数增高，3 周后下降，蛋白增高，常遗留瘫痪后遗症。

（2）急性横贯性脊髓炎：发病前 1～2 周内可有发热，起病急，1～2 天形成脊髓横贯性损害，出现截瘫或四肢瘫，休克期为弛缓性，后变为痉挛性，可见传导束型感觉障碍，早期出现尿便障碍，脑神经不受损。

（3）低血钾型周期性瘫痪：病因为低血钾所致，常有劳累、饱食等诱因，发病快，常在数小时出现四肢弛缓性瘫，恢复较快，可在 1～2 天或 2～3 天恢复，不出现呼吸肌麻痹，脑神经不受损，无感觉障碍及神经根刺激症状，检查脑脊液正常，检查血钾降低，给予补钾治疗有效。

（4）钩端螺旋体病患者偶可表现无典型钩端螺旋体急性期脑炎或脑膜炎症状，出现类似多发性神经根神经炎症状，如肢体轻瘫、感觉障碍及脑神经受累，可见 CSF 蛋白细胞分离。根据患者生活或来自疫区，血清钩端螺旋体显凝试验阳性，青霉素治疗有效可以确诊。

323 Guillain-Barré 综合征的治疗及预后是怎样的?

（1）病因治疗：IVIG 和 PE 是 GBS 患者的一线治疗，可消除外周血中免疫活性细胞、细胞因子及抗体等，减轻神经的损害。

1）免疫球蛋白静脉滴注（intravenous immunoglobulin，IVIG）：推荐成人剂量 0.4～

0.6g/（kg·d），连用5天，应尽早应用，赶在出现呼吸肌麻痹之前。推荐单一应用IVIG，因比较IVIG、PE及二者合用疗效的临床试验没有差异。注意先天性IgA缺乏患者可引起IgA致敏，再次用药时可发生过敏反应。不良反应常见发热、面红，减慢滴速即可；出现肝功能损害停药1个月可恢复。

2）血浆交换（plasma exchange，PE）：每次血浆交换量按40ml/kg体重或1～1.5倍血浆容量计算，用5%白蛋白复原血容量可减少使用血浆并发症。GBS轻、中及重度病人在急性期每周分别做2次、4次和6次PE，发病2周后治疗无效。禁忌证包括严重感染、心律失常、心功能不全及凝血系统疾病等。

3）皮质类固醇（corticosteroids）：目前认为对GBS治疗无效，且有不良反应，如无条件应用IVIG和PE的病人可试用甲泼尼龙500mg/d，静脉滴注，连用5～7天；或用地塞米松10mg/d，静脉滴注，7～10天为一疗程。

（2）对症治疗

1）GBS病人出现呼吸肌麻痹可危及生命，应进入重症监护病房密切观察治疗，患者出现气短、肺活量降至<1L或动脉血氧分压（PaO_2）<70mmHg，可先行气管内插管，24小时不好转应气管切开、插管及辅助呼吸，根据症状及血气分析调节通气量。重症病人应持续心电监护，窦性心动过速无须处理，严重心脏传导阻滞、窦性停搏需置入临时心内起搏器。

2）高血压可用小剂量β受体阻断剂，低血压可给予扩容或调整患者体位；穿长弹力袜预防深静脉血栓形成，应用小剂量肝素有助于预防肺栓塞；广谱抗生素治疗坠积性肺炎及脓毒血症。

3）加强护理，定时翻身拍背、雾化吸入和吸痰，保持呼吸道通畅，预防感染。勤翻身，床单保持平整，预防压疮。吞咽困难宜取坐位鼻饲，以免误入气管窒息。尿潴留可加压按摩下腹部，留置导尿，便秘可用番泻叶代茶或肥皂水灌肠；出现肠梗阻迹象应禁食，给予肠动力药如西沙必利。患者常用肢体疼痛，可用非甾体抗炎药，试用卡马西平、文拉法辛。

4）应及早开始康复治疗，包括肢体被动或主动运动，以防挛缩，用夹板预防足下垂畸形，采用针灸、按摩、理疗和步态训练等。

5）应及早识别和处理焦虑症和抑郁症，可用氟西汀（Fluoxetine）20mg口服，每日1次，舍曲林（Sertraline）50～100mg口服，每日1次，并始终给予患者鼓励。

本病多为自限性，预后不良，发病后数周或数月开始恢复，约70%的患者可完全恢复，约25%可能遗留轻微神经功能缺失，5%可因呼吸衰竭死亡。

324 急性运动轴索型神经病的病因、临床特征及治疗是怎样的？

急性运动轴索型神经病（acute motor axonal neuropathy，AMAN）是以肢体瘫痪为主的纯运动型 GBS。主要累及运动神经轴索，Feasby 等（1984）首先注意到某些 GBS 患者电生理表现运动及感觉神经轴索受损，如肌肉复合动作电位（CMAP）和感觉神经动作电位（SNAP）下降，但无脱髓鞘的证据。Feasby（1986）命名为轴索型 GBS，Griffin 等（1993）称为 AMAN。

（1）病因：本病可能与空肠弯曲菌感染有关，由于病原菌含有与神经髓鞘节苷脂结构相似的脂多糖，产生抗神经节苷脂抗体所致。

（2）临床特征

1）患者病情较重，24～48 小时迅速出现四肢瘫，多伴有呼吸肌受累，但无感觉缺失症状，偶有手套袜子型感觉障碍或神经干压痛，可早期出现肌萎缩，常伴后组脑神经受累，引起延髓麻痹症状，可伴自主神经障碍，如心动过速、血压波动、血管运动障碍、多汗、一过性排尿困难。

2）病前多有腹泻史，血清学检查证实空肠弯曲菌感染，粪便可分离出空肠弯曲菌。脑脊液蛋白－细胞分离，细胞数 $<10\times10^6/L$，以单个核细胞为主。电生理检测肌肉复合动作电位（CMAP）波幅降低，运动传导速度正常或轻度减慢，感觉电位相对正常。

（3）治疗：患者出现呼吸肌麻痹和延髓麻痹，须行心肺功能监测；如患者呼吸浅快、心动过速、出汗、口唇由苍白转为发绀，经鼻导管给氧及清理呼吸道仍有明显呼吸困难，肺活量降至 <15ml/kg，血气分析 PaO_2 <70mmHg，提示呼吸功能不全，可转入 NCU 治疗，行气管切开和插管，辅助呼吸，其他治疗同 GBS。本病预后较差，病残率高，但在 NCU 治疗病死率可显著下降，死因多为肺感染、心肌梗死及肺栓塞等。

325 Fisher 综合征及其临床特征是怎样的？

Miller-Fisher 综合征是 GBS 的一个临床亚型，也称为眼肌麻痹－共济失调－反射消失综合征（ophthalmoplegia-ataxia-areflexia syndrome）。由 Fisher（1956）首先报道，多可自愈，预后较好。

（1）本病多在青壮年期发病，男性多见，多数病例病前有呼吸道或消化道感染史，数日或数周后出现两侧眼肌麻痹、对称性小脑性共济失调及反射消失等。眼肌麻痹是特征性症状，呈急性对称性发展，通常为完全性眼外肌麻痹，1/3 的病人有眼内肌麻痹，有些病人可见向上或侧方凝视麻痹，眼肌麻痹常可完全恢复。脑神经受累常见双侧周围性面瘫，其次是舌咽、迷走神经麻痹。偶见的全运动性脑神经受累，患者危重呈濒死状态。

（2）小脑性共济失调较常见，常累及躯干肌，表现醉汉样步态；常见腱反射减弱消失，通常不出现运动及感觉障碍。病后 2～3 周常见 CSF 蛋白－细胞分离。

（3）本病预后较好，多可自愈，通常在病后 2～3 周恢复。

326 慢性炎症性脱髓鞘性多发性神经病的临床特征及诊断标准是怎样的?

慢性炎症性脱髓鞘性多发性神经病（chronic inflammatory demyelinating polyneuropathy, CIDP）也称慢性 Guillain-Barré 综合征，可能为免疫介导性周围神经疾病，临床表现与 AIDP 相似，但为慢性进展性或复发性病程。

（1）临床特征

1）起病隐袭，多无前驱感染，病初进展迅速，表现与 GBS 相似，如对称性肢体无力，自远端向近端发展，腱反射减弱消失，可出现呼吸肌受累，构音障碍、吞咽困难、面神经麻痹等。多伴有疼痛、深感觉障碍及感觉性共济失调，走路蹒跚，易踩空。肌萎缩较轻，少数病人有 Horner 征、震颤、阳痿及尿失禁。

2）4 周后转为慢性病程，进展 3 个月或更长，6 个月内无明显好转，自然病程呈阶梯式进展、稳定进展及复发 – 缓解等形式。

3）电生理检查显示脱髓鞘性神经病与轴索变性叠加，NCV、远端潜伏期、F 波潜伏期异常通常较 GBS 严重，病程不同时间脱髓鞘与继发轴索损害程度不同。

4）脑脊液蛋白 – 细胞分离，部分病人可见寡克隆带。可检出 β-微管蛋白（β-tubulin）抗体、髓鞘结合糖蛋白（MAG）抗体。腓肠神经活检发现节段性脱髓鞘与髓鞘再生并存，可见洋葱头样改变，高度提示 CIDP，但洋葱头样病变也见于 Charcot-Marie-Tooth 病、神经纤维瘤和创伤性神经瘤等。

（2）美国神经病学会（1991）CIDP 必备的诊断标准

1）临床表现：进展性或复发性运动或感觉功能障碍提示为周围神经病变，症状存在至少 2 个月，四肢腱反射减弱或消失。

2）电生理检查：必须具备脱髓鞘病变以下 4 个主要特点中的 3 点：①2 个或多个运动神经 NCV 减慢；②1 个或多个运动神经部分性传导阻滞，如腓神经、正中神经或尺神经等；③2 个或多个运动神经远端潜伏期延长；④2 个或多个运动神经 F 波消失。

3）病理：神经活检显示明确的脱髓鞘与髓鞘再生证据。

4）脑脊液检查：CSF 细胞数 $<10\times10^6/L$。

327 慢性炎症性脱髓鞘性多发性神经病的治疗是怎样的?

（1）糖皮质激素治疗反应敏感，如泼尼松 60 ~ 100mg/d，连用 2 ~ 4 周，然后逐渐减量至隔日5～20mg，须长期连续用药，大多数患者平均2个月时肌力有所改善。或用隔日用药方案，可减轻激素副作用，初始剂量60mg，1次/天，连用4周，之后每2周隔日减量，连用6周，以后隔日用药并每2周或4周减量，至少连用34周，10个月或以上为一疗程。也可试用地塞米松40mg，静脉滴注，连续4天；20mg/d和10mg/d，各12天；28天为一疗程，可重复应用。

（2）免疫球蛋白静脉滴注：IVIG可用于起始治疗或后期治疗，1g/（kg·d），连用2天；或0.4g/（kg·d），连用5天，通常有效，副作用小；根据病情3周后可重复输注0.4g/（kg·d），连用5天，IVIG与小剂量激素合用可使疗效维持时间延长。

（3）血浆交换（PE）：是有效的免疫调节治疗，可每周2次，3周时疗效明显。PE短期疗效与IVIG相近，可多次或定期进行。

（4）以上治疗均无疗效的难治性CIDP，可以试用硫唑嘌呤或环磷酰胺治疗。

328 刘易斯－萨姆纳综合征的临床特征及治疗是怎样的?

刘易斯－萨姆纳综合征（Lewis-Sumner syndrome，LSS）又称为多灶性获得性脱髓鞘性感觉运动神经病（multifocal acquired demyelinating sensory and motor neuropathy，MADSAM），是CIDP的一种特殊类型，Lewis等于1982年首先报道。表现慢性感觉运动性多数性单神经病，常从单侧上肢起病，远端较重。目前LSS的定义尚不明确，易与CIDP混淆，与MMN的不同是运动与感觉神经均受累。

（1）临床特征

1）患者在28～58岁发病，出现非对称性肢体无力，远端和上肢较重，也偶见近端无力，病变部位腱反射减低，远端可出现深浅感觉缺失，进展常在8周以上或有缓解复发。临床表现有时类似多灶性运动神经病，但有感觉受损，仔细排除其他周围神经病可确诊。

2）电生理检查可见感觉运动神经受累，多灶性传导阻滞，传导速度减慢，远端潜伏期延长。血清GM1抗体阴性，脑脊液蛋白－细胞分离。臂丛MRI检查可见神经水肿，T2呈高信号。神经活检显示斑片状脱髓鞘病变伴轴索损害。

（2）治疗

1）应用糖皮质激素治疗有效，甲泼尼龙冲击疗法，500～1000mg/d静脉滴注，连续3～5天，逐渐减量或改泼尼松1mg/kg，清晨顿服，1～2月后逐渐减量至5～10mg，维持约半年酌情停药。

2）尽早应用免疫球蛋白静脉滴注（IVIG），成人0.4g/（kg·d），连用5天；加重或复发的病人可考虑每月加用1次，连续3个月或更长时间。

3）激素疗效不理想、依赖或不耐受者可选用或加用免疫抑制剂，如硫唑嘌呤、环磷酰胺、环孢素、甲氨蝶呤等。可用神经营养药 B 族维生素，神经痛可用卡马西平、加巴喷汀、普瑞巴林、阿米替林及曲马多等。应及时配合康复治疗。

329

多灶性运动神经病的临床特征及治疗是怎样的?

多灶性运动神经病（multifocal motor neuropathy，MMN）是隐袭的起病慢性进行性周围神经病，累及脊髓前角细胞及脑干运动神经核。病因及发病机制不清，血浆多可检出抗神经节苷脂 GM1 抗体，在 Ranvier 结、运动神经末梢有 GM1 抗体，免疫治疗有效，提示可能与免疫介导有关。

（1）临床特征

1）多于 20～50 岁（平均 40 岁）起病，男女之比（2.6～4）：1。起病隐袭，缓慢进展，偶有阶梯样加重或自发缓解，也有变异型起病较急。出现非对称性肢体远端无力和肌萎缩，进行性加重，上肢较重，自手部小肌群向近端发展，后累及下肢，肌无力按周围神经分布，常见于尺神经、正中神经和桡神经分布区，肌萎缩可不明显，有肌萎缩常提示疗效差；约半数患者有肌束震颤和肌痉挛，腱反射减低；偶有呼吸肌受累；约 20% 的病人出现疼痛或感觉异常，脑神经多不受累，预后较好。

2）电生理检测可见运动神经持续多发的局灶性神经传导阻滞，常见于尺神经、正中神经及腓神经，运动神经传导速度减慢，远端潜伏期延长，晚期可伴运动轴索损害，运动波幅降低，常规肌电图无特征性改变，感觉神经波幅降低约占 20%；伴肌束震颤易误诊为运动神经元病，检查临床无症状的肌肉 EMG 通常正常，有助于与 ALS 鉴别。

3）血清学可检出抗神经节苷脂 GM1 抗体，血清 CK 轻中度增高。CSF 蛋白正常或轻度增高（达 0.8g/L），CSF 寡克隆带（－）。30%～60% 的患者 GM1-IgM 抗体（＋），少数可检出抗 GM2 和抗 GD1a 抗体。

4）MRI 检查：可显示臂丛及正中神经传导阻滞部位非对称性 T2 高信号，钆增强后可见 T1 高信号；CIDP 一般为对称性 T2 高信号，运动神经元病正常。

5）周围神经活检：可见脱髓鞘，神经内膜及局部血管周围少量淋巴细胞浸润，炎性浸润及神经外膜水肿较 CIDP 轻。

（2）治疗

1）MMN 首选免疫球蛋白 0.4g/（kg·d），静脉滴注，连用 5 天，大多数患者有不同程度改善，50%～60% 的患者改善明显，疗效可维持 3～6 周，疗效不著的患者可定期重复使用 IVIG。本病应用糖皮质激素和血浆置换无效，不建议使用。

2）可试用环磷酰胺（Cyclophosphamide），1g/m^2 体表面积，静脉滴注，每月 1 次，连用 6 个月，之后口服维持，约半数患者有明显疗效，通常 2～5 个月后起效，可降低血清

GM1 抗体效价；副作用大，如出血性膀胱炎、闭经及精子减少、骨髓抑制等，出现后应立即停药。IVIG 可与小剂量环磷酰胺合用，减少 IVIG 用量。利妥昔单抗目前尚处于试用阶段，疗效有待观察。

本病通常预后良好，大多可存活数十年，患者在疾病后期可出现手运动不灵活，少数急性重症患者可在 1 年内由于呼吸衰竭死亡。

330 慢性炎症性脱髓鞘性多发性神经病的鉴别诊断是怎样的?

CIDP 的鉴别诊断如下。

（1）多灶性运动神经病（MMN）：CIDP 与 MMN 均为缓慢进展病程，电生理检查均有多灶性运动传导阻滞（MCBs）、F 波潜伏期延长及 EMG 纤颤波，鉴别见表 11-1。

表 11-1　CIDP 与 MMN 的鉴别

鉴别点	CIDP	MMN
病程	缓慢进展，可有复发	缓慢进展
肌无力	呈对称性分布，下肢为主，远端明显	肌无力呈不对称性分布，上肢为主
感觉障碍	常见	罕见
实验室检查	血清抗 GM1 抗体正常，CSF 蛋白增高	血清抗 GM1 抗体增高，CSF 蛋白正常或轻度增高
电生理检查	不对称节段性 NCV 减慢或阻滞，MCBs 区域外 NCV 下降	MCBs 区域外 NCV 正常
治疗反应	皮质类固醇治疗有效	激素疗效不佳，可用免疫球蛋白和环磷酰胺治疗

（2）Lewis-Sumner 综合征（LSS）是 CIDP 的一种特殊类型，表现为慢性感觉运动性多发性单神经病，呈不对称分布，自一侧上肢起病，远端受累为主。

（3）运动神经元病下运动神经元型（LMND）：病程缓慢进展，须与 CIDP 鉴别，LMND 肌无力分布不对称，可出现肌束震颤，无感觉障碍；NCV 正常，EMG 可见纤颤波，收缩时出现巨大电位；尚无有效的疗法。

（4）复发型 GBS：罕见，病前多有感染，常见面神经及呼吸肌受累，1 个月内进展至高峰；CIDP 平均病程 3 个月，无病前感染史。

（5）遗传性感觉运动性神经病（HSMN）：根据家族史，色素性视网膜炎、鱼鳞病、弓形足等症状可诊断，确诊需行神经活检。

（6）结节性多动脉炎、系统性红斑狼疮、类风湿关节炎及硬皮病等可引起小血管炎，影响周围神经血液供应，导致慢性进行性多发性神经病。异常蛋白血症，如良性单克隆丙种球蛋白病血症（MGUS）、Waldenstrom 巨球蛋白血症、POEMS 综合征等常合并周围神经病。副肿瘤可引起纯感觉性或感觉运动性神经病，淋巴瘤、白血病浸润神经根也可导致慢性多发性神经病。

331 糖尿病性神经病的类型及临床特征是怎样的?

糖尿病性神经病（diabetic neuropathy）是糖尿病较常见的并发症，发病率受糖尿病控制程度的影响。

（1）类型：以多发性神经病和感觉性神经病最常见，其次是多数性单神经病或单神经病，脑神经可受累，也可见多发性神经根病和神经丛病。

（2）临床特征

1）糖尿病性多发性神经病：约 70% 的患者表现感觉、运动及自主神经受损，约 30% 以感觉障碍为主，呈远端对称性，下肢重于上肢，以感觉损害为主，如麻木、疼痛或感觉异常，可伴运动障碍。自主神经功能障碍表现直立性低血压、心律失常、温度调节异常性出汗，膀胱、直肠及性功能障碍等。常见 CSF 蛋白增高。

2）糖尿病性感觉性神经病：表现肢体远端感觉损害，如麻木、疼痛及感觉异常，下肢较重，可伴轻度运动损害；糖尿病患者早期症状不明显时，如发现腱反射减低及双下肢振动觉受损应高度可疑本病。

3）糖尿病性多数性单神经病：通常以疼痛和肌无力症状为主，常伴血管性基础，神经功能缺失取决于受累的神经，常见脑脊液蛋白增高。

4）糖尿病性单神经病：糖尿病性单神经病典型表现突然起病，常出现疼痛，多见于尺神经、正中神经、桡神经、股外侧皮神经、坐骨神经及腓神经等；脑神经常见的受累顺序为动眼（Ⅲ）神经 > 外展（Ⅵ）神经 > 滑车（Ⅳ）神经。

5）糖尿病性多发性神经根病及神经丛病常引起糖尿病性肌萎缩，典型表现非对称性和近端性，出现疼痛、无力，骨盆带和股部肌萎缩最明显，伴股四头肌反射消失，多无感觉缺失。

332 糖尿病性神经病的诊断及治疗是怎样的?

（1）糖尿病性神经病诊断及鉴别：主要依据长期的糖尿病病史、临床症状及电生理检查。注意餐后血糖监测，糖耐量异常患者也可出现神经病变。注意询问发病近期是否服用过易引起周围神经病的药品，是否接触过农药、重金属、有机化合物等，并注意与癌性周围神经病、亚急性联合变性、慢性炎症性脱髓鞘性多发性周围神经病及遗传性周围神经病鉴别。

（2）治疗

1）本病首先强调优化原发病糖尿病的治疗，采用饮食、运动、药物、监测及教育等综合疗法，采取个体化治疗方案控制血糖，治疗高血脂及高血压等合并症，针对周围神经病可用维生素 B_1 肌内注射，维生素 B_{12} 500μg 肌内注射。

2）对症处理如疼痛常用卡马西平 0.1g 口服，3 次/天；非甾体抗炎药如对乙酰氨基酚 0.3g 口服，3～4 次/天，可合用文拉法新、地西泮等抗焦虑药。

3）直立性低血压可补盐治疗，或用氟氢可的松（fludrocortisone）（0.1～1）mg/d 和 α 肾上腺素激动剂米多君（midodrine）10mg，3 次/天；取坐立位睡眠、穿齐腰高弹力袜或腹带促进血液回流，但疗效多不显著。

4）糖尿病肌萎缩通常可自发改善，糖尿病性单神经病如有嵌压可行减压治疗和对症治疗。糖尿病性神经病出现并发症时常无特异性疗法。

5）膀胱功能障碍早期可用碳酰胆碱改善膀胱排空功能，定时排尿训练，如感染加用抗生素，严重病例可导尿或施行尿道膀胱颈切除术。

333 白喉性多发性神经炎的临床特征及治疗是怎样的？

白喉性多发性神经病（diphtherial polyneuropathy）是上呼吸道或皮肤伤口感染白喉杆菌释放神经毒素白喉毒素（diphtheria toxin）引起周围神经脱髓鞘病变。

（1）临床特征

1）咽部白喉感染后可见咽部假膜形成，伴全身中毒症状如发热、乏力、恶心呕吐，头痛等，严重者可并发心肌炎。2～3 周时发生腭肌无力，4～5 周可出现眼外肌、面肌、软腭、咽肌及膈肌麻痹，出现视物模糊，瞳孔扩大，光反射存在，眼睑下垂；2～3 个月出现肢体远端对称性感觉运动性多发性神经病，腱反射减弱或消失，可出现双相病程，病后 5～6 周再次恶化；严重病例出现呼吸肌麻痹，通常需 2～3 个月或更长时间恢复。

2）检查脑脊液蛋白及细胞数正常或轻度增高。电生理检查显示神经传导速度减慢，但开始临床恢复前已不明显。

（2）治疗

1）一般治疗：患者宜注意卧床休息，避免劳累，至少 3 周。严重肌无力的患者应给予支持性措施，包括辅助通气。

2）早期应用马白喉抗毒素（equine diphtheria antitoxin），不必等待细菌培养结果，需做马血清过敏试验。抗毒素可中和游离毒素，但不能中和已结合的毒素，在病初 3 日内应用效果较好。

3）抗生素治疗能抑制白喉杆菌生长从而阻止毒素的产生，常选用青霉素或红霉素治疗2周通常可根除感染，至症状消失和白喉杆菌培养阴转为止，但不能改变严重并发症的发生率。

4）多发性神经炎治疗可应用大剂量B族维生素，重症患者注意加强护理，保持肢体功能位，吞咽困难者可用鼻饲，恢复期适当理疗和康复治疗。

334 卟啉病性多发性神经病的临床特征及治疗是怎样的？

卟啉病性多发性神经病（porphyric polyneuropathy）表现为急性快速进展性多发性神经病。血卟啉病（porphyria）是卟啉代谢紊乱引起卟啉或卟啉前体生成增加和在体内过度积聚，导致皮肤、腹部及神经系统症状，如急性间歇性卟啉病（acute intermittent porphyria）缺乏尿卟啉原-1合成酶，最常引起神经系统损害。

（1）临床特征

1）卟啉病常见疝气痛样腹痛，有时出现于背部或股部，常见于神经受累前，可有焦虑、激越、急性意识模糊、谵妄及惊厥等精神症状。持续性心动过速常在发作时出现，缓解时消失，是提示病情进展的最佳指标。

2）多发性神经病常表现急性起病的对称性四肢无力，多从下肢远端开始逐渐向上肢发展，重症可完全瘫痪，也可先累及手和上肢，有时症状不对称，数日进展为四肢弛缓性轻瘫伴肌萎缩，严重可出现呼吸麻痹，脑神经受累常见面瘫、眼肌麻痹或延髓麻痹，可见肢体远端感觉缺失，腱反射减弱或消失，常见小腿肌痛，肌无力可持续数月或数年。急性发作可伴发热、多汗、脱水、持续心动过速、高血压、低钠血症（抗利尿激素分泌异常综合征）、外周血白细胞增多等。

3）检查脑脊液蛋白、淋巴细胞轻度增多。尿胆色素原和δ-氨基乙酰丙酸水平增高，如检查红细胞中胆色素原脱氨酶（急性间歇性卟啉病）或淋巴细胞中粪卟啉原氧化酶缺乏［遗传性粪卟啉病（hereditary coproporphyria）］有助于确诊。

（2）治疗

1）葡萄糖静脉滴注可抑制血红素生物合成途径，应用普萘洛尔控制心动过速和高血压。正铁血红素（Hematin）4mg/kg，在15分钟以上静脉滴注，1次/天，可以改善症状。

2）应用氯丙嗪或其他吩噻嗪可改善腹痛和精神症状，缓解疼痛可能需用阿片类。患者出现呼吸功能受损、意识水平降低或惊厥时应进入ICU监护治疗，呼吸衰竭可能需要气管切开和辅助呼吸。输血是抢救危重急性血卟啉病的有效手段。

3）患者宜避免诱发因素，预防急性发作，停用诱发药物，治疗感染，纠正不合理膳食等。多发性神经病可给予维生素 B 族等神经营养药和康复治疗。

335 急性砷中毒和铊中毒性多发性神经病的临床特征及治疗是怎样的?

急性砷中毒和急性铊中毒均可导致迅速进展的周围神经损害，以感觉运动性多发性神经病最常见，常伴发胃肠道症状及痉挛性腹痛等。

（1）临床特征

1）急性砷中毒（acute arsenic poisoning）：通常称为砒霜中毒，多因误服或药用过量所致。急性砷中毒可麻痹中枢神经，出现意识模糊、谵妄、昏迷、脉搏速弱、血压下降及呼吸困难，恶心、剧烈呕吐、腹痛、腹泻，水样便带血等胃肠症状。可引起四肢痛性痉挛，皮疹，伴皮肤色素沉着及明显表皮脱落，长时间站立患者可出现指（趾）甲横向白线 Mess 线。确诊砷中毒应测量未受外界污染的毛发，如取耻骨区阴毛测定砷含量，检测急性期尿。

2）铊中毒（acute thallium poisoning）：摄入含铊化合物后产生中毒反应。急性中毒出现头痛、嗜睡、精神错乱、幻觉、惊厥、震颤、谵妄、昏迷等；可见鳞状皮疹和脱发，感觉症状常见疼痛，出现下肢麻木或疼痛及腰痛，是多发性神经病的早期表现，可见下肢对称性运动功能受损，远端较明显。确诊须在尿中检出铊。

（2）治疗

1）经口急性中毒应立即催吐和洗胃，服新鲜配制氢氧化铁解毒剂使与砷结合成不溶性砷酸铁，每 5 ~ 10 分钟服一匙，直至呕吐停止，无此药可给活性炭悬液、牛乳或蛋清水等，再用硫酸镁导泻。

2）急性砷中毒和铊中毒的神经功能恢复取决于中毒的严重程度，金属络合剂如二巯丁二钠，二巯基丙磺酸钠、二巯丙醇治疗价值尚不确定。

336 有机磷酸盐所致的多发性神经病的临床表现及治疗是怎样的?

有机磷酸盐（organophosphates）化合物被广泛地用作杀虫剂，也是化学神经毒气的有效成分。神经病理可见轴索损害为主，伴小纤维损害及继发脱髓鞘改变。

（1）临床表现

1）急性中毒出现胆碱酯酶抑制引起的胆碱能危象，部分有机磷酸盐在接触后 1 ~ 3 周可引起迟发性多发性神经病。

2）多发性神经病首发症状常为腓肠肌痉挛性疼痛，双腿远端对称性肌无力进行性加重，数日后双上肢也出现轻度无力，检查部分病人可见双下肢远端麻木及感觉异常，或出现四肢远端手套袜套形感觉障碍，可见腱反射减弱、轻度锥体束征、小腿肌消瘦等。

（2）治疗

1）立即清除毒物，如用清水与漂白剂或肥皂去除皮肤污染。可应用阿托品（atropine）和解磷定（pralidoxime）肌内或静脉注射，阿托品2～6mg，每5分钟1次，足量重复给药直至达到阿托品化，阻滞毒蕈碱性胆碱能受体；解磷定1g，每小时1次，连用3次，结合乙酰胆碱酯酶使之再活化。

2）迟发性多发性神经病应给予大剂量维生素B族神经营养药，采取营养支持疗法，防治并发症，预后一般较好，但周围神经功能恢复需待以时日。

337 自身免疫性自主神经节病的临床表现及治疗是怎样的？

自身免疫性自主神经节病（autoimmune autonomic gangionopathy，AAG）是以全自主神经功能不全为特征的一种自身免疫性疾病，与自主神经节烟碱样乙酰胆碱受体抗体（gAChR）有关。

（1）临床表现

1）急性或亚急性起病，少数可慢性起病，为单相病程，病程中可有短暂的自发缓解，全自主神经功能不全表现交感神经与副交感神经功能异常。

2）患者出现直立性低血压，从卧位或坐位变为直立位3分钟后测血压，收缩压下降≥20mmHg或舒张压下降≥10mmHg。

3）常见无汗症，泪腺、唾液腺受累出现眼干、口干症状；可出现性功能障碍、尿潴留、瞳孔光反射迟钝、胃轻瘫、腹泻、便秘及假性肠梗阻等，症状严重程度通常与血清抗体效价相关。血清检出抗gAChR抗体支持本病诊断，须排除糖尿病、副肿瘤病变等所致的自主神经功能障碍。

（2）治疗：本病以免疫治疗为主，可应用免疫球蛋白静脉滴注（IVIG）、血浆置换、激素治疗及免疫抑制剂治疗等，通常可使症状缓解，如疗效不佳可应用IVIG、血浆置换与免疫抑制剂联合治疗。

338 Crow-Fukase综合征的临床特征及治疗是怎样的？

Crow-Fukase综合征是一种较少见的多系统损害综合征，也称为POEMS综合征，常见于中年男性。发病机制不清，可见于癌症、淋巴瘤或合并浆细胞病、骨硬化性骨髓瘤（osteosclerotic myeloma）。周围神经活检可见节段性脱髓鞘伴或不伴轴突变性。

（1）临床特征：Bardwick（1980）称本病为 POEMS 综合征，概括了多发性神经病、脏器肿大、内分泌改变、M 蛋白血症及皮肤损害等 5 组临床症状。

1）多发性神经病（polyneuropathy）可为感觉性或感觉运动性，呈慢性进行性，可为非对称性，伴明显疼痛。检查显示运动和感觉神经传导速度明显减慢，在中间段比远端神经明显，对治疗反应较好。

2）脏器肿大（organomegaly）常见肝脏肿大和全身淋巴结病，约 1/3 的患者可见脾脏肿大。

3）内分泌病（entocrinopathy），在男性患者可见乳房增生和阳痿，女性患者出现闭经，部分病人有低热和多汗。

4）M 蛋白血症（M proteinemia）多为单克隆丙种球蛋白血症，多伴发骨髓瘤，包括溶骨型、骨软化型及混合型，约 1/3 的患者仅有 M 蛋白血症无骨髓瘤，在一种原因不明的慢性感觉运动性多发性神经病患者中，约 10% 有单克隆丙种球蛋白病，许多病人最终进展为血液系统恶性肿瘤。CSF 蛋白增高，细胞数正常。

5）皮肤改变（skin changes），可见广泛的皮肤色素沉着、多毛及毛发增粗，半数病人合并杵状指，可见下肢指凹性水肿，可合并腹水和胸膜渗出，约半数患者有视神经盘水肿。

（2）治疗

1）目前尚无特效疗法，主要是对症治疗。可以试用血浆置换、免疫球蛋白静脉滴注治疗；口服激素和免疫抑制剂如硫唑嘌呤、环磷酰胺等。多发性神经病可应用 B 族维生素等神经营养治疗。

2）治疗恶性肿瘤可能使多发性神经病症状改善，孤立的浆细胞瘤应考虑局部放疗或切除，也可考虑抗肿瘤药美法仑（melphalan）合用或不合用糖皮质激素。

339 酒精性及药物性多发性神经病的临床特征是怎样的?

酒精性多发性神经病和药物性多发性神经病在临床较常见。

（1）酒精性多发性神经病（alcoholic polyneuropathy）是慢性酒中毒（chronic alcoholism）最常见的神经并发症之一，可与 Wernicke 脑病或 Korsakoff 综合征合并发生。主要由于维生素 B_1 等缺乏和酒精的神经毒性作用所致，病理可见轴索变性及脱髓鞘病变。

临床特征：典型表现肢体远端对称性感觉运动性神经病，双下肢最易受累，出现振动觉和触觉缺失，踝反射减低或消失，可出现远端肌无力，伴自主神经障碍，疼痛是突出的症状，戒酒和补充维生素 B_1 可能使症状进展暂停。

（2）药物性多发性神经病（drug's polyneuropathy）

1）氨苯砜（Dapsone）：是治疗麻风药，可引起可逆性运动性多发性神经病。

2）肼屈嗪（Hydralazine）：抗高血压药，可诱发维生素 B_6 缺乏，导致感觉性多发性神经病，停药后症状消退。

3）异烟肼（Isoniazid）：抗结核药，大剂量应用干扰维生素 B_6 代谢，可引起感觉性多发性神经病，伴营养不良时易于发病，停药后常可自发恢复。应用异烟肼时同时口服维生素 B_6 100mg/d，可预防多发性神经病。

4）吡哆辛（Pyridoxine）中毒可引起感觉性神经元病，导致振动觉、位置觉不成比例地受损，出现感觉性共济失调、Romberg 征、Lhermitte 征及踝反射消失等，疼痛和运动受损不明显。停药数月至数年症状通常可逆。

5）长春新碱（Vincristine）在大多数用药的白血病患者可引起多发性神经病，常见远端感觉缺失及反射消失，后期以运动功能缺失为主，常见便秘，停药或减量后病情改善。

340 嵌压性神经病和临床常见的嵌压综合征及治疗是怎样的?

嵌压性神经病（entrapment neuropathy）是指因神经受压、被牵拉或被邻近的解剖结构压迫成角导致周围神经功能受损。某些周围神经在易受损部位对机械性损伤特别易感，嵌压性神经病最初的显著表现是疼痛或感觉症状。

（1）上肢嵌压综合征

1）腕管综合征（carpal tunnel syndrome）：是正中神经在腕管部受压，常因反复腕部动作、震动工具所导致，早期常出现腕及手部正中神经分布区疼痛及感觉异常，可出现拇短展肌、拇指对掌肌轻瘫和萎缩，手掌桡侧及前 3 个半手指掌侧和第 2、3 指及第 4 指一半的末节指骨背侧感觉缺失，指尖处最明显。检查试验如提内耳征（Tinel sign），轻叩腕掌侧正中神经上方可引出放射至手的正中神经支配区麻刺感。

2）指间神经病（interdigital neuropathy）：由于手掌的骨间管嵌压、创伤、腱鞘炎或关节炎，引起一两个手指疼痛、一或多个神经分布区痛觉过敏或感觉缺失。

3）尺神经病（ulnar neuropathy）：由于肘部的尺神经受损，导致感觉异常、感觉缺失、小指及手尺侧缘夜间疼痛，屈肘或上肢活动可加剧。

4）桡神经病（radial neuropathy）：常见于腋部桡神经因拐杖受压，酗酒者周末晚间麻痹（Saturday night palsy），引起桡神经支配肌无力、瘫痪及感觉缺失。

5）横笛吹奏者神经病（flutist's neuropathy）：横笛压迫导致正中神经分支掌指总神经（common palmar digital nerve）受损，引起两个手指相邻侧感觉缺失，手指脱位或骨折、腱鞘囊肿、腱鞘炎及神经缺血（如糖尿病）等也可出现。

6）保龄球拇指（Bowler's thumb）：由于保龄球长期压迫拇指内侧的掌指神经引起指神经病（digital neuropathy），压迫可能引起神经外周纤维化或纤维组织增生，或引起外伤性神经瘤。

7）胸廓出口综合征（thoracic outlet syndrome）：是颈肋或条索等压迫臂丛下部，导致 C8 ~ T1 分布区疼痛、感觉异常及麻木，常伴手内肌和鱼际肌无力。

（2）下肢嵌压综合征

1）腓神经病（peroneal neuropathy）：由于创伤或腓骨小头压迫腓神经，引起足背屈不能、伸趾无力、足背及小腿下前部感觉缺失等。

2）跗管综合征（tarsal tunnel syndrome）：是胫后神经及分支在跗管内受压，引起足烧灼感，在夜间明显，伴足内肌无力。

3）股神经病（femoral neuropathy）：常表现股四头肌无力，膝反射减弱或消失，可见股前内侧及小腿内侧感觉缺失。

4）隐神经病（saphenous neuropathy）：由于股神经终末感觉支隐神经损伤，引起小腿内侧和膝下部疼痛及感觉缺失。

5）股外侧皮神经病（lateral femoral cutaneous neuropathy）：出现股外侧疼痛、感觉异常或感觉缺失。

6）闭孔神经病（obturator neuropathy）：闭孔神经损伤导致疼痛自腹股沟向下放射至股内侧，伴有股内收肌无力。

（3）治疗：非手术疗法早期可休息，进行理疗和支具制动，缓解症状和控制病情进展，口服非甾体抗炎药或局部注射皮质类固醇。如保守治疗疗效不明显，可考虑手术治疗，腕管松解术可松解受压的正中神经；横笛吹奏者神经病、保龄球拇指可用皮质类固醇局部注射，严重病例可行神经松解术。

341 尺神经病的临床特征及治疗是怎样的?

尺神经病（ulnar neuropathy）是肘部的尺神经受损导致的神经功能缺失。尺神经由 C8、T1 组成，尺神经在肱骨内上髁后方及尺骨鹰嘴处最表浅和易受损伤，尺神经受压、肘管内嵌压及慢性牵拉伤引起的肘外翻畸形也可导致尺神经损伤。

（1）临床特征

1）尺神经受损出现感觉异常、感觉减退和小指及手尺侧缘夜间疼痛等，出现肘部附近疼痛，屈肘或活动上肢常可使疼痛加重。

2）腕掌部反复外伤、关节炎、腱鞘囊肿或良性肿瘤压迫也可引起尺神经损伤，掌内深部终支损伤导致除小鱼际肌群以外的尺神经支配手肌运动功丧失；腕部损伤尺神经及其深、浅支可出现手部感觉及运动受累，手背部感觉不受影响。

3）检查可见拇内收肌，第 4、5 指深屈肌和手内肌无力，小鱼际肌和骨间肌萎缩和平坦，手指分开及合拢受限，小指动作不能，呈外展位，伸肌过度收缩使掌指关节过伸而远端指关节屈曲，状如爪形手（claw hand）；手的尺侧感觉缺失，电生理检查有助于病变定位。

（2）治疗：避免肘部受压和反复屈伸肘部，用夹板将肘部固定于伸展位可使症状减轻，根据病因可考虑手术减压，腱鞘囊肿或良性肿瘤压迫可手术切除。尺神经损伤后手内肌功能恢复较差，特别是高位损伤。晚期功能重建主要是矫正爪形手畸形。

342

桡神经病的临床特征及治疗是怎样的?

桡神经病（radial neuropathy）是桡神经受损导致神经功能缺失。桡神经（radial nerve）由 C5 ~ C8 组成，起自臂丛后束，在臂丛神经中最易受损，桡神经上段紧贴于肱骨中段背侧的桡神经沟由上臂内侧行至外侧。

（1）临床特征

1）桡神经支配肌无力典型症状是垂腕（wrist drop），如在腋下桡神经发出肱三头肌支以上高位受损，上肢各伸肌完全瘫痪，肘、腕关节和掌指关节不能伸展，前臂伸直时不能旋后，常见于拐杖在腋部压迫桡神经。如在肱骨中 1/3 发出肱三头肌分支以下受损，肱三头肌功能完好；若损伤肱骨下端或前臂上 1/3，肱桡肌、旋后肌及腕伸肌功能保存；如在前臂中 1/3 以下损伤仅伸指功能丧失，不出现垂腕，因伸腕肌分支在前臂上部发出；感觉缺失常见于手背拇指与示指间小区域内。

2）周末晚间麻痹（Saturday night palsy）是患者从熟睡中醒来发现伸腕不能，常见于睡眠时以手臂代枕，手术时上臂长时间外展，酗酒或药物成瘾者熟睡时桡神经在肱骨螺旋沟长时间受压等；竞技垒球投掷动作可致投掷手桡神经病（pitcher's radial neuropathy），士兵长时间跪位射击训练也可在螺旋沟损伤桡神经，铅中毒及酒精中毒可选择性损伤桡神经，出现上肢伸肌完全性瘫、垂腕及不能伸掌指关节，但上臂伸侧感觉通常保留。

（2）治疗：可口服维生素 B 族神经营养药，采用物理治疗和腕部夹板有帮助，桡神经再生功能很好，常可自发和完全恢复，除非极严重损伤导致轴索变性。如肱骨闭合性骨折并发桡神经损伤多为神经挫伤，断裂伤较少，可先行保守治疗，3 个月无效后可手术探查，并行神经减压、松解或缝合术。

343

臂丛神经痛的分类及临床特征是怎样的?

臂丛由 C5 ~ T1 脊神经前支组成，主要支配上肢的运动和感觉。受损时出现支配区疼痛称为臂丛神经痛（brachial neuralgia）。

分类及临床特征

（1）特发性臂丛神经痛：也称为臂丛神经炎（brachial neuritis）或神经痛性肌萎缩，泛指肩胛带和上肢疼痛、肌无力、肌萎缩。病因不明，见于轻度外伤、注射、疫苗接种或系统性感染后，偶有家族性病例呈常染色体显性遗传，特点是症状复发。

在成年人多见，有感染或疫苗接种史；急性或亚急性起病，病初伴发热及全身症状。起病典型表现肩部及上肢剧烈疼痛，数日内出现上肢肌无力、反射改变及感觉障碍，C5、C6 最易受累，之后常出现一侧的肌萎缩，但也可为双侧。对症治疗常在数周或数月内恢复，有时恢复不完全。

（2）继发性臂丛神经痛：多因臂丛邻近组织病变压迫所致，颈神经根受压可见于颈椎间盘脱出、颈椎结核、颈髓肿瘤、骨折及脱位等；神经干受压常见于胸腔出口综合征、颈肋、颈部肿瘤、腋窝转移性癌肿导致淋巴结肿大、锁骨骨折、肺沟瘤及臂丛外伤等。

出现肩部及上肢不同程度的疼痛，呈持续性或阵发性加剧，夜间及肢体活动时疼痛明显。可见臂丛分布区感觉障碍、肌萎缩和自主神经障碍，腱反射减低。

344 胸廓出口综合征的临床特征及治疗是怎样的?

胸廓出口综合征（thoracic outlet syndrome，TOS）是指锁骨下动脉、静脉及 C8 ~ T1 臂丛神经在胸廓上口受压产生的临床症状，常见颈肋、条索等压迫。

（1）临床特征

1）出现 C8 ~ T1 神经分布区疼痛、感觉异常及麻木，常见慢性肩痛或上肢痛或麻木，伴手内肌、鱼际肌无力。锁骨下动脉或静脉受压可导致上肢血管缺血或充血表现，部分病人表现类似腕管综合征，出现正中神经受损。

2）电生理检查可见小指及前臂内侧感觉动作电位降低，尺神经、正中神经支配的手固有肌及前臂肌（均含有 C8 的成分）失神经改变。

3）临床确诊胸廓出口综合征较困难，Adson 试验（使头向后和向患侧倾斜）或 Wright 手法（外展和外旋肩部）时出现桡动脉搏动减弱或消失并不完全可靠。

（2）治疗：以保守治疗为主，可采用物理疗法，经腋下径路切除第一肋手术和斜角肌手术极少可以改善症状。

345 肋间神经痛的病因、临床表现及治疗是怎样的?

肋间神经痛（intercostal neuralgia）是肋间神经支配区的疼痛综合征。

（1）病因：常继发于胸膜炎、肺炎及主动脉瘤等，以及胸椎及肋骨外伤后骨痂形成或骨膜炎，胸椎及肋骨肿瘤或畸形，带状疱疹等。

（2）临床表现：出现一或几个肋间的持续性疼痛，常有阵发性加剧，呼吸、咳嗽、打喷嚏均可能加剧，可出现相应肋骨缘压痛及感觉过敏。

（3）治疗：治疗原发病如切除肿瘤、抗感染等；对症治疗可应用镇痛剂、镇静剂及抗抑郁剂，B 族维生素等神经营养药；采用理疗，肋间神经、胸椎旁神经根或交感神经节封闭等。

346

神经痛性肌萎缩的分类及临床特征是怎样的?

神经痛性肌萎缩也称为 Parsonage-Turner 综合征，以肩部的急性剧烈疼痛并放射至上臂、颈背部为特征。

分类及临床特征

（1）特发性神经痛性肌萎缩（idiopathic neuralgic amyotrophy）：可见于臂丛神经炎或多数性单神经炎，也可见于病毒感染、免疫接种、手术或分娩后。通常在肩臂近端肌轻瘫后的数小时至数日出现疼痛，腋神经、肩胛上神经及桡神经最常受累，伴发肌萎缩，感觉缺失不明显，可伴单侧或双侧膈神经麻痹；患者常尽量避免活动上臂，保持屈肘和肩内收位以防引起疼痛，呈屈曲 - 内收征。疼痛常可在数日内消失。

（2）遗传性神经痛性肌萎缩（hereditary neuralgic amyotrophy）：是常染色体显性遗传病。患者常出现复发性、发作性和痛性臂丛神经病，可伴有特征性面容，如两眼距过近、身材矮小和腭裂等。

347

腓神经病的病因、临床特征及治疗是怎样的?

腓总神经是由 L4 ~ S3 组成，腓神经病（peroneal neuropathy）在临床较常见。

（1）病因：腓神经病是腓总神经损伤所致，常见于创伤或腓总神经在绕过腓骨小头最表浅处受压。临床常见于持续长时间蹲位时，如草莓采摘者垂足（strawberry pickers' foot drop），我国常见水稻插秧者垂足，做瑜伽可引起瑜伽垂足（yoga foot drop）等。踢足球时由于踝部用力内翻与跖屈可导致腓骨头处牵张诱发的腓神经病，称为踢球员麻痹（punter's palsy）。分娩时在结石位腓总神经被髋和膝屈曲牵拉可引起产后垂足（postpartum foot drop）。

（2）临床特征：腓总神经麻痹通常表现一侧足和足趾伸展无力或瘫痪，足和足趾背屈不能，足外翻，走路呈跨阈步态，常伴足背及小腿下前部感觉缺失，踝反射保留等。

（3）治疗

1）腓神经病急性期可用皮质类固醇如泼尼松 40mg 晨服；也可用地塞米松 10mg 静脉滴

注，1 次/天。可用神经营养药维生素 B 族。应注意防止神经受压和进一步损伤，足下垂病人需用支撑物直至恢复，随时间推移通常可完全恢复。

2）垂足内翻严重者可用2%普鲁卡因 5～10ml、士的宁 1mg 在腓骨小头前侧阳陵泉穴封闭；或用加兰他敏 2.5mg 封闭，促使肌力恢复。配合针灸、理疗及药物离子透入等。腓神经麻痹产生内翻垂足可带小腿矫形器或穿矫正鞋。完全麻痹者需要行手术矫正。

348 跗管综合征的病因、临床特征及治疗是怎样的?

跗管综合征（tarsal tunnel syndrome）是胫后神经或其分支走行在跗骨管内，通常由于跗管底与韧带顶间受压所致。

（1）病因：跗骨管位于踝部正下方及内踝后方。跗管综合征常见于踝部骨折或脱位、穿鞋不合脚、神经肿瘤压迫及创伤后纤维化等使跗骨管狭窄的任何病变。

（2）临床特征：患者常主诉足部烧灼感感觉异常，站立或行走施压时明显，夜间疼痛尤为常见，患者常将小腿悬挂在床外以获得缓解，有时伴足内肌轻瘫，运动障碍很轻，检查足底和足跟内侧感觉缺失。本病常因踝部的急性事件如外伤等诱发，确诊通常依据电生理检查。

（3）治疗：跗管综合征可先试用皮质类固醇局部注射，保守无效的病例可考虑手术减压治疗。

349 胫神经麻痹的病因及临床表现是怎样的?

胫神经由 L4～S3 组成，胫后神经及其分支走行在跗骨管内受压可引起跗管综合征（tarsal tunnel syndrome）（见 348 问）。胫神经病变的部位还包括：

（1）腘窝部病变：常见的病因包括外伤和局部缺血，其次是肿瘤。

临床表现：胫神经在腘窝部损伤可导致足跖屈和内翻、足趾跖屈和足内肌轻瘫或瘫痪，感觉障碍位于足底和外侧缘。

（2）足内病变：常见的病因包括内侧或外侧跖神经在足内因受压或肿瘤等损伤。

临床表现：胫神经的足内病变可引起个别的神经分布区疼痛、感觉异常及感觉缺失，如内侧跖神经损伤出现足底内侧 2/3 的感觉症状，单一神经受损可出现局限性触痛和内在肌萎缩和轻瘫等。

350

股神经病的病因、临床表现及治疗是怎样的?

股神经病（femoral neuropathy）是指股神经病变或损伤。股神经是腰丛中最大的分支，由L2～L4神经组成，在腰肌与髂肌间沟内、腹股沟韧带下方进入股部。

（1）病因：股神经病临床较常见医源性损伤，如腹股沟疝修补术、全髋置换术、腹腔或妇科手术，如子宫切除术因牵拉器施压引起近端股神经病，膀胱结石位手术或分娩因股部外展外旋过度牵拉导致一或双侧股神经病。股神经损伤也见于枪击伤、刺割伤、骨盆或股骨骨折，盆腔肿瘤或炎症、静脉曲张及股动脉瘤，以及体操运动员和舞者髋部过伸动作导致的牵拉伤等。

（2）临床表现

1）腰丛或骨盆内病变累及股神经的近端，出现股前部肌萎缩，髋部屈曲无力，髂肌、腰肌和股直肌麻痹，股四头肌受累不能伸展小腿，缝匠肌受累不能外旋股部；膝反射减低或消失。股神经损伤表现特殊步态，尽量避免屈膝，行走步伐细小，先伸出健足，然后病足拖曳前行。腹股沟韧带病变可见相似的表现，但不影响股部屈曲（髂肌和腰肌）；股三角内病变导致股四头肌萎缩和轻瘫等纯运动综合征。令患者俯卧位，检查者上抬患者下肢可引发大腿前面和腹股沟疼痛。

2）皮支损伤产生股前内侧和小腿内侧至踝部剧烈疼痛、感觉缺失及痛觉过敏，冲浪运动员用两膝关节快速控制冲浪板可发生神经受损，唯一体征是小腿内侧感觉缺失，可伴水肿、青紫等营养改变，膝腱反射消失，称为冲浪运动员神经病（surfer's neuropathy）。

3）隐神经是股神经的终末感觉支，孤立的隐神经受损常见于股部血栓清除术和股动脉-腘动脉旁路术，常出现疼痛、感觉异常及感觉缺失等。隐神经髌下支损伤可导致膝痛性感觉异常（gonyalgia paresthesia），隐袭发生，屈膝出现膝部针刺样感、麻木及感觉异常。

4）检查令患者俯卧位，检查者上抬患者下肢时出现大腿前面和腹股沟疼痛，患者蹲坐在两脚上可引起疼痛而必须伸直。

（3）治疗：主要为病因治疗，如神经离断伤的缝合术、瘢痕压迫的神经松解术、手术切除盆腔肿瘤等。对症治疗可用皮质类固醇消除神经外伤的水肿和粘连，维生素B族神经营养药、非甾体抗炎药等；可配合针灸、理疗。

351

梨状肌综合征的病因、临床特征及治疗是怎样的?

梨状肌综合征（piriformis syndrome）是坐骨神经在经过坐骨大切迹时引起的嵌压综

合征。

（1）病因：常见骨盆和臀部外伤、手术、纤维带索、占位性病变及梨状肌异常等，裤后袋皮夹可引起引起信用卡皮夹坐骨神经痛（credit-card-wallet sciatica），瑜伽使坐骨神经在股部受压引起的莲花垂足（lotus foot drop）。

（2）临床特征

1）本病主要表现臀部触痛，手指深触诊诱发坐骨神经痛，屈曲的下肢内旋时可激发小腿疼痛，跛行。足背屈肌和跖屈肌瘫痪出现连枷足（flail foot），被动抬举小腿时足呈跖屈和内翻，表现足下垂（foot drop）。

2）可出现屈膝（腘绳肌腱）、足外翻（腓骨肌）、足内翻（胫前肌）、足背屈（胫前肌）、足跖屈（腓肠肌和比目鱼肌）、趾背屈（趾伸肌）和趾跖屈（趾跖屈肌）肌无力或轻瘫；膝以下所有肌肉萎缩；胫神经支配的跟腱反射（S1～S2）减弱或消失。

3）小腿外侧、足背和足底与感觉异常或感觉缺失，可见沿神经走行的触痛，Lasegue 试验使疼痛增强；可见小腿远端脱毛，趾甲及皮肤营养改变等。

4）检查直腿抬高试验在60度前出现疼痛为阳性。梨状肌紧张试验有助于诊断梨状肌损伤，令患者仰卧位于检查床上，将患肢伸直做内收内旋动作，如出现坐骨神经放射性疼痛，再迅速将患肢外展外旋，疼痛随即缓解为阳性。

（3）治疗：主要采取手法治疗，首先要选准部位，患者取俯卧位，双下肢后伸，使腰臀部肌肉放松，术者自髂后上棘到股骨大粗隆做一连线，连线中点直下 2cm 处即为坐骨神经出梨状肌下孔之部位，其两侧为梨状肌。手法才可明显改善症状，局部封闭对缓解疼痛也有作用。

352 股外侧皮神经病的病因、临床表现及治疗是怎样的？

股外侧皮神经病（lateral femoral cutaneous neuropathy）临床较常见，也称为伯恩哈特－罗特综合征（Bernhardt-Roth syndrome）。股外侧皮神经是纯感觉神经，由 L2、L3 神经组成，经过腹股沟韧带下方，在离髂前上棘以下 5～10cm 处穿出大腿阔筋膜，分布于股前外侧皮肤司股外侧区感觉。

（1）病因：常见于受压或外伤、酒精及药物中毒、糖尿病、肥胖、腹部肿瘤和妊娠子宫压迫，穿紧束衣或腰带，长途骑脚踏车或长途远足也可引起，长时间莲花位坐姿可导致莲花神经病（lotus neuropathy），也有病因不明者。

（2）临床表现

1）患者在男性较多见，男、女性约为 3：1，通常发生于一侧，可有家族倾向，呈慢性病程，预后良好。

2）表现为股外侧区疼痛及感觉异常，如蚁走感、烧灼感、麻木感及针刺感等，可伴有感觉缺失，也称为感觉异常性股痛（meralgia paresthetica）。

（3）治疗

1）治疗原发病：如糖尿病、感染和中毒等，肥胖者减肥可能使症状减轻或消失。对症治疗可用维生素 B 族等神经营养药，疼痛严重可口服镇痛剂和镇静剂，理疗、针灸和按摩等可能有效。病程呈自限性，预后良好。

2）封闭疗法：可试用维生素 B_1 100mg 加 654-2 水剂 10mg，或 2% 普鲁卡因 5～10ml，在腹股沟下 5～10cm 该神经穿过阔筋膜部位浸润封闭。

3）手术治疗：疼痛严重、保守治疗无效者可考虑手术治疗，切松和解开使神经受压的阔筋膜或腹股沟韧带。

353 闭孔神经病的病因、临床特征及治疗是怎样的？

闭孔神经病（obturator neuropathy）是闭孔神经（obturator nerve）在腰丛内、骶髂关节附近、骨盆外侧壁或闭孔管内受损所致。

（1）病因：常见于妇科恶性肿瘤、子宫内膜异位症后腹膜手术受损，骨盆骨折、髋部术后、产程长或难产胎头压迫损伤闭孔神经也可引起。

（2）临床特征：本病患者常主诉小腿无力，不能稳定髋关节，闭孔神经病变导致股内侧肌群消瘦、股内收肌无力或轻瘫、髋关节不稳定，疼痛自腹股沟向下放射至股内侧面，出现股内侧面感觉障碍，随着病情进展，以上症状逐渐加重，晚期可出现肌萎缩。

（3）治疗：目前多采取手术探查和施行神经松解术，疗效较好。

354 神经根病及神经丛病的临床特征是怎样的？

神经根病及神经丛病临床常见于压迫性和创伤性病变，也可见于转移性肿瘤压迫或放疗损伤等。

（1）神经根病（radiculopathy）

1）典型表现为压迫性和创伤性病变所致，常见于急性椎间盘突出、颈椎病、颈椎结核、颈髓肿瘤、创伤性神经丛病、颈肋、神经痛性肌萎缩等。

2）神经根损伤综合征（syndrome of radicular nerve damage）表现沿受累的皮节出现放射性疼痛，如臂神经痛（brachial neuralgia），痛觉障碍较其他感觉障碍严重，为后（感觉）根病变引起。受损神经根支配肌出现肌无力，损伤严重可出现肌萎缩，为前（运动）根病变引起。腱反射异常与神经根损伤的节段一致；可出现相应节段的自主神经功能缺失，如出汗、竖毛及血管舒缩功能障碍等。

（2）神经丛病（plexopathy）

1）臂神经丛病（brachial plexopathy）常见于臂丛肿瘤浸润，如肺癌及乳腺癌，可引起肩臂疼痛，呈持续性或阵发性加剧，夜间明显，可伴感觉迟钝。因臂丛下干受损最常见，症状常发生于 C8 及 T1 皮节，约半数患者出现 Horner 征；臂丛上干 C5、C6 神经根病变常见于放射损伤，无力是突出的症状，可伴手臂肿胀，常发生于完成 6000R 以上总剂量放疗后 1 年内的患者。神经丛病变出现运动、感觉受累不符合个别的神经根或周围神经分布，如上臂丛病变引起肩部神经功能障碍，下臂丛病变主要影响手部。

2）腰骶神经丛病（lumbosacral plexopathy）常见于结肠直肠癌、宫颈癌、卵巢癌及肉瘤患者，早期出现一侧的腰骶部剧烈疼痛，伴小腿肿胀，可触及直肠肿物等常提示肿瘤浸润的特征；放射损伤常出现双侧受累症状，伴早期明显的下肢无力。

355

坐骨神经痛的分类、临床特征及治疗是怎样的?

坐骨神经痛（sciatica）是沿坐骨神经通路及其分布区的疼痛综合征。坐骨神经由 L4 ~ S3 神经根组成，是全身最长最粗的神经，经臀部走行于整个下肢，由 L4 ~ S3 神经根组成。

（1）分类：按病因分为原发性和继发性坐骨神经痛。原发性病因不明，可因牙齿、鼻窦、扁桃体感染经血行侵犯引起坐骨神经炎；继发性是由于坐骨神经病变或压迫所致。

按病变部位分为根性和干性坐骨神经痛。根性为椎管内和脊椎病变，常见腰椎间盘突出症、腰椎肥大性脊柱炎、脊柱结核、椎管狭窄、腰骶椎管内肿瘤或蛛网膜炎等；干性为腰骶丛及神经干邻近病变，如骶髂关节炎、关节结核及半脱位，腰大肌脓肿，盆腔肿瘤，子宫附件炎，妊娠子宫压迫、臀部肌内注射不当等。

（2）临床特征

1）常见于青壮年。出现沿坐骨神经径路放射性疼痛，多为单侧性，起自腰或臀部，向股后部、小腿后外侧及足外侧放射，呈持续钝痛或烧灼痛，可阵发性加剧，常在夜间加重，行走和活动时可诱发，患者常取患肢微屈、向健侧卧位的减痛姿势，起床时病侧膝关节屈曲，坐时健侧臀部着力，站立时脊柱向患侧凸。咳嗽、喷嚏和屏气用力可使根性坐骨神经痛加剧，但对干性坐骨神经痛无明显影响。

2）急性腰椎间盘突出导致腰腿部 L5、S1 神经根分布区疼痛，常伴麻木或感觉异常；L5 神经根受累出现足背屈和跖屈无力，S1 神经根受累产生足跖屈无力及踝反射减弱；如出现双腿疼痛和括约肌障碍，提示中央型腰椎间盘突出。

3）检查可见脊柱活动受限，脊旁肌痉挛及直腿抬高试验（Lasegue 征）引发坐骨神经牵引痛，L4、L5 棘旁、臀点、股后点、腓点和踝点有局限性压痛；小腿及足背外侧感觉缺失，踝反射减弱或消失等。

（3）治疗：首先应考虑针对病因治疗，兼行对症治疗，所有的坐骨神经痛患者均宜卧床休息，睡硬板床。应用维生素 B 族神经营养药，镇痛治疗，在病因未明前不建议理疗。

356 颞下颌关节痛的临床特征及治疗是怎样的?

颞下颌关节痛（temporomandibular joint pain）也称为颞下颌关节紊乱综合征，病因未明。

（1）临床特征

1）多在 20～40 岁发病，女性较多，表现颞下颌关节区疼痛、运动异常、弹响等三大症状。患者张口或咀嚼时出现颞下颌关节周围肌群持续性钝痛，可引起咀嚼肌痉挛和张口困难，常有压痛点和扳机点，可伴头痛、耳痛、颈肩痛和耳鸣等。全身性因素如精神紧张、急躁、易怒、失眠等，局部性因素如咬合关节紊乱、不良咀嚼习惯、夜间磨牙等可诱发或加重。

2）X 线检查可见颞下颌关节间隙变窄或增宽，髁状突畸形增生、骨质破坏和运动受限或过大等。

（2）治疗

1）物理及封闭疗法可用红外线照射关节和咀嚼肌，1 次/天，每疗程 7～10 次；或用钙离子导入，每疗程 10 次。可行 2% 普鲁卡因 2ml 关节局部封闭，每日或隔日 1 次，每疗程 7 次；或用 2% 普鲁卡因 0.5ml 加醋酸氢化可的松 0.5ml 关节区封闭，每周 1～2 次，可抗炎止痛。针刺疗法可缓解咀嚼肌痉挛引起的疼痛。

2）注意消除患者不良心理状态，解除精神紧张和疑虑。药物可口服镇静剂如地西泮、氯硝西泮，伴烦躁、焦虑、抑郁者可用文拉法新 75mg/d，阿米替林 25～50mg，3 次/天，对疼痛也有效。关节结构紊乱及骨关节改变宜用阿司匹林 0.3g，3 次/天；布洛芬 100mg，3 次/天。

3）保守治疗无效者可考虑手术治疗，如关节盘摘除术及髁状突高位切除术。

357 灼性神经痛的临床特征及治疗是怎样的?

灼性神经痛（causalgia）是周围神经损伤或受压所致，特别是富交感神经纤维的正中神经、坐骨神经干或胫神经不完全损伤，部分病人出现灼性神经痛。

（1）临床特征

1）灼性神经痛常出现于损伤后 5～10 天，多在指或趾尖、手掌、足底出现烧灼样疼痛，开始时较轻，部位也较局限，很快向患肢近端蔓延并加重，2～5 天即可扩散至前臂或小腿，2～3 周疼痛达到高峰。

2）患者常在局部轻微刺激，甚至情绪激动、噪声、强光、过热等诱因可使疼痛加剧。患者常伴肢端皮肤、血管及指甲营养障碍。

（2）治疗

1）药物治疗可用镇痛药如阿司匹林，合用地西泮和氯硝西泮等；抗神经痛药可用普瑞巴林 150mg，2 次/天口服，也可试用卡马西平、万拉法新；维生素 B_1 和维生素 B_6 各 100mg/d，肌内注射；维生素 B_{12} 500～1 000μg/d，肌内注射，每疗程 15 天。

2）理疗可用普鲁卡因或碘离子透入，超短波等，可行损伤部位神经干周围封闭，星状神经节封闭对上肢痛效果较好，0.5% 普鲁卡因 20ml，每周 2～3 次，6 次为 1 疗程。上肢灼性神经痛可行椎管 T2、T3 交感神经节封闭，0.5% 普鲁卡因 30～40ml，每疗程 6 次。

358 残肢痛和幻肢痛的临床表现及治疗是怎样的？

残肢痛和幻肢痛症状通常可很快消失，持续存在的部分患者难于处理。

（1）临床特征

1）残肢痛（stump pain）为截肢术后肢体断端发生的剧烈疼痛，可能与残肢的神经干断端神经瘤纤维异常放电有关。

表现截肢后肢体残端非常敏感，轻触即可引起剧烈疼痛，如刺痛、跳痛和烧灼痛，情绪激动、噪声及天气变化均可加剧。

2）幻肢痛（phantom pain）：是患者在截肢后仍有肢体存在和疼痛感，可能截肢后由粗纤维进入脊髓痛觉非特异传导通路的抑制性冲动减少，使多突触传递通路兴奋性异常增高所致。

幻肢痛发生率为 2%～10%；幻肢痛表现电击样或烧灼样疼痛，发生于截肢后数日、数周或数月，常发生于再次受伤或精神刺激后。

（2）治疗

1）残肢痛和幻肢痛可应用镇静药如地西泮、氯硝西泮、氯丙嗪等，也可用抗抑郁药如文拉法新、度洛西汀及阿米替林等；镇痛必要时可短期应用布桂嗪 100mg 肌内注射，以及哌替啶、吗啡等，神经营养药维生素 B_1、维生素 B_6 口服，或 100mg/d 肌内注射；维生素 B_{12} 500～1 000μg/d，肌内注射，10～15 天为一疗程。

2）残端软组织或神经瘤部位用 0.5% 普鲁卡因局部浸润有效，并可预测手术切除神经瘤是否有效，应处理残肢端局部感染，去除骨痂压迫和神经瘤，必要时可行再次截肢术。

3）残肢痛、幻肢痛虽有明确的病理基础，但心理因素也起一定的作用，采用心理治疗有助于缓解症状。

359 疱疹后神经痛的临床特征及治疗是怎样的?

疱疹后神经痛（postherpetic neuralgia）是指皮肤疱疹痊愈后4～6周仍然持续存在的皮肤剧烈疼痛。

（1）临床特征

1）疱疹后神经痛好发于60岁以上老年人，40岁以下罕见。疼痛常持续数月，超过1年者少见，但个别可持续几年。好发部位依次为胸部、头面部、腰部及颈部，眼部尤易发生疱疹后神经痛。疼痛为持续烧灼样、刀割样、电击样，轻微刺激如穿衣和走路都可能加剧。

2）皮肤疼痛区常有带状疱疹遗留的色素沉着，可出现感觉过敏、感觉迟钝、感觉异常及感觉缺失等，疼痛范围要比带状疱疹区大，典型可出现一侧背部中线到腹部中线的疼痛带。

（2）治疗：镇痛可采用抗神经痛药如普瑞巴林150mg，2次/天；抗抑郁药如文拉法新75mg或度洛西汀60mg，1次/天，三环类如阿米替林50mg/d，3次/天或75mg每晚顿服，最大剂量150mg/d；吩噻嗪类对慢性神经痛有效，如氯普噻吨200mg/d，连用5天，可长时间解除疼痛；可试用抗癫痫药如苯妥英0.1g，3次/天；卡马西平0.2g，3次/天；可合用抗抑郁药。应用维生素B_1、维生素B_{12}口服。

360 压迫性神经病和营养缺乏性神经病的临床特征是怎样的?

（1）压迫性神经病（compressive neuropathy）：是由于周围神经在敏感部位受压、牵拉或嵌顿所致，周围神经因长期反复受压可引起缺血、水肿，神经纤维节段性脱髓鞘及髓鞘再生等。

临床特征：早期主要表现受累神经支配区感觉异常、麻木、针刺感及疼痛等，呈持续性或阵发加剧，随压迫进一步加重累及运动神经，出现下运动神经损伤表现，如肌无力、腱反射减弱或消失，晚期可出现肌萎缩。例如，腕管综合征导致正中神经受压；嗜酒者入睡时常见桡神经在上臂受压引起周末晚间麻痹（Saturday night palsy），出现垂腕（wrist drop）；腓神经在腓骨颈受压可见垂足（foot drop）。

（2）营养缺乏性神经病：是营养缺乏或代谢障碍所致，常见于吸收障碍引起维生素 B_1 缺乏，见于以精白米为主食地区；维生素 B_{12} 缺乏见于吸收障碍、绝对素食者及恶性贫血的病人。

临床特征：常见多发性周围神经病，表现四肢远端对称性感觉障碍，查体为远端手套袜套形感觉减退，以下肢为主的下运动神经元瘫，可伴手和小腿肌萎缩，四肢腱反射减低或消失，以膝反射、踝反射明显，可见自主神经障碍等。

361

化疗药物诱发的周围神经病的临床特征及治疗是怎样的?

化疗药物诱发的周围神经病（chemotherapy-induced peripheral neuropathy，CIPN）较常见于长春新碱（Vincristine）、顺铂（Cisplatin）、紫杉醇（Paclitaxel）及依托泊苷（Etoposide）等药物。

（1）临床特征

1）应用化疗药物常引起多发性神经病，也可发生单神经病，可伴神经痛，停药仍可进展数月，随后神经病逐渐改善。CIPN 的特征为药物剂量依赖性，以感觉神经受累为主。

2）铂类常引起四肢麻木及感觉异常，可见肌痉挛和疼痛，腱反射消失，精细触觉和深感觉减退及共济失调；检查感觉神经传导速度下降，运动神经不受影响。

3）紫杉醇类常引起痛性、轴索性感觉神经病，表现四肢远端和口周感觉异常或烧灼样痛，振动觉消失，腱反射消失，偶有运动神经、自主神经及脑神经受累，如出现直立性低血压。

4）长春碱类常引起肢端感觉异常，可为首发症状，可见下肢轻瘫，足下垂严重，踝反射减弱消失，少数患者伴自主神经症状，如便秘、腹痛、尿频、排尿困难及性功能障碍，偶见麻痹性肠梗阻、直立性低血压，电生理表现远端轴索损害。

（2）治疗：尚无特殊疗法，停药后数月神经受损症状可减轻。对症治疗如镇痛可应用三环类抗抑郁药、卡马西平等，神经营养药如维生素 B_1 和甲钴胺等。

362

艾滋病性神经病及副肿瘤性神经病的临床特征是怎样的?

（1）艾滋病性神经病（AIDS neuropathy）：可伴发各种类型的周围神经病或为其常见的慢性并发症。

1）远端感觉性多发性神经病（distal sensory polyneuropathy，DSPN）最常见，典型表现

足趾对称性疼痛或感觉异常，如麻木、刺痛、烧灼样及蚁行感等，双手也可受累，逐渐向膝部或肘部发展，成为袜套样分布，通常肌力正常，偶出现足趾肌无力。

2）在有 HIV 危险因素、带状疱疹及无明显原因的痛性感觉性神经病患者，应进行 HIV 的筛查。

（2）副肿瘤性神经病（paraneoplastic neuropathy）：有多种临床类型，可能为肿瘤诱导的抗体所致。

1）亚急性感觉神经病临床最常见，症状通常呈显著不对称，出现疼痛及感觉减退进行性加重，常累及面部、躯干、肢体近端，上肢重于下肢，患者主诉麻木感、烧灼感、刀割样或撕裂样疼痛，深感觉障碍突出，常见于肿瘤诊断前数周或数月甚至数年，最常见于小细胞肺癌。

2）感觉运动神经病多为亚急性或慢性进展病程，出现手套袜套样感觉减退、感觉异常及疼痛，四肢力弱，腱反射减低消失，可有轻度肌萎缩，可伴自主神经症状。感觉神经动作电位不能引出，运动神经可见轴索变性与脱髓鞘混合损害。

3）副肿瘤性自主神经病为亚急性起病，出现肠蠕动减弱、肠梗阻、膀胱功能障碍、直立性低血压、血压不稳、瞳孔运动及泌汗功能障碍、性功能障碍及干眼症等。

363

遗传性神经病的常见类型及临床特征是怎样的？

遗传性神经病的常见类型及临床特征：

（1）遗传性运动感觉性神经病（hereditary motor & sensory neuropathy，HMSN）：也称为夏科－玛丽－图斯遗传性神经病（Charcot-Marie-Tooth，CMT），是一组临床表现型相似的遗传异质性疾病，是遗传性周围神经病最常见类型。

脱髓鞘型（CMT1）和轴突型（CMT2）均为常染色体显性遗传。CMT1 型在 10 岁内发病和慢性进展，是典型腓骨肌萎缩症，双下肢呈倒立酒瓶状或称鹤立腿，弓形足、爪形趾及马蹄内翻畸形，行走呈跨阈步态，肌无力、肌萎缩和肌束震颤，腱反射减退或消失，伴或不伴感觉缺失及皮肤营养障碍等；检查可触及神经变粗，神经传导速度明显下降。CMT2 型发病晚，症状较轻，成年开始有肌萎缩，神经传导速度正常。德热里纳－索塔斯病（Dejerine-Sottas disease）（HMSN3）在 2 岁时发病，伴运动发育迟滞，近端肌无力，伴脊柱侧凸等。

（2）遗传性感觉及自主性神经病（hereditary sensory and autonomic neuropathy，HSAN）：HSAN 1 型为显性遗传，成年早期起病和逐渐进展，远端痛温觉消失，腱反射减低，无运动障碍；HSAN-Ⅱ型为隐性遗传，婴儿期或儿童早期起病。

（3）弗里德赖希共济失调（Friedreich ataxia）：常染色体隐性遗传，偶有显性遗传，出现小脑性共济失调体征及步态，手笨拙，肢体感觉缺失，腱反射消失。

(4) 淀粉样变性（amyloidosis）：遗传性和非遗传性，伴多发性神经病，远端痛温觉缺失，感觉异常，可见腕管综合征，直立性低血压，体温调节性出汗受损，膀胱、直肠及性功能障碍，最终出现远端无力。

(5) 克拉伯病（Krabbe disease）：也称婴儿家族性弥漫性硬化，常染色体隐性遗传，是半乳糖脑苷脂 β-半乳糖苷酶缺乏导致脂质沉积症（lipidosis），表现在婴儿或儿童期发病的多发性神经病。

(6) 坦吉尔病（Tangier disease）：也称无高密度脂蛋白血症，常染色体隐性遗传，出现多发性神经病、白内障及肝脾肿大。

(7) 雷夫叙姆病（Refsum disease）：也称遗传性共济失调性多发性神经病，常染色体隐性遗传，植烷酸（phytanic acid）代谢障碍导致多发性神经病、小脑性共济失调、色素性视网膜炎及鱼鳞癣等。表现四肢远端对称性肌无力，远端小肌肉萎缩，手套袜子型感觉障碍，痛温觉受累，伴感觉异常或自发性疼痛；脑神经常受累常见神经性耳聋，可为首发症状。

(8) 法布里病（Fabry disease）：也称 α-半乳糖苷酶 A 缺乏症，X 连锁隐性遗传，出现痛性感觉及自主神经病、血管角质瘤、肾病和心脏病等，卒中发病率高。

(9) 对受压性麻痹易患性遗传性神经病（hereditary neuropathy with liability to pressure palsies）：常染色体显性遗传，神经轻度受压或牵拉即可出现单神经病或多数性单神经病，电生理检查有助于诊断。

（周文斌）

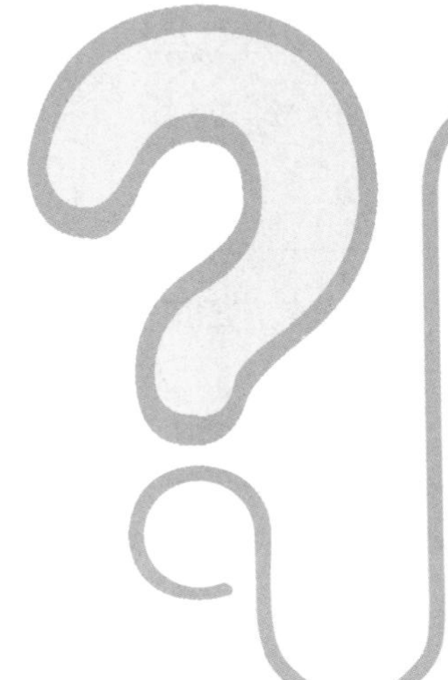

第十二章

脊髓疾病

Disorders of the Spinal Cord

364 脊髓的外部结构及内部结构是怎样的?

脊髓呈微扁圆柱形，有两个膨大，颈膨大和腰膨大，颈膨大相当于 C5 ~ T2 节段，腰膨大相当于 L1 ~ S2 节段，分别发出支配上肢及下肢的神经根。腰膨大以下逐渐变细为脊髓圆锥，其尖端伸出终丝，终止于第 1 尾椎骨膜。

（1）外部结构

1）脊髓表面有六条纵行沟裂：前正中裂、后正中沟，以及前外侧沟、后外侧沟左右各一，脊神经前根由前外侧沟走出脊髓，后根由后外侧沟进入脊髓。

2）脊髓由三层结缔组织被膜包裹：①硬脊膜：上端附于枕骨大孔边缘，延续于硬脑膜，下端在 S2 水平形成盲端，硬脊膜与椎管内面骨膜间隙为硬膜外腔，其中为静脉丛及脂肪组织。②软脊膜：紧贴在脊髓表面，软脊膜在脊髓两侧形成多个三角形突起，穿过蛛网膜附着于硬脊膜内面为齿状韧带，脊神经和齿状韧带对脊髓起固定作用。③蛛网膜：位于硬脊膜与软脊膜之间，蛛网膜与硬脊膜间为硬膜下腔，其间无特殊结构；蛛网膜与软脊膜间为蛛网膜下腔，与颅内蛛网膜下腔相通，其间充满脑脊液。

（2）内部结构：脊髓在横切面上由白质和灰质组成。灰质主要由神经细胞核团和部分胶质细胞组成，位于脊髓中央，呈蝴蝶形或“H”形，中心有中央管。白质主要由上下行传导束及大量的胶质细胞组成，包绕在灰质外周。

1）灰质：由前角细胞、后角细胞、灰质连合及侧角细胞组成。①前角细胞：为下运动神经元，发出神经纤维组成前根，支配有关肌肉。②后角细胞：为痛温及部分触觉第Ⅱ级神经元，接受脊神经节发出的节后纤维，传递感觉冲动。③灰质连合：H 形的中间部分，在 C8 ~ L2 及 S2 ~ 4 节段有侧角。④C8 ~ L2 侧角：主要是交感神经细胞，发出纤维经前根、交感神经支配和调节内脏、腺体功能，C8、T1 侧角发出的交感纤维，一部分沿颈内动脉壁进入颅内，支配同侧瞳孔扩大肌、睑板肌和眼眶肌，另一部分支配同侧面部血管和汗腺。S2 ~ 4 侧角为脊髓副交感中枢，发出纤维支配膀胱、直肠及性腺。

2）白质：包括前索、侧索及后索三部分。前索位于前角及前根内侧，后索位于后正中沟与后角、后根之间，侧索位于前后角之间，主要由上行（感觉）和下行（运动）传导束组成。①下行传导束：主要包括皮质脊髓束、红核脊髓束、顶盖脊髓束等。皮质脊髓束：传递大脑皮质的运动冲动至对侧前角细胞，支配随意运动。红核脊髓束：与皮质脊髓束共同影响肢体远端肌肉运动。顶盖脊髓束：可兴奋对侧的颈肌和抑制同侧的颈肌活动。②上行传导束：包括脊髓丘脑束、脊髓小脑前后束、薄束、楔束等。脊髓丘脑束：传递对侧躯体痛温觉和粗略触觉至大脑皮质。薄束：传递同侧下半身的深感觉和精细触觉；楔束在 T4 以上才出现，传递同侧上半身的深感觉和精细触觉。脊髓小脑前束及后束：传递本体感觉至小脑，参与维持同侧躯干与肢体的平衡与协调。

365 脊髓节段及其与脊椎的定位关系是怎样的?

脊髓是中枢神经系统的组成部分之一，是脑干向下延伸的部分，上端在枕骨大孔与延髓相连，以 C1 为界，下端在 L1 下缘形成脊髓圆锥。

（1）脊髓节段：脊髓全长 42～45cm，占椎管的上 2/3，发出 31 对脊神经，包括颈（C）神经 8 对，胸（T）神经 12 对，腰（L）神经 5 对，骶（S）神经 5 对，尾神经 1 对；脊髓也相应地分为 31 个节段。

（2）脊髓节段与脊椎的定位关系

1）脊髓节段药比相应的脊椎位置高，颈髓节段比颈椎高 1 节，上中胸髓节段比胸椎高 2 节，下胸髓节段比胸椎高 3 节，腰髓相当于 T10～12 水平，骶髓相当于 T12 及 L1 水平。因此，可根据影像学显示的脊椎节段推算出脊髓病变的水平。

2）神经根均由相应的椎间孔走出椎管，由于脊髓与脊柱长度不等，越是下位脊髓节段的神经根愈向下偏斜，腰段神经根几乎垂直下降，形成“马尾”，马尾由 L2 至尾节共 10 对神经根组成。

366 脊髓病变的常见类型及临床特征是怎样的?

脊髓病变临床较常见，了解脊髓病变常见类型及临床表现有助于定位诊断。

（1）脊髓完全性损害：病变通常位于 1～2 个脊髓节段，出现病变水平以下的双侧上运动神经元瘫，传导束性深、浅感觉障碍，尿便障碍，常见于急性横贯性脊髓炎。

（2）脊髓不完全性损害

1）脊髓半切综合征（Brown-Séquard syndrome）表现病变节段以下的同侧上运动神经元瘫、深感觉障碍及血管舒缩功能障碍，对侧痛温觉障碍，触觉保留；由于后角细胞发出纤维先在同侧上升 2～3 个节段再经灰质前连合交叉至对侧组成脊髓丘脑束，使对侧传导束型感觉障碍的平面较脊髓受损节段水平低 2～3 个节段。

2）中央管周围病变：后角细胞发出痛温觉纤维在前连合交叉，中央管周围病变常导致双侧对称的节段性分离性感觉障碍，痛温觉缺失，触觉保留。

3）侧索病变：皮质脊髓侧束病变导致损伤平面以下病侧肢体上运动神经元瘫，如原发性侧索硬化等。

4）前索病变：脊髓丘脑前束受损导致病灶对侧平面以下粗触觉障碍，刺激性病变产生对侧平面以下难以名状的弥散性疼痛伴感觉过敏。

5）后索病变：薄束、楔束病变出现振动觉、位置觉缺失及感觉性共济失调；由于识别性触觉障碍，不能辨别在皮肤写的字或几何图形，如脊髓痨和糖尿病导致的假性脊髓痨；后索刺激性病变可出现相应支配区电击样剧烈疼痛。

6）前角病变：导致支配肌肉瘫痪和肌萎缩，伴肌张力显著减低、腱反射消失；常见于急性脊髓灰质炎、进行性脊髓性肌萎缩。

7）后角病变：出现病变同侧相应皮节的节段性分离性感觉障碍，痛温觉缺失，触觉保留。

8）侧角病变：C8～L2 侧角是脊髓交感中枢，受损导致血管舒缩、泌汗及营养障碍，C8～T1 病变可见 Horner 征；S2～4 侧角是脊髓副交感中枢，受损出现膀胱、直肠及性功能障碍。

临床所见的脊髓病变常表现为某些病变类型的不同组合，如前角与侧索锥体束同时受损可见于肌萎缩侧索硬化；后索与侧索锥体束同时受累见于亚急性联合变性；前索和侧索同时受累见于脊髓前动脉闭塞综合征；脊髓小脑束、后索与锥体束同时受累见于遗传性小脑性共济失调；神经根脊髓病、脊膜脊髓病和神经根脊膜脊髓病等可见于脊髓病变伴脊神经前根、后根和脊膜损害等。

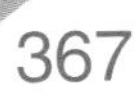

367 脊髓的动脉血液供应和静脉回流是怎样的?

（1）脊髓动脉血液供应：主要有三个来源。

1）脊髓前动脉：发自两侧椎动脉的颅内部分，于延髓腹侧合为一支，沿脊髓前正中裂下行，供应全部的脊髓，每厘米分出 3～4 支沟连合动脉，供应脊髓横断面前 2/3 区域，包括中央灰质、前索、侧索及皮质脊髓束。沟动脉系终末支，易发生缺血性病变导致脊髓前动脉综合征。

2）脊髓后动脉：发自同侧椎动脉的颅内部分，左右各一支，沿后外侧沟下行，供应脊髓横断面后 1/3 区域，包括脊髓后索。脊髓后动脉略呈网状，分支间吻合较好，很少发生供血障碍。

3）根动脉：由于颈髓还接受来自椎动脉及甲状腺下动脉分支的供应，胸、腰、骶髓分别接受来自肋间动脉、腰动脉、髂腰动脉和骶外动脉等分支供应。这些分支沿脊神经根进入椎管，称为根动脉，进入椎间孔后分为前后两支，即根前动脉与根后动脉，分别与脊髓前动脉和脊髓后动脉吻合，形成围绕脊髓的冠状动脉环，分出小分支供应脊髓表面结构，发出小穿通支进入脊髓，供应脊髓实质的外周部。大多数根动脉较细小，但 C6、T9、L2 的根动脉较粗大。由于根动脉补充供血，使脊髓动脉血流十分丰富，不易发生缺血。脊髓前动脉与根前动脉主要供应脊髓前角、中央管周围、灰质后角前半部及前索、前连合、侧索深部；脊髓后动脉、后根动脉及动脉冠主要供应后角表浅部分、后索、侧索表浅部。

临床须注意，脊髓动脉循环最不充足的节段是相邻两条根动脉分布区的交界处，T4 和 L1 最易发生供血不足；脊髓横切面有三个供血薄弱区，即中央管、皮质脊髓侧束和脊髓前角。

（2）脊髓静脉回流：通过根前静脉、根后静脉引流至椎静脉丛，后者向上与延髓静脉相通，在胸段与胸腔内奇静脉及上腔静脉相通，在腹部与下腔静脉、门静脉及盆腔静脉相通。由于椎静脉丛内压力很低，无静脉瓣，血流方向常随胸、腹腔压力，如举重、咳嗽、排便等而改变，是感染及恶性肿瘤入颅的可能途径之一。

368

常见的脊髓综合征的临床表现及典型疾病是怎样的？

临床常见的脊髓综合征通常是脊髓横断面不同病变的组合，依据脊髓病变的特定部位与组合可能推测病变性质，有助于脊髓病变的定性。

脊髓综合征及典型疾病：

（1）脊髓完全横断综合征：常见于急性横贯性脊髓炎、脊髓外伤、脊髓压迫症晚期、脊髓血管畸形出血、转移癌、脊柱结核等。

2）脊髓半切综合征：常见于髓外硬膜内肿瘤引起慢性脊髓压迫症，以及脊髓空洞症、髓内肿瘤、脊髓出血等。

3）脊髓后侧索联合综合征：常见于亚急性联合变性、结核性脊膜脊髓炎。脊髓后索及后根损害出现下肢振动觉及位置觉缺失、Romberg 征及感觉性共济失调；锥体束受损出现双下肢痉挛性截瘫、腱反射亢进及 Babinski 征等。

4）脊髓后角与中央灰质综合征：出现对称性节段性分离性感觉障碍。常见于脊髓空洞症、髓内肿瘤、脊髓出血、脊髓过伸性损伤等。

5）后索、脊髓小脑束及锥体束联合综合征：常见于 Friedreich 共济失调，脊神经节神经元变性导致脊髓后索变性，振动觉、位置觉缺失，Romberg 征及感觉性共济失调。脊髓小脑束变性出现共济失调，常为首发症状，病人站立、起坐和行走时明显，走路宽步基呈“之”字形；晚期锥体束变性出现肢体痉挛、弓形足，常见于脊髓小脑性共济失调伴痉挛性轻截瘫。

6）脊髓后索与后角联合综合征：典型表现振动觉、位置觉及实体觉缺失，Romberg 征，感觉性共济失调、痛觉过敏等。常见于脊髓痨、亚急性联合变性、Friedreich 共济失调、糖尿病假性脊髓痨、外伤及髓外肿瘤等。

7）脊髓前角与锥体束联合综合征：前角细胞损害产生肌萎缩和弛缓性轻瘫，上肢和手肌表现明显；锥体束受损表现痉挛性轻瘫，腱反射亢进。常见于肌萎缩侧索硬化。

8）脊髓前角或前根病变综合征：常见颈髓膨大及腰髓膨大神经元受损，出现相应肌群弛缓性瘫和肌萎缩等。常见于急性脊髓灰质炎、进行性脊髓性肌萎缩、脊髓空洞症、脊髓出血、脊髓循环障碍等。

9）脊髓锥体束综合征：脊髓前索及侧索锥体束病变常缓慢进展，最初双腿沉重无力，逐渐进展为双下肢痉挛性轻截瘫，伴腱反射亢进、痉挛步态等。常见于遗传性痉挛性截瘫、原发性侧索硬化、肌萎缩侧索硬化早期等。

10）脊髓前索与侧索综合征：出现痉挛性或弛缓性截瘫，尿潴留，无感觉障碍。常见于脊髓前动脉闭塞综合征。

11）脊髓后1/3病变综合征：出现深感觉缺失和感觉性共济失调，可伴急性根痛，肌力及痛温觉保存。常见于脊髓后动脉闭塞综合征。

12）后根综合征：几个邻近后根完全性损伤导致相应皮节区感觉缺失，不完全性损伤易损害痛觉，出现剧烈根痛和腱反射减弱等。

13）脊神经节综合征：常见于病毒感染，累及一或数个邻近脊神经节，常见于胸段，出现相应皮肤区疼痛、发红、带状疱疹及感觉异常，疼痛难忍呈刀割样，罕见的情况累及脊髓前角引起局限性弛缓性瘫。常见于带状疱疹，偶伴发于椎骨转移癌、结核性脊柱炎及白血病等。

369 腰穿和脑脊液检查对脊髓疾病的诊断有何价值？

腰穿和脑脊液检查对脊髓疾病诊断及鉴别诊断的价值有时是不可取代的。

（1）脊髓压迫症：常见于脊髓肿瘤，约占1/3，如髓内肿瘤、髓外硬膜内肿瘤、硬膜外肿瘤及马尾肿瘤等，脊髓血管畸形、椎间盘脱出等也可引起。腰穿压颈试验不通畅或梗阻，蛋白增高而细胞数正常，蛋白含量 > 10g/L，脑脊液呈黄色，流出后自动凝结称 Froin 综合征。梗阻部位愈低，蛋白含量愈高，髓外硬膜内肿瘤引起蛋白增高最明显。

（2）急性脊髓炎：腰穿压力不高，细胞 CSF 数正常或增高，通常（20～200）$\times 10^6$/L，淋巴细胞为主，蛋白轻度增高（0.5～1.2g/L），糖与氯化物含量正常。椎管通常无梗阻，如脊髓水肿严重可有部分梗阻，蛋白含量可高达2g/L以上。

（3）脊髓硬膜外脓肿：压颈试验可出现梗阻现象，CSF 蛋白细胞分离，糖正常。

（4）脊髓空洞症：腰穿压力正常，CSF 细胞数正常，蛋白正常，空洞较大引起椎管部分梗阻时蛋白增高。

（5）亚急性联合变性：腰穿压力正常，CSF 细胞数正常，蛋白正常或轻度增高，少数可见蛋白轻度增高。

（6）脊髓蛛网膜炎：如蛛网膜粘连时腰穿初压可较低，CSF 无色透明或淡黄色，蛋白增高，细胞数增高。

370 急性横贯性脊髓炎的临床特征及治疗是怎样的？

急性横贯性脊髓炎（acute transverse myelitis）是非特异性炎症导致急性横贯性脊髓损害，病理为脊髓白质脱髓鞘病变或坏死，导致脊髓运动、感觉功能缺失和尿便障碍。病因可为感染后或疫苗接种后变态反应，可见于多发性硬化（MS）、视神经脊髓炎谱系疾病（NMOSD）脱髓鞘病变及副肿瘤综合征等。

（1）临床特征

1）常见于青壮年和儿童，无性别差异；病前数日或 1～2 周常有上呼吸道感染或疫苗接种史，受凉、过劳及外伤等诱因。急性起病，数小时至 2～3 天进展到高峰。首发症状常见双下肢麻木、无力及病变节段束带感，脊髓完全横贯性损害表现病变水平以下的截瘫、传导束性感觉障碍及自主神经功能障碍等。

2）急性期表现脊髓休克，是急性病变导致脊髓功能过度抑制，表现弛缓性截瘫、肌张力减低及腱反射消失，不出现病理征，可有尿潴留，表现无张力性神经源性膀胱，休克期一般为 3～4 周。恢复期可见肌张力逐渐增高、腱反射亢进，出现病理征，肌力开始由远端恢复，感觉平面逐渐下降；膀胱充盈 300～400ml 即自动排尿，出现反射性神经源性膀胱，表现反射性尿失禁。自主神经症状还可见病变平面以下无汗、皮肤水肿、干燥及指甲松脆等。

3）影像学检查，MRI 典型显示病变部位脊髓增粗，髓内多发片状或斑点状病灶，呈 T1WI 低信号、T2WI 高信号，强度不均，可有强化，常局限于 1 或 2 个节段，T3～5 节段多见，多数或融合病灶少见，有的病例可始终未发现异常。

4）腰穿脑压正常，常见炎性脑脊液改变，脑压正常，压颈试验通畅提示无椎管梗阻。细胞数正常或稍增多，蛋白轻度增高，糖和氯化物正常。急性期出现梗阻可能因脊髓炎性水肿，2～3 周后出现梗阻可能由于脊髓蛛网膜粘连。

5）电生理检查：视觉诱发电位（VEP）正常，可与 MS 及 NMOSD 鉴别。下肢体感诱发电位（SEP）波幅可明显减低；运动诱发电位（MEP）异常，可作为判断疗效和预后的指标。肌电图可呈失神经改变。

（2）治疗：本病治疗主要减轻脊髓损伤、防治并发症及促进神经功能恢复。

1）糖皮质激素：急性期可用大剂量甲泼尼龙短程冲击，500～1000mg 静脉滴注，1 次/天，连用 5 天；也可用地塞米松 10～20mg 静脉滴注，1 次/天，10～20 天为一疗程；之后改服泼尼松，40～60mg/d，维持4～6周后或随病情好转逐渐减停，但疗效尚未被严格评估。

2）大剂量免疫球蛋白静脉滴注（IVIG）：应在横贯性脊髓炎急性期尽早使用，成人0.4g/（kg·d），静脉滴注，连用5～7天。激素治疗无效的患者也可应用血浆置换或免疫抑制剂环磷酰胺。

3）预防感染：尤其尿路感染可选用适当的抗生素，尿潴留应无菌导尿和留置导尿管，应用庆大霉素或甲硝唑膀胱冲洗，2次/天。

4）急性上升性脊髓炎可能出现呼吸肌麻痹，必要时可行气管切开和辅助呼吸。加强营养可给予易消化和富含维生素食物，给予维生素 B_1、维生素 B_6、维生素 B_{12}、维生素C及血管扩张剂、神经营养剂等。

5）尽早开始康复治疗有助于肢体功能恢复，患者多在数月好转，通常在3个月之后，但仍可残留功能缺失。

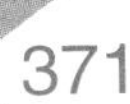

371 急性脊髓炎的尿潴留处理和压疮防治是怎样的?

急性脊髓炎的尿潴留处理及压疮防治与患者预后有密切关系。

（1）尿潴留可先用针刺治疗，选取气海、关元和三阴交等，无效时须留置导尿，半封闭式冲洗引流装置，每日更换消毒尿瓶。应用庆大霉素8万u加入生理盐水500ml或甲硝唑250ml膀胱冲洗，保留半小时放出，1～2次/天。鼓励病人多饮水，每3～4小时排尿，保持膀胱一定容量，防止挛缩。尿路感染应及时检菌，根据病原菌选用适当的足量及敏感抗生素静脉滴注，膀胱功能恢复后尽早拔除导尿管。

（2）加强压疮护理，保持皮肤清洁干燥，被褥平整，定时翻身，每2～3小时1次。避免局部皮肤长期受压。骶部、足根、肩胛部等骨隆起处加垫气圈，按摩皮肤，活动瘫痪肢体和预防挛缩。如皮肤发红可用70%酒精或温水擦拭，涂以滑石粉或3.5%安息香酊；如已发生压疮，应控制浅表创面感染扩大，有脓液和坏死组织应手术清除，创面炎症消退时可局部紫外线照射，外敷紫草油纱条，促使肉芽组织生长愈合。

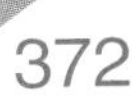

372 上升性脊髓炎与上升性麻痹的鉴别诊断是怎样的?

上升性脊髓炎与上升性麻痹是完全不同的概念，临床须注意鉴别。

（1）上升性脊髓炎是急性脊髓炎的危重型，起病急骤，感觉障碍平面常于数小时或1～2天上升到高颈髓水平，瘫痪也由下肢迅速波及上肢甚至延髓支配肌群，出现吞咽困难、构音障碍或呼吸肌麻痹，严重的可导致死亡。

（2）上升性麻痹又称为 Landry 麻痹，病变主要在前根和脊髓前角，表现下运动神经元损伤，出现弛缓性瘫痪，腱反射减弱和消失，临床常见于 Guillain-Barré 综合征、脊髓前角灰质炎等。

由于上升性脊髓炎处于脊髓休克期，肢体呈弛缓性瘫痪，易与上升性麻痹的弛缓性瘫混淆，但上升性脊髓炎出现传导束性感觉障碍，也呈上升性，以及自主神经症状如尿便障碍；上升性麻痹主要表现运动障碍，部分病人出现手套袜子型感觉障碍或肢体酸痛不适感等。

上升性脊髓炎与上升性麻痹的鉴别见表 12-1。

表 12-1　上升性脊髓炎与上升性麻痹的鉴别

鉴别点	上升性脊髓炎	上升性麻痹
病变部位	脊髓横贯性损害	脊髓前根或前角病变
常见疾病	急性脊髓炎	Guillain-Barré 综合征，脊髓灰质炎
瘫痪	由下肢迅速波及上肢或延髓支配肌群	由下肢迅速向上肢发展
感觉障碍	传导束性感觉障碍	手套袜子型感觉障碍，肢体酸痛不适
括约肌障碍	有且严重	无或极少发生
脑神经受累	延髓支配肌，出现吞咽困难，构音障碍	多为面神经，可为双侧

373 急性脊髓前角灰质炎的临床表现和治疗是怎样的?

急性脊髓前角灰质炎（acute poliomyelitis）是脊髓灰质炎病毒引起的急性感染性前角细胞疾病，俗称小儿麻痹症。脊髓灰质炎病毒（poliovirus）属微小 RNA 族肠道病毒，可分Ⅰ、Ⅱ、Ⅲ等三种血清型，其中Ⅰ型最易引起瘫痪和发生流行，Ⅲ型次之。主要侵犯脊髓前角，腰髓是好发部位。通常经粪－口途径感染，潜伏期 5～35 天。该病在世界某些地区仍很常见，我国推行免疫接种已罕见。

（1）临床表现

1）轻型也称为顿挫型，占 80%～90%，常见于 2～4 岁幼儿，5 岁后显著减少。仅表现轻度发热、不适、头痛、咽喉痛和呕吐等，24～72 小时恢复。

2）重型突然发病，无前驱症状，多见于年长儿和成人，潜伏期 7～14 天，也可达 35 天。出现发热、剧烈头痛、无菌性脑膜炎等症状，颈背僵硬和深部肌痛，脊髓受损节段不规则非对称性弛缓性肢体瘫，多局限于一侧下肢，腱反射消失，无感觉障碍，或可有感觉异常，少数病例累及脑干运动神经核出现脑神经麻痹症状。脑脊液检查糖、氯化物正常，蛋白轻度增高，细胞数（20～300）$\times 10^6$/L，早期中性粒细胞为主，后期淋巴细胞为主。

（2）治疗

1）尚无针对脊髓灰质炎病毒的特效药物，通常采取支持疗法，抗生素及患者恢复期血清均不能缩短病程。轻型无菌性脑膜炎仅需卧床休息数日，给予充足营养和解热镇痛药，肌肉痉挛疼痛可湿热敷、按摩，每日数次。

2）发热或瘫痪进展较广泛的患者可用免疫球蛋白静脉滴注，成人20g/d，儿童200～400mg/（kg·d），1次/天，连用3～5天。瘫痪初期可用皮质类固醇，如甲泼尼龙30mg/（kg·d），连用3天，减轻脊髓炎症水肿和渗出，继发感染可应用抗生素。

3）患者常伴尿潴留，可用拟交感神经药氯贝胆碱5～30mg口服或2.5～5mg皮下注射，3～4次/天。导尿并给予抗生素控制感染，应大量饮水防止尿道结石。脊髓病变引起呼吸肌麻痹，延髓病变引起呼吸衰竭需气管切开，辅助呼吸。

4）恢复期可行肢体康复训练，辅以针灸、理疗等，患者在半年内仍有自然恢复的趋势，患儿严重畸形可手术矫正。口服脊髓灰质炎减毒活疫苗可有效预防本病，流行期有密切接触史的5岁以下儿童可用免疫球蛋白0.3～0.5mg/kg被动免疫。

374

急性脊髓灰质炎与脊髓灰质炎样综合征临床如何鉴别?

急性脊髓灰质炎临床需注意与脊髓灰质炎样综合征鉴别。

（1）脊髓灰质炎样综合征是克萨奇（Coxackje）或ECHO病毒感染，临床表现可与脊髓灰质炎相似，典型症状是病前发热、肌痛及腹泻等，数日后迅速出现肢体瘫，不伴感觉障碍。

（2）确诊有赖于鼻咽分泌物、粪便和CSF病毒培养或聚合酶链反应（PCR）检测病毒核酸。

（3）本病预后较好，可采用支持或对症治疗，即使严重瘫痪患者多可在60天恢复，死亡率极低。

375

其他感染性前角细胞疾病的临床表现及治疗是怎样的?

感染性前角细胞疾病临床可见脊髓灰质炎后综合征和西尼罗病毒感染等。脊髓灰质炎后综合征病因不明，可能与原发性感染使脊髓细胞库衰竭，随年龄增长导致前角细胞丧失有关。

（1）脊髓灰质炎后综合征（post-polio syndrome，PPS）

1）临床表现：急性脊髓灰质炎患者运动功能部分或全部恢复并稳定多年后，先前曾受累的肌肉或似乎未受累的肌肉出现肌无力并逐渐加重，常伴肌痛和易疲劳感，病情缓慢进展，可能导致日常活动受限。

2）治疗：本病无特效治疗，可采取支持或对症治疗。

（2）西尼罗病毒感染（West Nile virus infection）

1）临床表现：是由感染病毒的蚊子传播，临床常见脑膜脑炎或急性麻痹型脊髓灰质炎症状，可表现急性局灶性或全身性病变，以非对称性肌无力或快速上升性四肢瘫为特征，可被误诊为 Guillain-Barré 综合征。电生理检查对确定病变性质及程度、与其他神经疾病鉴别及提示预后均有帮助。脑脊液检查可见细胞数增多，常以中性粒细胞为主，也可能检出病毒特异性 IgM 抗体。

2）治疗：以支持或对症治疗为主。

376 临床常见的非感染性前角细胞疾病的临床表现是怎样的？

临床常见的非感染性前角细胞疾病包括脊髓延髓肌萎缩症、淋巴瘤、副肿瘤综合征及单克隆丙种球蛋白病等。

（1）脊髓延髓肌萎缩症（spinal and bulbar muscular atrophy）：本病也称为肯尼迪病（Kennedy disease），是一种性连锁隐性遗传病，与位于 Xq11-q12 的雄激素受体（androgen receptor，AR）基因的第一个外显子 N' 端的一段 CAG 重复序列异常增多有关，肌无力的严重程度和发病早晚与 CAG 的重复度有关。

临床表现：临床以肌无力、痛性痉挛及震颤等起病，缓慢进展，逐渐出现肢体和延髓支配肌萎缩，缩拢口唇可促发下颏颤搐动作，可伴男性乳房发育和生殖功能降低等雄激素低下表现。本病较运动神经元病预后好。

（2）淋巴瘤（lymphoma）：是一种罕见的并发症是前角细胞疾病（anterior horn cell disease），症状常出现于淋巴瘤确诊后。

临床表现：临床常见双下肢无力，可呈斑片状分布，延髓肌和呼吸肌不受累。症状常在数月内进展，可自发缓解。检查可见双下肢力弱，腱反射减弱，无感觉缺失或较轻。

（3）副肿瘤综合征（paraneoplastic neurological syndromes，PNS）：常见于恶性肿瘤患者，但并非肿瘤直接压迫、浸润、转移等引起的神经或肌肉损伤综合征，药物副作用也可能引起类似症状，PNS 可侵及神经系统各个部位。

临床表现：通常中年以上起病，症状多样，可出现运动神经元病症状，是副肿瘤综合征的不典型表现。

（4）单克隆丙种球蛋白病（monoclonal gammopathy）：是一种肿瘤性或具有肿瘤倾向的浆细胞病，由源自B细胞系的单克隆浆细胞异常增殖和分泌免疫球蛋白所致。包括多发性骨髓瘤（MM）、华氏巨球蛋白血病（WM）、重链病、原发性淀粉样变性（AL）及意义未明的单克隆丙种球蛋白病（MGUS）等，发生率可随年龄增长。

377 急性化脓性脊髓炎的临床表现及治疗是怎样的？

急性化脓性脊髓炎（acute suppurative myelitis）是急性化脓性感染引起的急性脊髓炎症病变，临床极罕见，常并发髓内脓肿，可导致脊髓节段性、上升性或横贯性损害。

（1）临床表现

1）本病在任何年龄均可发病，20～50岁居多，急性起病，先出现高热、寒战等全身性中毒症状，发热时或数日后出现完全性或不完全性截瘫，病变平面以下感觉障碍及括约肌功能障碍，截瘫与发热常同时发生。病变多位于胸髓，身体健壮者中毒症状可不明显。偶见医源性感染，多见于腰穿后3～5日，无全身性中毒症状，常见背部及周身肌肉酸痛。检查可见脑膜刺激征如Kernig征及神经根刺激征如Laseque征，脊髓运动、感觉及尿便障碍等。

2）外周血白细胞增高，中性粒细胞为主。血培养可能检出细菌。腰穿压颈试验通畅，如不全阻塞提示脊髓脓肿形成，CSF黄变或透明，细胞数及中性粒细胞增多，蛋白增高，糖及氯化物降低。

（2）治疗：应选择敏感和足量的抗生素，通常联合应用广谱抗生素抗炎治疗。如果脊髓MRI检查已确定脓肿的确切位置，可行手术切除，脓腔引流使脓肿局限，但常遗留不同程度感觉障碍、瘫痪及尿便障碍等残疾。

378 结核性脊膜脊髓炎的临床表现及治疗是怎样的？

结核性脊膜脊髓炎（tuberculous menigomyelitis）多由于脊柱结核累及脊膜或脊髓血管，结核性肉芽肿导致脊髓受压，脊髓膜炎引起动脉炎和脊髓梗死等。本病在静脉注射吸毒者、无家可归者中较常见。病理可见髓内单发或多发结核肉芽肿或结核球，严重者伴空洞形成，常见脊膜及神经根增厚。

（1）临床表现

1）患者病前多有结核病史，慢性或亚急性起病，多累及胸腰段脊髓，常见不完全性脊髓损害，出现病变水平以下的感觉障碍、轻截瘫及尿便障碍；如有根痛或出现节段性、不对称性感觉障碍可能提示病变以脊膜或蛛网膜损害为主；部分病人可伴低热、食欲缺乏、消瘦及盗汗等症状。

2）腰穿可见椎管通畅或不全梗阻，CSF 无色透明，细胞数轻度增加，淋巴细胞为主，蛋白轻度增高，糖及氯化物降低。

（2）治疗：本病一经确诊应立即行正规抗结核及综合治疗，早期诊治可能相当程度的保存脊髓功能，抗结核治疗较晚或不彻底的患者后遗症明显，可并发结核性脑膜脑炎。

379 梅毒性脊髓炎和脊髓痨的临床表现及治疗是怎样的?

梅毒（syphilis）是苍白密螺旋体（Treponema pallidus）感染引起的全身性疾病。梅毒性脊髓炎（syphilitic myelitis）和脊髓痨（tabes dorsalis）是临床最常见的神经梅毒（neurosyphilis）。

（1）梅毒性脊髓炎临床表现

1）梅毒性脊髓炎是神经梅毒的早期症状，多在梅毒感染后 3 ~ 5 年发病。起病可急可缓，部分患者出现剧烈的疼痛发作，数日至数周迅速出现双下肢瘫、病变平面以下感觉缺失及尿潴留；缓慢进展的病例脊髓功能受损较轻，称为 Erb's 梅毒性痉挛性截瘫。

2）颈髓病变常引起颈部及上肢疼痛，逐渐出现上肢肌萎缩、腱反射减低、感觉缺失，下肢肌张力增高、反射亢进及病理征等。脊膜增厚或粘连压迫神经根和脊髓产生颈肩痛和肌萎缩，脊髓受压出现锥体束征；动脉内膜炎导致脊髓梗死起病迅速，症状可因病变血管而异，脊髓前动脉受累引起痉挛性截瘫、尿潴留，但不出现感觉障碍。

（2）脊髓痨临床表现

1）常在梅毒感染后 10 ~ 30 年发病，男性较多，约 4 : 1，起病隐袭。病变累及后根和后索，以腰骶髓为主，典型表现电击样疼痛，下肢阵发性钻痛或刀割痛，或呈撕裂或烧灼样，或出现全身游走痛，挤压跟腱、腓肠肌和睾丸等疼痛可减轻或消失，但遗留感觉过敏，可有腰部束带感。后根及后索受损常见下肢位置觉、振动觉缺失，行走踩棉花感，步态蹒跚，跨阈步态，肌张力减低，腱反射减弱或消失，出现 Romberg 征，需扶杖行走。

2）阿 – 罗（Argyll-Robertson）瞳孔是常见的重要体征，见于约 90% 的患者，表现光反射消失，调节反射存在，瞳孔中度扩大、边缘不规则；20% 的患者可有复视，晚期动眼及外展神经麻痹。原发性视神经萎缩导致进行性视力减退等，偶见嗅觉或味觉缺失、听力减退、眩晕及舌肌无力等。

3）S2 ~4 节段后根受损产生自主神经障碍，如患者对膀胱充盈无尿意感，引起尿潴留及充溢性尿失禁、便秘及阳痿等。

4）脊髓后根的内脏感觉纤维受刺激产生内脏危象，常见胃危象，表现阵发性上腹剧痛和持续呕吐；喉危象是声带展肌无力及声门狭小导致发作性喉痛、咳嗽、呼吸困难伴哮鸣等；膀胱危象表现下腹痛、排尿痛及尿频；直肠危象表现下腹痛、坠肛及排便感等。

5）神经性关节病（neurarthropathy）常见于膝、髋关节，或脊柱、肩关节、踝关节及手足小关节，表现关节无痛性肿胀、严重畸形及皮肤营养性溃疡。

6）脑脊液压力正常，单个核细胞数 $<7\times10^{6}/L$，蛋白正常或轻度增高。CSF 梅毒反应阳性率几乎为 100%。

（3）治疗

1）病因治疗首选青霉素，因梅毒密螺旋体不能产生青霉素酶，青霉素 G 钠盐 480 万 U，每疗程 10 天，2 周后重复疗程，总量 9600 万 U。普鲁卡因青霉素 240 万 U/d，口服丙磺舒 0.5g，4 次/天，连续 10 天。

2）对症治疗，闪电样疼痛可用卡马西平 0.1～0.2g 口服，3 次/天；普瑞巴林 75～150mg 口服，2 次/天；内脏危象用甲氧氯普胺 10mg 肌内注射。

380 脊椎结核的临床表现及其与椎管内肿瘤的鉴别是怎样的?

脊椎结核临床较常见，尤其在儿童或青少年，须注意与椎管内肿瘤鉴别。

（1）临床表现：脊椎结核患者常出现低热、盗汗及消瘦等全身中毒症状，可能发现肺结核等结核病灶；脊椎受累之初可有明显的背痛、颈痛或神经根痛，脊柱活动常受限，随后出现不完全性或完全性脊髓横贯性损害体征，检查脊椎有明显压痛、叩击痛或畸形等；X 线平片可显示椎体骨质破坏及特征性椎旁脓肿等。

（2）与椎管内肿瘤鉴别

1）脊椎结核多在儿童或青少年期发病，初期脊椎炎进展出现脊髓压迫症状，可见脊柱后凸、侧凸或角状畸形，脊柱明显叩痛或压痛，患者可能患其他部位结核，X 线平片或 MRI 检查可见椎体骨质破坏和椎间隙变窄，椎旁寒性脓肿。

2）椎管内肿瘤可见于任何年龄，通常先出现根痛，逐渐出现脊髓半离断症状，一般无脊柱畸形、叩痛或压痛；X 线平片多无变化，MRI 检查可发现髓内、外肿物或有脊髓移位等。

381 脊髓硬膜外脓肿的临床表现及治疗是怎样的?

脊髓硬膜外脓肿（epidural abscess of spinal cord）常见于皮肤感染、败血症、椎骨骨髓炎、静脉内药物滥用、脊柱创伤或手术、硬膜外麻醉或腰穿等，常见于艾滋病患者，常见于金黄色葡萄球菌、链球菌、革兰阴性杆菌及厌氧菌等感染。

（1）临床表现

1）病人常有化脓性感染史或感染灶，急性或亚急性起病，早期发热，1～2 周后出现剧烈背痛、触痛或叩痛、神经根痛及椎旁肌炎性水肿等，可出现头痛、不适等脓毒血症症状，迅速出现进行性轻截瘫、下肢感觉障碍及尿潴留，可能因脊髓受压和血管炎病变导致神经系统症状。

2）外周血白细胞增多，血沉增快；脑脊液细胞数轻度增高，蛋白增高，糖正常；血培养或切除脓肿培养可能查出病原菌，须切忌在脓肿部位腰穿，可使感染扩散到蛛网膜下腔。X 线平片可见合并脊椎骨髓炎或椎旁脓肿；MRI 检查在脊髓受压前即可诊断，MRI 强化可显示髓外占位病变。

（2）治疗：脊髓硬膜外脓肿是临床急症，须迅速诊断治疗，单用抗生素静脉滴注通常可治愈，延误治疗可导致不可逆的轻截瘫或截瘫。葡萄球菌或链球菌感染用萘夫西林（Nafcillin）或万古霉素（Vancomycin），革兰阴性菌感染应用第三代或第四代头孢菌素如头孢他啶（Ceftazidime）或头孢吡肟（Cefepime），剂量与治疗细菌性脑膜炎相同；也可依据脓肿坏死组织培养结果调整抗生素治疗方案。静脉滴注通常持续 3～4 周，但脊椎骨髓炎需延长治疗时间。重症患者脊髓受压症状明显需行减压术，术前功能缺失严重者预后差。

382

病毒性脊髓病的临床表现及治疗是怎样的？

病毒性脊髓病是由于病毒感染导致的脊髓病变，临床常见的是疱疹病毒和巨细胞病毒感染。

（1）临床表现

1）疱疹病毒（herpesvirus）累及脊神经根和脊髓，临床表现脊髓神经根病（radiculomyelopathy），常见于免疫功能受损的病人如艾滋病病人。

2）巨细胞病毒（cytomegalovirus）可导致脊髓后索脱髓鞘病变，以含有 Cowdry A 型包涵体的巨细胞为特征。脊髓病表现深感觉障碍，步态共济失调等；脑脊液常见淋巴细胞增高，蛋白正常或增高，脑脊液 PCR 和抗体检测可鉴定病毒；MRI 检查 T2WI 显示脊髓高信号病变伴强化。

（2）治疗：疱疹病毒所致的病毒性脊髓病可用抗病毒药如阿昔洛韦（Aciclovir）、更昔洛韦（Ganciclovir）和膦甲酸（Foscarnet）等治疗，疗效仍不确定。巨细胞病毒治疗主要采取对症及支持疗法。

383 亚急性坏死性脊髓炎的临床表现及治疗是怎样的?

亚急性坏死性脊髓炎（subacute necrotizing myelitis）是脊髓血液供应障碍导致的进行性脊髓损伤，是一种特殊类型的慢性脊髓脊神经根炎，临床较罕见，常见脊髓下段如腰骶髓及邻近脊髓圆锥坏死，最常见病因可能是硬膜内动静脉畸形。

（1）临床表现

1）常见于50岁以上男性，特别是慢性肺心病患者，呈亚急性病程，表现缓慢进展性逐渐上升的双下肢无力，双下肢振动觉消失，括约肌功能障碍，感觉障碍可为分离性或完全性，可见上与下运动神经元受损体征并存。

2）CSF压力正常，细胞数正常，蛋白正常或轻度增加。脊髓MRI检查可见脊髓动静脉畸形血管内流空现象，脊髓萎缩，或可见T2WI高信号病变。脊髓血管造影可明确诊断。

（2）治疗：神经介入治疗通过栓塞供血动脉，可减少血供及静脉淤血，改善脊髓功能，辅助对症及支持治疗，疗效主要取决于动静脉畸形的类型及严重程度。

384 亚急性坏死性脑脊髓病的临床表现及治疗是怎样的?

亚急性坏死性脑脊髓病（subacute necrotizing encephalomyelitis）或称为Leigh病，是罕见的遗传病，呈常染色体隐性遗传或X连锁遗传，多为散发病例，病变常见于下胸髓及腰骶髓，颈髓偶可受累，是进行性神经变性病。

（1）临床表现

1）发病年龄通常小于2岁，男婴较多，6～12个月死亡；偶见于青少年及成年患者。亚急性渐进性病程，患儿消瘦、全身肌无力、运动不能、喂养及吞咽困难、肌张力低、腱反射消失，可见眼震、眼外肌麻痹等。

2）最初肢体为痉挛性瘫，后为弛缓性，伴肌萎缩和肌束震颤；感觉障碍初期为分离性，后期为完全性；重症患者可出现视神经萎缩及视力丧失，可有共济失调、癫痫发作及轻度智能障碍，后期出现膀胱直肠功能障碍，多因呼吸衰竭死亡。

3）CSF检查细胞数正常或略增高，蛋白可显著增高；血、尿及CSF可检出三磷腺苷、二磷酸硫胺磷酸化转换酶抑制物；常有丙酮酸及乳酸血症，脑脊液乳酸盐增高。

4）CT脊髓造影可见脊膜脊髓血管异常；脑MRI检查显示双侧壳核对称性T1WI低信号、T2WI高信号病灶，可见丘脑、导水管周围灰质及脑干病变。

（2）治疗：目前对本病尚无有效的治疗，大剂量维生素 B_1 可使部分病人的症状有所好转。

385 HTLV-I 相关脊髓病的临床表现及治疗是怎样的?

人类嗜 T-淋巴细胞病毒-Ⅰ型相关性脊髓病（human T-cell lymphotropic associated myelopathy，HAM）是人类嗜 T-淋巴细胞病毒-Ⅰ型（HTLV-Ⅰ）感染导致的慢性进行性自身免疫性脊髓病。HTLV-Ⅰ是反转录病毒，可导致加勒比海地区常见的热带痉挛性截瘫（tropical spastic paraparesis）。病变常见于胸髓，病理显示脊髓萎缩变扁，镜下可见血管周围炎细胞浸润，皮质脊髓束脱髓鞘、空泡形成及轴索崩解，伴胶质细胞增生，视神经可见脱髓鞘及炎细胞浸润等。

（1）临床表现

1）常在 35～45 岁隐袭发病，女性稍多，多为散发病例；缓慢进展，进行性加重，无缓解复发。最初双下肢无力或沉重感，逐渐出现痉挛性轻截瘫或四肢瘫，振动觉及关节位置觉受损，伴腰骶疼痛，向足部放射的针刺或烧灼感；少数患者首发症状是尿急、尿频和阳萎，下肢感觉异常，数月或数年后才出现下肢力弱，渐呈痉挛步态，括约肌障碍加重。

2）血及 CSF 抗 HTLV-Ⅰ抗体阳性具有特异性；CSF 细胞数增加，淋巴细胞为主，蛋白轻中度增高，大多数寡克隆带（+）。肌电图和周围神经传导速度正常或轻度神经源性损害。视觉诱发电位（VEP）常见单或双侧 P100 潜伏期延长，伴波幅降低；脑干听觉诱发电位（BAEP）波间潜伏期轻中度延长；体感诱发电位提示脊髓内传导阻滞。MRI 检查可见脑室周围白质多数散在的 T2WI 高信号病灶。

（2）治疗：本病无特异性疗法，对症治疗如针对痉挛状态及痉挛性膀胱。预防可使用避孕套预防性传播，不参与捐献血液、精子或其他组织等。

386 空泡样脊髓病的临床表现及治疗是怎样的?

空泡样脊髓病（vacuolar myelopathy）是人类免疫缺陷病毒（HIV-1）直接侵犯脊髓所致的脊髓病。可见于约 50% 的艾滋病患者尸检，但大多数病人终生无脊髓受累症状，病变为脊髓白质空泡形成，在胸髓侧索及后索最明显。

（1）临床表现

1）症状经数周至数月的进展逐渐出现下肢无力、共济失调、尿失禁、勃起功能障碍及感觉异常等，大多数病人合并 HIV-1 相关性痴呆。

2）检查可见轻截瘫、下肢单瘫或四肢瘫，可见痉挛状态、腱反射增强或减弱、Babinski征，下肢振动觉及位置觉减低，无感觉平面。脊髓 MRI 检查通常正常。

（2）治疗：可试用高活性抗反转录病毒药物疗法，但是否可遏制脊髓病进展尚待观察。

387 慢性粘连性脊髓蛛网膜炎的临床表现及治疗是怎样的?

慢性粘连性脊髓蛛网膜炎（chronic adhesive spinal arachnoiditis）是脊髓蛛网膜的特发性炎症，或可继发于蛛网膜下腔出血、脑膜炎、脊髓麻醉、创伤、多次椎间盘手术、鞘内注射青霉素及造影剂等。

（1）临床表现

1）多为慢性病程，临床症状多样，病情波动，感冒、发热可使之加重。局限型蛛网膜炎症状较轻，弥漫型较重，囊肿型可似脊髓肿瘤。病初常见持续性神经根痛，节段性或斑块状不规则分布的感觉障碍，脊神经前根受累出现下运动神经元性无力，最终发生痉挛性共济失调性轻截瘫或四肢瘫，伴括约肌功能障碍。

2）腰穿压颈试验可通畅或不全梗阻，脑脊液细胞数增多，蛋白增高。CT 脊髓造影可见造影剂形成油滴样断续的特征性表现。MRI 检查在矢状位及轴位上可见椎管内粘连肥厚的软组织影，呈断续不规则的 T1WI 低信号、T2WI 高信号；囊肿型呈 T1WI 更低信号及 T2WI 更高信号，有占位效应，可压迫脊髓或神经根。

（2）治疗：可试用糖皮质激素及非甾体抗炎药。囊肿型引起脊髓局部受压可能是手术适应证。

388 脊髓疾病与周围神经病变的鉴别是怎样的?

脊髓疾病与周围神经病变的鉴别，见表 12-2。

表 12-2　脊髓疾病与周围神经病变鉴别

症状/体征	脊髓疾病	周围神经病变
感觉缺失	可辨别的感觉平面	皮节分布或单个神经分布
肌无力症状	有	有

续表

症状/体征	脊髓疾病	周围神经病变
上运动神经元体征，如腱反射亢进、痉挛状态及 Babinski 征	有	无
直肠与膀胱功能障碍	有	无
背部和/或脊柱压痛点	可能存在	无
失神经改变，包括肌萎缩、肌束颤动	无	有
浅反射	可能消失	不变

389 创伤性脊髓病的临床表现及治疗是怎样的?

创伤性脊髓病（traumatic myelopathy）通常是由甩鞭样或反冲损伤导致的严重脊髓损伤，常伴颈椎骨折－脱位，在下位胸椎或上位腰椎较少见。

（1）临床表现

1）伤员出现的症状体征取决于脊髓损伤程度，完全性横贯性损伤即刻出现病变平面以下截瘫或四肢瘫及感觉缺失，脊髓休克期可见弛缓性瘫伴腱反射消失，感觉缺失及尿便潴留。数周后反射恢复，表现痉挛性瘫、腱反射活跃及病理征。如伴局限性肌萎缩提示前角细胞受损；颈髓损伤或完全脊髓损伤最终下肢常见屈曲位，轻微刺激皮肤可引出痉挛发作，常合并压疮或尿路感染。不完全性脊髓损伤常见轻截瘫或四肢轻瘫、肢体远端感觉障碍、尿急或尿失禁。颈髓过伸性损伤表现为双上肢麻痹，下肢不受影响，伴不同程度的感觉缺失。

2）急诊首选 CT 检查，可显示颈椎骨折；X 线平片也可发现骨折、脱位；MRI 检查可显示脊髓损伤、硬膜外血肿等。脊髓损伤死亡率较高，尤其颈髓损伤伴脑损伤或心肺功能不全时。脊髓不完全损伤如数月开始恢复，预后较好。

（2）治疗

1）创伤性脊髓病是临床急症，诊断后应立即采取制动、减压及稳定措施，如有脊髓受压体征宜行紧急减压手术，脊柱不稳者需手术固定，脊椎脱位需行牵引。维持血压、通气及循环功能，治疗和预防肺炎、肺不张、肺栓塞及深静脉血栓等并发症。在脊髓损伤 8 小时内应用糖皮质激素如甲泼尼龙 30mg/kg 静脉推注，随后以 5.4mg/（kg·h）静脉滴注，持续 24 小时可能改善运动及感觉功能。

2）如有屈肌或伸肌痛性痉挛宜降低张力，可用巴氯芬（Baclofen）5mg 口服，2 次/天，逐渐增量至 30mg/d，重症患者可鞘内注射；或地西泮 2mg 口服，2 次/天，可增至 20mg，3 次/天；或丹曲林（Dantrolene）25mg/d 口服，可增至 100mg，4 次/天，呼吸功能严重受损者忌用。

3）病初尿潴留需行导尿，痉挛性膀胱出现尿急、尿频可用副交感神经阻滞药如奥昔布宁（Oxybutynin）5mg，3 次/天；注意皮肤护理，预防压疮。

390

脊髓压迫症的临床表现及治疗是怎样的?

脊髓压迫症（spinal cord compression）是脊髓压迫性病变导致肢体运动、感觉及自主神经功能障碍。

（1）临床表现

1）急性脊髓受压立即出现弛缓性截瘫或四肢瘫，伴腱反射消失、感觉缺失及尿便潴留，提示脊髓横贯性损害脊髓休克期，常见于脊柱创伤如骨折、脱位和脊髓血管畸形出血等。

2）亚急性脊髓压迫症常见背痛等神经根症状，相继出现轻截瘫、锥体束征、感觉缺失及尿便障碍等，常见于脊柱结核及转移瘤、脊髓胶质瘤、硬膜外脓肿或血肿等。

3）慢性脊髓压迫症常见于神经鞘瘤，也见于脊膜瘤、室管膜瘤、椎间盘突出、蛛网膜粘连等。临床典型分三期：①根痛期：病变刺激后根产生自发性疼痛，呈电击、烧灼、刀割或撕裂样，咳嗽、排便和用力可加剧，改变体位可减轻或加重，可有相应节段束带感；根性症状、局限性脊椎叩痛、节段性感觉缺失有助于判定病变水平。②脊髓部分受压期：出现不典型脊髓半切征，病变节段以下同侧痉挛性瘫及深感觉缺失，对侧痛温觉缺失自远端向病变节段进展。③脊髓完全受压期：出现脊髓横贯性损害，可见痉挛性截瘫、深浅感觉缺失及尿便障碍等。

（2）治疗

1）急性脊髓压迫症须在伤后 6 小时内进行紧急减压术、脊柱固定术，采取制动措施；硬膜外转移瘤应紧急治疗，早期可只有局部疼痛，但病情可突然恶化导致永久性运动、感觉及括约肌功能障碍，癌症患者如出现神经根痛须立即进行必要的检查，避免延误治疗。硬脊膜外脓肿也应紧急手术和应用足量抗生素治疗。

2）慢性脊髓压迫症如神经鞘瘤、脊膜瘤可手术切除，脊柱结核须行手术和抗结核治疗。椎间盘突出可制动、牵引或手术治疗，蛛网膜粘连需抗炎及应用皮质类固醇等。

391

慢性脊髓压迫症的临床诊断思路是怎样的?

慢性脊髓压迫症的临床表现典型分为三期，临床诊断思路通常分为三步。

（1）首先判定是否为脊髓压迫症。依据早期出现一侧神经根痛，逐渐进展为脊髓部分受压和完全受压，在较长的病程可见两侧瘫痪等体征不对称，提示病灶由一侧开始。腰穿压颈试验不通畅，脑脊液蛋白细胞分离，椎管梗阻愈重和位置愈低，蛋白含量愈高，严重梗阻可见脑脊液黄变和流出后自动凝结，称为 Froin 综合征。MRI 检查可显示脊髓或椎体病变。

（2）其次判定病变节段和横断面定位。依据患者的症状、体征，结合腰穿和 MRI 检查，确定病变位于上颈髓、颈膨大、胸髓、腰膨大、脊髓圆锥和马尾等节段；在横断面上位于髓内或髓外，髓外硬膜内或硬膜外等。

（3）最后是定性诊断。依据病变部位及进展速度，判断为肿瘤或炎症病变。如硬膜内多为良性肿瘤，硬膜外多为转移瘤；起病急，病情进展较快可能为脊椎转移瘤、硬膜外脓肿、脊柱结核等；起病隐袭，先出现根痛，后表现脊髓半切及全离断多为硬膜内神经鞘瘤；起病缓慢、病情波动常见于脊髓蛛网膜炎粘连；如早期即出现尿便障碍，无根痛，瘫痪出现较晚，出现分离性感觉障碍提示髓内肿瘤。

392 脊髓动脉的供血特点和脊髓缺血的临床表现是怎样的?

（1）脊髓动脉供血特点

1）脊髓前动脉、脊髓后动脉在下行过程中不断得到前根动脉、后根动脉血液补充而增粗。在相邻根动脉吻合处或分水岭区是供血薄弱区，如 T4 和 L1 易发生缺血，但脊髓梗死临床不常见。

2）脊髓前动脉在颈髓、腰髓较粗大，胸髓较细，在 T3 ~ 10 节段发出脊髓中央动脉最少，供血不如颈髓、腰髓丰富，常出现缺血病变；脊髓后动脉分布区小，侧支循环较好，很少出现缺血病变。

（2）脊髓缺血临床表现

1）脊髓缺血常出现肢体肌肉疲劳、易受伤、劳损或瘫痪等。脊髓间歇性跛行（intermittent cludication of the spinal cord）常提示为脊髓短暂性缺血发作，典型表现行走一定距离后出现下肢无力，休息后可缓解，少数病人伴轻度锥体束征和括约肌功能障碍，间歇期症状消失。

2）肢体无力、疲劳与感觉缺失的水平可不一致，呈镶嵌式症状，症状易波动，常与周身血液循环状态一致，周身循环好时症状可减轻。

393 脊髓前动脉综合征和脊髓后动脉综合征的临床表现是怎样的?

脊髓前动脉综合征、脊髓后动脉综合征均表现急性脊髓缺血的症状体征。

（1）脊髓前动脉综合征（anterior spinal artery syndrome）是脊髓前2/3区域缺血性病变所致。

1）卒中样急性起病，或在数小时或数日内逐渐进展，胸髓病变多见。首发症状多出现病变水平的急性根痛或麻木感，随之出现病灶以下双侧不完全性瘫、分离性感觉障碍，由于脊髓冠动脉侧支循环丰富，感觉障碍较轻；尿便障碍早期为尿潴留，后期尿失禁；常见自主神经症状如出汗异常、冷热感等。

2）腰穿可见椎管通畅，CSF细胞数正常，蛋白可增高。MRI检查可显示脊髓前部病变。

（2）脊髓后动脉综合征（posterior spinal artery syndrome）是脊髓后1/3区域缺血性病变所致。脊髓后动脉侧支循环丰富，此综合征临床少见。

1）急性起病，出现病变节段根痛，病变水平以下深感觉障碍，腱反射消失。锥体束位于脊髓前动脉与脊髓后动脉供血分水岭区，易于受累，出现病变以下的上运动神经元瘫及锥体束征，程度较轻，少数出现轻度尿便障碍。

2）查体可见病变水平以下振动觉及关节位置觉缺失，如伴病变节段痛温觉缺失提示为后角受累，本病在发病后恢复较快。

394 脊髓梗死的临床表现及治疗是怎样的？

脊髓梗死（spinal cord infarction）临床不常见，是由于脊髓供血丰富。脊髓梗死多见于脊髓前动脉供血区，特别是分水岭区如T4节段，在创伤后、主动脉夹层动脉瘤及主动脉造影术后、低血压危象时易于发生。

（1）临床表现

1）脊髓前动脉供血区梗死通常以病变节段突发的背痛起病，典型出现弛缓性轻截瘫、腱反射缺如，数日或数周后随脊髓休克消退，出现痉挛性轻截瘫伴腱反射活跃及病理征。由于后索未受累，出现分离性感觉障碍，表现痛温觉缺失，振动觉与关节位置觉保留。

2）临床须注意与脊髓血管栓塞（spinal vascular embolism）鉴别，后者常与脑栓塞同时发生，临床症状常被脑栓塞症状掩盖。细菌性心内膜炎或盆腔静脉炎患者需注意炎性栓子可能，常导致弥漫性脊髓炎或多发性脊髓脓肿，出现严重的括约肌功能障碍。须注意潜水减压病，肿瘤瘤性栓子常伴脊椎或椎管内广泛转移，常出现剧烈根痛，迅速发生轻截瘫。

（2）治疗：本病与脑梗死治疗原则相同，应采取对症治疗，截瘫患者应预防压疮和尿路感染。病死率与潜在的病因有关，幸存者可能有所改善，仅少数患者能恢复独立行走能力。

395 脊髓出血的临床表现及治疗是怎样的?

脊髓出血（hematomyelia）常由创伤、血管畸形、出血性疾病或抗凝治疗引起，外伤史、紫癜及间歇性跛行等可能提示诊断。

（1）临床表现

1）急性起病，发病时出现剧烈的背痛、颈痛或胸痛，持续数分钟至数小时，常在疼痛停止后迅速出现肢体瘫、分离性感觉障碍及尿便障碍，急性期表现脊髓休克，后期出现痉挛性截瘫；上颈髓严重出血伴呼吸肌麻痹，数小时至数周死亡。

2）腰穿脑压增高，脑脊液血性或含血细胞，应做压颈试验判定血肿是否引起椎管梗阻。CT 脊髓造影或血管造影可发现动静脉畸形（AVM）；脊髓 MRI 检查可见 T1WI 和 T2WI 局灶高信号。

（2）治疗：先行脊髓血管造影，确定脊髓内 AVM 是团块形或弥散形，团块形才适合手术切除，AVM 靠近中线易通过后联合切开，靠近侧方对脊髓损伤大。介入治疗将 Magic 或 Tracker 导管送到畸形血管边缘，避开主要功能动脉注入液体栓塞剂丁氰酯，当大部分畸形血管团影消失时应终止。如有椎管梗阻需做椎管减压术，并酌情抽吸血肿。

396 脊髓硬膜外血肿的临床表现及治疗是怎样的?

脊髓硬膜外血肿（spinal epidural hematoma）常见于脊髓创伤、肿瘤、凝血病、血小板减少症、抗凝疗法，硬膜外置管或腰椎穿刺并发症等，自发性出血很少，凝血障碍患者腰穿后出血通常出现硬膜外血肿。

（1）临床表现

1）通常突发颈部或背部剧烈放射性根痛，放散到一或多支脊神经根分布区，病变部位棘突可有明显压痛，咳嗽、喷嚏、排便用力时椎管内压力增高可致疼痛加重；迅速出现轻截瘫或四肢轻瘫，感觉障碍平面与血肿部位一致，可有尿便障碍，也可出现脊髓半离断体征，症状进行性加重。

2）MRI 检查常见血肿位于上胸段和下颈段，24 小时内超急性期 T1WI 显示等信号或稍高信号，1～3 天急性血肿期可见 T1WI 等信号、T2WI 低信号，7～14 天慢性期由于血肿包膜形成呈环形强化。

（2）治疗：一旦确诊脊髓硬膜外血肿应立即行椎板减压和血肿清除术，早期诊断和及时手术有利于患者尽快康复。如临床症状较轻，MRI 检查显示有吸收倾向者，宜在 MRI 动态观察下保守治疗。

397

脊髓蛛网膜下腔出血的临床表现及治疗是怎样的?

脊髓蛛网膜下腔出血（subarachnoid hemorrhage of spinal cord）临床罕见，发病率不足全部蛛网膜下腔出血（SAH）的1%，常见于胸腰段脊髓动静脉畸形（AVM），其他如脊髓前动脉动脉瘤、脊髓圆锥及马尾肿瘤、结节性多动脉炎，凝血病如血小板减少、白血病及血友病等。

（1）临床表现

1）起病急骤，突发腰背部剧烈的根痛，可提示出血平面的相应脊髓节段，疼痛向下肢放射，偶向腹部放射，多次发作性背痛常可能提示再次 SAH。旋即出现截瘫或四肢瘫、下肢麻木及尿潴留，出血后很少形成血肿，血液压迫脊髓常出现截瘫、平面以下感觉障碍及尿便障碍等；上位脊髓 SAH 血液可逆流入颅内，导致头痛、颈强、呕吐及意识障碍等。

2）MRI 检查可能明确 AVM 及动脉瘤的部位，选择性脊髓动脉造影可发现潜在的血管病变和确定病因。

（2）治疗：脊髓血管造影一旦确诊为脊髓 AVM，应尽快行手术切除，尤其症状进行性加重、顽固性疼痛或形成髓内血肿者，AVM 可行显微手术及双极电凝，或选用超选择性介入栓塞疗法疗效较好。如蛛网膜下腔明显梗阻，MRI 显示病变部位明确应手术探查减压，但有学者认为减压术可发生脊髓盗血，加重缺血和增加畸形血管破裂机会。已形成血肿，尤其背侧型血肿主张急诊行椎板减压血肿清除术，尽早解除脊髓受压，促进神经功能恢复。如采用保守治疗应去除出血病因和控制继续出血，预防再出血，防止继发性血管痉挛。

398

脊髓动静脉畸形的临床表现及治疗是怎样的?

脊髓动静脉畸形（spinal arteriovenous malformation）可导致脊髓受压症状，破裂后出现脊髓蛛网膜下腔出血症状。

（1）临床表现

1）本病多在 45 岁前发病，约半数在 14 岁前出现症状，病人多有不同程度的轻截瘫，可有复发，AVM 压迫浸润脊髓可如髓内病变，引起分离性感觉障碍、病变节段以下无力等。AVM 多累及胸腰髓，破裂出血时突发腰背部剧烈疼痛，下肢运动及感觉功能缺失、尿便障碍，检查可见颈强、Kernig 征；伴同节段血管痣、椎旁皮肤血管瘤、椎体血管畸形及下肢静脉曲张等常可提示脊髓 AVM 诊断。

2）脊髓 MRI 检查可见多发的流空征，有时 MRI 可能忽略或不能发现 AVM，因此单凭 MRI 不能排除 AVM。CT 脊髓造影显示扩张扭曲的血管匐行性充盈缺损，确诊须依据选择性脊髓动脉造影，显示畸形动脉分支、供血动脉与脊髓的关系等。

（2）治疗：AVM 大多位于髓外或为脊髓背侧型，AVM 影响脊髓功能时可通过动脉导管进行高选择性放射介入治疗，将血管畸形栓塞；或行显微外科手术，结扎供血动脉及切除通常位于硬脊膜的畸形血管。本病预后差，如早期诊断、早期手术可能减轻病人的残疾。

399 神经源性间歇性跛行与血管性间歇性跛行临床如何鉴别？

间歇性跛行（intermittent claudication）是指行走时间歇性出现跛行，患者行走 100 米和几百米距离后感觉一侧或两侧腰酸腿痛，下肢麻木无力以至出现跛行，蹲下或坐下稍事休息，症状可很快缓解消失，再继续走一段路症状又再度出现。

神经源性间歇性跛行是腰椎管狭窄所致，血管性间歇性跛行是脊髓动脉硬化性闭塞或闭塞性血栓性脉管炎导致脊髓短暂性缺血发作。

神经源性间歇性跛行与血管性间歇性跛行鉴别：

（1）行走后出现症状：神经源性间歇性跛行是在行走约 100 余米距离后出现一侧或两侧腰酸腿疼，下肢麻木、无力或跛行，症状主要出现于腰部及下肢；血管性间歇性跛行是在行走一定距离后出现足弓和小腿肌肉疲乏无力、趾端麻木及轻度疼痛，症状主要出现于足弓、足趾和小腿。

（2）缓解的姿势依赖与时间：神经源性间歇性跛行采取腰部屈曲姿势，如蹲位或坐位时症状缓解，站立休息不缓解，缓解需时 5～20 分钟；血管性间歇性跛行在站立或坐位休息时均可缓解，缓解迅速，只需数秒～1 分钟。

神经源性间歇性跛行与血管性间歇性跛行的主要鉴别点见表 12-3。

表 12-3　神经源性间歇性跛行与血管性间歇性跛行的鉴别诊断

症状/体征	神经源性跛行	血管性跛行
用力性疼痛	常见于臀部和股部，常见腰背痛	常见于小腿，腰背痛罕见
停止活动后缓解	常需 5～20 分钟	迅速，数秒～1 分钟
背痛	常见	罕见
斜坡效应	下行时加重	上行时加重

续表

症状/体征	神经源性跛行	血管性跛行
站立效应	可见症状再现	无影响
运动后无力	经常出现	无
麻木及感觉异常	常见	罕见
姿势依赖	腰部屈曲如坐位缓解，休息站立不缓解	持续站立或坐位休息均缓解
足背动脉搏动	正常	减弱

400 亚急性联合变性的临床表现及治疗是怎样的?

亚急性联合变性（subacute combined degeneration）是维生素 B_{12} 缺乏所致。维生素 B_{12} 缺乏常见于胃肠道吸收障碍，如恶性贫血（pernicious anemia）、胃肠道手术、胃酸缺乏及口炎性腹泻等，也见于严格素食患者。维生素 B_{12} 是核糖核酸合成中必需的辅酶，缺乏导致核糖核酸合成障碍，引起脊髓后索及侧索变性，上胸髓最常受累，颈髓下段次之，也可见周围神经及大脑白质病变。

（1）临床表现

1）中年起病，亚急性或慢性病程，逐渐进展，出现肢体远端感觉异常如刺痛、麻木及烧灼感，以及无力，双手症状出现较早，随后发生痉挛性轻截瘫，有的病人出现莱尔米特征（Lhermitte sign）。

2）晚期可出现屈性截瘫，伴括约肌障碍；有些病人出现精神症状、智能减退或痴呆等。患者常伴大红细胞性巨幼细胞贫血（macrocytic megaloblastic anemia）。

3）检查可见双下肢后索及锥体束功能缺失体征，下肢音叉振动觉及关节位置觉消失，走路不稳，宽基底，走路踩棉花感，Romberg 征阳性；可见痉挛性轻截瘫，跖反射伸性，腱反射可增强或减低，取决于受累部位及严重程度，可见手套袜套形感觉缺失；伴视神经受累可见中心视野暗点或视神经萎缩，患者可伴行为或精神改变。

4）检测血清维生素 B_{12} 水平降低，维生素 B_{12} 治疗后症状改善。电生理检查显示正中神经或胫神经体感诱发电位异常，指示后索功能障碍。脊髓 MRI 有时可显示后索异常。

（2）治疗：患者在发病 3 个月内积极治疗常可能完全恢复，早期诊断及治疗是决定预后的关键。

1）积极治疗原发病，如胃酸缺乏。大剂量维生素 B_{12}，500～1000μg 肌内注射，1 次/天，

2 周后用小剂量维持，如 500μg 隔日肌内注射一次，或每周 3 次，用药 3 个月，有些患者可能需终身用药。口服维生素 B_1、维生素 B_6、维生素 C。须注意补充叶酸对神经功能障碍恢复并无帮助，还可能掩盖伴发的贫血。加强营养，进行理疗及康复训练等。

2）铜缺乏也可导致亚急性联合变性，发生在完全肠外高营养、肠道摄入铜不足、营养吸收不良、胃手术，或过度锌摄入，因锌抑制小肠铜的吸收。血清铜、铜蓝蛋白水平降低及尿铜排泄减少可确诊。治疗可补充铜及改变任何危险因素。

401 脊髓空洞症的分类、临床表现及治疗是怎样的?

脊髓空洞症（syringomyelia）是一种慢性进行性疾病，可由各种原因引起脊髓中央空洞形成。

（1）分类

1）交通性脊髓空洞症（communicating syringomyelia）：脊髓中央管与空洞交通，是脑脊液通路液体动力学疾病。

2）非交通型脊髓空洞症：可见脊髓呈囊性扩张，不与脑脊液通路交通，常见于创伤、髓内肿瘤或脊髓蛛网膜炎等。创伤后脊髓空洞症通常发生于脊髓外伤数年后，也可见于损伤后数月，病人先前存在严重神经功能缺失，常表现无力、感觉缺失、痉挛状态及根性痛等。

（2）临床表现

1）多于 20～30 岁发病，男女比例 3∶1，起病及进展缓慢。病变常见于一侧颈膨大后角底及中央管附近，典型导致病变水平一侧或双侧节段性分离性感觉缺失，即痛温觉缺失，轻触觉保留。依据存在无痛性溃疡、瘢痕、水肿、多汗征，指趾末节无痛性坏死或脱落（Morvan 征）可能提示感觉缺失。

2）与空洞形成部位有关的症状，如脊髓前角受累，在病变相应节段出现肌无力及失用；常见的颈膨大空洞可导致一侧或两侧披肩样分布的感觉缺失、颈部弥漫性疼痛及双手臂根性痛，双手肌萎缩、肌束颤动，病变水平双上肢腱反射减低或消失等。

3）有时在病变平面以下出现锥体束功能缺失及尿便障碍，脊髓侧索皮质脊髓束通路神经胶质增生及受压可导致病变水平以下腱反射亢进。C8、T1 侧角交感神经中枢受累常见同侧 Horner 征，晚期可见神经源性膀胱和尿便失禁等。

4）病变累及延髓或合并延髓空洞症（syringobulbia），可见软腭无力、声带麻痹、饮水呛咳、吞咽困难及构音障碍；三叉神经脊束核受累，出现分离性三叉神经感觉缺失，同侧面部核性痛温觉缺失；影响舌下神经核可见同侧舌肌萎缩和肌束震颤，也可见脑干受损的其他证据。

5）关节痛觉缺失可导致神经源性关节病或夏科（Charcot）关节，表现关节磨损、萎缩和畸形，关节肿大，活动度增加，运动时有摩擦音而无疼痛。交通型脊髓空洞症常伴枕骨大孔区发育异常如阿诺德－恰里畸形（Arnold-Chiari malformation）或伴基底池慢性蛛网膜炎。Arnold-Chiari 畸形可引起脑积水、小脑性共济失调、肢体锥体束征、感觉功能缺失及后组脑神经异常等，本病常伴脊柱侧凸（scoliosis）、隐性脊柱裂及弓形足等先天畸形。

6）MRI 检查在矢状面及横断面可显示脊髓空洞及 Arnold-Chiari 畸形，伴第四脑室下部移位，小脑扁桃体下疝入枕骨大孔等可确诊。

（3）治疗

1）取决于潜在的病因，对扩张的空洞行减压术可得到暂时获益。在交通型脊髓空洞症伴 Arnold-Chiari 畸形患者，切除枕大孔后缘及小脑扁桃体切断术有时有帮助。脊髓空洞可予引流，必要时在第四脑室做一出口。

2）外伤后脊髓空洞症如出现进行性神经功能缺失或难以忍受的疼痛，可考虑手术治疗，包括自脊髓空洞的各种不同引流术、脊髓切开术及脑脊膜膨出成形术，有助于改善根性痛及感觉障碍，但痉挛状态疗效不佳。

402 脊髓空洞症与髓内肿瘤和颈椎病如何鉴别?

临床上脊髓空洞症常需与髓内肿瘤、颈椎病鉴别。

（1）与髓内肿瘤鉴别见表 12-4。

表 12-4　脊髓空洞症与髓内肿瘤的鉴别

鉴别	脊髓空洞症	髓内肿瘤
病变进展	缓慢	较快，半年可形成轻截瘫
病变节段	较长	较短
锥体束征	多自一侧出现	多为两侧，可发展成横贯性损害
尿便障碍	无或晚期出现	早期出现
CSF	蛋白增高	梗阻时可增高
脊柱畸形	多有	无
MRI	矢状位可清晰显示脊髓空洞	可见脊髓膨大或肿瘤病灶
脊髓造影	显示病变较长	可有椎管梗阻，病变局限

（2）与颈椎病鉴别见表 12-5。

表 12-5　脊髓空洞症与颈椎病的鉴别

鉴别	脊髓空洞症	颈椎病
发病年龄	青少年期和 20 ~ 30 岁多见	中老年期常见
神经根痛	无	可有，可见颈后仰疼痛、颈活动受限
感觉障碍	节段性分离性	神经根性
肌萎缩	明显	可有，不明显
营养障碍	多有且明显	无
先天畸形	多有	无
颈椎旁压痛	无	可有
椎基底动脉 TIA	无	可有
X 线所见	脊柱畸形	颈椎退行性变，椎间孔变小
MRI	矢状位可清晰显示脊髓空洞	常可显示脊髓受压

403 脊髓肿瘤的临床表现及治疗是怎样的?

脊髓肿瘤（spinal cord tumor）分为髓内肿瘤及髓外肿瘤，髓内肿瘤占 10% ~ 15%，如胶质瘤和室管膜瘤；髓外肿瘤包括硬膜外肿瘤及硬膜内肿瘤，硬膜内肿瘤常见神经纤维瘤、脊膜瘤，约占原发性髓外肿瘤的 2/3，其他为畸胎瘤、脂肪瘤和肉瘤等；硬膜外肿瘤多为转移瘤，最多来自肺癌、乳腺癌、前列腺癌、肾癌、甲状腺癌，以及淋巴瘤如 Hodgkin 病、淋巴肉瘤和网状细胞肉瘤等。

（1）临床表现

1）髓外肿瘤：首发症状表现神经根受压，出现神经根分布区疼痛、感觉异常和感觉缺失、肌无力和肌萎缩。随后出现病变平面以下痉挛性瘫、感觉障碍，体征多不对称，髓外硬膜内肿瘤呈上升性感觉障碍，感觉缺失平面由肢体远端上升至肿瘤水平。尿便障碍出现较晚。脊髓受压严重或脊髓血管闭塞可导致脊髓软化，出现脊髓横断性受损表现。

2）髓内肿瘤：病变区域较短，通常延伸几个脊髓节段，出现节段性分离性感觉障碍。尿便障碍早期出现。髓内肿瘤早期痛觉缺失水平可低于肿瘤部位。

（2）治疗

1）髓外肿瘤通常可手术切除，预后取决于已引起的神经功能缺失的程度。

2）髓内肿瘤或不能切除的髓外肿瘤可行放疗或减压术后放疗，约半数患者临床可望好转，皮质类固醇可能减轻脊髓水肿和保持脊髓功能。

404 髓内肿瘤与髓外肿瘤在临床上如何鉴别?

髓内与髓外肿瘤的鉴别见表 12-6。

表 12-6　髓内肿瘤与髓外肿瘤的鉴别

鉴别点	髓内肿瘤	髓外肿瘤
自发性根痛	少见，不明显，烧灼样，定位含糊	多见，明显和早期出现，呈部位固定的根性分布
感觉缺失	自病灶开始向下发展，分离性感觉障碍，鞍区感觉可保留	自最下部开始向上发展至病灶水平，鞍区感觉障碍
下运动神经元损害	明显，分布较广，可有肌萎缩和肌束颤动	少见，如发生为节段性受损
锥体束征	晚期出现，不显著	常早期出现，显著
脊髓半切征	无	多见，可由半离断发展为全离断
肌萎缩	明显，广泛	无或局限
尿便障碍	早期出现，以圆锥病变为著	晚期出现
CSF 黄变	（－）	（＋）
椎管阻塞	晚期出现且不明显	早期出现、明显和腰穿后加重
脊柱平片	多无改变	常见椎间孔扩大、椎弓根变扁及根距增宽等
碘剂造影	梭形缺损，无脊髓移位	杯口形梗阻，可见脊髓移位
MRI 检查	脊髓梭形膨大	可见髓外肿物及脊髓移位

405 椎管转移瘤的临床表现及治疗是怎样的?

椎管转移瘤（metastatic tumors of spinal canal）临床常见硬膜外转移，来自肺癌、乳腺癌、前列腺癌、肾癌、甲状腺癌、淋巴瘤、淋巴肉瘤及 Hodgkin 病等。

（1）临床表现

1）多见于中年以上患者，转移瘤浸润神经根早期出现神经根痛，渐呈持续性，从后背部放射和异常剧烈，常累及多个神经根，常误诊为神经根炎。咳嗽、喷嚏或用力可加剧，夜间平卧时疼痛明显；在根痛部位出现明显棘突压痛或叩击痛有一定的定位价值。病情进展快，可迅速发展为脊髓横贯性损害。

2）脑脊液动力学测定可有不同程度的梗阻，脑脊液蛋白增高。X 线平片在病程早期可无改变，后期出现病变椎管周围骨质破坏，以椎板及椎弓根最常见，椎体破坏引起压缩性骨折。MRI 检查可确定受累节段的脊髓、椎体、椎板、椎间孔等，脊髓受压水肿或变形，显示 T1WI 等－低信号，T2WI 高信号，可有明显的增强效应。如发现原发性肿瘤或病理检查淋巴结转移可确诊。

（2）治疗：椎管转移瘤通常采取放疗或手术后加放疗等姑息治疗。手术尽量切除肿物，可减轻脊髓及神经根受压程度及疼痛，为术后放疗及化疗提供病理诊断依据，本病预后极差，手术及放疗等治疗不能显著改善患者的生存率。

406 椎管内肿瘤可能引起哪些假定位体征？

椎管内肿瘤可能引起假定位体征，临床上对这些假定位体征需要在观察过程中加以识别。假定位体征包括：

（1）位于脊髓前位的肿瘤可能引起受累节段支配区的肌萎缩，如后索受压可出现深感觉及位置觉障碍。

（2）胸段椎管肿瘤，由于肿瘤以上脑脊液静水压可能对脊髓感觉神经根产生刺激，引起上肢感觉障碍。

（3）椎管侧位肿瘤：可能产生对侧或双侧脊髓的受损症状。

（4）髓外硬膜内肿瘤：表现上升性感觉障碍，感觉缺失平面由肢体远端逐渐上升至肿瘤所在的部位。

（5）髓内肿瘤早期或中央性肿瘤：出现的痛觉缺失水平可能低于肿瘤所在的部位。

407 副肿瘤性脊髓病的临床表现及治疗是怎样的？

副肿瘤性脊髓病（paraneoplastic myelopathy）可能是全身性潜在肿瘤导致的自身免疫性反应。临床常见副肿瘤坏死性脊髓病、副肿瘤性脑脊髓炎、亚急性运动神经元病等。

（1）临床表现

1）副肿瘤坏死性脊髓病（paraneoplastic necrotizing myelopathy）：潜在的原发肿瘤多为肺癌，其次是淋巴瘤、前列腺癌、甲状腺癌、乳腺癌、小腿巨细胞肉瘤、皮肤鳞状上皮癌及肾细胞癌。亚急性起病，首发症状为不对称性双下肢无力，上升性弛缓性截瘫，逐渐进展为完全横贯性脊髓损伤，伴感觉障碍平面及尿便失禁，出现呼吸肌麻痹可在数日或数周内死亡。症状常出现于肿瘤发现前或肿瘤缓解期。常检出抗-Hu 抗体。无根痛、背痛或脊柱叩击痛症状，可与硬膜外转移瘤鉴别。CSF 检查可见单个核细胞及蛋白增高；脊髓造影或 MRI 检查可见病变节段脊髓肿胀；病理检查显示脊髓受损节段横贯性坏死病灶，极少出现炎性反应。

2）副肿瘤性脑脊髓炎（paraneoplastic encephalomyelitis）：副肿瘤性脊髓病经常伴发脑病或神经病，患者出现不典型脊髓病表现及脑炎或脑病症状，脑脊液可能含炎症细胞。MRI 检查通常正常或非特异性改变，有时可见脊髓肿胀。抗-Hu 抗体（抗神经元抗体）与副肿瘤性脑脊髓炎相关

3）亚急性运动神经元病：病变酷似脊髓灰质炎，机制不明，或与肿瘤患者长期应用免疫抑制剂有关，机体免疫功能低下继发病毒感染，但不能分离出脊髓灰质炎病毒，与淋巴瘤关系密切。40～50 岁后发病，病程较长，进展缓慢，多伴发霍奇金病及恶性淋巴瘤，常在诊断恶性肿瘤后发病，在肿瘤缓解期出现神经症状，表现亚急性进行性双下肢无力，上肢受累较轻，表现下运动神经元受损，脑神经运动不受累，肌电图为失神经电位，运动、感觉传导速度正常；CSF 轻度蛋白－细胞分离，细胞数正常。

（2）治疗：副肿瘤性脊髓病目前尚无特效疗法，除了对症治疗，可试用血浆置换、B 族维生素、皮质类固醇及免疫抑制剂等，疗效未证实。治疗原发肿瘤症状可能缓解，及早发现和治疗潜在的肿瘤可提高患者的生命质量和延长寿命。

408 放射性脊髓病的临床表现及治疗是怎样的?

放射性脊髓病（radiation myelopathy）是恶性肿瘤患者放疗后经过一段时期出现的脊髓损伤症状。

（1）临床表现

1）恶性肿瘤患者常在放疗后经一定的潜伏期出现脊髓症状，病灶多出现在 X 线照射的相应节段，以颈部肿瘤放疗后导致颈髓损害最多。起病隐袭，早期出现感觉异常如手足麻木、针刺感、蚁走感及颈肩疼痛，随之出现一或多个肢体无力或瘫痪，晚期出现括约肌功能障碍，检查脊柱无变形及压痛。

2）迟发性放射性脊髓病（early-delayed radiation myelopathy）常见于轻症患者，在颈部或上胸部放疗后早期出现，可见 Lhermitte 征，屈颈时产生电击样串痛，放射至背部及腿部，或表现臂丛神经痛或腰骶神经痛。

3）晚期迟发性放射性脊髓病（late-delayed radiation myelopathy）见于重症患者，在脊柱

外肿瘤放疗数月或数年后出现脊髓照射节段完全或不完全性脊髓横贯性损害，常见于颈髓，Hodgkin 病放疗可导致进行性肌无力，表现脊髓半切综合征可进展为轻截瘫。肺癌、乳腺癌放疗后常见臂丛神经损伤。

4）椎管一般无梗阻，少数因脊髓水肿可有不完全梗阻。脊柱 X 线平片无明显改变。MRI 检查相应椎体 T1WI 信号增强，脊髓可见连续多节段病灶，早期 T1WI 显示脊髓增粗和边缘不整，慢性期呈 T1WI 低信号、T2WI 条状或斑片状高信号，可见斑点状或环状强化。

（2）治疗：须立即停止放疗或隔离放射损害，给予维生素 B 族及促神经细胞代谢药，对症处理并发症，可配合针灸、理疗等治疗。

409 颈椎病的临床表现及治疗是怎样的?

颈椎病（cervical spondylosis）也称为颈椎关节强硬，是颈椎退行性变使颈椎管或椎间孔变形狭窄，压迫神经根或脊髓，颈椎间盘退变和间盘物质疝出，伴骨赘突出也可导致一或两侧多数神经根和脊髓受压，产生血管功能不全或与反复轻微脊髓创伤有关的脊髓病。

（1）临床表现

1）本病常见于 40 岁以上患者，男性较多，起病缓慢，病程迁延，多无外伤史。过劳、咽部感染、长途旅行和天气变化等易加重。临床常见颈部疼痛僵硬，上肢神经根痛或手臂疼痛，双上肢无力等。

2）检查常见颈侧屈及旋转受限，手臂节段性无力或皮节区感觉缺失，受累神经根腱反射减弱。C5 和 C6 神经根最易受累，常见三角肌、冈上肌、冈下肌、肱二头肌、肱桡肌无力，肩周及上臂、前臂外缘疼痛或感觉缺失，肱二头肌及肱桡肌腱反射减弱；出现一或两侧下肢的上运动神经元瘫，屈肌受累比伸肌重，肌张力增高，腱反射亢进，伴痛温觉、深感觉缺失。

3）X 线平片显示骨赘形成、椎间隙变窄及椎间孔受侵蚀。脊髓 MRI 检查有助于确诊和排除其他脊髓病。CSF 检查正常，蛋白可增高。针式肌电图对鉴别神经根病有帮助。颈椎病需与颈椎管狭窄鉴别，后者也见于 50 岁以上患者，首发症状为颈痛、臂痛及上肢麻木无力，伴一或双侧下肢无力，神经根性感觉减退；腰穿椎管部分梗阻，CSF 蛋白增高；MRI 检查或脊髓造影可确诊。

（2）治疗

1）护颈圈颈部制动可缓解严重疼痛，应用镇痛药、非甾体抗炎药、肌肉松弛药、三环类抗抑郁药（夜间服）可能有效。硬膜外注射激素或物理疗法对颈神经根病和严重疼痛可能有效。

2）患者如神经功能缺失明显，手术治疗可预防进展；如神经根痛严重或持续，保守治疗无效，影像学检查显示神经根受压，可考虑手术治疗。患者有脊髓受压进展的临床及影像学征象宜手术治疗，如有括约肌功能障碍应尽早手术。

410 后纵韧带骨化症的临床表现及治疗是怎样的?

后纵韧带骨化症（ossification of the posterior longitudinal ligament，OPLL）是颈椎后纵韧带异位骨化引起椎管和神经根管狭窄，压迫脊髓或神经根导致功能受损。胸椎较少，腰椎罕见。病因不明，有家族聚集性。

（1）临床表现

1）40 岁以上患者多见，进展缓慢，病程数年或数十年，颈椎过度活动时出现颈肩痛，轻微创伤症状常加重；早期手指麻木酸胀、伸屈不便及活动不灵，逐渐出现双上肢无力、持物困难，双下肢麻木、无力、僵硬、步履艰难，严重者卧床不起，翻身困难，尿便障碍。检查颈伸屈受限或疼痛，四肢不完全痉挛性瘫，肌张力增高，腱反射亢进及病理征，可有肌阵挛，感觉障碍不规则。

2）压颈试验正常或部分梗阻，CSF 蛋白正常或增高。X 线平片可见上位颈椎体后条索状骨化影，自 C2 以下 2～10 个椎体不等。CT 可见椎体后缘高密度骨性隆起突入椎管，骨化的后纵韧带呈蘑菇状或丘陵状使椎管变窄。MRI 显示后纵韧带呈条状低信号和脊髓受压的程度。

（2）治疗：椎管狭窄率 <30% 时脊髓受压较轻，可理疗、颈部牵引、颈托及药物治疗缓解症状。一旦出现脊髓受压症状，手术是唯一的治疗选择，手术指征包括脊髓受压体征，椎管狭窄率 >40%，症状逐渐加重趋势等，手术应尽早进行，手术采用后路颈椎管扩大成形术，术后需石膏托护颈 3 个月。

411 腰椎管狭窄症的临床表现及治疗是怎样的?

腰椎管狭窄症（lumbar spinal stenosis，LSS）是黄韧带肥厚增生、小关节增生内聚、椎间盘膨隆突出及骨性退变等导致腰椎管、神经根管或侧隐窝狭窄，使马尾、神经根受压出现相应的神经功能缺失，是引起腰痛或腰腿痛最常见的疾病之一。

（1）临床表现

1）主要症状是腰腿痛，中年以后逐渐出现腰臀部疼痛伴两腿无力，隐袭进展，男性多见。步行时疼痛、无力加重，出现神经性间歇性跛行（intermittent limping），步行数十米即感到疼痛难忍，逐渐下移到两小腿前外侧，并伴有麻木，弯腰或下蹲休息后缓解，可继续行走，但再走同样距离症状又复出现，骑自行车、打网球等不弯腰活动可如常人。常出现鞍区感觉异常和尿便障碍。

2）发作期检查腰骶段可见轻度感觉障碍，双下肢肌力轻度减弱，腱反射不对称；间歇期通常无体征，发作期与间歇期症状体征反差是本病的主要临床特点。

3）CT 检查常可显示腰椎管狭窄及程度，但非骨性狭窄可能被遗漏；MRI 检查可清楚显示椎管腔变小及硬膜囊受压等。

（2）治疗

1）保守治疗包括休息、使用围腰及理疗等，药物对症治疗如氢化泼尼松硬脊膜外腔注射可能缓解症状。

2）手术治疗直接解除神经压迫，常采用椎板切除及椎管减压术；如神经根管狭窄需在椎管减压同时进行神经根管减压；伴腰椎不稳或减压范围大导致腰椎不稳者，应施行内固定及脊椎融合术。

（刘卫彬）

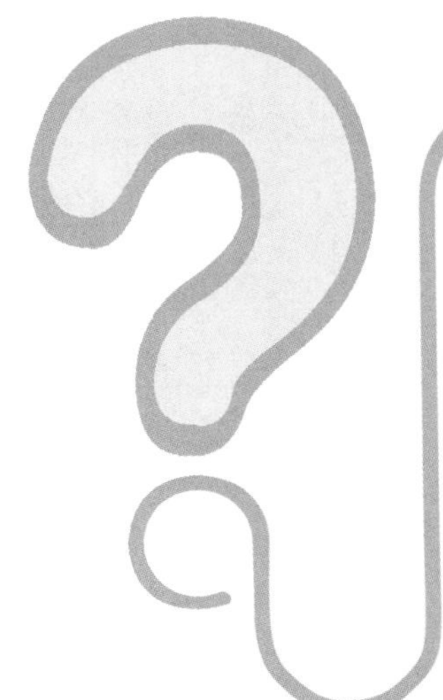

第十三章

脑血管疾病

Cerebrovascular Diseases

412 脑供血系统及脑血液循环特点是怎样的?

由于脑没有能源储备，需要血液循环连续不断供应氧和葡萄糖，一旦血液供应障碍可发生脑缺血或梗死。

（1）脑血液供应包括颈动脉系统和椎－基底动脉系统

1）颈动脉系统：包括颈总、颈外和颈内动脉及分支。颈总动脉左右各一，右侧起自头臂干动脉，左侧直接起自主动脉弓。颈外动脉分支供应头皮、颅骨、硬膜及颌面部器官，颈内动脉进入颅内延续为大脑中动脉及大脑前动脉，发出眼动脉、脉络膜前动脉等供应大脑、眼球及垂体等。

2）椎－基底动脉系统：两侧椎动脉入颅后汇合成基底动脉，在大脑半球底部分为两侧大脑后动脉；基底动脉和双侧椎动脉入颅后分出小脑上、小脑前下及小脑后下动脉供应脑干和小脑。

（2）脑血液循环特点

1）脑部血液由颈动脉系统（前循环）和椎－基底动脉系统（后循环）供应，前循环供应大脑半球前3/5的血液，后循环供应大脑半球后2/5及脑干、小脑的血液。

2）脑供血包括旁中央动脉、短旋动脉及长旋动脉三种类型血管模式，旁中央动脉供应中线脑组织，短旋动脉供应中线外侧脑组织，长旋动脉供应大脑半球皮质区、小脑及脑干背外侧部。

3）脑动脉具有丰富的侧支循环，是由许多吻合支形成，脑底动脉环（Willis环）是构成前循环与后循环间以及两侧半球间的侧支循环的核心结构。

4）脑血管的血流量自动调节功能，表现为血压升高时脑部小动脉收缩，导致脑血流量减少，血压下降时脑小动脉扩张，使脑血流量增加，故血压变化时动脉灌注压虽有变化，但血流量可能维持相对稳定。

413 脑血管结构特点和脑动脉侧支循环是怎样的?

脑血管结构特点和脑动脉侧支循环都是适应丰富的脑部血液供应的需要。

（1）脑血管结构特点

1）脑动脉属于肌型动脉，内弹力膜较厚，可缓冲动脉管壁的冲击，对脑起保护作用；中膜及外膜较薄，弹力纤维较少，动脉搏动幅度较小。脑血管神经丰富，越大的血管外膜有神经纤维束伴行，调节血管收缩和舒张。

2）脑动脉可分为穿支和皮质支，均垂直进入脑实质，二者间在脑内形成广泛的吻合支。

3）脑部丰富的毛细血管在血液与脑组织间形成血脑屏障（BBB），主要由连续的毛细血管内皮构成，细胞间紧密连接、基膜、周细胞及星形胶质细胞脚板围成的神经胶质膜也参与形成 BBB。

4）脑静脉壁薄，无平滑肌和瓣膜，脑静脉缺乏收缩功能。

（2）脑动脉侧支循环

1）脑底动脉（Willis）环是侧支循环的中心结构，沟通颈内动脉与椎－基底动脉两大系统，也沟通两侧大脑半球血液供应，调节平衡前循环与后循环及两侧半球的血液供应，某动脉血流减少或被阻断时通过 Willis 环可重新迅速分配血液。

2）颈内与颈外动脉分支间侧支循环，如颈内动脉之眼动脉与颈外动脉之脑膜中动脉、颞浅动脉分支吻合，脑膜中动脉与大脑前、大脑中、大脑后动脉之软脑膜动脉间吻合。

3）椎动脉、锁骨下动脉与颈外动脉侧支循环，如椎动脉之寰椎动脉与颈外动脉之枕动脉吻合；锁骨下动脉之颈深动脉与颈外动脉之枕动脉吻合。

4）大脑前与大脑中动脉终末支间吻合，大脑前－大脑中－大脑后动脉终末支间形成的侧支吻合。

414 脑血流量调节及脑循环障碍对脑功能影响是怎样的?

（1）脑血流量（cerebral blood flow，CBF）调节：CBF 主要受血管床两端间的压力梯度，即脑灌注压（CPP）和脑血管阻力两个因素的影响。CBF = CPP/血管阻力。

1）CPP 是平均动脉压（MAP）与颅内压（ICP）之差。MAP 是一个心动周期中动脉血压平均值，正常成人 MAP 正常值为 70～105mmHg；当 MAP 在 60～140mmHg 范围，脑血管通过自身调节机制可保持脑血流量恒定；MAP 降至 <60mmHg 时脑血流量显著减少，当 MAP 超过脑血管自身调节的上限时，CBF 显著增加，均可引起脑功能障碍。高血压患者脑血管自动调节机制已适应高血压水平，自动调节曲线向高血压水平偏移，如高血压患者 MAP 较平时降低 $>30\%$，影响自动调节功能可导致脑血流量减少。ICP 增高也可使 CPP 下降和 CBF 减少。

2）血液化学因素如 $PaCO_2$、PaO_2 及 pH 值改变时，可通过脑血管反射性舒缩功能调节血管阻力改变 CBF。当脑血流量高于脑组织需要时，由于组织代谢产物减少、pH 值降低使脑血管收缩和 CBF 减少，反之，当脑血流降低时，因组织代谢产物增多、pH 值升高使脑血管扩张和 CBF 增多，此调节功能可使脑血流量稳定在脑组织需要的水平。

3）神经调节机制，如颈交感交感神经兴奋导致血管收缩，来自迷走神经的副交感神经兴奋导致血管舒张。其他如血液黏度增加可增加血管阻力和降低 CBF，血液黏度降低可减少血管阻力和增加 CBF。

（2）脑循环障碍对脑功能影响：大脑的葡萄糖和氧需求依赖于持续的血液供应，每100g 正常脑组织每分钟（100g·min）所需的 CBF 为 45～60ml，当 CBF 下降时脑组织通过自动调节机制调节血流以最大限度地减少脑神经元缺血。当 CBF 下降到 20ml/（100g·min）阈值时脑自动调节机制失代偿，出现脑电图变平，表明神经元电功能衰竭，可见神经功能缺失症状，此时如脑血流恢复，神经功能仍能恢复正常。当 CBF 降至 10ml/（100g·min）是膜功能衰竭阈值，离子泵和能量代谢衰竭，梗死灶中心区血流处于此值以下发生不可逆性损伤，此时恢复脑血流，神经功能也不能恢复。如 CBF 处于 10～20ml/（100g·min）时，为半暗带或半影区。

此外，脑梗死的发生除了与 CBF 有关，还与脑缺血时间相关，如缺血和缺氧程度不重，持续时间不长，一般不会出现典型坏死，如果缺血持续时间较长则发生不可逆性坏死。

415 我国的脑血管疾病分类是怎样的？

由于目前国际尚无脑血管疾病的统一分类，国内仍沿用中华神经科学会和中华神经外科学会（1995）制订的脑血管疾病分类（表 13-1）。

表 13-1 我国脑血管疾病分类（1995）

（一）短暂性脑缺血发作	（2）脑血管畸形或动脉瘤出血
1. 颈动脉系统	（3）继发于梗死的出血
2. 椎－基底动脉系统	（4）肿瘤性出血
（二）脑卒中	（5）血液病源性出血
1. 蛛网膜下腔出血	（6）淀粉样脑血管病出血
（1）动脉瘤破裂	（7）动脉炎性出血
（2）血管畸形	（8）药物性出血
（3）颅内异常血管网症	（9）其他
（4）其他	（10）原因未明
（5）原因未明	3. 脑梗死
2. 脑出血	（1）动脉粥样硬化性血栓性脑梗死
（1）高血压性脑出血	（2）脑栓塞

续表

1）心源性	8. 其他
2）脂肪性	（八）脑动脉炎
3）其他	1. 感染性动脉炎
4）动脉源性	2. 大动脉炎（主动脉弓综合征）
（3）腔隙性梗死	3. 系统性红斑狼疮
（4）出血性梗死	4. 结节性多动脉炎
（5）颅内异常血管网症	5. 颞动脉炎
（6）无症状性梗死	6. 闭塞性血栓性脉管炎
（7）其他	7. 其他
（8）原因未明	（九）其他动脉疾病
（三）椎基底动脉供血不足	1. 脑动脉盗血综合征
（四）血管性痴呆	2. 颅内异常血管网症
（五）高血压性脑病	3. 动脉肌纤维发育不良
（六）颅内动脉瘤	4. 淀粉样血管病
1. 囊性动脉瘤	5. 夹层动脉瘤
2. 动脉硬化性动脉瘤	6. 其他
3. 感染性动脉瘤	（十）颅内静脉、静脉窦血栓形成
4. 外伤性动脉瘤	1. 海绵窦血栓形成
5. 其他	2. 上矢状窦血栓形成
（七）颅内血管畸形	3. 侧窦（横窦、乙状窦）血栓形成
1. 脑动静脉畸形	4. 直窦血栓形成
2. 海绵状血管瘤	5. 其他
3. 静脉血管畸形	（十一）颅外段动、静脉疾病
4. 毛细血管扩张症	1. 颈动脉、椎动脉狭窄或闭塞
5. 脑－面血管瘤病	2. 颈动脉扭曲
6. Galen 静脉动脉瘤样畸形	3. 颈动脉、椎动脉动脉瘤
7. 硬脑膜动静脉瘘	4. 其他

416

缺血半暗带和再灌注损伤的临床意义是怎样的?

缺血半暗带和再灌注损伤是缺血性卒中临床病理生理学的核心所在。

(1)缺血半暗带(ischemic penumbra)是指某一脑动脉供血区的脑血流量(CBF)下降导致脑缺血后，该供血区不同部位缺血程度不同。缺血中心区CBF最低，缺血性损伤最严重出现脑梗死；在梗死核心区周围由于存在和建立侧支循环，CBF虽降至可导致脑细胞膜电位衰竭，但未达到神经元死亡的阈值，该区域为缺血半暗带，如缺血半暗带CBF迅速恢复，神经细胞仍可存活和恢复功能，脑损伤仍为可逆性，因此保护和抢救缺血半暗带是急性脑梗死治疗的关键。

(2)再灌注损伤(reperfusion damage)是动脉闭塞导致脑缺血后，如血管再通和恢复葡萄糖及氧供应，缺血性脑损伤理应得到恢复，但实际上存在再灌注时间窗(time window)即再灌注的有效时间。通常认为在脑缺血事件的超早期，即6小时内是治疗时间窗，如超过时间窗的时限恢复再灌注可能加剧脑损伤，称为再灌注损伤。再灌注损伤的机制复杂，包括过度形成的自由基连锁反应、细胞内钙超载、兴奋性氨基酸细胞毒作用等。因此，缺血性卒中治疗强调分秒必争，时间就是大脑，积极进行超早期溶栓，以减轻神经细胞再灌注损伤。

417 急性脑卒中的临床诊断思路及诊断步骤是怎样的?

急性脑卒中是神经内科的临床急症，应抓紧时间迅速确诊和启动治疗。

(1)临床诊断思路

1)首先确定为卒中，可根据卒中的三个特征判定。一为突然发病；二为出现持续的局灶性神经功能缺失症状体征(病变定位)；三为血管性病因，依据患者的年龄、存在卒中危险因素、症状体征与特定的血管区相关等。

2)定性诊断，临床主要根据发病急缓、起病状态(安静或活动中)及临床表现等分析病因，如缺血性卒中为血栓性抑或栓塞性，出血性卒中为脑出血或蛛网膜下腔出血(SAH)等，快速进行脑CT检查证实。

(2)诊断步骤：包括临床评估、特殊检查和观察随访。

1)临床评估：首先依据详细准确的病史、全面的体格检查及神经系统检查，排除全身性疾病，确定为脑部病变；重症的急性脑卒中患者可发生意识障碍，注意系统性疾病的相关症状体征，鉴别意识障碍是否为全身性疾病的神经系统表现；注意某些局灶性神经系统体征，如脑膜刺激征通常可能区别脑部疾病或脑部以外的疾病。脑卒中还需与颅内其他疾病，如各种颅内感染、癫痫持续状态等鉴别，根据病史、起病方式、发热等感染征象、局灶性及弥漫性脑损害等可初步区分。

2)脑CT或MRI检查、脑电图及脑脊液检查可能提供诊断依据。如脑CT检查可迅速确诊脑出血或SAH，缺血性卒中在发病数小时内行MRI弥散加权成像(DWI)可显示病灶，通过磁共振血管造影（MRA）、CT 血管造影（CTA）及数字减影血管造影（DSA）可显示血管的状况。根据患者的临床症状表现，还可选择经颅多普勒超声（TCD）及颈动脉多普勒超声检查，血常规和血糖、血脂等生化检查，血流变与血小板粘性及聚集性检查，脑脊液常规检查，心电图、脑电图及诱发电位检查，单光子核素断层扫描（SPECT）、正电子断层扫描（PET）、氙核素局部脑血流测定等，对病因诊断及鉴别诊断可能是有用的。

3）患者在治疗过程中，医生应认真观察病情演变，随时修正诊断或充实诊断依据。患者出院时应对诊断及治疗过程进行全面回顾和小结，吸取经验教训，不断提高诊疗水平。

418 脑卒中的院前急救原则及院前急救主要方面包括哪些?

卒中的院前急救是治疗的第一阶段，是有效治疗卒中、减轻残疾和加速康复的至关重要的一步。

（1）院前急救原则：根据患者症状立即拨打急救电话；切勿转动患者头部，松开患者衣裤，去枕平卧；家属和旁观者应陪同患者到医院；疑似卒中患者第一瓶液体给生理盐水；立即将疑似卒中患者转运到有卒中单元的医院。

（2）院前急救主要包括

1）卒中早期识别：患者、家庭成员或旁观者认为发生卒中后应立即呼叫 120，启动紧急医疗救护系统（EMS）。加强科普，让公众了解卒中常见的 5 个主要症状：突发身体一侧或双侧、单肢或面部出现无力、麻木或瘫痪；突发单眼或双眼视物模糊、视力下降或视物成双；突发言语表达或理解困难；突发头晕目眩、失去平衡、意外摔倒或步态不稳；突发严重头痛或头痛方式与以往不同。

2）正确转运：急救车救护人员如可疑患者罹患卒中，应尽快安全地将患者转运到最近的综合医院，最好是到达后 1 小时内能进行溶栓的卒中中心，除非医院的急救车路程超过 30 分钟。救护人员在转运途中应通知医院，预告患者的简单病情和预计到达时间，家属或目击者应该陪同运送。急救系统在入院前应记录症状发生的时间，临床表现、重要体征、EMS 诊断、派遣时间、到达医院时间、已给予和正给予的治疗等常规资料，提供脑卒中评估、格拉斯哥昏迷量表（GCS）评分等。

3）早期评估：疑似卒中的患者，在转运过程中实施全面的神经系统检查不切实际，以不要延误转运医院就诊时间为首要前提，如有可能可采用辛辛那提（Cincinnati）院前评估（表 13-2）。

表 13-2 辛辛那提院前评估

寻找下列体征之一（任何一个异常均强烈提示卒中体征）
面部下垂（令患者示齿或微笑）： 正常：两侧面部运动对称 异常：一侧面部运动不如另一侧
上肢无力（令患者闭眼，双上肢伸出 10 秒）： 正常：伸出时两上肢运动一致或不移动 异常：伸出后一侧上肢不移动，另一侧下落
言语异常（令患者说“吃葡萄不吐葡萄皮”） 正常：用词正确，发音不含糊 异常：用词错误，发音含糊或不能讲

419

脑卒中证据确切的危险因素包括哪些?

根据美国心脏协会/美国卒中协会（AHA/ASA）发布的指南，卒中证据确切的危险因素主要包括不可改变的、可改变的，以及证据欠充分的危险因素。

（1）不可改变的危险因素

1）年龄增长显著增加缺血性卒中和脑出血的风险，55 岁后每增加 10 岁，缺血性卒中和脑出血风险增加 2 倍。男性各年龄段的缺血性卒中和脑出血发病率均高于女性。

2）出生低体重，例如，出生体重 <2500 克的人群的卒中相对风险是出生体重 4000 克人群的 2 倍以上。

3）种族，如黑种人、西班牙裔及拉美裔美国人所有类型卒中发病率及死亡率均高于白种人，中青年黑种人较同龄的白种人蛛网膜下腔出血和脑出血风险高。

4）有卒中家族史可增加卒中风险近 30%，单卵双胎发生卒中风险是异卵双胎的 1.65 倍。

（2）可改变的危险因素

1）血管性：高血压（收缩压 >140mmHg 或舒张压 >90mmHg）是脑梗死和脑出血独立的危险因素，收缩压和舒张压增高均可增加脑出血和脑梗死发病风险。吸烟可增加缺血性卒中风险，在调整其他危险因素后，吸烟使缺血性卒中风险增高近 1 倍。无症状性颈动脉狭窄（>60% 的直径）、颈内动脉颅外段或颈动脉球部动脉粥样硬化病变可增加卒中风险。周围性动脉疾病也增加卒中风险。

2）心源性：房颤伴或不伴瓣膜病，房颤常在左心耳形成血栓栓子，使缺血性卒中风险增加 4～5 倍。充血性心力衰竭和冠心病均增加卒中风险。心内膜炎、病窦综合征、人工心脏瓣膜、扩张型心肌病、心脏导管术、起搏器植入术及冠状动脉旁路移植术均增加卒中风险。

3）内分泌性：糖尿病是缺血性卒中独立的危险因素，因显著增加动脉粥样硬化病变，使脑梗死风险增加 1.8～6 倍。妇女绝经后激素替代疗法可增加卒中风险（以往曾认为雌激素能预防卒中）。女性口服避孕药可使卒中风险增加 2.75 倍。

4）代谢性：血脂异常，如总胆固醇、甘油三酯、低密度脂蛋白－胆固醇升高，以及高密度脂蛋白－胆固醇降低均增加卒中风险。肥胖和脂肪异常分布可增加卒中风险，尤其腹型肥胖是卒中风险较强的预测因素。

5）血液系统：镰状细胞病（SCD）是常染色体显性遗传病，异常基因产物是一种变异的血红蛋白 β 链，SCD 相关的卒中常见于纯合子 SCD 患者，患者 20 岁时卒中患病率约为 11%，许多患者在脑 MRI 检查时可发现无症状性卒中。

6）缺乏活动或运动增加可卒中风险，高盐饮食、不适当饮食结构、大量饮酒可导致血压升高。

（3）证据欠充分的危险因素：包括偏头痛、代谢综合征、过量饮酒、睡眠呼吸暂停、高同型半胱氨酸血症、脂蛋白升高、高凝状态，以及可卡因、苯丙胺及海洛因药物滥用等，是缺血性卒中潜在的可改变的危险因素。

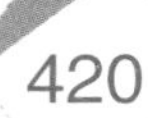

420 脑卒中或 TIA 不常见的病因包括哪些?

脑卒中或 TIA 不常见的病因包括

（1）动脉损伤或夹层（dissection），常见于中青年缺血性卒中或 TIA 患者。颈动脉损伤可产生夹层动脉瘤，钝器伤可致内膜撕裂或夹层，椎动脉受椎体保护不易受损，寰椎和枢椎水平旋转和过伸性损伤易损及椎动脉；也可见自发性颈动脉夹层。提示颈动脉夹层的症状包括环绕眼周围的面痛或颈部痛、Horner 综合征、闻及颈动脉杂音等；椎动脉夹层常引起枕颈部疼痛。

（2）脑动脉炎可引起动脉内血栓形成，也可因动脉破裂导致蛛网膜下腔出血或脑出血及颅内静脉血栓形成，可能需经 DSA 诊断。结核、梅毒、真菌、带状疱疹及 HIV 等感染也可引起动静脉炎，继发缺血性卒中。

（3）偏头痛性卒中（migrainous stroke）临床常出现同向性偏盲，很少导致严重残疾。应注意排除动脉夹层的可能。

（4）潜在的血液疾病，如血栓前或高凝状态，包括红细胞增多症、血红蛋白病或凝血异常等。

（5）结缔组织病，如小与中等动脉纤维肌性发育异常，女性多见，常累及 ICA 颈部中上段和椎动脉 C1 ~ C2 水平，可累及多支动脉，肾动脉常受累。这类疾病还包括 Ehler-Danlos 综合征、弹性假黄瘤、Marfan 综合征等。

（6）急性心肌梗死导致的卒中，如来自左心室血栓性栓塞、低灌注状态、心律失常等并发症。

（7）雌性激素，如口服避孕药兼吸烟的女性易患缺血性卒中；妊娠和产褥期也易患缺血性卒中。

（8）Moyamoya 病是进行性多发性脑动脉闭塞性疾病，双侧 ICA 远端及 ACA、MCA 起始部管腔狭窄闭塞，脑底穿动脉、软脑膜动脉代偿性扩张可形成异常毛细血管网。好发于儿童及青少年，常见 TIA 或缺血性卒中，成年患者多见出血性卒中。

421

临床以卒中为主要表现的遗传病包括哪些?

遗传因素对卒中发病的影响也是重要的，大多数卒中的病因是多基因影响和环境因素的作用，但临床也可见少数孟德尔遗传病以卒中作为主要临床表现，其中一些疾病的致病基因已被鉴定，这些疾病主要包括

（1）CADASIL（伴皮质下梗死和白质脑病的常染色体显性遗传性脑动脉病）：是 19 号染色体上 notch 3 基因突变所致，病理可见脑小动脉嗜锇颗粒沉积导致管壁增厚，皮肤活检可见皮肤血管内嗜锇颗粒。临床表现头痛、多发性腔隙性梗死及 Binswanger 型广泛脑白质异常，可出现卒中和额叶型皮质下痴呆。

（2）淀粉样血管病：是常染色体显性遗传病，APP 基因突变产生淀粉样 βA4 前体蛋白，淀粉样沉积物常使毛细血管基膜增厚，小动脉纤维素样变性和形成许多微动脉瘤，常发生脑叶出血。如为 BRI 基因突变产生嵌膜蛋白 2B，CST3 基因突变产生半胱氨酸蛋白酶抑制剂Ⅲ，发生缺血性卒中。

（3）大脑海绵状畸形：是常染色体显性遗传病，包括大脑海绵状畸形 1，为 KRIT1 基因突变产生 KREV 相互作用陷阱 1；大脑海绵状畸形 2，为 CCM2 基因突变产生 Malcavernin；大脑海绵状畸形 3，为 PDCD10 基因突变产生程序性细胞死亡因子 10，均可导致脑出血。

（4）埃勒斯 - 当洛斯（Ehlers-Danlos）综合征：是常染色体显性遗传病，Ⅳ型胶原蛋白基因 α1（COL3A1）突变产生Ⅲ型胶原，动脉夹层导致缺血性卒中。Ⅳ型胶原是基底膜的重要组成成分，COL4A1 突变引起血管脆性增加，发生动脉瘤性 SAH。

（5）法布里病（Fabry didease）：是罕见的家族性 X 染色体隐性遗传代谢病，是一种性别相关的溶酶体贮积病，由于溶酶体酶 α-半乳糖苷酶 A 缺乏导致神经酰胺三己糖苷脂异位沉积，引起血管病变常导致卒中、肾衰竭、心肌受累及耳聋等。

（6）神经纤维瘤病 1 型（Neurofibromatosis 1，NF1）：是常染色体显性遗传病，是染色体 17q11.2 肿瘤抑制性神经纤维素 1 基因突变。临床表现牛奶咖啡斑、周围神经纤维瘤和 Lisch 结节，NF1 引起肾动脉狭窄和高血压，脑动脉狭窄或动脉瘤可导致缺血或出血性卒中。

（7）遗传性出血性毛细血管扩张症：是常染色体显性遗传病，编码内皮因子和活化受体样激酶 1 基因突变，前者导致血管异常。患者常见频繁鼻出血、消化道出血，常见脑动静脉畸形引起 SAH。

（8）高胱氨酸尿症：是常染色体隐性遗传病，胱硫醚 β-合酶遗传缺陷导致同型半胱氨酸代谢异常，与早发性动脉粥样硬化有关，严重的高同型半胱氨酸血症和高胱氨酸尿症可引起早发的缺血性卒中。

（9）此外，MELAS 综合征（线粒体脑肌病伴高乳酸血症和卒中样发作）、马方（Marfan）综合征、镰状细胞贫血、视网膜血管病伴脑白质营养不良等均可引起缺血性卒中。

422

短暂性缺血发作的新定义及临床可排除 TIA 的症状包括哪些?

短暂性缺血发作（transient ischemic attack，TIA）是缺血性卒中强烈的预兆。

（1）美国心脏学会/美国卒中学会（AHA/ASA）于 2009 年公布的 TIA 新定义是：由于脑、脊髓或视网膜局灶性缺血导致神经功能障碍的短暂发作，但未伴发急性脑梗死。TIA 发病机制尚不明确，目前认为心源性微栓塞及大动脉粥样硬化斑块破裂的动脉源性微栓子、动脉粥样硬化严重狭窄引起急性血压降低是主要原因。

TIA 定义之前曾有两个版本。20 世纪 60 年代传统定义：突发的血管源性局灶性神经功能缺失，持续时间不超过 24 小时。2002 年修改定义：局部脑或视网膜缺血引起短暂性神经功能缺失发作，症状典型持续不超过 1 小时，影像上无急性脑梗死证据。目前 TIA 的概念已由关注临床症状持续时间转变为关注组织学损害，是否存在脑组织梗死是 TIA 与卒中的唯一区别。

（2）某些临床症状可以确定不是 TIA，例如，意识丧失不伴后循环神经功能缺失的其他体征；强直性发作或阵挛性发作；眼前的闪光暗点；躯体多部位的持续进展性症状等，其他如单纯眩晕或头晕眼花可能也不属于 TIA 的症状。

423

颈动脉系统和椎基底动脉系统 TIA 的典型症状包括哪些?

颈动脉系统和椎基底动脉系统 TIA 临床典型表现为局灶性神经功能缺失症状，如运动障碍、感觉缺失、语言障碍及视觉障碍等；特别是椎基底动脉系统 TIA 也应出现以上的部分症状，仅凭短暂性眩晕、复视、构音障碍或吞咽困难不足以建立椎基底动脉 TIA 的诊断。

颈动脉系统 TIA 应与椎基底动脉系统 TIA 区分，颈动脉系统与椎基底动脉系统 TIA 的典型症状如表 13-3 所示，可出现不同特点的运动障碍、感觉缺失、语言障碍及视觉障碍的组合。

表 13-3　颈动脉系统与椎基底动脉系统 TIA 的典型症状

TIA 症状	颈内动脉系统	椎基底动脉系统
运动障碍	对侧肢体无力、笨拙或瘫痪	双侧或交替性肢体无力、笨拙或瘫痪，共济失调、平衡障碍或不稳与眩晕无关
感觉缺失	对侧偏身麻木、感觉异常或感觉缺失	双侧或交替性麻木、感觉异常及感觉缺失
语言障碍	言语困难或构音障碍	构音障碍
视觉障碍	同侧单眼盲或一过性黑朦，对侧同向性偏盲	出现复视，双侧同向性视野部分性或完全性盲

424 临床上如何对 TIA 患者进行卒中风险评估和治疗?

TIA 是缺血性卒中的重要危险因素，近年来大规模队列和人群研究显示，10%～15% 的 TIA 患者在 90 天内发生缺血性卒中，约半数发生在 TIA 后 48 小时内。因此，TIA 应被视为神经内科的急症，应按照急性脑卒中标准对 TIA 患者进行紧急评估和干预。

（1）TIA 患者卒中风险评估有许多量表工具，目前临床上广泛应用 $ABCD^2$ 评分（表 13-4），根据危险因素对 TIA 患者进行卒中风险分层和评估预后。

表 13-4　预测 TIA 近期卒中风险的 $ABCD^2$ 评分

危险因素		评分
Age（年龄）	≥60 岁	1
Blood pressure（血压）	收缩压≥140mmHg 和（或）舒张压≥90mmHg	1
Clinical features（临床特征）	一侧肢体无力	2
	言语不清但不伴四肢无力	1
Durations of symptoms（症状持续时间）	10～59 分钟	1
	≥60 分钟	2
Diabetes（糖尿病）	有	1
$ABCD^2$ 总分		0～7

分级：0～3 分为低危卒中风险，4～5 分中危风险，6～7 分高危风险。高、中危风险（评分≥4 分）患者需接受卒中单元或专科门诊早期诊治，低危风险患者也应在 7～10 天内接受诊治。ABCD^{2}评分的高危、中危及低危风险患者在 TIA 后 48 小时内发生卒中比率分别为 8.1%、4.1% 和 1.0%。

（2）目前推荐的 TIA 治疗包括

1）药物治疗：罹患持续性或阵发性心房颤动伴或不伴瓣膜病患者，如发生 TIA 建议长期口服抗凝药治疗，将 INR 目标值控制到 2.5（范围为 2.0～3.0）；如有口服抗凝药禁忌证可用阿司匹林。对非心源性栓塞性 TIA 患者，应立即开始进行长期的抗血小板治疗。低血流动力型 TIA 患者宜采用扩容治疗。

2）如 TIA 患者颈动脉有严重狭窄，可考虑行颈动脉内膜剥脱术或颈动脉支架置入术治疗。

425 缺血性卒中常见的病因包括哪些？

缺血性卒中常见的病因包括血管性疾病、心脏疾病和血液疾病。

（1）血管性疾病

1）动脉粥样硬化：颈动脉或脑底大动脉粥样硬化是脑梗死的主要病因，影响大与中等口径的弹力和肌性动脉，颈总动脉起始部及分叉部上方、颈内动脉海绵窦段、大脑中动脉起始部、椎动脉起始部及入颅处、基底动脉等是易患部位。动脉粥样硬化易损斑块破裂，形成栓子随血流栓塞远端动脉；也可因大、中动脉严重狭窄引起远端脑组织缺血发生脑梗死，或因粥样硬化斑块覆盖穿支动脉开口使之闭塞导致脑梗死。

2）其他炎症性疾病：如巨细胞动脉炎的炎症病变可影响颈部颈内动脉、椎动脉颅外段及颅内动脉等，导致血小板在损伤血管壁粘附聚集，引起血栓形成或远端栓塞，老年人短暂性单眼失明或 TIA 应考虑本病。系统性红斑狼疮多累及脑小动脉引起多发性微梗死；结节性多动脉炎常见 TIA 和短暂性单眼失明；中枢神经系统原发性血管炎（肉芽肿性）主要影响脑小动脉和小静脉，出现头痛、轻偏瘫及认知障碍等。梅毒性动脉炎常影响中等口径穿支动脉；艾滋病增加 TIA 和缺血性卒中风险。

3）纤维肌性发育不良：青年人颈动脉病变，女性较常见，少数为家族性；可见动脉夹层、狭窄、血栓栓塞或动脉瘤破裂，血管造影可见串珠样特征性表现。

4）颈动脉或椎动脉夹层：囊性中层坏死是潜在的病理改变，颈动脉夹层可伴下颌或颈部疼痛、类似偏头痛的视觉先兆及 Horner 征。

5）腔隙性梗死：常见于长期高血压患者，也与糖尿病有关。

6）药物滥用：可卡因、苯丙胺类、海洛因是青年卒中的危险因素，静脉应用易发生感染性心内膜炎，导致栓塞性卒中。

7）多发性进行性脑血管闭塞：双侧颈内动脉远端及大脑前、大脑中动脉主干闭塞，脑底部出现细微的侧支循环是特征性表现，称为烟雾病（Moyamoya），儿童易患缺血性卒中，成年人易患脑出血和蛛网膜下腔出血。

8）静脉或静脉窦血栓形成：是卒中不常见的病因，常伴发于耳炎、鼻窦炎、产后、脱水或凝血病等。

9）有先兆的偏头痛发作期间可发生卒中，常出现在大脑中动脉及大脑后动脉供血区。

（2）心脏疾病：多为可产生心源性栓子的疾病引发脑栓塞，如风心病伴心房颤动、病窦综合征出现心动过速 - 心动过缓综合征是栓塞性卒中常见的原因；其他如心内膜炎、二尖瓣脱垂、反常性栓子、4 周内的心肌梗死、左心房或左心耳血栓、心房黏液瘤及人工心脏瓣膜等。

（3）血液疾病：如血小板增多症、红细胞增多症、镰状细胞病、白细胞增多症及高凝状态等，常可导致缺血性卒中。

426

脑梗死的 TOAST 分型标准是怎样的?

TOAST 分型是目前国际公认的缺血性卒中病因学分类标准，源于类肝素药物急性卒中治疗试验（Trial of Org 10172 in Acute Stroke Treatment），发表于 1993 年，包括

（1）大动脉粥样硬化性卒中（LAA）：通过颈动脉超声检查、MRA 或血管造影检查，发现由于动脉粥样硬化导致颈动脉、大脑前动脉、大脑中动脉、大脑后动脉、椎基底动脉狭窄程度≥50%。患者病史中多次出现同一动脉供血区 TIA；出现失语、运动功能缺失或小脑、脑干受损症状；脑 CT 或 MRI 检查发现大脑皮质或小脑病变，皮质下、脑干病灶直径 >1. 5cm；颈动脉彩超、MRA 或 DSA 显示颅内、外动脉及分支狭窄 >50% 或闭塞可诊断为 LAA。

（2）心源性栓塞（CE）：多种可产生心源性栓子的心脏疾病引起脑栓塞，临床表现及影像学表现与 LAA 相似，病史中有多次及多个脑血管供应区 TIA 或卒中，或有其他部位的栓塞。

（3）小动脉闭塞性或腔隙性卒中（SAA）：临床及影像学表现有以下 3 项标准之一：有典型腔隙性梗死临床表现，影像学可见与临床症状对应的卒中病灶的最大直径 <1. 5cm；有非典型腔隙性梗死症状，但影像学未发现对应的病灶；有非典型腔隙性梗死表现，影像学发现与临床症状符合 <1. 5cm 的病灶。

（4）其他原因所致的缺血性卒中（SOE）：较少见，如感染性、免疫性、非免疫血管病、高凝状态、血液病、遗传性血管病及药物滥用等所致的急性脑梗死。应排除大、小动脉病变及心源性所致的卒中。

（5）不明原因的缺血性卒中（SUE）：是经多方面检查未能发现病因的患者。

英国牛津郡社区脑卒中项目的 Bamford 分型是怎样的?

英国牛津郡社区脑卒中项目（Oxfordshire community stroke project，OCSP）的 Bamford 分型完全依据患者的临床症状、体征，是在影像学还不能显示脑梗死时判断病灶部位及病情轻重，优点为快捷、简便及重复性好。分为四型

（1）完全前循环梗死（TACI）：表现高级神经活动障碍（意识障碍、失语及视空间障碍），对侧偏瘫，对侧同向性偏盲等三联征。

（2）部分前循环梗死（PACI）：表现三联征之两个症状，或只有高级神经活动障碍，或表现感觉、运动功能缺失较 TACI 局限。

（3）后循环梗死（POCI）：表现不同程度椎基底动脉综合征，如交叉性瘫或交叉性感觉障碍；四肢瘫和双侧感觉障碍；双眼协同运动障碍，小脑功能障碍不伴长束体征，孤立的视野缺损或皮质盲等。

（4）腔隙性梗死（LACI）：常见运动性轻偏瘫、纯感觉性卒中、共济失调性轻偏瘫、构音障碍－手笨拙综合征、感觉运动性卒中等。

前循环病变可能出现的特征性表现及临床意义是怎样的?

前循环（颈动脉系统）起自颈总动脉（CCA），终止为大脑前动脉（ACA）及大脑中动脉（MCA）。

前循环病变可能出现以下特征性表现及临床意义

（1）由于颈总动脉（CCA）与上行的交感神经纤维紧密伴行，CCA 缺血性病变可引起同侧 Horner 征，伴面部泌汗神经受累；还可产生颈动脉痛（carotidynia），表现为特征性颈动脉触痛，疼痛可波及同侧额颞区。

（2）颈动脉分叉部位于甲状软骨水平，ICA 通常位于颈外动脉（ECA）后方，ECA 为颈动脉体和颈动脉窦供血。分叉部常发生动脉粥样硬化病变，常在此进行颈动脉内膜剥脱术。高敏感性的颈动脉窦受到牵张可能是老年人晕厥的原因。

（3）颈外动脉分支包括咽升动脉、甲状腺上动脉、舌动脉、枕动脉、面动脉、上颌内动脉、颞浅动脉及耳后动脉等，前循环缺血时 ECA-ICA 侧支循环可能开放，ECA 病变常见于巨细胞动脉炎。

（4）颈内动脉（ICA）起始部周围有舌下神经及喉上神经，做颈动脉内膜剥脱术时易受到损伤；ICA 夹层可因损伤或炎症所致，也可自发性产生。

（5）ICA 虹吸部呈 S 型位于海绵窦内，与在海绵窦外侧壁走行的Ⅲ、Ⅳ、Ⅴ1、Ⅴ2 和Ⅵ脑神经毗邻。虹吸部常见动脉粥样硬化病变可导致缺血，虹吸部动脉瘤可引起动眼神经麻痹，破裂可导致颈动脉海绵窦瘘。

（6）ICA 床突上段发出眼动脉，经视神经孔入眶，ICA 缺血性病变或眼动脉栓子可引起一过性黑矇（amaurosis fugax）。出现视神经交叉瘫提示 ICA 严重狭窄闭塞，导致同侧眼与对侧大脑半球缺血并存。

（7）后交通动脉（PCoA）起自 ICA 背侧，向后部走行并与大脑后动脉（PCA）连接，PCoA 也可能缺失。PCoA 常见动脉瘤，可导致痛性动眼神经麻痹。

429 颈内动脉缺血综合征的临床及影像学表现是怎样的?

颈内动脉（ICA）发出 MCA 和 ACA，还发出眼动脉为视网膜供血。颅内或颅外 ICA 闭塞约占缺血性卒中的 1/5。颈内动脉闭塞常见于动脉粥样硬化性血栓形成，少数由动脉夹层引起。

（1）临床表现：可差异极大，取决于闭塞部位和侧支循环状态。

1）约 15% 的 ICA 闭塞病例预先出现先兆性 TIA 或因同侧视网膜动脉缺血引起暂时性单眼盲。缓慢进行性动脉粥样硬化性 ICA 闭塞可不出现神经功能缺失症状，可能因 Willis 环完整和良好的侧支循环代偿，侧支循环常在数周到数月中建立，由于血管扩张可伴头痛。

2）ICA 急性闭塞临床常见类似于大脑中动脉（MCA）缺血性卒中综合征，出现病变对侧偏瘫、偏身感觉缺失及同向性偏盲等，优势半球受累可伴失语症。在个别的变异型患者，大脑后动脉由颈内动脉供血，可出现大脑后动脉闭塞症状。

3）由于 MCA 是 ICA 的延续，一侧 ICA 进行性狭窄和闭塞可产生 MCA 远端供血区分水岭梗死，如前交通动脉很细不能代偿时也可累及大脑前动脉供血区，发生分水岭梗死。

4）眼动脉闭塞出现单眼一过性黑矇，偶可变为永久性盲；缺血累及颈上交感神经节后纤维可出现病侧 Horner 征。病侧一过性黑矇伴对侧偏瘫（眼动脉交叉瘫）或病侧 Horner 征伴对侧偏瘫（Horner 征交叉瘫）常是 ICA 闭塞的临床指征，临床应高度重视。ICA 狭窄闭塞时颈部听诊或可闻及血管杂音。

（2）影像学表现：颈动脉闭塞患者 CT 或 MRI 检查可见梗死灶部位及程度差异颇大，有的 ICA 完全闭塞患者可不出现病灶，大多数病人出现 MCA 与 ACA 或 MCA 与 PCA 供血区分水岭梗死，以及皮质下白质梗死（即 MCA 或 ACA 皮质支与穿支分水岭梗死）；有的病人出现 MCA 或 ACA 供血区典型楔形缺血病灶，有时可包括 PCA 供血区，也可出现基底节和豆状核梗死灶等。确诊 ICA 血栓或闭塞仍有赖于 MRA、CTA 或 DSA 检查。

430 大脑中动脉缺血综合征的临床表现是怎样的?

大脑中动脉（MCA）是颈内动脉最大的分支和直接延续，为大脑半球上外侧面大部分和岛叶供血。MCA 缺血性卒中临床最常见，大多为栓塞性，栓子可停留于 MCA 主干，也常移行至皮质支上干（供血中央前区及中央区）或下干（供血颞叶外侧及顶叶下部），进入穿支者不足 5%。MCA 闭塞与 ICA 闭塞症状相似，但因发病突然，侧支循环少，症状较 ICA 严重，一过性黑矇少见。

根据病变累及部位出现以下的临床综合征。

（1）上干闭塞：上干为面部、手及上肢的运动及感觉皮质代表区（外侧裂以上部分）及优势半球表达性语言（Broca）区供血，偶有豆纹动脉起源于上干。临床表现对侧面部、手和上肢轻偏瘫，下肢不受累，该区域偏身感觉缺失，向病灶对侧凝视麻痹，无同向性偏盲，优势半球伴 Broca 失语，表现语言表达障碍而理解力完整，非优势半球伴有体象障碍。

（2）下干闭塞：下干为视放射、黄斑等视皮质区及优势半球感受性语言（Wernicke）区（外侧裂以下及后部区域）供血。临床表现运动及感觉缺失不明显，可出现对侧图形觉、实体辨别觉受损，病觉缺失、忽视或不能识别对侧肢体；常有对侧同向性偏盲或象限盲，偏盲可能下部视野较重；颞叶受累出现情绪及性格改变，失语患者有时易怒、多疑，可有暴力倾向；优势半球可有 Wernikce 感受性失语，非优势半球出现穿衣失用、结构性失用等。MCA 上干或下干远端皮质支闭塞几乎均源于栓塞，临床症状差异较大，主要表现相应皮质区功能缺损。

（3）两干或三干闭塞：是较广泛病变导致两干之上、下干或三干之上、中、下干闭塞。临床表现上、下干闭塞特点的严重卒中综合征，如对侧面舌瘫、偏瘫上肢重于下肢及偏身感觉缺失，对侧同向性偏盲，优势半球出现完全性失语等。

（4）主干闭塞：发生于豆纹支起源之近端，由于 MCA 整个皮质和穿支供血区受累，导致极严重的卒中。临床表现除与三分叉之上、中、下干闭塞相似，内囊运动纤维梗死引起对侧下肢瘫，出现对侧均等性完全偏瘫及感觉缺失，优势半球出现完全性失语；严重时可发生脑疝和出现昏迷，预后较差。

（5）穿支闭塞：豆纹支供应基底节、内囊膝部及后肢的面部、手及上下肢运动纤维。由于内囊区侧支循环较差，穿支闭塞常导致纹状体 - 内囊梗死，临床表现偏瘫症状明显，由于内囊后肢的后部常保留，感觉缺失一般较轻。

（6）岛叶梗死：岛叶前部皮质供血来自 MCA 上干，后部皮质来自 MCA 下干。岛叶梗死临床表现自主神经症状，常引起心血管系统改变；岛叶前部梗死常伴 MCA 外侧裂上部供血区梗死症状，岛叶后部梗死常伴颞叶及顶下小叶梗死表现。

431 大脑中动脉缺血综合征临床常见的特征性症状包括哪些？

大脑中动脉缺血综合征临床常见的特征性症状包括

（1）MCA 供血区梗死常导致对侧偏瘫，面部及上肢较重，以及偏身感觉缺失。优势半球可出现 Broca 失语、Wernicke 失语、传导性失语或完全性失语，取决于病变的部位与程度。

（2）MCA 供血区完全性梗死可导致严重的均等性偏瘫，强迫性头眼（向病变侧）偏斜，优势半球伴完全性失语；继发脑水肿可引起脑移位和脑疝，出现同侧或对侧瞳孔散大，意识水平进行性下降。MCA 供血区大面积梗死常与颈内动脉（ICA）闭塞、ICA 夹层或心源性栓塞有关。

（3）MCA 穿支豆纹动脉闭塞引起纹状体 - 内囊梗死，伴尾状核头嘴端、内囊前肢及壳核受累（在 CT 或 MRI 上逗点形区），出现主要影响上肢的轻偏瘫和失语、忽视、运用障碍等；常见于心脏栓塞性疾病和颈内动脉闭塞疾病。

（4）半卵圆中心由 MCA 穿支供血，半卵圆中心梗死一般不伴豆纹动脉供血区受累，常出现大面积梗死，多与颈动脉严重疾病有关，小梗死与高血压、糖尿病或进展性起病的腔隙综合征有关。

（5）优势侧角回受累出现失读伴失写，也可见 Gerstman 综合征，表现手指失认、失计算、左 - 右失定向和失写等。任何一侧枕叶梗死均可引起对侧同向性偏盲或下象限盲。非优势侧梗死可引起注意力不集中、忽略、否认、失用等，偶见急性模糊状态、激越性谵妄，伴情感和自主神经兴奋，出现妄想和幻觉等。

（6）口 - 手综合征（cheiro-oral syndrome）表现口周和上肢远端感觉障碍，可常见于对侧中央后回、放射冠、丘脑或脑干病变，对侧内囊后部梗死可出现共济失调性轻偏瘫伴口 - 手综合征。

432 大脑前动脉缺血综合征的临床表现是怎样的？

大脑前动脉（ACA）供应顶枕沟前的半球内侧面及额叶底面一部分，即半球内侧前 3/4 和胼胝体前 4/5 区域，ACA 的主要分支包括眶动脉、额极动脉、胼周动脉、胼缘动脉等皮质支和深穿支，为额、顶叶上外侧凸面狭长区的小腿及足运动、感觉皮质和排尿中枢供血。

ACA 闭塞通常为栓塞引起，因动脉粥样硬化血栓形成引起者临床不常见。ACA 缺血综合征临床表现是：

（1）皮质支闭塞：出现对侧偏瘫及感觉缺失，以小腿和足为主，左侧肢体失用是 ACA 皮质支闭塞的特征性体征。辅助运动区皮质受累出现经皮质运动性失语或感觉性失语；额叶受累出现意志缺失或淡漠；如双侧梗死累及旁中央小叶出现尿潴留或尿失禁。

（2）深穿支闭塞：Heubner 返动脉供应尾状核头、苍白球外侧核及内囊前肢、膝部等血液，闭塞出现对侧中枢性面舌瘫及上肢近端轻瘫（面舌肩瘫），可出现短暂的舞蹈手足徐动症及其他运动障碍。

（3）主干闭塞：如在前交通动脉前，ACA 与前交通动脉连接处近端闭塞，ACA 远端可通过前交通动脉代偿。ACA 在前交通动脉远端闭塞引起完全性梗死，出现面舌肩瘫和足与小腿瘫，呈“挑扁担样”瘫痪。两侧旁中央小叶受累出现尿潴留或失禁；如 ACA 先天性变异，双侧起自同一主干，闭塞引起双侧半球前部及内侧梗死，出现脑性截瘫，伴淡漠、人格改变、痴呆及尿便失禁，强握、摸索及吸吮反射阳性等，优势半球出现 Broca 失语及失用症。

433 脉络膜前动脉缺血综合征的临床表现是怎样的?

脉络膜前动脉（anterior choroidal artery，AChA）较细小，起自颈内动脉发出眼动脉及后交通动脉之后，为苍白球、内囊后肢、颞叶内侧、中脑大脑脚底 1/3、外侧膝状体及部分视放射等重要结构供血，少数也为丘脑供血。

脉络膜前动脉闭塞临床表现是：

（1）AChA 供血区缺血典型表现因内囊后肢受累出现对侧轻偏瘫，累及内囊后肢丘脑辐射上部导致对侧偏身轻触觉与痛觉缺失，AChA 梗死临床综合征可见纯运动性综合征、感觉运动性综合征及共济失调性轻偏瘫。

（2）视束及外侧膝状体受累出现病灶对侧同向性偏盲或象限性盲，也可出现少见的对侧同向性上部或下部视野缺损而水平子午线视野保留，是 AChA 供血区的外侧膝状体受累特征。少数患者丘脑受累出现感觉过度和丘脑手。

（3）CT 或 MRI 检查可显示内囊后肢梗死灶。

434 大脑后动脉缺血综合征的临床表现是怎样的?

成对的大脑后动脉（PCA）大多起于基底动脉尖端，约 1/4 两侧分别起于基底动脉与一侧颈内动脉（ICA），极少数双侧起于ICA为胚胎型PCA。PCA皮质支包括颞下动脉、距状动脉及顶枕动脉，供应颞叶底及内侧和枕叶内侧；穿支包括丘脑穿通动脉、丘脑膝状体动脉，供应丘脑、下丘脑及内、外侧膝状体等，脚间支供应红核、黑质、大脑脚内侧、动眼神经核、脑干上部网状结构及内侧纵束等。进入基底动脉的栓子易停留在其尖端，在此可阻塞一侧或双侧的PCA，栓子随后可分裂为碎片，产生PCA梗死的不对称性体征。

PCA缺血综合征的临床表现是：

（1）近端综合征：是丘脑膝状体动脉、脚间支及丘脑穿通动脉等穿支闭塞。

1）丘脑膝状体动脉闭塞出现丘脑综合征，表现对侧偏身感觉缺失，自发性丘脑痛或感觉异常，可伴短暂性轻偏瘫。偏身感觉异常伴偏盲无轻偏瘫常提示PCA供血区梗死。优势侧丘脑枕梗死可引起失语、全面性遗忘、无动性缄默等。

2）脚间支闭塞或中脑水平PCA起始部闭塞出现中脑中央综合征，表现垂直性凝视麻痹、核间性眼肌麻痹、动眼神经麻痹及垂直性眼球反向偏斜（vertical skew deviation），或出现空间木僵或昏迷，Weber综合征（动眼神经交叉瘫）或Benedit综合征（动眼神经麻痹伴对侧共济失调性震颤、舞蹈－手足徐动等）。

3）丘脑穿通动脉闭塞出现红核丘脑综合征，表现病侧小脑性共济失调，锥体外系运动障碍如偏身舞蹈手足徐动症、偏身投掷或扑翼样震颤，深感觉缺失等。

（2）皮质综合征：皮质支侧支循环丰富，缓慢闭塞症状较轻。距状动脉闭塞累及纹状皮质及视辐射产生对侧同向性偏盲或象限盲，距状裂下部舌回皮质或颞枕叶下部视辐射梗死出现上象限盲，距状裂上部楔叶皮质或顶枕叶上部视辐射受累产生下象限盲。与MCA梗死引起视野缺损不同，PCA闭塞引起的视野缺损上部较重；黄斑视力不受累，因黄斑视皮质接受MCA与PCA双重血液供应。优势侧顶枕叶梗死出现命名性失语、失读不伴失写及视觉失认，视觉失认表现不能识别左侧视野物体，由于胼胝体病变使左半球语言区到右侧视皮质失联所致。

（3）双侧PCA卒中综合征：常见于栓塞导致双侧同向性偏盲伴不成形视幻觉；双侧枕叶或顶枕叶梗死引起皮质盲，如患者否认或未意识到失明称为安东综合征（Anton syndrome）；双顶枕叶梗死也可出现巴林特综合征（Balint syndrome），表现精神性注视麻痹、视觉随意运动障碍及视空间注意障碍等。双侧颞叶受累引起记忆受损，不能识别熟悉的面孔（面容失认症）、各种奇异的幻视及行为异常。

435 基底动脉缺血性脑桥综合征及其临床表现是怎样的?

基底动脉（BA）走行在脑桥腹侧，为全部脑干和小脑及枕叶、颞叶内侧、丘脑内侧、内囊后肢供血，缺血出现皮质脊髓束、Ⅲ～Ⅷ脑神经、脑桥核及内侧纵束等症状。基底动脉穿支供应脑桥及中脑基底部和被盖部旁中线区。动脉粥样硬化性血栓性闭塞常见于 BA 起始段或双侧椎动脉与 BA 结合部，栓塞性闭塞常见于 BA 远端或双侧 PCA。

基底动脉缺血性脑桥综合征常见以下六种，临床表现是：

（1）Foville 综合征：脑桥旁正中动脉闭塞导致脑桥内侧旁正中结构如锥体束、外展神经核、脑桥侧视中枢或内侧纵束受损，表现对侧轻偏瘫，病侧周围性面瘫及两眼向病侧凝视麻痹。

（2）Millard-Gubler 综合征：脑桥短旋支闭塞可导致脑桥基底外侧梗死，出现外展神经、面神经交叉瘫，伴对侧中枢性舌瘫。

（3）腔隙性梗死：累及脑桥基底部皮质脊髓束，可引起纯运动性轻偏瘫。累及脑桥上 1/3 与下 2/3 交界处桥基底可出现构音障碍 - 手笨拙综合征，或可出现共济失调性轻偏瘫综合征，常见同侧共济失调和对侧脚部轻瘫。

（4）内听动脉闭塞综合征：内听动脉是 BA 的长旋支，起自小脑前下动脉，偶起自 BA，闭塞表现病侧耳鸣、听力减退、眩晕及眼球震颤等。

（5）Raymond-Cestan 综合征：小脑上动脉闭塞导致脑桥背侧嘴端病变（脑桥被盖综合征），小脑受累出现病侧小脑性共济失调伴粗大的震颤；内侧丘系和脊髓丘脑束受累出现对侧面部和躯体感觉缺失；如向腹侧扩展累及皮质脊髓束可出现对侧轻偏瘫，累及脑桥旁中线网状结构（PPRF）出现向病侧凝视麻痹。

（6）闭锁综合征（locked-in syndrome）：是 BA 双侧脑桥支闭塞导致双侧脑桥基底梗死，双侧皮质脊髓束和外展神经核以下皮质延髓束的运动传出功能受损，脑桥被盖网状结构完整，病人表现四肢瘫，不能吞咽和讲话，面无表情，但意识清楚，可睁眼、闭眼或眼球上下运动示意。

436 基底动脉缺血性中脑综合征及其临床表现是怎样的?

基底动脉缺血性中脑综合征包括以下四种，临床表现是：

（1）Weber 综合征：是中脑旁正中动脉闭塞导致大脑脚内侧受损，影响同侧动眼神经和脚底中部 3/5 的锥体束，表现动眼神经交叉瘫，病侧动眼神经麻痹（伴瞳孔散大），对侧面舌瘫和肢体瘫。有时累及大脑脚内侧的水平凝视核上性纤维，出现向对侧同向凝视麻痹，称为中脑 Foville 综合征。

（2）Benedikt 综合征：是中脑旁正中动脉闭塞累及腹侧被盖的黑质和动眼神经，表现病侧动眼神经不全麻痹常伴瞳孔散大，对侧半身不自主运动如意向性震颤、偏身舞蹈症或手足徐动，也称为动眼神经与锥体外系交叉综合征。

（3）Claude 综合征：中脑旁正中动脉闭塞，导致背侧被盖的红核和结合臂缺血，出现病侧动眼神经麻痹，对侧半身共济失调、辨距不良及轮替运动不良等小脑体征。

（4）基底动脉尖综合征：多为基底动脉尖分叉部的心源性或动脉源性栓塞导致中脑、丘脑、颞叶内侧及枕叶缺血性梗死。患者出现嗜睡或深昏迷、针尖样瞳孔、中枢性高热、四肢瘫及行为异常，病情危重导致死亡（详见下题）。

437 基底动脉尖综合征的临床表现是怎样的？

基底动脉尖综合征（top of the basilar syndrome）是基底动脉尖端分叉部闭塞，导致中脑、丘脑、颞叶内侧及枕叶缺血性梗死，多因心源性或动脉源性栓塞，也见于基底动脉尖巨大动脉瘤、血管炎和脑血管造影术后等。临床表现是：

（1）梗死累及中脑及丘脑网状激活系统，出现嗜睡至昏迷不同程度的意识障碍，呈持续性或反复发作，可见针尖样瞳孔、中枢性高热及消化道出血。锥体束及丘脑受损出现四肢瘫、无动性缄默及感觉缺失。病情危重导致死亡。

（2）Ⅲ，Ⅳ及Ⅵ对脑神经受损出现眼肌麻痹及复视，如一侧或双侧动眼神经部分或完全麻痹，以及一个半综合征，一侧或双侧向上或向下凝视麻痹，会聚障碍、外展不能、眼球反向偏斜（skew deviation）。顶盖前区受损可见瞳孔光反应迟钝，调节反应存在，类似 Argyll-Robertson 瞳孔。

（3）可有行为异常、嗜睡、睡眠－觉醒周期异常、虚构、视觉失认、激越性谵妄，少数患者出现大脑脚幻觉或脑桥幻觉，前者表现形象生动的视幻觉，后者仿佛看到墙壁弯曲、扭曲和倒塌，或可隔墙视物；颞叶内侧受损出现严重记忆障碍。

（4）大脑后动脉供血区梗死为主，可出现对侧同向性偏盲或皮质盲，以及巴林特综合征（Balint syndrome），表现精神性注视麻痹、视觉随意运动障碍及视空间注意障碍等。由于 SCA、AICA 及 PICA 间存在广泛的吻合支，小脑症状少见。

438 基底动脉缺血性小脑综合征及其临床表现是怎样的？

基底动脉发出小脑前下动脉（AICA）和小脑上动脉（SCA），与椎动脉发出的小脑后下动脉（PICA）共同为小脑供血。

（1）小脑前下动脉（AICA）闭塞：长旋支 AICA 起自基底动脉下端，供血小脑半球下部、部分蚓部、桥臂、脑桥背外侧及延髓上端，并发出迷路动脉和内听动脉。AICA 闭塞临床表现如下。

1）AICA 闭塞通常源于基底动脉粥样硬化或延长扩张症，导致小脑与脑桥尾端外侧部梗死，出现病侧肢体小脑性共济失调、同向性侧视麻痹、Horner 征、周围性面瘫、构音障碍、面部及对侧躯体痛温觉缺失，但不出现呃逆。

2）常见内听动脉闭塞，导致病侧听力下降或耳聋、耳鸣、眩晕、呕吐及眼球震颤等。AICA 较少出现孤立的小脑梗死。

（2）小脑上动脉（SCA）闭塞：SCA 是基底动脉上端的长旋支，供血小脑半球上部、部分蚓部、结合臂及中脑和脑桥背外侧。SCA 闭塞临床表现如下。

1）SCA 闭塞的临床表现与 AICA 闭塞相似，常见于栓塞性梗死，小脑半球或结合臂受累出现病侧肢体小脑性共济失调或舞蹈样动作等。

2）脑干受累出现眩晕、呕吐、言语不清、咀嚼无力及 Horner 征，可见视动性眼球震颤（optokinetic nystagmus）或眼球反向偏斜（skew deviation）；病侧上肢静止性震颤、腭肌阵挛，累及脊髓丘脑束出现对侧半身痛温觉减退。SCA 闭塞可发生孤立的小脑梗死，出现小脑症状，因脑干未受累不出现眩晕等。

439 椎动脉缺血性综合征的常见病因及临床表现是怎样的？

椎动脉是延髓主要的供血动脉，供应延髓锥体下 3/4、内侧丘系、背外侧区、绳状体及小脑半球后下部。约 10% 的一侧椎动脉很细，靠另侧粗大的椎动脉供血。

（1）常见病因

1）闭塞常见于椎动脉起始部动脉粥样硬化斑块，高安（Takayasu）动脉炎也可导致椎动脉闭塞；也可能发生栓塞性闭塞。

2）椎动脉颅外段穿经 C6～C1 椎体横突，易受到创伤或脊椎的压迫。椎动脉在外伤或甚至轻微创伤后可能发生椎动脉夹层，引起狭窄和闭塞。

3）锁骨下动脉盗血综合征是锁骨下动脉在邻近椎动脉起始部有严重狭窄，上肢活动可通过椎动脉发生脑盗血，引起脑低灌注和缺血症状。

（2）临床表现

1）如两侧椎动脉发育完整，一侧椎动脉闭塞可不引起临床症状。如椎动脉粥样硬化斑块恰阻断 PICA 供血，可引起延髓背外侧及小脑后下部梗死，出现延髓外侧综合征（见下题）。

2）动脉夹层是椎动脉闭塞最常见的原因，剧烈的咳嗽发作或头颈部轻微创伤的患者，如有颈枕部疼痛及脑干功能障碍症状常提示椎动脉夹层形成，应注意进行筛查。

3）延髓内侧综合征或称德热里纳综合征（Dejerine syndrome）临床很少见，是椎动脉远端动脉粥样硬化病变导致椎动脉或内侧分支闭塞，脑梗死累及延髓锥体、内侧丘系及舌下神经，导致对侧肢体瘫、深感觉缺失及同侧舌肌瘫；椎动脉夹层是不常见的原因。某些延髓内侧梗死患者出现交叉性偏瘫（hemiplegia cruciata）及三肢轻瘫（triparesis）。

4）杰克逊（Jackson）综合征：多因脊髓前动脉闭塞，脊髓前动脉由两侧的椎动脉发出。因延髓前部橄榄体内侧梗死，导致舌下神经交叉瘫，病侧舌下神经瘫，可见伸舌偏向病灶侧，伴舌肌萎缩，以及对侧偏瘫。

440 瓦伦贝格（Wallenberg）综合征的典型临床表现包括哪些？

瓦伦贝格（Wallenberg）综合征也称为延髓外侧综合征，常见于延髓背外侧梗死。该区域多由小脑后下动脉开口与基底动脉起始端之间的椎动脉末端发出的 3～4 个小分支供血，少数由小脑后下动脉小分支供血。

典型临床表现包括

（1）前庭神经核受累出现眩晕、呕吐，查体常见患者向患侧凝视时出现粗大的眼震，向健侧看时出现较快的细小眼震。

（2）累及三叉神经脊束、脊束核及对侧已交叉的脊髓丘脑束，出现交叉性感觉障碍，病侧面部麻木、痛觉减退及对侧躯体痛觉减退。

（3）因绳状体或小脑受累，患者出现向病侧倾斜，病侧肢体小脑性共济失调和动作笨拙，或伴肢体肌张力降低。

（4）脑干网状结构交感神经下行纤维受累，出现病侧不完全性 Horner 征，表现瞳孔小，眼睑轻度下垂。迷走神经背核受累出现顽固性呃逆、心率和血压不稳。

（5）病侧疑核受累，导致软腭麻痹、饮水呛咳、吞咽障碍、声音嘶哑及咽反射减弱或消失等。

临床诊断 Wallenberg 综合征，必须具备延髓背外侧病变的临床证据。构音障碍、吞咽困难二者必具其一，提示为延髓病变；痛温觉障碍、共济失调及 Horner 征三者必具其一，提示病灶在延髓背外侧。

441 后循环缺血的常见病因、临床表现和急性期治疗是怎样的？

后循环缺血（posterior circulation ischemia，PCI）是临床泛指的椎基底动脉系统缺血性卒中，包括短暂性缺血发作（TIA）和脑梗死。PCI 的诊断在缺血性卒中早期或影像学未显示病灶时具有临床实用性和科学性。

（1）常见病因：动脉粥样硬化是 PCI 患者最常见的病变，好发于椎动脉起始段及颅内段，动脉狭窄和闭塞引起低灌注及血栓形成。栓塞在 PCI 约占 40%，栓子主要来源于心脏、主动脉和椎基底动脉，栓塞最常发生于椎动脉颅内段和基底动脉远端。穿支动脉病变包括玻璃样变、微动脉瘤和小动脉起始部粥样硬化等，好发于桥脑、中脑和丘脑。须注意，颈椎骨质增生很少导致 PCI。椎动脉连续动态造影显示骨赘极少引起动脉受压，多普勒超声检查显示，转颈未见有或无 PCI 症状患者椎动脉颅外段受压比率不同。

（2）临床表现：

1）PCI 的常见症状是急骤发生的眩晕，伴血压增高、恶心、呕吐及平衡障碍等，以及肢体无力、面部及肢体麻木、复视、短暂性意识丧失、视觉障碍、步态不稳或跌倒。常见体征如眼球运动障碍、肢体瘫痪、感觉异常、共济失调、步态不稳、构音及吞咽障碍、声音嘶哑、视野缺损、Horner 征等。

2）出现一侧脑神经与对侧躯体运动感觉损害交叉性表现是 PCI 的特征性体征，如延髓外侧综合征、Weber 综合征，以及表现四肢瘫的闭锁综合征、基底动脉尖综合征，也包括大脑后动脉供血区梗死、小脑梗死，部分腔隙性梗死综合征如运动性轻偏瘫、共济失调轻偏瘫、构音障碍 - 拙手综合征等。

3）对以眩晕为主诉的患者必须做 Dix-Hallpike 试验，以排除良性发作性位置性眩晕（BPPV），须明确眩晕虽是 PCI 的常见症状，但眩晕的最常见病因并非 PCI，而是 BPPV。所有疑诊 PCI 的患者应做 MRI 检查，DWI 对急性病变最有诊断价值；必要时还需做 MRA、CTA、血管多普勒超声及 DSA 等检查，有助于发现和明确颅内外大血管病变。

（3）急性期治疗：目前仍缺乏针对 PCI 的大样本随机对照研究，对 PCI 急性期处置与前循环缺血性卒中相同。应积极开展卒中单元组织化治疗模式，对起病 3 小时内有适应证的患者可行重组组织型纤溶酶原激活物（rt-PA）静脉溶栓治疗，有条件者可行动脉溶栓，治疗时间窗可适当放宽。对所有不适合溶栓治疗且无禁忌证者，应予阿司匹林 100 ~ 300mg/d 或氯吡格雷 75mg/d 口服。

442 丘脑梗死综合征的临床表现是怎样的？

丘脑的供血主要来自后交通动脉和 PCA 的中脑穿通支。

（1）丘脑穿通动脉区梗死：即旁正中动脉，起自 PCA，供血丘脑后内侧、丘脑下部及中脑被盖。梗死出现丘脑腹内侧综合征（ventromedial thalamic syndrome），典型引起急性意识水平降低、认知及行为异常、垂直注视障碍三联征。两侧动脉约 1/3 起于一侧 PCA，可引起双侧丘脑腹内侧综合征。意识障碍起初如嗜睡症，难以唤醒，唤醒又很快进入深睡，可有短暂性意识丧失，可能因丘脑板内核和中脑上部网状结构受累。认知及行为异常表现定向障碍、淡漠呆滞、持续言语，常有虚构、近事遗忘、无动性缄默。垂直注视障碍表现上视麻痹、下视麻痹或上、下视麻痹共存，是内侧纵束上端间质核和后连合受损。该动脉发出中脑支供应大脑脚，部分病人可有轻偏瘫及偏身感觉障碍。

（2）丘脑膝状体动脉区梗死：起自 PCA 环池段，为 6～10 条成束小动脉，引起丘脑后外侧梗死，可见三种临床综合征。丘脑（Dejering-Roussy）综合征表现三主征：对侧偏身感觉缺失，伴丘脑痛及分离性感觉障碍（腹后外侧核受损），对侧短暂性轻偏瘫（锥体束受累），肢体协调不能、共济失调（影响丘脑腹外侧核与红核、小脑齿状核联系），偏侧肌张力不全、丘脑手或偏侧舞蹈症（豆状袢受累）。丘脑痛或不自主运动可见于卒中后数周或数月。可出现纯感觉性卒中，是丘脑膝状体动脉 1 支或 2 支闭塞所致腔隙性梗死，出现对侧半身感觉障碍或异常，可不累及面部或面部与手。也可出现感觉运动性卒中，病变累及丘脑腹后外侧核及邻近的内囊后肢皮质脊髓束，出现对侧轻偏瘫及偏身感觉障碍，言语正常。

（3）丘脑结节动脉区梗死：起自后交通动脉中段，少数起自 PCA 大脑脚段，此动脉可缺如，为丘脑前部供血。闭塞引起丘脑前部梗死，但较少见。出现意识水平波动、意志缺失、淡漠、定向障碍、自知力缺乏、懒散、不修边幅及人格改变等。可见对侧情感性面神经麻痹，偶见轻偏瘫，视野缺损等。优势侧梗死出现丘脑性失语，口语尚流利，听理解严重障碍，命名不正常，言语声律障碍等；非优势侧病变可见偏侧忽视、异己手综合征及视空间缺损等。记忆障碍在主侧病变倾向词语回忆困难，非主侧病变有视觉记忆缺陷，可能因乳头丘脑束受累。少数患者因大脑脚受累出现对侧一过性轻偏瘫或感觉障碍。

（4）后脉络膜动脉区梗死：临床少见。起自 PCA 环池段，丘脑背侧梗死导致对侧忽视；常累及外侧膝状体产生对侧同向性上或下象限盲，呈特征性象限性楔形或扇形视野缺损，可有视幻觉、不对称光动反应；丘脑枕受累出现丘脑性失语，不自主运动伴肌张力异常；有时影响中脑支出现轻偏瘫或偏身感觉迟钝。

443 腔隙性梗死的临床特点及常见的综合征包括哪些？

腔隙性梗死（lacunar infarct）约占脑梗死的 20%，是高血压性小动脉透明变性或动脉源性栓塞所致。常见于大脑中动脉、前动脉、后动脉及椎基底动脉穿支。

（1）临床特点

1）高血压病是腔隙性梗死的重要病因，吸烟及糖尿病是重要的危险因素。多在白天活动时急性起病，20% 以下是以 TIA 形式起病。特点是临床症状较轻，体征单一，预后较好。

2）CT 或 MRI 检查常见基底节、内囊、丘脑、脑干及皮质下白质等穿支供血区病灶，直径 2～15m，病灶与临床症状体征一致。

（2）常见的综合征：包括四种经典综合征。

1）纯运动性轻偏瘫（PMH）：临床最常见，常见于内囊后肢、脑桥和大脑脚病变，表现累及面部和肢体的轻偏瘫，不伴失语及感觉缺失，多在 2 周内开始恢复。临床可见多种变异型，如豆纹动脉闭塞导致内囊膝部及后肢腔隙性梗死，出现 PMH 伴运动性失语；脑桥下部旁正中动脉闭塞导致 PMH 伴水平凝视麻痹，大脑脚中部病灶导致 PMH 伴动眼神经交叉瘫（Weber 综合征）。

2）纯感觉性卒中：临床较常见，多为大脑后动脉的丘脑膝状体动脉闭塞导致丘脑腹后核梗死，内囊后肢梗死也可出现，表现为偏身感觉缺失，可伴感觉异常如麻木感、烧灼感、沉重、僵硬或刺痛等。须注意，丘脑或中脑的小量出血也可出现类似表现。

3）共济失调性轻偏瘫：见于脑桥基底部上 1/3 与下 2/3 交界处、内囊后肢或皮质下白质病变。表现病变对侧小腿和脚的轻瘫，伴小脑性共济失调，如指鼻试验、跟膝胫试验阳性、轮替动作笨和不能走直线等。

4）构音障碍 – 手笨拙综合征：基底动脉旁中线支闭塞导致脑桥基底部上 1/3 与下 2/3 交界处病变，也见于内囊膝部病变，可视为共济失调性轻偏瘫的变异型。表现构音障碍，吞咽困难，一侧手精细动作笨拙或无力，书写时表现明显，可伴中枢性面舌瘫、指鼻试验不准及平衡障碍。

444

导致内囊纯运动性轻偏瘫的动脉闭塞及临床表现包括哪些?

导致内囊纯运动性轻偏瘫的动脉闭塞及临床表现如下。

（1）大脑中动脉穿支外侧豆纹动脉闭塞，引起内囊后肢前部及纹状体梗死，临床典型表现三偏征，对侧均等性偏瘫或伴面舌瘫、偏身感觉障碍，可伴对侧同向性偏盲，优势半球可出现皮质下失语。

（2）大脑前动脉穿支内侧豆纹动脉（Heubner 返动脉）闭塞，引起内囊前肢、膝部及尾状核梗死，临床典型表现对侧面舌瘫及上肢近端为主的偏瘫；尾状核梗死（偶尔扩展到内囊前肢及壳核前部）可导致短暂的轻偏瘫、构音障碍、行为与认知功能缺失如激越、对侧忽视等。

（3）颈内动脉分支前脉络膜动脉（AChA）闭塞，引起内囊后肢后部、视束、外侧膝状体、视辐射及颞叶内侧梗死。内囊后肢受累出现轻偏瘫，内囊后肢丘脑辐射上部受累导致偏身感觉缺失，视束、外侧膝状体或视辐射受累产生同向性偏盲或象限盲。

445

分水岭脑梗死的临床类型及临床表现是怎样的?

分水岭脑梗死（cerebral watershed infarction，CWSI）是相邻脑血管供血的边缘带缺血低灌注所致。典型发生于ICA高度狭窄或闭塞伴心脏病血流动力学明显变化或急性低血压时，栓塞性较少见。CWSI约占全部脑梗死的10%，常见于MCA与ACA或PCA间、MCA皮质支与穿支间边缘带，小脑分水岭梗死少见。分水岭脑梗死临床常见单侧多灶型，约占65%。

Bogousslavsky等（1986）将分水岭梗死分为如下三型。

（1）前分水岭梗死：是MCA与ACA浅表供血区分水岭梗死，病灶位于额中回，沿前后中央回上部呈带状前后走行直达顶上小叶。典型表现足部和下肢较重的轻偏瘫，半数患者伴躯体相同部位痛温及触觉障碍，优势半球伴经皮质运动性失语，非优势半球常见淡漠或欣快等情感障碍。

（2）后分水岭梗死：是MCA与PCA或ACA、MCA与PCA间浅表供血区的分水岭梗死，病灶位于顶、枕、颞交界区。常见偏盲或下象限盲，常伴黄斑回避。常见皮质性偏身感觉缺失，如两点辨别觉、实体觉等，肢体无力罕见。优势半球病变常见语言障碍，伴孤立的找词困难、命名不能、经皮质感觉性失语及罕见Wernicke失语。约半数病人表现明显抑郁、情感淡漠、记忆减退及Gerstman综合征（角回受累）。非优势半球病变常见对侧偏侧空间忽视及病觉缺失。

（3）皮质下分水岭梗死：是MCA浅表与深部供血区的边缘带区分水岭梗死。常见纯运动性轻偏瘫，约半数病人有偏侧感觉缺失，通常为非皮质性。优势半球病变常见Broca失语、完全性失语、经皮质运动性失语，非优势半球病变常有偏侧忽视。包括五型：前型是ACA回返支（Heubner动脉）与MCA豆纹动脉的分水岭梗死，内囊前肢、尾状核头病灶，表现帕金森综合征，可有一过性尿失禁。外侧型是豆纹动脉外侧支、岛叶动脉与前脉络膜动脉供血交界区，壳核附近病灶，表现纯运动性轻偏瘫。后型是前脉络膜动脉、豆纹动脉与丘脑膝状体动脉分水岭，内囊后肢附近病灶，表现不同程度偏身感觉与运动障碍。上型是豆纹动脉与MCA皮质交界区，侧脑室体旁病灶，表现轻偏瘫与语言障碍。下型是前、后脉络膜动脉供血交界区，下丘脑、大脑脚前部病灶，邻近第三脑室，表现精神抑郁，少数有轻偏瘫与构音障碍。

446 心源性栓塞的临床指征和最常发生栓塞的脑动脉包括哪些？

（1）心源性栓塞的临床指征

1）心源性栓子常较颈动脉或颅内动脉来源的栓子要大，所以心源性栓塞导致的梗死灶较动脉源性栓塞的梗死灶大，且临床症状严重。

2）心源性栓塞常累及双侧颈内动脉系统和/或椎基底动脉系统，病灶分布较广，但主动脉弓病变也可引起双侧大脑半球的梗死灶。

3）心源性栓塞常引起脑以外的其他器官栓塞，如栓塞肢体动脉引起上肢疼痛、下肢痛性痉挛，栓塞胃肠道动脉引起胃痉挛、肠道蠕动不规则或腹痛，栓塞肾动脉引起腰痛、血尿、肾功能下降等。腹部 CT 或 MRI 检查可证实脾、肾或其他腹腔内脏的栓塞病灶。

（2）最常发生栓塞的脑动脉

1）颈动脉系统：栓子常栓塞于动脉粥样硬化斑块及狭窄的颈内动脉、颈内动脉颅内段的 MCA 与 ACA 的分叉部，如栓子进入 MCA 易进入其上干、下干或皮质支，但很少进入穿支豆纹动脉。

2）椎基底动脉系统：栓子常栓塞于椎动脉颅外段或颅内段，还易栓塞于基底动脉远端分叉处（基底动脉尖）或分出的 PCA 或其中一支。

447 急性脑梗死临床常用的分型及临床表现是怎样的?

（1）常根据病变部位、体积及性质分类

1）大面积脑梗死：通常是 ICA 主干、MCA 主干或皮质支完全性卒中。表现病灶对侧完全性偏瘫、偏身感觉障碍及向病灶对侧凝视麻痹，常出现明显脑水肿及颅内压增高征象，甚至发生脑疝。脑梗死区内动脉坏死和血液漏出，可出现出血性脑梗死。

2）分水岭脑梗死（CWSI）：是相邻的供血动脉边缘带缺血，多因血流动力学障碍，常见于颈内动脉严重狭窄或闭塞伴全身血压下降时，或心源性或动脉源性栓塞。患者多无意识障碍，症状体征较轻，恢复较快。结合 CT 或 MRI 可分为：皮质前型为 ACA 与 MCA 分水岭梗死，表现足及下肢较重的轻偏瘫和偏身感觉障碍；皮质后型为 MCA 与 PCA 或 ACA、MCA 与 PCA 分水岭梗死，常见皮质性感觉缺失和下象限盲。皮质下型为 MCA 皮质支与穿支分水岭，或 ACA 穿支与 MCA 穿支分水岭梗死，可出现运动性轻偏瘫、感觉障碍及失语症等。

3）脑桥梗死：基底动脉主干闭塞引起脑桥梗死，出现意识障碍、四肢瘫、多数脑神经麻痹、瞳孔小，呈进行性加重，可伴头痛和发生脑疝。

4）小脑梗死：可见局灶性、小脑动脉交界区及小脑深部梗死，突然起病，出现眩晕、呕吐、眼震、共济失调及言语不清等。

5）多发性脑梗死（multiple infarct）：是 2 个或以上的不同供血区或脑血管闭塞所致，常为反复发生的脑梗死。

6）腔隙性梗死（lacunar infarct）：见于 ACA、MCA、PCA 及椎基底动脉穿支，多因高血压导致小动脉透明变性或动脉源性栓塞所致，症状表现单一，如运动性轻偏瘫、纯感觉性卒中、共济失调性轻偏瘫等；CT 或 MRI 可见基底节、内囊、丘脑、脑干及皮质下白质小缺血病灶。

（2）根据病情进展分类

1）完全性卒中（complete stroke）：发病后神经功能缺失症状较完全，常于起病 6 小时内病情达到高峰，通常是主干或多支动脉如 ACA、MCA 闭塞，出现完全性偏瘫，病情较重，伴不同程度意识障碍，甚至深昏迷或死亡。

2）进展性卒中（progressive stroke）：发病后神经功能缺失症状在 48 小时或更长时间逐渐进展或呈阶梯式加重。

448

急性缺血性卒中的临床诊断依据与流程是怎样的？

（1）病史提供突然急性起病的症状。

（2）患者的症状体征提示中枢神经系统局灶性受累，如神经系统检查可见一侧面部或肢体无力或麻木、语言障碍，少数病人出现意识障碍；病灶为影像学检查所证实，发病数小时内 MRI 弥散加权成像（DWI）可显示急性脑梗死病灶。

（3）神经功能缺失呈持续性，不能迅速消退，当神经影像学检查显示责任缺血病灶时，无论症状体征持续时间长短均可诊断脑梗死。

（4）确定血管性病因，根据病人年龄、存在卒中危险因素、急性起病及出现的症状及体征与特定的脑血管供血区有关等，脑 CT 检查排除出血性。进一步检查确定特殊病因，如动脉血栓形成、心源性栓子、夹层动脉瘤、动脉炎或凝血障碍等。确定缺血性卒中 TOAST 病因分型：大动脉粥样硬化性卒中（LAA）、心源性栓塞（CE）、小动脉闭塞性卒中或腔隙性卒中（SAA）、其他原因所致的缺血性卒中（SOE）、不明原因的缺血性卒中（SUE）。判定是否适合溶栓治疗。

449

埃森（Essen）卒中复发风险评分及其临床意义是怎样的？

埃森卒中风险评分量表（Essen stroke risk score，ESRS）是预测非心房颤动导致的缺血性卒中复发风险，包括下列项目（表 13-5）。

表 15-5　Essen 缺血性卒中复发风险评分量表（ESRS）

危险因素或疾病	分数
年龄 65～75 岁	1
年龄 >75 岁	2
高血压病	1

续表

危险因素或疾病	分数
糖尿病	1
既往心肌梗死	1
其他心血管疾病（除外心房颤动和心肌梗死）	1
外周血管疾病	1
吸烟	1
既往的缺血性卒中或 TIA	1

ESRS 是一个简便易于临床操作的 9 分值量表，已证实对卒中复发和心血管事件发生有良好的预测价值，0～2 分为低危，3～6 分为高危，7～9 分为极高危，可用来评估患者风险分层并指导用药，预测患者的预后。

450 青年卒中的常见病因及临床特征是怎样的?

青年卒中通常是指在 45 岁以下发病。

(1) 常见病因

1）大或中等动脉脑栓塞约占 31%，通常为心源性栓塞，常见于二尖瓣脱垂、心肌病、心内膜炎、心房颤动等；反常栓子常见于房间隔缺损、室间隔缺损、卵圆孔未闭、肺动静脉畸形等，必须伴右向左的分流。

2）早发性动脉粥样硬化斑块导致狭窄及闭塞，多与高血压、糖尿病、高脂血症、吸烟及高同型半胱氨酸血症有关；腔隙性梗死常见于高血压病。

3）颅外和颅内动脉夹层多与外伤有关，但许多患者无明确的外伤史。其他如中年女性常见的颈内动脉纤维肌发育不良、偏头痛性脑梗死、口服避孕药等，偏头痛患者应用口服避孕药可增加卒中风险；药物滥用如可卡因、海洛因等。

4）炎症性及结缔组织疾病，如系统性红斑狼疮、风湿病、Sjögren 综合征、硬皮病、Takayasu 血管炎、结节性多动脉炎、结节病、克罗恩病及艾滋病等。

5）血液系统疾病，包括肿瘤、血小板增多症、红细胞增多症、凝血因子Ⅷ增多，血栓性血小板减少性紫癜、弥散性血管内凝血及抗磷脂抗体综合征等；遗传性易栓症或获得性高凝状态，特征为血栓易发倾向，常见静脉血栓栓塞疾病，特别是深静脉血栓（DVT），肺栓塞是 DVT 常见的严重并发症。

6）遗传性疾病，如 CADASIL、MELAS 综合征等。

（2）临床特征

1）青年缺血性卒中患者血管病变通常不广泛，大脑凸面侧支循环较好，常见 MCA 穿支动脉受累，出现纹状体内囊区梗死；常见心源性栓塞，多见于颈内动脉岩突上段、MCA 近端、基底动脉远端及 PCA 等；颅外动脉闭塞病变很少见。

2）青年出血性卒中较常见，常见脑出血及蛛网膜下腔出血。

3）青年卒中临床常见癫痫发作，往往是首发症状；锥体外系症状明显，如舞蹈症、手足徐动症等；脑水肿及颅内压增高症状明显，可能与无脑萎缩有关；病前很少发生短暂性缺血发作。

4）预后较好，可能因年轻患者不存在广泛的血管病变，侧支循环较丰富，脑可塑性较强；但发病早和可能多次复发，对患者脑损伤显著。

451 抗磷脂抗体综合征及其临床特征是怎样的?

抗磷脂抗体综合征（antiphospholipid antibodies syndrom）是抗磷脂抗体（APLs）导致的临床综合征。APLs 包括抗心磷脂抗体（anti-cardiolipin antibody，aCL）和狼疮抗凝物（lupus anticoagulant，LA）。该综合征常见于系统性自身免疫病如 SLE 等，也见于感染性疾病、恶性肿瘤，以及应用吩噻嗪类、抗心律失常药、抗癫痫药治疗患者，不伴自身免疫病者称为特发性抗磷脂抗体综合征。正常人群检出率为 2% ~12%。患者由于处于自体免疫介导的血栓前状态，易反复发生颅内大动脉血栓、腔隙性梗死、脑静脉窦血栓形成、血小板减少、习惯性流产等。

临床特征

（1）常见于儿童和青年，可出现外周静脉血栓形成或肺栓塞（Ⅰ型）；冠状动脉或外周动脉血栓形成（Ⅱ型）；脑动脉或视网膜动脉血栓形成（Ⅲ型）；或表现为混合型（Ⅳ型）。

（2）神经系统表现

1）脑缺血综合征：表现突发的脑卒中，女性多见，临床及影像学检查显示原位血栓形成，少数可由心瓣膜赘生物脱落栓子引起脑栓塞，卒中常易复发，APLs 阳性者再发卒中比 APLs 阴性者高 8 倍。TIA 常表现单眼一过性黑矇或频发双眼短暂交替性黑矇；腔隙性梗死患者常无高血压，但 aCL 和 LA 增高；也可发生脑静脉窦血栓形成。

2）偏头痛或偏头痛样发作：可能是脑缺血的先兆，可能继发 TIA 或卒中，偏头痛可为有先兆的、无先兆的和特殊类型；常见双眼黑矇先兆，持续 10 ~30 分钟缓解，随之发生偏头痛，女性多见，一般无家族史。

3）中枢神经系统受累的其他表现：如脑梗死后数月发生迟发性癫痫，表现局限性运动发作继发大发作、全面性强直－阵挛发作、发作性怪异行为等；可逆性痴呆伴舞蹈症；Sneddon 综合征表现三主征，全身深蓝色网状青斑、高血压病及至少一次卒中史等。

4）APLs 阳性可为临床活动的证据。

452 眼卒中常见的病因和症状体征是怎样的？

眼卒中（ocular stroke）是眼动脉及其分支闭塞导致视网膜或视神经缺血症状，如一过性黑矇、单侧视力丧失及视野缺损等。

（1）常见病因：视网膜中央动脉供应视网膜，睫状后动脉供应视神经。视网膜缺血可因颈动脉闭塞性疾病、心脏或主动脉弓栓子、动脉高度狭窄导致低灌注等；视神经缺血可因颈内动脉粥样硬化性闭塞、颞动脉炎等。

（2）症状体征

1）视网膜缺血常见一过性黑矇，患者可能描述如眼前落下的阴影。眼底检查可见 Hollenhorst 斑，感染性心内膜炎有 Roth 点，慢性病例可见视神经萎缩，视网膜动脉分支闭塞可见节段性视网膜梗死。

2）视神经缺血常见单侧视力丧失，出现颞侧或下部视野明显缺损。眼底检查可见视盘苍白水肿，伴视盘周围火焰状出血。

453 急性脑梗死早期应如何选择影像学检查？

急性脑梗死早期的影像学检查包括：

（1）首选脑 CT 检查，可确诊脑出血或排除出血性卒中。CT 对超早期缺血病变或皮质下腔隙性梗死灶不敏感，对脑干及小脑梗死难以判定。须注意 CT 的某些早期征象，例如：

1）灰白质界限模糊不清，发病 6 小时内梗死区脑组织 X 线吸收值轻度降低所致，有时可见脑沟变浅和侧裂变窄。

2）豆状核模糊征，约 60% 的 MCA 梗死患者发病 6 小时内可见豆状核或壳核后部境界不清，是豆纹动脉供血区缺血出现的细胞内水肿征。

3）大动脉内高密度影，当大脑中动脉血栓形成或血流缓慢时，CT 上可能出现血管高密度影。

（2）磁共振成像（MRI）

1）T2WI 通常在发病 8 小时后显示异常信号。MRI 弥散加权像（DWI）在发病 2 小时可显示缺血灶为亮的高信号，在表观弥散系数（ADC）成像上显示为暗的低信号病灶，提示不可逆性缺血损伤；如 DWI 显示高信号病灶，ADC 图像不呈现低信号可推断不是超急性期病灶；在卒中后 7 ~ 10 天内 DWI 影像逐渐减低。

2）灌注加权像（PWI）在卒中后 30 分钟即可显示，提示可逆性缺血损伤，PWI 变化区域较 DWI 范围大，DWI 与 PWI 之差是半暗带存活时间或治疗时间窗的影像学依据，是缺血性卒中早期治疗宝贵时机。

（3）数字减影血管造影（DSA）可显示颈部和颅内大动脉闭塞，但不能显示梗死范围和脑组织异常，如发现大动脉闭塞可立即进行超早期动脉溶栓治疗。

（4）经颅多普勒超声（TCD）可检测颅内大动脉的血流，探测大血管闭塞，但不能检测远端血管和小血管闭塞。

454 中国急性缺血性卒中诊治指南 2014 推荐如何进行溶栓治疗?

（1）缺血性卒中发病 3 小时内（Ⅰ级推荐，A 级证据）或 3 ~ 4.5 小时（Ⅰ级推荐，B 级证据）的患者应根据适应证和禁忌证严格筛选，尽快给予静脉 rtPA 溶栓治疗。方法是 rtPA 0.9 mg/kg，最大剂量 90mg 静脉滴注，其中 10% 在最初 1 分钟内静脉推注，其余持续滴注 1h，用药期间及用药 24h 内应严密监护患者（Ⅰ级推荐，A 级证据）。

（2）如没有条件使用 rtPA，且发病 6 小时内，可按照适应证和禁忌证严格选择患者考虑静脉给予尿激酶。方法是尿激酶 100 ~ 150IU，溶于生理盐水 100 ~ 200ml，持续静脉滴注 30 分钟，用药期间严密监护患者（Ⅱ级推荐，B 级证据）。

（3）不推荐在临床试验以外使用其他溶栓药物（Ⅰ级推荐，C 级证据）。

（4）发病 6 小时内由大脑中动脉闭塞导致的严重脑卒中且不适合静脉溶栓的患者，经过严格选择后可在有条件的医院进行动脉溶栓。

（5）发病 24 小时内由后循环动脉闭塞导致的严重脑卒中且不适合静脉溶栓的患者，经过严格选择后可在有条件的单位进行动脉溶栓。

（6）溶栓患者的抗血小板治疗或特殊情况下溶栓后还需要抗凝治疗者，应推迟到溶栓 24 小时后开始（Ⅰ级推荐，B 级证据）。

455 急性脑梗死患者应用降压药治疗的禁忌证包括哪些?

急性脑梗死伴血压显著增高的患者宜适当降低血压，临床选用以下常用的降压药时应注意药物禁忌证。

（1）钙通道阻滞剂（CCB）：心力衰竭患者禁用，非二氢吡啶类药物在心动过缓时禁用。

（2）血管紧张素受体阻断剂（ARB）：妊娠、高钾血症、双侧肾动脉狭窄患者禁用，单侧肾动脉狭窄时慎用。

（3）血管紧张素转换酶抑制剂（ACEI）：妊娠、血管神经性水肿、高钾血症、双侧肾动脉狭窄患者禁用，单侧肾动脉狭窄时慎用。

（4）利尿剂：痛风、低钾血症患者禁用，妊娠、糖耐量减低时慎用。

（5）β 受体阻断剂：哮喘、显著的心动过缓患者禁用，糖耐量降低、阻塞性肺疾病、周围动脉疾病时慎用。

456 脑梗死的二级预防推荐如何管理血糖和管理血脂？

脑梗死患者血糖和血脂管理可参考中国脑梗死/缺血性卒中二级预防指南。

（1）血糖管理

1）糖代谢异常是卒中的独立危险因素之一，对卒中预后有显著的不良影响，可使致残率和病死率显著升高，卒中/TIA 患者发现空腹血糖增高应常规行葡萄糖耐量试验（OGTT）筛查，明确糖代谢异常的类型。

2）血糖控制不良与卒中复发有关，糖尿病的血糖控制靶目标为 HbA1c <6.5%，强化血糖控制对 2 型糖尿病微血管病变及大中血管病变有保护作用，但高危 2 型糖尿病患者如严格控制 HbA1c <6.0%，可能增加死亡率。

3）糖尿病患者采取多种强化治疗措施控制高血糖、高血压及血脂异常，能降低卒中事件风险。严格控制血压 <130/80mmHg，ACEI、ARB 类降压药对降低糖尿病合并高血压患者心脑血管事件获益明显，他汀类调脂药也有利于降低卒中风险。

（2）血脂管理

1）胆固醇水平升高的缺血性卒中/TIA 患者，应按照《中国成人血脂异常防治指南》进行生活方式干预及药物治疗。建议用他汀类药物，目标 LDL-C 水平降至 <100mg/dl（2.59mmol/L）或 LDL-C 下降幅度达到 30%～40%。

2）缺血性卒中/TIA 患者伴多种危险因素，如冠心病、糖尿病、吸烟、代谢综合征、外周动脉疾病，以及脑动脉粥样硬化但无确切易损斑块或动脉源性栓塞证据之一者，如果 LDL-C >80mg/dl（2.07mmol/L），应将 LDL-C 降至 80mg/dl 以下或使 LDL-C 下降幅度 >40%。

3）有颅内外大动脉粥样硬化易损斑块或动脉源性栓塞证据的缺血性卒中/TIA 患者，无论是否伴胆固醇水平升高，推荐尽早启动强化他汀治疗，建议目标 LDL-C <80mg/dl 或使

LDL-C 下降幅度 >40%。

4）长期使用他汀类总体上是安全的，在治疗前及治疗中应定期监测临床症状及肝酶（ALT）、肌酶（CK）变化，如出现监测指标持续异常并排除其他影响因素，ALT >3 倍正常上限，CK >5 倍正常上限应停药观察（Ⅰ级推荐，A 级证据）。

5）有脑出血病史或脑出血高风险人群应权衡风险与获益谨慎使用他汀类。

457

卒中单元的组成及其临床治疗优势是怎样的?

卒中单元（stroke unit）是一种多学科合作的组织化病房管理系统，旨在改善住院脑卒中患者管理，提高疗效和满意度。

（1）组成：卒中单元的核心工作人员包括临床医生、专业护士、物理治疗师、职业治疗师、语言训练师和社会工作者等。为脑卒中病人提供药物治疗、肢体康复、语言训练、心理康复和健康教育。

（2）临床治疗优势：由于脑血管疾病的临床表现多样，并发症多，涉及的临床问题复杂，所以在临床实践中，卒中单元是脑卒中治疗的最佳途径。多学科密切合作和治疗的标准化是提高疗效的主要原因。在有条件的医院，所有急性脑血管疾病患者都应收入卒中单元治疗。

458

脑梗死及 TIA 合并心脏疾病患者二级预防如何选择抗栓治疗?

（1）脑梗死及 TIA 合并风心病二尖瓣病变患者，不论有无房颤均推荐长期使用华法林抗凝治疗，控制 INR 在 2.0 ~ 3.0。不建议抗凝加抗血小板治疗，避免出血性风险，但如规范使用抗凝药仍出现复发性栓塞事件，可加用阿司匹林 100mg/d。脑梗死及 TIA 有人工机械瓣膜患者，可用华法林抗凝治疗，目标 INR 控制在 2.5 ~ 3.5；有人工生物瓣膜患者，目标 INR 控制在 2.0 ~ 3.0。

（2）脑梗死及 TIA 合并心房颤动（包括阵发性房颤）患者，可口服适当剂量华法林抗凝治疗，预防血栓栓塞事件，目标剂量是维持 INR 在 2.0 ~ 3.0。脑梗死及 TIA 合并扩张性心肌病患者，也宜用华法林治疗，控制 INR2.0 ~ 3.0，也可应用抗血小板治疗。

（3）脑梗死及 TIA 合并急性心肌梗死患者，应使用阿司匹林抗血小板治疗，剂量推荐 75 ~ 150mg/d；如急性心肌梗死合并左心室血栓，应采用华法林抗凝治疗至少 3 个月，最长为 1 年，控制 INR 水平在 2.0 ~ 3.0。脑梗死及 TIA 伴心力衰竭患者也可应用抗血小板治疗。

脑梗死患者应用华法林治疗后 INR 异常增高应如何调整剂量?

脑梗死患者应用华法林治疗须密切监测 INR 水平，减少出血并发症，如 INR 异常增高应及时调整剂量。

（1）如 INR 高于治疗目标值但 <5，且无明显出血，宜减少华法林剂量或停服一次，密切监测 INR，当 INR 达到治疗范围可重新口服华法林。

（2）如 5 < INR < 9，无明显出血倾向，应停口服华法林 1 ~ 2 次，频繁监测 INR，当 INR 达到治疗范围可重新开始抗凝治疗。如有出血风险应停用口服华法林 1 次，并给予维生素 K 1 ~ 2.5mg 口服。如患者需紧急手术应迅速逆转 INR，口服维生素 K≤5mg，24 小时后 INR 会下降；如 INR 仍较高，再给予维生素 K 1 ~ 2mg。

（3）如 INR≥9，但无明显出血，可停用华法林治疗，并给予大剂量维生素 K 2.5 ~ 5mg 口服，INR 会在 24 ~ 48 小时下降，应频繁监测 INR，如必要可再次给予维生素 K 治疗，当 INR 达到治疗范围可重新开始抗凝治疗。

（4）如 INR 升高伴严重出血，应停用华法林治疗，静脉给予维生素 K 10mg，根据病情可静脉缓慢输注新鲜冷冻血浆、人浓缩Ⅸ因子或重组Ⅶ因子。如果 INR 未下降，每 12 小时给予一次维生素 K。

（5）如 INR 升高伴颅内出血等威胁生命的出血，无论 INR 升高多少均应停止华法林治疗，给予新鲜冷冻血浆、人浓缩Ⅸ因子或重组Ⅶ因子及维生素 K 10mg 缓慢静脉输注，必要时根据 INR 值可重复给药。

颅内出血的常见病因包括哪些?

颅内出血（intracerebral hemorrhage，ICH）约占所有脑卒中的 15%，占脑卒中死因的 11%。常见病因如下。

（1）高血压性脑出血：是最主要的病因，占 ICH 的 50% ~70%。常见于脑穿支动脉破裂，长期高血压导致小动脉壁透明变性，局部膨出形成微动脉瘤，血压骤然升高时微动脉瘤破裂引起出血，以豆纹动脉、丘脑纹状体动脉及基底动脉旁正中支最多见，引起壳核、丘脑、小脑、脑桥及皮质下出血。

（2）脑淀粉样血管病（CAA）：是异常的淀粉样物质沉积于脑皮质或软脑膜中小动脉中膜和外膜所致，约占 ICH 的 10%，常见于 65 岁以上患者，发病率随年龄增加。CAA 常引起脑叶出血，顶、枕叶多见，很少累及半球深部、脑干及小脑，可呈多发性和复发倾向，有时可伴小梗死灶。

（3）脑动脉瘤和动静脉畸形（AVM）：是蛛网膜下腔出血（SAH）的常见原因，占 ICH 的 4% ~8%。脑动脉瘤出血常见于与之邻近的脑表面或脑底，可破入脑实质内形成脑内血肿；AVM 可位于脑内的任何部位，常见于室管膜下，血肿密度不均和钙化常提示 AVM，AVM 出血风险高，海绵状血管瘤也可出血。

（4）恶性脑肿瘤：如胶质瘤、转移瘤、黑色素瘤等，瘤卒中可形成脑内血肿，占 ICH 的 2% ~10%。高恶性度肿瘤如胶质母细胞瘤或转移瘤易发生出血，支气管癌、黑色素瘤、绒毛膜癌及肾细胞癌的转移瘤具有出血倾向。

（5）血液疾病：如白血病、再生障碍性贫血、血小板减少性紫癜和血友病等可引起脑内出血。溶栓、抗凝及抗血小板治疗也可引起脑出血，抗凝引起的脑出血常见于脑叶或小脑，血肿不断扩大，死亡率高达 65%，如患者意识不清死亡率更高。

（6）安非他命、苯丙醇胺及可卡因等药物滥用可引起脑出血，多数为脑叶出血，可能由于短暂性血压升高或药物引起的血管病变所致。

461 壳核出血和丘脑出血的临床特征是怎样的？

壳核出血和丘脑出血均为高血压性脑出血最常见的部位。

（1）壳核出血：是豆纹动脉外侧支破裂所致，豆纹动脉自 MCA 近端呈直角分出，管腔受高压血流冲击易发生粟粒状动脉瘤而破裂出血。临床特征是：

1）壳核出血常见对侧偏瘫、偏身感觉缺失及向病侧凝视麻痹，因内囊后肢前 2/3 受压所致，如视放射受累可出现对侧同向性偏盲。

2）优势侧壳核出血出现皮质下失语，非优势侧出现左侧视觉忽视、结构运用障碍，锥体外系下行投射受累出现同侧肢体震颤。

3）壳核大量出血可出现意识障碍，同侧瞳孔异常、同侧凝视麻痹及病理征，与脑疝或脑干受压有关；如出血破入脑室可出现头痛、脑膜刺激征等。

（2）丘脑出血：是丘脑穿通动脉或丘脑膝状体动脉破裂所致。临床特征是：

1）常见对侧偏身感觉异常及深浅感觉障碍，通常比对侧偏瘫明显，血肿位于内囊锥体束后方和出血量较大时可出现对侧较均等的偏瘫，优势侧出血时可出现皮质下失语。

2）可见单眼或双眼向上凝视麻痹，眼球过度内收表现特征性凝视鼻尖现象，是丘脑血肿压迫四叠体所致。

3）丘脑网状激活系统受累常出现意识障碍，出血波及丘脑下部或破入第三脑室出现意识障碍加深、瞳孔缩小、去皮质强直等中线症状；丘脑前部或前外侧部出血累及丘脑内核团可出现情感淡漠和意志缺乏等。

4）丘脑出血破入侧脑室引起侧脑室铸型，血液也可经室间孔由三脑室反流入侧脑室导致双侧脑室三角部积血，产生阻塞性脑积水，一或双侧脑室扩张；如三脑室积血导致导水管上端扩张累及中脑，出现瞳孔散大或不等、光反射减弱、核性动眼神经麻痹，引起去脑强直、中枢性深大呼吸等。

462 脑桥出血和中脑出血的临床特征是怎样的?

脑干出血约占脑出血的10%，脑桥出血最为常见，多因脑桥旁中线动脉或短旋动脉分支破裂；中脑出血较罕见。

（1）脑桥出血临床特征

1）脑桥基底部出血出现交叉性瘫、轻偏瘫或四肢瘫，可表现 Foville 综合征、Millard-Gubler 综合征，出现病侧周围性面瘫、外展神经麻痹与对侧肢体瘫，两眼向对侧凝视麻痹或核间性眼肌麻痹；可出现闭锁综合征，或伴眩晕、复视、听力减退及病侧共济失调。

2）血肿量 >5ml 常累及双侧被盖和基底部，多破入第四脑室，患者迅速出现深昏迷，呕吐咖啡样胃内容物，出现中枢性高热及中枢性呼吸障碍，检查可见双侧针尖样瞳孔、四肢瘫、去大脑强直发作等，多在 48 小时内死亡。

（2）中脑出血临床特征

1）少量出血可出现动眼神经交叉瘫（Weber 综合征），或动眼神经麻痹及对侧肢体小脑性共济失调（Claude 综合征），可伴复视、眼睑下垂，一侧或两侧瞳孔扩大，眼球偏斜，水平性或垂直性眼球震颤等。

2）大量出血或导水管阻塞出现深昏迷、双侧瞳孔不等、光反应迟钝、去大脑强直发作、四肢瘫、急性颅内压增高及脑积水等，可迅速死亡。

463 小脑出血的临床特征及治疗是怎样的?

小脑出血占脑出血的5% ~10%，常见于中老年高血压患者，多为小脑齿状核动脉破裂所致。

（1）临床特征

1）急性起病，出现后枕部剧烈头痛、眩晕及频繁呕吐，但不出现肢体瘫。小量出血时患者意识清楚，可见瞳孔缩小，常见一侧肢体笨拙或共济失调，可伴眼球震颤、步态不稳等。

2）大量出血时患者可出现意识模糊或昏迷，可见瞳孔散大，中枢性呼吸障碍。由于后颅窝容积小，小脑出血后易发生枕大孔疝，导致死亡。

（2）治疗

1）小脑出血病情演变迅速，发生脑疝可危及生命，临床症状较轻的患者也应严密观察，如病情变化及时进行处理。

2）应根据患者年龄、意识障碍程度、血肿量及有无脑积水等选择治疗。小脑半球出血 <10ml 或蚓部 <5ml 的轻症患者，无意识障碍及脑干受压可内科治疗；半球出血 >20ml 或蚓部 >10ml 的重症昏迷患者，伴颅内高压及脑干受压症状，第四脑室铸型引起急性梗阻性脑积水应尽快手术清除血肿。

464

脑叶出血的临床特征及治疗是怎样的？

脑叶出血通常位于大脑皮质灰白质交界区下方，血肿易沿着白质传导束扩散。常见的病因包括脑动静脉畸形、Moyamoya 病、血管淀粉样变性及肿瘤等。

（1）临床特征：不同脑叶出血的临床表现各异，常出现头痛、呕吐、失语症、视野缺损、脑膜刺激征及癫痫发作等，昏迷较少见。临床首选 CT 检查，可见圆形或卵圆形均匀高密度血肿，边界清楚，可确定血肿部位、大小、形态、是否破入脑室、血肿周围水肿带及占位效应等。预后通常较其他部位脑出血要好。

1）额叶出血：患者常表现情感淡漠、摸索、自发性活动减少，与人交流减少。中央前回受累出现对侧肢体轻偏瘫、Broca 失语及眼球向血肿侧同向偏斜等。

2）顶叶出血：临床最常见，出现对侧偏身感觉障碍和对侧视野缺损，左侧顶叶出血出现失语症和阅读、书写及算术功能障碍，右侧顶叶出血可见视空间障碍。

3）颞叶出血：常出现精神症状和谵妄，累及颞上回时出现 Wernicke 失语，病灶较大时易发生脑疝。

4）枕叶出血：出现严重的对侧偏盲，可伴轻度对侧偏身感觉障碍、运动障碍及对侧视野缺损等。

（2）治疗

1）内科治疗：患者安静卧床，重症须严密观察生命体征、瞳孔及意识变化。处理血压、脑水肿及颅内压增高，防止脑疝，预防感染及其他并发症。

2）手术治疗：宜在病后 6 ~24 小时内早期进行，手术适应证是 AVM 所致的脑叶出血和占位效应明显者，血肿量 >30ml 且在皮质表面 1cm 范围内可行开颅术清除幕上血肿。脑干出血、大脑深部出血、淀粉样血管病导致脑叶出血不宜手术治疗，多数脑深部出血可破入脑室自发减压，且手术会造成正常脑组织破坏。开颅血肿清除术适于占位效应导致中线结构移位的初期脑疝患者，也可行钻孔微创颅内血肿清除术，脑室出血可行脑室引流术。

465 脑室出血的临床特征及治疗是怎样的?

脑室出血通常为继发性，常见于脑叶、壳核、尾状核和丘脑出血破入脑室，丘脑出血常破入第三脑室，脑桥及小脑出血常破入第四脑室，或由于动静脉畸形、海绵状血管瘤等破裂所致。原发性脑室出血占脑出血的 3% ~5%，是脑室内脉络丛动脉或室管膜下动脉破裂出血所致。

（1）临床特征

1）继发性脑室出血：小量脑室出血患者常出现头痛、呕吐及脑膜刺激征，一般无意识障碍，但原发性出血灶可引起局灶性神经功能缺失体征。大量脑室出血常表现起病急骤，患者迅速出现昏迷，频繁呕吐，针尖样瞳孔，眼球分离斜视或浮动，四肢弛缓性瘫，可出现去脑强直发作、呼吸深和鼾声明显，体温明显升高，多数患者可迅速死亡。穿通性脑室积血可见于大脑前动脉和前交通动脉瘤破裂，破入侧脑室形成积血或脑室铸型。

2）原发性脑室出血：起病急骤，患者迅速陷入昏迷、四肢弛缓性瘫、去脑强直发作、针尖样瞳孔及眼球分离斜视或浮动等，病情危笃，多可迅速死亡；CT 可见侧脑室、第三脑室及第四脑室大量积血或脑室铸型。个别病人无意识障碍及局灶性神经体征，酷似蛛网膜下腔出血，预后较好。

（2）治疗

1）脑室内少量积血、无明显脑室扩张、意识清醒或轻度障碍患者可采取止血、减轻脑水肿及腰穿等保守治疗。如意识障碍加重或脑室明显扩张应积极采取手术治疗，脑室外引流简单易行，安全有效，并发症少，无特殊禁忌证，手术宜尽早进行，解除梗阻性脑积水。

2）脑室内大量积血、脑室铸型和形成占位性压迫时，宜行穿通手术清除血肿，在直视下止血，术中可注入尿激酶，以防不明出血点导致再出血。因脑室铸型血块梗阻脑脊液通道，使脑室急剧膨胀，颅内压迅速升高可导致不良后果。如四脑室铸型且双侧侧脑室扩张，不宜单做脑室外引流，需幕下开颅清除四脑室内血肿，尽早解除脑室系统梗阻。

466 非典型脑出血的临床特征及诊断要点是怎样的?

非典型脑出血（atypical cerebral haemorrhage）是指临床表现颇似缺血性卒中而 CT 检查证实为脑出血。

（1）临床特征

1）患者在安静状态如休息或睡眠中发病，但仔细询问可能发现有些患者处于精神紧张、焦虑状态中，如失眠烦躁或噩梦惊醒等。

2）患者无高血压病病史，发病时血压不增高，病因多为脑血管畸形、淀粉样脑血管病和烟雾病等。多为脑叶出血，位于远离中线的顶叶、颞叶、枕叶等。

3）患者多为老年人，由于不同程度脑萎缩和出血量少，颅内压增高症状不明显，可有轻度头痛，但无意识障碍。

4）临床体征轻微和单一，如主要表现失语或癫痫发作，癫痫发作可伴轻偏瘫；出现偏盲或轻偏瘫、偏盲伴轻偏瘫、轻偏瘫伴偏身感觉障碍。

（2）诊断要点

1）临床对突发急性头痛伴以下症状的病人，应特别关注非典型脑出血可能，如感觉性或命名性失语，伴或不伴轻偏瘫；运动性或混合性失语，不伴轻偏瘫；单纯性偏盲或偏盲伴失语而不伴轻偏瘫；癫痫发作伴轻偏瘫、轻偏瘫加偏盲但无偏身感觉障碍；临床表现似SAH伴偏瘫或偏身感觉障碍；临床仅表现顶叶综合征等。

2）可行脑CT检查证实诊断。

467 脑出血患者临床上应如何管理血压？

脑出血后降压治疗包括急性期降压和康复期降压。

（1）急性期降压：脑出血后急性期血压过高，降压是合理的，原则是：

1）如急性期收缩压>200mmHg或平均动脉压>150mmHg，应考虑持续静脉给药降压，同时每5分钟监测1次血压；如收缩压>180mmHg或平均动脉压>130mmHg且可能存在颅内压增高，应考虑监测颅内压，间断或持续地静脉给药降压，使脑灌注压维持在≥60mmHg；如收缩压>180mmHg或平均动脉压>130mmHg，无颅内压增高证据可考虑适度降压，平均动脉压降为110mmHg或目标血压160/90mmHg，同时每15分钟监测1次血压。

2）急性期患者收缩压为150～220mmHg者，将其降至140mmHg可能是安全的，但降压不宜过快，避免可能引起脑缺血而加重病情。

（2）康复期降压：在脑出血康复期，如果无禁忌证，血压应得到良好控制，特别是出血位于高血压性脑出血的常见部位时，正常血压目标值应<140/90mmHg，糖尿病或慢性肾病患者应<130/80mmHg。

468 脑出血急性期预后判定的主要依据包括哪些？

脑出血死亡率高，正确判定脑出血急性期预后有助于指导治疗。影响预后的主要因素包括出血部位及出血量，是否出现昏迷、合并脑疝，全身状况及并发症等，这些因素常密切联系，互相影响。

脑出血急性期预后判定的依据是：

（1）年龄愈大预后愈差，<60 岁死亡率为 33%，>71 岁死亡率为 68%。

（2）出血部位及出血量，丘脑出血常因累及丘脑下部，预后差；脑干、小脑出血均预后凶险，脑叶出血预后较好，但颞叶出血预后较差。出血量大、CT 有占位效应及血肿进行性扩大者预后差，大脑半球血肿 >50ml 预后差，>80ml 多数死亡；丘脑出血 >15ml、小脑出血 >20ml、脑桥出血 >5ml 预后不良。重症脑出血可在病后数小时至数日死于脑疝。

（3）出血破入脑室预后较差，独立因素分析显示，脑血肿量、脑室内血量和首次 Glasgow 昏迷量表（GCS）是预测死亡率的重要因素。脑血肿量与初次 GCS 是预测脑出血患者 30 天内死亡率简易方法，初次 CT 脑内血肿量≥60ml 和 GCS≤8 预测 30 天内死亡率高达 91%，出血量≤30ml 和 GCS≥9 预测 30 天内死亡率为 19%。

（4）脑出血急性期临床表现

1）意识状态是判断预后的首要因素，发病后意识障碍愈重、恶化速度愈快、昏迷持续时间愈长，预后愈差。Glasgow 昏迷评分（GCS）<10，死亡率显著增高，发病 2 天内死亡 GCS 均 <10。Waga 意识状态分级为 5 级，入院时清醒或轻度意识障碍（3 级以下）预后较好，昏迷（4，5 级）预后不良。

2）生命体征如体温持续 >39℃ 中枢性高热死亡率 80%，脉搏持续 >100 次/分为 75%，中枢性呼吸障碍为 76%。

3）颅内压愈高预后愈差，视盘水肿死亡率 59%，发病 3 小时内出现死亡率为 100%，72 小时内出现死亡率 50%。发病时血压愈高预后不良，BP <170/110mmHg 死亡率 30.1%，>200/120mmHg 死亡率 46.55%。

4）癫痫发作可加重脑水肿，频繁发作预后差，有癫痫发作者死亡率约 40%。其他神经体征的死亡率，如两侧瞳孔不等大为 64%，瞳孔光反应消失为 88%，角膜、结膜反射消失为 92%，眼球分离性斜视或眼球浮动或去大脑强直大多数死亡；完全性偏瘫或四肢瘫伴肌张力低下预后差。昏迷 1 周以上者多死于并发症。

5）合并症如约 25% 的脑出血合并上消化道出血、呕血与黑便，常见于桥脑出血，严重呕血死亡率 80%，出现愈早预后愈差。血糖 >12.0mmol/L 是预后不良的指标之一。酸碱及水电解质失调预后不良，大量用脱水剂和补液不足极易引起电解质紊乱，影响预后。

6）多器官衰竭（multiple organ failure，MOF）是脑出血致死的重要原因，可因丘脑下部功能障碍、继发感染等导致重要器官功能衰竭，如不监测器官功能和治疗不当也可诱发 MOF。

469 脑卒中后颅内压增高的临床处理是怎样的?

大面积脑梗死、大量脑出血及蛛网膜下腔出血等均可能引起脑水肿和颅内压(ICP)增高,是卒中后第一周主要的死亡原因。治疗目标是降低ICP,保证充足的脑灌注压和避免加重脑缺血,预防脑疝。颅内压增高处理包括:

(1)患者卧床,避免和处理引起颅内压增高的诱发因素,如激动、用力、发热、癫痫发作、呼吸道不通畅、咳嗽、便秘等,因头部扭曲可影响静脉回流,患者应保持仰卧头直位,抬高床头20~30度。

(2)不宜严格限制液体量,因低血容量可降低脑灌注压(CPP),加重脑组织缺血-缺氧损害,应限制多余液体和尽量使用等渗液,维持血浆渗透压在正常范围(320mmol/L)内;吸氧维持通气功能,避免低氧血症。

(3)渗透疗法常用甘露醇,减轻占位效应和最大限度保证脑灌注压,在20分钟内快速给药,0.25~0.5g/kg,每6小时1次,重症可给最大剂量2g/kg。给药后20分钟起效,副作用如低血容量和CPP降低、心肾功能损害、脑水肿反跳等。甘油、呋塞米等作用不肯定,卒中后脑水肿不推荐使用糖皮质激素治疗。

(4)高涨盐水也可降低ICP,血钠水平145~155mmol/L可降低平均颅内压,缓解组织移位,对大面积脑梗死患者疗效优于甘露醇,可用于常规治疗无效时。副作用包括肺水肿、充血性心力衰竭、脑桥中央髓鞘溶解症及水肿反跳等。

(5)过度换气对即将发生脑疝的患者是最快的降ICP方法,可通过气管插管过度换气降低动脉血$PaCO_2$,使脑血管收缩,达到降ICP目的。呼吸频率16~20次/分,30分钟达高峰,为避免反跳在ICP稳定后需持续6~12小时;缺点是可能加重脑缺血。

(6)亚低温(32~34℃)疗法可降低脑组织氧代谢率,保护血脑屏障,治疗难治性ICP增高,保护缺血脑组织,宜在ICU内进行。目前证实,在严密监测下温度降至(32±1)℃是安全的,副作用包括血小板减少、心动过缓和肺炎等。

(7)手术开颅减压,必要时切除水肿的脑组织,避免脑血管受压,保证脑灌注和增加缺血区CBF。适于发病48小时内,<60岁的大脑中动脉区梗死伴严重ICP增高、内科治疗无效者,以及大面积小脑梗死导致脑干受压者。

470 脑卒中合并上消化道出血的临床表现及处理是怎样的?

脑卒中合并上消化道出血多见于脑干出血或急性大面积脑梗死引起的应激性溃疡,是卒中急性期严重并发症和预后不良的信号，病死率高达 80% 以上。

（1）临床表现：上消化道出血可出现于卒中后 2～24 小时，常见于卒中后第 2～14 天，第 1 周内占 91.8%。表现卒中后发生呕血和黑便，出血量大时患者常有烦躁不安、口渴、皮肤苍白、湿冷、脉搏细速、血压下降、尿量减少等外周循环衰竭表现。出血可反复发生，应积极治疗。

（2）处理：应积极治疗脑卒中，防治胃肠道出血，中和胃酸和保护胃肠黏膜，止血和预防再出血，监护重要器官，防止多器官衰竭。

1）尽早留置胃管，下管动作宜缓慢轻柔，抽出胃内积血和负压抽吸。可经胃管灌入去甲肾上腺素 4～8mg 加入冰盐水 80～100ml，4～6 次/天；胃内灌注凝血酶，云南白药 0.5g 口服，4 次/天，或用三七粉、白芨粉等；禁食或禁鼻饲。可用胃黏膜保护剂，如牛奶硫糖铝 1g 鼻饲，4 次/天，或氢氧化铝凝胶 40～60ml 口服，4 次/天。也可用强力收敛剂 10% 碱性硫酸铁溶液 50ml 鼻饲，2 次/天，使血液凝固在胃黏膜创面上形成一层收敛膜。

2）应用 H_2受体阻滞剂，抑制胃酸分泌和保护胃黏膜。如选用西咪替丁（Cimetidine）0.2g；缓慢静注，1 次/4～6h，或 0.8g 加入生理盐水静脉滴注，1 次/天；雷尼替丁（Ranitidine）150mg 鼻饲或口服，1～2 次/天；法莫替丁（Famotidine）20mg 鼻饲或口服，2 次/天，也可 20mg 静注或静滴，2 次/天，抑制胃酸分泌作用较强。

3）质子泵抑制剂：阻断胃酸分泌，可用奥美拉唑（Omeprazole）20mg 口服，1～2 次/天，或 40mg 静脉注射，1～2 次/天；或用泮托拉唑（Pantoprazole）40mg 口服，1～2 次/天，或 40～80mg 溶入 0.9% 氯化钠注射液 10ml，溶后的药液加入 0.9% 氯化钠注射液 100～250ml 中静脉滴注，15～60 分钟内滴完。

4）支持疗法，如补液或输血维持血容量，维持水电解质平衡，注意营养，防治合并感染。失血严重且内科治疗难以止血者应紧急手术止血，或在胃镜直视下止血。防止呕血引起窒息。

471 脑卒中急性期肺部并发症的临床表现和如何防治？

脑卒中急性期须注意防治肺部并发症，如肺感染、肺水肿、肺栓塞及呼吸衰竭，临床表现和处理是：

（1）肺感染：最常见。

1）临床表现：卒中患者多为老年人，常见意识障碍，咳嗽反射迟钝，排痰不畅，易合并肺感染。表现体温升高、咳嗽、痰多、肺部啰音及呼吸困难等。

2）防治处理：应注意口腔清洁和护理。食物反流者宜抬高床头，给予流食、半流食，少量多餐。昏迷或延髓麻痹患者应予鼻饲，以防食物误吸。鼻饲前充分吸痰，鼻饲不宜过快，如胃内容物反流应减少鼻饲。鼓励患者咳嗽，及时吸痰，雾化吸入，常翻身拍背，保持呼吸道通畅。如有肺感染征象，宜早期联合应用有效抗生素，可根据痰液细菌培养及药敏试验选用，可先凭经验选用抗生素，卒中患者有意识障碍的可应用抗生素预防感染。

（2）神经源性肺水肿：临床少见，但脑卒中尸检发现轻度肺水肿高达60%，常见于蛛网膜下腔出血、脑出血，偶见于大面积脑梗死。

1）临床表现：肺水肿多局限于一侧或见于双肺上叶，常在数分钟或十余分钟急骤起病，病情取决于脑病变严重程度。患者血压极度升高，呼吸急促，辅助呼吸肌用力，鼻翼扇动，口唇发绀，脉频速，肺部水泡音，泡沫样痰，病情轻者可自行缓解，重者不迅速治疗可短期内致命。

2）治疗：可合用甘露醇与呋塞米静点或静注，降低颅内压，减少回心血量及肺血容量；地塞米松20mg静点，增强机体对缺氧耐受性，减低肺和脑毛细血管通透性。吸入高浓度氧或高压氧舱治疗纠正缺氧。应用β肾上腺素能受体阻滞剂如酚妥拉明静脉滴注，降低周围循环和肺动脉压；硝苯地平10～20mg舌下含化，可以迅速降低周围和肺动脉压力。30%～70%酒精加入吸氧湿化瓶内吸入，或二甲硅油消泡雾化剂喷入咽部或鼻孔内（距口腔8～10cm），4～6次/天，使泡沫表面张力降低易破裂，痰液易咳出，必要时可气管插管或气管切开。

（3）肺栓塞：约7%的卒中患者发生肺栓塞，其中1.5%～3%为致命性，高凝状态易发，栓子常来自下肢静脉血栓或肺感染引起的血栓性梗死。

1）临床表现：可急性、亚急性或隐性起病，发生在卒中后1～3月。急性多为大片肺梗死，临床症状典型，出现呼吸困难、心动过速和神经症状恶化，应作肺部X线、心电图、CT检查尽早确诊。亚急性和隐性诊断较难，特别是肺动脉节段性或小分支梗死症状不典型，仅心电图上提示心肌供血不足。

2）防治：鼓励脑卒中患者尽早做被动和主动下肢活动，预防下肢深静脉血栓形成和减少肺栓塞的发生。如有明显高凝状态的深静脉血栓高危患者应预防性皮下注射小剂量低分子肝素。

（4）呼吸衰竭：包括中枢性和周围性。

1）临床表现：中枢性呼吸衰竭常因卒中病变影响呼吸中枢等引起，大脑、间脑病变出现潮式呼吸，中脑或钩回疝表现中枢性过度换气，脑桥病变表现长吸式或丛集式呼吸，延髓病变出现双吸气或抽泣样失调式呼吸。周围性呼吸衰竭多见于昏迷患者，吞咽和咳嗽反射减弱，呼吸道分泌物增多，延髓麻痹患者合并肺感染，痰液阻塞呼吸道、窒息、肺水肿影响气体交换，出现缺氧及CO_2蓄积；呈吸气性呼吸困难，出现三凹征，口唇及末梢发绀，张口呼吸，高热，烦躁，谵妄或意识丧失，肺部啰音等。

2）处理：呼吸衰竭应及时插管和抢救，如上呼吸道分泌物过多，吸痰不畅，明显吸气性呼吸困难、三凹征及末梢发绀，血气分析为Ⅱ型呼衰，应气管切开。突发呼吸停止，心跳血压尚好，不论中枢性呼衰或突然痰阻塞，均应在施行人工呼吸和紧急气管插管。如肺水肿、肺感染、中枢性过度换气引起，血气分析属Ⅰ型呼衰，可用高频呼吸机迅速提高氧分压。呼衰时须气管插管或气管切开，机械辅助呼吸，应用呼吸兴奋剂，维持呼吸功能。

472 卒中后中枢性高热、顽固性呃逆及肩手综合征的临床特征及如何处理？

脑卒中可能出现中枢性高热、顽固性呃逆及肩手综合征等。

（1）中枢性高热：是卒中的危重指征，常为中线症状，因丘脑下部散热中枢受损，多见于丘脑、脑干及脑室出血，脑干梗死及脑疝等。特征是高热持续 39～40℃，躯干皮温高，肢体温度不高，不出汗，无感染中毒征象，无寒战，血象正常；解热镇痛剂无效；常伴应激性溃疡、血糖增高、蛋白尿等丘脑下部症状。

处理：包括积极治疗脑卒中，处理脑疝；对症治疗首选物理降温，也可用多巴胺受体激动剂，如溴隐亭 3. 75～15mg/d，分次口服；补充二价铁离子，与溴隐亭合用有助于降低高热；丹曲林 0. 8～2. 5mg/kg，肌注或静注，1 次/6～12h，缓解后改为 100mg 肌注，隔日 1 次，维持数日。

（2）顽固性呃逆：常见于脑干缺血性卒中，特别是延髓和脑桥病变，或因电解质紊乱、胃肠功能紊乱、精神因素引起，发病即出现顽固性呃逆多为延髓受累。

处理：应先明确病因，针对病因治疗。对症治疗如哌甲酯 10mg 肌注或 40mg 缓慢静点；利多卡因 100～200mg 缓慢静点；维生素 B_6 500mg 静点；氟哌啶醇 5mg 肌注，1～2 次/天，好转后改 2mg 口服，3 次/天，连用 2～3 天；氯丙嗪穴位注射，取行间、膈俞、内关、足三里穴，每次取左右各 2 穴，每穴注射 5mg。可试用苯妥英钠 0. 1g 口服，3 次/天；硝苯地平 10mg 口服，3 次/天；巴氯芬 10～20mg 口服，3 次/天。

（3）卒中后肩手综合征：约 80% 的病例见于病后 3 个月内，2～16 周最多。首发症状多为偏瘫侧肩周疼痛及活动受限，患侧上肢抬举、外展及外旋明显受限，被动活动引发剧痛，颇似肩关节周围炎；继之手背及手指肿胀，皮色发红、发绀，偶有苍白，皮温高，手指呈伸直位和屈曲受限，被动活动可有剧痛。晚期手及肩周皮肤和肌肉逐渐萎缩，关节挛缩。本病与肩周炎鉴别是，后者仅有肩周疼痛，肩和患肢抬举、外展及外旋受限，不引起腕、手指活动受限及疼痛，不出现手部肿胀、皮色皮温改变和肌萎缩。

处理：醋酸泼尼松龙在肱二头肌肌腱、冈下肌肌腱（天宗穴）局部注射，每周 1 次；也可用泼尼龙、维生素 B_{12}、曲马多合剂局部注射；2% 奴夫卡因患侧星状神经节封闭；2% 奴夫卡因 25ml 加 5% 葡萄糖液 500ml 静点，1 次/天，一疗程连用 10 天。可按摩、理疗和体疗等。

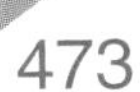

473 脑出血与脑梗死临床上应如何进行鉴别?

脑出血与脑梗死的临床鉴别，见表 13-6。

表 13-6　脑出血和脑梗死的鉴别要点

临床特征	脑出血	脑梗死
发病年龄	常见于 50～60 岁或以下	多见于 60 岁以上
起病状态	通常在活动或激动中	在安静状态或睡眠中
起病速度	数十分钟至数小时症状达到高峰	10 余小时或 1～2 天达到高峰
原发病史	多有高血压病	多有高血压病、糖尿病及动脉粥样硬化
全脑症状	常伴头痛、嗜睡等颅压高症状	较轻或无，大面积脑梗死可伴颅压高症状
意识障碍	较常出现	轻或无，大面积脑梗死伴脑疝时可出现
神经体征	基底节内囊出血常见均等性偏瘫	MCA 皮质支闭塞多为非均等性偏瘫
脑 CT 检查	显示高密度病灶	低密度病灶

其中最重要的鉴别点是 2、3 两条。

474 蛛网膜下腔出血的常见病因包括哪些?

蛛网膜下腔出血（SAH）是脑底或脑和脊髓表面的血管破裂，血液直接流入蛛网膜下腔所致。常见病因如下。

（1）脑动脉瘤是 SAH 最常见的病因，约占 85%，好发于脑动脉分叉处，由于动脉壁内弹力层及中膜肌层先天发育障碍和受血流冲击突出形成囊状动脉瘤。少数老年患者由于高血压及动脉硬化，因血流冲击扩张形成梭形动脉瘤。

（2）动静脉畸形（AVM）是由于原始血管网期发育障碍形成，可见血管壁发育不全，厚薄不一，常见于 MCA、ACA 供血区脑表面。

（3）非动脉瘤性 SAH，仅在 CT 上显示中脑环池少量积血，但血管造影不能发现动脉瘤，目前病因尚不清楚，可能由于中脑周围小静脉破裂所致。

（4）动脉夹层引起 SAH 常见于椎动脉，常伴舌咽、迷走神经麻痹或 Wallenberg 综合征，约半数患者可在数小时至数周发生再出血或导致死亡。颈内动脉颅内段及分支动脉夹层很少引起 SAH。

（5）SAH 的少见病因包括肿瘤侵袭、脑底异常血管网病、血液系统疾病、应用抗凝药及可卡因滥用等。

475 蛛网膜下腔出血的临床特征及并发症是怎样的？

SAH 是神经内、外科重要的临床急症，识别临床特征是诊断的基础。

（1）临床特征

1）SAH 常见于 30～60 岁患者，但在任何年龄均可发病，多有剧烈活动、激动、过劳、用力排便、咳嗽、饮酒及口服避孕药等诱因。

2）突然起病，经典表现爆裂样头痛、喷射性呕吐，既往无头痛史患者新发剧烈头痛最具有临床意义，头痛始发部位常与动脉瘤破裂部位有关。约 1/3 的动脉瘤性 SAH 患者发病前数日或数周可有轻微头痛，可能为小量前驱性出血或动脉瘤受牵拉。约半数病人可有不同程度意识障碍，轻者为短暂意识模糊，重者昏迷，可在短时间内死亡。少数病人出现全身性或局限性癫痫发作，可见淡漠、嗜睡、谵妄、幻觉、妄想及躁动等精神症状。

3）检查常见颈强、Kernig 征，脑膜刺激征可为唯一的体征；可出现脑神经麻痹，最常见动脉瘤压迫导致一侧动眼神经麻痹；迟发性脑血管痉挛患者可见短暂或持久性偏瘫、单瘫或四肢瘫。急诊首选脑 CT 检查。临床确诊需尽快做脑血管造影，确定是否存在动脉瘤或动静脉畸形等。

4）老年人 SAH 常无明显诱因，头痛、呕吐、颈强及 Kernig 征等可不明显，可能与脑萎缩有关；老年人脑组织因对出血、缺血及缺氧等应激反应敏感，常出现意识障碍。高血压病患者发病时血压显著增高，但并发脑血管痉挛较少。

（2）并发症

1）再出血是 SAH 致命的并发症，出血后 1 个月内的风险最大，再次突发剧烈头痛常提示再出血，常伴呕吐、抽搐发作、昏迷及去脑强直发作，脑膜刺激征加重，需急诊脑 CT 检查。

2）脑血管痉挛是 SAH 致残和致死的重要原因，出血后可立即发生，但很少见；常见迟发脑血管痉挛，出血后 7～10 天为高峰期，可继发脑梗死。

3）发病后 1 周内可发生急性脑积水，与脑室及蛛网膜下腔大量积血有关。轻者表现嗜睡、近记忆受损等；重者昏睡或昏迷，可因脑疝死亡。

476 蛛网膜下腔出血常用的病情分级法是怎样的?

SAH 病情分级用于判断预后及手术选择，Botterrell 分级法用于破裂动脉瘤分级，Hunt 和 Hess 分级法适用于已破裂或未破裂动脉瘤分级。

（1）Botterrell 分级法（1956）：分为五级。

Ⅰ级：清醒，无或只有轻度头痛、颈强。

Ⅱ级：嗜睡，头痛较剧烈，颈强，无神经功能障碍。

Ⅲ级：嗜睡或意识模糊，烦躁不安，颈强，有或无神经功能障碍。

Ⅳ级 a：浅昏迷，有神经功能障碍并呈进行性加重。

Ⅳ级 b：浅昏迷，神经功能障碍较轻。

Ⅴ级：深昏迷，去脑强直，生命体征（呼吸、血压、脉搏、体温）有改变。

（2）Hunt 和 Hess 动脉瘤分级法（1968）：分为六级。

0 级：未破裂的动脉瘤，意识正常，多无神经系统症状或体征。

Ⅰ级：意识正常，轻微头痛、颈强，无神经系统功能障碍。

Ⅱ级：意识正常，中度头痛，颈强，轻偏瘫及脑神经（如动眼神经）麻痹。

Ⅲ级：意识模糊，烦躁，局灶性神经功能缺失同Ⅱ级。

Ⅳ级：昏睡，偏瘫等局灶性神经功能缺失，自主神经障碍。

Ⅴ级：深昏迷，去脑强直发作，濒死状态。

477 颅内动脉瘤预警征的临床表现包括哪些?

20% ~59% 的动脉瘤患者破裂出血前可出现预警征（warning signs），可能由于动脉瘤急性膨胀、预警性或小量漏血（minor leak）及局灶性脑缺血所致。

临床表现

（1）预警征较常见于年轻女性，平素常见头痛、头晕，因无特异性常被忽视。后交通动脉瘤引起动眼神经麻痹是较常见的预警征，也见于 ICA 分叉部、MCA、前交通动脉、ACA 及眼动脉动脉瘤等。

（2）不同部位动脉瘤的预警征表现，如 56. 5% 的前交通动脉和 ACA 动脉瘤在破裂前出现预警征，常见全头痛、恶心及呕吐；48. 8% 的 MCA 动脉瘤有预警征，出现头痛、呕吐、轻偏瘫和失语等；68. 8% 的 ICA 动脉瘤可见预警征，表现头痛、呕吐及眼外肌麻痹。

（3）前循环动脉瘤和多发性动脉瘤发生预警征要比后循环动脉瘤常见。曾有报告 40% 的颅内动脉瘤病人在发生 SAH 前可有预警征，SAH 多发生于预警征后 4 周内。如发现预警征应及时检查，出血量小 CT 检查可为阴性，可做腰穿检查脑脊液，如有小量红细胞或黄染可确定近期内小量出血，应进一步做 DSA 检查。

478 颅内动脉瘤出血的影像学表现对临床推测出血部位有何价值?

颅内动脉瘤破裂的影像学表现最常见脑池积血，也可见脑内血肿、脑室内积血及硬膜下血肿。脑 CT 检查显示的出血分布对破裂动脉瘤的部位有提示意义，但需要做血管造影确定。

（1）脑池积血：在 SAH 后 CT 常显示出血已经扩散，但仍可见在一个脑池附近有局限的高密度积血，凭脑池积血部位以及动脉瘤的好发部位常可能推测动脉瘤所在的出血动脉，如前纵裂池积血常提示前交通动脉动脉瘤破裂，外侧裂池积血多为 MCA 动脉瘤破裂。

（2）脑内血肿：为脑实质内动脉瘤破裂所致，常伴脑池、脑沟及脑裂积血。脑内血肿也可提示破裂的动脉瘤的所在，如中线或旁中线额区血肿常提示前交通动脉或 ACA 动脉瘤破裂，额叶血肿不靠近中线常为眼动脉动脉瘤破裂，额角之间的血肿常为前交通动脉动脉瘤破裂，颞叶内侧血肿常为后交通动脉动脉瘤破裂，外侧裂血肿常提示 MCA 动脉瘤破裂。后循环动脉瘤破裂很少引起血肿。

（3）脑室内积血：常见于前交通动脉动脉瘤出血，常穿透终板导致第三脑室和侧脑室积血；如积血充满第四脑室再充填第三脑室，可能为小脑后下动脉动脉瘤破裂。

（4）硬膜下血肿：2% ~3% 的动脉瘤破裂引起硬膜下血肿，可伴蛛网膜下腔或脑沟积血，多提示是邻近动脉的动脉瘤破裂。

479 动脉瘤性蛛网膜下腔出血的内外科治疗是怎样的?

动脉瘤破裂导致的 SAH 应首选手术或血管内治疗。

（1）手术和血管内治疗

1）一旦证实颅内动脉瘤破裂应早期治疗，降低 SAH 后再出血风险。临床宜首选开颅夹闭手术或行血管内弹簧圈栓塞术，如二者在技术上都可行，考虑患者和动脉瘤的个体特点，一般采取血管内弹簧圈栓塞较好。

2）包裹加固的动脉瘤、手术夹闭不完全或弹簧圈栓塞的动脉瘤仍有复发出血风险的需长期进行血管造影随访，可能时应完全闭塞或切除动脉瘤。

（2）内科治疗：是为了防治并发症。

1）绝对卧床休息 4～6 周，避免可引起血压及颅压增高的诱因，如咳嗽、便秘等，头痛、烦躁者给予镇痛药或镇静药。

2）管理血压和降颅压，当去除疼痛等诱因收缩压仍 >160mmHg 可选择降压治疗；颅内压增高可选择甘露醇、高渗盐水、甘油果糖、呋塞米或大剂量白蛋白等，伴颅内血肿需手术治疗。如药物治疗无效，出现正常颅压性脑积水临床表现，如痴呆、步态障碍、尿失禁三联征，脑 CT 或 MRI 检查证实，可行脑脊液分流术，如脑室－心房分流术、脑室－腹腔分流术，以免加重脑损害。

3）应用抗纤溶药以防动脉瘤周围血块溶解引起再出血，有利于纤维组织和血管内皮细胞修复，但可能增加静脉血栓形成的风险。早期 72 小时内可选用 6-氨基已酸或氨甲环酸。

4）适当限制液体入量，特别是低张液体，防治低钠血症，多由尿钠排出过多或脑耗盐综合征所致，低钠血症常使血容量降低，增加脑缺血风险。可用醋酸氟氢可的松及高张盐水纠正，但不可快速补充钠盐导致脑桥中央髓鞘溶解症。

5）SAH 后出现的癫痫发作，不建议常规应用抗惊厥药，但有癫痫史、血肿、梗死或 MCA 动脉瘤患者可考虑使用。

6）防治血管痉挛继发缺血性卒中，可采用经颅多普勒超声监测，早期口服钙离子拮抗药尼莫地平，必要时静脉滴注，应注意低血压副作用。维持等容量和正常循环血容量，如发生血管痉挛引起脑缺血，可适当提升高血压以增加脑灌注，但须考虑再出血风险。

480 脑动静脉畸形的临床表现及治疗是怎样的?

脑动静脉畸形（AVM）是临床最常见的脑血管畸形，血管造影常显示畸形血管中存在从动脉直接到静脉的异常分流。AVM 约 90% 以上位于幕上，多位于顶叶、颞叶、额叶，幕下不足 10%；大者可占据整个半球，小者肉眼看不到。

（1）临床表现

1）临床遇到 20～30 岁患者、妊娠期妇女发生 SAH 或 SAH 发病时有癫痫发作、搏动性头痛或进行性神经功能缺失应想到 AVM 的可能。

2）诊断宜首选血管造影（DSA）检查，也可用 CTA 和 MRA 检查。

（2）治疗：应根据病情分级权衡手术利弊，遵循个体化原则选择手术或非手术治疗。

1）手术治疗：可消除 AVM 破裂再出血风险，可选用 AVM 全切除术，适合 1～3 级 AVM，远离语言区或运动区皮质的 AVM，如矢状窦旁或大脑镰旁 AVM，但目前应用显微外科技术，即使功能区的 AVM 也可切除。供血动脉结扎术适于 3～4 级、4 级和不能切除但经常出血的 AVM，可在颈部或颅内结扎，减少 AVM 的血供。人工栓塞术适于供血动脉较直接的巨型或大型 AVM，或作为巨型 AVM 切除的术前准备，减少术中出血。立体定向血管内手术是采用立体定向导管技术行供血动脉夹闭术、AVM 切除术。脑深部中小 AVM 可用 γ 刀及 X 刀治疗，γ 射线高能量导致内皮下胶原及玻璃样物质沉积，小血管管腔变窄，治疗数月到数年后血管畸形皱缩和闭塞，但在此期间仍有出血风险。

2）内科治疗：基本与 SAH 治疗相同，如控制血压正常，避免用抗凝药及抗血小板药；妊娠妇女 AVM 出血风险较高，不建议受孕。

481 其他少见的脑血管畸形的临床表现及治疗是怎样的?

其他少见的脑血管畸形包括海绵状血管瘤、毛细血管扩张症、静脉性脑血管畸形等。

（1）海绵状血管瘤（CA）：是较少见的先天性脑血管畸形，边界清楚，形似紫红色桑葚样，数毫米至数厘米大小，由大小不等、不规则的血管间隙构成，腔隙 1 ~ 10mm 不等，覆盖一层扁平内皮细胞，内有血凝块，腔壁呈纤维化或玻璃样变。

1）临床表现：好发于 20 ~ 50 岁，儿童也可发生；症状隐袭，临床常以癫痫发作（38%）、头痛（28%）、颅内出血（23%）及局部神经功能缺失（12%）起病，症状取决于病变部位；脑干 CA 约占 20%，突然发病，出现头痛、眩晕、复视，Ⅱ ~ Ⅶ脑神经麻痹，轻偏瘫少见。由于 CA 无直接输入动脉，血管造影时不易被发现。主要靠 CT 确诊，可见类圆形或结节形边界清楚、不均匀高密度病变，常有钙化灶，可轻微增强或不增强。

2）治疗：由于 CA 出血仅为 0.25%，无症状患者可定期随访。有明显神经功能缺失、显性出血及难治性癫痫患者，如病变位于皮质下，边界清楚，可采取纤维外科手术切除病灶；脑干 CA 手术风险较大，但边界清楚和浅表的 CA 仍可行手术切除。

（2）毛细血管扩张症（capillary telaniectasias）：是脑实质内一团扩张迂曲的毛细血管畸形汇入静脉，在大脑皮质软膜下、基底节、内囊及脑桥多见，很少引起出血，血管造影时不能显影。

1）临床表现：由于病变小，常位于“静区”，临床可无症状。如出血形成脑内血肿可引起头痛或运动、感觉异常；脑桥出血多局限于脑桥背外侧，病情较轻，无意识障碍，与高血压脑出血位于脑桥中央不同。出血后 CT 及 DSA 检查往往只可见血肿，看不到畸形血管，临床许多隐匿性血管畸形多属此类。

2）治疗：因患者多无临床症状，隐性出血者预后较好，一般无须治疗。如患者出现临床症状，为排除肿瘤出血或海绵状血管瘤可考虑手术探查。

（3）静脉性脑血管畸形：无直接的动脉输入，也称为发育性静脉瘤，主要由异常静脉构成，临床少见，破裂引起 SAH 或脑内血肿。

1）临床表现：由于病变较小，很少引起临床症状，出血后可出现癫痫发作或脑电图阵发性痫样放电。CT 显示脑内血肿，确诊主要依靠 DSA，常不显示畸形血管团，仅见带有若干侧支的增粗静脉，因缺少供血动脉，无脑盗血的分流现象，可与 AVM 鉴别。

2）治疗：如有破裂出血应手术治疗；未出血者治疗宜谨慎，有人认为这是静脉回流的一部分，切除后可导致脑水肿；也有主张应用微纤维胶原做血管原位注射形成血栓，效果较好。

482 Moyamoya 病的临床特征及治疗是怎样的?

Moyamoya 病又称为烟雾病或大脑基底异常血管网症，是多发性进行性颅内动脉闭塞性疾病。双侧颈内动脉远端及 ACA、MCA 起始部动脉内膜逐渐增厚，管腔进行性狭窄闭塞，脑底穿通动脉、软脑膜动脉代偿性扩张，形成特征性细小密集吻合的异常毛细血管网，血管造影显示状如烟雾，故名之。本病可为散发型和遗传型，后者为血管平滑肌肌动蛋白 2（vascular smooth muscle actin2，ACTA2）基因突变的常染色体显性遗传，散发型因动脉粥样硬化、镰状细胞性贫血或外伤，以及炎症如颅底脑膜炎、钩端螺旋体动脉炎引起。

（1）临床特征

1）本病好发于儿童及青少年，约半数以上发病年龄不超过 10 岁，也可见于任何年龄人群或有家族性。患儿常见 TIA 或缺血性卒中，出现短暂或持续性偏瘫、偏身感觉障碍或偏盲，主侧半球受损出现失语，非主侧半球可有失用或忽视，两侧可交替出现轻偏瘫或反复发作；部分病例有智能减退和痫性发作，头痛较常见。临床遇到儿童或中青年不明原因的卒中、反复发作的 TIA、脑室出血、脑出血或脑叶出血合并脑梗死、非原位再出血等应想到本病，MRA 或 DSA 可确诊。

2）成年患者多见出血性卒中，SAH 多于脑出血和硬膜下出血；缺血性卒中约占 20%，部分病例表现反复晕厥发作。与动脉瘤性 SAH 相比，本病患者局灶性体征如偏瘫、偏身感觉障碍、视神经盘水肿发生率较高；脑出血发病时症状较重，但恢复较好，有复发倾向。

3）脑 CT 或 MRI 检查可无异常，或可见脑梗死或脑出血，MRA、CTA 可清楚显示颈内动脉末端狭窄和颅底烟雾状血管网；SAH 可见侧裂池、脑底脑池及脑沟高密度积血。脑血管造影是诊断的金标准，显示双侧颈内动脉末端闭塞伴颅底烟雾状血管形成，大脑后动脉也可见类似改变，可有脑萎缩征象。

（2）治疗：内科治疗主要预防可能发生的脑梗死或颅内出血。外科手术分为直接血管重建和间接血管重建。前者采用颅内外血管直接吻合，如颞浅动脉-MCA 吻合术、枕动脉-MCA 吻合术等；后者包括脑－颞肌贴敷术、脑－颞肌－动脉贴敷术、脑－硬脑膜－动脉贴敷术、颅骨钻孔术等，疗效尚有待评价。

483 脑面血管瘤病临床特征及治疗是怎样的?

脑面血管瘤病也称为 Sturge-Weber 综合征、神经皮肤血管瘤病，以血管痣、对侧偏瘫、偏身萎缩、青光眼、癫痫发作和智能减退为特征。多为散发病例，部分为常染色体显性和隐性遗传。软脑膜血管瘤及毛细血管畸形填充于蛛网膜下腔，常见于面部血管痣的同侧枕叶，也见于颞叶、顶叶或整个大脑半球；血管瘤下脑皮质萎缩及钙化是本病的特征。

（1）临床特征

1）皮肤改变：出生可见一侧面部三叉神经分布区红葡萄酒色扁平血管痣，边缘清，略高出皮肤，压之不褪色，沿三叉神经第 1 支不规则分布，也可波及第 2 支、第 3 支，可蔓延至颈部、躯干及对侧面部，仅三叉神经第 2 支或第 3 支受累者很少出现神经症状。

2）神经系统症状：常见癫痫发作，可伴 Todd 麻痹，发生于 1 岁左右，为抗癫痫药难治性，随年龄增长常见智能发育不全，出现对侧轻偏瘫及偏身萎缩。

3）眼症状及其他：30% 的患者伴青光眼和突眼，突眼是产前眼内压过高所致。可见虹膜缺损、晶状体混浊、肥胖、生殖器官发育不良、隐睾和脊柱裂等先天性异常。枕叶受损可出现对侧同向性偏盲，可发生 SAH 和癫痫持续状态。

4）EEG 显示受累半球波幅低，α 波减少，可与颅内钙化程度一致，可见痫性波。脑 CT 可见钙化和单侧脑萎缩，MRI 可显示软脑膜血管瘤，DSA 可见受累半球表面毛细血管增生、静脉显著减少和上矢状窦发育不良等。

（2）治疗：癫痫可应用抗痫药控制，偏瘫可康复治疗，部分病人可行脑叶或半球切除术。面部血管瘤可做整容术或激光治疗，青光眼和突眼可手术治疗。

484 颅内静脉窦血栓形成的病因及临床特征是怎样的?

（1）病因

1）感染是硬脑膜静脉窦血栓形成最常见的原因，如面部及鼻窦感染累及海绵窦，耳及乳突感染累及横窦，脑膜炎、脑脓肿经皮质静脉累及上矢状窦。

2）产褥期或产后期静脉闭塞较常见，可能因女性激素变化引起高同型半胱氨酸血症和血液高凝状态，口服避孕药也可引起。

3）其他如颅内肿瘤侵及硬脑膜可引起邻近的硬脑膜窦闭塞和血栓形成，血液系统疾病如血小板增多症、真性红细胞增多症等也可引起；某些遗传性凝血功能异常如抗凝血酶缺乏、蛋白C和蛋白S缺乏、凝血酶原突变等，获得性因素如肾病综合征、抗心磷脂抗体综合征、严重脱水和系统性红斑狼疮等也可引起。

（2）临床特征：不同部位的颅内静脉窦血栓形成临床表现不同。亚急性或慢性起病，常因颅内压增高出现头痛，约半数患者出现局灶性神经系统症状体征，可因脑水肿、脑梗死和出血所致；常发生癫痫发作，严重者出现意识障碍。

1）横窦血栓形成：常继发于中耳炎或乳窦炎，多见于婴幼儿和儿童，感染急性期慢性期均可发生。常见溶血性链球菌性败血症，少数患儿有皮肤、黏膜瘀点或肺、关节感染性栓塞。典型症状为发热、头痛、呕吐，患婴颅内压增高可见骨缝裂开或囟门突出，约半数患儿出现视盘水肿，颅内压增高可引起复视，少数病情严重患儿出现抽搐、昏睡或昏迷。

2）海绵窦血栓形成：多见于眼眶、鼻窦、面上部化脓性感染，单侧窦内感染可经环状窦迅速扩散至对侧，其他硬脑膜窦炎症扩散也可引起，肿瘤、外伤或动静脉畸形引起海绵窦血栓少见。表现急性起病，出现发热，眶内压力增高引起眼球或眼眶疼痛，眼眶水肿导致眼球突出和结膜水肿，动眼神经受累出现复视，眼静脉回流受阻可见视盘水肿和多发出血灶，角膜混浊或溃疡，瞳孔可大或小，光反射消失，视力正常或中度受损。

3）上矢状窦血栓形成：常见于脑外伤或肿瘤如脑膜瘤，以及产后期、口服避孕药、溶血性贫血、镰状细胞性贫血、血小板减少症、溃疡性结肠炎、糖尿病及Behcet综合征等，少数继发于横窦、海绵窦炎症扩散或骨髓炎、硬膜外、硬膜下感染，偶有成人原因不明的非化脓性上矢状窦血栓形成。常见全身虚弱、发热及头痛，视盘水肿、前额及头皮前部水肿、前或后顶部静脉扩张，非化脓感染性血栓形成可无局灶症状，仅表现颅内压增高，但血栓扩散至大的脑静脉发生脑内出血可突发局灶性神经症状。婴幼儿严重脱水、营养不良或恶病质，如出现颅内压增高和局部性神经功能缺失症状，应考虑和排除上矢状窦血栓形成。

4）下矢状窦、直窦、Galen静脉血栓形成很少单独发生，常继发于化脓性或非化脓性横窦、上矢状窦或海绵窦血栓形成。临床常被其他重要静脉窦血栓形成症状掩盖，Galen静脉血栓形成可引起半球、基底节或侧脑室出血。

485 颅内静脉窦血栓形成的诊断性检查及治疗是怎样的？

（1）诊断性检查

1）腰穿脑脊液检查可发现压力增高，CSF蛋白增高，淋巴细胞轻度增多，少数合并出血者可见红细胞或黄变；化脓性感染可见中性粒细胞增多，脑脊液涂片或培养可能检出病原菌。

2）脑影像学检查可应用脑 CT 筛查，静脉窦或深静脉可见圆形或三角形高密度（三角征），但很少见，提示静脉内血栓，增强更易发现异常的空三角征或 delta 征；CT 可发现脑水肿、脑积水和继发脑梗死、出血等。脑 MRI 易发现静脉窦血栓形成血流异常的证据或发现肿瘤；磁共振静脉成像（MRV）可发现静脉窦及大脑、小脑静脉闭塞；目前无创性 MRV 已取代曾是金标准的 DSA 检查，DSA 现仅用于无法确诊的病例。

（2）治疗：颅内静脉窦血栓形成根据病因、病情严重程度及血栓部位不同，采取不同的治疗方法。

1）首先考虑治疗原发病，如中耳炎、乳突炎等化脓性感染疾病引起者，应积极控制感染。

2）脑静脉及静脉窦血栓形成患者如无抗凝的禁忌证应予抗凝治疗，可皮下注射低分子肝素或静脉内注射肝素。静脉窦血栓形成伴颅内出血不是肝素治疗的禁忌证，皮下注射低分子肝素是有效和安全的。

3）溶栓治疗目前尚缺乏有力的证据；对重症、病情不断恶化及抗凝治疗无效的患者可考虑用 rt-PA 或尿激酶溶栓治疗。

4）对症治疗包括抗癫痫治疗，处理颅内压增高、控制精神症状及镇痛等。

486 颈动脉海绵窦瘘的临床特征及治疗是怎样的?

颈动脉海绵窦瘘（CCF）是颈内动脉海绵窦段或分支破裂导致颈内动脉与海绵窦交通的血管疾病。病因包括外伤性和自发性，前者多有头部外伤史，占 80% 以上，尤其颅骨骨折、眶部刺伤或弹片伤，少数可为医源性损伤。自发性 CCF 是血管本身病变引起，不足 20%，常见颈内动脉海绵窦段及分支血管内膜先天性缺陷、动脉瘤、动脉炎及海绵窦 AVM 破裂等。

（1）临床特征

1）外伤性 CCF：发病年龄约 30 岁，一般在伤后 2 个月内，常在 10 余日发病，也可长达半年或更长时间。出现搏动性突眼，大多数患者可见眼球前突和与脉搏一致的眼球跳动，在突眼部、额颞部或乳突部可闻及颅内杂音，压迫患侧颈动脉杂音明显减轻或消失。海绵窦内动脉压增高使眶内、眦部、结膜及视网膜静脉怒张及水肿；可见Ⅲ、Ⅳ、Ⅵ脑神经麻痹肌、复视及头痛；视盘水肿导致视力障碍、结膜下出血甚至 SAH。

2）自发性 CCF：发病年龄约 50 岁以上，发病前多有海绵窦综合征或进行性视力障碍史。由于多为低流量，上述症状一般较轻。

3）CCF 确诊主要依靠 DSA，按颈内动脉海绵窦盗血量可分为高流量和低流量。外伤性几乎均为颈内动脉与海绵窦直接相通，形成高流量 CCF；自发性多为低流量 CCF。

（2）治疗

1）外伤性 CCF 需手术治疗，首选安全高效的方法闭合或堵塞瘘口，包括脱落球囊导管堵塞、球囊导管堵塞、带线颈内动脉栓塞术（放风筝疗法）、经海绵窦颈内动脉修补术、海绵窦堵塞术及电凝固术等，力求一次手术取得成功。

2）25%～30%的自发性 CCF 可自行血栓形成而治愈，如患者病情稳定可先行内科治疗，如出现进行性视力障碍可考虑手术治疗，手术可根据 DSA 所见选择颈外动脉结扎术、颈内动脉人工栓塞术、球囊导管或可脱落球囊导管堵塞等。

487 不同年龄组脑卒中的临床特点是什么？

（1）儿童脑卒中

1）发病率较低，性别差别不明显。主要病因包括动脉炎、脑 AVM、动脉瘤、脑外伤、先天性心脏病及血液病等。

2）缺血性卒中较多见，多源于脑动脉炎，症状较重，后遗癫痫和智能障碍较多。出血性卒中常见 SAH，儿童多由于 AVM，婴儿以动脉瘤居多。

3）临床常见癫痫发作，可为首发症状，常伴发偏瘫，可有左右交替性偏瘫；失语较少见，言语障碍恢复较快。

（2）中青年脑卒中

1）卒中发病随年龄增加，病因多为高血压病、糖尿病、高脂血症、脑动脉炎，男性吸烟、酗酒，女性口服避孕药等。

2）脑卒中以 SAH 多见（约 40%），平均发病年龄 34 岁；血栓性卒中约 20%，平均发病年龄 40 岁；脑栓塞占 10%，平均发病年龄 36 岁；脑出血约 6%，平均发病年龄 45 岁，多为脑叶出血。

3）症状和体征以偏瘫最多（63%），头痛 51%，颈强及 Kernig 征 39%，失语 23%，意识障碍 16%，抽搐发作 16%，精神障碍 14%，视盘水肿 10%。

（3）老年及老年前期脑卒中

1）发病率随年龄呈增高趋势，老年脑梗死的主要危险因素是年龄、高血压病及糖尿病。糖尿病易诱发脑梗死，高血压病易诱发脑出血，淀粉样脑血管病也是老年期卒中的重要病因，常合并冠心病、陈旧性心肌梗死、房颤等多种病变。

2）脑出血常见壳核、丘脑出血，脑叶出血多由于淀粉样脑血管病。脑梗死经常复发，常见多发性腔隙性梗死、皮质下动脉硬化性脑病，可伴精神和智力障碍。常合并肺炎、脑心综合征等并发症，易合并多脏器衰竭，死亡率较高。

3）CT 常见不同程度的脑萎缩，尤以局限性脑萎缩多见。

488 脑卒中合并脑心综合征的临床特征是怎样的?

脑心综合征（cerebrocardiac syndrome）是指由于急性脑病，如急性脑卒中、急性颅脑外伤等累及丘脑下部、脑干及自主神经系统，导致心血管功能障碍，发生类似急性心肌梗死、心肌缺血、心律失常及心力衰竭等症状，异常心电图可随脑病的好转而恢复。

脑卒中合并脑心综合征的临床特征如下。

（1）在脑卒中后12小时至2日内出现明显的心电图异常，波形异常可持续1～2周或者长达4周。早期可见明显的U波，与低血钾无关；Q-T延长常合并明显的U波、高大直立的T波、双向T波或T波倒置等；P波高而尖锐，并随T波增高，ST段降低或抬高等。

（2）卒中后出现心律失常，包括窦性心动过速、窦性心动过缓、窦性心律失常、各类型传导阻滞、心房颤动、室性早搏、阵发性室性心动过速、室性扑动和室颤等，心律失常多在2～7日内消失。

（3）除了脑心综合征，临床上有些患者脑血管疾病可与心脏病特别是冠心病并存，有时一种病掩盖了另一种病，应注意及时发现、妥善处理和预防心脏损害。

（王维治）

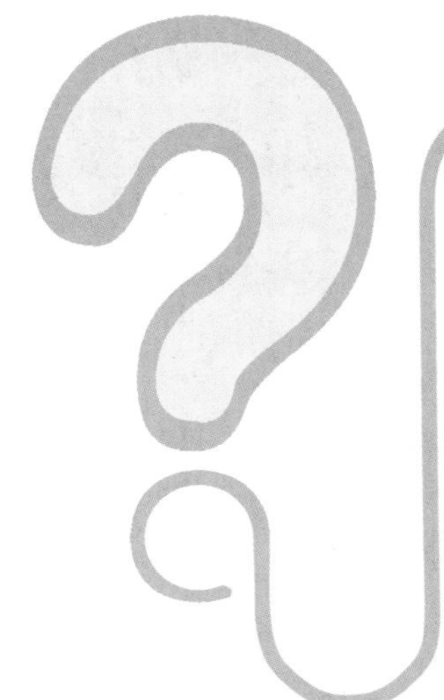

第十四章

中枢神经系统感染性疾病
Infectious Diseases of the Central Nervous System

489 脑炎及其主要临床表现是怎样的?

脑炎（encephalitis）是脑实质弥漫性或多灶性炎症性疾病的统称。病因包括感染性与自身免疫性两大类。病原体侵袭导致的脑实质炎症性病变。感染性脑炎以最常见病毒性脑炎，也可由细菌、真菌、螺旋体、立克次体、寄生虫等感染引起；自身免疫性脑炎一般由抗神经元的自身抗体导致，例如抗天冬氨酸受体（NMDAR）脑炎。急性播散性脑脊髓炎也属于自身免疫性疾病，一般归类为 CNS 炎性脱髓鞘疾病，但因其同时显著累及灰质，也属于广义的自身免疫性脑炎范畴。

主要临床表现如下。

（1）脑炎多为急性或亚急性起病，临床以发热、头痛、精神行为异常、意识障碍、认知障碍、癫痫发作、近事记忆下降、言语障碍或缄默、运动障碍或不自主运动、自主神经功能障碍等，合并脑膜炎可见头痛及脑膜刺激征，临床症状是评价脑炎严重性的重要指标。

（2）不同病因的脑炎表现不同，如边缘性脑炎三主症包括精神行为异常、癫痫发作及近事记忆下降。抗 N-甲基-D-天冬氨酸受体（NMDAR）脑炎为弥漫性脑炎，常以精神行为异常、癫痫发作、近事遗忘为首发症状，但症状更多，不自主运动在 NMDAR 脑炎较常见且可非常剧烈，包括口面部不自主运动、肢体震颤、舞蹈样动作，甚至角弓反张，有时难与癫痫鉴别，儿童抗 NMDAR 脑炎可以不自主运动为首发症状。抗 LGI1 抗体相关脑炎患者也可见震颤。自身免疫性脑炎可以首发症状为唯一临床表现持续数周至数月，而后逐渐出现其他症状。言语障碍较常见，但可被意识障碍掩盖。自主神经障碍可见窦性心动过速、泌涎增多、心动过缓、低血压、中枢性发热、体温过低等，中枢性低通气是严重的神经功能障碍，NMDAR 脑炎较多见。

（3）脑炎可伴其他神经精神综合征

1）局灶性症状：如 NMDAR 脑炎累及中脑可出现复视，累及桥臂及小脑可引起共济失调，累及旁中央小叶可引起对称性下肢轻瘫等。

2）各种睡眠障碍：如失眠、快速动眼睡眠行为异常、日间过度睡眠、嗜睡、睡眠觉醒周期紊乱，较常见于抗 NMDAR 脑炎、LGI1 抗体相关脑炎等。

3）周围神经及神经肌肉接头损害：抗 CASPR2 抗体相关的 Morvan 综合征可表现神经性肌强直等周围神经兴奋性增高；抗 GABAbR 抗体相关边缘性脑炎可出现肌无力综合征；抗 DPPX 抗体相关脑炎可伴严重腹泻等。

490 脑炎的诊断程序及诊断要点包括哪些?

脑炎常病情危重，临床诊断具有紧迫性，宜遵循临床诊断程序，包括病史、症状体征、脑电图、神经影像学及脑脊液检查等，是诊断要点和重要线索。

（1）病史

1）流行病学及危险因素，如发病季节，患者职业、旅居史、禽畜接触史、蚊虫叮咬史、犬咬史、疫苗接种史及外伤史，肿瘤史可提示副肿瘤性边缘性脑炎。

2）现病史包括病程特点，病毒性脑炎多为急性起病，自身免疫性脑炎可亚急性起病或起病较隐袭，抗 NMDAR 脑炎病程达峰可在数周以上。

（2）神经系统症状体征

1）神经系统主要症状如头痛、精神行为异常、癫痫发作、近事遗忘、意识障碍等。特殊癫痫发作可提示特殊的脑炎，如面肩肌张力障碍性癫痫（faciobrachial dystonic seizures，FBDS）是抗 LGI1 脑炎的特异表现，常见于脑炎发病前，为药物难治性；节律性肌阵挛伴无动性缄默可能提示克－雅病（CJD）。伴随症状如锥体外系表现可见于 NMDAR 脑炎、日本脑炎等，小脑受累可见于肠病毒、EB 病毒及副肿瘤综合征，下运动神经元瘫见于脊髓灰质炎、EV71 肠病毒、蜱传脑炎和西尼罗病毒脑炎等，中枢性低通气和心率异常等自主神经功能障碍常见于 NMDAR 脑炎、EV71 脑干脑炎；脑膜刺激征不明显，明显脑膜刺激征提示合并脑膜炎。

2）系统性症状应注意皮肤、黏膜病变，如口唇疱疹、带状疱疹等，肠病毒属感染可见手足口病、出血性结膜炎，口腔溃疡及生殖器溃疡有助于与神经贝赫切特病鉴别，HIV、EBV 和 MCV 等可引起明显的淋巴结肿大。

（3）脑电图：脑炎病人多有脑电图异常，常见非特异性慢波或癫痫样异常放电，对意识模糊及精神行为异常患者，癫痫样放电可帮助确定非惊厥性癫痫发作。某些脑电图改变，如异常 δ 刷（extreme delta brush）在弥漫性高波幅 δ 慢波活动基础上叠加节律性 β 活动，可能是抗 NMDAR 脑炎特异性 EEG 改变，长程录像脑电监测成年病人出现率达 30%；与肌阵挛及无动性缄默相关的周期性高幅棘－慢综合波（periodic sharp wave complexes，PSWC）是 CJD 特征性脑电图改变。

（4）神经影像学：通常建议脑 MRI 增强，某些脑炎影像学有一定的特征性，如单纯疱疹病毒性脑炎常见双侧颞叶出血性坏死病变；自身免疫性边缘性脑炎可见颞叶内侧包括海马非坏死性和可逆性病变，无强化效应；抗 LGI1 脑炎常可见海马异常信号，但在抗 NMDAR 脑炎不多见。流行性乙型脑炎、西尼罗病毒脑炎以双侧基底节、丘脑及中脑病灶为主，但神经贝赫切特病病灶也常分布在丘脑和中脑，神经梅毒也可见双颞叶或海马区病变，须注意鉴别。

（5）脑脊液检查：大多数脑炎患者有脑脊液异常，脑脊液常规检查对鉴别脑炎与非炎性脑病非常重要，CSF 淋巴细胞一般轻、中度升高或正常，少数可达每微升数百，伴中性粒细胞，多见于脑组织炎性坏死严重的单纯疱疹病毒性脑炎和流行性乙型脑炎。脑脊液细胞学可准确地显示脑脊液炎性细胞反应类型。自身免疫性脑炎脑脊液炎性改变较病毒性脑炎轻，可见 CSF 寡克隆带，是鞘内免疫球蛋白合成证据。CJD 病理特点为脑海绵状变性而非炎症，脑脊液一般无炎性反应。

（6）脑脊液和血清抗体检测：对确诊自身免疫性脑炎和病毒性脑炎有重要意义，抗 MNDAR 抗体、抗 LGI1 抗体等神经元表面抗体既是致病抗体又是诊断标志物，抗 MNDAR 抗体主要在鞘内合成，应以检测脑脊液抗体阳性为主要依据，如仅有血清低度阳性反应需谨慎评价和诊断。脑脊液和血清 IgM 型抗病毒抗体有重要确诊意义，对 IgG 型抗体需动态观察变化，升高 4 倍以上方有诊断意义，保留患者病初的脑脊液和血清对其后回顾性诊断很重要。在病毒性脑炎与 CJD 鉴别诊断中，脑脊液 14-3-3 蛋白检测缺少特异性。

（7）血液检查如血常规、生化、血沉等，甲状腺功能检测，胸部 CT 检测，女性患者必要时做盆腔 CT 或超声检查。极少数临床不能确诊或需要排除肿瘤者可进行脑活检。

491 自身免疫性脑炎主要临床分类及相关抗体是怎样的？

自身免疫性脑炎（autoimmune encephalitis，AE）是一组由抗神经元自身抗体导致的脑炎。Dalmau（2007）发现抗 N-甲基-D-天冬氨酸受体（NMDAR）抗体，随后陆续发现一系列抗神经元表面受体或突触蛋白自身抗体，这些抗体相关性自身免疫性脑炎与经典的副肿瘤性边缘性脑炎不同，AE 的靶抗原为神经元表面受体或突触蛋白，通过体液免疫反应引起相对可逆性神经元功能障碍，对免疫治疗反应良好；副肿瘤性边缘性脑炎的靶抗原是神经元细胞抗原，如最常见的抗 Hu 抗体，这类自身抗体参与细胞免疫反应，常引起不可逆神经元损害，免疫治疗反应较差。

（1）临床分类：目前发现 10 余种抗神经元表面受体及突触蛋白抗体，每种抗体都与特定的脑炎综合征相对应。根据临床综合征及相关的自身抗体，自身免疫性脑炎可分为三类，抗 NMDAR 脑炎、边缘性脑炎及其他 AE 综合征。

1）抗 NMDAR 脑炎：是 AE 最主要的类型，特征性临床表现符合弥漫性脑炎，与边缘性脑炎有所不同，被单独归为一类。

2）边缘性脑炎：抗 LGI1 抗体相关脑炎、抗 GABAbR 抗体相关脑炎、抗 AMPAR 抗体相关脑炎的临床表现及影像学改变符合边缘性脑炎诊断标准。

3）其他 AE 综合征：包括莫旺综合征（Morvan syndrome）、抗 GABAaR 抗体相关脑炎、伴强直与肌阵挛的进行性脑脊髓炎（progressive encephalomyelitis with rigidity and myoclonus，

PERM）、抗 DPPX 抗体相关脑炎、基底节脑炎、欧菲莉亚综合征（Ophelia syndrome）、抗 IgLON5 抗体相关脑病等，这些综合征或者同时累及中枢神经系统与周围神经系统，或者表现为特征性临床－神经影像综合征，不同于边缘性脑炎。

（2）自身免疫性脑炎相关抗体及其临床表现、相关肿瘤见表 14-1。

表 14-1　自身免疫性脑炎相关抗体

自身抗体	临床表现	相关肿瘤
抗 NMDA 受体	边缘性脑炎	女性病例可伴畸胎瘤
抗 LGI1	边缘性脑炎、面肩肌张力障碍性癫痫	罕见
抗 GABA 受体	边缘性脑炎伴严重癫痫	1/3～1/2 合并小细胞肺癌
抗 AMPA 受体	边缘性脑炎	肺癌、乳腺癌、胸腺癌
抗 GAD	僵人综合征，偶见边缘性脑炎	少数小细胞肺癌
抗 Hu	感觉神经元病、边缘性脑炎、亚急性小脑变性	小细胞肺癌等
抗 Yo	亚急性小脑变性，偶见边缘性脑炎	卵巢癌、乳腺癌
抗 Ma2	边缘性脑炎、脑干脑炎	精原细胞瘤、肺癌
抗 CV2	感觉神经元病、亚急性小脑变性、边缘性脑炎	小细胞肺癌、胸腺瘤

492 抗 NMDA 受体脑炎的临床特征及诊断要点是怎样的？

抗 NMDA 受体脑炎是自身免疫性脑炎最常见的类型，临床表现弥漫性脑炎，与边缘性脑炎不同。

（1）临床特征

1）在儿童、青年多见，女性多于男性。可有上呼吸道等前驱感染，发热和头痛较常见，单纯疱疹病毒 1 型脑炎可以是抗 NMDAR 脑炎的前驱感染事件。急性起病，多在 2 至数周内达高峰。主要症状包括精神行为异常、癫痫发作、近事记忆下降、言语障碍或缄默、运动障碍或不自主运动，意识水平下降或昏迷、自主神经功能障碍及中枢性低通气等，以上 8 个主要症状的数目是评价患者临床严重性指标。可出现中枢神经系统局灶性症状，如复视、共济失调等。

2）脑脊液检查，腰穿通常压力正常，约 5% 压力增高，脑脊液细胞数轻度增高或正常，少数 $>100\times10^6/L$，CSF 细胞学迈格姬（MGG）染色呈淋巴细胞性炎症，可见浆细胞；蛋白轻度升高，寡克隆带可呈阳性，CSF 抗 NMDAR 抗体阳性。

3）脑 MRI 检查在 1/2～2/3 的患者无明显异常，或仅在 FLAIR 相有散在的皮质、皮质下点片状高信号，部分患者可见边缘叶如海马、杏仁体、扣带回等受累，病灶分布可超出边缘系统范围，如累及颞叶外侧、基底节与脑干等，部分患者可有软脑膜弥漫性强化。

4）脑电图常见弥漫或多灶慢波，偶见癫痫波，异常 δ 波是较特异性改变，在长程脑电监测中出现率较高。

5）部分女性患者卵巢超声和盆腔 CT 可发现卵巢畸胎瘤，男性患者合并肿瘤罕见。

（2）诊断要点：由于脑脊液抗 NMDAR 抗体对本病诊断有高度特异性，Graus 和 Dalmau（2016）提出的诊断标准建议，临床具有神经或精神综合征，只要脑脊液抗体阳性即可确诊。目前国内临床诊断仍需综合判定。

1）急性起病，进行性加重，数周达高峰；表现以下症状中一种或多种：精神行为异常、癫痫发作、近事记忆下降、言语障碍/缄默、运动障碍/不自主运动、意识水平下降/昏迷、自主神经功能障碍（包括其他原因不能解释的窦性心动过速、中枢性低通气、泌涎增多、心动过缓、低血压等）。

2）脑脊液白细胞数正常或呈以淋巴细胞为主的炎症。

3）脑 MRI 正常或散在的皮质、皮质下点片状 FLAIR 高信号，或边缘系统病灶，部分病例可见软脑膜强化、脑干病灶或脱髓鞘样病灶。

4）脑电图异常改变。

5）脑脊液抗 NMDAR 抗体阳性。

493 抗 NMDA 受体脑炎的免疫治疗是怎样的?

目前抗 NMDA 受体脑炎的免疫治疗主要包括：

（1）一线治疗方案：首选糖皮质激素、免疫球蛋白静脉滴注及血浆置换。

1）糖皮质激素：通常用甲泼尼龙 500～1000mg/d，静脉滴注，3～5 天；而后 40～80mg/d，连续2 周；之后改泼尼松 1mg/（kg·d）口服，逐渐减停，激素总疗程可达 4～6 个月。

2）免疫球蛋白（IVIg）：剂量 0.4g/（kg·d），静脉滴注，连续 5 天，重症患者常与激素合用，在 2～4 周内可重复应用。

3）血浆交换：重症患者可与激素合用，应用免疫球蛋白后短期内不宜行血浆交换，对仅脑脊液抗体阳性而血清抗神经元抗体阴性患者疗效难以确定。

（2）二线治疗方案：包括利妥昔单抗、环磷酰胺，用于一线方案疗效不佳者。

1）利妥昔单抗：按 375mg/m^{2}体表面积静脉滴注，每周 1 次，根据周围血 CD20 阳性 B 细胞水平，给药 3～4 次；利妥昔单抗主要用于 B 细胞淋巴瘤及淋巴细胞白血病治疗，治疗自身免疫性脑炎是非说明书适应证用药。

2）环磷酰胺：按 750mg/m^2（体表面积）溶于 100ml 生理盐水，静脉滴注，1 小时以上滴完，每4周1次，症状缓解后停用。

（3）长程免疫治疗：包括吗替麦考酚酯、硫唑嘌呤，用于复发患者、对一线免疫治疗效果不佳者、不伴肿瘤的重症抗NMDAR脑炎患者等。

1）吗替麦考酚酯：是长程免疫治疗药，1000～1500mg/d口服，至少1年。

2）硫唑嘌呤：也是长程免疫治疗药，100mg/d口服，至少1年。

494 抗富亮氨酸胶质瘤失活1蛋白抗体相关脑炎的临床特征是怎样的？

抗富亮氨酸胶质瘤失活1蛋白（Leucine-rich glioma inactivated-1，LGI1）抗体相关脑炎是由抗体LGI1参与致病的边缘性脑炎，2010年被发现报道，是自身免疫性边缘叶脑炎中最常见的一种，合并肿瘤者罕见，对免疫治疗反应良好。

临床特征

（1）多见于中老年人，男性多于女性，多呈急性或亚急性起病，进行性加重。主要症状包括癫痫发作、近事记忆下降、精神行为异常等。出现特征性癫痫发作形式面－臂肌张力障碍发作（faciobrachial dystonic seizure，FBDS）是其临床特点，表现同侧手臂、面部及下肢频繁短暂的肌张力障碍样发作，发作时间短暂，一般不超过3秒钟，发作频繁可达每日数十次，可同时伴双侧阵发性肌张力障碍样发作、感觉异常先兆、意识改变等典型癫痫特征。部分病人可合并语言障碍、睡眠障碍、小脑性共济失调和抗利尿激素分泌不当综合征（顽固性低钠血症）等。

（2）脑脊液检查压力多为正常，白细胞数正常或轻度升高，或呈轻度淋巴细胞性炎症，CSF寡克隆带可为阳性。

（3）脑MRI常可见单侧或双侧颞叶内侧面（杏仁体、海马）高信号，部分可见杏仁体肥大。PET可见颞叶内侧及基底节区高代谢。

（4）脑电图在FBDS发作期EEG异常仅占21%～30%，FBDS发作间期可表现轻度弥漫性慢波或双侧额颞叶慢波，也可完全正常。

（5）血清和/或脑脊液抗LGI1抗体阳性。

495 抗GABAb型受体抗体相关脑炎的临床特征是怎样的？

抗γ-氨基丁酸B型受体（γ-Aminobutyric acid B type receptor，GABAbR）抗体相关脑炎是抗GABAbR抗体介导的边缘性脑炎，2010年被发现。部分患者合并小细胞肺癌，对免疫治疗及抗肿瘤治疗（仅针对合并肿瘤病例）反应良好。

临床特征

（1）常见于中老年，男性多于女性，急性起病，进行性加重，多在数日至数周内达到高峰。主要症状包括癫痫发作、精神行为异常、近事记忆下降等，严重的难治性癫痫发作该病的主要特点，以全面强直阵挛性发作为主，抗癫痫药通常无效，可迅速进展为癫痫持续状态。少数患者可合并语言障碍、睡眠障碍及小脑性共济失调等。

（2）脑脊液检查多数患者压力正常，少数病人可升高，脑脊液白细胞数正常或轻度升高，CSF 细胞学呈淋巴细胞性炎症反应，蛋白轻度升高，CSF 寡克隆带可呈阳性。

（3）脑 MRI 检查在多数患者可见双侧或单侧颞叶内侧病灶或未见异常。

（4）脑电图可见颞叶起源的癫痫放电，以及弥漫或散在分布的慢波。

（5）肿瘤学检查在约 1/3 的患者合并小细胞肺癌，这些病人常见抗 Hu 抗体阳性，胸部 CT 和 PET 常可发现肺部恶性肿瘤。

（6）血清和/或者脑脊液抗 GABAbR 抗体阳性。

496 单纯疱疹病毒性脑炎的病因病理及临床表现是怎样的?

单纯疱疹病毒性脑炎（herpes simplex encephalitis，HSE）是由单纯疱疹病毒（herpes simplex virus，HSV）引起的急性 CNS 病毒感染性疾病，是最常见的散发性病毒性脑炎。

（1）病因病理：HSV 是一种嗜神经 DNA 病毒，分为Ⅰ型和Ⅱ型。约 90% 人类 HSE 由 HSV-Ⅰ型引起，可引起口唇疱疹，常累及成人及大龄儿童；6% ~15% 由 HSV-Ⅱ型引起，是新生儿疱疹脑炎病因，HSV-Ⅱ型主要通过性接触传播，新生儿可经胎盘或产道感染。HSE 常累及大脑颞叶，其次是额叶及边缘系统，引起脑组织出血性坏死。

（2）临床表现

1）HSE 在任何年龄均可发病，约 2/3 的病人在 40 岁以后发病，无季节性。原发感染潜伏期 2 ~21 天，平均 6 天，前驱期可有发热、周身不适、头痛、肌痛、嗜睡、腹痛、腹泻等症状。一般急性起病，部分患者有口唇疱疹史，高热可达 38.4 ~40.0℃。病程数日至 1 ~2 个月，常见症状如头痛、呕吐、轻度意识障碍、记忆丧失、嗅觉缺失、轻偏瘫、失语、偏盲、共济失调、颈强、震颤、舞蹈样动作和肌阵挛等。

2）约 1/3 的患者出现全面性或部分性癫痫发作，可为首发症状，常见单纯部分性发作继发全面性发作，复杂部分性发作提示颞叶受损。部分病人精神症状突出或为首发或唯一症状，可见注意力涣散、反应迟钝、言语减少、淡漠、呆坐或木僵，也可有动作增多和不自主运动。精神行为异常及认知障碍常见，常伴近事遗忘，可有语言障碍、缄默无语。病情可在数日内快速进展，出现意识模糊或谵妄，随病情加重出现嗜睡、昏睡、昏迷或去皮质状态。

3）脑脊液检查：HSV-Ⅰ型脑炎常见脑压增高，CSF 淋巴细胞数增多（$50 \sim 100 \times 10^6/L$），可高达 $1000 \times 10^6/L$，病程初期可见中性粒细胞一过性增多；蛋白正常或增高（800～2000mg/L），糖及氯化物正常。重症病例可见脑脊液黄变和红细胞，糖含量减少。CSF 病原学检查采 ELISA 和 Western 印迹法检测 HSV-IgM、IgG 特异性抗体，病程中有 2 次以上抗体效价呈 4 倍以上增高可确诊。PCR 检出脑脊液 HSV-DNA 有助于确诊，脑脊液病毒核酸测序也有诊断价值。

4）脑电图：常见一或双侧颞叶、额区周期性弥漫性高波幅慢波，可出现颞区尖波和棘波。

5）影像学检查：脑 CT 可见单或双侧颞叶、海马及边缘系统局灶性低密度区，可有增强效应。低密度病灶中散布点片状高密度提示颞叶出血性坏死，支持 HSE 诊断。MRI 可见 T1WI 低信号、T2WI 高信号病灶。影像学检查也可正常。

497 单纯疱疹病毒性脑炎的诊断及鉴别诊断是怎样的?

单纯疱疹病毒性脑炎（HSE）是单纯疱疹病毒（HSV）侵犯脑实质引起炎性改变，又称为急性坏死性脑炎，是 CNS 最常见的病毒感染。

（1）诊断

1）根据患者症状体征，如发热、精神行为异常、癫痫发作、意识障碍及早期出现局灶性神经系统体征。

2）检查 CSF 淋巴细胞增多，可伴红细胞，糖及氯化物正常。

3）脑电图显示以颞、额区为主的弥漫性异常。

4）脑 MRI 可见单侧或双侧颞叶局灶性出血性坏死病灶。

5）检测急性期与恢复期脑脊液 HSV-IgM、HSV-IgG 特异性抗体；PCR 病原学诊断，疱疹病毒属核酸检测条件较成熟，相对容易获得。脑脊液的液相芯片技术和二代测序技术可实现多种病毒或全病毒谱检测。

6）应用特异性抗病毒药物治疗有效。

（2）鉴别诊断

1）脑脓肿：疾病早期 HSE 与脑脓肿临床表现常难以区别，由于 HSE 治疗有效和相对安全，宜先按 HSE 试验治疗，并进一步确诊。

2）带状疱疹病毒性脑炎：带状疱疹病毒（VZV）极少侵犯 CNS，脑炎是感染后变态反应，表现意识模糊和局灶性脑损害。根据带状疱疹病史、症状较轻、脑 CT 无出血性脑坏死、血清及 CSF 检出 VZV 抗体、预后较好等可确诊。

3）肠道病毒性脑炎：肠道病毒主要引起脑膜炎，夏秋季多见，可流行或散发，引起脑炎很少，表现发热、意识障碍、癫痫发作及瘫痪等。根据病初胃肠道症状、脑炎症状、PCR

检出 CSF 肠道病毒 DNA 可诊断。

4）巨细胞病毒性脑炎：常见于艾滋病或长期应用免疫抑制剂患者，亚急性或慢性病程，表现意识模糊、遗忘、情感障碍及头痛；脑 MRI 显示弥漫性或局灶性白质病变，体液查到典型巨细胞，PCR 检出 CSF 中 CMV-DNA。

5）急性播散性脑脊髓炎（ADEM）：在感染或疫苗接种后急性发病，出现意识障碍及精神症状，病变累及脑实质、脑膜、脑干、小脑和脊髓等。

498 单纯疱疹病毒性脑炎临床如何进行治疗？

（1）抗病毒治疗

1）阿昔洛韦（Acyclovir）：是鸟嘌呤衍生物，可抑制病毒 DNA 合成，抗 HSV 作用较强，是 HSE 首选抗病毒。常用剂量 15～30mg/（kg·d），分 3 次静脉滴注，或 500mg 静脉滴注，每 8 小时 1 次，连用 14～21 天。早期治疗可改善预后，临床疑诊 HSE 但不能检查 CSF 病原学，可用阿昔洛韦经验治疗。不良反应少，偶见静点部位红斑、胃肠道反应、头痛、皮疹、震颤、癫痫发作、谵妄或昏迷，以及血尿、血清转氨酶暂时升高、一过性肾功能异常等。

2）更昔洛韦（Ganciclovir）：5～10mg/（kg·d），静脉滴注，每 12 小时 1 次，疗程 14～21 天。不良反应可有肝肾功能损害，骨髓抑制如中性粒细胞、血小板减少，为剂量相关性，停药后可恢复。

（2）对症治疗

1）高热、抽搐、精神错乱及躁动不安的患者可分别给予降温、控制痫性发作、镇静或安定剂等。

2）颅内压增高可应用脱水药，严重脑水肿可短程用糖皮质激素如地塞米松 10～20mg/d，静脉滴注，病情危重患者如出现谵妄或昏迷、CT 显示出血性坏死病灶、脑脊液白细胞明显增多及出现红细胞可酌情使用。

3）全身支持疗法，如静脉补充高营养，维持水电解质平衡。加强护理，保持呼吸道通畅，预防压疮、呼吸道感染及应激性溃疡等。恢复期进行康复治疗。

499 带状疱疹病毒脑炎的临床表现及治疗是怎样的？

带状疱疹病毒脑炎（herpes zoster encephalitis）是水痘－带状疱疹病毒（varicella-zoster virus，VZV）感染所致。带状疱疹病毒感染临床常见，主要侵犯和潜伏在脊神经后根脊神经节神经元或脑神经感觉神经节神经元内。

（1）临床表现

1）潜伏期1～3周（通常2周），发疹前常有发热、不适及厌食；3～4天后出现面部、躯干或四肢水疱样皮疹伴剧烈根痛，沿一条或数条神经根成簇状分布，根痛可出现于疱疹前。疱疹经7～10天消退留有瘢痕，偶遗留节段性感觉障碍。

2）约6%的病例合并脑炎，脑症状常见于皮疹后3～5周，如头痛、呕吐、发热、烦躁、谵妄、定向力障碍、精神错乱及嗜睡，可见轻度脑膜刺激征，病后数日出现肢体无力、偏瘫，伴脑干受累出现脑神经麻痹、共济失调及病理征等，脑炎症状较轻，预后较好，常可完全治愈。

3）严重并发症如眼部疱疹占10%～15%，累及三叉神经眼支，角膜和球结膜疱疹可引起角膜感觉缺失、瘢痕形成和失明。累及动眼神经合并一过性或持久性眼外肌麻痹，如上睑下垂、瞳孔散大。VZV侵及膝状神经节引起鼓膜及外耳道疱疹（Hunt综合征），出现同侧面瘫伴舌前2/3味觉丧失；扩展至耳郭外侧和颈节受累可见颈部疱疹；累及螺旋神经节、前庭神经节出现耳鸣、眩晕、呕吐及听觉丧失等。也可见局限性脊髓炎、脑血管炎及Guillain-Barré综合征等并发症。

4）脑压一般正常，CSF无色透明，细胞数增高10至数百个，通常 $<250\times10^{6}/L$，淋巴细胞为主，蛋白质轻中度增高，糖及氯化物正常。

5）在皮肤损害细胞可检出核内包涵体；部分患者CSF检出VZV抗体，PCR可检出CSF特异性DNA。

（2）治疗：带状疱疹病毒性脑炎治疗可参考单纯疱疹病毒性脑炎，须静脉用阿昔洛韦。

500 巨细胞病毒性脑炎的临床表现、鉴别诊断及治疗是怎样的?

巨细胞病毒性脑炎（cytomegalovirus encephalitis）是由巨细胞病毒（CMV）感染引起。CMV属于人类疱疹病毒属，正常成人大多感染过CMV，但正常人群极少发病，偶发脑炎多见于器官移植患者、细胞免疫缺陷患者如艾滋病，围生期胎儿及婴儿是易感人群。CMV先天性感染是先天性神经系统缺陷的常见原因，约1%的成活婴儿可感染CMV，约10%的严重播散性感染称为巨细胞病毒感染（CID）。

（1）临床表现

1）患者常见发热、呼吸道及血液系统症状。神经系统症状可见嗜睡、昏迷、抽搐、运动障碍、瘫痪等。患儿急性期症状缓解后出现精神迟钝、智能障碍、小头畸形、耳聋、抽搐、发育迟滞、肝脾肿大、贫血、血小板减少。成人CMV感染极少发病，脑炎症状体征主要表现弥漫性脑功能障碍，发现脉络膜视网膜炎有诊断意义，CMV 易侵犯脑室管膜细胞，脑室管膜炎是本病特征性改变。

2）脑 CT 可见脑室周围脱髓鞘样低密度病灶。脑脊液检查淋巴细胞增多。尿中可见巨细胞，浓缩的尿沉渣及唾液细胞内可查到包涵体。

（2）鉴别诊断

1）CMV 所致先天性感染临床与弓形虫病、风疹、单纯疱疹病毒及梅毒等先天性感染难以鉴别，血清特异性抗原及 IgM 型抗体、病毒 DNA 检测有助于诊断。

2）CMV 脑炎易与 AIDS 痴呆混淆，CMV 脑炎一般较 AIDS 痴呆起病急，意识障碍出现早，存活时间短；AIDS 痴呆表现认知障碍及精神障碍为主。

（3）治疗：通常应用更昔洛韦（Ganciclovir）5～10mg/（kg·d），静脉滴注，1 次/12h，每疗程 14～21 天。膦甲酸（Foscarnet）作用于病毒 DNA 多聚酶，用量 60mg/kg，静脉滴注，1 次/8h，2～3 周，继以维持量 90mg/（kg·d）。常用肾毒性不良反应、电解质紊乱、抽搐及恶心等。更昔洛韦合用膦甲酸疗效更好，但不良反应较大，一般不易耐受。

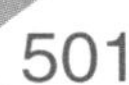

501 腮腺炎病毒性脑炎的临床表现、鉴别诊断及治疗是怎样的?

腮腺炎病毒脑炎（mumps virus encephalitis）是由腮腺炎病毒 RNA 副黏病毒引起。病理可见脑膜充血水肿、血管周围淋巴细胞浸润、脑软化和水肿，镜下可见白质脱髓鞘、小胶质细胞吞噬现象。

（1）临床表现

1）儿童（5～9 岁）多见，男女之比为 3∶1。四季散见发病，冬春季多见。脑炎常见于流行性腮腺炎后 3～10 日，约 28% 的腮腺炎患者出现神经系统症状，部分病人在腮腺肿大前 8 天或晚至 20 天发生。

2）临床表现无特异性，如发热、头痛、呕吐、颈强直、嗜睡和谵妄等。偶见面神经麻痹、视神经受累、眩晕、共济失调、单瘫、偏瘫及偏身感觉障碍，极少出现昏迷及癫痫发作。多数患者约在 1 周恢复，多可痊愈，持久性头痛是常见后遗症，少数可遗留脑积水、癫痫等。

3）脑脊液压力增高及细胞数增多（$25 \sim 500 \times 10^{6}/L$）。70%～90% 的病例可见血清淀粉酶增高。

（2）鉴别诊断：腮腺炎也可由流感病毒 A、副流感病毒、柯萨奇病毒、金黄色葡萄球菌引起，干燥综合征、结节病、肿瘤、服用噻嗪类药或唾液腺导管阻塞等均可引起腮腺肿大，病因上须与腮腺炎病毒鉴别。

（3）治疗：本病无特异抗病毒药物，以支持和对症治疗为主。

502 狂犬病毒性脑炎的临床表现及治疗是怎样的？

狂犬病毒性脑炎（rabies viral encephalitis）是狂犬病的部分表现，狂犬病（rabies）是狂犬病病毒所致的急性传染病，也称为恐水病（hydrophobia）。人被病兽咬伤后病毒经狂犬唾液自伤口进入人体，沿神经根进入 CNS，患者出现恐水、怕风、咽痉挛、进行性瘫痪等，病死率可达 100%。

（1）临床表现：人被狂犬咬伤后经 4～8 周潜伏期发病，潜伏期最长可达数年，临床典型分为三期：

1）前驱期：患者发病多出现低热、头痛、倦怠、恶心、烦躁和恐惧不安，伤口周围麻木、痒痛，四肢蚁走感，持续 2～4 日。

2）兴奋期：表现极度兴奋、暴躁、恐怖、恐水、怕风，伴发作性喉肌痉挛，风声、流水声常可诱发，出现呼吸困难；患者神志清楚，可见瞳孔散大、大汗、心率增快、血压增高及唾液分泌增加，持续 1～2 日。

3）瘫痪期：患者渐趋安静，痉挛发作逐渐停止，出现弛缓性瘫痪，呼吸、循环功能迅速衰竭，昏迷死亡，持续 6～18 小时。整个病程通常不超过 6 天。也有的患者以瘫痪发病，表现为静型或哑狂犬病（dumb rabies），不出现恐水及兴奋，仅有高热、头痛、呕吐、咬伤处疼痛和肢体软瘫，外周血白细胞增高，CSF 细胞数增多，一般 $<200\times10^6/L$，表现淋巴细胞性炎性反应。

（2）治疗：该病无特效疗法，临床救治关键是在出现中枢神经系统症状前实施预防性治疗，及时处理伤口，注射抗狂犬病血清。狂犬病患者应隔离于安静的单人病房，避免各种外界刺激。烦躁不安时给予足量镇静剂，早期可行气管切开，保持呼吸道通畅，补液、营养支持及纠正电解质紊乱。

503 流行性乙型脑炎的临床分期及表现是怎样的？

流行性乙型脑炎（epidemic encephalitis B）是乙脑病毒引起的 CNS 急性传染病。由蚊虫媒介传播，主要发生于夏秋季，流行于亚洲东部的热带、亚热带及温带国家。

临床分期及表现如下。

（1）初热期：起病急骤，病初 3 日左右体温迅速达到 38～39℃，伴头痛、恶心、呕吐及嗜睡等，可出现颈强或抽搐发作，2～3 天后进入极期，重症患者 1～2 天即出现高热和深昏迷。

（2）极期：病后 4～10 日，体温稽留于 40℃以上。意识障碍逐渐加深，由嗜睡到昏睡或昏迷，可持续 1 周或长达 1 个月以上。患者可有不同程度脑膜刺激征如颈强、克氏征等；颅内压增高表现剧烈头痛、呕吐、血压增高及脉搏变慢等，婴幼儿常见前囟隆起，无脑膜刺激征。部分病人出现循环衰竭，表现血压下降、心肌损害和心功能不全。延髓受累可出现延髓麻痹，累及前庭小脑系统可见眼震，锥体束和基底核受损出现肢体瘫、不自主运动等，自主神经受累出现周身及偏侧多汗、皮肤过敏及尿便失禁等。

重症患者出现全身抽搐，延髓呼吸中枢受损引起中枢性呼吸衰竭，导致脑缺氧、水肿、脑疝和低血钠性脑病，表现呼吸表浅、节律不齐、双吸气和叹息样呼吸、潮式呼吸、抽泣样呼吸等，在病程第 5～6 天常继发颞叶钩回疝或枕大孔疝。高热、抽搐、呼吸衰竭是乙脑急性期三主症，互为因果，呼吸衰竭最终导致死亡。

（3）恢复期：体温逐渐下降，精神及神经症状好转，一般在 2 周内完全恢复。重症患者通常可在半年内恢复。

（4）后遗症期：5%～21% 重症患者发病半年至一年后仍可遗留神经精神症状，如痴呆、失语、痉挛性瘫痪、扭转痉挛、精神失常等，但仍有逐渐恢复可能。

504

森林脑炎的临床表现及治疗是怎样的？

森林脑炎（forest encephalitis）是林区由蜱为媒介传播的自然疫源性疾病，又称蜱传脑炎。病原体是虫媒病毒 B 组蜱传脑炎病毒的一型，寄生在啮齿动物血液内。蜱叮咬吸吮啮齿动物血液时病毒进入蜱的胃壁而达唾液腺，病毒是在啮齿动物与蜱之间循环传播，人被带病毒的蜱叮咬后可能发病。

（1）临床表现

1）多发生于 5～7 月份春夏雨季，我国主要流行于东北和西北原始森林地区，多感染采伐工人或森林作业人员。急性发病，突发高热、头痛、呕吐、颈强和昏迷，颈肩及上肢近端肌弛缓性瘫是特征表现，常有不同程度后遗症，病死率较高。

2）临床可分为三期：潜伏期一般为 9～14 天，暴发病例可短至 4 天，最长达 30 天。前驱期在约 20% 的患者有前驱症状，如病前 1～2 日出现低热、头昏、乏力、全身不适等。急性期一般在 2～3 日内体温高达 39～40℃，多持续 5～10 日后下降，约半数以上患者有嗜睡、昏迷，脑膜刺激征最常见，表现头痛、恶心、呕吐、颈强及克氏征；部分患者出现锥体外系症状，如震颤、不自主运动等；少数患者有心肌炎表现如感觉过敏、心音低钝、心率增快等。大多数患者病后 2～5 日出现颈、肩及上肢弛缓性瘫，头下垂，手臂无力呈摇摇状态；多 2～3 周逐渐恢复。少数患者可出现吞咽、发音困难、呼吸及循环衰竭等延髓受累症状，导致死亡或留有后遗症。

3）外周血白细胞总数增高。脑脊液压力增高，细胞数（50～500）$\times 10^6$/L，淋巴细胞为主，蛋白正常或轻度增高，糖和氯化物正常。ELISA 法检测患者急性期与恢复期双份血清，抗体效价增加 4 倍以上有诊断意义。

（2）治疗：本病尚无特异性疗法。

1）一般及对症治疗：及时隔离患者，加强护理，补充液体和营养。对症治疗包括物理降温、控制癫痫发作、脱水降颅压及呼吸道管理等，预防并发症。瘫痪等后遗症可用针灸、体疗、理疗等治疗。

2）血清治疗：发病 3 日内患者可用恢复期病人含抗体血清或林区工作人员血清、新鲜全血及免疫马血清等治疗。恢复期血清用量 20～40ml/d，全血须用倍量，肌内注射，直至体温降至 38.5℃以下。也可试用静脉滴注免疫球蛋白。

3）在本病高发区可穿隔离衣预防蜱叮咬，预防接种是本病预防的主要措施。

505 蜱传脑炎的临床分类及临床表现是怎样的?

蜱传脑炎（tick-borne encephalitis，TBE）是蜱作为媒介传播的脑炎。

（1）森林脑炎：急性发病，临床有潜伏期、前驱期和急性期。急性期突发高热、头痛、呕吐、颈强和昏迷，颈肩及上肢近端肌弛缓性瘫等特征性表现。

（2）中欧脑炎：是蜱传脑炎亚型，发生于欧洲、斯堪的那维亚南部，传媒为硬蜱属蓖麻豆蜱。临床典型呈双相病程，潜伏期 7～14 日，发病类似流感样症状，持续 1 周，症状缓解数日可骤发无菌性脑膜炎或脑膜脑炎，发生瘫痪、脊髓炎、脊髓神经根炎及延髓水肿，病情较轻，恢复期较长，严重者遗留瘫痪等后遗症。

（3）波瓦生病毒脑炎（Powassan encephalitis）：波瓦生病毒在 Cookei 和 Marxi 等硬蜱与啮齿动物间循环传播，但不引起动物疾病。临床表现发热及非特异性症状，后出现严重脑炎表现，可遗留瘫痪后遗症，外周血和 CSF 改变类似黄热病毒属引起的脑炎。在美国东北部、加拿大东部曾发现少量病例，病死率高达 50%。

（4）羊跃病脑炎（Lonping ill encephalitis）：主要发生于苏格兰、英格兰北部和爱尔兰的绵羊中，在牛、马、猪、猫中罕见，已确定人群有散发病例。自然界中羊跃病病毒在蓖麻豆蜱中繁殖，寄生宿主种类繁多，包括小哺乳动物、地面栖居的鸟类（松鸡）和绵羊等。临床表现与中欧脑炎相似。

（5）科罗拉多蜱热（Colorado tick fever，CTF）：是急性蜱传病毒性传染病。CTF 病毒是肠道病毒，为环状病毒属 RNA 病毒，硬壳木蜱叮咬将病毒传给人，多见于落基山脉及加拿大西部。本病常见于儿童，表现头痛、肌痛，双相热持续约 1 周，约 12% 的患者出现皮疹、外周血白细胞减少。中枢神经系统不常受累，可见无菌性脑膜炎或脑炎，曾报道脑炎伴出血。直接免疫荧光染色检查患者红细胞中病毒抗原可快速诊断；接种乳鼠从其血清或全血中分离病毒可确诊。

506 区域性病毒性脑炎的临床分类及临床表现是怎样的?

区域性病毒性脑炎是在世界的某些区域发生的脑炎。

(1) 西部马脑炎 (Western equine encephalitis, WEE): 主要见于北美西部, 南美洲也有报道。该脑炎多在 4 ~9 月流行, 先在农村马中流行, 患病男性较多, 1 岁以下婴儿易患, 患者最初流感样表现, 再出现脑膜炎或脑炎症状, 儿童病情重, 约 1/3 婴儿遗留后遗症, 病死率为 3% ~5%。急性期与恢复期双份血清抗体效价升高, ELISA 检测血清或 CSF 中 IgM 有助诊断; 患者血液、CSF 可分离出病毒。本病无特效疗法, 福尔马林灭活疫苗已试用于实验室工作者, 未广泛应用。

(2) 东部马脑炎 (Eastern equine encephalitis, EEE): 见于墨西哥湾及大西洋沿岸, 加勒比海和南美洲也有报道。发病多在夏末或秋初, 流行规模小, 危害性高, 病死率达 50% ~75%。15 岁以下患儿和 55 岁以上人群发病率和病死率高, 无性别差异。发病急, 进展迅速, 1 ~2 日发生昏迷、癫痫、肌痉挛、强直性瘫痪, 常见呼吸困难和发绀。儿童可见面部、眶周及全身水肿, 半数病人尤其患儿遗留后遗症。诊断、治疗和预防与 WEE 基本相同。

(3) 圣路易脑炎 (St. Louis encephalitis, SLE): 仅在北美和加勒比群岛流行, 常见于 7 ~9月。中老年患者多见, 表现发热、头痛、无菌性脑膜炎和脑炎等, 常见舌、面部及肢体震颤, 意识障碍, 面神经麻痹、肌阵挛、抽搐、眼震及共济失调等, 约 80% 的患者发病 2 周内死亡。常见血清肌酸激酶、谷草转氨酶、醛缩酶升高。EEG 典型可见前额和颞部无定型 δ 波活动。1/3 的患者抗利尿激素分泌异常, 尿急、尿频、尿失禁及尿潴留等, 常见显微镜检血尿、脓尿、蛋白尿和血尿素氮升高。诊断和治疗同 WEE, 目前尚无预防 SLE 疫苗。

(4) 委内瑞拉马脑炎 (Venezuelan equine encephalitis, VEE): 曾在中南美洲流行。临床表现类似流感样症状, 约 4% 的感染者发生脑炎, 常见于 15 岁以下儿童。

(5) 加利福尼亚脑炎 (California encephalitis): 由 LaCrosse 病毒、加利福尼亚脑炎病毒、Jamestown Canyon 病毒及 Snowshoe 野兔病毒等引起, 分布于美国西部。临床表现发热、无菌性脑膜炎及脑炎症状, 脑炎急性期症状严重, 但本病为自限性, 预后较好, 是否会遗留永久性后遗症不确定。

507 亚急性硬化性全脑炎的临床表现、鉴别诊断及治疗是怎样的?

亚急性硬化性全脑炎 (subacute sclerosing panencephalitis, SSPE) 是麻疹缺陷病毒所致

的慢病毒感染性脑病。发病率（5～10）/100万儿童，自接种麻疹减毒活疫苗，SSPE发病率已显著下降。

（1）临床表现：本病多见于12岁以下儿童，典型病例通常在2岁前患过麻疹，经6～8年的无症状期隐袭起病，进展缓慢，不发热。约10%病例为暴发性，农村发病率较高，男女之比3：1。

1）临床分为四期

早期：出现认知及行为改变，如健忘、学习成绩下降、淡漠、注意力不集中、人格改变及坐立不安，情绪不稳、易激怒、妄想、幻觉、嗜睡和逐渐出现痴呆，历时数月。

运动障碍期：数周或数月后出现广泛肌阵挛，常由响声诱发，可有局灶性或全面性癫痫发作、共济失调、肌张力增高、姿势性张力障碍、动作性震颤、舞蹈手足徐动、失语症及失用症等，进行性脉络膜视网膜炎、视神经萎缩或皮质盲均可导致视力障碍。

强直期：出现肢体肌强直、腱反射亢进及Babinski征，去皮质或去大脑强直发作，可有角弓反张，伴高热、多汗、呼吸不规则等自主神经障碍。

终末期：表现高热、肌张力减低、运动减少或无动，最终死于合并感染或循环衰竭。

2）脑CT检查可见广泛皮质萎缩、多数或单个白质低密度病灶、脑室扩张等。

3）脑电图可见弥漫性异常，早期失节律与慢波，双侧较对称，顶枕部为著，疾病进展期可见暴发－抑制性高波幅慢波或尖慢波等特征性改变，可伴棘波，随后为相对平坦波，周期4～20秒。

4）脑脊液细胞数、蛋白及糖含量正常，免疫球蛋白增高，CSF可检出寡克隆带。血清和CSF麻疹病毒中和抗体增高，麻疹病毒荧光抗体染色（＋），PCR可检出脑组织麻疹RNA。脑活检发现细胞内包涵体或脑组织分离出麻疹病毒可确诊。

（2）鉴别诊断：SSPE须与儿童和青少年遗传代谢性脑病，如脂质沉积病、肾上腺脑白质营养不良、Lafora型进行性肌阵挛性癫痫、线粒体脑肌病等鉴别。

（3）治疗：本病目前无特效疗法，主要为支持及对症治疗，加强护理，预防合并症。患者多在1～3年死亡，约10%的患者长期稳定，可存活10年以上。

508 进行性风疹全脑炎的临床表现及治疗是怎样的?

进行性风疹全脑炎（progressive rubella panencephalitis）是风疹病毒引起的罕见疾病，先天性风疹感染常见于机体免疫功能低下时，少数为后天获得性感染，多见于儿童和青少年。

（1）临床表现

1）常在10～14岁隐袭起病，首发症状常表现行为异常、学习成绩下降及认知障碍，可出现小脑性共济失调，开始步态不稳，相继出现躯干及肢体共济失调、舞蹈手足徐动症。晚期出现视神经萎缩（视盘苍白）、视网膜病，痉挛性四肢瘫及无动性缄默症等，可伴构音障碍、眼肌麻痹；无头痛、发热及颈强等，肌阵挛不明显，可有癫痫发作，可见风疹固定性斑疹。

2）病程及临床表现类似 SSPE，病程 8 ~ 10 年，病情呈进行性加重，患者最终出现完全性痴呆和进行性痉挛状态，在数年内死亡。

3）脑脊液检查可见淋巴细胞增多，蛋白增高，IgG 明显增高，可有寡克隆带。CSF 和血清风疹病毒抗体效价增高。脑电图检查可见弥漫性高幅慢波，无周期性变化。脑 CT 或 MRI 一般无特异变化，可见脑室扩大。

（2）治疗：目前本病无特异疗法，以对症治疗为主。

509 人类朊蛋白病的分类及临床表现和治疗是怎样的?

朊蛋白病（prion disease）是传染性朊蛋白（prion protein，PrP）导致的散发的致命性中枢神经系统变性病，临床特征为进展性痴呆、精神行为改变、运动障碍及脑电图异常。朊蛋白是可传播的海绵状脑病的病原体，是无核酸的非病毒致病因子，具有传染性。人类 PrP 由 20 号染色体短臂上 PRNQ 基因编码，有两种异构体，分别为存在于正常细胞的 PrPc 和引起动物及人类朊蛋白病的 PrPsc。动物朊蛋白病包括羊瘙痒病、传染性水貂脑病、麋鹿和骡鹿慢性消耗病和牛海绵状脑病（bovine spongiform encephalopathy，BSE）等。

（1）分类及临床表现

1）Creutzfeldt-Jakob 病（CJD）：散发 CJD 发病率为 1/100 万，家族性占 15%。临床以精神行为异常、进行性痴呆、锥体系及锥体外系体征、癫痫发作和肌阵挛为特征。

2）Gerstmann-Sträussler-Scheinker（GSS）综合征：是朊蛋白导致的家族性神经变性疾病，为常染色体显性遗传。病变是小脑、大脑、基底节海绵状变性，淀粉样斑块沉积，合并脊髓小脑束及皮质脊髓束变性。多在 19 ~ 66 岁（平均 40 岁）发病，缓慢进展 2 ~ 10 年，病初表现小脑性共济失调，最终合并痴呆、核上性凝视麻痹及缓慢进展性痉挛性截瘫，脑干受累出现橄榄脑桥小脑变性症状。脑电图为弥散性慢波，无周期性改变。

3）致死性家族性失眠症（fatal familial insomnia，FFI）：是罕见的常染色体显性遗传病，由 Lugaresi（1986）首先报告。多在 18 ~ 61 岁发病，病程 7 ~ 36 个月，临床表现多变，早期突出症状是睡眠障碍，患者睡眠时间不断显著减少，重者一昼夜睡眠不足 1 小时，安眠药无效。早期也出现激越、锥体束征、共济失调、构音障碍、自主神经障碍、痴呆和肌阵挛等。基因型检查有助于诊断。

4）Kuru 病：是人类发现的第一个致死性朊蛋白病，通过生食人肉的恶习传播，最初的描述见于新几内亚的土著 Fores 部落。在 Kuru 病首先发现了含异常朊蛋白的淀粉样斑块，称为 Kuru 斑。临床特征表现欣快及面肌控制丧失，在数月至数年内进展。

5）变异型 CJD：1995 年在英国首先发现。早期常见精神异常，如焦虑、抑郁、孤僻、萎靡和记忆力减退等，随病情进展出现严重进行性智力衰退、痴呆或精神错乱，肢体和面部感觉障碍，运动平衡障碍，肌收缩和不随意运动，个别病例以癫痫发作为首发症状。患者一般在出现临床症状后 1～2 年内死亡。

（2）治疗：目前尚无特效疗法。

510 克－雅病（CJD）的病理、临床表现及治疗是怎样的？

克－雅病（Creutzfeldt-Jacob disease，CJD）曾称为皮质纹状体脊髓变性，是可传播的致命性中枢神经系统疾病，以快速进展性痴呆及大脑皮质、基底节和脊髓局灶病变为特征。本病呈全球性分布，人群年发病率为 1/100 万，多为散发性，家族性占 15%，多在中老年发病，平均约 58 岁，男女均可罹患。

（1）病理：病变侵犯大脑皮质、纹状体、部分丘脑、黑质、小脑、延髓和脊髓前角等，皮质及纹状体最严重，双侧病变不对称。病理特征为脑组织海绵样变性、空泡形成、神经元变性及星形胶质细胞增生，可见淀粉样斑块。

（2）临床表现：CJD 临床分为四型：散发型、医源型、家族型及变异型等。

1）本病起病隐袭，缓慢进展，临床分三期。

初期：出现疲劳、注意力不集中、食欲改变、失眠、抑郁和记忆减退，也可见头痛、眩晕、共济失调等。

中期：出现进行性痴呆和明显记忆障碍，病情进展迅速，外出找不到家，人格改变，可伴失语、轻偏瘫、皮质盲、腱反射亢进、病理征，肌强直、震颤及运动迟缓等帕金森病表现。约 90% 的患者有特征性肌阵挛，惊吓和视觉刺激可诱发。少数病例以突发卒中、癫痫发作、肌萎缩侧索硬化（脊髓前角损害）等方式起病。

晚期：出现尿失禁、无动性缄默、昏迷或去皮质强直状态，多因肺感染或压疮等死亡。

2）变异型 CJD 特征是发病较早，平均约 26 岁，病程较长（＞1 年），小脑受累出现共济失调有特征性，早期表现突出的精神行为异常，出现弥漫性淀粉样斑等。痴呆发生较晚，通常无肌阵挛及特征性 EEG 改变。

3）脑脊液检查蛋白正常或轻度增高，14-3-3 可呈阳性。疾病中晚期脑电图检查可见高波幅三相或多相尖波或棘波周期性放电。

4）脑 CT 和 MRI 检查在晚期 CJD 患者可见大脑和小脑皮质萎缩及脑室扩大。T2WI 显示双侧尾状核、壳核对称性均质高信号，无增强效应，T1WI 可完全正常，此征象对 CJD 有诊断意义。

（3）治疗：本病目前尚无特效治疗，90% 的病例在发病后 1 年内死亡，病程迁延数年者罕见。

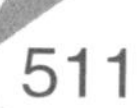

511 化脓性脑膜炎的临床表现及治疗是怎样的?

化脓性脑膜炎（purulent meningitis）是化脓性致病菌侵入颅内引起的脑膜炎症性病变。

（1）临床表现

1）患者常有局部感染如耳、鼻、喉感染，肺感染，皮肤化脓感染史，或头外伤、手术史等，出现全身感染中毒症状，高热、寒战，伴头痛、呕吐及脑膜刺激征等，潜伏期 2 ~ 3 天，伴局部性或全身性抽搐发作和意识障碍。

2）普通型约占 90%，急性起病，出现急性感染症状，常见皮肤黏膜暗紫色瘀点或瘀斑，1 ~ 2 天出现剧烈头痛，频繁呕吐及脑膜刺激征，怕光、狂躁或呼吸衰竭，可有谵妄、昏迷等毒血症表现。暴发型多见于儿童，病情凶险，常见高热、精神萎靡、频繁惊厥发作、昏迷等，不及时抢救可在 24 小时内死于呼吸衰竭。

3）外周血白细胞明显增高，中性粒细胞为主；急性期 CSF 细胞数高达千计，中性粒细胞为主。涂片法或培养可能查到致病菌，最常见为肺炎球菌、脑膜炎双球菌及流感嗜血杆菌 B 型，其次是金黄色葡萄球菌、链球菌、大肠杆菌、变性杆菌、厌氧杆菌、沙门菌及铜绿假单胞菌等。

（2）治疗

1）须及早应用抗生素，未确定病原菌前常用广谱抗生素，首选三代头孢的头孢曲松、头孢噻肟。确定病原菌后根据病原菌选择敏感抗生素，如肺炎球菌用大剂量青霉素、头孢曲松，必要时合用万古霉素；脑膜炎球菌首选青霉素、头孢噻肟、头孢曲松及氯霉素；革兰阴性杆菌如铜绿假单胞菌可用头孢他啶，其他革兰阴性杆菌脑膜炎可用头孢曲松、头孢噻肟或头孢他啶，疗程常为 3 周。

2）激素可抑制炎性细胞因子释放，稳定血脑屏障，病情危重且无激素禁忌证患者可考虑应用，地塞米松 10mg 静脉滴注，连用 3 ~ 5 天。

3）对症支持治疗，颅压高增高可脱水降颅压，高热可物理降温或使用退热剂。癫痫发作应用抗癫痫药终止发作。

512 细菌性脑膜炎的抗生素选药原则及特异性治疗是怎样的?

细菌性脑膜炎治疗的关键是合理地选用抗生素。

(1) 抗生素选药原则：抗生素必须能通过血脑屏障（BBB），透入脑组织的抗生素浓度影响抗生素的杀菌活性，小分子量、与蛋白结合力差、离子化程度低及高脂溶性等抗生素可增加 BBB 通透性和 CSF 中抗生素浓度，细菌性脑膜炎的 BBB 损伤使 β-青霉素酶类抗生素更易进入 CSF。青霉素及头孢曲松是治疗细菌性脑膜炎最常用的抗生素，氨苄西林抗菌谱较广，对革兰阳性与阴性菌均有效，也是首选药物之一。

(2) 特异性治疗：患者一旦确诊细菌性脑膜炎应立即开始抗生素治疗，早期特异性治疗对临床治愈和改善预后至关重要。原则是：

1) 选用病原菌敏感的抗生素。

2) 肺炎球菌性脑膜炎对青霉素敏感者可用青霉素，抗青霉素耐药菌株推荐第三代头孢菌素，尽量选用易通过 BBB 的头孢噻肟、头孢曲松等，不宜选用三代头孢菌素头孢哌酮，因 BBB 通过性差。

3) 流感嗜血杆菌性脑膜炎的抗生素选择与 β-内酰胺酶有关，此酶阴性者应选氨苄西林，可加用氯霉素，阳性者宜选第三代头孢菌素。

4) 脑膜炎双球菌性脑膜炎应选青霉素及氨苄西林或第三代头孢菌素。

抗生素治疗时限通常应维持 10～14 天。病死率可视病原菌和患者年龄而不同，肺炎球菌死亡率为 19%，脑膜炎奈瑟球菌 13%，流感嗜血杆菌 3%。

513 细菌性脑膜炎的抗生素经验性治疗原则和建议是怎样的?

患者的病史、临床症状体征及脑脊液检查如符合细菌性脑膜炎，应根据其临床背景，如年龄、细胞免疫缺陷、颅脑外伤、颅底骨折、手术或 CSF 分流术，社区获得性感染、院内感染或易感因素等立即开始经验性治疗。

(1) 抗生素经验性治疗原则

1) 通常选择广谱抗生素，多数患者推荐应用头孢菌素如头孢曲松。

2) 小儿（<3 月）和中老年人（>50 岁）宜加用氨苄西林。

3) 近期头颅外伤、神经外科手术史及脑脊液引流的患者，应给予抗革兰阴性及革兰阳性菌广谱抗生素，例如，万古霉素加头孢菌素如头孢他啶。

4）抗生素应静脉注射，须注意药物剂量、稀释浓度、注射速度及间隔时间等。

（2）抗生素经验性治疗建议（表 14-2）

表 14-2　细菌性脑膜炎经验性治疗建议

患者年龄背景	可能的病原菌	选择的抗生素（每日总剂量及间隔时间）
年龄 <3 个月	B 组链球菌、大肠杆菌、单核细胞增多性李斯特杆菌	氨苄西林（Ampicillin100mg/kg，i. v 滴注 q8h）+三代头孢菌素（头孢噻肟 cefotaxime 50mg/kg，i. v 滴注，q6h；头孢曲松 ceftriaxone 50～100mg/kg，i. v 滴注 q12h）
年龄 3 月～18 岁	脑膜炎双球菌、肺炎球菌、流感嗜血杆菌	三代头孢菌素（头孢噻肟 50mg/kg，i. v 滴注，q6h；头孢三嗪 50～100mg/kg，i. v 滴注，q12h）
年龄 18～50 岁	肺炎球菌、脑膜炎双球菌	三代头孢菌素（头孢噻肟 2g 每次，i. v 滴注，q6h；头孢曲松 2g 每次，i. v 滴注，q12h）
年龄 >50 岁	肺炎球菌、单核细胞增多性李斯特杆菌、革兰阴性杆菌	氨苄西林（2g 每次，i. v 滴注，q4h）或青霉素 G（400 万单位，i. v 滴注，q4h）+三代头孢菌素（头孢噻肟 2g 每次，i. v 滴注，q6h；头孢曲松 2g 每次，i. v 滴注，q12h）
细胞免疫缺陷	单核细胞增多性李斯特杆菌、革兰阴性杆菌	氨苄西林（依据年龄选用以上用量）+头孢噻甲羧肟（ceftazidime 成人 2g 每次，i. v 滴注，q8h）
颅底骨折	肺炎球菌、B 型流感嗜血杆菌	三代头孢菌素，可选用头孢噻肟、头孢曲松、头孢噻甲羧肟，参照剂量如前
头颅外伤或手术，CSF 分流术	葡萄球菌、革兰阴性杆菌、肺炎球菌	万古霉素（Vancomycin 1g/次，i. v 滴注，q12h）+头孢噻甲羧肟（成人 2g 每次，i. v 滴注，q8h）

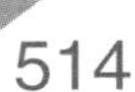

514 结核性脑膜炎的病因病理及临床表现是怎样的?

结核性脑膜炎（tuberculous meningitis，TBM）是神经系统结核病感染中最常见的。

（1）病因病理：TBM 是结核分枝杆菌导致脑膜和脊髓膜非化脓性炎症。近年来国内外结核病发病率和病死率呈逐年增高趋势。TBM 约占全身性结核病的 6%，结核杆菌经血行播散在软脑膜下种植形成结核结节，结节破溃后大量结核菌进入蛛网膜下腔引起 TBM。病理可见脑膜和脑表面结核结节，颅底脑膜单个核细胞渗出，脑积水导致脑室扩张，室管膜渗出或导致肉芽肿室管膜炎，继发脑动脉炎可导致脑梗死，以及颅底脑神经受压等。

（2）临床表现

1）通常急性或亚急性起病，呈慢性病程，早期可有发热、头痛、呕吐和体重减轻，持续1～2周。如早期未及时确诊治疗，4～8周时常出现脑实质损害症状，如精神委靡、淡漠、谵妄或妄想，可出现部分性、全身性癫痫发作或癫痫持续状态，昏睡或意识模糊。如卒中样发病，出现偏瘫、交叉瘫、四肢瘫和截瘫等提示结核性动脉炎所致。

2）体检常见脑膜刺激征和意识模糊，合并症包括脊髓蛛网膜下腔阻塞、脑积水及脑水肿等，可引起颅内压增高，表现头痛、呕吐、视力障碍和视盘水肿；可出现眼肌麻痹、复视和轻偏瘫，严重时出现去脑强直发作或去皮质状态。

3）老年人TBM症状常不典型，头痛、呕吐较轻，颅内压增高症状不明显，约半数患者CSF改变不典型，脑动脉硬化合并结核性动脉内膜炎易引起脑梗死。

4）约半数患者皮肤结核菌素试验阳性。胸部X线平片或CT可见活动性或陈旧性结核感染证据。脑CT可显示基底池和软脑膜对比增强或脑积水等。

5）腰穿脑脊液压力增高，可达400mmH_2O或以上，外观无色透明或微黄，静置后可有纤维蛋白薄膜形成。CSF细胞数常为50～500×10^6/L，典型为单个核细胞显著增多，早期以中性粒细胞为主；蛋白增高常为1～2g/L，脊髓蛛网膜下腔阻塞时可>5g/L，糖及氯化物下降。脑脊液抗酸涂片仅少数病例阳性，CSF结核分枝杆菌培养可确诊，但需大量脑脊液和数周时间；CSF-PCR检查阳性率较高。

515 结核性脑膜炎的治疗原则及药物治疗是怎样的？

结核性脑膜炎（TBM）常为难治性神经系统疾病之一。

（1）治疗原则：早期给药、合理选药、联合用药及系统治疗。

（2）药物治疗

1）抗结核治疗：TBM联合用药方案的一线抗结核药物（表14-3）包括异烟肼、利福平、吡嗪酰胺、乙胺丁醇和链霉素。儿童因乙胺丁醇视神经毒性，孕妇因链霉素听神经毒性应尽量不用。

表14-3　TBM联合用药方案的主要一线抗结核药物

药物	成人日用量	儿童日用量	用药途径	用药时间
异烟肼（isoniazidum，INH）	900～1200mg，qd	10～20mg/kg	静脉及口服	1～2年
利福平（rifampicinum，RFP）	450～600mg，qd	10～20mg/kg	口服	6～12月
吡嗪酰胺（pyrazinamidum，PZA）	500mg，tid	20～30mg/kg	口服	2～3月
乙胺丁醇（ethambutolum，EMB）	750mg，qd	15～20mg/kg	口服	2～3月
链霉素（Streptomycin，SM）	750mg，qd	20～30mg/kg	肌注	3～6月

WHO建议TBM应至少选择三种药联合治疗，常用异烟肼、利福平及吡嗪酰胺，轻症患

者治疗 3 个月后停用吡嗪酰胺，继续用异烟肼和利福平 7 个月。耐药菌株可加用第 4 种药如链霉素或乙胺丁醇。利福平不耐药菌株总疗程 9 个月，耐药菌株需连续治疗 18～24 个月。由于中国人多为异烟肼快速代谢型，成年患者日剂量可加至 900～1200mg。药物不良反应包括肝功能障碍（异烟肼、利福平和吡嗪酰胺），多发性神经病（异烟肼），视神经炎（乙胺丁醇）、癫痫发作（异烟肼）及耳毒性（链霉素）等。应注意保肝治疗，异烟肼可合用吡哆醇（维生素 B_6）50mg/d。

2）皮质类固醇：常用于重症患者，如脑水肿引起颅内压增高、伴局灶性神经功能缺失体征和脊髓蛛网膜下腔阻塞等。通常用泼尼松，成人 60mg/d 或儿童 1～3mg/（kg·d）口服，3～4 周后逐渐减量，之后 2～3 周停药。

3）其他：颅内压增高患者可用渗透性利尿剂如 20% 甘露醇、甘油果糖或甘油盐水等，及时补充丢失的液体和电解质，保护肾和监测血浆渗透压。

516 新型隐球菌脑膜炎的临床表现及治疗是怎样的？

新型隐球菌脑膜炎是中枢神经系统最常见的真菌感染，临床表现与结核性脑膜炎颇相似，病情较重，常易误诊，病死率高。新型隐球菌广泛分布于自然界，如水果、奶类和土壤等，为条件致病菌，当宿主免疫力低下时致病，可单独发生，可常见于艾滋病、淋巴肉瘤、慢性衰竭性疾病等患者。

（1）临床表现

1）起病隐袭，早期常有不规则低热或间断性头痛，呈持续性和进行性加重。免疫功能低下患者可急性发病，首发症状常为发热、头痛和呕吐，也可无发热。仔细检查皮肤、眼眶、鼻窦及胸部或可发现真菌感染证据。糖尿病酸中毒患者如出现面部或眼部疼痛、眼球突出、视力丧失常提示真菌感染。

2）检查可见明显脑膜刺激征，少数出现烦躁不安、人格改变、记忆减退、昏睡、意识模糊或癫痫发作等，大脑、小脑或脑干肉芽肿可致轻偏瘫和共济失调。脑底蛛网膜粘连引起多数脑神经受损，如视力下降、上睑下垂、眼球突出、动眼神经麻痹、面瘫和耳聋等。脊髓受压出现轻截瘫、锥体束征及感觉平面等。

3）大多数患者可有颅内压增高，如视盘水肿，后期视神经萎缩，脑室系统梗阻出现脑积水。

4）脑脊液检查：CSF 澄清，压力正常或增高，淋巴细胞增至（10～500）$\times 10^6$/L，常达 1000×10^6/L。蛋白增高通常不低于 2g/L，糖降低。CSF 细胞学和墨汁染色可检出隐球菌。CSF 隐球菌培养或隐球菌抗原检测可为阳性。

5）MRI 检查可证实与隐球菌感染有关的颅内占位病变、眶周或鼻窦感染源和脑积水等。多数患者 X 线平片可见肺门淋巴结病、斑片样或粟粒样浸润、空洞或胸膜渗出等，类似结核、肺炎或肺占位病变。

（2）治疗

1）两性霉素 B：是目前药效最强的抗真菌药，常见肾脏毒性。可选用肾毒性较小的脂－基剂型如两性霉素 B 脂质复合物、两性霉素 B 硫酸胆固醇。不良反应可见高热、寒战、血栓性静脉炎、头痛、呕吐、低血压、低钾血症及氮质血症，偶见心律失常、癫痫发作、白细胞或血小板减少等。

2）氟康唑（Fluconazole）：对隐球菌脑膜炎有特效，口服吸收良好，脑脊液和血药浓度高，200～400mg/d 口服，1 次/天，5～10 天达稳态血药浓度，疗程 6～12 个月。不良反应包括恶心、腹痛、腹泻、胃肠胀气和皮疹等。

3）5-氟胞嘧啶（Flucytosine，5-FC）：单用疗效差，与两性霉素 B 合用可增强疗效。初始剂量 400mg/d，之后 200mg/d 口服或静脉给药，再用 100～200mg/d 口服，维持数周至数月，可减少艾滋病患者隐球菌脑膜炎治愈后复发。不良反应为骨髓抑制，引起白细胞、血小板减少，恶心，厌食，皮疹和肝肾功能损害等。

4）对症及支持治疗：颅内压增高可应用脱水剂，预防脑疝形成，脑积水可行侧脑室分流减压术。应注意患者营养、全面护理，防治肺感染、泌尿系感染等。

517

化脓性、结核性及病毒性脑膜炎的脑脊液鉴别诊断是怎样的？

化脓性、结核性及病毒性脑膜炎脑脊液的鉴别诊断见表 14-4。

表 14-4　化脓性、结核性及病毒性脑膜炎的脑脊液鉴别

鉴别点	压力（Kpa）	白细胞计数及细胞学检查（10×10^6/L）	蛋白含量（g/L）	糖含量（mmol/L）	氯化物（mmol/L）	其他
化脓性脑膜炎	压力多升高一般 2.94	>1000，可达 2000，早期中性粒细胞占 90% 以上，中期免疫活性细胞、单核细胞增多，晚期以激活单核细胞、吞噬细胞为主	1～5，可>10	极低或消失	大多正常	涂片或培养（+）
结核性脑膜炎	压力增高，1.96～4.9 之间	白细胞多为 25～100，少数>500，早期以中性粒细胞为主，中后期淋巴细胞为主	多在 1～2，如阻塞可更高	晚期降低（<2.75）	明显降低	涂片可（+）培养或接种
病毒性脑膜炎	正常或稍高	白细胞正常或轻度升高，混合反应出现早，消失快，常以淋巴细胞为主	多<1	正常或稍有降低	大多正常	组织培养（+）细菌培养及涂片（－）

518 良性复发性脑膜炎的临床表现及治疗是怎样的?

良性复发性脑膜炎（benign recurrent meningitis）临床少见，也称为 Mollaret 脑膜炎（mollaret's meningitis，MM）。病因尚不明，可能与多种因素有关。近年来病毒学研究进展认为 MM 发病与单纯疱疹病毒（HSV）有关。

（1）临床表现

1）本病在 5～60 岁发病，无性别差异。发病突然，症状可在数小时达到高峰，出现发热、头痛、恶心、呕吐、颈强直、Kernig 征及颈痛等轻微脑膜炎症状，2～7 日后消退。部分病例可有一过性精神失常、意识障碍、全面性强直阵挛发作、幻觉、复视、面神经麻痹、瞳孔不等大、单侧或双侧 Babinski 征等。

2）患者多次出现短暂的脑膜炎发作，伴 CSF 淋巴细胞增多及蛋白含量增高，其间出现无症状期和正常 CSF 所见，于数月或数年后可不明原因地复发。病程短则 1 年，最长可达 28 年，发作次数 2～15 次，发作持续 2～7 日，少数持续数周。病程呈良性经过，不遗留任何神经系统后遗症。

（2）治疗：应用抗生素、皮质类固醇、雌激素及组胺类药等均未改变 MM 的自然病程。临床可早期应用 PCR 法快速诊断病毒，及时抗病毒治疗通常可能改善疗效。曾报道普鲁卡因静脉注射和秋水仙素等可减少 MM 的发作频率及病情严重程度。

519 结节病脑膜炎的病理、临床表现及治疗是怎样的?

结节病脑膜炎（sarcoidosis meningitis）是结节病病变累及脑膜所致。结节病是一种累及多脏器的慢性肉芽肿性疾病，以肺和淋巴结多见，亦可累及皮肤、骨、眼及腮腺等，神经系统常累及脑膜及周围神经。

（1）病理：颅底脑膜受累，软脑膜增厚呈慢性粘连，蛛网膜下腔及脑室膜粘连使脑脊液循环受阻和颅内压增高，并侵犯某些脑神经、丘脑下部和脑垂体，导致脑神经麻痹及丘脑下部功能障碍。

（2）临床表现

1）本病在 15～40 岁常见，女性略多，常亚急性或慢性起病，约 64% 的结节病患者有头痛、呕吐及脑膜刺激征，很少引起复发性脑膜炎；颅底蛛网膜受累影响多数脑神经，面神经受累引起周围性面瘫，多为一侧性，突然发病，应用激素或不经治疗可痊愈；约 25% 的病人出现视力减退、视神经炎、视神经萎缩或视盘水肿；也可累及舌咽、迷走及听神经。慢性脑膜炎常局限于垂体柄、视交叉和下丘脑，引起视觉障碍、多饮、多尿、高血糖、血泌乳素异常和嗜睡等。因此，临床遇到慢性脑膜炎合并尿崩症、脑神经麻痹患者，应做胸部平片或活组织检查，排除躯体其他脏器结节病病变。

2）腰穿脑脊液压力正常或增高，CSF 淋巴细胞增多，蛋白增高。

3）Kveim 抗原试验有助于诊断，90% 的患者此皮肤试验呈阳性反应。因无标准化抗原，实际应用受到限制。

（3）治疗：约半数的结节病脑膜炎患者可自发缓解。近期出现脑神经、下丘脑症状或脊髓功能障碍表明疾病处于活动期，是应用糖皮质激素治疗的指征，泼尼松 40mg/d 口服，1 次/天，2 周后开始减量，疗程至少 6 个月。病情慢性进行性加重或复发可加用环孢素、环磷酰胺等免疫抑制剂，提高疗效并减少激素用量。

520 颅内蛛网膜炎的临床表现及治疗是怎样的?

颅内蛛网膜炎（intracranial arachnoiditis）也称为脑蛛网膜炎，通常继发于急性或慢性软脑膜感染，如结核性、化脓性或真菌性脑膜炎，中耳炎、鼻窦炎、结核病、流感、颅脑外伤、脑寄生虫病，鞘内注入抗生素、麻醉药和造影剂等，中毒与细菌毒素也可引起脑膜或蛛网膜炎症反应，部分患者病因不清。

（1）临床表现：本病多在 11 ~ 30 岁发病，男性较多。根据临床病程分三型：

1）急性弥漫型：通常突然起病或亚急性发病。多有突发头痛、恶心、呕吐及脑膜刺激征。少数伴意识改变、抽搐或出现动眼神经、外展神经及面神经受损，脑脊液循环受阻可使症状迅速加重，出现眩晕、意识障碍、脑神经麻痹，可见共济失调、眼震等小脑症状。脑脊液检查压力增高，无色透明，淋巴细胞略增多，蛋白质正常或稍高，糖及氯化物正常。

2）慢性弥漫型：缓慢发病或进行性加重，可有间歇发作。脑膜刺激征不明显，颅内压增高表现头痛、头晕、呕吐、视盘水肿或伴嗜睡及精神障碍，一侧或两侧外展神经麻痹等。腰穿脑压中度增高，CSF 蛋白轻度增高。

3）局灶粘连型：因蛛网膜粘连部位不同，分为以下类型：①后颅凹型：多因小脑延髓池蛛网膜粘连引起颅内压增高，阻塞第四脑室出口引起脑积水，出现头痛、眩晕、视盘水肿、眼震、共济失调等；桥小脑角蛛网膜粘连或囊肿引起Ⅲ、Ⅵ、Ⅶ、Ⅷ等脑神经损害，耳鸣与听力减退不明显，可有小脑及脑干受损症状体征。②广泛颅底型：为颅底蛛网膜广泛粘连，病变广泛表现症状体征弥散，如视交叉蛛网膜粘连表现一或两侧视力减退或失明、双颞侧偏盲、中心暗点或向心性周边视野缩小，有时可见视盘充血、苍白或水肿；动眼、外展神经受损导致眼肌麻痹；下丘脑、垂体受累出现性功能减退、尿崩症及嗜睡。③皮质型：脑皮质局部蛛网膜粘连引起局部性癫痫、单瘫、偏瘫、失语及感觉异常，额、颞叶受累伴精神行为异常，可见颅内压增高症状；腰穿脑压中等增高，蛋白轻度增高。

（2）治疗

1）病因治疗：如感染性或结核性蛛网膜炎可用有效抗生素或抗结核药治疗，弥漫型蛛网膜炎可应用甲泼尼龙静脉滴注或泼尼松口服。

2）对症治疗：如合并颅内压增高可用20%甘露醇等脱水治疗，如颅内压增高明显内科治疗无效甚至脑疝形成，可手术松解粘连或行脑脊液分流术。

521

神经梅毒的病理及临床表现是怎样的？

神经梅毒（neurosyphilis）是苍白密螺旋体（*treponema pallidum*）感染引起大脑、脑膜或脊髓损害临床综合征。

（1）病理：早期可见脑膜炎症、脑膜血管周围淋巴细胞浸润，脑膜小动脉炎性闭塞导致脑、脊髓局灶性缺血坏死，颅底蛛网膜炎引起脑脊液循环障碍。脊髓痨可见脊髓后索、后根变性萎缩，腰骶段明显。麻痹性痴呆可见淋巴细胞、浆细胞侵入皮质小血管或大脑皮质，炎症反应导致皮质神经元丧失及胶质细胞增生，视神经纤维变性、胶质增生及纤维化。

（2）临床表现：无症状型、脑膜炎型及血管型较常见，脑实质型如脊髓痨、麻痹性痴呆目前已少见。

1）无症状型：可见阿－罗瞳孔，表现光反射消失，调节反射存在，是提示本病的唯一体征。血清学试验阳性，CSF 细胞数 $>5\times10^6/L$，MRI 显示脑膜增强信号等为诊断依据。

2）脑膜神经梅毒：常见于原发性感染 1 年内，可见发热、头痛、颈强等脑膜炎症状，无特异性体征，偶有双侧面瘫或听力减退，阻塞性或交通性脑积水等。

3）脑膜血管梅毒：脑膜与血管病变常见于原发感染后 5～30 年，内囊基底节区 Huebner 返动脉、豆纹动脉等最常受累，导致偏瘫、偏身感觉障碍、偏盲和失语等，颇似脑梗死表现，发病前可有持续数周的头痛、人格改变等前驱症状。根据年轻患者有罹患性病危险因素、血清学及脑脊液检查、MRI 显示内囊基底节区缺血病灶及脑膜增强信号等可诊断。

4）脊髓膜血管梅毒：引起横贯性脊髓炎，表现运动、感觉及排尿障碍等，需注意与脊髓痨鉴别。

5）麻痹性痴呆：也称为梅毒性脑膜脑炎，常见记忆丧失、精神行为改变，后期出现严重痴呆、四肢瘫及癫痫发作等。

6）脊髓痨：常见于梅毒感染后 15～20 年，表现下肢针刺或闪电样疼痛、进行性感觉性共济失调、括约肌及性功能障碍等脊髓症状，针刺样疼痛及共济失调常持续存在；可见较特异体征阿－罗瞳孔。膝反射、踝反射消失，下肢震动觉及位置觉缺失。10%～15%的患者出现内脏危象，胃危象表现突然胃痛伴呕吐，持续数日，疼痛可迅速消失，钡餐透视可见幽门痉挛；肠危象表现肠绞痛、腹泻和里急后重；咽喉危象表现吞咽及呼吸困难；排尿危象表现排尿痛、排尿困难。病情缓慢进展，可自发或治疗后缓解。

7）先天性神经梅毒：是妊娠期4～7月时梅毒螺旋体由母体传给胎儿，可表现除脊髓痨以外的所有类型，可见脑积水，哈钦森三联征（间质性角膜炎、畸形齿及听力丧失）。

8）腰穿可见CSF淋巴细胞数显著增多（100～300×10^6/L），蛋白增高（0.4～2g/L），糖降低或正常。分离病原体困难，检查血清性病研究实验室（venereal disease research laboratory，VDRL）反应和FTA-ABS（荧光密螺旋体抗体吸附试验）有助于神经梅毒确诊，但不能评价疗效。

522

神经梅毒的治疗包括哪些？

神经梅毒应包括病因治疗和对症治疗。

（1）病因治疗

1）青霉素G是梅毒的首选治疗药物，原发梅毒首次青霉素注射由于大量螺旋体死亡导致机体过敏反应，称为Larison-Herxheimer反应。为了减轻这种反应，在应用青霉素治疗的前口服泼尼松5～10mg，4次/天，连续3天。

2）青霉素过敏者可用头孢曲松1g，肌内注射，1次/天，连用14天；也可用四环素500mg口服，4次/天，持续14天；多西环素200mg，2次/天，连用30天；米诺环素100mg，2次/天，连续2～4周，间断口服数月；也可口服大环内酯类如红霉素500mg，4次/天。

（2）对症治疗：出现闪电样疼痛可口服卡马西平0.1～0.2g，3次/天；或口服氯硝西泮1～2mg，3次/天。内脏危象可用甲氧氯普胺10mg，肌内注射。阿托品和吩噻嗪类治疗内脏危象有效，或用哌替啶镇痛。Charcot关节应注意预防骨折。

523

莱姆病的病因及临床表现是怎样的？

莱姆病（Lyme disease）是经蜱传播的伯氏疏螺旋体（*Borrelia burgdorferi*）感染引起的自然疫源性疾病，可侵犯皮肤、神经系统、心脏及关节等。1975年在美国康涅狄格州Lyme镇发现本病并命名。

（1）病因：伯氏疏螺旋体通过蜱咬虫媒传递，感染人和动物，但感染后不一定发病。伯氏疏螺旋体侵入皮肤局部孵育播散，形成慢性游走性红斑，受损皮肤可培养出螺旋体（Ⅰ期）。数日至数周螺旋体经淋巴管进入淋巴结或经血液播散到各器官，形成循环免疫复合物导致血管损伤，引起心肌、视网膜、肌肉、骨骼、滑膜、脾、肝、脑膜及大脑病变，病理可见脑血管周围淋巴细胞、浆细胞浸润，内膜增厚，可查到螺旋体（Ⅱ期）。约10%的患者变为严重慢性病变（Ⅲ期），此期疗效不佳。

（2）临床表现：本病多发生在夏季，感染累及神经系统称为神经莱姆病（Lyme neuroborreliosis）。

1）病程分三期。

Ⅰ期：蜱叮咬后 3～32 天，出现慢性游走性红斑（erythema chronicum migrans，ECM），发生在股部、腹股沟或腋窝，可见头痛、肌痛和颈强，面神经瘫罕见，ECM 常在 3～4 周消失。

Ⅱ期：在 ECM 后数周出现无菌性脑膜炎或脑膜脑炎，表现头痛、颈强等脑膜刺激征，常同时或先后出现双侧面瘫；可见畏光、眼球活动疼痛、疲劳、易怒、情绪不稳、记忆和睡眠障碍、关节或肌肉疼痛、食欲下降和咽痛等，累及周围神经或多数神经根，出现肢体无力或剧烈根痛。可有心脏传导障碍、心肌炎、心包炎、心脏扩大或心功能不全等。腰穿 CSF 淋巴细胞增多。

Ⅲ期：常见于原发感染后数月，特征是出现慢性关节炎，常见于 HLA-DR2（+）患者。少数病例可见慢性脑脊髓病，表现记忆及认知障碍、视力障碍、括约肌功能异常等。

2）脑脊液检查可见淋巴细胞增多，（100～200）$\times 10^6$/L，蛋白轻度增高，糖含量正常。病后 4～5 周可见 CSF-IgG 指数增高及 CSF 寡克隆带，提示鞘内免疫球蛋白合成。ELISA 法可检出 CSF 和血清特异性伯氏疏螺旋体抗体，感染后 3～4 周出现 IgM 抗体，6～8 周达峰，4～6 个月恢复正常；6～8 周出现 IgG 抗体，4～6 个月达峰，数年内仍可测出。

3）脑电图检查，脑 CT 或 MRI 检查多为正常，慢性期 CT 及 MRI 可显示脑多灶性病变或脑室周围病变。

524 神经莱姆病的临床诊断及治疗是怎样的?

神经莱姆病（Lyme neuroborreliosis）是伯氏疏螺旋体（*Borrelia burgdorferi*）感染累及神经系统所致。

（1）临床诊断：主要根据流行病学和蜱咬伤史，患者临床表现脑膜炎、神经根炎、脑病和脊髓病等，特异性血清学诊断试验阳性，患者有蜱叮咬史，出现慢性游走性红斑高度提示诊断。

（2）治疗

1）伯氏疏螺旋体对头孢曲松钠、氨苄西林、四环素高度敏感。常用三代头孢霉素如头孢曲松钠，成人 1～2g/d，分 1～2 次静脉注射；儿童 20～80mg/（kg·d），1～2 次注射给药。头孢呋辛，成人 0.75～1.5g，静脉注射，3～4 次/天，重症病人可达 9g/d；儿童 50～100mg/（kg·d），分 2～3 次注射，疗程 2～3 周。慢性病人或病情较重可适当延长疗程，必要时可连续数月。

2）如患者心肌严重受累，对抗生素治疗反应慢，可加用皮质类固醇；如关节炎患者对抗生素无反应，偶可关节内注射类固醇。

525

莱姆病与森林脑炎的鉴别诊断及治疗是怎样的?

莱姆病与森林脑炎均为蜱咬传播性疾病。

（1）莱姆病与森林脑炎的鉴别诊断见表 12-5。

表 12-5　Lyme 病与森林脑炎的鉴别诊断

疾病	Lyme 病	森林脑炎
病原体	*Borrelia burgdorferi* 疏螺旋体	虫媒性蜱传脑炎 B 组病毒复合群的一型
临床分期	1）早期感染 Ⅰ期：表现局部游走性红斑，可有头痛、肌痛、颈强 Ⅱ期（播散感染）：以神经症状为主 2）晚期感染 Ⅲ期（持续感染）表现慢性脑脊髓病，记忆及认知障碍	临床分为三期： 1）潜伏期：通常 9～14 天，暴发病例 4 天 2）前驱期：病前 1～2 天出现低热、头昏、乏力、周身不适等 3）急性期：2～3 日高热达 39～40℃，持续 5～10 日，呈稽留热、弛张热或双峰热
临床表现	蜱咬伤处出现亮红色环状皮肤损害 游走性关节痛 可见无菌性脑膜炎、脑膜脑炎或慢性脑脊髓炎、运动或感觉神经根神经炎、痉挛性轻截瘫、共济失调步态 轻微精神障碍或痴呆等	急性起病，出现高热、嗜睡、昏迷等 早期常见脑膜刺激征（剧烈头痛、呕吐、颈强、Kernig 征） 病后 2～5 日出现颈部、肩胛带、上肢近端肌弛缓性瘫痪 锥体外系受累出现震颤及不自主运动 延髓受累出现眩晕、构音障碍、吞咽困难等，严重病例出现呼吸循环衰竭
特征性症状	面神经麻痹，可为双侧或先后发生	副神经麻痹引起头下垂
脑脊液检查	细胞数约 100×10^6/L，蛋白轻度增高，糖正常，可检出寡克隆带	脑压增高，细胞数（50～500）$\times10^6$/L，蛋白正常或轻度增高，糖和氯化物正常
血清学检验	ELISA 可检出伯氏疏螺旋体特异性 IgM 和 IgG 抗体	急性期与恢复期双份血清补体结合试验、ELISA，抗体效价增加 4 倍以上可诊断
病原学检验	病变皮肤可培养出病原体，血液和 CSF 有时可检出病原体	发病早期血及 CSF 可分离出病毒，但阳性率很低
EEG 检查	正常	
头部 CT 及 MRI	急性期多为正常，慢性期可见脑部多灶性及脑室周围病变	

（2）治疗：伯氏疏螺旋体对头孢曲松钠、氨苄西林、四环素高度敏感，对青霉素、苯唑西林、氯霉素中度敏感。以对症治疗为主，可试用抗血清治疗或大量免疫球蛋白静脉滴注。

526

神经系统钩端螺旋体病的临床表现及治疗是怎样的?

神经系统钩端螺旋体病（Leptospirosis）是钩端螺旋体引起的神经系统感染综合征。人类钩端螺旋体病是由细螺旋体（Leptospira）的单独类别 L. interrogan 引起，分为犬型（Canicola）、波摩那型（Pomona）及黄疸出血型三个亚型。接触受感染动物的组织、尿液或被污染地下水、蔬菜均可感染，螺旋体通过皮肤黏膜破损处侵入人体。与动物组织有较多接触机会的屠宰场、食品加工及实验室人员易感染。

（1）临床表现：患者常在感染后 1～2 周突然发病，病程分 3 个阶段：

1）早期：是钩体血症期，持续 2～4 日，出现发热、头痛、全身乏力、眼结膜充血、腓肠肌压痛、浅表淋巴结肿大等感染中毒症状。

2）中期：是钩体血症极期，病后 4～10 日，表现脑膜炎症状，如剧烈头痛、频繁呕吐和颈强等；个别病例可见大脑或脑干损害，CSF 可分离出钩端螺旋体。

3）后期：是后发症期或恢复期，大部分患者完全恢复，部分患者可出现两型神经系统并发症。其一为后发脑膜炎型，多为急性期后变态反应，表现脑膜刺激征，CSF 淋巴细胞增多，蛋白增高 >1g/L，可检出钩端螺旋体 IgM 抗体，但不能分离出螺旋体。其二为钩体脑动脉炎，急性期退热后半月至 5 个月发病，是常见的神经系统严重并发症，病理改变为多发性脑动脉炎，内膜增厚、血管闭塞引起脑梗死，表现中枢性面舌瘫、偏瘫或单瘫、运动性失语、假性延髓麻痹和病理征，可出现全身性、部分性癫痫发作及癫痫持续状态；MRA 或 DSA 显示脑动脉狭窄或闭塞，CT 或 MRI 常见双侧多发性脑梗死灶，个别病例主干动脉闭塞后建立侧支循环，形成脑底异常血管网，状如烟雾病。年轻患者预后良好，50 岁以上患者常合并严重肝病和黄疸，病死率约达 50%。

（2）治疗：疾病早期应用青霉素 G 治疗，成人剂量 120～160 万 U/d，分 3～4 次肌注，疗程至少 1 周。青霉素过敏者可用四环素，疗程 1 周。出现脑膜炎和变态反应性脑损害可合用皮质类固醇，脑梗死可应用血管扩张药等。

527

脑脓肿形成分期、临床表现及治疗是怎样的?

脑脓肿（cerebral abscess）是化脓性病原体侵入脑组织引起局限性化脓性炎症及脓腔形

成。常见的致病菌是金黄色葡萄球菌、变形杆菌、大肠杆菌及链球菌，真菌及溶组织阿米巴原虫也可引起。

（1）脑脓肿形成分三期

1）急性化脓性脑炎期：病灶脓毒性静脉炎或小血管化脓性栓塞，脑组织软化、坏死，出现小液化区，伴炎症细胞浸润和脑水肿。

2）化脓期：局限性液化区扩大融合形成脓腔，有少量脓液，周围是薄层不规则的炎性肉芽组织，邻近脑组织水肿和胶质细胞增生。

3）包膜形成期：脓腔外周肉芽组织逐步形成包膜，感染后 10～14 日包膜初步形成，4～8周完全形成。

（2）临床表现

1）全身症状常见畏寒、发热、头痛、呕吐、意识障碍、脑膜刺激征等，神经系统可无明显定位体征。外周血象白细胞增高，中性多形粒细胞增多，血沉快。2～3 周后症状逐渐消退。隐源性脓肿可不出现症状。

2）颅内压增高可出现于急性脑炎阶段，多数病例在脓肿形成后逐渐出现。头痛多呈持续性，阵发性加重，剧烈时常伴呕吐、脉缓、血压升高等，半数患者有视盘水肿，重症可有意识障碍。

3）局灶性定位体征因脓肿部位而异，如优势半球颞叶脓肿可引起失语、对侧同向性偏盲或轻偏瘫。额叶脓肿常有淡漠、性格改变、记忆力减退等，伴对侧局限性或全身性癫痫发作，对侧偏瘫，优势半球伴运动性失语。顶叶脓肿可有深浅感觉障碍及皮质觉障碍，优势半球可有失读、失写、失认等。小脑脓肿常见枕部头痛，向颈部或前额放射，眼底乳头水肿多见，注视患侧时出现粗大的水平眼震，共济失调，强迫体位，肌张力减低及腱反射下降，晚期可出现后组脑神经麻痹。丘脑脓肿少见，表现偏瘫、偏身感觉障碍及偏盲，少数有命名性失语。

4）并发症：颞叶脓肿易发生颞叶钩回疝，小脑脓肿可引起小脑扁桃体疝。接近脑室或脑表面的脓肿在紧张、用力、脑室造影、不恰当脓肿穿刺时可突然破溃，引起化脓性脑膜脑炎或室管膜炎，突发高热、昏迷、癫痫发作及明显脑膜刺激征，脑脊液白细胞增多或呈脓性。

（3）治疗：脑脓肿在脓肿尚未完全局限之前，应积极进行抗炎症和控制脑水肿治疗，根据细菌培养及药敏试验结果选用适当的生素和对症治疗。经验性用药选用的抗生素抗菌谱要全面，通常选用青霉素和头孢曲松，宜足量和长时间用药。脓肿包膜形成后手术是唯一有效的治疗方法。

528

硬脑膜外脓肿和硬脑膜下脓肿的临床特征是怎样的?

硬脑膜外脓肿与硬脑膜下脓肿临床表现有相似之处，须注意鉴别。

（1）硬脑膜外脓肿（extradural abscess）：是由颅脑附近感染灶如鼻窦炎、中耳炎、颅骨骨髓炎等直接蔓延到硬膜外间隙，也可继发于开放性颅脑损伤、开颅术及先天性皮肤瘘等感染后。

临床特征：硬脑膜外脓肿患者早期出现头痛、发热，脓肿增至一定体积时引起可颅内压增高，可有意识障碍、癫痫及局灶性神经体征，但单纯的硬脑膜外脓肿出现颅内压增高及局灶性神经体征较少。脑 CT 显示脓肿部位硬脑膜及脑组织与颅骨内板分离。

（2）硬脑膜下脓肿（subdural abscess）：多见于青少年，也常继发于鼻窦炎、中耳炎、乳突炎向颅内扩散，来自颅脑损伤、开颅术后感染、颅骨骨髓炎等较少。

临床特征：硬脑膜下脓肿病程进展迅速，由于脓液覆盖在大脑凸面，积聚于脑沟和脑裂内，或由于脑水肿、皮质静脉炎及静脉窦血栓形成等，可出现脑膜刺激征及颅内压增高。由于病情凶险，常有严重意识障碍，死亡率较高。脑 CT 可见大脑凸面新月形或椭圆形低密度肿块，靠近脑实质的包膜可有增强，少数慢性病程的包膜可有钙化，还可见脑水肿、脑脓肿及脑组织受压等。

529 艾滋病神经综合征及其临床表现是怎样的？

艾滋病也称为获得性免疫缺陷综合征（acquired immuno-deficiency syndrome，AIDS），是人类免疫缺陷病毒（human immunodeficiency virus，HIV）感染引起人体细胞免疫缺陷，导致一系列条件致病菌感染和发生肿瘤等致命性综合征。艾滋病神经综合征可作为首发症状出现，见于 10% ~27% 的艾滋病患者。

临床表现：艾滋病神经综合征临床因起病急缓、病程长短、病毒侵及神经系统部位、伴其他病原体感染等，可分为三类。

（1）HIV 原发性神经系统感染

1）HIV 急性原发性神经系统感染：初期无症状或首发症状是神经系统表现。临床可表现为急性可逆性脑病，出现意识模糊、记忆力减退及情感障碍；急性化脓性脑膜炎，出现头痛、颈强、畏光及四肢关节疼痛，偶见皮肤斑丘疹，可见脑膜刺激征；单发脑神经炎（如 Bell 麻痹）、急性上升性或横贯性脊髓炎、炎症性神经病如 Guillain-Barré 综合征等。

2）HIV 慢性原发性神经系统感染：包括：①AIDS 痴呆综合征：表现皮质下痴呆，隐袭进展，见于约 20% 的 AIDS 患者；早期淡漠、回避社交、性欲降低、思维减慢、注意力不集中和健忘等，可有抑郁或躁狂、运动迟缓、下肢无力、共济失调及帕金森综合征等；晚期严重痴呆、无动性缄默、运动不能、截瘫和尿失禁等；CT 或 MRI 可见皮质萎缩、脑室扩张及白质病变等。②复发性或慢性脑膜炎：表现慢性头痛、脑膜刺激征，可伴三叉、面及听神经损害；CSF 呈慢性炎性反应，HIV 培养阳性。③慢性进展性脊髓病：常见胸髓后索、侧索病变，脊髓白质空泡样变性（空泡样脊髓病），进行性痉挛性截瘫，伴深感觉障碍、感觉性共济失调及痴呆，多在数周至数月完全依赖轮椅，少数在数年内呈无痛性进展，颇似亚急性联合变性；原位杂交或 HIV 分离培养可证实。④周围神经病：最常见远端对称性多发性神经病，也可见多数性单神经病、慢性炎症性脱髓鞘性多发性神经病、感觉性共济失调性神经病、进行性多发性神经根神经病及神经节神经炎等。HIV 很少引起肌病。

（2）机会性中枢神经系统感染：由于广泛应用抗反转录病毒药物，AIDS 患者各种机会性感染的发病率已降低或病情减轻。

1）脑弓形虫病：是 AIDS 常见的机会性感染，应用抗弓形虫药甲氧苄啶－新诺明等已减少。病情缓慢进展，出现发热、意识模糊及局灶性或多灶性脑病症状体征，如脑神经麻痹、轻偏瘫、癫痫发作、头痛和脑膜刺激征。MRI 可见基底节一或多处大块病灶，呈环形增强；PCR 可检出弓形虫 DNA；确诊有赖于脑活检。

2）真菌感染：6%～11%的病例可发生新型隐球菌脑膜炎。

3）病毒感染：单纯疱疹病毒、巨细胞病毒、带状疱疹病毒等引起脑膜炎、脑炎和脊髓炎，乳头多瘤空泡病毒引起进行性多灶性白质脑病。

4）细菌感染：分枝杆菌、李斯特菌、金黄色葡萄球菌等引起各种脑膜炎，结核性脑膜炎较多见。

（3）继发性中枢神经系统肿瘤：AIDS 细胞免疫功能破坏使肿瘤易感性增加。

1）原发性淋巴瘤：较常见，发生率 0.6%～3%；表现意识模糊、头痛、脑神经麻痹、轻偏瘫、失语和癫痫发作等，与弓形虫病不易区别；Kaposi 肉瘤罕见；脑脊液蛋白增高，单个核细胞轻度增多，糖降低。MRI 可见单发或多发增强病灶。

2）淋巴瘤及 Kaposi 肉瘤的非细菌性血栓性心内膜炎可引起脑栓塞，多为艾滋病性脑急性肉芽肿性血管炎引起多发性脑梗死。

530 艾滋病神经综合征的治疗是怎样的?

HIV 感染的联合药物治疗可通过抑制 HIV 复制和增强免疫功能，延长患者生命。抗病毒治疗根据有关规定由相关专科与传染病专科医生执行，并参考相关指南。

（1）抗 HIV 药物治疗

1）HIV 反转录酶抑制剂：叠氮脱氧胸苷（AZT）100～150mg，静脉注射，每 4 小时 1 次，2 周后改为 200～300mg 口服，每 4 小时 1 次，持续 4 周。不良反应如头痛、骨髓抑制、白细胞减少和贫血等。

2）鸡尾酒疗法：由三种药物组成，包括 HIV 反转录酶抑制剂 AZT 和 3TC，可通过血脑屏障，有协同增效作用；蛋白酶抑制剂吲哚那韦（Indinavir）等。

3）脱氧核苷类化合物：如二脱氧胞苷（DDC）、二脱氧腺苷（DDA）等，是广谱抗反转录病毒药，DDC 可通过血脑屏障，对中枢神经系统病变有显效。

4）其他：①核苷反转录酶抑制剂齐多夫定或齐多夫定（Zidovudine）、双脱氧腺苷或地达诺新（Didanosine）、扎西他滨（Zalcitabine）、司他夫定（Stavudine）、拉米夫定（Lamivudine）、阿波卡韦（Abacavir）等。②非核苷反转录酶抑制剂奈韦拉平（Nevirapine）、甲磺酸地拉韦定（Delavirdine mesylate）、依非韦伦（Efavirenz）等。③蛋白酶抑制剂利托那韦（Ritonavir）、沙喹那韦（Saquinavir）、溴隐亭（Mesylate）、吲哚那韦（Indinavir）、奈非那韦（Nelfinavir）、安泼那韦（Amprenavir）等。

（2）机会性感染治疗：如脑弓形虫病可用乙胺嘧啶和磺胺嘧啶；单纯疱疹病毒感染用阿昔洛韦或更昔洛韦；结核行抗结核治疗；真菌感染用两性霉素 B 等。巨细胞病毒导致神经根病疼痛早期可用更昔洛韦。

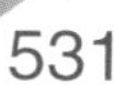

531 阿米巴脑脓肿的临床表现及治疗是怎样的?

阿米巴病（amoebiasis）是溶组织阿米巴滋养体感染人体所致。阿米巴原虫可寄生于肠腔内多年无症状。溶组织阿米巴滋养体由肠壁经血液、淋巴迁移至肝、肺、心包形成脓肿，如滋养体感染脑部引起阿米巴脑脓肿（amoebic brain abscess）。常见于阿米巴痢疾后多年，继发于肝、肺阿米巴病。脑脓肿多为单发，常见于大脑半球。

（1）临床表现

1）患者常出现头痛，可伴意识模糊、谵妄、昏迷及抽搐发作，可有复视、偏瘫、失语等局灶性定位体征。

2）粪便和脑脊液涂片可查到阿米巴滋养体。

（2）治疗

1）病因治疗：①甲硝唑（metronidazole）是治疗肠外阿米巴病首选药物，常用剂量 0.8g，静脉注射，3 次/天，每疗程 10 天；轻症或慢性病例 0.4g，3 次/天，每疗程 5 天；孕妇忌用，用药期间忌酒；服用甲硝唑与氯碘喹啉可防止胃肠道溶组织阿米巴感染扩散至中枢神经系统。②盐酸依米丁（emetine hydrochloride）用于合并脑脓肿时，60mg/d，或每次 30mg，2 次/天，深部肌内注射或静脉注射，连用 10 天；心、肾疾病和孕妇禁忌。③盐酸去氢依米丁（dehydroemetinehydrochloride）：适应证和禁忌证与盐酸依米丁相同，常用剂量 1mg/（kg. d），通常 60mg/d，深部皮下和肌内注射，每疗程 10 天。④氯碘喹啉（chloroiodoquine）：对肠外阿米巴疗效显著，成人常量 0.6g/d，连用 2 天后改为 0.3g/d，每疗程 2～3 周；小儿常用剂量 10～15mg/（kg·d）。还可选用卡巴砷、巴龙霉素、大蒜液等；合并感染宜选用适当抗生素。

2）对症治疗：及时处理高热、颅内压增高、精神症状及癫痫发作等，瘫痪应进行康复治疗。

3）手术治疗：如抽除脓液，手术摘除脑脓肿，在术前、术后宜配合应用有效的抗生素治疗。

532 阿米巴脑膜脑炎的临床表现是怎样的?

阿米巴脑膜脑炎（amoebic meningoencephalitis，AME）是自由生活的阿米巴感染和直接侵入人体中枢神经系统所致，多为福勒尔－耐格里（Naegleria Fowleri）阿米巴原虫，少数为棘阿米巴原虫（Acanthamoeba）引起，病死率很高。

（1）耐格里原虫所致的脑膜脑炎主要通过在污染的湖、河水中游泳感染，注意询问在存在阿米巴原虫的湖、河水中游泳史很重要，但棘阿米巴原虫导致的脑膜脑炎常无游泳史。

（2）本病潜伏期 3～7 天，急性或亚急性发病，表现剧烈头痛、恶心、呕吐、发热，伴脑膜刺激征，可迅速转为谵妄、昏迷，逐渐出现神经系统定位体征，主要为化脓性、出血坏死性脑膜脑炎。

（3）脑脊液呈血性或脓血性，蛋白质增高，糖降低，细胞数增多，中性粒细胞为主，培养无细菌。脑脊液在光镜下涂片可查到阿米巴滋养体。

（4）亚急性和慢性阿米巴脑膜脑炎是以脑膜炎为主，病程长，可达 1～2 个月，有些病人可出现眼部症状如失明等。

533 疟疾的神经系统损害的临床表现及治疗是怎样的?

疟疾（malaria）是由于疟原虫寄生于人体所致，包括间日疟、三日疟、恶性疟和卵形疟原虫，传染媒介是雌性按蚊。疟疾以间歇性寒战、高热、出汗、脾肿大及贫血为特征性临床表现。

（1）神经系统损害临床表现：多见于寒战发作期，也可在两次发作间歇期或疟疾发作停止后 1～2 个月。

1）脑型疟：是疟原虫侵犯脑部引起的凶险发作，多为感染恶性疟原虫，新进入疟区的外来人和儿童无免疫力极易发生脑型疟。大量疟原虫寄生的红细胞易聚集成团阻塞脑部微血管，导致脑缺血、缺氧和水肿，病情迅速恶化，出现高热、寒战、剧烈头痛、呕吐、抽搐、嗜睡、昏迷，或烦躁、谵妄、精神错乱，可见瘫痪、失语、脑膜刺激征和小脑、脑干、脑神经受损症状，常见视盘水肿、眼底出血等颅高压体征表现。

2）脑膜症状：可见高热、剧烈头痛、呕吐和脑膜刺激征等，多因恶性疟所致，称为疟疾性脑膜炎，与全身毒血症有关。

3）脊髓症状：也称为疟疾性脊髓炎，很少见，表现截瘫、双下肢感觉障碍及尿便障碍等急性横贯性脊髓炎症状。

4）周围神经症状：出现单神经炎、神经根炎和神经丛炎，可见末梢型或放射性神经痛，多发性神经炎少见。

（2）治疗：脑型疟病情凶险，但迅速采取抗疟治疗及对症治疗通常疗效良好。

1）青蒿素：是从菊科艾属植物黄花蒿提取的倍半萜内酯过氧化物，可使线粒体膜、核膜和内质网等膜结构裂解，导致虫体死亡，对耐氯喹的恶性疟有显著疗效，青蒿素油混悬剂肌内注射抢救脑型疟常获得满意疗效，总用量 800mg，复发时可以再用。

2）氯喹（Chloroquine）：是人工合成的 4-氨基喹啉衍生物，氯喹插入 DNA 双螺旋链之间形成 DNA-氯喹复合物，影响 DNA 复制与 RNA 转录，可抑制疟原虫分裂与繁殖。氯喹有较强杀灭红内期（erythrocytic stage）裂殖体作用，可根治恶性疟或脑型疟，作用快、效力强和药效持久。常用 3 日疗法，第 1 日先服 1.0g，8 小时后服 0.5g，第 2，3 日各服 0.5g；脑型疟可再服 2 日，0.5g/d。

3）咯萘啶（Pyronaridine）：250mg 加入 5% 葡萄糖 500ml，静滴，2h 内滴完，间隔 6h 重复 1 次，对脑型疟有效。

对症治疗如癫痫发作患者可应用抗痫药，谵妄可用镇静药。脑型疟疾后遗症患者宜行康复治疗。

534 弓形虫病的临床表现及治疗是怎样的？

弓形虫病（Toxoplasmosis）是刚地弓形虫（*Toxoplasma gondii*）引起的人畜共患的寄生虫病。多为隐性感染，主要侵犯脑、眼、淋巴结、心、肝等，孕妇感染后病原可通过胎盘感染胎儿，引起严重畸形。本病与艾滋病关系密切。

（1）临床表现：极为复杂，隐性感染常见，一般分为先天性与后天性两种。

1）先天性弓形虫病：30% ~46% 感染弓形虫的母亲经胎盘感染胎儿，主要出现神经系统和眼症状。神经系统主要是脑部病变，严重可见小头畸形、脑积水、无脑儿伴脊柱裂、脊膜膨出或大脑发育不全、智力障碍，也可有脑膜脑炎，严重者可见昏迷、瘫痪或角弓反张。眼病变常表现双侧视网膜脉络膜炎，多见于黄斑；还可见眼肌麻痹、虹膜睫状体炎、白内障、视神经炎、视神经萎缩和眼组织缺损。全身症状可表现发热、皮疹、肺炎、肝脾肿大、黄疸及消化道症状。

2）后天获得性弓形虫病：常见淋巴结肿大，发病1～3周淋巴结肿约占20%，可见于任何部位，但颈部淋巴结最多，多无粘连及自发性疼痛，近30%出现全身淋巴结肿大及脾肿大。20%～40%的患者有低热、头痛、乏力、倦怠、关节痛、肌痛、咽痛、腹痛、皮疹或肝肿大，可有高热或长期发热，但严重的脑、眼、肺、心等疾病少见。免疫功能低下或T细胞缺陷如AIDS患者感染后常表现中枢神经系统受损，脑弓形虫病多为亚急性病程，出现头痛、癫痫发作、精神异常及局灶性神经体征，可再出现昏迷。

3）血清学检测特异性抗体，病原学检查包括直接镜检，查弓形虫滋养体、包囊，分离弓形虫及活检等。脑MRI检查可提示脑炎和呈相对增强的脑占位病变。脑脊液单个核细胞相对增多，蛋白中度增高，糖正常。

（2）治疗

1）乙胺嘧啶（Pyrimethamine）与磺胺嘧啶（SD）合用，可协同抑制滋养体和控制症状，但对包囊无效。常用剂量：乙胺嘧啶第1天成人50mg/d，儿童1mg/（kg·d），分2次口服，第2天起减半；同时口服SD，成人2～4g/d，儿童50～100mg/（kg·d），分4次口服；每疗程4～6周，可用2个疗程，疗程间隔2周。乙胺嘧啶有骨髓抑制作用，为可逆性，SD可加重此反应，口服甲酰四氢叶酸（Folinic acid）5～20mg/d，可以改善，孕妇慎用。

2）复方新诺明（SMZ Co）：成人和>12岁儿童剂量为2片/次（每片含SMZ400mg，TMP80mg），6～12岁1/2～1片，2～5岁1/4～1/2片，<2岁1/4片，2次/天，疗程为4周。

3）螺旋霉素（Spiramycin）：毒性小，由于胎盘组织中浓度较高而不影响胎儿，适用于孕妇。2～4g/d，分2～4次服；孕妇亦可用克林霉素（Clindamycin），600～900mg/d；均连用3周，休息1周后再重复1个疗程。

4）孕妇患获得性感染，在妊娠22周前感染者宜行治疗性人工流产，围生期感染者应积极治疗，直至分娩。

5）眼病可用皮质类固醇合并乙胺嘧啶治疗，第2个月用SD，眼周注射克林霉素，对视网膜脉络膜炎有效。

6）免疫缺陷患者新患弓形虫病或有活动性弓形虫病常需特效治疗。艾滋病患者用乙胺嘧啶加SD治疗。免疫抑制患者缓解期停止激素治疗，全部临床症状消失后持续治疗至少4周，可持续用药数月。因艾滋病患者一旦停止治疗至少有50%复发，抗弓形虫治疗需服用全剂量，持续终生。

535

血吸虫病的神经系统感染途径、临床表现及治疗是怎样的？

血吸虫病是全球性重要的寄生虫病，全球患者可能超过200万。我国多为日本血吸虫

(*Schistosomiasis japonica*)，流行区主要是长江中下游流域。脑型血吸虫病占 3% ~5%。新中国成立后血吸虫病曾得到基本控制，但近年来发病率又有增高趋势。

(1) 神经系统感染途径：粪便中血吸虫卵污染水源，在中间宿主钉螺体内孵育成尾蚴，人接触疫水后经皮肤或黏膜侵入人体，在门静脉系统发育为成虫，寄居肠系膜小静脉，经数月或迁延 1 ~2 年出现症状。日本血吸虫易侵犯大脑皮质，虫卵寄生后引起脑实质坏死和钙沉积，炎性渗出物含嗜酸性粒细胞形成的肉芽肿。

(2) 神经系统感染临床表现

1) 急性型：较少见，表现暴发起病，常见脑膜脑炎，出现发热、头痛、意识模糊、嗜睡、昏迷、偏瘫、部分性及全身性癫痫发作等。外周血嗜酸性粒细胞、淋巴细胞增多。脑肉芽肿较大或脊髓受损引起蛛网膜下腔部分梗阻，可使脑压增高，淋巴细胞、蛋白含量轻至中度增高。CT 和 MRI 检查可发现脑和脊髓病灶。

2) 慢性型：通常发生于感染后 3 ~6 个月，长者达 1 ~2 年。慢性血吸虫脑病是虫卵导致肉芽肿形成，临床表现颇似肿瘤，出现头痛、呕吐和视盘水肿等颅内压增高症状，局灶性神经功能缺失体征，常见部分性及全身性癫痫发作。脊髓肉芽肿形成可引起不完全性横贯性脊髓损害症状体征。

(3) 治疗

1) 药物治疗：首选吡喹酮，对人类的三种（日本、埃及和曼氏）血吸虫感染均有效。常用二日疗法，10mg/kg 口服，3 次/天；急性病例连服 4 日。

2) 对症治疗：癫痫发作可应用抗癫痫药。蛛网膜下腔阻塞可口服甲泼尼龙或泼尼松减轻脑水肿，或行椎板切除减压术。巨大肉芽肿应手术切除。

536 肺吸虫病的神经系统感染途径、临床表现及治疗是怎样的?

脑型肺吸虫病（cerebral paragonimiasis）又称并殖吸虫病（Paragonimiasis），是卫氏并殖吸虫和墨西哥并殖吸虫寄生脑部引起的疾病。在我国华北、华东、西南及华南均有流行。

(1) 神经系统感染途径：通常食用生的或未煮熟的水生贝壳类如淡水蟹或蝲蛄（肺吸虫第二中间宿主）被感染，幼虫在小肠脱囊而出，穿透肠壁在腹腔移行，穿过膈肌到肺内发育为成虫。成虫可从纵隔沿颈内动脉周围软组织上行入颅，侵犯脑部。在脑实质内形成隧道样沟通的多房性小囊肿，多见于颞、枕和顶叶，邻近脑膜呈炎性粘连增厚。镜下可见病灶组织坏死和出血，坏死区可见多数的虫体或虫卵。

(2) 神经系统损害临床表现

1) 10% ~15% 的肺吸虫病患者累及中枢神经系统，表现发热、头痛、呕吐、部分性或全面性癫痫发作、偏瘫、失语、共济失调、视觉障碍、视盘水肿、精神症状及痴呆等。脊髓受损可出现截瘫，类似脊髓压迫症的表现。

2）根据症状分为急性脑膜炎型、慢性脑膜炎型、急性化脓性脑膜脑炎型、脑梗死型、癫痫型、亚急性进展性脑病型、慢性肉芽肿型（肿瘤型）及晚期非活动型（慢性脑综合征）等。

3）脑脊液检查急性期可见多形核细胞增多，慢性期淋巴细胞增多，蛋白增高，糖可降低。外周血可有贫血，嗜酸性粒细胞增多，血 γ-球蛋白增高，血沉增快。痰液和粪便可查到虫卵，血清学及皮肤试验阳性有助于诊断。

4）脑 CT 可见脑室扩大和肿块样病变伴有钙化。

（3）治疗

1）急性或亚急性脑膜脑炎型可用吡喹酮 10mg/kg 口服，3 次/天，总剂量 120～150mg/kg。硫氯酚成人剂量 3g/d，儿童 50mg/（kg·d），分 3 次口服，每疗程 10～15 天，需重复治疗 2～3 疗程，疗程间隔为 1 个月。

2）慢性肿瘤型宜采取手术治疗。

537 脑囊虫病的感染途径、临床分型及表现和治疗是怎样的？

脑囊虫病（cerebral cysticercosis）是猪带绦虫蚴虫（囊尾蚴）寄生脑组织形成的包囊所致。50%～70% 的囊虫病累及脑。我国主要流行于东北、华北、西北和山东等地，是 CNS 常见的寄生虫感染和我国北方症状性癫痫的常见病因。

（1）脑囊虫病感染途径：人是猪带绦虫（有钩绦虫）的中间和终末宿主，有两种感染途径，最常见为摄入虫卵污染的食物或摄入虫卵，少见为肛门 – 口腔途径形成自身感染或绦虫节片逆行入胃。虫卵进入十二指肠孵化溢出六钩蚴，蚴虫经血行播散发育成囊尾蚴，寄生在脑、脑室和蛛网膜下腔形成囊肿。食用痘猪肉只能感染绦虫。典型包囊 5～10mm，有薄壁包膜或多个囊腔。儿童常见数百个囊尾蚴组成的粟粒样包囊，脑实质包囊内蚴虫很少引起炎症，通常感染数年后蚴虫死亡出现明显炎症反应和临床症状。

（2）临床分型及表现：由于脑实质囊肿的占位效应、脑室内囊肿阻塞或颅底脑膜炎导致神经系统症状和体征，临床分四型：

1）脑实质型：症状与包囊位置有关，皮质引起全身性或部分性癫痫发作，突发或缓慢出现偏瘫、感觉缺失、偏盲和失语等；小脑引起共济失调；血管受累可引起卒中；极少数包囊数目很多和分布于额叶或颞叶可发生痴呆。感染初期发生急性弥漫性脑炎罕见，但可引起意识障碍甚至昏迷。

2）蛛网膜或脑膜型：脑膜包囊破裂或死亡可引起头痛、交通性脑积水及脑膜炎等。基底池内包囊变为葡萄状不断增大可引起梗阻性脑积水，脊髓蛛网膜受累引起蛛网膜炎及蛛网膜下腔梗阻。

3）脑室型：第三、四脑室内包囊阻塞脑脊液循环，可引起梗阻性脑积水。脑室内包囊移动产生球状活瓣（ball-valve）作用，突然阻塞第四脑室正中孔，引起突发颅内压增高和布龙（Brun）征发作，表现眩晕、呕吐、意识丧失和跌倒等。

4）脊髓型：罕见，常出现颈髓或胸髓损害的表现。

脑脊液检查可见压力升高，淋巴细胞增多（$<100\times10^6/L$），常见嗜酸性粒细胞。严重脑膜炎病例可见淋巴细胞增多、蛋白增高、糖降低。外周血嗜酸性粒细胞增多。ELISA 检测血清和 CSF 囊虫抗体阳性。脑 CT 平扫常见多数脑实质钙化灶，包囊显示为小透亮区，脑 CT 或 MRI 增强可见占位性病灶伴周围水肿。

（3）治疗

1）吡喹酮（Praziquantel）：广谱抗寄生虫药，从小剂量开始，200mg/d，分 2 次口服；根据用药反应逐渐加量，剂量不超过 1g/d，成人总剂量 300mg/kg。囊虫数量少、病情轻可较快加量，囊虫数量多者宜缓慢加量。通常治疗 3～4 个疗程。

2）阿苯哒唑（Albendazole）：广谱抗寄生虫药，小剂量开始逐渐加量，成人总剂量 300mg/kg；1 个月后治疗第 2 疗程，共 3～4 个疗程。用药后囊尾蚴死亡可引起严重急性炎症反应、脑水肿、颅内压急骤增高，并可导致脑疝，用药过程中须严密监测，给予脱水剂及皮质类固醇治疗。脑室内和蛛网膜下腔囊虫疗效不佳。

3）出现脑积水可行脑脊液分流术缓解症状，癫痫者应用抗癫痫药控制发作。脑室内囊虫宜手术摘除。

538 脑棘球蚴病的感染途径、临床表现及治疗是怎样的？

脑棘球蚴病（cerebral echinococcosis）又称脑包虫病（cerebral echinococcosis），是细粒棘球绦虫幼虫（棘球蚴）引起的颅内感染性疾病，约占棘球蚴病的 2%。我国主要见于西北、内蒙古、西藏、四川西部、陕西、河北等畜牧地区，均有散发。

（1）脑包虫病感染途径：细粒棘球绦虫寄生于狗科动物的小肠内，人、羊、牛、马和猪等为中间宿主。狗粪便排出虫卵污染饮水和蔬菜，人类误食而感染。虫卵在人的十二指肠孵化成六钩蚴穿入门静脉，随血至肝、肺、脑，数月后发育成包虫囊肿。脑包虫囊肿常为单发，常见于大脑中动脉供血区，以及小脑、脑室和颅底部。包虫多在数年后死亡，囊壁钙化；少数包虫继续生长，形成巨大囊肿。

（2）临床表现

1）本病在任何年龄都可罹患，农村儿童多见，常见头痛、呕吐、视盘水肿等颅内压增高症状，出现局灶性神经系统体征、癫痫发作等，病情缓慢进展，随脑内囊肿增大病情逐渐加重，颇似脑肿瘤表现。

2）脑 CT 和 MRI 显示非增强的脑脊液样密度的单一类圆形囊肿，未破裂时嗜酸性粒细胞数正常。血清学试验阳性占 60% ~90%。囊肿破裂引起过敏反应，通常不做脑穿刺活检。

（3）治疗

1）手术彻底摘除囊肿，囊肿不宜穿破，可引起过敏性休克和头节移植复发。

2）药物治疗：甲苯咪唑（Mebendazole）可透入包虫囊壁杀死包虫生发层细胞，0.4 ~ 0.6g 口服，3 次/天，连用 3 ~4 周。硫苯咪唑（Fenbendazole）0.75g 口服，2 次/天，连用 6 周。阿苯哒唑（Albendazole）0.4g 口服，2 次/天，连用 30 天。吡喹酮（Praziquantel）用于不能手术或术后复发的患者，术前用可防止或减少原头蚴污染导致继发性感染，0.4g 口服，2 次/天，连用 30 天。

3）对症治疗：伴癫痫发作可应用抗癫痫药，颅内压增高可用脱水药降颅压。

539 蛔虫病神经系统损害的临床表现及治疗是怎样的?

蛔虫病（Ascariasis）是蛔虫寄生于人体小肠引起的疾病。农村感染率高达 50% ~80%，儿童多于成人，学龄期与学龄前期感染率最高。早期幼虫在体内转移可引起呼吸道与变态反应症状。成虫寄生于小肠可引起腹痛、胆道蛔虫病和蛔虫性肠梗阻等严重并发症。

（1）蛔虫病神经系统损害临床表现

1）蛔虫分泌毒素（如脂肪醛、酯、抗凝素及溶血素等）及代谢产物可引起神经系统症状，如头痛、烦躁、失眠、兴奋性增高、腱反射减弱、瞳孔散大等；严重中毒可引起类似脑膜炎及癫痫持续状态。

2）蛔蚴移行症出现发热、腹痛、呕吐、肌肉关节痛、突然失明和肢体瘫痪等。

（2）驱虫治疗

1）左旋咪唑：是驱蛔虫首选药，有抑制蛔虫肌肉中琥珀酸脱氢酶作用，使肌肉能量产生减少，虫体麻痹被排出。成人 150mg，儿童 2 ~3mg/kg，睡前顿服。不良反应为轻度胃肠道反应。

2）哌哔嗪（Piperazine，驱蛔灵）：有抗胆碱能作用，阻止蛔虫肌肉神经接头乙酰胆碱释放，使虫体肌肉麻痹。成人剂量 3g，儿童 80 ~100mg/kg，空腹或晚上顿服，连用 2 天。不良反应为轻度恶心、腹部不适、肝、肾病和癫痫患者禁用。疗效高，一次治愈率达70% ~80%。

3）噻嘧啶：阻断神经肌肉传导使虫体麻痹，成人剂量 10mg/kg，晚间顿服，疗程 1 ~2 天；儿童剂量按基质计算 10mg/kg 顿服。不良反应有轻度恶心、腹痛等。

4）甲苯咪唑及阿苯达唑是广谱驱虫药，抑制蛔虫摄取葡萄糖，使糖原耗竭和 ATP 减少，导致虫体麻痹。甲苯咪唑剂量200mg，阿苯达唑为400mg，均顿服，疗程1～2天，驱蛔作用较缓慢，服药后2～3天排出，多无明显不良反应，有时引起蛔虫游走，服药后吐蛔虫现象。

对症处理如患者有癫痫发作可用抗癫痫药，头痛可用镇痛剂等。

540 旋毛虫病的脑损害症状及治疗是怎样的?

旋毛虫病（Trichiniasis）是旋毛线虫侵入人体所致，因生吃或半熟食用含旋毛虫幼虫包囊的猪肉或其他动物肉类感染。本病潜伏期5～15日，平均10日，出现胃肠道症状、发热、肌痛、水肿和血中嗜酸性粒细胞增多等。临床分为小肠期、幼虫移行期、包囊形成期。

（1）旋毛虫病脑损害症状

1）神经系统症状出现在幼虫移行期，是本病急性期，表现中毒和过敏症状。幼虫在体内移行侵入肌肉和脑，导致高热、皮疹、肌痛，脑膜炎表现如头痛、呕吐、颈强、意识模糊，脑压增高，CSF蛋白、白细胞增高；偶可查到幼虫。

2）脑实质受损引起偏瘫、单瘫、失语、全身性或局限性抽搐；包囊形成后病变已趋局限，急性炎症消退，仅遗留肌肉隐痛及相应脑损害局灶体征。

（2）治疗

1）病因治疗：首选阿苯达唑（Albendazole），疗效优于甲苯咪唑（Mebendazole），可驱除肠内早期脱囊期幼虫、成虫，抑制雌虫产幼虫，杀死移行期幼虫，剂量20mg/（kg·d），分2次口服，连续7天。用药后2天热度下降，4天后体温恢复正常，水肿消失，肌痛减轻或消失。仅有头晕、食欲减退等轻微反应，但少数患者服药后第2～3天体温增高，发生类赫氏反应，是虫体死亡导致的异体蛋白反应，可加用泼尼松30～60mg/d口服，疗程3～10d。噻苯咪唑为广谱驱虫药，治疗脑旋毛虫病25mg/kg，2次/天，每疗程5～7天。毒性较大，现已少用。

2）对症治疗：急性期应卧床休息，肌痛适当给予镇痛剂。全身中毒或过敏反应导致高热、脱水和电解质紊乱及心肺症状，应密切观察，对症处理，及时预防处理心力衰竭。

541 丝虫病神经系统损害的临床表现及治疗是怎样的?

丝虫病（Filariasis）是丝虫寄生于淋巴组织、皮下组织、深部结缔组织或浆液腔导致的慢性寄生虫病。通过蚊虫传播。丝虫病的神经系统并发症主要是脑损害，是微丝蚴凝成栓子，侵入血液循环栓塞血管所致；药物治疗时微丝蚴在脑中死亡、崩解，可引起局部脑组织坏死、炎症反应、胶质细胞增生和肉芽肿形成，脑灰、白质均可被侵及。

（1）神经系统损害临床表现：丝虫病早期表现淋巴管炎和淋巴结炎，晚期淋巴管阻塞形成象皮肿，偶有微丝蚴丝虫感染而无明显症状者。

1）微丝蚴阻塞脑血管出现头痛、激越、抑郁、意识障碍、抽搐、瘫痪、失语和脑膜刺激征等。

2）在外周血及脑脊液中可查到微丝蚴。

（2）治疗

1）病因治疗：①乙胺嗪（Diethylcarbamazine）是哌嗪类衍生物，能使血中微丝蚴集中到肝脏微血管中被杀灭，长期用大剂量可杀死成虫。短程疗法：成人 1～1.5g 顿服；或 0.75g，2 次/天，连服 2 天；或 0.5g，3 次/天，连服 3 天。严重感染者药物反应较大，杀虫效果不完全。中程疗法：成人 0.2g，3 次/天，连服 7～8 天，适于微丝蚴数量大的严重感染者。间歇疗法：0.5g，每周 1 次，连服 7 周，疗效可靠，不良反应小。②呋喃嘧酮（Furapyrimidone）可直接杀灭微丝蚴与成虫，疗效似优于乙胺嗪，剂量 20mg/（kg·d），分 2～3次服，总剂量 140mg/kg，每疗程连服 7 天。③左旋咪唑（Levamisole）对微丝蚴疗效较好，4～5mg/（kg·d），分 2 次服，共 5 天。

2）对症治疗：淋巴管炎可用解热镇痛剂或皮质类固醇治疗，颅高压可给予 20% 甘露醇静脉滴注。

（关鸿志）

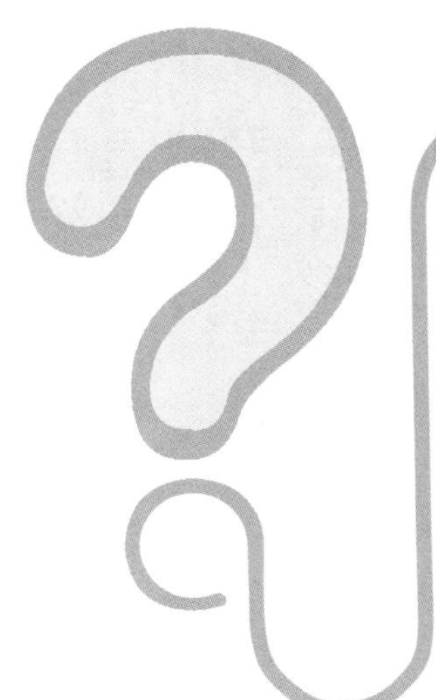

第十五章

多发性硬化及其他脱髓鞘疾病

Multiple Sclerosis and Other Demyelinating Diseases

542 中枢神经系统自身免疫性脱髓鞘疾病的疾病谱是怎样的？

中枢神经系统脱髓鞘疾病是一组病因不明的以髓鞘脱失为主要病理特征的自身免疫性疾病。典型代表性疾病是多发性硬化（MS）、视神经脊髓炎（NMO）等自身免疫性疾病，临床症状体征复杂多样，可见视觉、运动、感觉、小脑、自主神经及认知障碍等表现。

CNS 常见的脱髓鞘疾病及临床特征如下。

（1）多发性硬化（MS）：女：男性（2：1），多在 20～40 岁起病，欧美国家常见，CNS 症状表现多样，可根据空间与时间多发性做出诊断；MRI 显示圆形、椭圆形病变，多位于脑室周围、近皮质、幕下、脊髓及视神经，活动期病变可呈对比剂增强。

（2）视神经炎（ON）：表现视力下降、视野缺损，MRI 显示活动期视神经增粗及强化，也可为阴性，可为 MS 或 NMO 的首发症状。

（3）横贯性脊髓炎（TM）：表现轻截瘫、感觉异常及尿便障碍等脊髓症状，MRI 显示脊髓内病变和活动期强化，可为 MS 或 NMO 的首发症状。

（4）视神经脊髓炎谱系疾病（NMOSD）：女：男性（9：1），通常 30～40 岁起病，亚洲国家较常见；以严重视神经炎（视力下降）、纵向延伸的长节段横贯性脊髓炎（截瘫）及延髓最后区综合征（顽固性呕吐）等为特征临床及影像学表现。

（5）急性播散性脑脊髓炎（ADEM）：单相病程，与近期感染或疫苗接种有关，急性起病，临床表现多样，MRI 可见脑脊髓内同期多发白质受累病变，可累积灰质，部分病变 >2cm，活动期强化。儿童较常见，成人也可发生。急性坏死性出血性脑脊髓炎是 ADEM 的超急性型，与前期上呼吸道感染有关，影像上可见出血。

（6）急性小脑炎：儿童较多见，表现共济失调，常见于水痘－带状疱疹病毒感染，脑脊液细胞数增高，激素治疗有效。

（7）自身免疫性脑炎：临床表现多样，常见高级皮质功能减退、也可出现癫痫、共济失调、锥体外系表现，MRI 或可见边缘叶等受累或为阴性，部分活动期病变强化，脑脊液自身免疫抗体增高，免疫抑制治疗有效。

（8）系统性免疫疾病：如系统性红斑狼疮、神经贝赫切特病及 Sjögren 综合征，可出现全身多系统受累，神经系统可出现类 MS 或 NMO 表现或共病。

543 中枢神经系统其他脱髓鞘疾病的疾病谱是怎样的？

中枢神经系统其他脱髓鞘疾病包括感染性、神经肉芽肿性、遗传性、中毒及代谢性疾病等。

（1）感染性疾病

1）中枢神经系统 HIV 感染：可见双侧脑白质弥漫性斑片状信号异常。

2）进行性多灶性白质脑病（PML）：常见于免疫抑制患者，与 HIV、移植、免疫缺陷状态有关，与机会性乳头瘤病毒（JC 或 SV-40 毒株）感染少突神经胶质细胞有关，常见顶叶、枕叶多灶性脱髓鞘病变。

3）Lyme 病：可导致脊髓病或多发性脑白质病变，根据蜱咬伤史及临床特征可确诊。

4）慢性布鲁菌病：可导致脊髓病或多发性脑白质病变，流行病史等可鉴别。

5）神经梅毒：可导致脑、脊髓病或脑脊膜炎，早期淋巴细胞、单个核细胞浸润脑膜，炎症反应也累及脑神经，并引起轴索变性，炎症影响脑膜引起小动脉炎性闭塞，导致脑、脊髓局灶性缺血坏死，脊髓可引起脱髓鞘和脊髓软化。

6）人类嗜 T-淋巴细胞病毒-Ⅰ型（human T-lymphotropic virus type Ⅰ, HTLV-Ⅰ）与热带痉挛性截瘫（TSP）或 HTLV-Ⅰ相关脊髓病（HAM）有关，病理显示脊髓白质炎性脱髓鞘，35～45 岁发病，女性较多，表现痉挛性截瘫，颇似 MS 脊髓型，脑脊液可见 MNC 增高及 OB（+）。

（2）肉芽肿疾病

1）神经结节病（neurosarcoidosis）：表现全身多系统受累，临床可见神经系统症状体征，以幕下及脑膜最易受累，肺内表现可做出鉴别。

2）韦格内肉芽肿病（Wegener granulomatosis）：全身多系统受累，神经系统可出现占位病变表现。

3）淋巴样肉芽肿病（lymphoid granulomatosis）：全身多系统受累，神经系统可出现占位病变表现。

（3）遗传性疾病

1）异染性脑白质营养不良：常染色体隐性遗传，幼年或儿童期发病，伴周围神经病，脑白质出现弥漫性病变，不累及 U 纤维。

2）肾上腺脑白质营养不良及肾上腺脊髓神经病：通常为 X 连锁遗传，常染色体隐性遗传的新生儿型极罕见，血清极长链脂肪酸增高；自枕部向额部进展，累及胼胝体压部，磁共振波谱成像（MRS）N-乙酰天门冬氨酸（NAA）可减少，胆碱和乳酸增高。

3）Krabbe 球样细胞脑白质营养不良（Krabbe globoid leukodystrophy）：常染色体隐性遗传，婴儿期发病，角弓反张姿势，CSF 蛋白增高，周围神经传导速度减慢。

4）亚历山大病（Alexader disease）：伴巨头畸形，儿童期发病，自额部向枕部进展，最初不累及 U 纤维。

5）Canavan 病（Canavan disease）：常染色体隐性遗传，伴巨头畸形，婴儿期发病，磁共振波谱成像 N-乙酰天门冬氨酸酶（N-acetylaspartylase）缺乏使 NAA 增加。

（4）中毒及代谢性疾病

1）亚急性联合变性：维生素 B_{12} 和内因子缺乏、吸入氧化亚氮（nitrous oxide）所致。

2）脑桥中央髓鞘溶解症（central pontine myelinolysis）：与慢性酒中毒、败血症、烧伤及恶性疾病等有关，见于低钠血症纠正过快和血浆渗透压极高。

3）CO 中毒性脑病：表现为弥漫性皮质下白质脑病，发生于急性中毒后数周。

4）放射线所致髓鞘溶解症：根据患者曾有放疗史诊断。

5）药物所致的白质脑病：环孢霉素、他克莫司所致病变典型位于枕部，也可累及灰质；甲氨蝶呤通常与放疗合用时出现。

6）可逆性后部白质脑病综合征（reversible posterior leukoencephalopathy syndrome，RPLS）：与高血压、肾衰竭及应用免疫抑制剂如皮质类固醇有关，显示两侧顶叶和枕叶灰质与白质病变。

7）Marchiafava-Bignami 病：胼胝体脱髓鞘性脑病综合征，为中央胼胝体选择性脱髓鞘，与酒中毒及营养缺乏有关。

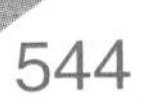

544 中枢神经系统炎性脱髓鞘疾病的病理特征及鉴别是怎样的?

中枢神经系统髓鞘破坏和脱失是导致神经传导阻滞和产生临床症状的重要原因。髓鞘形成细胞与轴索间的相互作用被阻断，导致轴索细胞骨架发生不可逆变化。破坏的髓鞘成分被吞噬细胞吞噬，星形胶质细胞增生可形成硬化斑。

（1）CNS 炎性脱髓鞘疾病的病理特征

1）病变呈多灶性，病灶直径通常为 1～50mm，个别 >50mm。

2）病变常常分布于小静脉周围，软膜下或室管膜下等区域。

3）病灶内神经纤维髓鞘破坏，轴索相对保留。

4）破坏的髓鞘被巨噬细胞吞噬、消化成嗜苏丹的脂质。

5）小静脉周围淋巴细胞及浆细胞浸润，形成袖套样结构。

6）缺乏其他器官系统的病理改变。

（2）CNS 炎性脱髓鞘疾病与其他疾病鉴别

1）CNS 炎性脱髓鞘疾病的主要病理特征是小静脉周围脱髓鞘病变及单个核细胞（MNC）浸润，具有诊断特异性，其他神经组织不受损，不继发沃勒变性。其他 CNS 白质病变，如缺血缺氧性脑病、进行性多灶性白质脑病（PML）、脑桥中央髓鞘溶解症（CPM）等通常无炎性病理特征；但小动脉炎及脑缺氧性坏死可出现静脉周围轴索及髓鞘坏死，与静脉周围脱髓鞘难以鉴别。

2）脱髓鞘作为一种病理改变，并非脱髓鞘疾病的唯一表现，也可见于其他病因导致的神经系统疾病。近年来研究发现 MS 病变具有异质性，某些类型 MS 患者 CNS 无典型型脱髓鞘病变，可表现轴索损伤或坏死。此外，临床不应根据影像学所见诊断脱髓鞘病变，这是一大误区，可导致临床误诊或过度诊断。

545 多发性硬化的病因及发病机制是怎样的?

MS 是以中枢神经系统白质脱髓鞘病变为特征的自身免疫性疾病，可能是遗传易感个体与环境因素共同作用导致的自身免疫性病理过程。其确切病因及发病机制迄今不明，目前认为主要与以下因素有关：

（1）病毒感染与自身免疫反应

1）流行病学资料提示，MS 与儿童期接触的某种环境因素如病毒感染有关，曾高度怀疑 EB 病毒、嗜神经病毒如麻疹病毒、人类嗜 T 淋巴细胞病毒 I 型（HTLV-I），但从未在 MS 患者脑组织证实或分离出病毒。

2）经典的实验是用髓鞘素碱性蛋白（MBP）抗原免疫 Lewis 大鼠，造成 MS 的实验动物模型实验性自身免疫性脑脊髓炎（experimental autoimmune encephalomyelitis，EAE）。将 EAE 大鼠识别 MBP 多肽片段的致敏细胞系转输给正常大鼠也可引起 EAE，证明 MS 是 T 细胞介导的自身免疫病。

3）MS 患者脑脊液 IgG 指数增高，CSF 可检出 IgG 寡克隆区带（IgG oligoclonal bands），是 CNS 内 IgG 合成的证据。HLA 抗原特殊分布也是自身免疫病的证据。

4）病毒感染或其他因子通过破坏血 - 脑屏障，使 T 细胞和抗体进入 CNS，导致促炎性细胞因子、细胞粘附分子、基质金属蛋白酶表达增加，吸引其他免疫细胞，细胞外基质分解也利于免疫细胞移行，激活针对自身抗原如 MBP、含脂质蛋白（PLP）、少突胶质细胞糖蛋白（MOG）和髓鞘结合糖蛋白（MAG）、αB-晶体蛋白（αB-crystallin）、磷酸二酯酶及 S-100 的自身免疫反应。这些靶抗原通过抗原递呈细胞触发辅助性 T 细胞 1 型（Th1）激活和分泌促炎性细胞因子如 IL-2、IFN-γ 等，并有巨噬细胞和补体参与，免疫攻击导致髓鞘崩解和引起神经系统症状。

5）分子模拟（molecular mimicry）学说认为，感染的病毒可能与 CNS 髓鞘蛋白或少突胶质细胞存在共同抗原，病毒氨基酸序列与 MBP 等神经髓鞘组分某段多肽氨基酸序列相同或极相近。推测病毒感染后体内 T 细胞激活，浆细胞生成抗病毒抗体可与神经髓鞘多肽片段发生交叉反应，导致脱髓鞘病变。

（2）遗传因素：MS 有明显的家族倾向，两个同胞可同时罹患，约 15% 的 MS 患者有一个患病的亲属。患者一级亲属的患病风险较一般人群大 12 ~ 15 倍。MS 遗传易感性可能由多数弱作用基因相互作用决定 MS 的发病风险。

（3）环境因素：MS 发病率随纬度增高而呈增加趋势。近来研究证实接受日照时间长短与体内维生素 D 水平及 MS 的发病率相关。吸烟可能增加 MS 患病风险。

总之，目前认为 MS 可能是一种多病因疾病，在遗传与环境因素影响下，通过自身免疫反应发病，感染、外伤、妊娠、手术和中毒等可为其诱因。

546 多发性硬化的流行病学特征是怎样的?

MS 的发病率较高，呈全球性广泛分布，为慢性病程，倾向于年轻人罹患，估计目前全球范围 MS 患者约 250 万人。

流行病学特征如下。

（1）MS 发病率随纬度增高而增加，离赤道愈远发病率愈高，南北半球皆然。

1）MS 高危地区包括美国北部、加拿大、北欧、英国、澳洲的塔斯马尼亚（Tasmania）岛和南新西兰等，患病率为 40/10 万或更高。奥克尼（Orkney）岛和苏格兰北部是 MS 异常高发病区，发病率高达 300/10 万。赤道国家发病率小于 1/10 万，亚洲和非洲国家发病率较低，约为 5/10 万。

2）我国目前虽无 MS 流行病学资料，近年来 MS 病例报道愈见增多，专家倾向于我国 MS 并非罕见，但我国仍属于低发病区，可能与日本相似。

（2）移民的流行病学资料表明，15 岁以前从北欧移居南非的移民 MS 发病率低，15 岁后移民仍保持出生地高发病率，提示 15 岁前与某种外界环境因素接触可能在 MS 发病中起重要作用。

（3）女性 MS 患病率高于男性（约 1.8：1），女性平均起病年龄小于 30 岁，男性略晚。发病风险期 10～60 岁，高峰年龄 20～29 岁。

（4）流行病学调查显示，遗传素质（inherited predisposition）对 MS 易感性起重要作用，某些民族如爱斯基摩人、吉普赛人、西伯利亚的雅库特人和非洲的班图人都不罹患 MS。在某些近亲结婚的白种人中，如加拿大的胡特瑞特（Hutterites）人几乎不存在 MS。遗传因素的重要作用还表现在，MS 患者可发生在同一家庭，两同胞可同时罹患。McAlpine 等的研究发现，MS 患者一级亲属中患病风险较一般人群大 12～15 倍，在同卵双胎孪生子女中这种风险更大。

（5）生活在北美和南美的日本人、中国人、马耳他人和未混血的印度人 MS 患病率很低，约少于他们生活的白种人群的 1/10。生活在夏威夷和美洲大陆的第一代日本和中国移民仍表现如他们出生国的 MS 低发病率，而美国黑人与白人混血儿的发病率介于二者之间。

（6）MS 与 6 号染色体组织相容性抗原 HLA-DR 位点相关，表达最强的是 $HLA\text{-}DR_2$。

547 多发性硬化的病理学特征及其病变异质性是怎样的?

MS 的病理改变主要表现 CNS 白质脱髓鞘病变，可累及大脑半球、视神经、脑干、小脑和脊髓等。

（1）大体病理

1）大脑半球冠状切面可见白质内大小不等、形态各异的灰色斑块，多见于半卵圆中心、内囊和脑室周围，侧脑室前角最多，脑干及小脑白质（齿状核周围）较常见。硬化斑大小不等，1～20mm，最大可达一个脑叶白质。

2）急性期新鲜斑块境界欠清晰，呈暗灰色或深红色，局部轻度肿胀。慢性期陈旧性斑块境界清楚，呈浅灰色，可见局限性脑萎缩和脑室扩张。

3）脊髓以颈段病损多见，可见切面灰白质境界不清，急性期可见脊髓节段性肿胀、脱髓鞘，慢性期脊髓节段性萎缩变细。视神经、视交叉、视束也可累及，切面可见局灶性肿胀或萎缩的硬化斑。

4）急性期病例可见软脑膜轻度充血和脑水肿，慢性严重病例软脑膜增厚。

（2）组织病理学

1）急性型：髓鞘崩解脱失，轴突正常或轻度损害，病灶内小胶质细胞增生。血管扩张，血管周围淋巴细胞及浆细胞浸润，偶见多核白细胞。炎性细胞围绕小静脉周围形成血管套，可见格子细胞和吞噬细胞。病变早期：新鲜病灶可见脱髓鞘，无炎性细胞反应，病灶色淡，边界不清，称为影斑（shadow plaque）。中期髓鞘崩解被清除形成局灶性组织缺损区，可见大量吞噬细胞。晚期可有轴突崩解，神经细胞减少，神经胶质形成硬化斑。我国一组13 例急性 MS 尸检报告发现，脱髓鞘病灶多为软化坏死灶，呈海绵状形成空洞，与欧美典型硬化斑不同，与日本的 MS 病理所见类似，可能与种族差异及 HLA 抗原分布不同有关。我国也有典型硬化斑病理所见。

2）暴发型：首次发病在较短时间内死亡的患者，病灶炎性细胞浸润明显，轴索破坏严重形成坏死灶。

（3）病变异质性表现

1）正常表现的白质并非完全正常。根据神经影像学和病理学研究，MS 除了局灶性脱髓鞘病变，在表现正常的白质（normal-appearing white matter，NAWM）也存在弥漫性异常。原发进展型 MS 的 NAWM 磁共振波谱（MRS）显示，神经变性标志物 N-乙酰天冬氨酸（N-acetylaspartate，NAA）减少，作为髓鞘完整性指标的磁转移率（magnetic transfer ratio）在进展型与复发型 MS 的 NAWM 均减少。

2）皮质及深部灰质病变要比以往认为的常见，由于脱髓鞘性轴索也存在于灰质中，炎性脱髓鞘病变也可见于皮质和皮质下灰质。与白质病变比较，皮质病损相对较轻，神经元、轴索及少树突胶质细胞保留较多，皮质及深部灰质病变在常规 MRI 和组织活检中不易分辨，有研究表明高场强 MRI 更易于发现 MS 灰质病变。

548 多发性硬化常见的临床表现是怎样的?

MS可急性、亚急性或慢性起病，我国急性或亚急性起病较多。MS病灶散在多发，症状可千变万化，病变在CNS空间多发性常提示大脑、脑干、小脑、脊髓及视神经病变的不同组合，病变的时间多发性表现病程中的缓解-复发，构成MS病程及症状体征的主要特征。

(1) 首发症状常见一或多个肢体局部无力、麻木、刺痛感或单肢不稳，单眼突发视力丧失或视物模糊（视神经炎）或复视，急性或逐渐进展的痉挛性轻截瘫、平衡障碍和感觉缺失，膀胱功能障碍如尿急或尿流不畅等。通常持续时间短暂，数日或数周消失，仔细检查仍可发现残留体征。

(2) 发病诱因包括感冒、发热、感染、败血症、外伤、手术、拔牙、妊娠、分娩、过劳、精神紧张、药物过敏和寒冷等。

(3) 常见的神经功能缺失症状体征

1) 肢体瘫痪多见，常见双下肢无力或沉重感，继而变为不对称性痉挛性轻截瘫、四肢瘫，亦有偏瘫、单瘫。体征多于症状也是MS的重要特征，如患者主诉一侧下肢无力、走路不稳和麻木感，检查却可能发现双侧锥体束征或Babinski征。

2) 约半数病例出现视力障碍，自一侧开始再侵犯对侧，或短时间内两眼先后受累。发病较急，常有缓解-复发的特点，早期眼底无改变。可出现双颞侧偏盲、同向性偏盲。多于数周开始恢复，约50%病例可遗留颞侧视盘苍白，但患者可不觉察有视力障碍。

3) 眼球震颤与核间性眼肌麻痹并存指示为脑干病灶，是高度提示MS的两个体征。以水平性眼震为主，也可水平加垂直、水平加旋转及垂直加旋转等。复视约占1/3。内侧纵束受累可出现核间性眼肌麻痹，脑桥旁正中网状结构PPRF受累可见一个半综合征。其他脑神经受累少见，如周围性面瘫、耳聋、耳鸣、眩晕、咬肌力弱、构音障碍和吞咽困难等。

4) 约半数以上患者出现感觉障碍，包括深感觉障碍及Romberg征。约半数病例可见共济失调，但眼震、意向震颤及吟诗样语言等Charcot三主征仅见于部分晚期MS患者。晚期病例可见视神经萎缩、眼震、构音障碍、锥体束征及小脑体征。

5) 精神障碍可见病理性情绪高涨如欣快和兴奋，多数病例表现抑郁、易怒，可出现淡漠、嗜睡、强哭强笑、反应迟钝、重复语言、猜疑和迫害妄想等。

6) 神经电生理检查证实，少数MS患者合并周围神经损害如多发性神经病、多发性单神经病等，可能与周围神经P1蛋白与CNS的MBP为同一组分有关。

(4) 发病后可有数月或数年缓解期，复发时出现新症状或原有症状再现。感染、发热、女性分娩后 3 个月左右均可使稳定的病情暂时恶化，复发次数可多达 10 次以上，每次复发后都会使患者体征和症状愈发加重。

（5）MS 患者可出现发作性症状，但极少以首发症状出现，常以固定模式在数日、数周或更长时间内频繁再发，可完全缓解。常见的包括短暂一过性视力下降、无力及麻木等症状。Lhermitte 征是颈髓受累征象，表现过度屈颈时出现针刺样异常疼痛，沿脊柱放散至大腿或足部。其他如单肢痛性痉挛发作、眼前闪光、强直性发作、阵发性瘙痒、广泛面肌痉挛、发作性构音障碍及共济失调等；眩晕发作也较常见，国外报道可达 50%，急性起病，间歇性发作，伴不稳感、眼震等。

（6）MS 患者也有极为罕见的症状，如癫痫、失语、偏盲、锥体外系运动障碍、严重肌萎缩、肌束颤动等，常作为 MS 诊断的警示信号，但并非绝对，只是诊断 MS 时如有这些症状体征须慎重排除其他疾病之可能。

549 多发性硬化的临床病程分型及特征是怎样的？

Lublin 和 Reingold（1996）根据病程将 MS 分为四型。该分型与 MS 治疗决策选择有关，每型的临床特征包括疾病进展、发病年龄、性别及预后等。

MS 病程分型及临床特征：

（1）复发 - 缓解型（RRMS）：临床最常见，约占 85%，女性多见，典型早年急性发病，疾病早期出现多次复发 - 缓解，不残留或较少遗留后遗症，复发期中间病情不进展，预后良好。

（2）继发进展型（SPMS）：最初多为复发 - 缓解型患者，病程进展到 10 年以上时部分患者病程变为进行性加重，病情不再缓解。RRMS 患者发病 10 年时 50% 以上转为此型，25 年时约 80% 转为 SPMS。

（3）原发进展型（PPMS）：约占 10%，男女性别比为 1∶1，发病年龄晚（40 ~ 60 岁）；发病后轻偏瘫或轻截瘫缓慢进展，偶伴有平稳期；脊髓病变常见，CSF 炎性改变较轻，MRI 钆增强病灶较少，预后不良。

（4）进展 - 复发型（PRMS）：不常见，在原发进展型病程基础上，随后伴急性复发，伴或不伴完全恢复。

2012 年 MS 分型小组（The MS Phenotype Group）重新评估了 MS 表型，探讨了临床、影像学及生物标记物的进展。建议更新原分类法，取消 PRMS 型，增加了临床孤立综合征（CIS）的疾病首次发作病程。

550 临床孤立综合征和影像学孤立综合征的临床表现是怎样的?

（1）临床孤立综合征（clinically isolated syndromes，CIS）是指临床仅出现一次发作的CNS炎性脱髓鞘事件综合征。

临床表现：

1）临床上既可表现为孤立的视神经炎、脑干脑炎、脊髓炎或某个解剖部位受累后导致的临床事件（通常不包括脑干脑炎以外的其他脑炎），也可出现多部位同时受累的临床表现，常见的如视力下降、肢体麻木、无力、尿便障碍等，病变表现为时间上孤立性，临床症状持续24小时以上。

2）最初CIS并未包含在MS分类中，临床观察发现一半以上的CIS患者最终发展为MS。具有单侧视神经炎、局灶性脊髓炎、局限性脑干炎、小脑炎，以及眼球运动障碍、共济失调，MRI显示颅内多发病变的CIS患者易演变为MS。脑脊液IgG指数、寡克隆带、血清髓鞘碱性蛋白（MBP）抗体、髓鞘少突胶质细胞糖蛋白（MOG）抗体等也对CIS诊断有一定意义。

3）CIS的临床表现与预后密切相关，预后良者多表现只有感觉症状，临床症状完全缓解5年后仍没有活动障碍，MRI检查正常；预后较差者常表现多病变或有大病变，运动系统受累，不完全缓解。

2012年MS新分型将CIS作为MS的首次发病阶段，但对亚洲及非白种人群脱髓鞘病变应关注，CIS并不能区分MS与NMOSD的首发，仍需观察鉴别。

（2）影像学孤立综合征（radiologically isolated syndromes，RIS）是仅有影像学资料提示脱髓鞘疾病，但患者无临床症状或体征。根据现行的MS诊断标准，RIS在无脱髓鞘性疾病的临床证据的情况下，尚不能认为是MS的一种亚型；因为MRI阳性结果可能为非特异性。

虽然MS表型可根据现有的病情和病史分类为复发型和进展型两大类，但是这种分类不能提供持续性病程中的具体信息。新的分类在疾病进展与恶化方面进行了详细定义，并在临床和影像学层面进行了量化规范。在临床方面侧重关注患者的临床复发事件与EDSS评分，在影像方面侧重关注MRI基线基础上新增的T2WI病变数目和脑容积变化等。

551 Charcot三主征、Lhermitte征及痛性强直性发作对MS临床诊断意义如何?

Charcot三主征、Lhermitte征及痛性强直性发作都可能在MS患者出现，但均为非特异性体征。

（1）Charcot 三主征是法国著名神经病学家 Charcot（1825～1893）观察他家的年轻女佣人的全部病程，描述她有眼球震颤、意向震颤和吟诗样断续语言等症状，认为患有当时较流行的神经梅毒——脊髓痨（tabes dorsalis）。但死后尸解发现其中枢神经系统有多发硬化斑，Charcot 提出这组体征可作为 MS 临床诊断标准，后人称为 Charcot 三主征。但后来临床观察发现，Charcot 三主征仅见于部分 MS 晚期患者，并非 MS 特有的症状。

（2）Lhermitte 征是颈髓受累征象，颈部过度前屈时出现触电般异样不适感，沿脊柱向下放散至大腿或足部；其病理生理基础是相应脊髓后根及后索受累，发生异常放电所致，多见于 MS 及 NMO 患者，其他颈髓病变也可出现。

（3）痛性强直性发作也称为痛性痉挛，是指四肢沿神经根的放射性异常疼痛，并诱导相应水平肌肉强直性痉挛发作，数十秒钟消失，特殊动作牵拉也可诱发，MS 患者此征常与 Lhermitte 征并存。

552 多发性硬化的脑脊液检查及其临床意义是怎样的？

脑脊液检查是 MS 临床诊断重要的辅助支持证据，是其他检查不能取代的。

（1）CSF 常规检查：可见单个核细胞数增高（pleocytosis），一般为轻度增高（MNC < 15×10^6/L），也可为正常；约 40% 的 MS 患者 CSF 蛋白轻度增高。

（2）IgG 鞘内合成：MS 的 CSF-IgG 增高主要由于 CNS 内合成，受血脑屏障影响的因素不明显。

1）CSF-IgG 指数：是 IgG 鞘内合成的定量指标，表示为：[CSF- IgG/S（血清）-IgG]/[CSF-Alb（白蛋白）/S-Alb]。IgG 指数 >0.7 提示鞘内合成，见于约 70% 的 MS 患者。测定这组指标也可计算 CNS 24 小时 IgG 合成率，意义与 IgG 指数相似。动态指标变化可一定程度反映疾病的活跃度。

2）CSF-IgG 寡克隆带（oligoclonal bands，OB）：是 IgG 鞘内合成的定性指标，采用琼脂糖等电聚焦和免疫印迹（immunoblot）技术，用双抗体过氧化物酶标记及亲和素－生物素（avidin-biotin）放大系统检测。须同时检测 CSF 和血清，只有 CSF 中存在 OB 而血清缺如或 CSF 出现与血清中不同的 IgG 条带才是 OB，支持 MS 的诊断。OB 阳性率约达 95%，亚洲人 OB 阳性率约 70% 或更低，但 CSF-OB 为非特异性，少数 Lyme 病、神经梅毒、亚急性硬化性全脑炎（SSPE）、周围神经病、人类免疫缺陷病毒（HIV）感染及多种结缔组织病患者 CSF 也可检出 OB。

553 视觉诱发电位及其他电生理检查异常对 MS 诊断价值如何？

视觉诱发电位（VEP）是大脑皮质枕叶区对视觉刺激发生的电反应，是代表视网膜接受刺激经视路传导至枕叶皮质引起的电位变化，当双侧 VEP 不等，尤其 P100 潜伏期明显延迟而波幅未见明显下降是更支持视神经脱髓鞘证据，反之，如 P100 潜伏期延迟不明显而波幅明显下降支持轴索损伤。可评价球后视神经脱髓鞘病变或轴索损伤，发现视神经病变的亚临床证据，是 MS 的重要辅助检查手段。

（1）VEP 对确诊多发性硬化很有价值，已得到大量研究的反复证实，阳性率通常可达 70%～97%。VEP 潜伏期是检测视觉通路损害的客观手段，甚至 MS 患者视觉通路损害处于亚临床状态时 VEP 技术也可检出。

（2）MS 患者的 VEP 改变常表现为潜伏期延迟，反映了受损视觉纤维的传导速度减慢，反映非广泛性脱髓鞘病变。

（3）其他电生理检查，如视神经 OCT、视网膜电图、电脑视野检测、体感诱发电位（SEP）、脑干听觉诱发电位（BAEP）等均对寻找视神经或脑干、脊髓内空间病变证据有一定的价值。

554 多发性硬化典型的 MRI 特征及警示信号包括哪些？

MRI 检查对多发性硬化诊断有重要价值，除了依据临床病史及症状体征，MRI 检查同样能提供 MS 病变时间及空间多发的证据。MRI 检查具有高敏感性，可发现 CNS 包括幕上、小脑、脑干、脊髓及视神经无症状的 MS 病变，连续动态 MRI 观察可显示 MS 病变进展、消退及转归等。

（1）典型 MRI 特征

1）MS 病变多位于侧脑室旁、近皮质、胼胝体与半卵圆中心，可见圆形、类圆形、条形病灶，大小介于 3～20mm，大的融合性斑块多累及侧脑室体部，脑干、小脑、脊髓可见不规则斑块，显示 T1WI 低信号、T2WI 高信号。病程较长可伴脑室系统扩张、脑沟增宽等脑白质萎缩征象。MRI 显示视神经损害多表现正常或受累节段偏前、较短。MS 脊髓病变多≤1 个脊髓节段，呈非横贯性，周围多为偏心。

2）T2WI 显示大脑白质 MS 斑块较好，质子密度加权像显示脑干和小脑斑块较清晰，T1WI 可鉴别 MS 陈旧与新鲜斑块，前者 T1WI 呈明显低信号，注射 Gd-DTPA 后不强化，后者呈模糊等信号，有显著强化效应。典型脱髓鞘病变由急性期病变实质性强化伴周边水肿，逐渐演变为亚急性期环形强化、开环强化及线样强化，再演变为慢性恢复期病变不强化及胶质增生。

（2）MRI 警示信号：是指不支持 MS 诊断的证据，包括病变过大（ >3cm）、过长（脊髓病变 >3 个椎体节段）或过小（1mm，点状），水肿及占位效应明显，伴有钙化、出血、囊性变等；位于不典型区域，如丘脑、基底节灰质核团；急性期病变不强化、过度强化或持续强化（ >12 周）。

555 MRI 检查对多发性硬化的诊断价值和如何规范 MRI 检查？

在 MS 的临床诊断中 MRI 是不可或缺的检查手段，具有不可替代的地位。

（1）MRI 诊断价值

1）在结合临床事件的基础上，MRI 检查幕上、小脑、脑干、脊髓及视神经病变，或可发现无症状的 MS 病变；MRI 动态观察可发现 MS 病变进展、消退及转归等，发现 MS 病变的时间、空间多发证据，有助于早期确诊 MS。

2）在临床试验中评价药物疗效及预后，有助于个体化疗效的监测。

（2）MRI 检查规范：在 MS 的临床诊断中，应规范脑和脊髓的 MRI 扫描，高度疑诊 MS 的可能的脱髓鞘患者应进行全脑及全脊髓 MRI 检查。

1）国际 MS 联盟推荐临床采用简单易行的标准化 MRI 检查方法：①在不同 MRI 检测中心应采取统一的简单易行的标准化 MRI 检查方法。②应进行双回波和 FLAIR 轴位脑图像、正中矢状位未增强双回波或 FLAIR 图像（可选）及增强 T1WI 扫描。③宜应用磁通量至少 1T 的 MRI 设备。④采用特定的定位标志以保持在扫描定位时的一致性，尤其在多次扫描时。⑤所有的诊断检查均需使用钆造影剂。

2）我国的多发性硬化诊断与治疗中国专家共识推荐，最好应用 1.5 T 及以上场强 MRI 扫描，头部序列应包括平扫（矢状位 FLAIR 序列，轴位 T1WI、T2WI、FLAIR、DWI）及增强（轴位 T1WI）；扫描层数为全脑覆盖（30～32 层），层厚 4mm；中心定位线为平行胼胝体膝部、压部下缘连线；推荐注射造影剂后延迟 10～15 分钟做增强扫描。

如何应用 EDSS 残疾量表评价多发性硬化患者的神经功能？

EDSS 评分是指 Kurtzke 扩展的残疾量表（expanded disability scale），是国际公认的多发性硬化评估量表，在 MS 患者神经功能评价及药物试验中被广泛采用。

EDSS 评分把中枢神经系统分为 8 个功能部分，分别进行评价，低级别区 0～5.0 分，侧重于视觉、脑干、锥体功能、小脑功能、感觉功能、膀胱直肠功能和大脑系统综合功能，高级别区 5.5～10 分，侧重运动系统主要是行走功能和日常生活限制的评价，最终得分由这些系统的功能评分与行走能力评分共同决定，但行走能力和日常生活限制评分起决定性作用。EDSS 评分共 20 个步骤（表 15-1）。

表 15-1　运动系统主要是行走功能和日常生活限制的评价

评分	神经功能与运动功能评分
0.0	神经检查正常，所有的功能系统（FS）评分均为 0
1.0	没有残疾，只有 1 个功能系统的轻度异常体征（1 个 FS 1）
1.5	没有残疾，有超过 1 个功能系统的轻度异常体征（>1 个 FS 1）
2.0	累及 1 个功能系统的轻度残疾，1 个 FS 2，其他 FS 0 或 1
2.5	累及 2 个功能系统的轻度残疾，2 个 FS 2，其他 FS 0 或 1
3.0	累及 1 个功能系统的中度残疾或累及 3～4 个功能系统的轻度残疾；行走不受限
3.5	行走不受限，累及 1 个功能系统的中度残疾（1 个 FS 3，其他 FS 0 或 1），合并 1～2 个系统的评分为 2；或 2 个功能系统的评分为 3；或 5 个功能系统的评分为 2（其他是 0 或 1）
4.0	行走不受限；即使有累及 1 个功能系统的较严重残疾（评分 4 分，或超过前几步总和的分级），其他系统为 0～1 分，但生活自理，起床行走时间 >12 小时；不休息独立行走超过 500 米
4.5	行走不受限；每天大多可站立，能完成正常工作，但活动部分受限并需要少许帮助；特点是累及 1 个功能系统的相对严重残疾（评分 4 分，或超过前几步总和的分级），其他系统为 0～1 分；不休息独立行走超过 300 米
5.0	残疾严重，影响日常生活和工作；不休息独立行走 200 米；1 个功能系统的评分为 5 分，或低于前几步总和分级，其他系统为 0～1 分
5.5	不休息独立行走 100 米；残疾严重，影响日常生活和工作；1 个功能系统的评分为 5 分，或低于前几步总和分级，其他系统为 0～1 分
6.0	间歇行走，或一侧辅助下行走 100 米，中间休息或不休息；2 个以上的神经功能系统评分 >3 +
6.5	双侧辅助下可以行走 20 米，中途不休息；2 个以上的神经功能系统评分 >3 +
7.0	辅助行走不超过 5 米，活动限于轮椅上，可独立推动轮椅；轮椅上时间超过 12 小时；1 个以上的功能系统评分为 4 +，少数情况下锥体束评分为 5 分
7.5	几乎不能行走，生活限于轮椅上，辅助才能挪动，不能整天待在标准轮椅上，需要自动轮椅；1 个以上的功能系统评分为 4 +
8.0	活动限于床、椅、轮椅，每天有一定时间在轮椅上活动；生活可部分自理，上肢功能正常；几个功能系统评分为 4 +
8.5	每天大多数时间卧床；生活部分自理，上肢保留部分功能；几个功能系统评分为 4 +
9.0	卧床不起，可以交流，吃饭，大多数功能系统评分为 4 +
9.5	完全卧床不起，不能正常交流，吃饭，大多功能系统评分为 4 +
10.0	死于多发性硬化，直接死因为呼吸肌麻痹、昏迷或反复痫性发作

EDSS 评分的缺陷是对上肢功能及高级皮质功能偏重较少，评分系统过于复杂，耗时长，需要定期进行强化培训。为避免临床对照试验的偏倚，应由不知晓患者临床状况的医生评分，行动不受限的患者应行走足够的距离，以便评估者做细致的观察。

557 儿童多发性硬化的临床表现及 MRI 特征是怎样的?

MS 患儿的临床特点大多与成人相似，MRI 显示空间多发与时间多发。

（1）临床表现

1）儿童期 MS 症状多样，95% 的儿童 MS 为复发 – 缓解型（RRMS），高于成人患者，首次发作通常为单一症状，约 80% 的患儿出现典型临床孤立综合征（CIS），伴 T2WI 病灶，起病阶段临床常有完全缓解，60% 的患儿在第 1 年内复发，但儿童 MS 通常复发不频繁，转化为继发进展型相对较慢，复发后出现不可逆残疾较慢。儿童原发进展型（PPMS）罕见（2.3% ~7%）。

2）儿童期 MS 起病时通常症状较轻，有较长的完全缓解期，病程较缓慢。小于 11 岁患儿第一次发病常表现急性脑病或急性播散性脑脊髓炎（ADEM），共济失调是幼儿 MS 最常见症状，常见脑干、小脑症状，10% ~15% 的患儿有长节段脊髓炎表现。可出现痫性发作，大多数患儿伴疲劳，可出现 Uthoff's 现象（发热导致脱髓鞘病变复发）、Lhermitte 征（颈前屈时出现颈椎向下放散闪电样感）。发病时可能不出现 CSF-IgG 指数增高或寡克隆带。

3）对儿童 MS 诊断宜更加慎重，需要与多病程 ADEM 及 NMOSD 等鉴别。推荐对患儿进行临床及 MRI 动态随访，当临床观察到 2 次非 ADEM 样发作或 MRI 发现典型的 MS 样颅内新增病变方可诊断 MS。

（2）MRI 特征

1）MS 患儿较常见幕下脑干、小脑病变，尤其年龄 <10 岁患儿，在儿童首次脱髓鞘事件后 3 ~6 个月应连续进行 MRI 检查和评估，儿童 MS 病灶通常较少，不易被造影剂增强，垂直于胼胝体的边缘清楚病灶对儿童 MS 有特异性。

2）McDonald（2010）诊断标准专家组认为，MRI 修订标准也适用于大多数 MS 患儿，特别是表现 CIS 急性脱髓鞘患儿，大多数患儿可能在中枢神经系统 4 个特定部位（脑室周围、幕下、近皮质或脊髓）有 2 处或以上的病变。

558 多发性硬化的临床诊断思路是怎样的?

多发性硬化诊断的精髓是证实中枢神经系统脱髓鞘病变的时间与空间多发性，并除外其他疾病。MS 临床诊断思路是：

（1）首先，以病史和临床症状体征为依据，但缺乏客观医学记录的病史及症状描述不能作为肯定的临床事件证据。应确定可能提示 MS 的临床特征，例如，发病年龄 15 ~ 50 岁，亚急性起病，复发 – 缓解病程，患者有 2 次或以上的临床发作，症状体征提示 2 个或以上的病变，出现球后视神经炎、横贯性脊髓炎、核间性眼肌麻痹、Lhermitte 征及易疲劳等常见症状体征。

（2）其次，获取支持 MS 病变时间多发（DIT）与空间多发（DIS）的影像学证据，患者临床只有 1 个症状体征，如 MRI 显示至少 2 个典型病灶部位（侧脑室旁、近皮质、幕下和脊髓）存在至少 1 个 T2WI 病灶，或临床上出现累及 CNS 不同部位的发作，提供病变空间多发证据。患者临床只有 1 次发作，如 MRI 同时存在无症状的 Gd 增强与非增强病灶共存或出现一个新的 T2WI 和/或 Gd 增强病灶，即提供时间多发证据。应尽可能完善电生理、神经免疫学支持证据如脑脊液寡克隆区带等。

（3）再次，需要排除其他可能的疾病，与急性播散性脑脊髓炎（ADEM）鉴别，亚洲人群注意与视神经脊髓炎谱系疾病（NMOSD）鉴别，如严重视神经炎、脊髓受累≥3 个椎体节段、颅内缺乏典型 MS 病灶、合并多项自身免疫疾病或相关抗体阳性者，包括复发性视神经炎（recurrent Optic Neuritis，r-ON）、复发性纵向延伸的横贯性脊髓炎（recurrent longitudinally extensive myelitis，r-LETM）等，宜行 AQP4 抗体检测，如阳性提示非 MS 可能。如患者发病年龄 <10 或 >50 岁，起病数分钟达到高峰，慢性进展，有系统性疾病、结核、肿瘤等病史或家族史的病人应警惕；如出现失语、失用、忽视等皮质功能障碍症状，强直、持续肌张力障碍等锥体外系症状，惊厥发作和早期痴呆等通常不支持 MS 诊断。

（4）第四，应动态观察及随诊，从疾病演变及治疗反应判断诊断是否正确。

559 多发性硬化临床诊断标准的演进史是怎样的?

MS 临床诊断标准的沿革见证了由临床诊断到临床 + MRI 影像证据的转变。

（1）Schumacher（1965）临床确诊 MS 的诊断标准。

1）病程中有 2 次或以上缓解复发，间隔 1 个月；或呈进展型，病程 >6 个月。

2）有 2 个或以上的病变体征。

3）病变主要在神经系统白质。

4）发病年龄 10 ~ 50 岁。

5）排除其他的病因。

（2）Poser（1983）的 MS 诊断标准：第一次将实验室证据纳入支持证据中。

1）临床确诊的 MS（clinical definite MS，CDMS）

- 病程中 2 次发作和 2 个分离病灶的临床证据；
- 病程中 2 次发作，一处病变临床证据和另一部位病变亚临床证据。

2）实验室支持确诊的 MS（laboratory-supported definite MS，LSDMS）

- 病程中 2 次发作，一个临床或亚临床病变证据，CSF-OB/IgG（表示 CSF 寡克隆带阳性或 CSF-IgG 指数增高）；
- 病程中 1 次发作，2 个分离病灶临床证据，CSF-OB/IgG；
- 病程中 1 次发作，一处病变临床证据和另一病变亚临床证据，CSF-OB/IgG。

3）临床很可能的 MS（clinical probable MS，CPMS）

- 病程中 2 次发作，一处病变的临床证据；
- 病程中 1 次发作，2 个不同部位病变临床证据；
- 病程中 1 次发作，一处病变临床证据和另一部位病变亚临床证据。

4）实验室支持很可能的 MS（laboratory-supported probable MS，LSPMS）

- 病程中 2 次发作，CSF-OB/IgG，2 次发作须累及 CNS 的不同部位，须间隔至少 1 个月，每次发作须持续 24 小时。

（3）McDonald 等（2005）的 MS 诊断标准（表 15-2）：2001 年 MS 诊断国际专家组推出了修正的 McDonald 诊断标准，2005 年再次修订。2001 年标准第一次将 MRI 时间、空间多发证据引入到 MS 诊断标准，2005 年标准的特点是，满足以下标准可诊断 MS，未完全满足可诊断可能的 MS，完全不能满足诊断为非 MS。诊断的敏感性和特异性提高。

表 15-2　McDonald 等（2005）的 MS 诊断标准

临床表现	MS 诊断所需的其他证据
2 次或以上的发作，2 个或以上病灶的客观临床证据	不需要其他检查，如 MRI 和 CSF 检查结果阴性，诊断 MS 须很慎重排除其他疾病
2 次或以上的发作，1 个病灶的客观临床证据	MRI 证实空间弥散病灶（须完全符合 Barkhof 等的标准）或 MRI 检出 2 个或以上符合 MS 病灶 + CSF 阳性改变（寡克隆带）或有待出现累及不同部位的临床发作
1 次发作，1 个病灶客观临床证据（单一症状表现，临床孤立综合征）	MRI 证实时间上多发（出现症状 >3 个月检出钆增强病灶）或有第 2 次临床发作
2 次或以上的发作，1 个病灶的客观临床证据	MRI 证实空间弥散病灶或 MRI 检出 2 个或以上符合 MS 的病灶 + CSF 阳性改变以及 MRI 证实时间上多发或有第 2 次临床发作
提示 MS 的隐匿的神经系统症状进展	CSF 阳性改变 以及以下方法证实空间弥散病灶 MRI 的 T2WI 检出 1）9 个或以上的脑部病灶或 2）2 个或以上的脊髓病灶或 3）4 ~ 8 个脑部病灶 + 1 个脊髓病灶 或 VEP 异常（波形完好而潜伏期延长）伴 MRI 证实的 4 ~ 8 个脑部病灶，或 4 个以下脑部病灶 + 1 个脊髓病灶 MRI 证实空间弥散病灶 以及 MRI 证实时间上多发或持续进展 1 年

McDonald 等的 MS 诊断标准特点是依赖脑 MRI 检查，MRI 应包括多种常规序列，每种序列可反映一个侧面。

1）T1WI 强调白质，低信号病灶称为“黑洞”；T2WI 强调 CSF，易检出非血性物质，表现高信号病灶。

2）质子像易检出“致密”组织；液体衰减转向恢复序列（FLAIR）成像，结合 T1WI 和 T2WI 恢复成像能更好地显示病理水肿区。

3）Gad 强化可估计疾病活动，Gad 强化 T1WI 可评估血脑屏障（BBB）完整性，萎缩程度可估计疾病进展；T2WI 和 FIAIR 像常显示脑室旁白质多发高信号病灶。

4）临床可能的 MS 病人诊断评估通常包括 MRI、CSF 和 VEP 等的全面评估，以排除其他疾病。

560 如何解读 McDonald（2010）多发性硬化诊断标准?

McDonald 等（2010）的 MS 诊断标准见表 15-3。

肯定的 MS（Clinical definitely MS，CDMS）：完全符合标准，其他疾病不能更好地解释临床表现。

可能 MS（Possible MS）：不完全符合标准，临床表现怀疑 MS。

非 MS（Not MS）：在随访和评估过程中发现了其他能更好地解释临床表现的疾病诊断。

表 15-3　2010 年 McDonald MS 诊断标准

临床表现	诊断 MS 所需附加资料
≥2 次的发作[a]；具有≥2 个以上客观临床证据病变或存在 1 个客观临床证据病变同时伴既往发作[b]合理的病史证据	无[c]
≥2 次的发作[a]；具有 1 个病变的客观临床证据	具有以下证明病变空间多发的证据（DIS）：在 CNS 的 4 个 MS 典型区域（脑室周围、近皮质、幕下或脊髓）d 中至少有 2 个区域有≥1 个 T2WI 病变；或等待以后涉及 CNS 不同部位病变临床发作[a]
1 次发作[a]；具有≥2 个病变的客观临床证据	具有以下证明病变时间多发的证据（DIT）：在任何时间同时存在无症状钆增强与非增强病变；或在随后 MRI 检查可见新的 T2WI 和/或钆增强病变（一或多个），不考虑参考基线 MRI 的时间性；或者等待第二次临床发作[a]
有 1 次发作[a]；存在 1 个病变的客观临床证据（临床孤立综合征）	具有以下证明病变空间及时间多发的证据：空间多发的证据；同前的 DIS 时间多发的证据；同前的 DIT

续表

临床表现	诊断 MS 所需附加资料
隐匿的神经功能障碍进展提示 MS（原发进展型 MS）	病变进展 1 年（回顾性或前瞻性确定）同时加上具有下列三项标准的两项[d]： 1. 脑病变的空间多发证据；根据 MS 特征性的病变区域（脑室周围围、近皮质或幕下）内≥1 个 T2WI 病变 2. 脊髓病变的空间多发证据：根据脊髓≥2 个 T2WI 病变 3. 脑脊液阳性（等电聚焦电泳的寡克隆带证据和/或 IgG 指数增高）

a. 临床发作（复发、恶化）：指在排除发热或感染的前提下，患者描述或客观观察到的、现在或既往的至少持续 24 小时的典型急性 CNS 炎性脱髓鞘事件。临床发作要有客观神经系统检查医学记录，应除外缺乏合理的客观的神经系统检查和医学记录事件。一些符合 MS 临床症状及发展演变特点的既往事件，能为前期脱髓鞘事件提供合理的证据支持；但阵发性症状应由至少 24 小时内的多段发作事件组成。在临床确诊 MS 前至少要有一次发作是由以下证据证实的：客观神经系统检查证据；可早于患者视觉功能障碍描述的 VEP 证据；或 MRI 检查发现 CNS 内存在能解释既往神经系统症状的脱髓鞘责任病变证据。

b. 基于 2 次有客观神经系统检查发现的发作做出的临床诊断是最可靠的。在缺乏客观神经系统检查发现的情况下，既往一次发作中的合理病史证据，可包括支持既往炎性脱髓鞘事件及相关临床症状及其演变特征等证据，但至少有一次发作必须由客观发现证据支持。

c. 不需要额外的检测，但最好任何 MS 诊断都能在影像协助下基于这些标准做出。如影像或脑脊液等检测呈阴性结果，做出 MS 诊断前须极谨慎，须考虑是否需要做出其他诊断。客观证据必须存在并支持 MS 诊断，同时找不到更合理的疾病解释临床表现。

d. 钆增强病变并非必需的；脑干或脊髓病变应被排除在特征性症状性病变之外。

MS 诊断可通过 MRI 显示病灶空间多发性（DIS）和时间多发性（DIT）补充甚至替代临床证据，排除类似 MS 的疾病。自 2001 年 MS 诊断首次纳入 MRI 标准，经多次修订简化了病灶数量标准便于鉴定 DIS，选择 MRI 检查时机便于鉴定 DIT，提升了脊髓影像学检查价值。根据 McDonald（2010）MS 诊断标准，DIS 是至少有 1 个 T2WI 病灶位于 CNS 4 个特异性部位（脑室周、近皮质、幕下和脊髓）中至少 2 个。DIT 要求与基线 MRI 相比，出现至少 1 个新的 T2WI 或钆强化病灶，或在任一时间点同时出现钆强化和不强化病灶。

复发－缓解型多发性硬化的急性期药物治疗是怎样的？

复发－缓解型（RRMS）是 MS 最常见的临床类型，常在疾病早期出现多次复发－缓解，较少遗留后遗症。RRMS 病人急性期出现视力下降、运动功能缺失、小脑或脑干症状等是治疗适应证，目的是缓解疾病复发、缩短病程、减轻症状及残疾和防治并发症。首选大剂量甲泼尼松龙冲击疗法，激素治疗无效或病情严重者可试用血浆交换（PE）或大剂量免疫球蛋白静脉滴注（IVIg），但证据欠充分。

（1）糖皮质激素（corticosteroids）：用药原则是大剂量和短疗程。循证医学研究显示，短期内能促进急性发病的 MS 患者神经功能恢复（A 级推荐），但延长糖皮质激素用药期对神经功能恢复无长期获益（B 级推荐）。

推荐甲泼尼龙静脉滴注（IVMP），较轻症患者用甲泼尼龙从 1g/d 开始，静脉滴注约 3h，共 3～5 天停药。病情较重的患者宜用 1g/d，共 3～5 天，此后剂量依次减半，如 0.5g/d、240mg/d、120mg/d 各用 2～3 天，改泼尼松 60～80mg，1 次晨服，依次减半，每剂量 2～3 天，逐渐减停，原则上总疗程不超过 3 周。若在激素减量过程中病情又再次加重或出现新体征或 MRI 出现新病灶，可再次用甲泼尼龙冲击治疗。激素治疗的大部分副反应如血糖、血压、血脂异常，上消化道出血及电解质紊乱等是可预防的，应尽量控制激素疗程，预防长期应用激素引起骨质疏松、股骨头坏死等并发症。

（2）大剂量免疫球蛋白静脉滴注（intravenous immunoglobulin，IVIg）：仅作为一种可选择的治疗手段，用于对激素治疗不耐受或处于妊娠或产后期患者，总体疗效仍不明确。推荐剂量 0.4g/（kg·d），连用 5 天，若无疗效也不建议再用，如有效但不满意，可继续每周用 1 天，连用 3～4 周。

（3）血浆置换（plasma exchange，PE）：治疗 MS 疗效不肯定，一般不作为急性期的常规治疗，仅用于急性重症 MS 患者或其他疗法无效时，作为一种可选择的治疗手段。

562 多发性硬化的治疗目标和无疾病活动证据（NEDA）评价标准是怎样的?

MS 治疗应在遵循循证医学证据的基础上，结合患者的经济条件和意愿，进行早期合理的治疗。

（1）治疗目标

1）MS 急性期治疗：以减轻疾病复发或恶化期症状、缩短病程、改善残疾程度和防治并发症为主要目标。迄今为止，MS 药物治疗主要是针对 RRMS 患者，对有临床复发的 SPMS 和 PRMS 患者可采用免疫抑制治疗，对 PPMS 患者目前尚无有效的疗法。

2）MS 缓解期治疗：首选疾病缓和疗法（disease modifying therapy，DMT），以控制疾病进展为主要目标，包括免疫调节治疗及免疫抑制治疗。

（2）NEDA 的概念是指无疾病活动证据（no evidence of disease activity），是随着 MS 的临床及影像研究进展，越来越多的 DMT 药物出现，NEDA 已成为一个新的治疗评价指标。目前 NEDA 主要是通过临床和 MRI 指标进行监测：①临床上无疾病复发恶化；②扩展的残疾功能缺失评分（EDSS 量表）无增分；③MRI 扫描无新的 T2WI 高信号病灶或 T1WI 钆增强病变；④脑容积较相应正常年龄人群退化速率无下降。因此，NEDA 作为可能获得更早期的更准确的治疗和评价指标，已经得到了越来越多的关注，它在新的 DMT 药物临床试验中已经成为次要转归指标。

目前主要是通过临床和 MRI 两项指标监测疾病活动的迹象，根据 NEDA 的评价标准，当接受 DMT 治疗 6 个月以上的 MS 患者，临床上仍每年复发≥2 次；疾病稳定期 EDSS 进展，增分≥1 分；MRI 年新增病变数目 >5 个；MRI 脑容积明显减少；应考虑治疗无效，宜更改 DMT 治疗方案，如更换其他一线或二线治疗药物或联合药物治疗等。

563

成人复发－缓解型多发性硬化缓解期的疾病缓和疗法是怎样的?

MS 缓解期治疗主要是控制疾病进展，首选疾病缓和疗法（disease modifying therapy，DMT），包括免疫调节治疗及免疫抑制治疗。美国 FDA 已批准 MS 的 DMT 一线药物是 β-干扰素；醋酸格列默（Glatiramer Acetate，GA）；芬戈莫德（Fingolimod）；二线药物是那他珠单抗（Natalizumab）；米托蒽醌（Mitoxantrone）。目前中国食品药品监督管理局（SFDA）已批准 2 种 DMT 一线药物，利比（Rebif，干扰素 β-1a）；倍泰龙（Betaseron，干扰素 β－1b）。

（1）干扰素 β：是 RRMS 的一线治疗药物，通过其免疫调节作用经多重机制实现，包括调节细胞因子、抑制细胞迁移入脑、抑制 T 细胞活化、抑制其他炎性 T 细胞等。可减少年复发率 29% ～34%，减少 36% ～83% 新增 T2WI 病灶，减少 33% ～88% 新增的强化病灶。

1）利比（Rebif）推荐剂量 44μg，皮下注射，每周 3 次；起始剂量 22μg，每周 1 ～3 次。倍泰龙（Betaseron）推荐剂量 250μg，皮下注射，隔日 1 次；起始剂量 62.5μg，隔日 1 次。其主要副反应为发热、头痛等流感样症状，可同服非甾体类消炎药。部分病人有一过性肝酶升高和白细胞下降。

2）IFN-β 能降低 RRMS 患者或有高风险发展为 MS 的 CIS 患者发作次数（A 级推荐）；IFN-β 治疗能减少 MRI 病灶数量及延缓肢体残疾进展（B 级推荐）。对极有可能发展为临床确诊 MS 的 CIS 或已确诊的 RRMS 或有复发的 SPMS 患者，如有条件应使用 IFN-β 治疗（A 级推荐）。

（2）醋酸格列默：是 RRMS 治疗是一线药物，是由 4 种氨基酸（L-谷氨酸，L-赖氨酸，L-丙氨酸和 L-酪氨酸）以特定的摩尔比随机浓度合成的多肽链，结构及免疫化学特性模拟髓鞘素碱性蛋白（MBP），亲和力高于天然 MBP，作为“分子诱饵”进行免疫耐受治疗。

1）GA 推荐剂量 20mg，皮下注射，1 次/天。主要副反应为局部注射后红斑等。

2）GA 能减少 RRMS 患者发作次数（A 级推荐）。GA 治疗能减轻 MRI T2WI 病灶数，可延缓 RRMS 患者残疾进展（C 级推荐）。推荐 RRMS 患者使用（A 级推荐）。

（3）芬戈莫德（Fingolimod）：是1-磷酸－鞘氨醇受体调节剂，是RRMS一线治疗药物，防止T和B淋巴细胞从淋巴结中移出，保持淋巴结内特定的免疫细胞，防止淋巴细胞作用于中枢神经系统造成损害。药物试验显示口服芬戈莫德比肌注干扰素β-1a（Avonex）减少年复发率38%～52%，脑MRI病灶及脑体积变化也优于Avonex组。副反应主要是短暂无症状型心率降低（与剂量相关）、血压升高及黄斑水肿，疱疹病毒感染、肺感染略增高。推荐剂量0.5 mg口服，1次/天。芬戈莫德治疗RRMS，可减少疾病复发率及MRI病灶数量、延缓残疾进展（A级推荐）。

（4）那他珠单抗（Natalizumab）：为重组的α4-整合素单克隆抗体，能阻止激活的T淋巴细胞通过血脑屏障进入CNS引起免疫反应。MS的二线治疗药物，疗效显著，可减少RRMS复发率67%，减少MRI新病灶数83%。长期应用应注意其副作用，在应用那他珠单抗治疗的67700例患者中，已报道55例发生进行性多灶性白质脑病（PML），其中约20%的患者死亡，其余遗留不同程度的功能缺失。美国FDA发出风险警告。推荐剂量300mg，静脉滴注，每月1次。那他珠单抗治疗RRMS，可减少疾病复发率及MRI病灶数量、延缓残疾进展（A级推荐）。

（5）米托蒽醌（Mitoxantrone）：是FDA第一个批准用于治疗MS的免疫抑制剂，MS二线治疗药物。美国FDA在2000年批准用于重症RRMS或SPMS、PRMS患者。推荐剂量$12mg/m^2$，静脉注射，每3个月1次，终身总累积剂量限制$<104mg/m^2$，疗程不宜超过2年。须注意监测心脏毒性，治疗前和治疗中应做心电图和心脏超声监测。米托蒽醌治疗RRMS可减少复发率（B级推荐）；可延缓RRMS、SPMS、PRMS疾病进展（C级推荐）。

（6）免疫抑制剂（Immunodepressant）：应用DMT的一、二线治疗效果不理想或无条件应用的RRMS、SPMS、PRMS患者，在充分估价疗效与风险的前提下，可谨慎应用免疫抑制剂。须注意目前其循证医学证据不足，长期应用有一定副作用，用药期间需严密监测血常规、肝肾功能，治疗前8周内应至少每周进行1次全血细胞包括血小板计数和肝肾功检查，此后每月检查1次；大剂量给药或病人肝肾功能不全时应增加检查频率，若白细胞低于正常或肝肾功能异常应立即减停药或对症治疗。临床常用的免疫抑制剂包括：

1）硫唑嘌呤（Azathioprine）：推荐剂量1～3mg/（kg·d）口服，1～2次/天。可减少MS的复发（C级推荐），对残疾进展无效（U级推荐）。

2）环孢素A（Ciclosporin A）：推荐剂量2～3mg/（kg·d），2次/天，可监测血药浓度。对进展型MS有一定疗效（C级推荐），应注意其肾毒性不良反应，疗效/风险比较小使该疗法难以被接受（B级推荐）。

3）环磷酰胺（Cyclophosphamide）：推荐剂量400mg/2周，静脉滴注，6～12次巩固治疗，总剂量<10g。其冲击治疗似乎不能改变进展型MS的病程（B级推荐）。较年轻的进展型MS患者采用环磷酰胺冲击加强化治疗有一定效果（U级推荐）。

4）甲氨蝶呤：对改变进展型MS患者的病程可能有帮助（C级推荐）。

5）他克莫司（Tacrolimus）：推荐剂量2～4.5mg/d，可监测血药浓度。

6）吗替麦考酚酯（Mycophenolate Mofetil）：推荐剂量 6～10mg/d。

7）来氟米特（Leflunomide）：是具有抗增殖活性的异唑类免疫调节剂，影响活化淋巴细胞的嘧啶合成。推荐剂量 10～20mg/d，口服。不良反应如白细胞增多、血小板增多或全血细胞减少，肝酶 ALT、AST 一过性增高。

8）特立氟胺（Teriflunomide）：抑制嘧啶生物合成，阻断 T 细胞与抗原递呈细胞作用，减低 RRMS 年复发率及 MRI 病灶数。常用剂量 7mg 或 14mg 口服，1 次/天。副作用常见腹泻、恶心、脱发和肝酶升高，用药前 6 个月每月监测肝功能。

（7）血浆置换（PE）：对进展型 MS 的疗效很小或无效（A 级推荐）。PE 对以前无残疾患者的急性期严重脱髓鞘有治疗效果（C 级推荐）。

（8）大剂量免疫球蛋白静脉滴注（IVIg）：由于研究的病例数较少，缺乏临床及 MRI 预后的完整资料，仅建议在不能耐受一、二线 DMT 药物副反应或妊娠及产后阶段使用。间断应用 IVIg 可能降低 RRMS 的发作次数（C 级推荐）。IVIg 在延缓疾病进展方面效果甚微（C 级推荐）。

总之，DMT 药物可减少 MS 的临床复发次数，颅内新增强化和/或新增 T2WI 病灶数目，EDSS 评分进展等，提高 MS 患者生存质量。DMT 是必要的和需要长期坚持的。RRMS 治疗应首选一线药物，一线药物疗效不佳和伴复发的 SPMS、PRMS 可采用二线治疗及免疫抑制治疗，对 PPMS 目前尚无有效治疗。如患者接受正规的 DMT，疾病出现频繁复发或病情恶化，神经功能缺失量表（EDSS）评分在 1 年内增加 >1 分或颅内活动病灶数量较前明显增加，为治疗无效。评价治疗失败的最短治疗期为 6～12 个月。

564

复发－缓解型多发性硬化对症及康复治疗包括哪些?

RRMS 患者对症及康复治疗也很重要，应予充分关注。

（1）对症治疗

1）痛性痉挛，可应用卡马西平、巴氯芬等药物。对比较剧烈的三叉神经痛、神经根性疼痛，还可应用普瑞巴林。

2）慢性疼痛、感觉异常等可应用阿米替林、普瑞巴林、选择性 5-羟色胺/去甲肾上腺素再摄取抑制剂（SNRI）及去甲肾上腺素能与特异性 5-羟色胺能抗抑郁药物（NaSSA）类药物。神经根痛或三叉神经痛可口服卡马西平、加巴喷丁和阿米替林等。严重痉挛性截瘫和大腿痛性屈肌痉挛可口服巴氯芬（Baclofen）或经脊髓泵药，以及肌松药替扎尼定（Tizanidine），或应用氯硝西泮。难治性病例可考虑背侧脊神经前根切断术、脊髓切开术等。

3）抑郁焦虑是 MS 患者的常见症状，可应用选择性 5-羟色胺再摄取抑制剂（SSRI）如氟西汀、舍曲林（Sertraline）、帕罗西汀（Paroxetine）及西酞普兰等，以及 SNRI、NaSSA

类药物以及心理辅导治疗。

4）乏力、疲劳是 MS 患者较常见的症状，当病情加重时更明显。可用金刚烷胺 100mg，早晨和中午口服；也可用中枢兴奋药莫达非尼（Modafinil）、哌甲酯（Methylphenidate），选择性 5-羟色胺再摄取抑制剂如氟西汀（Fluoxetine）、西酞普兰（Citalopram）等。

5）姿势性震颤可口服盐酸苯海索、盐酸阿罗洛尔等药物。少数病例用卡马西平或氯硝西泮有效。

6）膀胱直肠功能障碍宜配合药物治疗和导尿等处理，尿潴留可试用氯化氨基甲酰甲基胆碱（Bethanechol chloride），监测残余尿量，预防尿路感染。痉挛性膀胱出现尿急尿频可用溴丙胺太林（普鲁本辛）或盐酸奥昔布宁（Ditropan），使逼尿肌松弛，宜间断用药。性功能障碍可应用改善性功能药物。

7）认知障碍可应用胆碱酯酶抑制剂等。

8）行走困难可应用中枢性钾通道拮抗剂，如美国 FDA 于 2010 年批准的 Dalfampridine（Ampyra），目前国内未上市。

（2）康复治疗及生活指导：伴肢体、语言及吞咽等功能障碍的 MS 患者，应早期进行功能康复训练。医生要耐心给予病人细心指导，强调早期治疗重要性，合理交代病情及预后，增加患者治疗疾病信心，提高治疗依从性。还应在遗传、婚姻、妊娠、饮食、心理及用药等方面为病人提供合理建议，包括避免预防接种，避免过度疲劳、洗热水澡、强烈阳光下暴晒，保持心情愉快、不吸烟，作息规律，适量运动、补充维生素 D 等。

565 慢性进展型多发性硬化患者的药物治疗是怎样的?

慢性进展型 MS 包括继发进展型（SPMS）和原发进展型（PPMS），与复发缓解型 MS（RRMS）相比，进展型 MS 治疗困难。免疫抑制剂由于毒副作用不能长期应用，只能暂时阻止 MS 病情进展。

（1）继发进展型 MS（secondary progressive MS，SPMS）治疗：常用免疫抑制剂如米托蒽醌、环磷酰胺、硫唑嘌呤、甲氨蝶呤，可单独或与 FDA 批准的药物合用，有助于终止某些 SPMS 患者的病情进展，或作为难治性病例的附加治疗。

1）环磷酰胺（Cyclophosphamide）：是细胞毒性烷化剂，剂量 800mg/m^2 静脉输注，每月 1 次。通常与甲泼尼龙 1g 合用，用于甲氨蝶呤（MTX）治疗无效的快速进展型 MS。可根据输注前与输注后 10 日白细胞计数调整剂量。对正发作的较年轻的 SPMS 患者可能有益。不良反应包括脱发、恶心、呕吐、出血性膀胱炎、白细胞减少、心肌炎、不孕症和肺间质纤维化等。

2）硫唑嘌呤（Azathioprine）：是 6-巯基嘌呤的核苷类似物，可干扰 DNA 与 RNA 合成。荟萃分析显示可减少 RRMS 和 SPMS 复发率，但不能影响残疾进展。初始剂量 50mg/d 口服，滴定剂量通常 2～3mg/（kg·d），使白细胞总数减少不低于 3×10^9/L。用于考帕松和 IFN-β 治疗无效的 MS 患者，对 ON 和复发性脊髓炎也可能有效。

3）甲氨蝶呤（Methotrexate，MTX）：是强力抗炎作用的二氢叶酸抑制剂。用于慢性进展型和中－重度残疾的 MS 患者，7.5mg 口服，每周 1 次，治疗 2 年可显著减轻 SPMS 病情恶化，须监测潜在的肝毒性。

4）临床及 MRI 研究显示，IFN-β-1b（及可能 IFN-β-1a）可减缓 SPMS 进展。可用 IFN-β1a（利比）44mg，2～3 次/周，皮下注射。IFN-β-1b 对近期由 RRMS 向 SPMS 转变且复发的患者有效，对 SPMS 不伴复发也可能无效。

5）克拉屈滨（cladribine）：对抗嘌呤核苷的腺苷脱氨酶，是相对选择性淋巴细胞免疫抑制剂。其可减少脑 MRI 新的对比剂－增强病变，但未显示改变发作率或残疾进展，Ⅲ期临床试验正在进行中。

6）环孢霉素 A（cyclosporine A）：是强力免疫抑制药，用药 2 年可延迟完全致残的时间。剂量应限制在 2.5mg/（kg·d）内，＞5mg/（kg·d）易发生肾毒性（约 84%），分 2～3次口服可减少毒性。高血压常见。需监测血清肌酐水平［115μmol/L（＜1.3mg/dl）］。

7）吗替麦考酚酯（mycophenolate mofetil，MMF）：是次黄嘌呤核苷 5'－磷酸盐脱氢酶抑制剂，是活化淋巴细胞选择性免疫抑制剂。500～1000mg 口服，2 次/天。可单用或与 IFN-β 合用，RRMS 和 SPMS 患者可试用。

8）米托蒽醌：作为二线药物用于 IFN-β 或考帕松治疗仍复发和进展的 SPMS 患者，应监测心脏毒副作用。

9）芬戈莫德（Fingolimod）：Ⅱ期临床试验历时 2 年，包含 281 例复发型 MS 患者。1.25mg 或 0.5mg 口服，1 次/天，共 6 个月。约 70% 的受试者与安慰剂比较可有效降低对比剂增强病变和年复发率。24 个月时 79%～91% 的患者对比剂增强病变消失，77% 的患者无复发，而目前 MS 一线药物仅减少复发率约 30%，可能成为慢性进展型 MS 患者的福音。

（2）原发进展型 MS（primary progressive MS，PPMS）治疗：PPMS 尚无 FDA 批准的有效治疗药物，已知的多项临床药物试验 IFN-β、醋酸格列默和米托蒽醌的试验均未显示有效，部分专家认为 PPMS 可能与轴索丧失而不是脱髓鞘有关。新近的国际多中心临床实验表明，一些新的作用机制药物有可能对 PPMS 的治疗带来新的突破。

566 视神经脊髓炎及视神经脊髓炎谱系疾病的演变及其疾病谱是怎样的？

视神经脊髓炎（neuromyelitis optica，NMO）是一种免疫介导的以视神经和脊髓受累为主特征的 CNS 炎性脱髓鞘疾病。NMO 的病因主要是与水通道蛋白 4 抗体（AQP4-IgG）相关。

（1）NMO 及 NMOSD 演变

1）NMO 长期以来曾被认为是 MS 的亚型，二者均为 CNS 脱髓鞘疾病，女性多于男性，MS 可表现视神经与脊髓受累，NMO 可呈复发病程，脑脊液检查相似，对激素、免疫抑制剂有一定疗效。NMO 临床上以严重的视神经炎（ON）和纵向延伸的横贯性脊髓炎（LETM）为特征。近 20 年临床研究发现，多数 NMO 患者可见脑脊液淋巴细胞数明显增高，部分患者 $>50\times10^6$/L，可见中性粒细胞；MS 患者 CSF 淋巴细胞数正常，少数轻度增高，通常 $<15\times10^6$/L，以淋巴细胞为主，约 90% 的 MS 患者 CSF 检出寡克隆带（OB），NMO 患者 CSF-OB <20%。NMO 患者脊髓病灶 >3 个椎体节段，轴位像多位于脊髓中央；MS 患者脊髓病灶为 1 个或 <2 个椎体节段，轴位像多位于白质，NMO 与 MS 是完全不同疾病的临床证据。

2）2004 年 Lennon 发现 NMO-IgG，靶抗原为 AQP4，但经典 MS 患者血中检测不到，这一突破性发现使人们重新认识 NMO 是不同于 MS 的独立疾病。AQP4 是 CNS 最主要的水通道蛋白，主要存在于视神经、脊髓、下丘脑、海马及最后区等部位，构成血脑屏障的星形胶质细胞终足，主要介导水分子在细胞内外跨膜转运，参与脑组织与血液、脑脊液间水转运和渗透压调节。临床研究发现，NMO 存在非经典症状，如严重嗜睡、中枢性高热、离子紊乱、顽固呃逆、呕吐等。

3）视神经脊髓炎谱系疾病（neuromyelitis optica spectrum disorders，NMOSD）概念的提出主要基于特异性 AQP4-IgG 的临床广泛应用，发现 AQP4-IgG 阳性不仅见于有视神经炎及 LETM 的经典 NMO 患者，也出现于暂时不能满足 NMO 确诊标准病人。以往认为临床表现不典型或难以诊断 NMO 的患者，只要长期随访迟早会出现典型的 LETM 或视神经炎复发，满足 NMO 确诊标准，治疗也与 NMO 无显著差异。随着研究的深入，发现 NMO 临床特征更广泛，病变不仅局限于视神经和脊髓，也分布于室管膜周围 AQP4 高表达区域，如延髓最后区、丘脑、下丘脑、第三、第四脑室周围、脑室旁、胼胝体及大脑半球白质等。

（2）NMOSD 疾病谱：由于 AQP4-IgG 的高度特异性，研究者发现临床上有一组尚不能满足 NMO 诊断标准的局限性脱髓鞘疾病，可伴或不伴 AQP4-IgG 阳性，包括单发的或复发性视神经炎（ON/r-ON）；单发或复发性纵向延伸的横贯性脊髓炎（LETM/r-LETM）；伴风湿免疫疾病或风湿免疫相关的自身免疫抗体阳性的 ON 或 LETM 等，这组疾病具有与 NMO 相似的发病机制及临床特征，部分病例最终演变为 NMO。2007 年 Wingerchuk 把上述疾病统一命名为 NMOSD。随后的观察研究证实，NMO 和 NMOSD 患者在生物学特性上并无显著性差异；部分 NMOSD 患者最终转变为 NMO；尽管 AQP4-IgG 阴性 NMOSD 患者还存在一定的异质性，但目前的免疫治疗策略与 NMO 相似或相同。

鉴于上述原因，2015 年国际 NMO 诊断小组（IPND）制定了新的 NMOSD 诊断标准，取消了 NMO 的单独定义，将 NMO 整合入 NMOSD，是一组主要由体液免疫参与的抗原 - 抗体介导的 CNS 炎性脱髓鞘疾病谱。2015 新诊断标准意味着 NMOSD 可不出现视神经或脊髓受累，血清 AQP4-IgG 阳性患者出现任何特征性脑部病灶表现，或局限的单一部位受累如复发性脊髓炎，均能够诊断 NMOSD。

567 视神经脊髓炎谱系疾病的核心临床症状及常见临床表现形式是怎样的？

视神经脊髓炎谱系疾病（NMOSD）临床常见 6 组核心临床症状，其中前 3 组症状更有特异性。

（1）核心临床症状

1）视神经炎（optic neuritis，ON）：可单眼、双眼同时或相继发病，多急性起病，进展快。视力下降明显，甚至失明，多数伴眼痛，可导致视野缺损。治疗通常疗效不佳，部分残余视力 <0.1。

2）纵向延伸的横贯性脊髓炎（longitudinally extensive transverse myelitis，LETM）：多起病急，症状重，急性期多表现严重的截瘫或四肢瘫，尿便障碍，脊髓损害平面可有根性痛，高颈髓病变严重者可累及呼吸肌导致呼吸衰竭。恢复期较易发生阵发性痛性痉挛或相应脊髓水平较长时期瘙痒或顽固性疼痛。

3）最后区综合征（postarea syndrome）：可为单一的首发症状，表现顽固性呃逆、恶心、呕吐等，不能用其他原因解释。

4）急性脑干综合征：表现头晕、复视及共济失调等症状。

5）急性间脑综合征：表现发作性睡病、低钠血症、体温调节异常等。

6）大脑综合征：患者意识水平下降、认知语言等高级皮质功能减退和头痛等。

（2）常见临床表现形式

1）NMO：传统的 NMO 被认为病变仅局限于视神经和脊髓。早在 1894 年 Devic 描述了一组临床上单时相快速进展的严重视神经和脊髓受累病例，后来被命名为德维克病（Devic Disease）。随后研究发现，80% ~90% 的 NMO 病例临床表现多时相复发过程，约 50% 合并脑内受累表现。

2）ON 或复发性视神经炎（r-ON）：部分病例在疾病某一阶段或整个病程中均表现单一的 ON，ON 可为单次或复发病程，每次 ON 发作可为单眼、相继双眼或同时受累；部分病例在随后的病程中出现其他症状。

3）TM（横贯性脊髓炎）/LETM（纵向延伸的横贯性脊髓炎）/r-LETM（复发性纵向延伸的横贯性脊髓炎）：部分病例在疾病的某一阶段或整个病程中的突出表现是单一的脊髓症状，无视神经受累。临床可为单次或多次病程，病变长度多 >3 个椎体节段，且多为横贯性受损。部分早期病例脊髓受累长度可短于 3 个椎体节段或不完全横贯受累。部分病例在随后病程演变过程中出现其他症状。

4）延髓最后区综合征：部分病例在疾病的某一阶段或是首次发作时突出表现为顽固性

呃逆、恶心，呕吐等与影像对应的延髓最后区受累症状，部分病例可与 LETM 脊髓病变相连续，也可不出现任何症状。

5）其他脑病类：部分病例在疾病的某一阶段可单独或合并出现与 NMOSD 脑内特征影像对应的临床症状。如脑干及四脑室周边症状，表现头晕、复视、共济失调等；下丘脑症状表现发作性睡病、困倦、顽固性低钠血症、体温调节障碍等；大脑半球白质或胼胝体症状表现淡漠、反应迟缓、认知水平下降、头痛等；也可无任何症状。

临床可见以上几种类型以不同形式组合，伴或不伴 AQP4-IgG 阳性，合并或不合并风湿相关自身免疫性疾病，如干燥综合征、系统性红斑狼疮、桥本病等；合并或不合并风湿自身免疫性相关抗体阳性如 ANA、SSA、SSB 等。

568

诊断视神经脊髓炎谱系疾病应进行哪些实验室检查?

诊断视神经脊髓炎谱系疾病要做的实验室检查包括：

（1）血清 AQP4-IgG：AQP4-IgG 是 NMO 的特异性自身抗体标志物，有多种检测方法，以流式细胞技术及细胞转染免疫荧光法（CBA）灵敏度和特异性高，NMOSD 阳性率高达 70% 以上。酶联免疫吸附测定较敏感，但假阳性率高。20% ~30% 的 NMOSD 患者 AQP4-IgG 阴性，最近报道，AQP4-IgG 阴性的 NMOSD 患者合并血清少突胶质细胞糖蛋白（MOG）抗体阳性较高，这些病人发病更年轻，男性居多，下胸髓易受累，临床经过相对较轻，较少复发。临床上也有肿瘤合并 AQP4-IgG 阳性或合并 NMDA 受体阳性的病例报道，需进一步观察研究。

血清其他自身免疫抗体检测，约 50% 的 NMOSD 患者合并血清其他自身免疫抗体阳性，如抗核抗体（ANAs）、抗 SSA 抗体、抗 SSB 抗体、抗甲状腺抗体、乙酰胆碱受体抗体等非器官特异性自身抗体，这些抗体阳性更支持 NMOSD 诊断。

（2）脑脊液：多数 NMOSD 患者急性期 CSF 检查异常，白细胞数 $>5\times10^{6}/L$，约 1/3 的患者 CSF 白细胞 $>50\times10^{6}/L$。20% 的患者 CSF 中性粒细胞增多，甚至可见嗜酸性粒细胞。CSF 寡克隆带（OB）阳性率 <20%。此外，多数患者急性期 CSF 蛋白明显增高，甚至高达 4 ~5g/L，部分可能有椎管梗阻等因素参与。

569

视神经脊髓炎谱系疾病的 MRI 特征是怎样的?

（1）视神经：可见单或双侧视神经受累、病变累及节段长，可 >1/2 的视神经长度，易累及视神经后段及视交叉。急性期表现视神经增粗及强化，部分伴视神经周围炎，可见视神经鞘强化。

（2）脊髓：纵向延伸的横贯性脊髓炎（LETM）是 NMOSD 最具特征性影像表现可见脊髓受累节段长，病变沿纵向连续延伸超过 3 个椎体节段，部分病例甚至纵贯全脊髓，向上可与延髓最后区病变相连。轴位多表现为横贯性中央型损害，累及中央灰质和部分白质，呈圆形或 H 型。脊髓后索多受累，部分也可出现蛇眼征。急性期脊髓可出现明显肿胀，呈 T1WI 低信号、T2WI 高信号，增强后部分呈亮斑样强化或斑片样、线样强化，相应脊膜与可强化。慢性恢复期可见脊髓萎缩、空洞形成，长节段病变转变为间断似不连续性。

（3）最后区病变：以延髓背侧为主，可与颈髓病变相连。

（4）脑内病变：病变特点是不符合典型 MS 的影像特征，部分分布在半球，体积较大且融合，呈弥漫云雾状，无边界，通常不强化。胼胝体病变表现弥漫性，纵向大于 1/2 的胼胝体长度。一些病灶位于丘脑、下丘脑、三脑室、四脑室周围，也可沿基底节、内囊后肢、大脑脚锥体束走行，呈 T2WI、Flair 高信号。其他也可见与炎性假瘤、ADEM、可逆后部脑病综合征类似的影像表现。

此外，须注意 NMOSD 与 MS 之间的颅内病变存在部分交集，均可表现为半卵圆中心、放射冠、皮质下病变等，但皮质病变罕见。

570

视神经脊髓炎及视神经脊髓炎谱系疾病的诊断标准是怎样的?

视神经脊髓炎（NMO）及视神经脊髓炎谱系疾病（NMOSD）诊断标准如下。

（1）NMO 诊断标准：目前国际上通行的是 2006 年 Wingerchuk 制定的标准（表 15-4）。

表 15-4　NMO 修订的诊断标准（Wingerchuk 等，2006）

（1）必要条件：①视神经炎；②急性脊髓炎
（2）支持条件：①脊髓 MRI 在 T2WI 显示病灶范围 ≥ 3 个椎体节段；②脑 MRI 病变不符合 MS 诊断标准；③血清 NMO-IgG 阳性
（3）同时具备全部必要条件和 3 项支持条件中≥2 项即可诊断 NMO

与 1999 年诊断标准相比，2006 年诊断标准主要进行了以下两项修订：其一纳入血清 NMO-IgG 作为一项支持条件；其二允许患者首次发病时颅内存在非典型的 MS 病灶；但仍保留脊髓炎和视神经炎两项必要条件。此诊断标准对 NMO 的敏感性 99%，特异性 90%，适用于不同的种族。

（2）NMOSD 诊断标准：2015 年 NMO 诊断国际专家组达成共识，将 NMO 纳入 NMOSD，制定了 NMOSD 诊断标准。新标准以 AQP4-IgG 作为分层诊断，提出 6 大核心症状，以 ON、LETM 及延髓最后区综合征最具特征性。对 AQP4-IgG 阴性的 NMOSD 患者提出更严格的 MRI 附加条件，强调影像学特征与临床特征的一致性。此外，伴自身免疫疾病或自身免疫抗体阳性患者，脑脊液细胞数轻度升高及视神经轴索损害等证据也提示支持 NMOSD 诊断，并强调除外其他可能疾病。

2015 年成人 NMOSD 诊断标准（表 15-5）。

表 15-5　成人 NMOSD 诊断标准（2015）

AQP4-IgG 阳性的 NMOSD 诊断标准 1. 至少有 1 个核心临床特征※ 2. 应用最佳检测方法 AQP4-IgG 呈阳性（高度推荐细胞学方法检测） 3. 排除其他可能的诊断
AQP4-IgG 阴性的 NMOSD 或未能检测 AQP4-IgG 的 NMOSD 诊断标准 1. 至少有 2 个核心临床特征，出现于 1 或多次临床发作，并符合以下所有的必要条件： a. 至少 1 个核心临床特征必须是视神经炎、长节段横贯性脊髓炎（LETM）或最后区综合征 b. 空间播散性（2 个或以上不同的核心临床特征） c. 满足附加的 MRI 诊断的必要条件※※ 2. 应用最佳方法检测 AQP4-IgG 为阴性或未能检测 3. 排除其他可能的诊断

附录：

※核心临床特征

1. 视神经炎。

2. 急性脊髓炎。

3. 最后区综合征：其他原因不能解释的呃逆或恶心和呕吐发作。

4. 急性脑干综合征。

5. 症状性睡眠发作或急性间脑临床综合征伴 NMOSD 典型的间脑 MRI 病灶。

6. 症状性大脑综合征伴 NMOSD 典型的脑病变。

※※AQP4-IgG 阴性的 NMOSD 或未能检测 AQP4-IgG 的 NMOSD 附加的 MRI 必要条件

1. 急性视神经炎：要求脑 MRI 显示（a）正常或仅有非特异性白质改变，或者（b）视神经 MRI 显示 T2 高信号病灶或 T1 加权 Gd 增强病灶延伸超过 1/2 视神经长度或病变涉及视交叉。

2. 急性脊髓炎：要求相关的髓内 MRI 病灶延伸≥3 个连续的节段（LETM），或既往有急性脊髓炎病史患者局灶性脊髓萎缩≥3 连续节段。

3. 最后区综合征：要求伴发延髓背侧和最后区病灶。

4. 急性脑干综合征：要求伴发室管膜周围的脑干病变。

571 视神经脊髓炎谱系疾病与多发性硬化的鉴别诊断是怎样的?

（1）视神经脊髓炎谱系疾病与多发性硬化的鉴别，见表 15-6。

表 15-6 视神经脊髓炎谱系疾病与多发性硬化的鉴别

	NMO/NMOSD	MS
种族	非白种人多发	白种人多发
发病年龄	39	29
性别（女：男）	（5～10）：1	2：1
发病严重程度	中重度多见	轻、中度多见
遗留障碍	早期可致盲或截瘫	早期功能正常
临床病程	>80% 为复发型，无继发进展过程	85% 为复发－缓解型，最后半数发展成继发进展型，15% 为原发进展型
血清 AQP4-IgG（+）	70%～80%	<5%
脑脊液细胞	多数患者白细胞 $>5\times10^6$/L，部分患者白细胞 $>50\times10^6$/L，可见中性粒细胞，甚至可见嗜酸细胞	多数正常，少数轻度增多，白细胞 $<50\times10^6$/L，以淋巴细胞为主
CSF-OB（+）	<20%	>70%～95%
IgG 指数	多正常	多增高
脊髓 MRI	长脊髓病灶 >3 个椎体节段，轴位像多位于脊髓中央	脊髓病灶 <2 个椎体节段，轴位像多位于白质
脑 MRI	延髓最后区、第三、第四脑室周围、下丘脑、丘脑病变，较大融合的皮质下或深部白质病变，胼胝体较长（>1/2 胼胝体）、弥散性病变，皮质脊髓束较长病变，扩展的大脑室管膜周围病变，可呈云雾状强化	侧脑室旁多发白质卵圆形病变 近皮质病变 幕下病变

（2）此外，不支持 NMOSD 的临床或实验室表现包括：

1）进展性临床病程（神经系统症状恶化与发作无关，提示 MS 的可能）。

2）不典型发作时间的低限，发作时间 <4 小时（提示脊髓缺血或梗死）。

3）发病后持续恶化超过 4 周（提示结节病或肿瘤的可能）。

4）部分性横贯性脊髓炎，病变较短（提示 MS 的可能）。

5）脑脊液寡克隆带阳性（不除外 MS）。

（3）注意与 NMOSD 表现相似的疾病鉴别

1）神经结节病：通过临床、影像血及实验室检查诊断（表现纵隔腺病、发热、夜间出汗、血清血管紧张素转换酶或白介素-2 受体增高等）。

2）恶性肿瘤：通过临床、影像学及实验室检查排除淋巴瘤和副肿瘤综合征［脑衰蛋白（collapsing）反应性调节蛋白-5 相关性视神经病和脊髓病或抗 Ma 相关的间脑综合征等］。

3）慢性感染：通过临床、影像学及实验室检查除外艾滋病、梅毒等。

（4）常规影像学表现

1）脑 MRI-T2WI 影像学特征提示 MS 病变，如侧脑室表面垂直病变（Dawson 指）；颞叶下部病变与侧脑室相连；近皮质病变累及皮质下 U-纤维等。

2）脊髓矢状位 T2WI 病变 < 3 个椎体节段；轴位像病变主要位于脊髓周边白质（ >70% ）。T2WI 显示脊髓弥散性、不清晰信号改变（可见于 MS 陈旧性病变或进展型 MS）。

3）影像学特征不支持 NMOSD 和 MS，如病变持续性强化 >3 个月。

572 视神经脊髓炎谱系疾病的急性期治疗是怎样的?

视神经脊髓炎谱系疾病应力争及早诊断和治疗，依据患者的经济条件和意愿。目前推荐的治疗主要基于小样本临床试验、回顾性研究及专家共识，包括急性期治疗、缓解期治疗、对症治疗及康复治疗等。

NMOSD 急性期治疗是为减轻急性期症状、缩短病程、改善残疾程度及防治并发症。适应证是急性发作或复发期，有神经功能缺失或残疾证据，如视力下降、运动障碍、排尿障碍及脑干症状等。

（1）糖皮质激素：短期内能促进 NMOSD 急性期患者神经功能恢复（A 级推荐），延长用药时间对预防 NMOSD 患者神经功能障碍加重或复发有一定作用。治疗原则是大剂量冲击、缓慢阶梯减量及小剂量长期维持。甲泼尼龙 1g，静脉滴注，1 次/天，连用 3 天；500mg/d，连用 3 天，240mg/d，连用 3 天，120mg/d，连用 3 天，改为泼尼松 60mg，一次晨服，连用 7 天，50mg/d，7 天，依次递减至 10 ~ 20mg/d，长期维持。轻症可用甲泼尼龙 1g/d 静脉滴注，3 ~ 5 天，泼尼松 60mg/d 口服，连用 14 天，渐减量至 10 ~ 15mg/d 维持一定时间。

须注意，部分病人可对激素有一定依赖性，减量时病情可再次加重或复发，减量过程宜减慢，如每周减 5mg 直至 10～15mg/d 维持量，宜较长时间维持。大剂量激素可引起心律失常，每次滴注应持续 3～4 小时，减慢速度，一旦出现心律失常应及时处理和停药。应用质子泵抑制剂预防上消化道出血，有卒中风险患者应预防卒中。注意其他常见副作用如电解质紊乱，血糖、血压、血脂异常，上消化道出血，骨质疏松及股骨头坏死等；激素治疗中应注意补钾、补钙及维生素 D，长时间应用激素宜加用二膦酸盐。

（2）血浆置换（PE）：对大剂量甲泼尼龙冲击疗法反应差的患者应用 PE 可能有效（B 级推荐），对 AQP4-IgG 阳性或阴性的 NMOSD 患者均有一定疗效，早期应用在做 2 次 PE 后可有明显改善。去除血浆中抗体、免疫复合物及激活的补体，可能减少 CNS 炎性反应。建议置换 5～7 次，每次用血浆 1～2L。

（3）静脉滴注大剂量免疫球蛋白（IVIg）：大剂量甲泼尼龙冲击疗法反应差的患者，可选用 IVIg（B 级推荐）。对儿童等不适合血浆置换者可选用 IVIg。用量 0.4g/（kg·d），静脉滴注，连续 5 天为一疗程。

（4）激素联合免疫抑制剂：激素冲击治疗疗效不佳时，因经济情况不能应用 IVIg 或血浆置换者，可加用环磷酰胺静脉滴注。

（5）对症治疗及康复治疗与多发性硬化患者相同，可参照本章第 564 题。

573 视神经脊髓炎谱系疾病的疾病缓和疗法是怎样的?

NMOSD 的疾病缓和疗法是以预防复发、减少神经功能缺失为目的之序贯治疗。适应证是 AQP4-IgG 阳性 NMOSD 及 AQP4-IgG 阴性的复发型 NMOSD 应早期预防治疗。一线药物包括硫唑嘌呤、马替麦考酚酯、甲氨蝶呤等，有条件可用利妥昔单抗（Rituximab）。二线药物如环磷酰胺、他克莫司、米托蒽醌，定期 IVIg 也可用于预防治疗，更适用于不能用免疫抑制剂的儿童及妊娠期患者。三线为联合治疗，如泼尼松 + 免疫抑制剂 + IVIg，利妥昔单抗 + IVIg 等。

（1）硫唑嘌呤：能减少 NMOSD 复发和减轻患者功能障碍。推荐 2～3mg/（kg·d），单用或联合口服泼尼松 1mg/（kg·d），通常在硫唑嘌呤起效后（4～5 个月）逐渐减停泼尼松。复发型 NMOSD 或 AQP4-IgG 阳性患者应长期应用免疫抑制剂，以防复发。部分患者用硫唑嘌呤可引起白细胞减少、肝功损害、胃肠道等副反应，定期监测血象和肝功。有条件的医院在用硫唑嘌呤前测定硫代嘌呤甲基转移酶（TMTP）活性，该酶活性低者易于发生严重副反应，不建议使用。

（2）马替麦考酚酯：能减少 NMOSD 复发和减轻患者功能障碍，起效比硫唑嘌呤快，白细胞减少及肝功损害较轻。1～1.5g/d 口服，用于硫唑嘌呤无效或不耐受者。副作用主要为胃肠道症状和增加感染机会。

（3）利妥昔单抗：是针对 B 细胞表面 CD20 的单克隆抗体，常用于 B 细胞淋巴瘤靶向治疗，对类风湿关节炎等免疫疾病有较好的疗效。其治疗 NMO 的临床试验显示，B 细胞消减治疗对 NMO/NMOSD 有显著疗效。推荐按体表面积 375mg/m^2 静脉滴注，每周 1 次，连用 4 周；或 1000mg 静脉滴注，间隔 2 周共用 2 次。国内应用小剂量预防 NMOSD 仍有效，且副反应小，花费较少，用法为 500mg，静脉滴注，每 6 个月 1 次；每周 100mg，静脉滴注，连用 4 周，6～12 个月后重复应用。为预防静脉滴注时副反应，治疗前可用对乙酰氨基酚、泼尼松龙；静脉滴注速度要慢，并进行监测。大部分患者治疗后可维持 B 淋巴细胞消减 6 个月，可根据 CD19/CD20 阳性细胞或 $CD27^+$ 记忆细胞监测 B 淋巴细胞，若 B 淋巴细胞再募集可进行第 2 疗程治疗。有病例报告利妥昔单抗治疗肿瘤或类风湿关节炎发生进行性多灶性白质脑病（PML），但这些病例大多合用了其他免疫抑制剂。

（4）环磷酰胺：小样本临床试验表明，其对减少 NMOSD 复发和减轻功能障碍有一定疗效，为二线药物，用于其他治疗无效者。推荐按 10～15mg/kg 静脉滴注，每月 1 次，共用 12 个月，总剂量不超过 10～15g。应监测血常规、尿常规，白细胞减少及时减量或停用，治疗前后嘱患者多饮水。主要副作用有恶心、呕吐、感染、脱发、性腺抑制、月经不调、停经及出血性膀胱炎。预防出血性膀胱炎可同时应用美司钠注射，恶心和呕吐可适当应用止吐药。

（5）米托蒽醌：临床试验表明能减少 NMOSD 复发，为二线药物，用于反复发作而其他方法疗效不佳者。推荐按体表面积 10～12mg/m^2 静脉滴注，每月 1 次，共 3 个月，以后每 3 个月 1 次再用 3 次，总量不超过 100mg/m^2。主要副作用为心脏毒性和与治疗相关的白血病，注意监测心脏毒性，每次注射前应检测左室射血分数（LVEF），若 LVEF <50 或较前显著下降应停用；因其心脏毒性有迟发效应，整个疗程结束后也应定期监测 LEVF。

（6）甲氨蝶呤：单用或与泼尼松合用能减少 NMOSD 复发和功能障碍进展，耐受性和依从性较好，价格较低，适用于不能耐受硫唑嘌呤副作用及经济条件不能承担其他免疫抑制剂患者，推荐单用 15mg 每周，或与小剂量泼尼松合用。

（7）环孢素 A：推荐剂量 2～3mg/（kg·d），2 次/天，通过监测血药浓度调整剂量，注意肾毒性。

（8）小剂量泼尼松维持治疗能减少 NMOSD 复发，可联合免疫抑制剂使用。

（9）间断应用 IVIg 能减少 NMOSD 复发，但仅在开放临床试验报道有效，尚缺乏大样本随机对照研究。

（10）联合治疗：难治性 NMOSD 患者，经一线、二线药物规范治疗仍频繁复发推荐联合治疗，选用泼尼松 + 硫唑嘌呤，泼尼松 + 马替麦考酚酯，泼尼松 + 甲氨蝶呤等，免疫抑制剂 + IVIg，利妥昔单抗 + 甲氨蝶呤或 + IVIg 等。

须注意，MS 治疗药物如 β 干扰素、芬戈莫德、那他珠单抗可能会引起 NMOSD 恶化。注意长期用免疫抑制剂对 NMOSD 患者可能有潜的机会性感染风险。

574 中枢神经系统舍格伦综合征的临床特征、鉴别诊断及治疗是怎样的?

舍格伦综合征（Sjögren syndrome，SS）也称为干燥综合征，瑞典眼科医生 Sjögren（1933）首先描述。SS 是累及外分泌腺为主的慢性炎症性自身免疫疾病，常侵犯涎腺和泪腺。SS 包括原发性和继发性，原发性是单纯的 SS，继发性伴发类风湿关节炎（RA）及系统性红斑狼疮（SLE）等自身免疫病。Sjögren 综合征国际分类诊断标准见表 15-7。

表 15-7　Sjögren 综合征国际分类诊断标准（2002）

Ⅰ. 口腔症状：3 项中有 1 项或 1 项以上 1. 每日口干持续 3 个月以上 2. 成年后腮腺反复或持续肿大 3. 吞咽干性食物时需用水送下
Ⅱ. 眼部症状：3 项中有 1 项或 1 项以上 1. 每日感觉不能忍受的眼干持续 3 个月以上 2. 反复有沙子进眼或磨砂感 3. 每日需用人工眼泪 3 次或 3 次以上
Ⅲ. 眼部体征：以下检查任 1 项或 1 项以上阳性 1. Schirmer 试验（+）（≤5mm/5min） 2. 角膜染色指数（+）（≥4 Van Bijsterveld 计分法）
Ⅳ. 组织学检查：下唇腺病理活检示淋巴细胞灶≥1（指 $4mm^2$ 组织内至少有 50 个淋巴细胞聚集于唇腺间质者为一个灶）
Ⅴ. 涎腺受损：以下检查任 1 项或 1 项以上阳性 1. 涎腺流率（+）（≤1.5ml/15min） 2. 腮腺造影（+） 3. 涎腺同位素检查（+）
Ⅵ. 自身抗体：抗 SSA 或 SSB（+）（双扩散法）
注：泪腺功能检测 Schirmer 试验：用滤纸测定泪流量，以 5mm×35mm 滤纸在 5mm 处折弯成直角，置于结膜囊内观察泪液湿润滤纸的长度，≤5mm/5min 为（+） VanBijsterveld 计分法角膜染色指数：用 2% 荧光素或 1% 孟加拉红作角膜染色，可使无泪膜形成的角膜区着色，在裂隙灯下观察染色斑点的强度及形态，若≥4 为（+） 涎腺流率测定：用中空导管相连的小吸盘负压吸附于一侧腮腺导管开口处，收集唾液分泌量，正常人＞0.5ml/min，若≤1.5 ml/15min 为（+）

（1）CNS Sjögren 综合征临床特征：SS 可累及中枢神经系统和周围神经，是神经组织炎症性血管病变引起缺血性和出血性改变或淋巴细胞浸润。

1）CNS Sjögren 综合征患者多为 50 岁的女性，常见于黑人或东方人。Sjögren's 综合征与水通道蛋白 5（AQP5）抗体有关。

2）原发性 SS 合并 CNS 症状患者，干燥和唇活检阳性为 95%，首发症状为干燥者占 38%，CNS 症状占 47%，两者均有占 15%。CNS 症状包括脊髓症状 35%，其中急性横贯性脊髓炎为 41%；视神经炎 16%，痫性发作 9%，认知功能损害 11%，脑炎 2%。周围神经病变占 45%，通常为感觉性，脑神经损害 20%。MRI 显示脑损害 70%，其中 40% 与 MS 诊断相符，CSF 寡克隆带 30%。

（2）CNS Sjögren 综合征鉴别诊断

1）Sjögren 综合征常出现 CNS 症状，临床表现可与 NMO 或 MS 脊髓型相似，AQP5 抗体（+）；但 NMO 患者 AQP4（+），AQP4 与 AQP5 有 50% 的蛋白序列重叠，Sjögren 综合征和 NMO 可产生针对 AQP 共享肽段的抗体反应，应警惕误诊。

2）Sjögren 综合征与 RA、SLE、混合结缔组织病、乳糜泻及重症肌无力等其他自身免疫病也可共享抗核抗体（ANA）等自身抗体。

3）MRI 显示 CNS Sjögren 综合征的病灶很少毗邻脑室，多位于半卵圆中心，大小为 0.3～10mm，约为 4 个，没有 MS 常见；MS 患者 T2WI 和 FLAIR 可见邻近脑室的长形、卵圆形病灶，半卵圆中心可有大圆形病灶。MS 脊髓病变常为 1～2 个节段，圆或卵圆形，位于脊髓周围；Sjögren 综合征的脊髓病灶是长融合性，累及 3～6 或更多的脊髓节段，位于脊髓中心，颇似 NMO。

（3）CNS Sjögren 综合征治疗：主要改善症状，控制和延缓免疫反应引起的组织器官损害进展及继发性感染。

1）改善症状：减轻口干症状，宜保持口腔清洁，勤漱口，减少龋齿和口腔继发感染。干燥性角、结膜炎可用人工泪液滴眼，减轻症状，预防角膜损伤。肌肉、关节痛者可用非甾类抗炎药及羟氯喹等。

2）系统损害，如合并神经系统疾病、肾小球肾炎、肺间质病变、肝损害、血小板减少、肌炎等可给予糖皮质激素，剂量与其他结缔组织病用法相同。病情进展迅速者可合用免疫抑制剂，如环磷酰胺、硫唑嘌呤等。出现恶性淋巴瘤及时进行联合化疗。

575 急性播散性脑脊髓炎的病因病理及临床特征是怎样的？

急性播散性脑脊髓炎（acute disseminated encephalomyelitis，ADEM）是广泛累及脑和脊髓白质的急性炎症性脱髓鞘疾病。它是一种急性单时相疾病，通常发生于感染或免疫接种后，也称为感染后、出疹后或疫苗接种后脑脊髓炎。

（1）病因病理：本病与病毒感染有关，尤其麻疹或水痘病毒，推测为 T 细胞介导的免疫反应，也认为 ADEM 是急性 MS 或其变异型。病理可见散布于脑和脊髓小及中等静脉周围脱髓鞘病灶，约 0.1mm，融合时数毫米，脱髓鞘区可见小神经胶质细胞，伴炎症性反应，淋巴细胞形成血管袖套，常见多灶性脑膜浸润。

（2）临床特征

1）常见于儿童和青壮年，在感染或疫苗接种后 1～2 周急性起病，多为散发，无季节性。疹病后脑脊髓炎常见于皮疹后 2～4 日，常在疹斑正消退、症状改善时突然出现高热、痫性发作、昏睡和深昏迷。病情严重或凶险，国内一组病理证实的 ADEM 在病后 12～46 天死亡。

2）脑炎型首发症状为头痛、发热及意识模糊，严重者迅速昏迷、去脑强直发作，发病时背部中线疼痛可为突出症状，可有痫性发作，脑膜受累出现头痛、呕吐等脑膜刺激征。脊髓炎型常见部分性或完全性弛缓性截瘫或四肢瘫、传导束型感觉障碍、病理征及尿潴留。可见视神经、半球、脑干或小脑受累体征。

3）急性坏死性出血性脑脊髓炎（acute necrotizing hemorrhagic encephalomyelitis）有称为急性出血性白质脑炎，是 ADEM 的暴发型。起病急骤，病情凶险，死亡率高。表现高热、意识模糊或昏迷、烦躁、痫性发作、偏瘫或四肢瘫。

4）外周血白细胞增多。脑脊液压力增高或正常，CSF-MNC 增多（$>50\times10^6/L$），蛋白轻－中度增高，IgG 增高为主，CSF 寡克隆带少见。

5）EEG 常见 θ 和 δ 波，弥漫性慢活动，亦可见棘波和棘慢复合波。

6）脑 CT 显示白质内弥散的多灶性大片或斑片状低密度区，急性期明显增强。MRI 可见脑和脊髓白质内散在多发 T1WI 低信号、T2WI 高信号病灶，常见于脑室周围白质、胼胝体及丘脑。

576 急性播散性脑脊髓炎的诊断标准、鉴别诊断及治疗是怎样的?

急性播散性脑脊髓炎（ADEM）是脑和脊髓白质广泛的急性炎症性脱髓鞘疾病。

（1）ADEM 诊断标准：国际儿童 MS 研究小组（IPMSSG，2007）制定。

1）临床符合：首次发生急性或亚急性起病的多灶性受累的脱髓鞘性疾病，表现多症状并伴脑病（行为异常或意识改变），激素治疗后症状或 MRI 表现多有好转，也可有残存症状，之前无脱髓鞘特征的临床事件，排除其他原因，3 个月内出现的新症状或原有症状波动应视为本次发病的一部分。

2）神经影像学：脑白质受累为主的局灶或多灶性表现，未见陈旧性白质损害，脑 MRI 表现 1～2cm 大的多灶病变，位于幕上或幕下白质、灰质尤其基底节和丘脑，少数患者表现单发孤立大病灶，脊髓可见弥漫性髓内异常信号伴不同程度强化。

3）复发型 ADEM：在第 1 次 ADEM 事件 3 个月后或结束激素治疗 1 个月后出现新的 ADEM 事件，但新事件只是时间上复发，无空间的多发，症状和体征与第 1 次相同，影像学所见仅有旧病灶扩大，无新病灶出现。

4）多相型 DEM（MDEM）：在第 1 次 ADEM 事件 3 个月后或结束激素治疗 1 个月后出现新的 ADEM 事件，新事件不论时间或空间上都与第 1 次不同，症状、体征及影像学检查都有新病灶出现。

（2）鉴别诊断：依据病人 MRI 的不同特点对 ADEM 鉴别诊断进行分类。

1）多灶脑实质损害，需与 MS、NMOSD、原发性中枢神经系统血管炎、系统性红斑狼疮、神经结节病、桥本脑病、线粒体脑病、病毒性脑炎等鉴别。

2）双侧丘脑或纹状体病灶，需与静脉窦血栓、急性坏死性脑病、双侧丘脑胶质瘤、Leigh 病、西尼罗病毒脑炎、EB 病毒脑炎、日本脑炎等鉴别。

3）双侧弥漫性白质病灶，需与脑白质营养不良、中毒性白质脑病、胶质瘤病等鉴别，伴瘤样脱髓鞘病变需与星形细胞瘤鉴别。

（3）治疗：ADEM 为单相病程，急性期通常为 2 周，多数患者可恢复，死亡率 5%～30%，存活者常遗留明显的神经功能缺失，儿童恢复后常伴精神发育迟滞或癫痫发作等。目前尚无 ADEM 药物治疗多中心、随机、安慰剂对照试验。

1）糖皮质激素被认为是一线治疗，激素用药选择、剂量及减量方法尚未统一。

2）IVIg 是二线药物，总剂量为 2g/kg，分 2～5 天静脉滴注。

3）血浆交换（PE）主要对体液免疫有调节作用，可清除病理性抗体、补体和细胞因子，用于激素治疗无反应的急性暴发性 ADEM，隔日进行 5～7 次，副作用有贫血、低血压、免疫抑制及感染等。小样本研究发现，IVIg 或 PE 有效。

577 肿瘤样炎性脱髓鞘疾病的临床表现、影像学特点及治疗是怎样的?

肿瘤样炎性脱髓鞘疾病（tumor-like demyelinating diseases，TIDD）是 CNS 特殊类型的免疫介导的炎性脱髓鞘疾病。特点是临床表现相对较轻，影像学病变体积较大伴周边水肿，具有占位效应或增强改变，易与脑肿瘤混淆。

（1）临床表现

1）多为亚急性或慢性起病，少数可急性起病，多无前驱感染症状，个别患者病前有疫苗接种史及感冒着凉史。各年龄均可发病（平均 30 岁）。

2）大多数患者为单病程，符合临床孤立综合征特点，少数呈复发 - 缓解转变为 NMO 或 MS。儿童期 ADEM 可伴 TIDD，一般为首次发作，若病情反复可表现为 MS。TIDD 可见脑或脊髓均受累，以颅内病变多见。与脑胶质瘤相比，临床症状多较显著，少数表现影像上病灶大而临床症状相对较轻。

3）脑型病灶多发，水肿引起颅内压增高，以头痛、言语不清、肢体力弱起病最多见，皮质下白质病变出现定向、记忆及计算力障碍及轻偏瘫、肢麻和病理征等，病变较弥漫或多发时常影响认知功能，也可见视力下降，但很少出现癫痫发作。脊髓型进展较迅速，本病一般预后较好，少数可复发，但许多患者最终被证实为 MS 或 Baló 同心圆硬化。

（2）影像学特点：TIDD 多为 T1WI 低信号、T2WI 高信号，部分伴 T2WI 低信号边缘，部分表现为同心圆硬化型，MRI 呈“煎蛋样”表现。像肿瘤一样，病变常见占位效应伴周围水肿，但肿块体积与占位效应常不成比例，水肿带随病程进展逐渐减轻或消失。急性或亚急性期以细胞源性水肿为主，DWI 多为高信号，ADC 多为高信号；Gd-DTPA 增强表现结节样、闭环样、开环样、火焰状等强化，开环样强化最具特征，环形开口处多朝向皮质方向，连续强化部分多向着皮质下。部分患者 MRI 增强扫描可见垂直于脑室的扩张的静脉影，呈“梳齿样”结构。

（3）治疗：本病与 MS、NMO 等 CNS 炎性脱髓鞘疾病相似，通常应用糖皮质激素、免疫调节及神经修复治疗。

578

Baló 同心圆性硬化的病理特征、临床表现及治疗是怎样的?

Baló 同心圆性硬化（concentric sclerosis of Baló）是大脑白质脱髓鞘病变，Balo（1928）报告一例 23 岁男性患者，以同心圆性轴周性脑炎命名。

（1）病理特征：病灶脱髓鞘区呈现环状的脱髓鞘带，与正常髓鞘保留区形成整齐相间的同心圆形分层排列，状如树木年轮，故名同心圆性硬化。除了脱髓鞘与胶质增生，可见小静脉周围淋巴细胞浸润，病理改变及临床特点与 MS 和 Schilder 弥漫性硬化相似，多认为是急性 MS 和 Schilder 弥漫性硬化的变异型。

（2）临床表现

1）本病临床罕见，多在 20～50 岁发病，无明显性别差异，临床病程无特异性，典型表现为亚急性（数周至数月）进行性脑病，脑干、运动、感觉或膀胱直肠功能障碍，临床可为单相病程，病程较短，进展迅速，也可发展成经典的 MS。

2）首发症状常见明显的精神障碍，如沉默寡言、淡漠、反应迟钝、发呆、无故发笑、言语错乱和重复语言等，以后相继出现大脑弥漫性多灶性损害症状体征，如头痛、失语、眼外肌麻痹、眼球浮动及假性延髓麻痹等，体征常见轻偏瘫、肌张力增高、腱反射亢进和病理征等，临床易误诊为病毒性脑炎。

3）脑脊液检查压力正常，细胞数正常或轻度增高，蛋白含量可增高，部分病例可见 CSF 寡克隆带和 IgG 指数增高。

4）脑 MRI 检查可见洋葱头样明暗相间病灶，T1WI 显示在额叶、顶叶、枕叶及颞叶白质类圆形树木年轮样病灶，有 3～5 个黑白相间环，直径 1.5～3cm，低信号环为脱髓鞘及坏变带，等信号是大致正常髓鞘带。T2WI 显示高信号类圆形病灶，直径较 T1WI 略大，黑白相间环不清，大脑白质可见数个小类圆形 T2WI 高信号灶，颇似 MS 斑，数目可多于 T1WI，增强后洋葱头样结构更加分明，脑桥也可见类似病灶。皮质类固醇治疗数月病情缓解者，T1WI 和 T2WI 均显示典型洋葱头样明暗相间环，说明炎性水肿已消退和血脑屏障功能恢复。

（3）治疗：本病的与复发－缓解型 MS 相似，糖皮质激素是一线治疗药物，患者一般对大剂量甲泼尼龙冲击治疗反应良好。甲泼尼龙常用剂量，成人为 1g/d，儿童 20mg/（kg. d），静脉滴注，1 次/天，连用 3～5 天，然后改为泼尼松 60mg，一次晨服，根据病情逐渐减停。

579

Schilder 弥漫性硬化的病理、临床特征及治疗是怎样的？

弥漫性硬化（diffuse sclerosis）是亚急性或慢性广泛的脑白质脱髓鞘疾病。Schilder（1912）首先以弥漫性轴周脑炎（encephalitis periaxalis diffusa）报告，故又称为 Schilder 病。有人认为本病是发生于幼年或少年期严重 MS 的变异型。

（1）病理：脑白质病变常侵犯整个脑叶或半球，两侧病变常不对称，以一侧枕叶为主，界限分明。视神经、脑干和脊髓可见与 MS 相似的病灶，新鲜病灶在血管周围可见淋巴细胞浸润和巨噬细胞反应，晚期胶质细胞增生、组织坏死和空洞。

（2）临床特征

1）本病在幼儿或青少年期发病，男性较多，多呈亚急性、慢性进行性恶化病程，停顿或改善极为罕见，极少缓解－复发。

2）早期出现视力障碍，如视野缺损、同向性偏盲及皮质盲等，也常见痴呆或智能减退、精神障碍、皮质聋、不同程度偏瘫或四肢瘫和假性延髓麻痹等，可有癫痫发作、共济失调、锥体束征、视盘水肿、眼肌麻痹或核间性眼肌麻痹、眼震、面瘫、失语症和尿便失禁等。本病呈进行性恶化，预后不良，多在数月至数年内死亡，平均病程 6.2 年。

3）EEG 可见高波幅慢波占优势的非特异性改变。常见视觉诱发电位（VEP）异常，与视野及视力障碍一致，提示视神经受损。

4）脑脊液 MNC 正常或轻度增多，蛋白轻度增高，一般不出现寡克隆带。

5）脑 CT 显示白质大片状低密度区，枕、顶及颞区为主，累及一侧或两侧半球，多不对称。MRI 可见脑白质 T1WI 低信号、T2WI 高信号弥漫性病灶。

（3）治疗：本病目前尚无有效的疗法，主要采取对症及支持疗法，加强护理。文献报告用皮质类固醇和环磷酰胺可使部分病例临床症状有所缓解。

580 MS 经典型和变异型的病理、临床表现、影像学、CSF 检查及预后是怎样的？

MS 变异型包括 Marburg 变异型、Baló 同心圆性硬化和 Schilder 弥漫性硬化。MS 经典型和变异型的病理、临床表现、影像学、CSF 检查及预后比较，见表 15-8。

表 15-8 MS 经典型和变异型的病理、临床表现、影像学、CSF 检查及预后比较

	MS 经典型	Marburg 变异型	Baló 同心圆性硬化	Schilder 弥漫性硬化
病理	脑白质单一或多发脱髓鞘病灶，常见于侧脑室周围；小静脉周围炎性细胞浸润；神经细胞和轴索相对完整	病灶主要在脑白质，整个脑半球受压；静脉周围脱髓鞘区融合，T 细胞浸润，巨噬细胞含髓鞘崩解产物；星形胶质细胞增生，轴索相对保存	大脑半卵圆中心可见同心圆形脱髓鞘病变；活动性脱髓鞘区血管周围炎症性浸润；可有典型硬化斑	皮质、皮质下白质、基底节、小脑及脑干多灶炎症脱髓鞘，较 MS 广泛和严重，可见硬化斑；血管周围炎性浸润和星形胶质细胞增生反应
临床表现	15 ~ 40 岁发病；常见肢体无力麻木，单侧或双下肢拖曳，不对称痉挛性或共济失调性轻截瘫，伴视力障碍、眼震及眼肌麻痹、感觉障碍、精神及认知障碍，发作症状常见 ON 和脊髓炎；多复发缓解病程，少数为继发或原发进展性	少见，20 ~ 50 岁发病，暴发起病，可有假性脑（脊）膜炎，数周出现昏睡、昏迷、去大脑状态，伴大脑、脑干、脊髓和脑神经受损症状体征；单相病程，进展迅速	20 ~ 50 岁发病；亚急性或卒中样起病，轻偏瘫、四肢瘫伴意识模糊及癫痫发作等；首发精神症状如淡漠、发呆、无故发笑、言语错乱和重复语言，脑弥漫损害症状如头痛、共济失调、轻偏瘫、感觉性失语、眼肌麻痹、眼球浮动、构音障碍等	儿童晚期和青年期常见；亚急性起病，呈进展性病程，可见复发缓解；头痛、意识模糊、情感不稳、癫痫发作、视神经炎、眼肌麻痹、构音障碍、面瘫、轻偏瘫或四肢瘫、失语症等；皮质受累较多见，青春期患者可表现如精神病

续表

	MS 经典型	Marburg 变异型	Baló 同心圆性硬化	Schilder 弥漫性硬化
MRI 影像特征	T2WI 见侧脑室周围白质多发脱髓鞘，可环状增强；由胼胝体或侧脑室边缘发出放射形道森指（Dawson fingers）是 MS 典型影像特点；可见颈髓或上胸髓病灶	脑室旁多发 T2WI 高信号，可累及整个大脑半球，有增强及占位效应；数日内病变可戏剧性增大，伴严重脑水肿、坏死，甚至发生小脑扁桃体疝或钩回疝	明暗相间洋葱头样同心圆病变，直径 1.5～3cm；T1WI 显示清晰，FLAIR 像和增强后分层清楚；严重脑水肿、坏死累及整个半球，增强及占位效应，注意强化开环征易误诊脑肿瘤	可见 T2WI 高信号、T1WI 低信号的大病灶，常为双侧性，不伴或伴轻度占位效应，完全或不规则环状增强和囊性变等
CSF 检查	CSF-MNC 数正常或轻度增高，通常 $<15\times10^6$/L，CSF-IgG 指数增高约 70%，OB（+）95%	CSF-MNC 正常，约 1/3 的病例轻－中度增高，通常不 $>50\times10^6$/L	CSF-MNC 数通常不增高，CSF-OB（－）	CSF-MNC 数通常不增高，CSF-OB（－）
预后	良性病程 20%；50% 起病 10 年进行性残疾，15 年行走需辅助；进展型预后差，死亡率高	疾病迅速进展，对治疗几乎无反应，常在 1 年内死亡，个别病例可治疗有效	单相进展病程，数月导致严重残疾或死亡，颇似 Marburg 变异型，但许多病例可临床改善	数月至数年发生完全残疾和死亡，良性转归少见
注意	T2WI 显示 3mm 以上病灶，临床发作 30 天后出现新病灶意味时间多发	无特异临床表现、影像学或 CSF 检查可区别 Marburg 型 MS 与 ADEM	临床上颇似 Marburg 型 MS，可凭病理或影像特征鉴别	须注意与异染性或肾上腺脑白质营养不良鉴别

581 脑桥中央髓鞘溶解症的病因病理、临床特征及治疗是怎样的？

脑桥中央髓鞘溶解症（central pontine myelinolysis，CPM）是以脑桥基底部对称性脱髓鞘为病理特征的可致死性疾病，由 Adams 等（1959）首次报告。

（1）病因病理：本病的病因不明，半数以上患者为酒精中毒晚期，也可见于肾衰透析后、肝衰竭、肝移植后、淋巴瘤及癌症晚期、营养不良、败血症、急性出血性胰腺炎和严重烧伤等。低钠血症时脑组织为低渗状态，过快补充高渗盐水使血浆渗透压迅速升高，导致脑组织脱水和血脑屏障破坏，有害物质透过血脑屏障可导致髓鞘脱失。本病特征性病理特征是脑桥基底部对称性神经纤维脱髓鞘病灶，边界清楚，直径数毫米或占据整个脑桥基底部，也可累及被盖部。神经细胞和轴索相对完好，可见吞噬细胞和星形细胞反应。以往 CPM 需尸解后病理诊断，近年来 MRI 广泛应用，已能生前确诊。

（2）临床特征

1）本病为散发性，任何年龄均可发病，儿童病例也不少见，常见于慢性酒精中毒、严重全身性疾病及低钠血症纠正过快的病人。如患者在原发病基础上突发四肢弛缓性瘫，咀嚼、吞咽及言语障碍，眼震及眼球凝视障碍等，可呈缄默，数日内迅速进展为闭锁综合征，应高度怀疑 CPM。

2）多数的 CPM 患者预后极差，死亡率极高，可于数日或数周内死亡，少数存活者遗留痉挛性四肢瘫等严重神经功能障碍，偶有完全康复的患者。

3）脑干听觉诱发电位（BAEP）有助于确定脑桥病变，但不能确定病灶范围。MRI 可发现脑桥基底部特征性蝙蝠翅膀样病灶，呈对称分布的 T1WI 低信号、T2WI 高信号，无增强效应。

（3）治疗：目前 CPM 仍以支持和对症治疗为主，积极治疗原发病。纠正低钠血症时注意用生理盐水慢速静脉滴注，限制液体的入量，急性期可用甘露醇、呋塞米等治疗脑水肿。早期应用大剂量甲泼尼龙冲击疗法可抑制疾病进展，可试用高压氧、血浆置换等治疗。

582 脑白质多发性脱髓鞘病变的临床特征及诊断思路是怎样的?

脑白质位于双侧大脑半球皮质下、半卵圆中心、放射冠及脑室旁等，主要负责各功能区的信息联络传递。脑白质病（leukoencephalopaty）是一组主要累及中枢神经系统白质，以脱髓鞘病变为主的综合征，病变导致一系列神经行为功能障碍，包括不同程度的认知障碍、执行功能障碍、情绪异常、步态异常、排尿障碍等。本组疾病可由不同机制导致，虽有许多共性，但临床表现仍有不同。

（1）临床特征：脑白质病变由于长传导束受损，主要表现视听觉损害、运动障碍、锥体束征阳性，以及智力运动发育迟滞或倒退，惊厥少见或在病程晚期出现。对具有这些临床表现疑诊白质脑病的患者，首先应做脑 MRI 检查，MRI 比 CT 对白质脑病诊断有明显优势，一些特殊成像，如液体衰减反转恢复序列（FLAIR 像）、弥散加权像（DWI 像）以及弥散张量成像（ADC 图）等，对诊断和鉴别诊断具有重要意义。其次，如果影像学证实为脑白质病变，首先应该区分是后天获得性的，还是遗传性的。

（2）诊断思路：遗传性白质脑病（genetic leukoencephalopathy），又称脑白质营养不良（leukodystrophy），是指一组主要累及中枢神经系统白质的进展性遗传性疾病，其基本特点为中枢白质的髓鞘发育异常或弥漫性变性。后天获得性的白质脑病，包括缺血、免疫相关、感染、中毒、肿瘤、代谢等多因素。

临床诊断主要是根据出生史、发育史、疾病的进展情况、脑白质受累的区域及范围等进行鉴别。如疾病起病年龄早晚，发病是急性还是隐袭，病程是进展还是波动，是否有家族史、中毒史等，影响病变分布区域、是否对称、是否强化、是否消失等等影像特征综合考虑，必要时还需进行基因筛查。

583

肾上腺脑白质营养不良的病因病理、临床特征、诊断及治疗是怎样的？

肾上腺脑白质营养不良（adrenoleukodystrophy）又称为嗜苏丹性脑白质营养不良伴肾上腺皮质萎缩、X链锁隐性遗传性Schilder病。

（1）病因病理：本病是ABCD1基因突变的长链脂肪酸代谢障碍病，基因定位于Xq28。体内过氧化物酶缺乏、长链脂肪酸（C23-C30）代谢障碍，脂肪酸在脑和肾上腺皮质沉积，导致脑白质广泛髓鞘脱失，由枕叶向额部蔓延，顶颞叶最明显，伴肾上腺皮质萎缩。病理可见枕、顶及颞叶白质对称的大片状脱髓鞘病灶，可累及脑干、视神经及脊髓，周围神经不受损。脱髓鞘病灶中央可见血管周围炎性细胞浸润，与MS的病理特点不同。可有肾上腺皮质萎缩、睾丸间质纤维化和输精管萎缩等，脑内和肾上腺含大量长链脂肪酸。

（2）临床特征

1）本病多在儿童期（5~14岁）发病，通常为男孩，可有家族史。首发症状可为脑损害或肾上腺皮质功能，缓慢进展性病程。神经系统早期症状常表现学龄儿童成绩退步，个性改变，易哭、傻笑等情感障碍，步态不稳和上肢意向性震颤；晚期出现偏瘫或四肢瘫、假性延髓麻痹、皮质盲和耳聋等，重症病例可见痴呆、癫痫发作和去大脑强直等。部分少年、青年患者可出现周围神经病变。

2）肾上腺皮质功能不全可见色素沉着，肤色变黑，口周及口腔黏膜、乳晕、肘和膝关节、会阴及阴囊等处明显。血清皮质类固醇水平、尿17-羟皮质类固醇、17-酮皮质类固醇含量下降。血清或皮肤培养成纤维细胞中长链脂肪酸浓度高于正常。脑电图可有痫性电活动。本病预后差，一般在出现神经症状后1~3年死亡。有些患者因肾上腺皮质功能不全死于Addsion病。

3）脑CT或MRI所见酷似其他脑白质营养不良，CT可见两侧脑室三角区周围白质大片对称性低密度区，有增强效应。MRI显示两侧大脑白质、胼胝体、皮质脊髓束、视束等较对称分布的异常病变，无占位效应，边缘可增强，以双侧脑室后部白质病变为主，呈蝶样分布，小脑、脑干白质也可受累。

（3）诊断：男孩进行性皮质盲、智能减退、行为异常、共济失调、抽搐发作、偏瘫、痉挛性截瘫，晚期出现四肢瘫，去大脑强直和痴呆，伴肾上腺皮质功能减退如肤色变黑，ACTH 试验异常，血清或皮肤培养成纤维细胞长链脂肪酸水平增高等可临床诊断。本病须注意与其他类型脑白质营养不良和 Schilder 病等鉴别。

（4）治疗：肾上腺皮质激素替代治疗可能延长生命，减少色素沉着，偶可部分缓解神经系统症状，但通常不能阻止髓鞘破坏。食用富含不饱和脂肪酸饮食，避免食用含长链脂肪酸食物。65% 的患者服用 Lorezo 油（三芥酸甘油酯与三酸甘油酯按 4 : 1 混合）1 年后，血浆长链脂肪酸水平显著下降或正常，但不能改变已发生的神经系统症状。

584 急性出血性白质脑炎的病理及临床特征是怎样的?

急性出血性白质脑炎（acute hemorrhagic leukoencephalitis，AHL）又称为急性坏死性出血性白质脑病或 Hurst 病，是临床经过急骤的 CNS 炎性脱髓鞘疾病，病情凶险，死亡率高，被认为是急性播散性脑脊髓炎的暴发型。澳大利亚 Hurst（1941）对本病作了较详尽的描述。

（1）病理：可见小血管壁坏死、出血和中性多形核粒细胞浸润；白质坏死区大量白细胞浸润，白质布满点状出血，脑膜可见严重炎性反应。

（2）临床特征

1）发病年龄 30 ~ 50 岁多见，男性略多于女性。患者常在轻微病毒感染或出疹性疾病后突发头痛、高热、呕吐、惊厥发作、意识模糊、定向障碍和烦躁不安，意识障碍进行性加重，出现颈强、弛缓性瘫及锥体束征等，个别病例可见视盘水肿伴出血，脊髓受累出现四肢瘫和尿潴留等。

2）颅内压迅速增高，外观清亮，轻度混浊或呈微血色，CSF 细胞数增高，中性多形粒细胞为主，蛋白中度增高，糖和氯化物正常，细菌培养阴性。

3）EEG 可见弥漫性慢活动。脑 CT 可见大脑、脑干、小脑等白质不规则低密度区，在低密度病灶中可见斑片状高密度影，以半卵圆中心病变最显著。

585 异染性脑白质营养不良的临床特征、诊断及治疗是怎样的?

异染性脑白质营养不良（metachromatic leukodystrophy）是神经鞘脂沉积疾病。Alzheimer（1910）首先报道，为常染色体隐性遗传。发病率（0.8 ~ 2.5）/10 万，呈家族性，国内多散发病例。本病是22号染色体芳基硫酯酶A（arylsulfatase-A）基因缺乏，导致芳基硫酯酶A不足，不能催化硫脑苷脂水解，在体内沉积引起CNS脱髓鞘。

（1）临床特征

1）婴幼儿型（1～4岁）多见，男多于女。1～2岁发育正常，后出现双下肢无力、步态异常、痉挛和易跌倒，伴语言障碍及智能减退。病初腱反射活跃，周围神经受累伴腱反射减弱或消失。可有视力减退、视神经萎缩、斜视、眼震、上肢意向性震颤和吞咽困难等。婴幼患儿发病后1～3年常因四肢瘫而卧床不起，伴严重语言和认知障碍，可存活数年。

2）少年型少见，成人型极少。常以精神障碍、行为异常、记忆力减退为首发症状。晚期出现构音障碍、四肢活动不灵、锥体束征、癫痫发作、共济失调、眼肌麻痹、周围神经病等，可见视盘苍白，个别病例偶见视网膜樱桃红点。成人病例进展相对缓慢，存活时间较长。

3）尿液芳基硫酸酯酶A明显缺乏，无活性，硫脑苷脂阳性支持诊断。CT可见脑白质或脑室旁对称的不规则低密度区，无占位效应，无强化。MRI可见T1WI低信号、T2WI高信号病灶。

（2）诊断：根据婴幼儿进行性运动障碍、视力减退及精神异常，脑CT或MRI证实两侧半球对称性白质病变，尿芳基硫酸酯酶A活性消失等。

（3）治疗：目前本病无有效疗法，以支持和对症治疗为主。基因疗法用腺病毒等载体将芳基硫酸酯酶A基因转染患者骨髓，尚处于探索阶段。由于维生素A是合成硫苷脂的辅酶，患儿应避免和限制摄入富含维生素A的食物。

586 球样细胞脑白质营养不良的病因病理、临床特征及治疗是怎样的？

球样细胞脑白质营养不良（globoid cell leukodystrophy）也称半乳糖脑苷脂酶缺陷（galactocerebrosidase deficiency）、半乳糖脑苷脂贮积病，由丹麦神经学家Krabbe（1916）首先发现，又称Krabbe病（Krabbe disease）。本病在北欧国家多见。

（1）病因病理：本病是β-半乳糖脑苷脂酶缺乏导致脑白质内半乳糖脑苷脂聚集，为常染色体隐性遗传，β-半乳糖脑苷脂酶基因位于14号染色体长臂（14q21-q31），在人类已发现多种不同的突变基因。病理大体可见脑白质明显减少，质地变硬。光镜下广泛髓鞘丢失，小脑、脑干、脊髓和周围神经的神经胶质细胞增生。电镜下可见特异性球样细胞。

（2）临床特征

1）早发型：生后3～6个月内发病，约10%在1岁后发病。早期出现食欲减退、呕吐、易激惹，无原因哭闹，全身肌张力增高或肌强直，头部不能控制，声音刺激可引起痉挛发作，颈、躯干角弓反张，锥体束征（+），腱反射逐渐减弱或消失，但Babinski征仍阳性。病后一至数月可出现失明、视神经萎缩及失聪，半乳糖脑苷脂酶明显降低。预后极差，多数病孩在 1 岁前死亡，存活 2 年以上者少见。

2）晚发型：目前报道 10 余例球样细胞脑白质营养不良 2～6 岁发病，早期视力下降，伴视神经萎缩。后出现共济失调、下肢痉挛性瘫、智力减退和去脑强直等。在 3 例个案报道中，1 例进行性四肢瘫伴轻度假性延髓麻痹、慢性进行性认知障碍，上肢失张力性姿势异常，患儿可存活至 9～16 岁。少数病例成年发病，伴不对称性痉挛性四肢瘫和视神经萎缩，半乳糖脑苷脂酶降低不明显。

3）EEG 可见非特异性慢波。EMG 提示神经源性损害，运动、感觉神经传导速度减慢。CSF 蛋白可升高（70～450mg/dl）。

4）脑 CT 和 MRI 可见基底节对称性病变，随病程进展，脑白质和脑干呈脱髓鞘改变。确诊依靠检测白细胞或成纤维细胞 β-半乳糖脑苷脂酶活性。

（3）治疗：本病无特异疗法，可对症治疗。在确诊病例已有骨髓移植治疗的尝试，效果尚不肯定。

587 脑－肌腱黄瘤病的病因病理、临床特征及治疗是怎样的?

脑－肌腱黄瘤病（cerebrotendinous xanthomatosis）也称胆甾烷醇增多症（cholestanosis），临床罕见，属常染色体隐性遗传，致病基因定位于 2q33～qter，有不同的外显子或内含子 10 余种点突变、移码突变及超前终止等突变型，常见于近亲婚姻子女。Schneider（1936）和 Van Bogaert（1937）首先报道。

（1）病因病理：病因是肝脏中胆固醇-27 羟化酶缺乏，胆固醇合成胆酸障碍，导致胆固醇及胆甾烷醇（cholestanol）肝性产物增加，沉积于脑、肌腱及其他组织中。病理在大脑白质、脑干、小脑和内囊可见肉芽肿、髓鞘破坏和脱失，额叶萎缩；神经组织和肌腱可见肉芽肿样病损，肌腱黄色瘤形成以跟腱最常见。镜检可见神经组织广泛脱髓鞘及囊性变和黄色瘤细胞，大量中性脂肪沉积，血管壁含双折光性胆固醇类结晶，肌腱中也有类似结晶存在。

（2）临床特征

1）通常青少年期起病，早期出现进行性智能减退，学习困难、保持性记忆（retentive memory）受损、注意力及视空间定向缺失等，逐渐出现痴呆、痉挛性截瘫或四肢瘫，共济失调或共济失调－痉挛性步态，少数患者发生多发性神经病。

2）病初可出现白内障，肌腱和肺部黄瘤（xanthoma）肉芽肿样病损，肌腱出现暗黄色赘生物，跟腱最常见，也可有肱三头肌、胫骨结节和手指伸肌腱。

3）有些病人发生早发性动脉硬化、冠心病、肾结石、骨质疏松、慢性腹泻及甲状腺功能减退等。发病 5～15 年后患者可出现肌萎缩和假性延髓麻痹，卧床不起，多数病例可存活至 20～30 岁。部分病人预后较好。

4）血清和红细胞中胆甾烷醇水平增高，杂合子也可有同样升高。血清胆固醇水平多正常，有些病例高达450mg/dl。脑脊液中胆甾烷醇及胆固醇水平均增高。CT及MRI检查可见广泛性脑萎缩。肌腱黄瘤活检可发现含胆固醇，其中4%～9%为胆甾烷醇。

（3）治疗：主要采取对症治疗，在出现神经系统症状前治疗较理想。鹅胆酸（chenocholic acid）750mg/d，长期口服可使临床症状改善，使血清和红细胞中胆甾烷醇水平下降，但不能使黄瘤消失。有人推荐应用胆酸类、胆固醇合成酶、HMG-辅酶A还原酶抑制物等，有利于降低生化指标，但对改善临床症状无裨益。

（黄德晖）

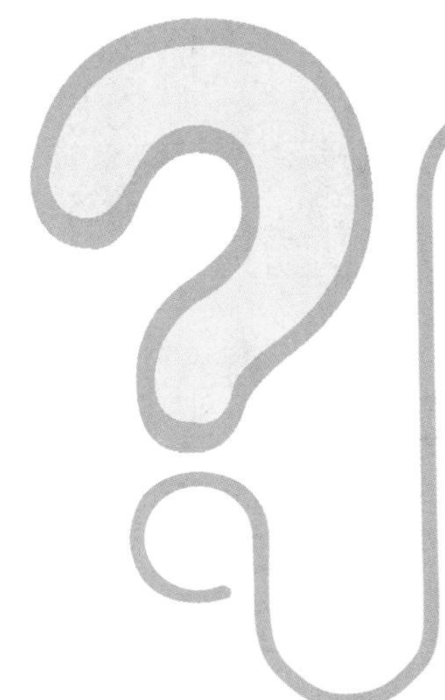

第十六章

神经肌肉传递障碍性疾病

Disorders of Neuromuscular Transmission

588 重症肌无力的病因及发病机制和病理是怎样的？

重症肌无力（myasthenia gravis，MG）是一种自身抗体介导的、辅助性 T 细胞依赖及补体参与的器官特异性自身免疫性疾病。病变主要累及神经－肌肉接头（NMJ）突触后膜烟碱样乙酰胆碱受体（acetylcholine receptor，AChR）。

（1）病因及发病机制

1）Patrick 和 Lindstrom（1973）的经典实验，应用从电鳗电器官提取和纯化的 AChR 抗原，与福氏完全佐剂混合后免疫家兔，再次注射抗原后成功造成 MG 的实验动物模型实验性自身免疫性重症肌无力（EAMG）。

2）MG 的自身抗体，在 80% 的全身型 MG 患者和 50% 的眼肌型患者可检出乙酰胆碱受体抗体（AChR-Ab）效价增高，但患者症状严重程度与血清 AChR-Ab 水平不相关。在 90% 以上的罹患胸腺瘤（thymoma）的 MG 患者可检出与横纹肌可收缩成分反应的纹状抗体（striational antibodies，StrAb），StrAb 的主要价值是预测胸腺瘤，血清 StrAb 浓度与疾病严重性无关。在 AChR-Ab 阴性的 MG 患者中发现一种抗骨骼肌特异性受体酪氨酸激酶（MuSK）抗体。

3）临床观察发现，许多 MG 患者还合并其他自身免疫性疾病，如甲状腺功能亢进、甲状腺炎、系统性红斑狼疮、类风湿关节炎和天疱疮等。

4）人类白细胞抗原 HLA 研究显示，MG 发病可能与遗传因素有关，欧美白种人 HLA-B8 与年轻女性 MG 显著相关，与 DW3 也有相关性；我国和日本 MG 患者与 DR2 或 DR4 相关。根据 HLA 将 MG 分为两个亚型：具有 HLA-A1、A8、B8、B12 和 DW3 的 MG 患者多为女性，20～30 岁起病，多有胸腺增生，AChR-Ab 阳性率较低，早期胸腺切除疗效好；具有 HLA-A2、A3 的 MG 患者多为男性，40～50 岁起病，通常合并胸腺瘤，AChR-Ab 阳性率较高，皮质类固醇疗效较好。

5）发病机制包括遗传和环境因素，在 HLA A1-B8-DR3 等单倍型易感个体发生病毒感染或紧张、压力、精神刺激等诱因，胸腺中自身免疫性 $CD4^+$ Th 细胞进入外周，激活 B 细胞分泌自身免疫抗体。致病性自身免疫抗体分别针对肌肉 AChR、MuSK、低密度脂蛋白相关蛋白 4（LRP4），其中 AChR-IgG 占全部抗体谱的 85%～90%，MuSK-IgG 占 5%，LRP4-IgG 占 1%～2%，极少数病人血清可同时检出 2 种或以上的抗体。抗体效价与疾病严重程度不呈线性相关，每种抗体的致病机制尚不明确。除体液免疫外，自然免疫及获得免疫中的细胞免疫在 MG 发病机制方面也起重要作用，如 T 细胞分泌的细胞因子、B 细胞分泌的细胞因子、chemokine、CTLA-4、FOXP3、Th17 细胞因子、补体、NK 细胞等。

（2）病理

1）肌肉活检仅可见肌纤维周围淋巴细胞增多，称为淋巴细胞溢。MG 患者通常无须行肌肉活检，除非要与肌肉疾病鉴别。

2）胸腺在成年后应退化消失，但70%以上的成人MG患者伴胸腺异常，约80%是胸腺增生，15%～20%是胸腺瘤。胸腺增生典型表现明显的胸腺髓质中生发中心形成，生发中心富含成熟的B细胞即浆细胞。胸腺瘤是潜在的恶性肿瘤，WHO根据细胞形态将胸腺瘤分为A型（髓质型）；B型（混合型），其中B1型以皮质为主，B2型为皮质型，B3型为鳞状上皮样分化好的胸腺癌；AB型兼具A型和B型胸腺瘤样成分；C型为恶性胸腺癌。

3）依据手术时胸腺瘤与周围组织解剖关系的Masaoka分型法，包括临床Ⅰ期，包膜完整，镜下无包膜浸润；Ⅱ期，Ⅱa期有镜下包膜浸润，Ⅱb期肉眼可见侵犯周围胸膜或脂肪组织；Ⅲ期，侵犯临近器官如心包、大血管、肺等，Ⅲa期不侵犯大血管，Ⅲb期侵犯大血管；Ⅳ期，Ⅳa期有胸膜或心包播散，Ⅳb期有淋巴或血行转移。Ⅰ、Ⅱa、Ⅱb期为早期改变，无须放化疗。

589 重症肌无力患者的临床特征是怎样的?

(1) MG在青少年期至40岁女性发病居多，男性在50～60岁后发病较多，且多合并胸腺瘤。大多慢性隐袭起病，合并胸腺瘤患者可急性或亚急性起病，通常为慢性病程。约85%的患者以眼外肌受累起病，全身型也多以眼肌疲劳为首发症状，常见上睑下垂、复视或二者并存，上睑下垂可为单侧、双侧或双侧交替，瞳孔反应正常。约10%的患者始终局限于眼肌型，大多数患者起病1年后发生全身肌无力，大多数全身型患者在胸腺治疗后仍需长期免疫治疗。以延髓肌麻痹或肢体无力为首发症状者约10%。

(2) 横纹肌受累表现部分或全身性病态疲劳，波动性肌无力，活动或连续收缩后加重，晨起或休息后减轻，呈晨轻暮重波动性变化。某些肌肉易受累，如颈屈肌较颈伸肌更易无力，三角肌、三头肌、腕及指伸肌、踝背屈肌常出现肌无力，检查疲劳试验阳性。

(3) 在感染、紧张、压力、过劳或精神创伤等诱因下可能急性加重，甚至出现危象；女性可因妊娠引起病情加重，麻醉、手术可能诱发危象。患者服用影响神经肌肉接头突触传递的药物可能短暂加重，如奎宁、奎尼丁、普鲁卡因胺、青霉胺、普萘洛尔、苯妥英、锂剂、四环素及氨基糖苷类抗生素等。

(4) 肌无力典型呈斑片状分布，与神经或神经根支配不符，提示神经肌肉传导障碍。肌无力常局限于眼肌、延髓支配肌、颈肌等肌群，常以眼外肌、咽喉肌、咀嚼肌、肩胛带、躯干肌、呼吸肌等顺序出现。咽喉肌无力导致吞咽困难，饮水呛，语音低弱、含糊不清或带鼻音；面肌无力可见口角低垂和微笑不充分面容；咀嚼肌无力不能连续咀嚼，常使进食中断；颈肌无力出现抬头困难；肩胛带无力使上臂不能持久抬举，通常上肢重于下肢，近端重于远端；呼吸肌、膈肌受累出现呼吸困难、咳嗽无力，呼吸肌麻痹可导致呼吸衰竭，易合并吸入性肺炎常导致死亡。平滑肌和括约肌通常不受累，偶有心肌受累可引起猝死。

590 眼肌型重症肌无力的临床特征是怎样的?

眼肌型重症肌无力（ocular myasthenia，OM）临床最常见，由于眼外肌体积很小，突触后膜含 AChR 少，由多数神经支配，收缩反应最快，超高频率收缩不易耐受疲劳，常最早出现症状，但最终 90% 以上的 MG 患者出现眼外肌受累。

临床特征如下。

（1）眼肌型 MG 在 10 岁以下儿童更多见，眼睑下垂与周期性复视是 MG 患者最常见的主诉，症状呈波动性，晨轻暮重，休息减轻，疲劳加重，常见一侧上睑下垂，或双侧或交替性上睑下垂，严重时眼外肌完全麻痹或固定，为代偿上睑下垂或复视，患者常头后仰或颈部扭转，瞳孔括约肌多不受累，对光反射及调节反射正常，个别患者可有凝视诱发的眼震，Cogan 睑痉挛表现下视 10 ~ 15 秒钟后直视时出现提上睑肌痉挛。

（2）检查时令患者持续向上凝视可使上睑下垂加重，眼肌型的另一眼睑征是“增强的”上睑下垂，令患者被动抬举下垂的眼睑时可使对侧眼睑下垂。有些患者检查时不能发现眼外肌麻痹，但主诉视物双影，提示眼肌协调功能轻微下降就可能引起视轴不协调和复视，复视也可检查眼外肌疲劳试验。

（3）大多数孤立的无痛性波动性眼睑下垂，不伴其他眼肌麻痹或瞳孔异常多提示为眼肌型 MG；如有瞳孔扩大或伴眼球疼痛，通常应考虑其他诊断。

（4）眼睑下垂须与眼肌痉挛鉴别，后者疲劳试验、新斯的明试验为阴性。查体时应注意面肌无力，患者可有轻微表情减少，严重时有苦笑面容。疲劳现象还需与焦虑抑郁的躯体化症状鉴别，患者可能主诉严重肌无力甚至呼吸困难，但缺乏日间波动性，症状波动可能表现一天好，一天差。通过适当的检查如血气分析、疲劳试验及暗示疗法可鉴别。如患者主诉不能抬臂或抬腿，可通过在反作用肌群方向上感受患者用力加以鉴别。

591 重症肌无力改良的 Osserman 分型是怎样的?

国内外曾广泛采用重症肌无力改良的 Osserman 临床分型，包括以下五型：

（1）Ⅰ型：眼肌型（ocular myasthenia gravis），单纯眼外肌受累，出现上睑下垂和复视，无其他肌群受累的临床及电生理所见，对糖皮质激素治疗反应佳，预后良好。约 80% 的Ⅰ型患者在发病 2 年内累及其他肌肉或成为全身型，如发病后 3 年内肌无力仅局限于眼肌，这些患者有 94% 可能不会进展为全身型。

（2）Ⅱ型：全身型，一组以上的肌群受累，主要累及四肢肌，药物治疗反应较好，预后较好。

1）Ⅱ-A 型：轻度全身型（mild generalized myasthenia gravis），四肢肌群轻度受累，常累及眼外肌，无明显咽喉肌受累，生活多可自理，药物治疗反应较好，预后一般。

2）Ⅱ-B 型：中度全身型（moderately severe generalized myasthenia gravis），四肢肌群受累明显，除伴眼外肌麻痹，有较明显的咽喉肌无力症状，如说话含糊不清、吞咽困难、饮水呛咳、咀嚼无力，但呼吸肌受累不明显，生活自理有困难，药物治疗反应欠佳，预后一般。

（3）Ⅲ型：急性重症型（acute fulminating myasthenia gravis），急性起病、常在数周内累及延髓肌、肢带肌、躯干肌及呼吸肌，肌无力严重，生活不能自理，有重症肌无力危象，需做气管切开，药物治疗反应差，死亡率较高。

（4）Ⅳ型：迟发重症型（late severe myasthenia gravis），进展较慢，多在 2 年内由Ⅰ、ⅡA、ⅡB 型逐渐进展而来，症状同Ⅲ型，常合并胸腺瘤，预后差。

（5）Ⅴ型：少数患者肌无力，起病半年内出现肌萎缩。

592 美国重症肌无力协会（MGFA）的重症肌无力分型是怎样的？

2000 年，美国重症肌无力协会（MGFA）提出新的临床分型（表 16-1），也分为五型，这一分型的最大特点是简明，便于记忆和临床操作。

表 16-1　美国重症肌无力协会（MGFA）临床分型

分型	临床表现
Ⅰ型	任何眼肌无力，可伴眼闭合无力，其他肌群肌力正常
Ⅱ型	无论眼肌无力的程度如何，其他肌群轻度无力
Ⅱa	主要累及四肢肌或（和）躯干肌，可有同等程度以下的咽喉肌受累
Ⅱb	主要累及咽喉肌或（和）呼吸肌，可有同等程度以下四肢肌或（和）躯干肌受累
Ⅲ型	无论眼肌无力的程度如何，其他肌群中度无力
Ⅲa	主要累及四肢肌或（和）躯干肌，可有同等程度以下的咽喉肌受累
Ⅲb	主要累及咽喉肌或（和）呼吸肌，可有同等程度以下四肢肌或（和）躯干肌受累
Ⅳ型	无论眼肌无力的程度如何，其他肌群重度无力
Ⅳa	主要累及四肢肌或（和）躯干肌，可有同等程度以下的咽喉肌受累
Ⅳb	主要累及咽喉肌或（和）呼吸肌，可有同等程度以下四肢肌或（和）躯干肌受累
Ⅴ型	气管插管，伴或不伴机械通气（除外术后常规使用），无插管或鼻饲病例为Ⅳb 型

儿童和新生儿重症肌无力的临床特征及治疗是怎样的?

（1）儿童重症肌无力的临床特征及治疗

1）我国儿童重症肌无力发病率较高，尤以眼肌型居多，但合并胸腺瘤患儿少见。眼肌型 MG 比成人 MG 易自行缓解，患儿只有眼外肌症状最初可仅用溴吡斯的明治疗，如不能缓解可加用免疫治疗，经过短期激素治疗后一般症状改善会很明显。由于儿童胸腺未退化，除非确诊胸腺瘤，一般不推荐胸腺切除术。

2）患儿易发生激素不良反应，包括生长缓慢、影响骨质发育和易于感染（部分由于使用激素期间延迟了活疫苗接种）。长期使用激素应采用最低有效剂量以减少不良反应。MG 患儿可采用定期 PE 或 IVIG 替代免疫抑制药。

（2）新生儿重症肌无力的临床特征和治疗

1）新生儿重症肌无力常见于 AChR 抗体阳性的母亲，孕母体内抗体通过胎盘转移给新生儿导致发病，患婴表现吮奶无力，哭声低微，肌张力低，动作减少等，症状持续 1 周 ~ 3 个月不等，鲜有患婴合并骨骼畸形的报道。

2）新生儿 MG 需注意与先天性终板乙酰胆碱酯酶缺乏症（congenital deficiency of end-plate ACh esterase）鉴别，其病变为运动神经末梢变小，神经肌肉接头 ACh 单位释放量减少。患婴均为男性，出生即出现骨骼肌无力；肌活检可正常，光镜及电镜细胞化学检查可发现 ACh 酯酶缺如，本病无特效疗法。还需与先天性乙酰胆碱受体缺乏症（congenital deficiency of AChR）鉴别，其为罕见的常染色体隐性遗传病。常在婴儿期起病，症状与 MG 较相似，肌活检见 AChR 数量减少，胆碱酯酶正常，用抗胆碱酯酶药治疗可缓解患儿肌无力症状。

3）一般给予严密监测和对症支持治疗，待新生儿体内抗体清除后可自愈，不需要特殊处理，如症状严重则给予胆碱酯酶抑制剂治疗。因新生儿 MG 患婴危害性较孕母大，应对 AChR 抗体阳性的孕母行产前诊断，包括检测羊水及脐带血中 AChR 抗体。

重症肌无力的诊断性试验及辅助检查包括哪些?

（1）MG 的诊断性试验

1）疲劳试验：通过让患者重复活动受累肌群诱发肌无力加重或疲劳现象。提上睑肌无力可通过嘱患者上视 1 分钟左右出现上睑下垂证实；或连续做眨眼动作 50 次，可见眼裂逐渐变小；复视患者连续睁闭眼 10 ~ 20 次后症状显著加重；或重复咀嚼、举臂、下蹲、仰卧位抬头等动作后，肌无力症状显著加重。

2）冰实验：将冰试管置于疲劳肌5分钟（上睑至少2分钟）后出现肌力特征性改善，如2分钟后睑裂无变化或仅有轻微改善（<2mm）为阴性。该实验诊断重症肌无力敏感度76.9%，特异性98.3%，可能因低温下AChE活性下降，有利于ACh与AChR更多结合。

3）抗胆碱酯酶试验：新斯的明（Neostigmine）试验，体重60kg的成人肌注1mg，瘦弱者酌减，7～12岁儿童减半，学龄前儿童再减半，20分钟后肌力改善，30～40分钟明显改善为阳性，持续约2小时。须注意注射后偶可发生呼吸困难或流涎、腹泻、恶心等毒蕈碱样反应，出现腹痛、晕厥严重反应可用阿托品0.25mg肌内注射拮抗；新斯的明的禁忌证包括闭角型青光眼、哮喘等。依酚氯铵（Tensilon）试验，10mg用注射用水稀释至1ml，先给予2mg试验剂量静脉注射，如可耐受在30秒内注射其余8mg，30～60秒后肌无力好转，持续2～5分钟为阳性。依酚氯铵试验阳性有助于MG与胆碱能危象鉴别。

（2）重症肌无力的辅助检查

1）胸部CT平扫或增强扫描可发现胸腺异常，纵隔CT及增强的胸腺瘤检出率可高达94%。

2）电生理检查：重复神经电刺激（repetitive nerve stimulation，RNS）分别用低频（≤5Hz）和高频（>10Hz）重复刺激尺神经、腋神经或面神经，动作电位波幅递减>15%为阳性，约50%的MG患者低频刺激出现阳性反应；应在停用抗胆碱酯酶药16～24小时后检查，否则可出现假阴性。单纯眼肌型阳性率<50%，全身型阳性率为75%，正常也不能排除诊断。单纤维肌电图可显示颤抖（Jitter）增宽和/或阻滞，敏感性95%～99%，特异性差，jitter增宽>55us或出现阻滞定义为阳性。

3）血清AChR-Ab：对诊断自身免疫性MG有高度特异性，80%～90%的全身型，50%～60%的单纯眼肌型患者可检出，急性重症全身型（Ⅲ型）患者抗体效价最高。AChR-Ab阴性不能排除MG诊断，结果判定需结合临床。有时抗体效价可能与病情严重程度不完全一致，如眼肌型或临床缓解的患者抗体效价很高，某些症状严重的患者抗体效价不高。

4）AChR-Ab阴性的部分全身型MG患者可能检出抗骨骼肌特异性受体酪氨酸激酶（MuSK）抗体。抗横纹肌抗体如抗titin抗体、抗RyR抗体等可见于85%的胸腺瘤患者，不能作为MG的诊断指标，但可作为筛查胸腺瘤的标志物。

此外，还需做甲状腺超声，肺功能，血常规、血沉、肌酸激酶、维生素B_{12}、甲状腺功能及抗体，免疫全套检测及肿瘤标志物等，以利于鉴别诊断。

595

重症肌无力的临床诊断标准和临床易误诊的疾病包括哪些？

（1）重症肌无力的诊断标准可参照《中国重症肌无力诊断和治疗指南》（2015）。

1）临床表现：某些特定的横纹肌群肌无力呈斑片状分布，表现波动性和易疲劳性，症状晨轻暮重，持续活动后加重，休息后缓解，通常眼外肌受累最常见。

2）药理学特征：新斯的明试验阳性。

3）神经电生理检查：重复神经电刺激（RNS）检查低频刺激递减 10% 以上；单纤维肌电图（SFEMG）测定显示颤抖增宽，伴或不伴阻滞。

4）抗体检测：多数全身型 MG 患者血清可检测到 AChR 抗体，或在极少数 MG 患者中可检测到抗 MuSK 抗体、抗 LRP-4 抗体。

患者具有 MG 的典型临床特征，具备药理学特征和/或神经电生理学特征可确定诊断，有条件检测抗 AChR 抗体等有助于进一步明确诊断。

（2）临床易误诊的疾病

1）眼肌型 MG 需要与眼睑痉挛、眼肌型肌营养不良、眼咽型肌营养不良、Miller-Fisher 综合征、慢性进行性眼外肌麻痹、眶内占位病变、脑干病变、Grave 眼病、Meiger 综合征、提上睑肌外伤，以及海绵窦综合征、后循环动脉瘤等引起的完全或不完全性动眼神经麻痹鉴别。

2）全身型 MG 需要与 Guillian-Barré 综合征、慢性炎症性脱髓鞘性多发性神经病（CIDP）、周期性麻痹、Lambert-Eaton 肌无力综合征、多发性肌炎、皮肌炎、代谢性肌病、肉毒毒素中毒及有机磷中毒等鉴别。

这些疾病可能表现：①临床症状不具备波动性；②新斯的明试验阴性；③血清 AChR 抗体阴性；④低频电刺激无递减，单纤维肌电图无阻滞或 jitter 增宽；⑤可见脑脊液蛋白 - 细胞分离现象，血乳酸增高，肌酸激酶增高等特异性改变；⑥影像学显示后循环动脉瘤、海绵窦增宽伴强化、脑干异常信号等；⑦基因诊断有助于与先天性重症肌无力、线粒体肌病等鉴别。

596 Lambert-Eaton 肌无力综合征的临床特征、治疗及预后是怎样的？

Lambert-Eaton 肌无力综合征（Lambert-Eaton myasthenic syndrome，LEMS）是突触前膜 ACh 释放异常的自身免疫性疾病。约半数病人合并小细胞肺癌（SCLC）等，肿瘤抗体可能与周围神经末梢突触前膜电压门控性钙通道（VGCC）发生免疫交叉反应，导致 ACh 释放减少和神经肌肉传递障碍。

（1）临床特征

1）通常在 40 岁后慢性起病，多数病例伴发小细胞肺癌或胃癌、前列腺癌、直肠癌等，偶有伴发系统性红斑狼疮，副肿瘤性 LEMS 可进展较快。患者表现肌无力和易疲劳，常出现于肿瘤症状之前，下肢症状重于上肢，常见小腿近端肌无力和疼痛，患肌短暂用力后肌力增强、持续收缩后又呈病态疲劳是其特征，腱反射减弱或消失，反复肌收缩后腱反射可能增强。脑神经支配的眼外肌、咽喉肌不受累或轻微。半数病人可见口干、眼干及汗液分泌减少、便秘、阳痿及直立性低血压等自主神经障碍症状。

2）电生理检查和血清 VGCC 抗体检查阳性可确诊。LEMS 电生理三联征包括 CMAP 波幅减低，低频重复神经电刺激（RNS）衰减 >10%，高频 RNS 或最大用力收缩后明显递增，波幅增高 200% 以上为阳性。LEMS 患者新斯的明试验可呈弱阳性反应。

（2）治疗

1）LEMS 患者如发现潜在的恶性肿瘤，应针对肿瘤治疗，如手术切除肿瘤成功，肌无力症状可获得改善。

2）应用抗胆碱酶药无效，糖皮质激素疗效较差。盐酸胍（Guanidine）对症治疗有效，可增加 ACh 释放和增强肌力，20～50mg/（kg · d），分 3～4 次口服。副作用可有骨髓抑制、肾衰竭。

3）血浆置换或免疫球蛋白静脉疗法（IVIG）可能使部分 LEMS 患者症状暂时改善，有些病人重复用血浆置换和 IVIG 有效。

（3）预后：副肿瘤性 LEMS 的预后主要取决于原发肿瘤治疗的程度，合并小细胞肺癌的 LEMS 患者平均生存期约 16 个月；非肿瘤性 LEMS 预后较好，但疗效不如 MG，许多病人即使接受了合理治疗，仍持续有肌无力症状。

597 重症肌无力与 Lambert-Eaton 肌无力综合征如何鉴别?

Lambert-Eaton 肌无力综合征（LEMS）是一组自身免疫性疾病，自身抗体是针对突触前膜的电压门控性钙通道 VGCC 和 ACh 囊泡释放区。

重症肌无力与 LEMS 鉴别要点是：

（1）MG 在女性多见，LEMS 以男性居多，但也有观点认为男女比率相当。

（2）MG 患者可伴胸腺瘤，而约半数的 LEMS 患者伴发癌肿，尤其小细胞肺癌，也可伴其他自身免疫病。

（3）二者均可表现四肢近端无力，MG 患者肌无力呈波动性，晨轻暮重；LEMS 患者以下肢无力为主，伴腱反射减低，上肢受累较轻。

（4）疲劳试验在 MG 患者为阳性；LEMS 患者特征性表现短暂用力后肌力增强，持续收缩后又呈病态疲劳。

（5）MG 患者眼外肌、延髓支配肌受累早且明显；LEMS 脑神经支配肌很少受累，眼外肌、延髓支配肌晚期可以受累。

（6）MG 患者不伴自主神经症状；约半数的 LEMS 患者伴口干、少汗、便秘、阳痿、直立性低血压等自主神经症状。

（7）二者新斯的明试验均可阳性，但 LEMS 阳性率低，阳性反应不明显；单纤维肌电图均可有显著异常，与 MG 的低频重复刺激波幅明显递减不同，LEMS 的 CMAP 不到正常低限的1/10，虽然也有低频递减现象，但不易观察；相反高频重复刺激波幅增高达200%以上，而MG高频重复刺激波幅增高达100%罕见。

（8）MG患者血清AChR抗体及MuSK抗体可为阳性，LEMS血清VGCC抗体可为阳性。

（9）MG应用溴吡斯的明对症治疗有效，LEMS用盐酸胍治疗有效。

598 先天性肌无力综合征的临床特征及与重症肌无力如何鉴别?

先天性肌无力综合征（congenital myasthenia syndrome，CMS）包括一组异质性肌病，是由一种或多种机制导致神经肌肉接头处突触前、突触及突触后缺陷导致的神经肌肉传递障碍。CMS包括常染色体显性和常染色体隐性遗传两种方式。临床极其少见，发病率低于2/100万。

（1）临床特征

1）CMS大多在婴儿期或儿童期起病，成年起病较少见，出现上睑下垂和眼肌麻痹，起病时眼肌麻痹多为不完全性，眼睑下垂明显，在婴儿或儿童期可进展为完全性麻痹，可出现轻度面瘫，肢体无力通常较轻。如父母或其他直系亲属有类似表现，需首先考虑遗传因素所致。

2）慢通道先天性肌无力综合征（slow-channel congenital myasthenic syndromes，SCCMS）是罕见的常染色体显性遗传病，外显率高，表达呈可变性，是AChR钙离子通道开放时间延长，导致终板电位延长，钙离子流入突触皱褶增加，在突触肌浆膜内和近肌纤维区可见肌病特征。早发型在婴儿期后发病，症状重，晚发型在20岁后发病，症状较重，肌无力缓慢进展，指伸肌、颈项肌萎缩提示本病；可有轻中度眼睑下垂，眼外肌活动受限，下颌肌、面肌、上肢肌、呼吸肌及躯干肌不同程度肌无力和易疲劳，下肢较轻。肌肉病理可见终板微观结构重塑如钙沉积、突触后膜皱褶破坏、空泡变及管聚集等。肌电图可见单次刺激后出现重复的复合肌肉动作电位，无特异性。应用抗胆碱酯酶药无效，硫酸奎尼丁（Quinidine sulfate）和氟西汀（Fluoxetine）可能改善肌无力症状。

（2）与MG鉴别诊断

1）根据起病年龄及遗传方式，临床特点如CMS仅局限于眼肌，表现眼睑下垂和眼肌麻痹，肌活检（包括电镜结果）、肌电图检查及对治疗反应等，有助于病因诊断。无AChR或MuSK抗体，对免疫调节治疗无效等有助于与MG鉴别。

2）对CMS需要检测编码AChR的四个基因，编码AChR-α亚单位的CHRNA1基因、编码AChR-β亚单位的CHRNB1、编码AChR-δ亚单位的CHRND；编码AChR-ε亚单位的CHRNE；以及编码agrin的AGRN；编码胆碱乙酰转移酶的CHAT；编码AChE胶原尾的COLQ；编码DOK-7的DOK7；编码氨基葡萄糖－果糖-6-磷酸氨基转移酶1的GFPT1；编码musk的MUSK；编码兰尼定的RAPSN；编码钠通道蛋白-4α的SCN4A基因等。

599 眼肌型 MG 与动眼神经麻痹、延髓肌型 MG 与真性延髓麻痹如何鉴别?

眼肌型 MG 与动眼神经麻痹、延髓肌型 MG 与真性延髓麻痹须注意鉴别。

（1）眼肌型 MG 与动眼神经麻痹鉴别：眼肌型属于 MGFA 分类Ⅰ类，是指特定病程阶段而非整个病程中 MG 表现，眼外肌无力可见闭目困难，但面部肌、球部肌和四肢肌肌力正常。一些患者肌力检查正常但仍有疲劳，在无客观的眼外肌以外的肌无力时，医生要运用临床判断来分析疲劳是否由全身型 MG 所致。

1）眼肌型 MG 仅累及眼外肌，瞳孔括约肌和睫状肌不受累。动眼神经麻痹可眼外肌、眼内肌均受累，出现上睑下垂、外斜视、复视、瞳孔散大、对光反射及调节反射消失，上睑下垂和复视多见。

2）眼肌型 MG 表现上睑下垂呈波动性和晨轻暮重，胆碱酯酶治疗有效；动眼神经麻痹无日间波动性和晨轻暮重，胆碱酯酶治疗无效。

（2）延髓肌型 MG 与真性延髓麻痹鉴别

1）延髓肌型 MG 是球部肌神经肌肉接头病变，除了延髓麻痹，可伴表情肌、咀嚼肌无力，如表情少、苦笑面容、面纹浅、鼓腮漏气等，或伴眼肌、颈项肌、呼吸肌无力，晚期出现咽反射消失，无感觉障碍、舌肌萎缩及锥体束损害症状。真性延髓麻痹表现咽喉肌和舌肌麻痹，如声音嘶哑、饮水呛、吞咽困难及构音障碍等，多由于舌咽、舌下和迷走神经及核性下运动神经元病变，如 Guillian-Barré 综合征、进行性延髓麻痹等，可伴咽部感觉缺失，咽反射减弱消失，舌肌萎缩及震颤。

2）延髓肌型 MG 肌无力表现日间波动性和晨轻暮重；真性延髓麻痹症状持续，影像学可能发现责任病灶。

600 重症肌无力治疗的国际共识（2016）的要点包括哪些?

重症肌无力治疗的国际共识（International consensus guidance for management of myasthenia gravis，2016）的要点如下。

（1）对症治疗和免疫抑制治疗

1）溴吡斯的明应是大多数 MG 患者初始治疗的一部分，需根据症状调整剂量。能够停用溴吡斯的明提示患者已达到治疗目标，并可减少其他治疗的剂量。充分尝试溴吡斯的明无法达到治疗目标的所有患者均应使用激素或免疫抑制剂。

2）在激素禁忌或拒绝使用时应单用非激素的免疫抑制药。如并发疾病使激素存在较高的不良反应风险，开始激素治疗时即应合用免疫抑制剂。以下情况应合用激素与免疫抑制剂：①患者或治疗医生明确判断发生了激素不良反应；②足够剂量和疗程的激素治疗后疗效不充分；③因症状反复而无法减少激素剂量。

3）可用于 MG 治疗的免疫抑制剂包括硫唑嘌呤、环孢素、霉酚酸酯、甲氨蝶呤及他克莫司。选药时需了解：①专家共识和一些 RCT 证据支持硫唑嘌呤是 MG 的一线治疗；②RCT 证据支持使用环孢素治疗 MG，但不良反应和药物相互作用限制其应用；③尽管目前的 RCT 证据并不支持使用霉酚酸酯和他克莫司有效，但广泛应用并被多国的 MG 治疗指南推荐。

4）难治性 MG 患者应被转诊给有经验的医生或 MG 中心治疗，除了上述免疫抑制剂，还可以使用：①定期 IVIG 或 PE；②环磷酰胺；③利妥昔单抗（有效的证据越来越多，但尚未达成正式的共识）。

5）免疫抑制药剂量及治疗时间：①一旦患者达到治疗目标，就应逐渐减少激素剂量，大多数患者长期用小剂量激素有助于维持治疗目标；②免疫抑制剂一旦达到治疗目标并维持 6 个月至 2 年，即应逐渐减量至最小维持量，剂量调整不要过于频繁，至少 3～6 个月调整一次；③减量如导致复发需重新上调剂量，有症状或快速减量的患者易复发；④通常有必要维持免疫抑制治疗数年，有时需要终生。

6）必须监测患者是否出现免疫抑制药所致的不良反应和并发症，在发生明显的不良反应和并发症或给患者带来额外困难时需要换用免疫抑制药。

（2）静脉注射免疫球蛋白（IVIG）和血浆置换（PE）

1）PE 和 IVIG 适于存在呼吸困难或严重吞咽困难等病情严重时，在有球部症状的患者准备手术、需要尽快起效，其他治疗的疗效差及开始激素治疗前预防肌无力加重时短期应用。

2）选择 PE 或 IVIG 取决于患者的个体因素（如 PE 不能用于败血症患者，IVIG 不能用于肾衰竭患者）以及能否便于获取。

3）IVIG 和 PE 治疗严重的全身型 MG 时等效。

4）IVIG 的疗效在症状轻微及眼肌型患者不确切。

5）在 MuSK 抗体阳性的 MG 患者，PE 的疗效更佳。

6）在难治性 MG 患者或其他免疫抑制药物均相对禁忌时可作为长期治疗。

（3）肌无力危象前期和明确的肌无力危象：均为急症，要积极治疗危象和支持治疗。尽管胆碱能危象已经罕见，但临床加重时不能完全排除胆碱酯酶抑制剂过量，而且，胆碱酯酶抑制剂增加气道分泌，可加重呼吸困难。

1）危象前期要收入院，严密观察呼吸和球部功能，如发生明确的危象需转入 ICU。肌无力危象需收入 ICU 或恢复过渡单元（stepdown unit）以监护和处理呼吸衰竭和球部功能异常。

2）PE 和 IVIG 可作为危象前期和明确危象的短期治疗。通常同时给予激素或免疫抑制剂来维持疗效（由于激素可造成短暂加重，可以先给予 PE 或 IVIG 数日后，开始给予激素）。

3）尽管临床试验提示 PE 和 IVIG 在危象前期或明确危象治疗中等疗效，但专家共识认为 PE 疗效更好且起效更快。两种疗法的选择取决于患者的并发疾病（如 PE 不能用于败血症，IVIG 不能用于高凝状态、肾衰竭或对免疫球蛋白过敏者）和能否获取。PE 需考虑血流动力学和静脉穿刺并发症（可采用周围而非中央静脉入路以避免）。

（4）MG 的胸腺切除术：参见本章第 603 问，胸腺切除术的治疗选择。

（5）儿童重症肌无力

1）获得性自身免疫性儿童眼肌型 MG 比成人 MG 容易自行缓解，仅有眼外肌症状的 MG 患儿最初可仅用溴吡斯的明治疗，如不能缓解则加用免疫治疗。

2）儿童易发生激素不良反应，包括生长缓慢、影响骨质发育和易感染（部分由于使用激素期间延迟活疫苗接种）。长期使用激素应采用最低有效剂量以减少不良反应。

3）在儿童 MG 患者可采用定期 PE 或 IVIG 替代免疫抑制药。

（6）MuSK 抗体阳性的 MG

1）MuSK 抗体阳性患者胆碱酯酶抑制剂疗效差，溴吡斯的明常用剂量常出现不良反应。

2）MuSK 抗体阳性患者激素和多数免疫抑制剂疗效较好，但即使合用免疫抑制剂通常也要长期激素治疗。

3）PE 疗效较好，但 IVIG 疗效差。

4）最初免疫治疗不满意的 MuSK 抗体阳性患者应尽早使用利妥昔单抗治疗。

601 重症肌无力的治疗原则及药物治疗是怎样的？

（1）治疗原则

1）首选抗胆碱酯酶药对症治疗，适用于眼型肌及轻度全身型，可显著改善症状，对咽喉肌无力可能疗效不明显。

2）病因治疗应用糖皮质激素、免疫抑制剂、静脉注射免疫球蛋白（IVIG）、血浆交换等，IVIG 和血浆交换可减少清除自身抗体，起效快，但疗效维持时间短。病因疗法有效的应用顺序和联合应用策略尚存有争论，目前尚无随机对照临床试验指导治疗的经验，应用时医师应严密监测评估患者症状及心理状态，根据临床经验合理选择。

3）胸腺切除术适于全身型患者、伴胸腺瘤患者，药物疗效不明显的非胸腺瘤性眼肌型患者。

4）胸腺放疗如钴^{60}直线加速器治疗，适于药物疗效差，巨大或多个胸腺瘤及恶性胸腺瘤术后放疗。

5）患者应禁用或避免应用影响神经肌肉传递功能的药物，如吗啡、氨基糖苷类抗生素、青霉胺、普萘洛尔、苯妥英等。

（2）药物治疗：重症肌无力治疗的国际共识（2016）推荐对症治疗如溴吡斯的明和免

疫抑制治疗。

1）抗胆碱酯酶药：可逆性抑制乙酰胆碱酯酶，使神经肌肉接头ACh蓄积增多，是所有类型患者一线用药，单用可长期改善眼肌型患者症状，溴吡斯的明（Pyridostigmine bromide）成人60mg口服，3～4次/天，儿童剂量7mg/（kg·d）；剂量需个体化，每日或同日剂量可不同，最大剂量480mg/d，吞咽困难可餐前30分钟服。不良反应为剂量相关性，如肠绞痛、腹泻、流涎、支气管分泌物增多和出汗。

2）皮质类固醇（corticosteroid）：是MG的一线用药，70%～80%的患者有效。适应证包括：①单用抗胆碱酯酶药病情不能控制的中－重度病人或病情进展迅速的病人；②年龄40岁以上的中重度患者，做过或未做过胸腺切除术；③因手术疗效出现较晚，胸腺切除术后过渡期使用；④未做胸腺切除或胸腺切除无效的患者；⑤恶性胸腺瘤手术切除后维持治疗；⑥胸腺切除术的术前准备。

泼尼松（Prednisone）最初剂量15～25mg/d，约数月症状持续改善时改为隔日服，以后每月逐渐减量至隔日5～10mg，维持量选择不使症状恶化的最小剂量。有些患者治疗开始时肌无力加重，但以后会有疗效。出现肌无力危象需呼吸管理或在NCU治疗。反复发生危象或大剂量泼尼松不能缓解时可试用甲泼尼龙1000mg/d冲击疗法，连用3～5天如一个疗程不能取得满意疗效，隔2周可再重复一次。需同时用抗胆碱酯酶药，长时间应用较大剂量糖皮质激素治疗应尽早联合免疫抑制剂治疗。须注意高血压、糖尿病、胃溃疡、骨质疏松等副作用。

（3）静脉滴注免疫球蛋白（IVIG）：重症患者可选用，或用于胸腺切除术和其他手术的术前准备、术后过渡期呼吸机脱机困难、妊娠或分娩前病情加重等。剂量0.4～0.6g/（kg·d），静脉滴注，连用5天，多无明显不良反应，可迅速改善症状。

（4）血浆置换（PE）：仅用于全身型患者短期治疗，可每周3次，通常置换5～6次，直至病情出现改善。适用于对抗胆碱酯酶药、胸腺切除、激素疗效不满意或胸腺切除术前患者，需在有经验的医院进行。副作用轻微，包括低血压、憋气、皮疹、瘙痒、麻木、心率增快等。

602 在重症肌无力治疗中免疫抑制剂的应用是怎样的？

免疫抑制剂（immunosuppressive drugs）在重症肌无力治疗中经常与激素合用，以减少激素的用量及副作用。

（1）硫唑嘌呤（Azathioprine）：2014年欧洲神经病学联盟（EFNS）眼肌型重症肌无力（OMG）治疗指南推荐，硫唑嘌呤与激素合用，能够减少OMG进展为全身型MG的概率（Ⅲ类证据）。一项RCT研究报道硫唑嘌呤与泼尼松合用治疗全身型MG的疗效优于单用泼尼松（Ⅰ类证据）。建议在激素无法较好控制症状和/或需长时间大剂量使用激素时加用硫唑嘌呤以减少激素剂量（C级推荐），同时建议在开始服药前筛查有无巯基嘌呤甲基转移酶缺乏症。初始剂量2.5～3mg/（kg·d），一般3～10个月起效，维持量1mg/（kg.d）；或最初2周50mg/d，通常加量至100～150mg/d，分2～3次服。需注意骨髓抑制和感染，定期检查血象和肝肾功，白细胞<3×10^9/L应停用。约20%的患者在2周内出现严重变态反应性流感样综合征，需要停药。维持用药通常可维持病情改善。

（2）吗替麦考酚酯（Mycophenolate mofetil）：商品名骁悉（CellCept），EFNS（2014）眼肌型MG治疗指南推荐能阻止OMG进展为全身型，可减少OMG长期治疗需要的激素剂量（Ⅳ类证据），推荐用于激素减量时。骁悉通常维持量2g/d，分2次服，需监测骨髓和肝脏不良反应，一般数周后起效。OMG患者剂量低于全身型MG，平均1g/d。

（3）环孢素（Cyclosporin）：治疗OMG只见于个别的病例，疗效较好（Ⅳ类证据）。最初剂量5mg/（kg·d），间隔12小时分2次给药。用于其他疗法不能控制的重症全身型和不能耐受泼尼松和硫唑嘌呤的MG病人，主要不良反应是肾毒性和高血压。

（4）他克莫司：在OMG患者回顾性报道中显示疗效较好（Ⅳ类证据），可用于OMG的治疗，一项包括OMG患者的RCT研究显示，有助于激素减量（Ⅲ类证据）。

（5）甲氨蝶呤：一项关于甲氨蝶呤和硫唑嘌呤治疗全身型MG患者疗效的研究显示，甲氨蝶呤在疗效和减少激素剂量方面与硫唑嘌呤相近（Ⅲ类证据）。

（6）其他：如环磷酰胺、依那西普和利妥昔单抗治疗OMG的研究尚无系统报道，暂无相关推荐。

603 胸腺切除术治疗重症肌无力的依据和治疗选择是怎样的?

胸腺切除术（thymectomy）是治疗自身免疫性重症肌无力的一种有效疗法。

（1）应用依据

1）由于MG与胸腺异常有关，如10%～15%的MG病人罹患胸腺瘤，70%的病人胸腺可见生发中心，大多数胸腺瘤为良性，手术可完全切除。胸腺切除的机制可能与清除胸腺中表达AChR的肌样细胞，从而减少抗原的持续性刺激，减少分泌AChR-Ab的B细胞池活性有关。

2）胸腺切除可改善20%～50%的MG患者症状，特别是青少年全身型MG患儿，但出现临床症状改善或抗体效价下降通常需数月或2～5年，术后仍需继续应用抗胆碱酯酶药或激素治疗。

（2）治疗选择：重症肌无力治疗的国际共识（2016）推荐。

1）不伴胸腺瘤的MG患者可行胸腺切除术以期减少免疫治疗的剂量或时间，或在最初免疫治疗无效或不能耐受不良反应时选择之。由于起效需较长时间，是否手术由患者决定。因术后疼痛和机械性因素可影响呼吸功能，通常在患者MG病情稳定且安全时进行。胸腺切除术在青春期前MG患者疗效未明，但在AChR抗体阳性的全身型患儿以下情况应考虑：①溴吡斯的明和免疫抑制治疗不满意；②为了避免免疫治疗的不良反应。

2）AChR抗体阴性的全身型MG患儿在胸腺切除术前需要在神经肌肉疾病中心进行评价，排除先天性肌无力综合征或其他神经肌肉疾病。

3）除了个别的病例外，所有伴胸腺瘤的MG患者均应切除之。切除胸腺瘤是为了治疗胸腺瘤，不一定能改善MG。切除胸腺瘤同时要把所有的胸腺组织一并切除。胸腺瘤的进一步治疗由组织病理学分类和切除程度来指导。不能完全切除的胸腺瘤术后应由多学科团队治疗，包括放疗和化疗。

4）老年和伴有多种并发症的胸腺瘤患者可采取姑息性放疗，小胸腺瘤可随访而不切除，除非扩大或出现症状。

5）胸腺切除术越来越多应用胸腔镜和机器人手术，安全性良好，尚无随机对照研究。基于不同研究间比较，接受有创性较小手术者预后与有创性较大者相近。

6）患者如对免疫治疗疗效差或为避免/减少免疫治疗不可耐受的不良反应，不伴AChR抗体的全身型MG患者可考虑胸腺切除治疗。目前的证据不支持在伴MuSK、LRP4或agrin抗体的患者做胸腺切除术。

604

重症肌无力危象的病因、临床表现及治疗是怎样的？

重症肌无力危象是MG患者病情急骤恶化，发生通气及延髓肌严重无力，不能维持换气功能，需要进行呼吸道管理，是MG患者最常见的死亡原因。

（1）病因：临床最常见的是肌无力危象（myasthenic crisis），多由于抗胆碱酯酶药剂量不足，肺感染、大手术包括胸腺切除术后，月经、感染、抑郁心境及应用吗啡、庆大霉素等神经肌肉阻断剂也可能诱发。还可见胆碱能危象（cholinergic crisis），是由于抗胆碱酯酶药过量使终板膜电位长期去极化，阻断神经肌肉传导，使肌无力加重；以及反拗性危象（brittle crisis），是由于对抗胆碱酯酶药不敏感或失效，加大药物剂量无反应。

（2）临床表现

1）肌无力危象前期：患者出现呼吸肌无力、构音障碍及吞咽困难，症状快速恶化，评估患者可能会在数日到数周的短期内发生肌无力危象。

2）确诊的肌无力危象：患者的临床症状迅速严重的恶化，出现致命性风险，由于通气或球部功能障碍需要呼吸道管理如气管插管或无创性通气，属于MGFA分类的Ⅴ类，术后常规管理，采取鼻饲而未插管属于Ⅳb类。

3）胆碱能危象除表现肌无力，瞳孔缩小、出汗、流涎、腹痛、腹泻、呕吐等毒蕈碱样反应，患者还伴肌束颤动的N样反应及精神紧张等。反拗性危象常见于严重全身型患者，多因应激、感染、电解质紊乱等引起，表现药物突然失效。

（3）治疗

1）不管何种类型的危象，首要的处理原则是保证呼吸道通畅，立即面罩吸氧，及时行气管切开和辅助呼吸，监测 PaO_2。目前由于呼吸机的广泛使用，患者出现呼吸困难、缺氧或二氧化碳潴留即可插管及呼吸机辅助呼吸，停服抗胆碱酯酶药，控制感染，减少呼吸道分泌物，保持呼吸道通畅。使用呼吸机后，危象类型的鉴别就变得不那么重要了。

2）应用适当和足量的抗生素控制呼吸道感染，应避免用氨基苷类，如链霉素、卡那霉素、新霉素、万古霉素等抑制神经兴奋传递的药物。患者在辅助呼吸后可暂停抗胆碱酯酶药，如应用 PE 或 IVIG 常可缩短辅助呼吸时间，激素大剂量冲击疗法对肌无力危象疗效不肯定，并有诱发肌无力短期加重的风险。

3）如临床确定为胆碱能危象，阿托品 0.25～0.5mg 静脉注射可使症状好转，重症患者可静脉注射阿托品 2mg/h，直至流涎出汗明显减少为止。反拗性危象主要采取支持疗法和辅助呼吸，停用抗胆碱酯酶药，维持输液。

605 妊娠对重症肌无力的影响及治疗建议是怎样的？

（1）妊娠对重症肌无力的影响：妊娠时约 1/3 的 MG 患者肌无力症状加重，约 1/3 症状减轻，约 1/3 无明显变化。妊娠前 3 个月、分娩及产后 1 个月病情较重，流产率及围生期死亡率增高，严重者发生肌无力危象，合并妊娠高血压疾病、子痫的风险增大。若妊娠前肌无力症状随月经来潮加重，可试用孕二酮。

（2）治疗建议：重症肌无力治疗的国际共识（2016）推荐如下。

1）应提前计划妊娠以充分调整 MG 的临床状况，减少胎儿的风险。

2）相关专家应在妊娠、分娩和产后全程进行多学科交流合作。

3）如妊娠前 MG 控制良好，大多数患者在整个妊娠期会稳定；如果发生加重，通常会在分娩后最初的数月内。

4）口服溴吡斯的明是妊娠期的一线治疗；静脉注射胆碱酯酶抑制剂会造成子宫收缩，妊娠期应避免使用。

5）胸腺切除术应延迟到分娩后继续，因在妊娠期内通常难以见效。

6）妊娠期可安全进行胸部 CT 平扫，但要考虑放射线对胎儿的影响，除非紧急情况，宜在分娩后进行 CT 检查。

7）泼尼松是妊娠期可以使用的免疫抑制药。

8）目前资料提示，对激素疗效不佳或不能耐受激素的妊娠女性，硫唑嘌呤和环孢素相对安全。目前证据提示，霉酚酸酯和甲氨蝶呤增加致畸风险，妊娠期禁忌。尽管对硫唑嘌呤能达成共识，但少数专家强烈反对在妊娠期使用；在欧洲 MG 患者妊娠期允许使用硫唑嘌呤，但在美国被认为风险较高，依据只是少数动物实验和病例报告。

9）在妊娠期需要快速取得疗效可使用 PE 或 IVIG，但疗效持续时间不长，要认真考虑母亲和胎儿情况，权衡治疗可能带来的风险和获益。

10）鼓励和争取经阴道自然分娩。

11）MG 患者发生先兆子痫时不推荐使用镁剂，因其有神经肌肉接头阻滞作用；应用巴比妥和苯妥英通常足以治疗。

12）MG 母亲生出的所有婴儿均要检查有无短暂性肌无力，即使母亲的 MG 症状已得到良好控制，应尽快给予新生儿监护。

606 慢性甲亢性肌病临床上与重症肌无力如何鉴别?

慢性甲亢性肌病（chronic thyrotoxic myopathy）是甲亢患者伴发的慢性进行性骨骼肌无力，是临床最常见的甲状腺肌病（thyroid myopathy）。

慢性甲亢性肌病与 MG 鉴别如下。

（1）慢性甲亢性肌病常见于中年患者，常与甲亢症状同时或在数月后出现，男性较多，隐袭起病，肌无力经数周至数月逐渐进展，可合并进行性肌萎缩，骨盆带和大腿肌群肌无力较重，称为 Basedow 截瘫。肌萎缩上肢重于下肢，伸侧重于屈侧，肩胛带肌及手肌萎缩明显，腱反射活跃或正常，肌收缩时出现震颤和痉挛，但无肌束震颤，少数患者表现单纯吞咽困难。MG 最常见眼睑下垂，再依次累及咽部肌和全身骨骼肌，呈波动性和晨轻暮重特点。

（2）慢性甲亢性肌病 EMG 检查通常正常，无纤颤电位，有时可见短时限低波幅动作电位或多相波百分比增多；血清 CK 不增高，有时可降低；肌活检可见Ⅰ型及Ⅱ型肌纤维轻度萎缩；肌电图和肌活检呈非特异性肌源性损害支持诊断。MG 可见低频重复神经电刺激（RNS）递减 15% 以上。

（3）本病控制原发病甲亢后，肌无力和肌萎缩可逐渐好转或恢复，有明显的可逆性；MG 患者应用抗胆碱酯酶药治疗有效。

（王化冰）

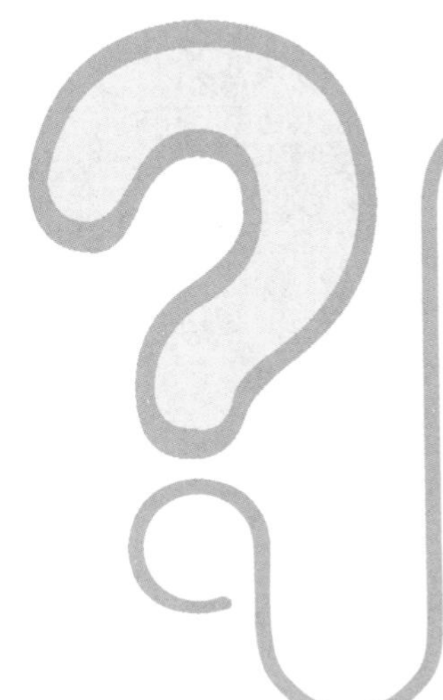

第十七章

肌肉疾病

Muscular Diseases

607 骨骼肌疾病的一般临床特征是怎样的?

骨骼肌疾病（skeletal muscle diseases）是主要表现骨骼肌损害的一组遗传性和获得性疾病，种类繁多，临床表现缺少特异性。

一般临床特征如下。

（1）肌无力（muscle weakness）：是骨骼肌疾病最常见的临床表现，通常双侧对称，肌无力缓慢进行性加重常见于肌营养不良和运动神经元病，波动性无力提示重症肌无力，肌无力进展缓慢可能为先天性肌病。根据受累肌群分布可分为：

1）近端肌无力：主要累及肩胛带、骨盆带等肢带肌，包括大腿及上臂，常见于原发性骨骼肌疾病，以及神经源性骨骼肌损害，如成年近端性脊髓性肌萎缩。

2）远端肌无力：主要累及肢体远端肌，如小腿、前臂及手肌、足肌等，常见于各种远端型肌病、肌营养不良、运动神经元病、周围神经病等。

3）中轴肌无力：主要累及颈、腰部肌肉，多见于原发性骨骼肌疾病。

4）颜面肌无力：如上睑下垂、外眼肌麻痹、复视及吞咽困难等，见于先天性肌病、肌营养不良、重症肌无力等。

（2）肌疲劳（muscular fatigue）：指日常活动后肌肉易疲劳，休息后可缓解。最常见于重症肌无力，也见于线粒体肌病，先天性肌病，代谢性肌病如糖原贮积病、脂质沉积病，慢性疲劳综合征等。

（3）肌萎缩（muscular atrophy）：表现骨骼肌容积减少。肌无力与肌萎缩可不平行存在，原发性骨骼肌损害如肌营养不良、炎症性肌病在病程早期肌无力明显，肌萎缩轻微，随病程进展逐渐出现肌萎缩；肌肉神经源性损害先有肌萎缩，后出现肌无力，肌萎缩往往是患者就诊的主要原因。

（4）肌肥大（muscular hypertrophy）：表现骨骼肌容积增大。全身性肌肥大常见于先天性肌强直，局限性如腓肠肌假肥大常见于进行性肌营养不良，肌肥大也可见于儿童型脊肌萎缩症，肌肉假肥大的硬度明显大于真性肌肥大。

（5）肌强直（myotonia）：是指肌肉收缩活动后不能迅速放松，常持续数秒至数分钟，寒冷易诱发。颜面、咬肌强直表现特殊的“斧状容貌”，咀嚼费力，进食慢；上肢肌强直表现双手动作不灵活，握拳后难以松开，重复数次后减轻；下肢肌强直双腿僵硬、起动困难。强直性肌病包括强直性肌营养不良、先天性肌强直等。

（6）肌痛（myalgia）：指骨骼肌自发性疼痛和肌肉握痛，多为对称性，四肢近端肌多见。静止性疼痛常见于特发性炎症性肌病、横纹肌溶解症，运动后疼痛见于代谢性肌病如糖原贮积病、脂质沉积病。

（7）肌痉挛（muscle cramp）：指整块肌肉不自主收缩，伴或不伴疼痛，伴疼痛称为痛性肌痉挛。见于离子通道肌病、神经源性肌强直及部分代谢性肌病等。

（8）肌束颤动（fasciculation）：是一个运动单位的肌纤维自发的、短暂性收缩，常在身体不同部位无规律反复出现，肉眼可见，常见于脊髓前角细胞及前根病变，如脊肌萎缩症、肌萎缩侧索硬化，也见于神经源性肌强直。肌颤搐（myokymia）也是前角细胞过度兴奋所致，是几个运动单位肌纤维自发性缓慢收缩，表现肌肉局部缓慢蠕动。

（9）肌张力低下（hypotonia）：是新生儿、婴幼儿神经肌肉病的重要体征，是一组遗传性神经肌肉病，称为松软儿综合征。

608 骨骼肌疾病的电生理诊断和肌电图解读是怎样的?

骨骼肌疾病常规针极肌电图检查采用同心针，观察肌肉放松、轻收缩及大力收缩等三种状态下肌肉电活动，以及重频电刺激等。检查肌电图至少应在出现临床症状 20 天后进行，过早检查肌电图可能出现假阴性结果或不能反映疾病全貌，造成漏诊和误诊。

（1）肌源性损害

特异性表现：在轻收缩时可见短时限、低波幅多相运动单位电位（motor unit potential，MUP），募集相呈病理干扰相，运动神经传导速度（MNCV）和感觉神经传导速度（SNCV）正常，提示肌源性损害，指示为肌肉病变和累及部位，但不能鉴别为何种肌病。

非特异性表现如下。

1）纤颤电位及正相电位：通常出现在肌病快速进展期、活动期，在慢性进展型肌病少见，有助于急性、亚急性骨骼肌疾病如多发性肌炎活动期与慢性进展型肌病如进行性肌营养不良、代谢性肌病等的鉴别诊断。

2）多相电位增多：正常时单个 MUP 多为双向或三相波，若四相以上的多相波 20% 为异常，有时可早于 MUP 时限缩短。单纯多相电位增多的病人，随病程进展部分患者出现肌病特异性表现。肌病和周围神经病均可出现多相电位增多，如多相电位增多伴 MUP 平均时限缩短，大力收缩呈干扰相，倾向于肌病诊断；多相电位增多伴 MUP 平均时限延长，大力收缩呈单纯相，倾向周围神经病诊断。

3）肌强直电位：MUP 正常伴肌强直放电，多见于先天性肌强直、强直性肌营养不良、高钾性周期性瘫痪等；肌电图肌源性损害伴肌强直放电，倾向于强直性肌营养不良。

4）束颤电位、肌纤维颤搐电位（假性肌强直）：见于神经性肌强直，如 Issac 综合征等。

5）复合肌肉动作电位（CMAP）波幅降低：由于运动轴索能激活的肌纤维数减少，肌电图可表现肌源性异常伴 CMAP 波幅降低，如在进行性肌营养不良，低钾性周期性瘫痪发作期 CMAP 波幅降低甚至不能诱发出来。

6）神经肌肉接头病变：重频刺激用于检查神经肌肉接头传递障碍，低频重频刺激出现波幅递减现象提示重症肌无力，高频重频刺激出现波幅递增现象见于肌无力综合征（Lambert-Eaton Syndrome）。

（2）神经源性损害：如脊髓前角病变，肌肉安静状态可见失神经电位，轻收缩可见 MUP 时限显著增宽、波幅增高，募集相呈单纯相，MNCV 正常或轻度减慢，感觉神经不受累。常见于运动神经元病，如肌萎缩侧索硬化、脊肌萎缩症、脊髓灰质炎后遗症及平山病等，前两者受累肌群广泛，后两者受累较局限。

609 进行性肌营养不良的发病机制及临床分型是怎样的？

进行性肌营养不良（progressive muscular dystrophy，PMD）是一组单基因遗传骨骼肌疾病，包括常染色体显性、常染色体隐性、X 染色体隐性遗传或散发病例，表现肢体缓慢进行性对称性肌无力和肌萎缩，多数病例无明确家族史。

（1）发病机制：目前已发现数十种 PMD 致病基因及其编码的相关蛋白，基因变异导致编码的肌纤维基底膜、浆膜、肌节及核膜蛋白异常，引起肌纤维肥大、萎缩及间质增生，部分伴肌纤维坏死和再生。抗肌萎缩蛋白（dystrophin）位于肌细胞膜脂质中，稳定细胞膜，防止细胞坏死自溶，DMD 患者肌细胞内 dystrophin 近乎完全消失，BMD 部分减少，该蛋白也存在于心肌、脑细胞核及周围神经中，因此部分患者可合并心肌病变、智力低下及周围神经传导功能障碍。

各型 PMD 发病机制有明显差异，与临床表型、活检骨骼肌病理特点及缺陷蛋白的分布、结构、功能密切相关。主要包括：

1）细胞膜结构稳定性下降：抗肌萎缩蛋白复合体、层粘连蛋白基因突变导致编码的肌细胞膜骨架蛋白异常，引起肌纤维收缩过程中肌纤维弹性下降及传递障碍，在等张力收缩后肌纤维结构破坏。

2）修复功能下降：Dysferlin 肌病基因突变导致 Dysferlin 缺乏，其作用主要是修复肌纤维膜的微小损伤，该蛋白缺乏导致肌纤维膜修复功能下降，引起肌纤维的破坏。

3）肌纤维发育障碍：面肩肱肌营养不良的基因突变导致的肌纤维发育障碍是发病原因之一。

4）补体介导肌纤维破坏：LMNA 相关肌病、Dysferlin 肌病、面肩肱肌营养不良及抗肌萎缩蛋白病的基因突变可伴免疫功能异常，补体参与了肌纤维破坏。

（2）临床分型：依据美国肌萎缩协会（MDA）标准，PMD 分型如表 17-1 所示。

表 17-1 进行性肌营养不良分型（MDA 标准）

中文名称	遗传方式	英文名称	英文缩写
杜兴型肌营养不良	XR	Duchenne muscular dystrophy	DMD
贝克型肌营养不良①	XR	Becker muscular dystrophy	BMD
肢带型肌营养不良②	AD/AR	limb-girdle muscular dystrophy	LGMD
先天性肌营养不良	AR	congenital muscular dystrophy	CMD
强直性肌营养不良	AD	myotonic dystrophy	DM
Emery-Dreifuss 型肌营养不良③	XR/AD	Emery-Dreifuss muscular dystrophy	EDMD
远端型肌病/肌营养不良	AD/AR	distal muscular dystrophy	DD
面肩肱型肌营养不良	AD	facioscapulohumeral muscular dystrophy	FSHD
眼咽型肌营养不良	AD	oculopharyngeal muscular dystrophy	OPMD

610 抗肌萎缩蛋白病的分型及临床特征是怎样的?

抗肌萎缩蛋白病（dystrophinopathy）是 DMD 基因突变导致最常见的 X 连锁隐性遗传骨骼肌疾病，根据发病年龄和临床症状严重程度分为 Duchenne 型（DMD）、Becker 型（BMD）、抗肌萎缩蛋白病携带者（dystrophinopathy carrier）、X-连锁扩张性心肌病（X-linked dilated cardiomyopathy）等。

（1）杜兴型肌营养不良（DMD）：是临床最常见、最严重的肌营养不良类型，发病率约为 1/3500 男婴。患儿多在 3～5 岁时出现走路姿势异常、易跌倒、跑步慢、上楼困难等，或查体时发现高肌酸激酶血症就诊。散发病例病情最严重，家族受累代数愈多，病情愈轻。

（2）贝克型肌营养不良（BMD）：致病基因 *DMD* 位于 Xp21，是由 79 个外显子组成的巨大基因，编码的 dystrophin 蛋白称是重要的肌细胞骨架蛋白，结构及功能异常可导致肌细胞膜破坏，主要表现四肢近端肌，尤其骨盆带肌无力、肌萎缩。dytrophinopathy 临床表型与 dystrophin 蛋白缺失程度密切相关，发病率为 3～6/10 万新生男婴，BMD 患者肌无力症状较 DMD 出现晚和较轻。

（3）DMD 缺陷携带者：DMD/BMD 呈 XR 遗传性，患儿母亲、姐妹均有可能为 DMD 缺陷携带者，分有症状和无症状，重者可见典型 DMD 表现，轻者表现轻度近端肌无力、腓肠肌假肥大，肌肉功能基本正常。抗 dystrophin-N，dystrophin-C，dystrophin-R 单克隆抗体免疫组化染色，肌纤维 dystrophin 蛋白不同程度缺失，或 dystrophin 蛋白阳性与阴性表达呈镶嵌分布。

（4）X-连锁扩张性心肌病（X-linked dilated cardiomyopathy，XLDC）：DMD/ BMD 患者

可合并心肌受累，部分扩张型心肌病患者存在 *DMD* 基因变异，骨骼肌无力症状轻微，10～20 岁出现充血性心功能不全。骨骼肌活检可见轻度肌营养不良表现，dystrophin 蛋白免疫标记多为正常，心肌内异常表达，XLDC 被认为是 BMD 的一个亚型。

抗肌萎缩蛋白病诊断需依据骨骼肌活检病理、分子病理分析和基因分析，骨骼肌病理可见肌营养不良改变，抗 Dystrophin-N、C、R 单克隆抗体免疫组化染色，肌纤维膜 dystrophin 蛋白呈完全缺失（DMD），部分缺失（BMD）、女性携带者多呈“马赛克”样分布。多重连接探针扩增技术（MLPA）检测 50%～60% 患者 *DMD* 片段缺失/重复突变，部分呈点突变或特殊类型突变，女性有症状的携带者需进行 X 染色体失活分析。

611 假肥大型肌营养不良的临床表现是怎样的?

假肥大型肌营养不良又称为 Duchenne 型肌营养不良，或可泛指 Duchenne 型和 Becker 型肌营养不良（DMD/BMD），是学龄前和学龄期最常见的遗传性肌病。DMD 由 Duchenne（1868）首先描述，为 X-连锁隐性遗传病（XR），一般男性患病，女性携带突变基因，发病率为 1/3600 男婴，BMD 约为其 1/10。

（1）杜兴型肌营养不良（Duchenne muscular dystrophy，MDM）

1）多数患儿在 3～5 岁时出现四肢对称性肌无力，近端重于远端，先累及下肢近端肌，易频繁跌倒，跑步慢，上楼和蹲起困难，站起或上楼需用手支撑保持直立体位。病情进展可见腰带肌无力加重，走路时左右摇摆，呈典型鸭步，站立时腰椎前凸，10 岁左右不能行走。检查患儿从仰卧位站起呈 Gower 征，是本病特征性表现之一，90% 的患儿可见腓肠肌假肥大，也可见臂肌、三角肌、冈下肌假肥大，是脂肪浸润骨骼肌所致。肩带肌萎缩举臂时肩胛骨内侧远离胸壁，形成“翼状肩胛”。

2）患儿常见心肌受累，出现各类型心律失常，7 岁后宜每年做一次超声心动图检查。20 岁左右进入病程晚期，80% 的患者并发扩张型心肌病，出现吞咽和呼吸困难，易继发吸入性肺炎，是本病的重要死因。约 1/3 的患儿出现精神发育迟滞，患儿多有智力下降。约 3 岁时出现骨骼异常如骨质疏松、足踝关节挛缩，晚期可见进展性脊柱侧凸。大多数女性基因携带者有腓肠肌轻微无力、假肥大、血清 CK 升高，肌电图和肌活检轻度异常，肌纤维呈独特的镶嵌模式。

3）血清 CK 明显升高，可达正常值 100 倍以上；肌电图显示典型肌源性损害；骨骼肌活检病理可见典型肌营养不良改变，抗 dystrophin-N，dystrophin-C，dystrophin-R 染色，肌纤维膜 dystrophin 蛋白严重缺失。

（2）贝克型肌营养不良（Becker muscular dystrophy，BMD）

1）患者在 15 岁前通常可自主活动，多在 15～25 岁后出现症状，肌无力表现与 DMD 类似，四肢近端对称性无力程度较轻，进展缓慢，轻度肌肥大；部分患者主要表现股四头肌无力和萎缩，少数仅出现肌肉痉挛疼痛，无肌无力，称为痉挛疼痛综合征，或无症状仅有 CK 明显升高。40 岁前失去步行能力者不足 10%，部分患者直至老年仍可自主活动，BMD 患者多可存活至 40 岁左右。

2）BMD 患者合并心肌病多见，甚至早期即出现心功能不全，单独出现称为 X 连锁扩张性心肌病（XLDC），超声心动图提示早期右室受累，后期左室功能不全和快速进展的心衰。

3）CK 升高达数十倍，一般低于 DMD，肌电图典型肌源性损害，骨骼肌活检病理为肌营养不良表现，抗 dystrophin-N，dystrophin-C，dystrophin-R 染色，肌细胞膜 dystrophin 蛋白部分缺失。

612 假肥大型肌营养不良的治疗及预防是怎样的?

目前 DMD 尚无特效疗法，积极的对症和支持治疗常可提高患儿的生活质量，并延长生命。对基因携带者进行胎儿产前诊断，避免患儿出生。

（1）药物治疗

1）糖皮质激素目前尚无统一标准，DMD 患者可口服泼尼松 0.75～1.0mg/（kg·d），宜早期用，似有改善肌力和延缓病情进展作用，连续用药可维持缓解 2 年以上，出现明显副作用应停用。地夫可特（Deflazacort）0.9mg/（kg·d）口服，有抗炎作用，相当于泼尼松龙的 10～20 倍，副作用较少。

2）辅助用药如辅酶 Q10 在应用泼尼松的基础上才有作用，其他如沙丁胺醇、左卡尼汀、精氨酸、依普瑞酮等改善肌肉代谢，绿茶提取物及中药等。

3）应定期检测心肺功能，及时佩戴无创呼吸机辅助通气，及时治疗心肺并发症。心脏传导阻滞可考虑应用心脏起搏器，心脏彩超 EF＜55% 或有明显心脏症状建议用血管紧张素转化酶抑制剂（ACEI）增加左室功能，3 个月后心功能无明显改善应合用 β 受体阻滞剂。

（2）康复治疗：适当锻炼帮助增加肌肉力量，坚持主动运动和肢体被动伸展，有助于延缓肌肉关节挛缩；对逐渐丧失站立或行走能力者，使用支具以帮助运动和锻炼。物理治疗、矫形治疗可预防挛缩和畸形，防止脊椎弯曲，延迟残疾时间。

（3）患者宜避免长期卧床，应用激素期间注意防护骨折，保证钙及蛋白质等营养摄入，积极预防致命性呼吸道感染。作好膳食平衡，避免超重，饮食宜清淡、营养丰富，少食油腻，适当多食鱼类、蛋类、鸡肉、瘦猪肉等，多食蔬菜水果。疾病后期通常需要呼吸机辅助支持。

（4）预防措施：包括检出携带者，DMD 患者的女性亲属可能是携带者。①肯定携带者：

有 1 个或 1 个以上男性患儿的母亲，或患者姨表兄弟或舅父也患病；②可能携带者：患儿的母亲，但母系亲属中无先证者；③可疑携带者：散发病例的母亲或患者的同胞姐妹。可采用多重连接探针扩增技术（MLPA）、聚合酶链反应（PCR）等基因诊断检出 DMD 病变基因携带者。其次，对已怀孕的基因携带者，若为男性胎儿应进行胎儿产前诊断，在妊娠 3 个月取胎盘绒毛或妊娠 4 个月采羊水，如发现 DMD 基因突变，应告知胎儿父母，决定是否继续妊娠。

613 面肩肱型进行性肌营养不良的病因及临床表现是怎样的？

面肩肱型肌营养不良（facioscapulohumeral muscular dystrophy，FSHD）是常染色体显性遗传，发病率约为 1/16000，占遗传性骨骼肌疾病的第 3 位。

（1）病因：致病基因定位于 4 号染色体长臂末端着丝粒区域 4q35-ter，致病基因不明，推测由 4q35 染色体上 D4Z4 重复单位的重复数量减少导致下游双同源框蛋白 4 基因（DUX4）不恰当表达。

（2）临床表现

1）发病年龄 6～30 岁，多在 20 岁前，男女均可，以颜面肌无力、萎缩起病，可见眼睑闭合不能，唇肌肥大呈撅嘴面容，不能微笑，不能吹口哨，肩胛带肌及上臂肌群受累最早，出现翼状肩胛，肌无力和肌萎缩常不对称发病。肱二头肌、肱三头肌常见严重无力和肌萎缩，躯干肌无力、胸肌无力和肌萎缩明显。

2）眼外肌、咀嚼肌、延髓肌一般不受累。胫骨前肌受累呈现足下垂，腓肠肌受累轻；下腹肌无力可见隆凸腹，Beevor 征阳性，腰椎前凸；随疾病进展出现骨盆带肌和大腿近端肌无力，可呈现鸭步。伴随症状包括 40%～60% 的视网膜血管病变，通常不影响视力；60%～75% 的感音性耳聋。一般不影响患者生存期。

3）血清 CK 正常或轻度升高；肌电图显示轻度肌源性损害。骨骼肌活检病理显示肌纤维大小不一，大量萎缩、肥大肌纤维和肌纤维分裂现象，散在坏死和再生肌纤维，结缔组织显著增生，散在小角化肌纤维，可见核聚集；病理变化较重者肌内膜可见大量单核炎性细胞浸润，病理严重程度与临床表现无关。

614 肢带型肌营养不良的病因及临床表现是怎样的？

肢带型肌营养不良（limb girdle muscular dystrophy，LGMD）是以盆带肌和肩胛带肌受累为主的遗传性肌病。发病率 1∶14500～1∶12300 之间，目前报告约 30 个亚型，各亚型发病年龄、受累肌群、病程及预后等均有差异。

（1）病因：LGMD 具有高度的遗传与临床异质性，包括 8 种常染色体显性遗传（LGMD1A-1H）、23 种隐性遗传（LGMD2A-2W）及 2 种 X 连锁隐性遗传（Becker 型和 Emery-Dreifuss 型）。

（2）临床表现

1）LGMD1 成人晚期起病，LGMD2 多数在 20 岁前发病，呈隐匿性或缓慢进展。出现骨盆带肌、肩胛带肌、躯干肌、四肢近端肌不同程度对称性肌无力和肌萎缩，病程早期受累肌群分布不同，LGMD1C 和 LGMD 2B 出现下肢远端无力，其中 LGMD2C-F 及部分 2A 肌无力较严重，其他类型肌无力较轻。首发症状常见上楼费力，蹲起困难，逐渐出现平地行走费力，腰椎前凸，呈鸭步。肩胛带肌受累出现举臂困难及翼状肩胛。部分亚型可有关节挛缩、脊柱强直及心肌病等。

2）患者肌电图呈典型肌源性改变。大小腿肌肉 MRI 显示受累肌群脂肪变，伴骨骼肌肥大和萎缩。肌细胞膜蛋白 dysferlin，sarcoglycans 缺陷类型如 LGMD2B、LGMD2C-2F，CK 呈数十倍增高，其他类型肌细胞膜破坏较轻，CK 数倍～数十倍增高，晚期肌细胞严重破坏，CK 由高峰值下降。骨骼肌活检病理呈典型肌营养不良改变，抗 dysferlin、抗 Sarcoglycan 单克隆抗体免疫组化染色，LGMD2B 及 LGMD2C、LGMD2D、LGMD2E、LGMD2F 细胞膜相应蛋白缺陷。

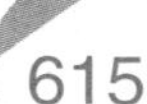

615 眼咽型肌营养不良的病因及临床表现是怎样的？

眼咽肌型肌营养不良（oculopharyngeal muscular dystrophy，OPMD）为主要累及眼和咽喉肌的常染色体遗传性肌肉病。

（1）病因：致病基因是位于 14q11.2～13 的 PABPN1 基因 1 号外显子（GCG）重复次数异常所致，多为常染色体显性遗传，其 GCG 重复次数为 8～13，常染色体隐性遗传常重复 7 次。

（2）临床表现

1）多 40 岁后隐匿发病，缓慢进展，许多病人 70 岁后出现典型症状，可见眼外肌和咽喉肌受累，如上睑下垂，双侧性或不对称，约 50% 的患者出现眼外肌受累，完全性眼外肌麻痹少见，无晨轻暮重表现；吞咽困难，舌肌无力萎缩，吞咽固体食物困难，逐渐出现进流食困难，伴构音障碍、向上凝视受限、面肌无力等，部分病人肢体近端肌无力和肌萎缩。易反复发生吸入性肺炎，伴营养不良。

2）血清 CK 正常或轻度升高；EMG 呈肌源性改变，可合并轻度神经源性异常；吞咽功能测定提示咽部和食管活动减弱。骨骼肌活检病理可见肌纤维大小不一，肌纤维坏死和再生、中心核增加、结缔组织增生及边缘空泡。

616 Emery-Dreifuss 型肌营养不良的病因及临床表现是怎样的?

埃－德型肌营养不良（Emery-Dreifuss muscular dystrophy，EDMD）是以多关节挛缩和进行性肌无力、肌萎缩及心肌病为特征的遗传性骨骼肌疾病。

（1）病因：本病具有高度的遗传异质性，包括 X 连锁隐性遗传（XR-EDMD）、常染色体显性遗传（AD-EDMD）及罕见的常染色体隐性遗传（AR-EDMD）等遗传方式。EDMD 也表现临床异质性，亚型诊断依赖于致病基因检测。

（2）临床表现

1）发病年龄在 X 连锁隐性遗传平均为 10 岁，常染色体遗传者 10～20 岁。XR 患者早期出现多关节挛缩，常见颈、肘、膝、踝等关节挛缩，可为首发症状，后期脊柱屈曲受限；AD 患者关节挛缩出现于肌无力之后。

2）肌无力、肌萎缩缓慢进行性加重，肱－腓肠肌或肩胛－腓肠肌常首先受累，腓骨肌、胫骨前肌力弱和萎缩最明显，逐渐累及肩胛带肌和腰带肌，晚期丧失行走能力。心肌病常见于 20～40 岁，在关节挛缩和肌无力后出现，表现心房颤动或扑动、室性及室上性心律失常、房室及束支传导阻滞及心力衰竭，心脏超声显示扩张型心肌病。

3）血清 CK 正常或中度升高；肌电图显示肌源性损害，神经传导速度多正常，偶合并神经源性改变。骨骼肌病理呈肌营养不良表现，免疫抗 emerin 蛋白单克隆抗体免疫组化/荧光染色，95% XR-EDMD 核膜 emerin 蛋白完全缺失，AD-EDMD 病人 emerin 蛋白表达正常，可作为二者鉴别依据。

617 周期性瘫痪的病因及临床分型是怎样的?

周期性瘫痪（periodic paralysis）是以反复发作性骨骼肌弛缓性瘫痪为主要表现的一组肌病。发作时常伴血清钾水平异常，发作间期肌力和血清钾水平正常。临床上分为低血钾型、高血钾型及正常血钾型，低钾型占绝大多数，后两型少见。

（1）病因：分为原发性和继发性。原发性也称家族遗传性周期性瘫痪，是常染色体显性遗传离子通道病（channelopathies），编码 3 个离子通道的基因 CACNAIS，SCN4A，KCNJ2 突变，导致钾敏感的肌膜兴奋性异常。继发性源于其他疾病，最常见甲状腺功能亢进，在亚洲青年患者中尤为多见；以及原发性醛固酮增多症、肾小管酸中毒、糖尿病酸中毒、硬皮病、噻嗪类利尿药、腹泻及吸收不良等。

（2）临床分型

1）低血钾型：临床最常见，主要表现发作性肌无力及血钾降低。多在 20～40 岁发病，男性居多，发作时平均血钾浓度 2.4mmol /L。饱餐尤其进食过多的碳水化合物，剧烈运动、过劳、寒冷可为诱因。

2）高血钾型：伴发于高钾血症（hyperkalemia），常在运动后发生，或因寒冷或服钾盐诱发，下肢近端无力较重，通常很短暂，持续不足 1 小时，可每日多次或每年 1 次。发作期血钾升高，可达 5～7mmol/L。部分患者发作时可有强直体征，累及颜面和手部，出现面肌强直。发作期应用葡萄糖酸钙 1～2g 或利尿剂呋塞米 20～40mg 或葡萄糖静脉注射可能终止发作。预防发作应避免富钾食物、高糖负荷及剧烈运动，运动后维持轻度活动可阻止发作。

3）正常血钾型：很少见，发作前常有极度嗜盐，烦渴等，表现发作性肌无力，血钾正常，持续时间长达 10 天以上，类似高血钾型给予钾盐可诱发。治疗可用乙酰唑胺，有时对治疗无反应，严重发作时不能移动肢体，呼吸和吞咽极少受累。

此外，心脏节律失常性周期性瘫痪（cardiodysrhythmic periodic paralysis）临床须给予关注，也称为安德森－塔韦尔综合征（Andersen-Tawil syndrome），是内向整流钾离子通道基因 KCNJ2 突变所致，为常染色体显性遗传。临床表现周期性瘫痪，室性心律失常，面部或骨骼肌畸形等，发作时血清钾水平可增高、降低或正常，发作可能被用力后休息诱发。

618 低血钾型周期性瘫痪的临床表现及治疗是怎样的?

低血钾型周期性瘫痪（hypokalemic periodic paralysis）可能为家族性，是编码 α 1S 亚单位的左旋型、二氢吡啶敏感性骨骼肌钙通道基因 CACNAIS 突变，为常染色体显性遗传离子通道病。

（1）临床表现

1）本病多在青少年期或成年早期发病，男性多见，经常在夜间发病，在晨起时发现对称性近端肌弛缓性肌无力，常下肢较重，可伴肢体酸胀不适或肌痛，不影响通气功能，症状持续数小时到 1 日，偶可 2～3 天，可反复发作，频率不等，发作间期肌力正常，应激、过劳、过量进食高碳水化合物常可诱发。伴甲亢的低血钾型病人，发作常见于觉醒时、运动后或饱食后，并可持续数日。

2）多数病人补钾后症状缓解；随病程进展可见发作频率增多、肌无力加重趋势，中年后发作逐渐减少。发病时血清钾 <3.5mmol/L，平均 2.4mmol/L，当 <2.0 mmol /L 时需警惕继发性低钾型周期性瘫痪，如远端肾小管酸中毒等；发作间期血钾恢复正常，继发性低钾血

症仍不恢复。心电图可见低钾性改变，出现 U 波，T 波低平或倒置，P-R 间期和 Q-T 间期延长，ST 段下降，QRS 波增宽等。

（2）治疗

1）发作时通过口服或静脉注射氯化钾可能被阻止，如 10% 氯化钾 40 ~ 50ml 顿服，24 小时内分次服，总剂量 10g/d；口服补钾或乙酰唑胺 250 ~ 750mg/d 可能预防发作。补钾时须确定患者心电图及肾功能正常，24 小时监测血钾及心电图；不能输入葡萄糖溶液，以防胰岛素升高加重病情。出现呼吸肌麻痹时应予辅助呼吸。

2）宜避免各种发病诱因，如过度用力、寒冷及精神刺激等，低钠饮食，忌摄入过多高碳水化合物。伴甲亢的低血钾型病人治疗甲亢可能预防复发。

619 骨骼肌离子通道病的分类及临床表现是怎样的？

骨骼肌离子通道病（channelopathy of skeletal muscles）是离子通道功能障碍导致的骨骼肌疾病，表现肌无力、痉挛、僵直、肌痛等。离子通道（ion channel）是一组镶嵌在细胞膜脂质双分子层中的糖蛋白，调节细胞内外离子环境，与神经元、肌细胞膜电位形成及细胞兴奋性有关，是维持生命过程的基础因素。离子通道病（channelopathy）是编码离子通道亚单位的基因突变或表达异常，引起机体生理功能紊乱，导致先天性或获得性疾病。

（1）分类

1）钠离子通道病：是一组常染色体显性（AD）遗传骨骼肌疾病，由 17q23 的骨骼肌电压门控钠通道 α-4 亚单位编码基因（SCN4A）突变引起的，包括高钾型周期性瘫痪、低钾型周期性瘫痪 2 型、正常血钾型周期性瘫痪、周期性瘫痪型肌强直、先天性副肌强直、钾加重性肌强直。

2）钾离子通道病：是一组 AD 遗传骨骼肌疾病，包括由位于 11q13 的 KCNE3 基因突变导致的低钾性周期性瘫痪 3 型，由位于 12p13 的 KCNA1 基因突变导致的神经性肌强直和发作性共济失调、肌纤维颤搐，由 KCNJ2 基因突变导致的 Andersen-Tawil 综合征等。

3）氯离子通道病：如氯离子通道 CLCN1 基因突变引起先天性肌强直，包括 AD 遗传的 Thomsen 型和 AR 遗传的 Becker 型，由位于 7q35 的 CLCN1 基因突变引起；以及由位于 19q13.3 的 DMPK 基因突变导致的强直性肌营养不良 1 型，由位于 3q21 的 CNBP1 基因突变导致的强直性肌营养不良 2 型，均为 AD 遗传。

4）钙离子通道病：由 1q31 ~ q32 编码的二氢吡啶受体 CACNA1S 基因突变导致的低钾型周期性瘫痪 1 型，为 AD 遗传；骨骼肌兰尼碱受体（RYR）基因突变导致中央轴空病和微小轴空病等。

（2）临床表现

1）骨骼肌离子通道病有特征性临床表现，如发作性肌无力见于周期性瘫痪，疼痛、痉挛及电生理检查肌强直提示强直性肌营养不良，明显的肌萎缩提示萎缩性肌强直（强直性肌营养不良），肌肥大常见于先天性肌强直。

2）既往临床上惯用的周期性瘫痪概念，除外伴发于甲亢的继发性病因，均为骨骼肌离子通道病。离子通道肌病可伴心脏等多系统受损，甚至有猝死危险，临床应给予高度重视。

3）鉴于本组疾病复杂的遗传异质性，建议进行外显子捕获二代测序基因分析，尽量做出基因诊断。

620 炎症性肌病分类及特发性炎症性肌病的临床特征是怎样的?

炎症性肌病（inflammatory myopathy）是一组以骨骼肌的肌炎性病变和肌无力为主要特点的肌肉疾病，主要病理特征是炎性细胞浸润和肌纤维坏死。

（1）分类

1）特发性炎症性肌病（idiopathic inflammatory myopathies，IIMs）：病因未明，可能与自身免疫有关，包括多发性肌炎（PM）、皮肌炎（DM）、包涵体肌炎（IBM）及免疫坏死性肌病等。

2）感染性肌病：有明确的病因，如病毒性肌炎、寄生虫性肌炎和热带肌炎等，急性病毒性肌炎常见于流感病毒（influenza）、柯萨奇（coxsackie）病毒感染后。

（2）临床特征

1）多发性肌炎、皮肌炎、免疫坏死性肌病可在任何年龄发病，呈急性和亚急性，包涵体肌炎呈慢性发病，常见于成年晚期。

2）多发性肌炎、皮肌炎、免疫坏死性肌病是以四肢近端肌无力为主，可伴球部肌肉及呼吸肌受累；包涵体肌炎主要累及股四头肌和前臂的屈指肌，导致肌无力和肌萎缩，部分患者合并其他结缔组织病。

3）血清肌酸激酶（CK）不同程度升高，免疫坏死性肌病增高最明显，包涵体肌炎一般不超过正常的 12 倍。肌电图显示肌源性损害，出现自发电位是肌炎活动的重要标志。肌炎特异性抗体检查在皮肌炎可检出抗 Mi-2、MDA5、TIF1、NXP-2 和 SAE 抗体，包涵体肌炎可发现抗 cN1A 抗体，免疫坏死性肌病可检出抗 SRP 抗体及 HMG-CoA 抗体，抗合成酶抗体综合征出现抗 JO-1、PL-7、PL-12、EJ、KS、OJ、Ha 及 Zo 抗体。

4）肌肉活检可见肌纤维坏死、再生及炎性细胞浸润，皮肌炎可出现束周的肌纤维严重损害，包涵体肌炎可见明显的间质增生和肌纤维内镶边空泡，免疫坏死性肌病缺乏炎细胞浸润。

621 多发性肌炎的临床表现及实验室检查包括哪些？

多发性肌炎（polymyositis，PM）是以肌无力为主要表现的慢性免疫性炎性肌病。可分为三型：单纯性 PM、叠加胶原血管病、抗 JO-1 抗体综合征。

（1）临床表现

1）单纯多发性肌炎：在 20 岁以上发病，30～60 岁多发，女性约为男性的 1 倍。一般亚急性起病，病变局限于肌肉，出现四肢近端肌易疲劳、肌无力和肌萎缩，患者蹲位站立、步行、上楼、举臂或梳头困难，多为两侧对称性，也可不对称。颈肌无力表现抬头困难，咽喉肌无力出现吞咽困难和构音障碍，呼吸肌受累可有胸闷及呼吸困难，少数可心肌受累，一般不侵犯眼外肌，肌痛及肌肉握痛是本病较特征性症状，见于约 25% 的患者，数月后可出现肌萎缩，晚期可累及远端。病程通常数周至数月，患者可有食欲减退、体重下降、发热、雷诺现象、关节痛及间质性肺炎等全身症状。

2）叠加胶原血管病：部分 PM 患者可合并胶原血管病，在儿童、青少年或成人期发病，平均 35 岁起病，女与男性比例约 9∶1。表现四肢近端轻度对称性肌无力，可有肌痛和关节痛，可见硬皮病和混合性结缔组织病等多系统损害表现。

3）抗 JO-1 抗体综合征：在成年或老年期发病，起病呈急性或亚急性，女性多于男性。出现四肢近端轻至重度对称性肌无力，伴间质性肺炎、关节炎、技工手及雷诺症等，血清肌炎特异性 JO-1 抗体阳性，合并间质性肺炎常预后不良。

（2）实验室检查

1）常见血清 CK 明显升高、血沉增快、C 反应蛋白阳性及抗核抗体阳性等，血清可检出肌炎特异性自身抗体（myositis specific autoantibodies，MSAs）、肌炎相关自身抗体（myositis associated autoantibodies，MAAs）等，抗 JO-1 抗体属于 MSAs，阳性率高达 50%～75%，有一定的诊断价值。

2）EMG 显示肌源性改变，呈短时限、低波幅多相电位，可见纤颤波及正相电位，偶见肌强直样电位。

3）急性期病理见肌纤维大小不一，变性、坏死及再生活跃，肌内膜、肌周膜及血管周围大量炎细胞浸润。如病理提示炎性骨骼肌病，但患者表现远端肌无力，无肌痛，血沉及 CRP 正常，需与 dysferlinopathy 鉴别，后者属于肌营养不良，抗 dysferlin 单克隆抗体免疫组化染色显示 dysferlin 蛋白缺陷，基因检测可确诊。

622 多发性肌炎的药物和支持治疗是怎样的?

(1) 药物治疗

1) 首选糖皮质激素，常用泼尼松，起始剂量 0.75 ~ 1mg/ (kg · d)，4 ~ 8 周后逐渐减至 20mg/d，再缓慢减停，减量过快可导致复发，注意补钾、钙和应用抑酸药。急性或重症病人出现肺病变、吞咽困难及严重肌无力时首选甲泼尼龙 500 ~ 1000mg/d 短程冲击，连用 3 ~5 天后减量或改泼尼松口服维持。如用糖皮质激素治疗 3 个月无效应考虑换药或诊断是否正确。

2) 二线药物为免疫抑制剂，适应证是泼尼松治疗 3 个月反应差或减量期间复发，严重肌无力、绝经后妇女及 50 岁以上男性等。首选硫唑嘌呤 (Azathioprine)，2 ~ 3mg/ (kg · d) 口服，肺损害患者可应用，维持量 1.5 ~ 2.5mg/ (kg · d)，6 ~ 12 个月起效。甲氨蝶呤 (Methotrexate) 每周 7.5 ~ 15mg，分 3 次服用，用于无肺损害患者，1 ~ 3 个月起效，用药期间注意白细胞减少。泼尼松 15 ~ 25mg/d 可与硫唑嘌呤合用。泼尼松加免疫球蛋白静脉滴注 (IVIG) 也是最佳的二线用药，IVIG 0.4g/ (kg · d)，连用 5 天，之后每月可巩固治疗 1 次，替代或减少免疫抑制剂用量，适应证是威胁生命的严重肌无力、合并间质性肺炎、心肌炎、绝经后妇女等。

3) 三线药物用于对激素和二线药物反应差的患者，如环磷酰胺 2 ~ 2.5mg/ (kg · d)，1 ~ 6 个月起效；环孢素 2 ~ 2.5mg/kg，2 次/天，1 ~ 3 个月起效；他可莫司开始时 2mg/d，2 周后 3mg/d，维持剂量 1mg/d；吗替麦考酚酯 500mg，2 次/天，剂量可增至 1g，2 次/天；利妥昔单抗 1g，分别在第 1 天和第 14 天应用。

(2) 支持疗法：患者肢体无力消除，CK 恢复正常，MRI 检查骨骼肌无水肿 2 个月后可考虑停止药物治疗。重症卧床的患者可被动活动肢体，以防关节挛缩及失用性肌萎缩。患者宜采取高蛋白及高维生素饮食、适当活动和理疗。恢复期病人应加强康复治疗和对症治疗。

623 皮肌炎的临床表现及病理特征是怎样的?

皮肌炎 (dermatomyositis，DM) 是一种由免疫介导性肌纤维与皮肤同时受损的炎症性骨骼肌与皮肤疾病。如有皮肤典型受累，未累及骨骼肌称为无肌病性皮肌炎 (amyopathic dermatomyositis，ADM)。

（1）临床表现

1）DM 见于任何年龄，儿童及青年多见，男女比为 1∶2.1。多缓慢发病，少数急性或亚急性。可有不规则发热、咽痛、倦怠、关节痛、头痛等前驱症状，缓慢出现四肢近端肌无力、疼痛和肌肉握痛，持续数周至数月，后期伴肌萎缩；也可有肢体远端肌无力及萎缩、构音障碍、吞咽困难和呼吸肌无力，30% 的皮肌炎患者可有肌痛。儿童 DM 较 PM 多，5～14 岁发病，女孩较多。皮损类似成人，面部蝶型分布于双颊部和鼻梁的紫色斑疹，上睑淡紫色斑和水肿，弥漫血管炎导致指、趾溃烂，胃肠道坏死性血管炎导致胃肠溃疡、出血及穿孔。心电图可见心脏传导阻滞、心律失常，心脏超声可见室壁运动异常、射血分数减少等。

2）先出现皮肤损害约 25%，特征性为一或双侧眼睑淡紫色皮疹，伴眼睑或面部水肿；Gottron 征见于关节伸面如肘、掌指、近端指间关节，多伴带鳞屑的红斑、皮肤萎缩及色素脱失。暴露部位出现皮疹、红斑及皮肤瘙痒，手指侧面、掌面皮肤角化、变厚及皲裂等，称为技工手。

3）约 1/3 的患者出现 PM/DM 重叠综合征（overlap syndromes），常合并类风湿关节炎、SLE、贝赫切特综合征、干燥综合征、结节性多动脉炎、硬皮病等。表现肌肉、皮肤受损伴结缔组织病，同时或先后出现，诊断依据血清肌酶、EMG 及肌活检。有的患者可合并恶性肿瘤。有的病人 CK 增高不明显，肌电图正常或轻度肌原性损害。活检骨骼肌病理皮肌炎以血管炎、束周萎缩为特点。

（2）病理特征

1）萎缩的肌纤维呈束周分布，坏变肌纤维肿胀、变性及坏死；小静脉病变见管壁增厚、管腔狭窄及管腔内微血栓形成，小血管周围大量炎性细胞浸润，如淋巴细胞，多核白细胞、浆细胞、巨噬细胞、嗜酸性粒细胞等，肌肉酶组织化学显示个别典型或不典型 RRF。

2）皮肤病理见表皮基底细胞空泡变性，角质形成细胞坏死及微血管损害，炎细胞浸润为活化的 $CD4^+$ 辅助淋巴细胞，$CD4^+/CD8^+$ 比值约 2.5；免疫组化提示血管壁免疫球蛋白和补体沉积。

624 包涵体肌炎的病理特征及临床表现是怎样的?

包涵体肌炎（inclusion body myositis，IBM）是以缓慢进展的四肢肌无力和肌萎缩为特征的特发性炎症性肌病，是 50 岁以上人群中最常见的获得性肌病。Adams 等（1965）首先报道了此病的胞质内和核内包涵体病理特征。

（1）病理特征：HE 染色呈紫蓝色颗粒，Gomori 染色呈红色，肌纤维直径变大，伴肌纤维变性、坏死、再生及炎细胞浸润，变性肌纤维内可见镶边空泡（rimmed vacuole），镶边空泡内存在包涵体。电镜下观察可见肌纤维内管丝包涵体。

（2）临床特征

1）多在 50 岁后隐袭起病，进展缓慢，男性较常见。下肢近端与上肢远端肌无力、肌萎缩的特殊分布是其特点，常见于股四头肌、髂腰肌、胫前肌，以及肱二头肌、肱三头肌、前臂肌和手肌，双侧不对称或选择性累及部分肌肉，早期可伴膝、踝反射减弱，屈指和屈腕无力也具有特征性，经数月或数年出现其他肌群无力，可累及球部肌引起吞咽困难，面肌、三角肌、胸肌及骨间肌一般不受累。

2）少数病人可见心血管异常，或伴糖尿病及其他结缔组织病，一般不伴癌症。

3）检测血清 CK 水平正常或轻度升高。肌电图异常与多发性肌炎相似，少数患者可出现神经源性损害，尤其肢体远端肌。血浆抗 cN1A 抗体阳性对本病诊断特异性较高。

625 多发性肌炎、皮肌炎、包涵体肌炎及免疫坏死肌病如何鉴别?

多发性肌炎、皮肌炎、包涵体肌炎及免疫坏死肌病的鉴别见表 17-2。

表 17-2　多发性肌炎、皮肌炎、包涵体肌炎及免疫坏死肌病的鉴别

体征/症状	多发性肌炎	皮肌炎	包涵体肌炎	免疫坏死肌病
起病年龄	成人期多发	各年龄段	多在 50 岁后	各年龄段
肌无力分布	四肢近端	四肢近端	臂远端及腿近端	四肢近端
皮肌炎皮疹	无	有	无	无
肌酸激酶	不同程度升高	不同程度升高	<12 倍	显著升高
病理特征	肌纤维坏死、炎性细胞浸润	肌纤维束周变性，炎细胞浸润	肌纤维肥大萎缩，镶边空泡，炎细胞浸润	肌纤维坏死
浸润细胞	$CD8^+$ T 细胞	$CD4^+$ T 和 B 细胞	$CD8^+$ T 细胞	无
激素治疗	有效	有效	耐药	部分耐药
其他损害	心肌炎，间质肺炎	癌症，心肌炎，间质肺炎	无	癌症

626 类固醇性肌病的分类、临床表现及治疗是怎样的?

类固醇性肌病（steroid myopathy）是应用类固醇激素治疗过程中出现的肌肉损害，应用氟化类固醇如地塞米松较非氟化类固醇如醋酸泼尼松更易产生。

（1）分类：包括内源性及外源性，内源性临床表现库欣综合征，是原发性肾上腺功能亢进（primary hyperadrenalism）所致，50%以上的患者伴骨骼肌受累症状。外源性如风湿免疫性疾病应用激素引起，与激素用量和持续时间相关。

（2）临床表现

1）库欣综合征（Cushing syndrome）：患者表现满月脸、水牛背、向心性肥胖、紫纹、痤疮、高血脂、糖尿病倾向、高血压及骨质疏松等，此外，骨骼肌受累的主要症状是肢体近端肌无力、易疲劳，特别是下肢肌明显受累，坐位或蹲位起立困难，随病情进，可累及远端肌和躯干肌。

2）类固醇性肌病：在类固醇激素治疗原发病过程中患者出现骨骼肌受累症状，如易疲劳，肢体近端肌无力等，原发病不能解释。

3）血清 CK 值可正常或轻度升高，早期尿肌酸可增高。EMG 可正常或呈肌源性损害；骨骼肌活检病理可见选择性Ⅱ型肌纤维萎缩、核内移增多，极少见肌纤维坏死，肌细胞胞质中可见大量脂滴沉积。

（3）治疗：宜治疗原发病和减停类固醇激素，多数患者停药后数周出现好转，少数肌无力可持续 1 年，可给予辅酶 A、左卡尼汀等改善肌肉代谢。

627 线粒体遗传和线粒体病的分类及遗传方式是怎样的?

线粒体（mitochondrial）是细胞质中的一种细胞器，有独立的基因组线粒体 DNA（mtDNA）。线粒体氧化磷酸化产生的 ATP 为细胞活动提供能量，组成氧化磷酸化系统的蛋白质是 mtDNA 与核基因组共同编码的产物。

（1）线粒体遗传（mitochondrial inheritance）是 mtDNA 遵循母系遗传方式，在受精卵形成过程中，精子携带的 mtDNA 以泛素化形式被清除，受精卵内线粒体均来自卵细胞，母亲将 mtDNA 传递给子代，其女儿又将 mtDNA 传递给下一代。

（2）线粒体病（mitochondrial diseases）是 mtDNA 和/或细胞核 DNA（nDNA）编码的线粒体相关蛋白基因突变，引起线粒体代谢酶缺陷，ATP 合成障碍及能量来源衰竭导致的一组异质性疾病。病理可见骨骼肌线粒体聚集形成蓬毛样红纤维（RRF）、琥珀酸脱氢酶深染的肌纤维及细胞色素 C 氧化酶阴性肌纤维；脑部灰质神经元丢失伴胶质和毛细血管增生，部分出现脑白质脱髓鞘病变。

1）神经系统线粒体病包括：线粒体肌病病变主要侵犯骨骼肌；线粒体脑肌病病变同时侵犯骨骼肌和脑；线粒体脑病病变主要侵犯脑；线粒体周围神经病表现视神经、听神经和脊神经病变。

2）线粒体病遗传方式：遗传学上线粒体基因组只控制线粒体中部分蛋白质合成，大多数蛋白质合成由 nDNA 调控，因此线粒体病有母系遗传和孟德尔遗传两种方式。mtDNA 严密的母系遗传方式决定突变垂直传代，由母亲传给男女子代，但只有女儿可继续传给下代，表面看似孟德尔常染色体显性及伴性（X）连锁遗传。常染色体隐性遗传线粒体肌病多为经典孟德尔遗传，包括脂肪酸氧化过程的已知缺陷、丙酮酸羧化酶缺失、三羧酸循环障碍及一些呼吸链缺陷等。mtDNA 多发性缺失为常染色体显性遗传特点，病人多在 30 岁发病，有些因 nDNA 缺陷改变线粒体基因组生物整合发生 mtDNA 多发性缺失。典型 X 性连锁遗传是鸟苷酸甲酰酸酶缺陷（OTC），多数病例为丙酮酸脱氢酶缺陷，男性病人出生后发生致命性高氨酸血症，半合子女性病人可无症状或发生阵发性高氨酸血症昏迷。

628

线粒体脑肌病的类型及临床表现是怎样的?

线粒体脑肌病（mitochondrial encephalomyopathy）由 Schapira（1977）首先提出，是线粒体结构和/或功能异常导致以脑和肌肉病变为主的多系统疾病。表现骨骼肌极度不能耐受疲劳，神经系统可见眼外肌麻痹、卒中、癫痫反复发作、肌阵挛、偏头痛、共济失调、智能障碍及视神经病变等，可伴心脏传导阻滞、心肌病、糖尿病、肾功能不全、假性肠梗阻及身材矮小等其他系统表现。

类型及临床表现如下。

（1）卡恩斯－塞尔综合征（Kearns-Sayre syndrome，KSS）：1958 年由 Kearne-Sayre 报道，表现视网膜色素变性、眼外肌麻痹及心脏传导阻滞。为母系遗传，20 岁前缓慢发病，进行性加重，还可见上睑下垂、视网膜色素变性及视力下降，心悸胸闷，约 90% 的患者有肢体无力、小脑性共济失调、神经性耳聋、智能减退及乳酸酸中毒，多在 30～40 岁死亡。脑脊液蛋白≥100mg/dl；脑 MRI 见双侧半球皮质下白质、苍白球、丘脑及小脑齿状核对称的 T2WI 高信号病变。骨骼肌病理见肌纤维大小不一，肌肉 mtDNA 大量缺失，98% 的患者可见 RRF。

（2）慢性进行性眼外肌麻痹（chronic progressive external ophthalmoplegia，CPEO）：由 Johnson（1983）提出，为常染色体遗传或母系遗传。多在儿童或青少年期发病，tRNA 点突变患者 50 岁后发病。首发症状为持续上睑下垂，缓慢进展的眼外肌麻痹，对称性受累使复视不常见，最终可眼球固定，后期可见吞咽及四肢无力，个别出现心肌病、周围神经病及听力障碍。血乳酸正常，脑 MRI 无异常。须与重症肌无力、眼咽型肌营养不良鉴别。

（3）线粒体脑肌病、乳酸酸中毒及卒中样发作（mitochondrial encephalomyopathy，lactic acidosis，and stroke-like episodes，MELAS）：是最常见的线粒体病，由 Pavlakis（1984）报道，多为母系遗传，也有散发。已发现 40 种相关的 mtDNA 突变，最常见 mtDNA 第 3243 处发生

A→G 点突变（A3243G）。多在儿童期发病，通常在45岁前，出现头痛、呕吐及反复卒中样发作，可见视野缺损、失语、轻偏瘫及偏身感觉缺失、精神症状等，可逐渐恢复，随发作增多常伴认知功能减退，常见局灶性或全身性癫痫，部分病人出现近端肌病及周围神经病，少数可见体型矮小、糖尿病、心肌病、肾病、视网膜病及耳聋等。血乳酸明显增高，脑脊液蛋白正常。脑CT常见双基底节对称性钙化；卒中样发作期MRI可见颞、顶、枕叶病灶，多局限于大脑皮质，特征是不符合脑血管供血分布。

（4）肌阵挛性癫痫伴蓬毛样红纤维（myoclonic-epilepsy and ragged red fibers，MERRF）：由Fukuhara（1980）报道，80%以上为母系遗传，80%～90%是赖氨酸tRNA的A8344G突变。青少年期首发肌阵挛是典型特征（约60%），惊吓易诱发，随病程进展逐渐出现癫痫发作、小脑性共济失调、四肢近端肌无力、视网膜色素变性等，约40%出现耳聋。伴肌阵挛的癫痫发作临床应高度怀疑本病，癫痫可为局灶性、强直阵挛及跌倒发作，常见光反射性癫痫。血及脑脊液乳酸升高；EMG正常或肌源性/神经源性损害；脑CT和脑MRI显示大脑和小脑萎缩；骨骼肌活检病理可见RRF。

（5）线粒体神经胃肠性脑肌病（mitochondrial neurogastrointestinal encephalomyopathy，MNGIE）：为常染色体隐性遗传，多在20岁前发病。表现5组症状：胃肠神经病如腹泻、腹部绞痛、恶心、呕吐、假性肠梗阻、胃轻瘫等；消瘦及恶病质；上睑下垂、眼外肌麻痹；大多数患者可见周围神经病；白质脑病常累及胼胝体、内囊、基底节、丘脑、中脑、脑桥及小脑白质。变异型可表现神经胃肠病，无白质脑病。可见心电图异常、血乳酸增高、脑脊液蛋白增高等。

629 线粒体脑病的类型及临床表现是怎样的?

线粒体脑病（mitochondrial encephalopathy）是线粒体结构及功能异常导致以脑损害为主的多系统疾病。与mtDNA点突变及缺失重排有关，肌肉病理多无明显异常。

类型及临床特征如下。

（1）Leber遗传性视神经病（Leber hereditary optic neuropathy，LHON）：为母系遗传，平均30岁发病，男性多见。急性或亚急性起病，双眼同时或先后出现无痛性视力丧失，间隔不超过2个月，中心视野为主，周边视力及光反射保存，可伴色觉障碍，之后病情稳定好转。眼底检查急性期可见视网膜毛细血管扩张、充血及视盘水肿，晚期视神经和节细胞萎缩。少数患者合并心脏传导阻滞、周围神经病、痉挛性截瘫或肌张力不全，或类似多发性硬化表现，肌肉病理正常。

（2）线粒体脊髓小脑共济失调伴癫痫综合征（mitochondrial spinocerebellar ataxia and epilepsy syndrome，MSCAPS）：常染色体隐性遗传，儿童和青少年起病，表现偏头痛、小脑性共济失调、智力发育倒退，癫痫为简单部分性、复杂部分性、肌阵挛或肌阵挛癫痫、继发全面性发作或癫痫状态，枕叶癫痫表现闪光、幻视、暗点及视力丧失等，部分可伴眼震、深感觉减退、肌张力障碍等。脑 MRI 可见丘脑、枕叶皮质及小脑 T2WI 高信号。

（3）Leigh 综合征（Leigh syndrome）：母系遗传、常染色体隐性及 X 连锁遗传，多于 1 岁内发病，新生儿型常早期死亡，婴儿型多不能存活。表现精神运动发育迟滞，伴癫痫、痉挛性瘫、视力下降及眼球活动障碍，伴锥体束征、肌张力障碍、视神经萎缩、眼震、色素视网膜病变及共济失调，严重者夜间呼吸节律异常，部分起病急骤者称为亚急性坏死性脑脊髓病（ANE）。血及脑脊液乳酸显著增高；脑 MRI 典型可见双侧对称性基底节及脑干长 T1 和长 T2 病变，壳核为著，脑白质可受累，MRS 病灶处乳酸峰值异常升高，神经影像学和基因检查可较早确诊。

（4）阿尔佩斯病（Alpers disease）：常染色体隐性遗传，大脑灰质受累为主，称为进行性脑灰质营养不良、婴儿弥漫性大脑变性。多在生后数月或 2 岁内发病，表现难治性肌阵挛或局灶性运动发作，精神运动发育迟滞，枕叶受累导致皮质盲。肝功能受损，严重者出现致死性肝性脑病，多数患儿 11 岁前死亡。脑 MRI 见枕叶、颞叶、额叶皮质及白质萎缩；病理显示脑皮质受累，枕叶皮质神经元丢失、海绵样变性及胶质细胞增生。

630 线粒体病的治疗应包括哪些方面?

（1）饮食宜维持患者能量代谢平衡和稳定，避免饥饿、饮酒、高脂肪低糖饮食。丙酮酸羧化酶缺乏患者推荐高蛋白、高碳水化合物和低脂饮食。生活中避免劳累、精神紧张、思虑过度、惊吓及感染等诱因，因可能加重能量消耗。

（2）运动疗法宜采取有氧耐力锻炼，提高线粒体肌病患者肌力，降低线粒体基因突变比例，有助于线粒体肌病的维持，不宜长时间剧烈活动和空腹过度活动。

（3）药物治疗

1）线粒体病目前尚无确切有效药物，应停用影响线粒体功能的药物，如卡马西平、丙戊酸等；改善线粒体功能药物包括大剂量辅酶 Q10、艾地苯醌、维生素 K_3、左卡尼汀、精氨酸及硫辛酸等口服；线粒体脑肌病急性发作期可用依达拉奉、L-精氨酸静脉滴注；补充代谢酶类如胍氨酸、精氨酸、亚叶酸、维生素 B_1、维生素 B_2、左旋肉碱等。

2）合并癫痫患者应用抗癫痫药控制发作，可减少 MELAS 卒中样发作，常用拉莫三嗪、苯二氮䓬类、托吡酯、左乙拉西坦等。

3）心脏病治疗可行心脏起搏器、心脏复律除颤器或血管介入治疗等；上睑下垂、斜视手术治疗可获缓解。

631 先天性肌营养不良的病因及分型、临床表现和治疗是怎样的?

先天性肌营养不良（congenital muscular dystrophy, CMD）多为常染色体隐性遗传，从新生儿或婴幼儿（2 岁前）开始发病的神经肌肉疾病，主要表现肌张力降低和肌无力，骨骼肌病理显示肌营养不良。

（1）病因及分型：CMD 多与基底膜或细胞外基质蛋白结构功能异常、α-dystroglycan 糖基化蛋白异常及功能缺陷有关。基底膜和细胞外基质是肌纤维分化和成熟的基础，其病理机制主要是肌纤维发育不良和成熟障碍，伴部分肌纤维变性、坏死及再生。与 dystrophinopathy、sarcoglycanopathy、dysferlinopathy 等进行性肌营养不良不同，这些均以肌细胞膜破坏为主。骨骼肌病理可见肌营养不良改变，抗 CollegenⅣ、merosin、dystrglycan 等单克隆抗体免疫组化染色相应蛋白缺陷可提示诊断。血清 CK 升高一般没有 DMD 和 LGMD 明显或在正常范围。CMDs 的蛋白功能分型和致病基因见表 17-3。

表 17-3　CMDs 的蛋白功能分型和致病基因

CMD 分型	缩写	基因	定位	编码蛋白
1. 基底膜或细胞外基质蛋白				
分层蛋白（Merosin）缺失型	MDC1A	*LAMA*2	6q22-23	laminin-α2/merosin
无张力硬化（Ullrich）型	UCMD	*COL6A1/6A2/6A3*	21q22. 3/2q37	collagens-6α1/6α2/6α3
Integrin-α7 缺陷型	无	*ITGA*7	12q13	integrin-α7
2. α-dystroglycan 糖基化功能缺陷				
Walker-Warburg 综合征	WWS	*POMT*1	9q34. 1	POMT1
肌眼脑病（muscle-eye-brain disease）	MEB	*POMGnT*1	1p34-P33	POMGnT1
福山（Fukuyama）型	FCMD	*FKTN*	9q31	Fukutin
继发性 lamininα2 缺失 1 型	MDC1B	不明	1q42	不明
继发性 lamininα2 缺失 2 型	MDC1C	*FKRP*	19q13. 3	Fukutin 相关蛋白
精神发育迟滞和巨脑回	MDC1D	*LARGE*	22q12. 3 ~ q13. 1	LARGE
3. 脊柱强直肌营养不良 1 型	RSMD1	*SEPN*1	1p36 ~ p35	硒蛋白 N1

（2）临床表现：肌张力低下，脊柱后突，常伴髋关节脱位、近端关节挛缩及斜颈，远端关节过度松弛，患儿或可自由活动，重症患儿终生不能站立行走，后期因关节挛缩使运动受限。

1）无张力硬化型（Ullrich）CMD：由 Ullrich（1930）首先报告，胶原Ⅵ蛋白缺乏。生后发病，自幼肢体无张力，不能走路，肢体细长，四肢近端关节挛缩，远端肌无力伴肌萎缩，颈屈无力，脊柱强直及侧弯，呼吸困难，特征面容如轻度下睑下垂、圆脸、招风耳，可见皮肤滤泡性过度角化。

2）Merosin 缺乏型 CMD：常染色体隐性遗传，基因定位在 6q22-23，欧美多见，肌肉病理同福山型，但免疫组化染色阴性。患儿多在生后 6 个月内发病，变异型在青少年发病，表现面肌及肢体近端肌无力、肌张力低下及关节挛缩，可见脊柱强直及侧弯，呼吸肌可受累，智能发育正常，可伴癫痫发作。脑 CT 可见白质广泛低密度，脑 MRI 示白质异常信号，脑皮质改变轻，与福山型不同。

3）CMD 伴家族性大泡性表皮松解症：为 Plectin 突变所致，先天发病，表现肌无力缓慢进展，四肢近端及远端均受累，伴面肌和眼外肌无力。皮肤外伤后可起泡，可见关节挛缩，患儿常早期死亡。

4）CMD 伴脊柱强直综合征：常染色体隐性遗传，基因定位于 1p35-36，肌肉 merosin 免疫组化染色阳性。10 岁前发病，表现肌张力低下，面、颈及四肢肌萎缩明显，肌无力相对较轻，脊柱强直侧弯，儿童期出现呼吸困难，约半数患儿有关节挛缩，智力和心功能正常。

5）福山（Fukuyama）型（FCMD）：常染色体隐性遗传，基因定位于 9q31-33，编码蛋白为 Fukutin。日本多见，多在生后 6 个月内发病，特点是进行性肌营养不良伴神经系统广泛的先天畸形，如大脑、小脑脑回增多增宽，脑沟变浅，脑白质营养不良伴脑积水及视网膜变性。表现全身严重肌无力，肌张力低下，抬头延迟，面肌受累可见表情缺乏、颊部高起及咬合不全，少数患儿可独立行走，常有假肥大和关节挛缩，精神发育迟滞，癫痫发作，呼吸肌可受累，多在 2～23 岁内死亡。血 CK 常增加 10～60 倍。

6）Walker-Warburg 综合征（WWS）：常染色体隐性遗传，肌肉 merosin 免疫组化染色阳性，新生儿期发病，出现肌张力低下，轻症可独坐和行走，大脑可见Ⅱ型无脑回畸形、智力发育迟滞、癫痫、白内障和青光眼等，多在 9 个月内死亡。

7）肌－眼－脑病（muscle-eye-brain disease，MEB）：常染色体隐性遗传，基因定位于 1p32-34。新生儿期发病，是 CMD 最严重类型，生后肌张力低下，智力发育迟滞、癫痫、眼前房和后房畸形，多在 1 岁前死亡，少数可活到 3 岁。

（3）治疗：预防感染，宜食用高蛋白，富含维生素及钙、锌等食物，如瘦肉、鸡蛋、鱼、虾仁、动物肝脏、蘑菇、豆腐等。坚持活动和锻炼，防止肌肉萎缩，上肢练习抬举、扩胸等，腰部练习仰卧起坐，下肢练习起蹲、上楼、侧压腿等。

632 强直性肌营养不良的病因、临床表现及治疗是怎样的?

强直性肌营养不良（myotonic dystrophy，DM）是常染色体显性遗传的多系统疾病，以肌无力和肌强直为主要特征，是第二位常见的肌营养不良。

（1）病因：为核苷酸重复序列异常扩增，DM1 致病基因位于染色体 19q13.3 的 DMPK 3’非编码区内，是 CTG 串联重复序列异常扩增，后代的 CTG 重复序列扩增加重，表现遗传早现现象，临床症状出现更早更严重。DM2 致病基因位于 3q13.3-q24 的锌指蛋白 9 基因 1 号内含子 CCTG 重复序列动态扩增突变。

（2）临床表现

1）强直性肌营养不良 1 型（DM1）：患病率约 1：7400，多在 20～40 岁起病，也可老年发病，多有家族史，男性多见，起病隐袭，进展缓慢。肌强直常在 5～25 岁出现，叩击或肌收缩可诱发强直，常累及上肢远端肌、面肌和舌肌，令患者持续握拳不能立即松手，用力闭眼不能立即睁眼，叩击鱼际肌、舌肌和腕伸肌可见肌腹持续收缩形成肌球，持续数秒后复原。肌无力、肌萎缩明显时可掩盖肌强直。口面肌无力可见张口和睡眠时表情松弛，闭眼睫毛外露，呈肌病面容；颞肌受累如“板状斧”样脸型；胸锁乳突肌受累显得颈瘦长，屈颈力弱；四肢远端肌受累见前臂及手部小肌肉萎缩，伸指、伸腕和握拳力弱，足下垂和足趾背伸差，病程后期也可累及四肢近端肌。DM1 常见心肌病及心脏传导异常、白内障、秃顶、糖尿病、女性月经不调、男性睾丸萎缩及阳痿、不孕等，少数伴智能低下。CK 正常或轻度升高；肌电图可见肌强直电位合并肌源性损害；骨骼肌活检见肌纤维肥大和萎缩，中心核、核聚集、肌浆块和环状肌纤维等是特征性病理改变。

2）强直性肌营养不良 2 型（DM2）：称为近端型强直性肌营养不良，相对较罕见，近端肌受累为主，症状较 DM1 型轻。多在 30 岁后发病，病初仅表现运动后易疲劳、肌痛和轻度肌强直，进展缓慢，40～60 岁出现下肢近端肌无力和肌强直，肌萎缩较轻，面肌和远端肌受累少见，可见腓肠肌肥大。肌强直可不对称，叩击和运动可诱发，温暖可能加重。白内障见于所有 20 岁以上患者，少数伴心律失常、糖尿病及听力下降等。

（3）治疗

1）多数患者症状轻不需治疗，改善肌强直首选膜稳定药美西律，起始剂量 50～100mg，3 次/天，可增至 150～200mg，安全有效；也可用氯丙咪嗪、丙咪嗪、牛磺酸、奎尼丁及普鲁卡因胺等，须注意对心脏传导的影响；苯妥英 100mg，3 次/天，可能有效。应用辅酶、左旋肉碱改善肌肉代谢，适当应用改善循环药物。

2）康复疗法有助于保持肌肉功能，下肢远端肌无力患者可用踝－足矫形器防止足下垂。治疗心脏病和定时检查心电图，对原因不明的晕厥、Ⅱ度以上传导阻滞、三束支传导障碍伴 PR 间期显著延长患者需置入心脏起搏器。

3）本病患者常为低体温，外科手术麻醉使用去极化的神经肌肉阻滞剂可能引起恶性高热，宜采取安全的腔镜技术等。

633 先天性肌强直的临床表现及治疗是怎样的?

先天性肌强直（congenital myotonia）是一组以肌强直为主要临床特征的骨骼肌离子通道病，包括常染色体显性遗传 Thomsen 病、常染色体隐性遗传 Becker 病，致病基因均为位于 7q35 的骨骼肌氯离子通道基因 1（Chloride Channel 1，CLCN-1）。

（1）临床表现

1）Thomsen 型在婴儿期或儿童早期发病，症状逐渐加重，成年期趋于稳定。表现全身短暂的无痛性肌强直，不伴肌无力和肌萎缩。用力握拳时不能立即松开，闭眼不能睁开，久坐不能立即站起，静立后不能起步，发笑后表情肌不能立即收住，突然跌倒时不能用手支撑而如门板样跌倒等。肌强直可有预适应（warm-up）现象，开始快速活动肌肉出现肌强直，重复活动后症状减轻。寒冷、紧张可使肌强直加重，叩击肌肉局部出现叩击性肌强直；患者有肌肥大可貌似健美运动员。一般不伴呼吸肌、心肌、内分泌及脑异常。血清 CK 正常或轻度升高；EMG 可见典型肌强直电位，远端较重，运动单位电位多正常。本病进展不明显，预后良好，不影响寿命。

2）Becker 型比 Thomsen 型常见，儿童晚期 6 ~ 12 岁发病，起病隐匿，肌强直与 Thomsen 病相似，常见于手肌、颈肌、咀嚼肌、舌肌等，但较严重，也有预适应现象，短暂活动后无力，继续活动好转。下肢肌肥大较明显，偶见远端肌群萎缩，少数患者有肌无力，多为短暂发作性肌无力，无力症状持续数秒至数分钟。病程缓慢，30 ~40 岁后病情稳定，不影响寿命。血清 CK 较 Thomsen 型升高明显，EMG 可见典型肌强直电位，合并轻度肌源性损害。

（2）治疗：本病尚无特效疗法，与强直性肌营养不良治疗原则相同，针对肌强直对症治疗，严重者首选美西律，也可用卡马西平，症状可明显缓解。部分轻症病人已适应肌强直状态，对日常生活影响不大，无须特殊治疗。新生儿先天性肌强直需注意喂养，避免吸入性肺炎。

634 先天性副肌强直的病因、临床表现及治疗是怎样的?

先天性副肌强直（paramyotonia congenita）是先天性神经肌肉疾病，主要特征表现反常的肌强直，不属于肌营养不良性肌强直。

（1）病因：为常染色体显性遗传，位于 17q23 编码骨骼肌电压门控钠离子通道

（VGSC）α4 亚单位 SCN4A 基因错义突变，引起钠通道温度相关性通透力下降。该基因突变还可引起乙酰唑胺反应性先天性肌强直、钾恶化性先天性肌强直、波动性肌强直及持续性肌强直等，可能是本病变异型。

（2）临床表现

1）本病多在幼年起病，典型表现寒冷或运动诱发间歇性肌强直，温暖时缓解，常累及面肌、颈肌、舌肌和手部肌群，四肢活动僵硬或不灵活，持续数分钟至数小时不等，反复运动后肌强直加重，与先天性肌强直性预适应现象不同。肌无力为发作性，一般持续数分钟，寒冷及运动可诱发，补钾可导致肌无力加重。本病呈非进展性病程，随年龄增长症状缓解，成年后病情稳定好转。

2）本病另一特征是青春后期至成年期暴露于寒冷环境或运动后骨骼肌可出现迟缓性麻痹发作，如双眼持续闭合后快速睁开不能，向上凝视时间延长出现快速闭合不能。可见把握、叩击引起肌强直，可见睑后缩征（lid lag）。本病预后良好，病情进展不明显，不影响寿命，部分患者可因肌强直和迟缓性麻痹导致运动功能受限。

3）检查血清 CK 和血钾可升高；肌电图呈典型肌强直电位，较其他类型肌强直性轻，检查受温度影响较大，寒冷时出现，常温时肌强直电位可消失。骨骼肌活检病理可见肌纤维均匀性肥大，伴少量核内移或管聚集等。

（3）治疗：本病患者应注意保暖，避免在寒冷环境工作。口服葡萄糖或其他碳水化合物能减轻肌强直症状，药物常用噻嗪类利尿剂和美西律，增加碳水化合物摄入。服药中注意药物副反应，定期检查血象、心电图等。乙酰唑胺、卡马西平、氯硝西泮也有一定疗效，中等剂量糖皮质激素可减轻肌强直。

635 神经性肌强直的病因、临床表现及治疗是怎样的?

神经性肌强直（neuromyotonia，NMT）是周围神经过度兴奋引起一组肌肉不自主运动（肌纤维颤搐、连续性肌纤维活动、肌束震颤）和肌肉松弛障碍，也称为 Isaac 综合征。

（1）病因：包括获得性和遗传性。获得性多为自身免疫性电压门控性钾离子通道（VGKC）抗体介导，约 40% 的获得性神经性肌强直患者血清可检出 VGKC 抗体，部分患者合并肿瘤，是副肿瘤综合征的表现。VGKC 抗体导致周围神经过度兴奋，引起肌纤维自发性持续收缩。

（2）临床表现

1）发病年龄 9～80 岁，平均 46 岁，表现肌痉挛、僵硬，运动时加重，腓肠肌、大腿肌和躯干肌明显，面、颈肌也可累及，肌肉运动延迟呈肌强直样表现。部分患者出现肌束震颤和肌颤搐，肌颤搐表现较大范围肌肉蠕动样或波浪样运动，小腿后部肌最明显。少数患者可见肌肥大或肌无力，可律急躁、多汗等症状。

2）肌电图表现自发持续性不规则 2 个或多个单一运动单位暴发性发放，频率为 30～300Hz。

（3）治疗：可应用降低周围神经兴奋性药物，如苯妥英、卡马西平、丙戊酸钠等缓解肌痉挛和疼痛。激素冲击治疗、静脉丙种球蛋白及血浆交换可能有短期疗效。口服泼尼松及免疫抑制剂如硫唑嘌呤对少数获得性患者有效，副肿瘤综合征应治疗原发性肿瘤。

636 肌红蛋白尿症的病因、临床表现及治疗是怎样的？

肌红蛋白尿症（myoglobinuria）是骨骼肌纤维损伤坏死综合征，肌红蛋白从损伤肌细胞中释放到尿中呈棕红色或酱油色排出，伴血清肌酶显著增高。

（1）病因：导致骨骼肌纤维急性损伤的各种病因均可引起肌红蛋白尿，包括代谢性肌病、各种类型肌营养不良、多发性肌炎及皮肌炎等，多有遗传性因素；其他为骨骼肌外伤或梗死、挤压综合征、高压电击伤、严重烧伤、超剧烈体力活动或运动、癫痫持续状态等，以及酒精、药物及一氧化碳中毒，药物滥用，脓毒血症，恶性高热，免疫性肌肉病等。

（2）临床表现

1）骨骼肌损害症状如急性发作性肌痛、肌无力、肌肉水肿，出现可乐或酱油色肌红蛋白尿。在外伤或剧烈活动后数分钟至数小时可出现肌肉肿胀疼痛，伴活动受限，活动可加剧疼痛，中暑、中毒或肌炎等全身性疾病导致的骨骼肌溶解可发生四肢瘫，甚至呼吸衰竭，患者可伴发热、恶心和呕吐，症状通常于数日恢复。

2）重症患者肌红蛋白阻塞肾小管可并发急性肾小管坏死，出现急性肾衰竭，继发高钾血症、低钙血症及心律失常等，部分患者可并发肝功能异常和弥散性血管内凝血。检查血浆肌红蛋白升高（>2g/L），CK 明显升高，可达 10 万 U/L，直接反映肌肉损害。BUN、Cr 升高，可出现高钾血症。

（3）治疗

1）支持治疗，大量补液，维持生命体征，维持呼吸和循环功能，预防急性肾小管坏死可大量饮水或静脉补液［10～15ml/（kg·d）］稀释尿液，补液应避免用含钾和乳酸溶液，可用等张碳酸氢钠、甘露醇［0.3～0.5g/（kg·d）］和呋塞米（40～80mg/d，最大量 200mg/d）静脉滴注，有助于保持尿量，促进肌红蛋白排泄。

2）纠正电解质紊乱，检测血钾水平，特别是处理高钾血症，避免给予钾及乳酸。治疗弥散性血管内凝血，治疗导致骨骼肌溶解的各种原发病，发生急性肾衰竭需体外血液透析治疗。

637 僵人综合征的病因、临床表现及治疗是怎样的?

僵人综合征（stiff-man syndrome）是以躯干轴及下肢肌肉过度收缩，伴持续的痛性强直性肌痉挛为特征的严重的中枢神经系统疾病。

（1）病因：本病病因不明，尿中去甲肾上腺素代谢产物水平升高提示中枢性GABA抑制系统与去甲肾上腺素兴奋系统失平衡可能是本病的原因。患者血及脑脊液有抗谷氨酸脱羧酶（GAD）抗体，其与脑和脊髓中γ-氨基丁酸（GABA）能抑制性神经元GAD结合，抑制GABA合成。本病罕见，可合并甲状腺炎、恶性贫血、胰岛素依赖型糖尿病、免疫介导性白癜风等自身免疫病。

（2）临床表现

1）本病常在中年隐袭起病，两性无差异。初期出现腹肌、躯干肌阵发性酸痛及紧束感，可为一过性，常见躯干、四肢及颈部肌肉持续性或波动性僵硬，腹肌呈板样坚实，主动肌与对抗肌均受累，关节固定使随意活动受限，严重呈僵人样姿势；国内以咀嚼肌多见，其次是颈肌首发，继之出现腰肌、颈肌、躯干肌及四肢近端肌发紧、僵硬、自主活动限制，行走时挺直不能弯腰等，睡眠后僵硬消失。

2）主动肌与拮抗肌同时收缩引起肢体及腰肌痛性痉挛，突然触动或情感刺激可诱发，持续数分钟，间隔数小时可再发，病人剧烈疼痛、哭喊、惊恐、出汗、心律不齐、血压增高、腱反射亢进等，严重者可致骨折或肌肉撕裂，但极少累及面部表情肌和咽喉肌。神经系统检查正常，可见腰椎明显前凸，移动肢体如同移动巨石样，少数病人可有失眠、抑郁、幻觉及妄想等。

3）肢体僵直综合征（stiff-limb syndrome）是本病的局部表现，副肿瘤性患者常见颈部和上肢症状，进展快，疼痛明显。本病可伴糖尿病、甲状腺炎、乳腺癌、视网膜病变及亚急性脑脊髓炎等。

4）肌电图静息电位可有正常动作电位发放，发作时肌电发放增强，可见强直样电位，注射地西泮后电位发放减弱或消失；脑脊液细胞数、蛋白可增高；80%的患者可检出抗谷氨酸脱羧酶（GAD）抗体。

（3）治疗

1）GABA拮抗剂：苯二氮䓬类是治疗本病的首选药物，地西泮50～200mg/d，分4次口服，从小剂量逐渐加量，剂量不低于200mg/d，病情重者可肌内或静脉注射，每次10～20mg；氯硝西泮6～24mg/d，分2～3次口服。效果不佳可选巴氯芬。局部肌痉挛可局部肌内注射肉毒毒素，疗效短暂，也可用增强GABA能神经元药，如加巴喷丁、丙戊酸钠、左乙拉西坦、氨己烯酸等。

2）免疫治疗：免疫球蛋白静脉滴注是最佳的二线药物，2g/kg，分 2～5 天。应用血浆交换，糖皮质激素、霉酚酸酯、环磷酰胺、硫唑嘌呤、甲氨蝶呤及利妥昔单抗等疗效不肯定。

638 酒精中毒性肌病的临床表现及治疗是怎样的？

酒精中毒性肌病也称为酒精性肌病（alcoholic myopathy），是酒精依赖者或短期过量饮酒引起的中毒性骨骼肌疾病。

（1）临床表现：根据起病形式分三型。

1）急性酒精性肌病：多发生于酗酒者在一次大量饮酒后数小时内，也见于急性戒断或引起癫痫发作后。患者双下肢突然出现痉挛和肌痛，伴肢体近端无力、水肿和压痛，肌痛和痉挛常见于腓肠肌或肱三头肌，或为全身性或局限于一个肢体。醉酒后昏睡导致局部肌肉受压，可诱发横纹肌溶解，多见于大腿肌肉，表现局部肌痉挛、压痛及肿胀，肌力常在停止酒精摄入数日至数周后恢复。肌球蛋白、血清肌酸激酶（CK）升高是肌损伤敏感的特异性指标。肌活检示急性横纹肌溶解，肌电图示原发性肌病表现。病情严重出现急性肾衰、高血钾可危及生命。

2）慢性酒精性肌病：常见于慢性酒精中毒病人，隐袭起病，由于长期饮酒引起四肢近端为主的肌无力和肌萎缩，常累及骨盆带和股部肌，肩胛带肌很少受累，呈两侧对称性，通常不伴肌痛及肌肉压痛，本病常伴酒精性周围神经病。

3）其他酒精性肌病：包括急性低钾性肌病（acute hypokalemic myopathy），表现低钾型周期性瘫痪，可见发作性无痛性肌无力；抗 MAS 抗体相关肌炎，表现骨骼肌溶解伴肌痛；以及酒精性心肌病（alcoholic cardiomyopathy）等。

（2）治疗：急性酒精性肌病常在戒酒后数日至数周开始恢复，也可遗留近端肌无力。慢性肌病在戒酒后 2～3 个月开始改善，常与周围神经病并存，应给予足量 B 族维生素，给予高蛋白、高热量、含多种维生素饮食，改善全身营养状况，多数患者恢复较缓慢，应注意预防和治疗肾衰竭。

639 药物中毒性肌病的临床表现及治疗是怎样的？

药物中毒性肌病是由于某些药物中毒及滥用导致的中毒性肌病，或某些药物的横纹肌毒性所致。由于干扰线粒体、肌原纤维及溶酶体功能，或免疫功能异常引起骨骼肌损害和肌纤维兴奋性改变，临床上分为三类。

（1）临床表现

1）直接肌肉毒性肌病：常见类固醇性肌病、酒精性肌病；还包括：①环孢霉素肌病：多在用药1～5个月后出现肌痛、肌痉挛和近端肌无力。②他汀类肌病：他汀类治疗4个月后出现肌痛，少数伴肌无力，严重者发生横纹肌溶解。③海洛因肌病：注射海洛因后数小时内发生，严重者引起横纹肌溶解。④两亲性药物肌病：由氯喹、羟氯喹引起的近端肌无力，可伴心肌病。⑤抗精神病药肌病：吩噻嗪类可引起恶性高热。⑥抗微管药肌病：如秋水仙碱所致的近端肌无力伴肌痛，下肢较严重。⑦抗反转录病毒药肌病：如拉米夫定导致肌无力伴肌痛或神经病。⑧吐根碱肌病：表现肌痉挛性疼痛，严重出现骨骼肌溶解，可伴心肌受损。这些中毒性肌病停药后症状可好转。

2）免疫介导性肌肉毒性肌病：干扰素α和D-青霉胺可导致炎症性肌病，表现对称性近端肌无力，可出现典型皮肌炎皮疹、吞咽困难。他汀类药物也可引起免疫性坏死性肌病。

3）间接肌肉损害肌病：如药物诱导的昏迷患者伴发肌肉受压性缺血损害，利尿剂诱发的低钾血症，吩噻嗪类相关性肌张力障碍，神经阻滞剂恶性综合征等。

（2）治疗：立即停用诱发肌病药物，给予改善肌肉代谢治疗，部分患者可逐渐恢复。严重横纹肌溶解症患者应稳定生命体征，监测出入量，对症治疗，预防急性肾小管坏死。部分炎症性肌病、重症肌无力患者检出相应的免疫相关抗体，需给予激素等调节免疫治疗。

640 肉毒碱缺乏病的临床表现及治疗是怎样的？

肉毒碱缺乏病（carnitine deficiency）是指血浆和组织内肉毒碱低于正常水平，导致肌病型和系统性肉毒碱缺乏病。原发性肉碱缺乏病（primary carnitine deficiency，PCD）是脂质沉积性肌病，是*SLC22A5*异常导致编码蛋白OCTN2异常，病变可能位于细胞膜及线粒体外膜，直接影响肌细胞对肉毒碱摄取和利用。

（1）临床表现

1）肌病型：为常染色体隐性遗传，血清肉毒碱水平正常或轻度下降。儿童期或成年早期发病，表现缓慢进展性易疲劳，四肢近端对称性肌无力，躯干肌如颈肌无力，肌无力有时呈波动性，无肌痛或骨骼肌溶解。少数患者伴心肌病，可发生充血性心力衰竭，甚至累及咽喉和咀嚼肌。

2）系统性肉毒碱缺乏病：血清肉毒碱水平明显下降，血清CK水平不同程度增高。通常在儿童期发病，多在10岁前。主要表现全身性肌无力、疲劳、呕吐、低体重、低血糖症，出现反复发作性脑病，类似Reye综合征，可出现扩张性心肌病、肝脏肿大等。

（2）治疗：左旋肉毒碱口服治疗通常有显著疗效。

641 中央轴空病的病因及临床表现是怎样的?

中央轴空病（central core disease，CCD）是以肌纤维出现轴心样氧化酶缺乏为特征的先天性肌病。

（1）病因：本病为常染色体显性遗传，是染色体 19q13.1 编码钙释放通道蛋白（RYR1）基因突变。特征性病变在氧化酶染色显示Ⅰ型肌纤维出现中央轴空病变。

（2）临床表现

1）在生后至任何年龄均可发病，有先天性肌病的一般表现，常见生后或儿童期起病，表现面肌和四肢肌不同程度的肌无力，肌张力低下，一般下肢症状重于上肢，腱反射减弱或消失，可见面部表情少、细长面容、眼睑闭合不全，眼外肌正常；患者运动发育迟滞，症状一般不进展，少数患者可缓慢进展；可见脊柱侧弯、髋关节脱位、关节挛缩及弓形足等。患者对麻醉异常敏感，可导致恶性高热。

2）中央轴空病变异型包括：恶性高热、单纯高 CK、King-Denborough 综合征、肢带型综合征、杆状体肌病伴眼外肌瘫痪、中央轴空病伴杆状体、中央轴空病伴微小轴空、轴空病伴致死性运动不能、骨骼肌溶解及运动相关性肌痛等，不同类型患者肌无力差别很大。

3）CCD 与恶性高热（malignant hyperthermia，MH）为等位基因病，均为 RYR1 变异致病，可表现单纯的 CCD、单纯的 MH，或 CCD 与 MH 并存。患者出现高热伴肌肉僵硬、心动过速、过度换气、乳酸增高，重症患者心功能异常、肺水肿、凝血障碍及肾衰竭死亡。肌电图呈肌源性受累；下肢骨骼肌 MRI 可见选择性肌群受累。典型骨骼肌病理为中央轴空现象。

642 中央核肌病的病因及临床表现是怎样的?

中央核肌病（centrouclear myopathy，CNM）又称为肌管肌病（myotubular myopathy，MTM），是一组以肌纤维核位置异常为特点的先天性肌病。包括 X 连锁隐性遗传、常染色体显性及隐性遗传等。

（1）病因：尚未完全明确，可能与基因突变导致肌细胞在肌管形成阶段发育停滞或受阻有关。病理特征表现肌肉出现大量中央核肌纤维。本病的遗传方式、定位、致病基因及编码蛋白见表 17-4。

表 17-4 中心核肌病的遗传方式、定位、致病基因及编码蛋白

遗传方式	定位	致病基因	编码蛋白
AD	19. p13. 2	*DNM2*	dynamin 2
AR	2q14	*BIN1*	amphiphysin
XR	Xq28	*MTM1*	myotubularin 1
AD	12q21	*MYF6*	myogenic factor 6
AD	16p13	*CCDC78*	Coiled-coil domain-containing protein 78
AR	2q31	*TTN*	Titin
AR	19q13. 1	*RYR1*	ryanodine receptor 1

（2）临床表现

1）X 连锁隐性遗传型：为 MTM1 基因突变，也称为婴儿重症型。多于胎儿期或新生儿期起病，生前母体常有羊水过多、胎动减少；出生后胎儿出现严重全身肌张力低下，四肢近端及远端对称性肌无力，腱反射消失，呼吸肌无力，颜面肌无力、上睑下垂及眼球运动受限等，吞咽困难，可伴先天肌病面容，大头（70%）、细长脸型（80%）、瘦长指（60%）等。重症患儿呼吸困难需辅助呼吸，多因呼吸功能衰竭、严重感染于 1 岁内死亡。

2）常染色体显性遗传型：为 *MYF6*、*DNM2* 基因突变，在新生儿期至成年期起病，表现近端肌为主的全身性肌无力，可合并面肌受累，伴眼外肌瘫痪及腿部肌痉挛，病程缓慢进展，症状较轻。DNM2 突变患者可见踝关节挛缩，脊柱强直明显。

3）常染色体隐性遗传型：为 BIN1、TTN 基因突变，在婴儿期、儿童期及成人早期起病，TTN 突变者多在 3 岁前发病，可见肢体近端肌和面肌轻度无力、弥漫性肌萎缩，BIN1 突变者伴眼外肌瘫痪，可出现构音障碍。

4）肌管素相关蛋白基因 MTMR14 突变型：常见散发病例，患者临床表现呈多样性，多为良性，通常缓慢进展。

本组疾病具有先天性肌病的一般临床表现，CK 正常或轻度升高，肌电图主要为肌源性损害。

643 横纹肌溶解症的病因、临床表现及治疗是怎样的?

横纹肌溶解症（rhabdomyolysis，RML）也称为肌球蛋白尿症，是各种原因引起广泛的横纹肌细胞坏死，尿中出现大量肌球蛋白。

（1）病因：已报道约 200 种获得性病因，遗传性病因如各种酶缺陷和点突变约 40 余种。常见的如过量运动、挤压综合征、缺血，代谢异常如低钾、甲减、糖尿病酮症酸中毒等，高

热、药物/毒物作用、感染，多种遗传基因异常，也可由于多因素致病。药物引起者常见 HMG-CoA 还原酶抑制剂、纤维酸盐衍生物、氯氮平、氯喹、可卡因、烟酸及抗病毒药等。

（2）临床表现

1）本病为自限性，肌纤维坏死较少时症状轻微，仅见轻度肌无力、肌痛、全身不适和恶心等非特异性症状，血清酶轻度升高，控制致病因素后患者可自愈。严重时肌纤维大量坏死，表现急性肌痛、痉挛、肌肉水肿，棕色或酱油色肌球蛋白尿，电解质紊乱，肌细胞破坏导致 CK 进入血循环。

2）血清 CK 水平显著升高，可达正常水平 10 倍至数百倍；血、尿肌球蛋白水平升高。肌球蛋白在肾小管内形成管型可导致急性肾衰竭，相关表现可见局部肌肉损伤的隔间综合征、心肺功能衰竭、高钾血症性心律失常、弥散性血管内凝血等。

（3）治疗：早期诊断，消除病因是本病最重要的治疗。阻断及控制致病因素后轻症可很快恢复，病情重者主要采取支持疗法，早期输注大量液体及利尿剂，维持足够尿量以尽快清除血肌红蛋白，碳酸氢钠可纠正酸中毒、碱化尿液，减少肌红蛋白的肾小管栓塞。积极处理肾功能受损并发症，采取血液透析治疗。

644 危重症肌病的病因、诊断标准及治疗是怎样的？

危重性肌病（critical illness myopathy，CIM）是在危重病的基础上出现的肌肉病变，是 ICU 患者严重的并发症之一，临床表现肢体近端弛缓性肌无力，大多数患者呼吸机撤机困难。

（1）病因：CIM 的病因及危险因素包括严重的基础病、多器官功能衰竭、ICU 停留时间过长、高血糖，肾衰竭肾替代治疗、高渗治疗、肠外营养、低蛋白血症、神经功能衰竭、应用氨基甙类抗生素、神经肌肉阻滞剂和静脉应用糖皮质激素等。

（2）诊断标准：①危重症或多器官功能障碍患者；②广泛肢体无力和/或呼吸衰竭撤机困难，可排除非神经系统病变如心脏或肺病变所致；③两条以上的神经 CAMP 波幅低于正常下限的 80%，但无传导阻滞；④SNAP 波幅高于正常下限的 80%；⑤肌电图示短时程、低波幅动作电位，在不能配合的患者 CMAP 时程延长或直接肌肉刺激（DMS）提示肌细胞膜兴奋性减低；⑥重复神经刺激无波幅递减现象；⑦骨骼肌活检提示原发性肌肉病变如肌细胞变性或坏死。满足以上 7 条诊断标准可确诊 CIM，符合第 1 条 + 第 3 ~ 6 条诊断很可能的 CIM。

（3）治疗：目前尚无有效的疗法，早诊断和早干预尤为重要。维持肢体活动，尽可能避免呼吸肌制动，如避免应用抑制膈肌收缩的药物，调节通气模式使患者保持自主呼吸，早期积极治疗败血症、控制血糖及早期进行肠内营养等。

（胡　静）

第十八章

运动障碍疾病

Movement Disorders

645

锥体外系统的解剖构成及皮质 – 基底节 – 皮质调控环路是怎样的?

锥体外系统（extrapyramidal system）是在锥体系统概念的基础上提出的。起源于大脑皮质4区的锥体细胞下行纤维形成锥体束或皮质脊髓束，也称为锥体系统，后来发现4区以外的皮质对运动也有影响，Prus（1898）称为锥体外系统，锥体外系统通常是指基底节及一些脑干核团。

（1）锥体外系统解剖构成

1）基底节是皮质下核团的总称，主要包括尾状核、壳核、苍白球（CP）、杏仁核、带状核及异位的伏隔核等，壳核与尾状核的组织形态及生理功能相似，合称新纹状体；苍白球是旧纹状体，苍白球分外侧（GPe）部与内侧（GPi）部，Gpi是基底节信息主要输出部分之一。杏仁核属于边缘系统，带状核功能尚不清楚。

2）锥体外系的脑干核团主要包括红核、黑质、丘脑底核（STN）及脑干网状结构等。

（2）皮质 – 基底节 – 皮质调控环路

1）皮质 – 新纹状体 – 苍白球内侧部（GPi） – 丘脑 – 皮质环路：从大脑皮质相当广泛区域，如运动区、体感区、联合区、边缘区甚至顶叶发出皮质纹状体纤维，按一定的排列投射到同侧新纹状体输入核的尾状核和壳核，然后再按一定的定位排列终止于GPi，再终止于丘脑腹前核、腹外侧核、内侧背核及中央中核，最后从丘脑腹前核及腹外侧核发出纤维按一定的排列投射至大脑皮质辅助运动区及运动前区，这两区与运动皮质有密切联系。该回路中核团还有其他纤维联系，除下行纤维外，丘脑中央核也有纤维返回新纹状体壳核。

2）皮质 – 新纹状体 – 苍白球外侧部（GPe） – 丘脑底核 – 苍白球内侧部（GPi） – 丘脑 – 皮质环路：此环路从大脑皮质投射到新纹状体，再投射到GPe，再由GPe按一定的定位排列投射到丘脑底核，由此返回皮质。丘脑底核也接受运动区和运动前区直接的下行纤维，丘脑底核也有返回纤维投射到GPe及黑质网质部。

3）皮质 – 新纹状体 – 黑质 – 丘脑 – 皮质环路：此环路是从大脑皮质投射到新纹状体后，再按一定的定位排列投射到黑质网质部，再投射到丘脑腹前核和腹外侧核，最后返回大脑皮质运动区和运动前区。从黑质致密部也有纤维返回新纹状，组成多巴胺神经元系统。黑质除有纤维至上丘，无其他向下投射的纤维。

因此，锥体外系与基底节是两个不同的概念，不可混淆。前者与运动有关，后者是皮质下核团的总称。基底节中参与运动的纹状体，主要功能是对皮质下信息加工处理，然后返回大脑皮质，可见基底节对运动调控是通过大脑皮质中与运动调控有关区域实现的。基底节并非纯运动结构，它通过复杂的多突触传递的神经回路进行信息处理和参与调控某些识别功能。

646 运动障碍疾病的临床诊断程序是怎样的?

运动障碍疾病（movement disorders）也称为锥体外系疾病（extraparamidal diseases），临床诊断程序是：

（1）详尽的病史：包括发病年龄、起病方式、病程、用药史、既往疾病或伴发疾病史、生长发育史和家族史等，均可能对运动障碍疾病诊断有重要价值。

1）发病年龄：常可能提示病因，如婴儿或幼儿期起病可能为脑缺氧、产伤、胆红素脑病或遗传因素，少年期出现震颤很可能是肝豆状核变性；也有助于判定预后，如特发性扭转痉挛在儿童期起病远较成年起病严重，致残率高；相反地，老年发病的迟发性运动障碍较年轻时发病更顽固。

2）起病方式：常可提示病因，如急性起病的儿童或青少年肌张力障碍可能提示药物不良反应，缓慢起病多为特发性扭转痉挛、肝豆状核变性。严重舞蹈症或偏侧投掷症如急性起病可能提示血管性病因，缓慢隐袭起病可能为神经变性病。

3）病程：小舞蹈病通常在起病 6 个月内缓解，与儿童期起病的其他舞蹈病不同。

4）注意药物如吩噻嗪类、丁酰苯类可引起运动障碍，某些疾病如风湿热、甲状腺疾病、系统性红斑狼疮、真性红细胞增多症等可伴舞蹈样动作。

5）某些运动障碍疾病有遗传性，如亨廷顿病、良性遗传性舞蹈病、特发性震颤、扭转痉挛、抽动 – 秽语综合征等，仔细询问家族史对诊断非常重要。

（2）认真的体格检查：可了解运动障碍症状特点，明确有无其他神经系统症状体征。静止性震颤、铅管样或齿轮样肌强直提示帕金森病，角膜 K-F 环提示肝豆状核变性，亨廷顿病和肝豆状核变性除运动障碍，常伴精神和智能损害。

（3）适当的辅助检查

1）血清铜、尿铜和血清铜蓝蛋白含量测定。

2）脑 CT 显示双侧豆状核区低密度灶或 MRI 显示信号异常，有助于肝豆状核变性的诊断。

3）正电子发射断层扫描（PET）或单光子发射断层扫描（SPECT）显示，纹状体 DA 转运载体（DAT）功能降低、DA 递质合成减少和 D_2 型 DA 受体活性改变等，对帕金森病有诊断意义。

4）基因分析对确诊某些遗传性运动障碍疾病有意义。

647 帕金森病与继发性帕金森综合征的病因及发病机制是怎样的?

(1) 帕金森病 (Parkinson disease, PD): 又称为震颤麻痹 (paralysis agitans), 英国医生 James Parkinson (1817) 首先描述。PD 是发生在中老年人锥体外系的进行性变性疾病, 病变主要位于中脑黑质, 特别是致密部多巴胺 (DA) 能神经元变性。PD 病因及发病机制未明, 可能与下列因素有关。

1) 遗传: 绝大多数 PD 患者为散发性, 约 10% 的患者有家族史, 呈不完全外显的常染色体显性遗传或隐性遗传。双胞胎一致性研究显示, 在某些年轻的 (<40 岁) 患者中遗传因素可能起重要作用。迄今已经确定 PARK1～10 等 10 个单基因与 PD 有关, 其中已确认 3 个基因产物与家族性 PD 有关, α-突触核蛋白 (α-synuclein) 为 PARK1 基因突变, 基因定位于 4 号染色体长臂 4q21-23; Parkin 为 PARK2 基因突变, 定位于 6 号染色体长臂 6q25.2-27; 泛素蛋白 C 末端羟化酶-L1 为 PARK5 基因突变, 定位于 4 号染色体短臂 4p14。

2) 环境因素: 流行病学调查显示, 长期接触杀虫剂、除草剂或某些工业化学品等可能是 PD 发病的危险因素。嗜神经毒 1-甲基-4-苯基-1, 2, 3, 6-四氢吡啶 (MPTP) 和某些杀虫剂、除草剂可能抑制黑质线粒体呼吸链 NADH-CoQ 还原酶 (复合物Ⅰ) 活性, 使 ATP 生成减少, 自由基生成增加, 导致 DA 能神经元变性死亡。PD 患者黑质区存在明显的脂质过氧化, 还原型谷胱甘肽显著降低, 提示抗氧化机制障碍及氧化应激可能与 PD 发病和病情进展有关。

3) 年龄老化: PD 主要见于中老年人, 40 岁前发病少见, 提示老龄与发病有关。研究发现 30 岁后黑质 DA 能神经元、酪氨酸羟化酶 (TH) 和多巴脱羧酶 (DDC) 活力、纹状体 DA 递质水平随年龄增长逐渐减少。然而, 仅少数老年人罹患 PD, 说明生理性 DA 能神经元退变不足以致病, 年龄老化只是 PD 的促发因素。

目前普遍认为, 多种因素可能参与 PD 发病。遗传因素可增加患病易感性, 只有与环境因素及衰老相互作用下, 通过氧化应激、线粒体功能衰竭、钙超载、兴奋性氨基酸毒性作用、细胞凋亡、免疫异常等机制才使黑质 DA 能神经元大量变性丢失导致发病。

(2) 继发性帕金森综合征 (Parkinsonism): 通常有明确的病因可寻。

1) 药物或中毒性: 神经安定剂 (吩噻嗪类及丁酰苯类)、利血平、甲氧氯普胺、α-甲基多巴、锂、氟桂利嗪等可导致可逆性帕金森综合征, 发生于治疗后或停药后数月; MPTP、锰尘、CO、二硫化碳中毒或焊接时接触烟尘也可引起。

2) 血管性: 多发性脑梗死病史、锥体束征和神经影像学检查等可提供证据。

3) 脑炎后: 20 世纪上半叶流行的昏睡性 (von Economo) 脑炎常遗留帕金森综合征, 目前已罕见。

4）外伤后遗症：可见于头部外伤后、拳击性脑病等。

5）其他：也见于正常颅压性脑积水、脑肿瘤、中脑空洞症、肝脑变性、甲状腺功能减退及甲状旁腺异常。

648 帕金森病的病理特征及 Braak 病理分期是怎样的？

帕金森病是黑质－纹状体系统进行性变性疾病，是运动障碍疾病的典型代表。

（1）病理特征

1）含色素神经元变性或缺失，黑质致密部 DA 能神经元丢失 50% 以上即可出现 PD 症状。蓝斑核、迷走神经背核、中缝核等脑干含色素神经元及苍白球、壳核、尾状核等也有较明显改变。丘脑底核、下丘脑、延髓、导水管周围及第三脑室周围灰质和大脑皮质偶可受累。

2）残存的神经元胞质内出现嗜酸性包涵体 Lewy 小体，是由细胞质蛋白质组成的玻璃样团块，中央有致密核心，周围有细丝状晕圈，其内含 α-突触核蛋白和泛素。多见于神经元缺失明显的细胞核团，一个细胞体内有时可见多个大小不等的 Lewy 小体。曾认为 Lewy 小体与 PD 病因有关，近年研究发现 Lewy 小体是由正常细胞成分组成，Lewy 小体的病理意义迄今未明。

（2）Braak 病理分期：Braak 等通过一系列尸解研究提出，PD 的病理改变并非起始于中脑黑质，而是从下位脑干和嗅皮质开始，逐渐向脑干上端发展，依次累及脑桥被盖、中缝核、尾状核及皮质运动区等。

Braak 的 PD 病理分期分为六期：

1 期：嗅球及前部嗅神经核变性，临床表现嗅觉障碍。

2 期：低位脑干包括舌咽神经及迷走神经运动核、网状结构、中缝核、巨细胞网状核及蓝斑－蓝斑下核复合体和延髓的核团的退行性病变，与自主神经功能障碍有关；中缝核、蓝斑等变性出现睡眠障碍。

3 期和 4 期：黑质、中脑深部核团及前部脑叶受累，出现 PD 的运动症状。

5 期和 6 期：边缘系统以及新皮质出现路易小体，此期可出现抑郁、幻觉、认知障碍等神经精神症状。

649 帕金森病的临床表现是怎样的？

（1）PD 多于 60 岁后发病，偶有在 20 岁以后发病；起病隐匿，进展缓慢；初发症状以震颤最多（60%～70%），其次是步行障碍（12%）、肌强直（10%）和运动迟缓（10%）等。症状常自一侧上肢开始，逐渐波及同侧下肢、对侧上肢及下肢，常呈“N”字型进展（65%～70%），有的病例症状先从一侧下肢开始（25%～30%）。症状出现孰先孰后因人而异。

（2）特征性症状体征

1）静止性震颤（static tremor）：常为首发症状，多由一侧上肢远端开始，手指呈节律性伸展和拇指对掌运动，如“搓丸样”（pill-rolling）动作，频率4～6次/秒，静止时出现，精神紧张时加重，随意动作时减轻，睡眠时消失；可逐渐扩展到同侧及对侧上下肢，下颌、口唇、舌及头部一般较少受累。少数患者尤其70岁以上发病可不出现震颤，部分患者合并姿势性震颤。

2）运动迟缓（bradykinesia）：表现随意动作减少，主动运动缓慢，表情呆板，双眼凝视，瞬目少，如同面具脸（masked face）。肌张力增高、姿势反射障碍使起床、翻身、步行、变换方向等运动缓慢；手指精细动作如系纽扣或鞋带困难；书写越写越小，呈现小写征（micrographia）。

3）肌强直（rigidity）：表现屈肌与伸肌张力同时增高，如关节被动运动时始终保持阻力增高，称为“铅管样强直”；如肌强直与伴随的震颤叠加，检查时感觉在均匀阻力中出现断续停顿，称为“齿轮样强直”。肌强直须注意与锥体束受损时肌张力增高（折刀样强直）鉴别，后者表现被动运动开始时阻力明显，随后迅速减弱，如同打开水果刀的折刀样感觉，常伴有腱反射亢进和病理征。

4）姿势步态异常：四肢、躯干和颈部肌强直使患者站立呈特殊屈曲体姿，头前倾，躯干俯屈，肘关节屈曲，腕关节伸直，前臂内收，髋和膝关节略弯曲。早期走路拖步，起步困难，迈步时身体前倾，随病情进展呈小步态，自动摆臂动作消失，转弯时用连续小步。晚期由坐位、卧位起立困难，行走呈慌张步态（festination），表现小步伐前冲，愈走愈快，不能立刻停步。

（3）其他症状：如Myerson征，反复叩击眉弓上缘产生持续眨眼反应，正常人反应不持续。眼睑阵挛（闭合眼睑轻度颤动）或眼睑痉挛（眼睑不自主闭合）。口、咽和腭肌运动障碍使讲话缓慢、发音过弱、流涎，严重时吞咽困难。脂颜（oily face）和多汗较常见，皮脂腺、汗腺分泌亢进引起。消化道蠕动障碍引起顽固性便秘；晚期交感神经障碍导致直立性低血压。部分患者晚期出现轻度认知功能减退和视幻觉，通常不严重。抑郁症常见。

（4）辅助检查

1）血常规、血液生化、尿常规、脑脊液常规等检查均无异常。

2）CSF中DA的代谢产物高香草酸（HVA）及5-羟色胺的代谢产物5-羟吲哚醋酸（5-HIAA）含量均减少，去甲肾上腺素的代谢产物（MHPG）也减少。尿中HVA排泄量也减少。

3）脑电图的基础波形稍呈慢波化。

4）影像学检查如脑 CT、MRI 常无特殊所见，部分智力减退患者可见脑萎缩。有报告 PD 患者及其家族成员做[18]氟多巴（[18]F-Dopa）-PET 显像发现，PD 患者、未发病孪生子、未患病胞弟、女儿等壳核和尾状核 18F-Dopa 摄取率均较健康对照组明显减少。

650 帕金森病的诊断标准和 Hoehn-Yahr 病情程度分级是怎样的?

帕金森病的诊断标准采用英国脑库诊断标准；PD 的 Hoehn-Yahr 病情程度分级法在临床上较广泛地应用。

（1）PD 诊断标准

1）中老年发病，缓慢进行性病程。

2）四项主征（静止性震颤、运动迟缓、肌强直、姿势步态障碍）中至少具备 2 项，前 2 项至少具备其中之一；症状不对称。

3）左旋多巴治疗有效。

4）患者无眼外肌麻痹、小脑体征、直立性低血压、锥体系损害和肌萎缩等。PD 临床诊断与死后病理证实符合率为 75% ~80%。

（2）Hoehn-Yahr 的病情程度分级法：共分为 5 级。

Ⅰ级：症状为一侧性，无功能性障碍或仅有轻度障碍。

Ⅱ级：有双侧性障碍，但仍可维持正常姿势；日常生活、工作有某些障碍，但仍能从事。

Ⅲ级：可见直立反射（righting reflex）障碍，一定程度的活动受限，但仍可从事某些职业方面的工作；功能性障碍轻 - 中度，但仍能不依赖他人独立生活。

Ⅳ级：功能障碍严重，仅靠自己的能力生活困难，但不依靠支撑仍可勉强站立、步行。

Ⅴ级：不能站立，不依靠帮助则只能勉强在床上或轮椅上生活。

651 帕金森病的药物治疗及应注意哪些方面?

帕金森病以药物治疗为主。

（1）抗胆碱能药：目前国内主要应用苯海索（Trihexyphenidyl），剂量 1 ~2mg，3 次/天。主要适应证是伴震颤的患者，对无震颤的患者不推荐应用。对 60 岁以下的患者应告知长期用药可能导致认知功能下降，须定期复查认知功能，一旦发现认知功能下降趋势应立即停用；对≥60 岁的患者最好不用抗胆碱能药，闭角型青光眼及前列腺肥大患者禁用。

（2）金刚烷胺（Amantadine）：剂量 50～100mg，2～3 次/天，末次应在下午 4 时前服用；可改善少动、强直及震颤，并有助于改善异动症。肾功能不全、癫痫、严重胃溃疡、肝病患者慎用，哺乳期妇女禁用。

（3）复方左旋多巴：国内应用苄丝肼、卡比多巴，初始用量 62.5～125mg，2～3 次/天，根据病情逐渐增加剂量至疗效满意和不出现副作用的适宜剂量维持，宜餐前 1 小时或餐后 1.5 小时服药。以往多主张尽可能推迟应用，担心早期应用会诱发异动症，现有证据表明早期应用小剂量（≤400mg/d）并不增加异动症发生。复方左旋多巴常释剂具有起效快的特点，控释剂有维持时间相对较长，但起效慢、生物利用度低，在使用时，尤其是 2 种不同剂型转换时需注意。活动性消化道溃疡者慎用，闭角型青光眼、精神病患者禁用。

（4）DA 受体（DR）激动剂：首选非麦角类 DR 激动剂，尤其适用于早发型 PD 患者的病程初期。激动剂均应从小剂量开始，逐渐增加剂量至获得满意疗效而不出现副作用为止。DR 激动剂的副作用与复方左旋多巴相似，不同是其症状波动和异动症发生率低，直立性低血压、脚踝水肿，以及精神异常如幻觉、食欲亢进、性欲亢进等发生率较高。

DR 激动剂包括麦角类及非麦角类两种。麦角类如溴隐亭、培高利特、α-二氢麦角隐亭、卡麦角林和麦角乙脲，非麦角类如普拉克索、罗匹尼罗、吡贝地尔、罗替戈汀。麦角类 DR 激动剂可导致心脏瓣膜病变和肺胸膜纤维化，目前已不主张使用，培高利特在国内已停用。国内上市的非麦角类 DR 激动剂包括：①吡贝地尔缓释剂：初始剂量 50mg，1 次/天，易产生副反应患者可服 25mg，2 次/天，第 2 周增至 50mg，2 次/天，有效剂量 150mg/d，分 3 次服，最大剂量不超过 250mg/d。②普拉克索（Pramipexole）：有常释剂和缓释剂 2 种剂型，常释剂初始剂量 0.125mg，3 次/天，个别易产生副反应患者 1～2 次/天，每周增加 0.125mg，3 次/天，一般有效剂量为 0.5～0.75mg，3 次/天，最大剂量不超过 4.5mg/d。缓释剂每日剂量与常释剂相同，但每日服用 1 次。③罗匹尼罗（Ropinirole）：初始剂量 0.25mg，3 次/天，每周增加 0.75mg 至 3mg/d，一般有效剂量 3～9mg/d，分 3 次服，最大日剂量为 24mg。非麦角类 DR 激动剂罗替戈汀（Rotigotine），初始剂量 2mg，1 次/天，每周增加 2mg，一般有效剂量早期患者 6～8mg/d，中晚期患者为 8～16mg/d。

（5）单胺氧化酶 B 型（MAO-B）抑制剂：主要有司来吉兰（Selegiline）和雷沙吉兰（Rasagiline），司来吉兰用量 2.5～5.0mg，2 次/天，早晨、中午服用，晚上服用可引起失眠，或与维生素 E2000U 合用（DATATOP）方案。雷沙吉兰用量 1mg，1 次/天，晨服。胃溃疡者慎用，不可与 5-羟色胺再摄取抑制剂（SSRI）合用。

（6）儿茶酚－邻位－甲基转移酶（COMT）抑制剂：抑制 L-Dopa 在外周的代谢，维持 L-Dopa 血浆浓度稳定，阻止脑内 DA 降解，增加脑内 DA 含量。恩他卡朋（Entacapone）用量 100～200mg，服用次数与复方左旋多巴相同，若每日服复方左旋多巴次数较多，可少于复方左旋多巴次数，需与复方左旋多巴同服，单用无效。托卡朋（Tolcapone）用量 100mg，3 次/天，第一剂与复方左旋多巴同服，此后间隔 6 小时服，可以单用，每日最大剂量 600mg。药物副作用有腹泻、头痛、多汗、口干、转氨酶升高、腹痛、尿色变黄等。

652 早发型和晚发型帕金森病的首选药物治疗是怎样的?

帕金森病一旦早期诊断应尽早开始治疗，争取掌握疾病的修饰时机，对患者今后的整体治疗成败可能起关键性作用。一般疾病初期多给予单药治疗，也可采用优化的小剂量多种药物，体现多靶点联合用药，力求达到疗效最佳、维持时间更长及运动并发症发生率最低的目标。

（1）早发型患者，在不伴智能减退的情况下，可有如下的选择：①非麦角类多巴胺受体（DR）激动剂；②单胺氧化酶 B 型（MAO-B）抑制剂；③金刚烷胺；④复方左旋多巴；⑤复方左旋多巴 + 儿茶酚-O-甲基转移酶（COMT）抑制剂。首选药物并非按照以上顺序，需根据不同患者的具体情况选择不同方案。若遵照美国、欧洲的治疗指南应首选方案①、②或⑤；若患者由于经济原因不能承受高价格药物可首选方案③；若因特殊工作之需，力求显著改善运动症状，或出现认知功能减退可首选方案④或⑤；也可小剂量应用方案①、②或③时可小剂量联合应用方案④。震颤明显而其他抗帕金森病药疗效欠佳的患者可选用抗胆碱能药苯海索。

（2）晚发型或伴智能减退患者，一般首选复方左旋多巴治疗。随着症状加重、疗效减退时可添加 DR 激动剂、MAO-B 抑制剂或 COMT 抑制剂治疗等。尽量不应用抗胆碱能药物，尤其对老年男性患者会有较多的副作用。

653 帕金森病的手术方式、适应证及禁忌证是怎样的?

帕金森病外科手术治疗方法很多，近年来立体定向技术的发展使手术效果大幅度进步。目前较常用的主要包括毁损术如苍白球毁损术、丘脑毁损术和深部脑电刺激术（deep brain stimulation，DBS）等。

（1）手术适应证

1）原发性帕金森病，至少患者有下列 4 个主要症状中的两个：静止性震颤、运动迟缓、齿轮样肌张力增高及姿势平衡障碍，但其中之一必须是静止性震颤或运动迟缓，无小脑和锥体系损害体征，并排除继发性帕金森综合征。

2）病人经过全面和完整的药物（主要是左旋多巴）治疗，对左旋多巴治疗有明显疗效，但目前疗效明显减退，并出现症状波动（剂末和开关现象）和（或）运动障碍等副作用，或不能耐受抗帕金森病的药物治疗等。

3）无明显的痴呆和精神症状，CT 和 MRI 检查没有明显脑萎缩。

4）病人在术中能够完全与医生合作。

（2）禁忌证

1）非典型帕金森病、帕金森综合征及帕金森叠加综合征。

2）晚期帕金森病症状十分严重，伴有重要器官严重功能障碍或其他疾病不能配合和耐受手术者。

3）有明显的智能障碍或精神症状，不能控制的顽固性高血压等。

4）凝血机制异常，应用抗血小板药物。

5）有严重脑萎缩或脑内器质性病变。

6）对左旋多巴治疗效果不佳或未经药物系统治疗者，不推荐进行手术治疗。

7）年龄虽对手术效果有一定影响，但高龄并非手术的绝对禁忌证。

654 帕金森病患者的非运动症状应如何治疗?

帕金森病的非运动症状涉及许多类型，主要包括精神障碍、自主神经功能障碍和睡眠障碍等，需给予积极的相应的治疗。

（1）精神障碍：最常见的精神障碍包括抑郁和（或）焦虑、幻觉、认知障碍或痴呆等。首先需要甄别患者的精神障碍是由抗帕金森病药物诱发，还是由疾病本身导致。若前者需根据易诱发精神障碍的概率依次逐减或停用以下抗帕金森病药，抗胆碱能药、金刚烷胺、MAO-B 抑制剂、DR 激动剂等；若停药后患者症状仍然存在，在不明显加重帕金森病运动症状的前提下，可将复方左旋多巴逐步减量。如药物调整效果不理想，提示患者精神障碍可能为疾病本身导致，要考虑对症用药。针对幻觉和妄想的治疗推荐选用氯氮平或喹硫平，前者作用稍强于后者，但氯氮平会有 1% ~2% 的概率导致粒细胞缺乏症，需监测血细胞计数。对抑郁和（或）焦虑的治疗可应用选择性 SSRI，也可应用 DR 激动剂，尤其普拉克索既可改善运动症状，同时也可改善抑郁。劳拉西泮和地西泮对缓解易激惹状态十分有效。针对认知障碍和痴呆治疗，可应用胆碱酯酶抑制剂如利伐的明、多奈哌齐等及美金刚，其中利伐的明的证据较充分。

（2）自主神经功能障碍：最常见的自主神经功能障碍包括便秘、泌尿障碍及位置性低血压等。对于便秘，摄入足够的液体、水果、蔬菜、纤维素和乳果糖，应用温和的导泻药如乳果糖、龙荟丸、大黄片、番泻叶等能改善症状，也可加用胃蠕动药，如多潘立酮、莫沙必利等；需停用抗胆碱能药并增加运动。对尿频、尿急和急迫性尿失禁治疗，可采用外周抗胆碱能药如奥昔布宁、溴丙胺太林、托特罗定和莨菪碱等；对逼尿肌无反射者可给予胆碱能制剂，但需慎用，因可加重帕金森病运动症状；若出现尿潴留应采取间歇性清洁导尿，若由严重前列腺增生肥大引起必要时可手术治疗。位置性低血压患者应增加盐、水摄入量；睡眠时抬高头位，不要平躺；可穿弹力裤；避免快速地从卧位或坐位起立；首选 α 肾上腺素能激动剂米多君，疗效最佳；也可使用选择性外周多巴胺受体拮抗剂多潘立酮。

（3）睡眠障碍：主要包括失眠、快速眼动期睡眠行为异常（RBD）、白天过度瞌睡（EDS）。失眠最常见的问题是睡眠维持困难，又称为睡眠破碎，频繁觉醒可能使震颤在浅睡眠期出现，或由于白天服用的多巴胺能药物浓度在夜间已耗尽，患者夜间运动不能导致翻身困难，或者夜尿增多。如果与夜间的帕金森病症状相关，加用左旋多巴控释剂、DR 激动剂或 COMT 抑制剂可能有效。如果正在服用司来吉兰或金刚烷胺，尤其傍晚服用者应首先纠正服药时间，司来吉兰需在早晨、中午服用，金刚烷胺需在下午 4 点前服用；若无明显改善需减量或停药，或选用短效的镇静安眠药。RBD 患者可睡前给予氯硝西泮，0.5mg 一般可奏效。EDS 可能与帕金森病严重程度和认知功能减退有关，也可与应用抗帕金森病药 DR 激动剂或左旋多巴有关。如患者每次服药后出现嗜睡提示药物过量，药物减量会有助于改善 EDS；也可用左旋多巴控释剂代替常释剂，可能避免或减轻服药后嗜睡。

655

帕金森病的运动并发症及其处理方法是怎样的？

运动并发症（症状波动和异动症）是帕金森病中晚期常见的症状，调整药物种类、剂量及服药次数可使症状改善，手术治疗如深部脑电刺激术（DBS）亦有效。

（1）症状波动：包括剂末恶化及开 - 关现象。

1）剂末恶化（end of dose deterioration）处理：①不增加每日服用复方左旋多巴总剂量，适当增加服药次数，减少每次服药剂量，以能有效改善运动症状为前提，或在原有剂量不大的情况下适当增加每日总剂量，每次服药剂量不变，增加服药次数。②由常释剂换用控释剂以延长左旋多巴作用时间，适宜早期出现剂末恶化，尤适宜夜间发生者，剂量需增加 20% ~30%；③加用长半衰期 DR 激动剂如普拉克索、罗匹尼罗等，若已用 DR 激动剂疗效减退可尝试换用另一种 DR 激动剂；④加用对纹状体产生持续多巴胺（DA）能刺激的 COMT 抑制剂如恩他卡朋、托卡朋；⑤加用 MAO-B 抑制剂如雷沙吉兰，司来吉兰；⑥避免（含蛋白质）饮食对左旋多巴吸收及通过血脑屏障的影响，宜在餐前 1 小时或餐后 1.5 小时服药，调整蛋白饮食可能有效；⑦手术治疗主要采用丘脑底核（STN）的 DBS 可有裨益。

2）开 - 关现象（on-off phenomenon）处理：较困难，可以选用口服 DR 激动剂，或采用微泵持续输注左旋多巴甲酯或乙酯或 DR 激动剂如麦角乙脲等。

（2）异动症：又称为运动障碍（dyskinesia），包括剂峰异动症、双相异动症和肌张力障碍等。

1）剂峰异动症处理：①减少每次复方左旋多巴剂量；②若患者单用复方左旋多巴可适

当减少剂量，同时加用 DR 激动剂或 COMT 抑制剂；③加用金刚烷胺；④加用非典型抗精神病药如氯氮平；⑤若使用复方左旋多巴控释剂，应换用常释剂，避免控释剂的累积效应。

2）双相异动症（包括剂初异动症和剂末异动症）处理：①若使用复方左旋多巴控释剂应换用常释剂，最好换用水溶剂，有效地缓解剂初异动症；②加用长半衰期 DR 激动剂或延长左旋多巴血浆清除半衰期的 COMT 抑制剂，可缓解剂末异动症，也可能有助于改善剂初异动症。微泵持续输注 DR 激动剂或左旋多巴甲酯或乙酯可同时改善异动症和症状波动。

3）晨起肌张力障碍处理：睡前加用复方左旋多巴控释片或长效 DR 激动剂，或在起床前服用复方左旋多巴常释剂或水溶剂；对“开”期肌张力障碍处理方法与剂峰异动症相同。手术治疗主要采用 DBS 可获裨益。

656 年轻时起病的帕金森病的临床特征及治疗是怎样的?

年轻时起病的帕金森病（young-onset Parkinson disease，YOPD）是指在 21 ~40 岁之间发病的帕金森病患者，多数有家族史。

（1）临床特征

1）患者发病年龄早，病程长，病情进展较缓慢。帕金森病三联征如运动迟缓、肌强直、静止性震颤均较轻，症状常不典型，震颤幅度小、频率快，经典的“搓丸样”震颤少见，且左右不对称。

2）常见局限性肌张力障碍，尤以足部肌张力障碍明显，有研究认为这是区别于晚发型帕金森病的唯一特征。

3）病变影响皮质脊髓束可导致腱反射活跃，常见症状波动，睡眠后减轻较常见。患者认知障碍发生较少，嗅觉相对保留。

（2）治疗：对多巴制剂治疗反应良好，但由多巴制剂引起的症状波动和运动障碍出现较早而频繁，治疗时宜谨慎控制多巴制剂的剂量。

657 特发性震颤与静止性震颤的鉴别和 ET 药物及手术治疗是怎样的?

特发性震颤（essential tremor，ET）一般是指有家族史或遗传背景的姿势性或动作性震颤。

（1）ET 与 PD 静止性震颤鉴别，见表 18-1。

表 18-1 特发性震颤与 PD 静止性震颤的鉴别

表现	特发性震颤	静止性震颤
震颤	姿势性或动作性	静止性，行走加重，保持姿势和动作时减少
频度	4～12Hz	3～6Hz
分布	对称	不对称
身体部位	手、头部和发音	手和腿
书写	震颤性	小写症
病程	稳定或缓慢进行性	进行性
家族史	常有	不常见
其他神经体征	无	运动缓慢、肌强直、姿势反射消失
改善震颤药物	酒精、普萘洛尔、普里米酮	左旋多巴、抗胆碱能药
外科治疗	丘脑深部脑电刺激（DBS）或丘脑切开术	病人常有帕金森病其他表现，需丘脑底核或内侧苍白球 DBS

（2）ET 药物治疗

1）患者如症状轻微者可不必治疗，许多患者少量饮酒后震颤可暂时有缓解，患者可在餐前或参加社会活动前少量饮酒减轻震颤，但随时间延长可能需加大饮酒量时则不可取。

2）β-肾上腺素能阻滞剂如普萘洛尔（Propranolol），10～30mg 口服，3 次/天，阻断外周 β_2受体可减轻震颤幅度，对频率无影响，需长期服用，在特定情境下震颤明显者可预先临时服用；或可用阿罗洛尔（Arotinolol）10～15mg 口服，1～2 次/天。普萘洛尔相对禁忌证包括未控制的心力衰竭、Ⅱ～Ⅲ度房室传导阻滞、哮喘等支气管痉挛疾病、胰岛素依赖性糖尿病；少见不良反应如疲乏、恶心、腹泻、皮疹、阳萎及抑郁等，多数患者对普萘洛尔耐受较好，用药期间可监测脉搏和血压，脉搏＞60 次/分通常是安全的。

3）扑痫酮（Primidone）可减轻手震颤幅度，不影响震颤频率，但对头部、舌震颤疗效不佳。ET 患者对扑痫酮常很敏感，不必按治疗癫痫用量，自小剂量 50mg/d 开始，每 2 周加量 50mg/d，直至有效或出现副反应，通常有效剂量 100～150mg，3 次/天；为提高用药顺应性和减少嗜睡副作用，建议睡前服用。20%～30% 的患者服药后出现眩晕、恶心及姿势不稳等急性副反应，作用短暂，可逐步缓解，不影响继续用药。氯硝西泮（Clonazepam）1～2mg 口服，2～3 次/天，可能有效，或与减轻焦虑有关，副作用主要是嗜睡。加巴喷丁（gabapentin）治疗 ET 仍有争议。

4）肉毒毒素 A（BTX-A）可有效减轻肢体、软腭等震颤，减轻震颤幅度，对频率影响不大。观察显示手伸肌与屈肌注射 BTX-A 100U 治疗 4 周，75% 的患者震颤轻－中度缓解，也可治疗原发性言语震颤。将 BTX-A 经环甲膜皮下注射至患者声带，多数患者发声功能显著改善，部分需再次注射至胸骨舌骨肌及胸骨甲状肌。

5）其他，氯氮平（Clozapine）能有效缓解 ET 症状，可引起粒细胞减少，导致致命性感染，建议用药6个月内每周检查血细胞计数，以后每2周复查。碳酸酐酶抑制剂醋甲唑胺（methazolamide）能减轻震颤，尤其头部及言语震颤，最大剂量200mg/d，副反应如嗜睡、恶心、厌食、麻木及感觉异常等。左旋千金藤定碱（L-stepholidine，L-SPD）：50～100mg，3次/天。国外推荐一种方案，先试用扑痫酮50mg，晚间服，根据病情可增至125～250mg；必要时换用或合用长效普萘洛尔80mg，晨服，视病情剂量可增至160mg/d。

（3）ET手术治疗：约80%的ET患者经正规药物治疗不能完全消除震颤，可尝试手术治疗。

1）立体定向丘脑损毁术：适应证是少数症状严重、以一侧为主和药物治疗无效患者。最佳靶点是丘脑腹中核或腹外侧核，单侧丘脑毁损术可缓解90%以上患者震颤，安全有效。10%的患者术后出现构音障碍、平衡失调、对侧肢体无力、认知障碍及癫痫等，死亡率<0.5%。

2）深部脑电刺激术（DBS）：通过在丘脑腹中核埋植微型脉冲发生器，一般采用135～185次/秒高频刺激，脉冲60～120微秒，波幅1～3V，干扰和阻断神经元电生理活动，控制震颤，不需毁损丘脑核。DBS对静止性和姿势性震颤疗效优于动作性震颤，对肢体远端震颤疗效优于肢体近端及躯干，对头部及言语震颤疗效不佳。患者通常耐受良好，副反应包括感觉异常、构音障碍、平衡失调及局部疼痛等，通过改变刺激参数通常可纠正。

658 纹状体黑质变性的病理及临床特征是怎样的?

纹状体黑质变性（striato-nigral degeneration）由Raymond Adams等（1961）首先报道。

（1）病理：特征是纹状体，尤其壳核显著萎缩，神经元变性，褐色素沉着，可见黑质色素细胞明显变性和脱失。

（2）临床特征

1）患者多在50～70岁发病，进行性发展；锥体束征多见，多自双下肢开始起病，震颤较少见；自主神经症状，尤其膀胱直肠障碍多见；部分患者出现小脑体征。

2）本病可包含在Oppenheimer的多系统萎缩症（MSA）的概念中，称为MSA的Parkinson综合征型。且仅从临床症状上，本症很难与PD鉴别。

3）L-DOPA治疗无效或仅有一过性疗效。

659 皮质基底节变性的病理及临床特征是怎样的?

皮质基底节变性（conical basal ganglionic degeneration，CBD）是一种罕见的慢性进展性

变性疾病，又称为神经色素缺失性皮质齿状核黑质变性。

（1）病理：大体病理改变可见额顶部皮质萎缩，组织病理改变为气球样神经元，其次是黑质神经元及基底节神经细胞的神经原纤维变性。星形细胞斑是CBD特有的病理组织学改变，是由tau蛋白异常积聚使星形细胞的远端突起呈现局灶性膨胀的一种形态改变。

（2）临床特征

1）一般隐袭起病，进展缓慢，多先出现一侧肢体运动障碍症状，双侧症状及体征可不对称。患者出现锥体外系受损，几乎所有的患者均有主动运动减少、动作缓慢、肌强直等帕金森综合征表现；但与PD不同，多巴药物治疗无效，可见姿势性和运动性震颤；可伴姿势反射障碍、步态障碍、行走困难、易跌倒及平衡不稳等。59%的病人出现肢体肌张力障碍，49%的病人可见肌阵挛，限于一侧上肢或下肢，以上肢常见，出现意志性动作或给予感觉性刺激时症状明显。

2）额顶叶高级神经功能障碍，CBD的高级皮质功能障碍特点包括失用、异己肢、皮质感觉缺失、认知损害、行为改变及失语等。失用多为运动性失用，也可见观念性失用、观念运动性失用和结构性失用。45%的患者可见额叶释放体征如摸索反射、强握反射。35%的患者有异己手，一侧上肢出现不能控制的激动性活动或一侧肢体作出与对侧目的相反动作。皮质性感觉障碍表现肢体自发痛、感觉忽略及皮质性感觉缺失等。部分病人可见人格改变、行为异常、缄默、注意力下降、淡漠，最终出现痴呆。

3）核上性眼球运动障碍，患者可见核上性凝视麻痹，可为垂直性或水平性眼球运动障碍，以垂直性眼球运动障碍为主；锥体束受损部分患者可见腱反射亢进，Babinski征阳性；约64%的患者出现构音障碍，部分病人可见膀胱直肠功能障碍。

660 进行性核上性麻痹的病理、临床特征及治疗是怎样的？

进行性核上性麻痹（progressive supranuclear palsy，PSP）是以脑桥及中脑神经元变性及出现神经原纤维缠结（NFT）为主要病变的进行性神经系统变性疾病。

（1）病理：肉眼见广泛脑萎缩，包括苍白球、黑质，侧脑室及第三脑室扩张。镜下可见黑质、苍白球－纹状体通路、四叠体上丘、导水管周围白质病变，分布致密的NFT，神经纤维网丝形成，基底核、脑干可见Tau蛋白阳性星形胶质细胞，非特异性病变如神经元丧失及胶质细胞增生等，大脑、小脑皮质可不受累。

（2）临床特征

1）患者在45～75（平均50）岁发病，起病隐袭，男性稍多。本病特征是两眼向上及向下凝视麻痹，先出现两眼下视不能，看不到足尖而步行困难，看不到桌上食物而取食困难，逐渐出现上视不能和完全性垂直性注视麻痹，眼球固定于正中位。下视麻痹常伴头部过伸肌张力障碍姿势，称眼颈肌张力障碍（oculocervical dystonia）。晚期大多数病人出现双眼侧视麻痹，1/3 的患者出现核间性眼肌麻痹，部分患者两眼会聚不能，瞳孔缩小，光反射及辐辏反射存在。头眼反射存在提示为核上性损害，晚期头眼反射消失提示核性病损。

2）轴性肌张力障碍也是特征，早期出现步态不稳，大步态，双膝僵硬状，转身时双下肢交叉，后仰跌倒；患者颈肌和躯干伸直，严重者肘、膝均伸直，坐在椅子上身体后倾，双脚离地，与帕金森病屈曲体姿不同。起病 1 年内如出现垂直性注视麻痹伴跌倒常提示 PSP。常见假性球麻痹，如构音不清、吞咽困难、咽反射亢进及情绪不稳等，可引起吸入性肺炎。可见腱反射亢进、Babinski 征阳性，少数患者面部表情呈张口惊讶状，也可见眼睑痉挛，可出现睁眼和闭眼不能。认知行为障碍出现较晚，半数患者见于病程第 1 年，表现认知功能减退、情感活动减少、痴呆及空间定向记忆测试较差。出现言语含糊、重复言语或模仿言语及共济失调性言语，额叶症状表现思维能力减退、复述困难及性格改变等。

3）PSP 发病后存活期 5～6 年，早期出现尿失禁及肌张力障碍存活期短，以震颤发病或震颤为主要症状者存活期较长。常死于肺感染、肺栓塞、心肌梗死、心力衰竭及泌尿系统感染等。

4）约 1/3 的患者脑脊液蛋白含量增高；约半数患者脑电图出现非特异性弥漫性异常。CT 检查可见中脑及脑桥萎缩，第三脑室和脚间池变宽，侧脑室扩大，部分患者可见散在低密度病灶。

（3）治疗：目前本病无特效疗法，神经递质替代疗法是治疗的基础，复方多巴、DR 激动剂可能轻度改善 PSP 早期的肌强直、动作迟缓及步态障碍，但疗效短暂。

661 肝豆状核变性的病因及临床特征是怎样的?

肝豆状核变性（hepatolenticular degeneration，HLD）也称为威尔逊病（Wilson Disease，WD），是常染色体隐性遗传性铜代谢障碍疾病。全球范围人群发病率为 1～2/10 万，是目前少数几种可治疗的神经遗传病之一。

（1）病因：本病致病基因 ATP7B 定位于 13q14.3，该基因突变使编码铜转运 P 型 ATP 酶功能减弱或丧失，导致血清铜蓝蛋白（ceruloplasmin，CP）合成障碍，铜离子在体内蓄积和沉积于豆状核、肝、肾及角膜等，引起肝硬化进行性加重、锥体外系症状、精神症状、肾损害及角膜色素环等。

（2）临床特征

1）多见青少年发病，少年型为 7～15 岁，病程进展迅速；晚发型成年（20～30 岁）发病，进展缓慢。男女无差异，25%～50%的患者有家族史。临床以肝硬化进行性加重、锥体外系症状、精神症状、肾损害及角膜 K-F 环等为特征，10 岁前首发症状多见肝脏损害，10

岁后多见神经系统损害，少数成人病例患慢性肝病始终无神经症状，少数首发症状是急性溶血性贫血、皮下出血、鼻出血及肾损害。

2）神经症状在儿童期多见舞蹈、手足徐动、上肢扭转和快速无意识动作，下肢跳跃性步态，可有面部怪容、流涎、呐吃和吞咽障碍，后期持续全身扭转痉挛，可伴痫性发作。成人期多见肌强直、动作减少和慌张步态，可有不规律性震颤。疾病进展出现小脑性共济失调、腱反射亢进、Babinski 征及假性球麻痹等，极少数患者发生晕厥或括约肌障碍。

3）精神症状较常见，早期出现进行性智能减退，反应迟钝，学习成绩退步，记忆力减退，注意力不集中等，无故哭笑或傻笑和不能自制较常见，常有冲动行为。急性或亚急性发病者常有不安、激动或躁动等。可出现痴患表情、言语困难、淡漠等，晚期可出现幻觉等精神病症状。

4）角膜 K-F 环（Kayser-Fleischer ring）是本病的重要体征，是角膜与巩膜交界处的暗棕色角膜环，是角膜弹力层铜沉积所致，出现神经系统症状患者几乎均有 K-F 环，7 岁以下患儿可不出现。K-F 环肉眼可看，环宽 1～3mm，早期需在裂隙灯下观察，出现率达 95% 以上，有诊断意义。

5）常见慢性肝病表现，肝损害症状隐匿，就诊时发现肝硬化甚至腹水，病人出现倦怠无力、食欲缺乏、肝区疼痛及肝肿大，可见蜘蛛痣，晚期脾肿大和脾功亢进，引起溶血性贫血、血小板减少，出现鼻出血、牙龈及皮下出血、食管静脉曲张破裂出血、肝性脑病等。部分病人出现皮肤色素沉着，双小腿伸侧明显；白内障、眼调节功能减弱及暗适应能力下降；女性患者可有月经不调、流产史等。

6）铜离子在近端肾小管和肾小球沉积，引起肾小管重吸收障碍，导致肾性糖尿、微量蛋白尿及多种氨基酸尿，少数伴肾衰竭。内分泌损害女性可有月经不调、闭经或流产史，男性可见乳房发育。关节铜沉积可致骨关节畸形及骨关节痛，钙、磷代谢障碍易引起骨质疏松和骨折。

7）血清铜蓝蛋白（CP）降低及尿铜增加，正常 200～500mg/L，如 <80mg/L 高度提示诊断；患者 24 小时尿排铜量≥100μg（正常 <100μg）。肝肾功能异常可见血清总蛋白降低、球蛋白增高，肾脏损害可见血尿素氮、肌酐增高，蛋白尿等。脑 MRI 检查可见豆状核，尤其壳核、尾状核 T1WI 低信号和 T2WI 高信号。

662

肝豆状核变性的诊断检查、临床诊断及鉴别诊断是怎样的？

国外报道威尔逊病（WD）发病率为 1/20 万人，普通人群中 WD 基因携带者（杂合子）为 1/（200～500），WD 患者家族成员测定血清 CP、血清铜、尿铜及体外培养成纤维细胞含铜量，基因多态连锁分析或突变基因检测等，可及时发现症状前纯合子及杂合子，症状前纯合子可及早治疗，避免杂合子之间通婚以避免子代出现纯合子发病。

（1）诊断检查：重点是铜生化测定。

1）血清铜蓝蛋白（CP）在大多数患者显著降低，有诊断价值，但 CP 水平与病情程度可不一致，治疗后不随病情好转升高。12 岁前儿童血清 CP 矫正公式为：矫正后 CP 值 = 血清 CP 测定值 ×（12-年龄）×1.7。大多数 WD 患者血清铜氧化酶活力降低，与 CP 降低有同样意义，血清铜显著降低，诊断意义逊于 CP；患者 24 小时尿铜量显著增高，未治疗者可增高数倍至数十倍，服排铜药可增加尿铜排出。活动性肝炎、特发性胆汁性肝硬化、肾病综合征患者血清 CP、血清铜也可降低，须注意鉴别。不能确诊的病例可采取肝组织测定铜含量，是诊断的金标准，正常肝铜为 50μg/g 干重，绝大多数 WD 患者 >250μg/g 干重，应注意如恰在新生的肝硬化结节取材可出现假阴性。测定离体培养皮肤成纤维细胞铜含量，经高浓度铜孵育后，患者成纤维细胞内铜/蛋白比值明显高于对照组和杂合子组，可用于早期或症状前诊断。

2）CT 和 MRI 检查：多数 WD 患者 CT 可见脑室扩大，基底节区低密度，大脑、小脑及脑干对称性萎缩等。MRI 显示壳核、尾状核对称性 T1WI 低信号、T2WI 高信号，病变频率依次为壳核、大脑、中脑、脑桥、尾状核、丘脑、小脑和苍白球等。

3）骨关节 X 线平片：不论患者有无临床症状，96% 的 WD 患者 X 线检查常见双侧腕关节及踝关节以下，分为溶解吸收型、增生肥大型、混合型及骨关节外翻或骨发育异常等。

4）基因诊断：限制性片段长度多态性（RFLP）连锁分析，采用 WD 基因附近的侧翼标记如 ESD、RB1、D13S31、D13S59、P68RS2.O 等对患者家族进行 RFLP 连锁分析，部分患者家族成员可作出早期诊断及检出杂合子。采用单链构象分析（SSCP）和异型复试分析（HA）技术检测基因突变，准确性高，不受家族成员人数及家族中必须已有确诊患者的限制。

（2）临床诊断要点

1）WD 多在儿童或青少年发病。

2）肝病史或肝脏病征。

3）锥体外系症状和体征。

4）角膜 K-F 环。

5）阳性家族史。

6）实验室检查有铜生化异常证据；仍难于确诊者可测定离体皮肤成纤维细胞内铜含量，以及做基因检查。

应关注 WD 的症状前诊断，患者的同胞及所有近亲应检查神经系统体征、角膜 K-F 环、血清 CP 异常、肝功能异常或肝脾 B 超等。脑 MRI 异常有时可确诊少数症状前患者，基因诊断是确定症状前患者和产前诊断的有效方法。

（3）鉴别诊断：本病须与肝损害鉴别，如急性或慢性肝炎、肝硬化、腹水、上消化道出血等；与帕金森综合征、舞蹈病、其他锥体外系疾病、脑干病变、脑炎及甲亢等鉴别；与精神分裂症、躁狂症、抑郁症、神经症等鉴别；与急、慢性肾炎、肝肾综合征等鉴别；与血小板减少性紫癜、溶血性贫血等鉴别；与风湿性关节炎、类风湿关节炎等鉴别。

663 肝豆状核变性的临床治疗包括哪些？

威尔逊病（WD）一旦确诊应及时治疗，纠正铜代谢正平衡，减轻铜蓄积、促进体内铜排泄及维持铜代谢负平衡，早期治疗可避免严重的不可逆性组织损害。

（1）低铜饮食：避免食用富含铜食物，如豌豆、蚕豆、玉米、坚果类、蕈类，软体动物如鱿鱼、牡蛎、乌贼，贝壳类和螺类，动物肝和血液，巧克力、可可和蜜糖；避免使用铜制食具炊具；适宜高氨基酸、高蛋白、高糖及低脂饮食。

（2）铜代谢改善剂

1）D-青霉胺（D-penicillamine）：是青霉素的衍生物，可螯合体内铜离子自尿中排出，是 WD 首选药物，自小剂量始，成人 250mg/d，每隔数日增加 250mg/d，至症状明显改善或 24h 尿铜含量明显降低（约需 1 个月），再改维持量 0.75～1.0g/d 长期服用。小儿从 20～30mg/（kg·d）开始，分 3～4 次服，维持量 0.5～0.75g/d。治疗 2～12 个月后可使铜代谢呈负平衡，需长期不间断用药，服药期间监测尿铜作为调整药物剂量的指标，少数患者服药早期神经症状可加重，继续服药症状逐渐改善。常见副作用如恶心、呕吐及上腹不适，天疱疮样黏膜皮肤损害、橡皮样皮病、皮肤变脆易损等，IgA 减少引起免疫复合物性肾病、红斑狼疮、甲状腺炎、重症肌无力、多发性肌炎等自身免疫病，血液系统损害如血小板减少、粒细胞减少、严重溶血性贫血、再生障碍性贫血等，过敏反应如发热、皮疹、淋巴结肿大等。首次使用须做青霉素过敏试验，可引起视神经炎、类风湿关节炎、维生素 B_6 缺乏等，注意补充维生素 B_6 30～60mg/d，分 2 次服。

2）锌剂：常用硫酸锌、醋酸锌，剂量以锌元素 100～150mg/d 计算，分 3～4 次口服；或甘草锌 2～3 片/次，3 次/天。诱导小肠黏膜细胞和肝细胞金属硫蛋白合成，硫蛋白结合铜离子使之处于无毒状态，促进沉积铜排泄，减少铜在体内潴留，但起效较青霉胺慢，副作用如轻微恶心、呕吐等消化道症状。

3）硫化钾：20mg，1～2 次/天，餐后服。使肠道铜形成不溶性硫化铜，减少肠道铜吸收。

4）二巯丙醇（BLA）、二巯基丁二酸钠（DMS）、三乙基四胺双盐酸盐（Triens）：可使尿铜排泄量增多，需长期肌内注射，不易维持铜代谢负平衡，近年已经少用。

（3）对症治疗：肌强直及震颤明显者可用美多芭，服用青霉胺期间加用美多芭疗效可能更好。精神症状明显可用抗精神病药，脑萎缩及智力减退可用促神经细胞代谢药，肝功能障碍应护肝治疗，脾肿大伴脾功能亢进者可考虑脾切除术。急性肝衰竭或各种治疗无效的严重病例可考虑肝移植。

664

小舞蹈病的临床特征、鉴别诊断及治疗是怎样的?

小舞蹈病（chorea minor）又称西登哈姆舞蹈病（Sydenham chorea）、风湿性舞蹈病（rheumatic chorea），英国学者 Sydenham（1684）首先描述，是儿童期代表性舞蹈病或为中枢神经系统急性风湿热的表现。

（1）临床特征

1）5～15 岁儿童多见，女性较多。亚急性隐匿起病，多数患儿病前有发热、关节痛、扁桃体肿大等。主要表现不随意舞蹈样动作、肌张力低下、肌力减弱、自主运动障碍及情绪改变等。

2）患儿早期出现情绪不稳、注意力不集中、学业退步、字迹歪斜、手持物体易失落等，随后出现舞蹈样动作如挤眉、弄眼、皱额、努嘴、吐舌和扮鬼脸，躯干扭转，上肢各关节交替屈伸和扭转、耸肩和甩肘、手指不停屈伸收展，重者不自主挥舞，以致发生碰伤。下肢步态颠簸，上肢常重于下肢。紧张时加重，安静时减轻，睡眠时消失。可伴行为异常，易激动、焦虑不安、情绪不稳和强迫症等。

3）上肢平举或上举时出现手臂和手掌过度内旋，称为旋前肌征。两臂前伸时手腕弯曲手指背伸，为舞蹈病手征（Warner 征）。握拳时时紧时松，握力时强时弱，为盈亏征（wax-waning sign）或挤奶妇手法（milkmaid grip）。四肢张力低，肌力减弱，腱反射减低；小脑受累出现共济失调、小脑性语言等。

4）约 30% 的病例有心脏受累或风湿性关节炎、皮下结节等风湿热表现，典型可见外周血白细胞增加，血沉加快，抗链球菌溶血素“O”效价增加，C 反应蛋白增高，咽拭子培养检出 A 型溶血型链球菌，但血沉和抗“O”也可正常。本病在 3～6 个月可自愈，治疗可缩短病程，约 1/4 的患者复发，预后取决于心脏合并症转归。

5）CT 显示尾状核区低密度灶及水肿。MRI 的 T2WI 可见尾状核、壳核、苍白球及双侧黑质异常高信号。PET 显示纹状体呈高代谢改变。脑电图常见轻度弥漫性慢活动等非特异性改变。

（2）鉴别诊断

1）习惯性痉挛多见于儿童，不自主运动表现刻板，同一肌肉或同组肌群重复收缩，肌张力正常，无风湿病表现或旋前肌征等。

2）Huntington 病在中年以上起病，有遗传及家族史，慢性进行性加重的舞蹈样动作，精神、智力障碍或痴呆，病程长和不可逆性。

3）先天性疾病舞蹈症状常在生后即有或早期出现，是脑性瘫痪的一种表现，常伴智力障碍、痉挛性瘫或其他不自主运动。

4）由于小舞蹈病患儿可出现严重的精神症状，须与躁狂性精神病鉴别。

（3）治疗

1）病因治疗：传统疗法是即使无急性风湿热征象亦应卧床休息，给予镇静剂，青霉素静脉滴注，一疗程 10～14 天；给予水杨酸钠 1.0g，4 次/天，或合用泼尼松，症状消失后逐渐减量停药，要防止或减少复发，预防心肌炎及心瓣膜病。

2）对症治疗：舞蹈症状可以口服地西泮 5mg，硝西泮 7.5mg，丁苯那嗪（Tetrabenazine）25mg，2～4 次/天；也可用硫必利 50～100mg，氯丙嗪 12.5～25mg，氟哌啶醇 0.5～1mg 口服，均 2～3 次/天，后三种药须注意锥体外系副反应。

665 亨廷顿病的临床特征、诊断及防治是怎样的？

亨廷顿病（Huntington disease，HD）是呈完全外显率的常染色体显性遗传病，受累个体的后代 50% 发病，病变主要影响纹状体和大脑皮质。欧美发病率 5～8/10 万，日本 0.1～0.4/10 万。HD 为 4 号染色体短臂 4p16.3 的 Huntingtin 基因突变，基因产物为 CAG 三核苷酸重复扩增产生 Huntingtin 蛋白，正常人为 11～34 个 CAG 重复序列，HD 为 40 个以上。本病遗传特征为早现现象（anticipation），连续后代中有发病提前倾向，父系遗传（paternal descent）早发倾向更明显，与 HD 突变不稳定有关。

（1）临床特征

1）患者多有家族史，偶有散发病例，通常在 30～40 岁开始出现临床症状，此时多已建立家庭，使疾病传至下一代，病情进行性加重，起病后平均生存期约 15 年。

2）早期常见精神症状，如易激惹、烦躁不安、抑郁及反社会行为，以后出现进行性痴呆。运动障碍最初常以烦躁开始，逐渐发展为异常粗大的舞蹈样动作。少数病例运动症状不典型，表现进行性肌强直和运动减少，无舞蹈样动作，多见于儿童期发病的患儿，称为 Westphal 变异型；癫痫和小脑性共济失调也是青少年型的常见特点，伴痴呆和家族史可以确诊。

3）遗传学检测是确诊的重要手段，采用 PCR 方法检测 4p16.3 基因突变，CAG 重复序列 >40，阳性率高，可用于症状前患者及产前诊断。由于 HD 外显率高，携带致病基因必然发病，又无特效疗法，基因诊断须十分慎重，要避免假阳性。

4）脑电图可显示弥漫性异常。脑 CT 和 MRI 检查常证实临床确诊的病例有大脑皮质和尾状核萎缩。

（2）诊断：患者多在中年以上起病，主要根据家族遗传史、慢性进行性加重的舞蹈样运动、精神症状及痴呆等四大临床特征。

(3) 防治：本病无特效疗法，通常起病后 10～20 年死亡，应告知患者及家人此病的遗传风险，存活后代应接受遗传咨询，用基因标志物检出症状前疾病。药物治疗包括：

1) 抑制纹状体多巴胺能输出神经元对舞蹈症和运动障碍有效。多巴胺 D_2-受体阻断剂如氟哌啶醇 0.5～4mg 口服，4 次/天；氯丙嗪 25～50mg，3 次/天；硫必利 0.1～0.2，3 次/天；从小剂量开始，逐渐增量，注意锥体外系副作用。神经末梢 DA 耗竭药如利血平 0.1～0.25mg 口服，3 次/天；丁苯那嗪（Tetrabenazine）12.5～50mg，3 次/天。选择性 5-羟色胺再摄取抑制剂可能减轻病情的进展。

2) 增加 GABA 含量药物，如异烟肼可抑制 GABA 转氨酶活性减少 GABA 降解，增加脑 GABA 含量，常用量 11～21mg/(kg·d)，比通常治疗结核病量大 3～5 倍，应加服维生素 $B_6$100mg/d。丙戊酸钠可抑制 GABA 转氨酶与琥珀酸半醛脱氢酶，催化 GABA 代谢产物琥珀酸半醛进一步代谢，阻止 GABA 的降解。

3) GABA 受体激动剂，如蝇蕈醇（Muscimol）可直接作用于 GABA 突触后受体。

4) 增加乙酰胆碱（ACh）功能药物，如水杨酸毒扁豆碱（Physostigmine）抑制胆碱酯酶活性和阻止 ACh 降解，1～2g 口服，2～3 次/天，应注意头晕、胸束感、流涎、瞳孔缩小及出汗等副作用。二甲氨基乙醇（Dimethylaminoethanol）是 ACh 前体，250mg 口服，3 次/天；胆碱、磷脂酰胆碱也是 ACh 前体或合成原料，可用于本病治疗。

5) 安定类药，如地西泮（Diazepam）、氯硝西泮（Clonazepam）、硝西泮（Nitrazepam）等，精神症状明显可用抗精神病药；也可试用美多巴。

666 家族性舞蹈病－棘红细胞增多症的临床特征及治疗是怎样的?

家族性舞蹈病－棘红细胞增多症（familial chorea-acanthocytosis）是由 Levine 在 1960 年首先报道，通常为常染色体显性遗传，但日本报道的病例多为常染色体隐性遗传。

(1) 临床特征

1) 50%以上的病例在 20～30 岁发病，随年龄增长发病率减少，男性约为女性的 4 倍。首发症状多为口周、颜面、四肢舞蹈样动作，肌张力减低，抽搐发作等，80%的病人口周不自主运动可伴咬舌咬唇，对疑诊本病有提示意义，偶见舞动运动，可能与基底核尤其纹状体萎缩有关，50%以上的病例可见性格改变、行为异常等，但无明显的痴呆。

2) 检查可见患者深反射消失、肌张力减低、肌力减弱和肌萎缩等，与下运动神经元变性有关。

3) 检查外周血红细胞可见棘红细胞（acanthrocyte）增高 10%～40%，是本病特征性表现。血清 CK 异常增高，但血清脂蛋白（lipoprotein）无异常，是与 Bassen-Kornzweig 综合征的不同点。

（2）治疗：可参照 Huntington 病的治疗，通常疗效不佳。

667 妊娠舞蹈病、偏侧舞蹈病、老年性舞蹈病的临床表现及治疗是怎样的？

妊娠舞蹈病、偏侧舞蹈病及老年性舞蹈病在临床均少见。

（1）妊娠舞蹈病（chorea gravidarum）：是少见的妊娠并发症，病因不清。多认为是妊娠诱发的晚发性舞蹈病，有人认为是妊娠毒血症或感染性疾病导致的轻度脑炎，或归因于胎儿的变态反应，精神因素亦可能诱发。

1）临床表现：多见于 17～23 岁初产妇，再次妊娠时可能复发，30 岁以上的女性极少发病。发病常见于妊娠前半期尤其前 3 个月，妊娠后半期少见，常发生流产。部分病人可有风湿热或小舞蹈病病史，表现的症状与小舞蹈病相似，在出现舞蹈病症状前数周一般先有头痛、性格改变等。

2）治疗：与小舞蹈病相同，病死率可达 13.1%，胎儿死亡率较正常约高 2 倍，主张尽早终止妊娠，症状可立即消失，轻症患者也可先用药物治疗，争取足月分娩，足月分娩婴儿绝大多数正常。

（2）偏侧舞蹈病（hemichorea）：是表现局限于一侧肢体的不自主舞蹈样动作的临床综合征，多继发于基底节血管病变，或为小舞蹈病或 Huntington 病的一部分，少数病因为基底节区肿瘤或变性疾病。

1）临床表现：多见于中老年人，常在肢体发生偏瘫后或间隔一段时间出现无目的粗大的舞蹈样动作，通常上肢重，下肢及面部较轻，情绪紧张时明显，睡眠时消失。较完全性瘫痪患者常在瘫痪开始恢复后出现舞蹈动作，持续时间因病因而异，多数随时间延长逐渐减轻。

2）治疗：应首先针对脑血管疾病、风湿病、变性病及肿瘤等进行病因治疗，尽量减少脑组织损伤。对症治疗可试用氟哌啶醇、氯丙嗪、利血平、地西泮等药，无效者可采用立体定向手术破坏苍白球、丘脑腹外侧核。

（3）老年性舞蹈病（senile chorea）：病变与 Huntington 病极为相似，有人认为是老年期发病的 Huntington 病，但无大脑皮质变性。

1）临床表现：在老年人出现的舞蹈动作，舞蹈动作有时只见于舌、面及颊部，患者无家族史，病情较轻，无精神症状，多呈良性病程。

2）治疗：可参照其他的舞蹈病。

668 遗传性齿状核–红核–苍白球–路易体萎缩的病理及临床表现是怎样的?

遗传性齿状核–红核–苍白球–路易体萎缩（dentato-rubro-pallidoluysian atrophy, DRPLA）是由 Smith 在 1958 年首先报道了散发病例。

（1）病理：可见齿状核–红核–苍白球–路易体细胞变性，其中必有齿状核变性且较严重，纹状体细胞变性极轻微。

（2）临床表现

1）本病为常染色体显性遗传，多为家族性发病，发病年龄较 Huntington 病小。患者出现不自主运动，主要表现为舞蹈样动作，可有小脑性共济失调、全身痉挛发作、肌张力减低、智能障碍等症状不同程度的组合，有人将其分为舞蹈病型、小脑共济失调型、肌张力失调型等。

2）表现以舞蹈动作为主的患者与 Huntington 病极相似，但脑 CT 检查无尾状核萎缩。临床上如遇到小脑性共济失调、痉挛发作及小脑萎缩的患者，舞蹈样动作不明显，应想到或怀疑本病的可能性。

669 肌张力障碍的分类及临床表现是怎样的?

肌张力障碍（dystonia）是主动肌与拮抗肌收缩不协调或过度持续性收缩引起的运动障碍综合征，以肢体重复不自主运动、肌张力异常动作和姿势为特征。本病分类可按病因、发病年龄、受累部位等。

分类及临床表现

（1）病因分类：分为原发性和继发性。

1）原发性肌张力障碍：可与遗传有关，遗传性有家族遗传史，散发性无明确的家族遗传史。多巴反应性肌张力障碍（dopa-responsive dystonia, DRD）是原发性肌张力障碍的一种变异型，以肌张力障碍、病程后期出现帕金森综合征为主要表现，伴不同程度的日间波动，常表现晨轻暮重，对多巴胺类治疗极敏感，给予小剂量复方左旋多巴即可获得持续的明显疗效。

2）继发性肌张力障碍：包括一大组疾病，遗传性疾病如肝豆状核变性、亨廷顿舞蹈病、神经节苷脂病等，仅占继发性肌张力障碍的 5%。环境及外源性因素约占 80%，常见病因依次为药物（40%）、围生期脑缺氧损伤（15%）、精神因素（13%）、外伤（10%）、脑炎（4%）、脑血管疾病（1%）及接触毒物（1%）等。服用某些抗精神病药物可使约 10% 的患者出现肌张力障碍，儿童肌张力障碍最常见病因是脑瘫。

（2）发病年龄分类

1）早发性肌张力障碍：遗传性肌张力障碍属于此型，患者发病年龄较早，多在 20 岁之前发病，呈进行性加重，多数患者可发展为全身性肌张力障碍。

2）晚发性肌张力障碍：是散发性患者，主要发生于成人，多在 20 岁之后发病，肌张力障碍常固定于局部。

（3）受累部位分类

1）局限性：是指累及身体的某一部位，通常好发于颈部，称为头颈部局限性肌张力障碍，局限性肌张力障碍较全身性更多见。

2）节段性：是发生在两个相邻部位的肌张力障碍。

3）多灶性：表现 2 个以上的非相邻部位的肌群受累。

4）偏身性：患者出现一侧身体受累，多为继发性肌张力障碍。

5）全身性：是下肢与其他任何局限性或节段性肌张力障碍的组合。

670 扭转痉挛的临床表现及治疗是怎样的?

扭转痉挛（torsion spasm）也称为扭转性肌张力障碍（torsion dystonia），临床以肌张力障碍，四肢、躯干及全身剧烈的不随意扭转为特征，特发性多见。

（1）临床表现

1）各年龄组均可发病，常染色体隐性遗传常在儿童期发病，多有家族史。散发病例和常染色体显性遗传患者起病较晚，外显率不完全。散发病例多为继发性，在成年期起病，症状常自上肢或躯干开始，约 20% 最终发展为全身性肌张力障碍。

2）症状多从一侧或两侧下肢开始，足呈内翻跖曲，行走时足跟不能着地，之后躯干、四肢发生不自主扭转运动和姿势异常，以躯干为轴，动作多变无规律，自主运动或精神紧张时加重，睡眠时消失。患者也可见痉挛性斜颈，以及不自主挤眉弄眼、眼睑痉挛、张口闭口、牵嘴歪舌、舌伸扭动等怪异表情（口下颌肌张力障碍），也常引起屈腕、伸指及手臂过度前旋，腿伸直及足内翻跖曲，脊柱前凸、侧凸及骨盆倾斜等。扭转运动时出现肌张力增高，扭转停止转为正常或减低。

3）常染色体显性遗传家族可有多人患病，可见多种顿挫型局限性症状，如眼睑痉挛、斜颈、书写痉挛、脊柱侧弯等，多自上肢开始，长期局限于起病部位，进展为全身型症状较轻微。极少见的情况，某些不明原因的扭转痉挛可迅速进展，症状急骤恶化，最终导致死亡。Vamonde 等（1994）报道 2 例儿童期起病，全身性扭转痉挛，迅速进展，很快死亡，称为肌张力障碍风暴（dystonic storm）。

（2）治疗：本病尚无特效疗法，严重的特发性扭转痉挛可行立体定向丘脑腹外核后半部毁损术，常可复发，症状性扭转痉挛可对因治疗，药物诱发须立即停药。

1）肌张力障碍缓解剂：如地西泮2.5～5mg或硝西泮5～7.5mg，3次/天，对部分病例有效。应用美多芭仍有争议，500～1000mg/d对变异型特发性扭转痉挛（多巴反应性肌张力障碍）可有戏剧性疗效。

2）大剂量抗乙酰胆碱药：对特发性扭转痉挛可能有效，常用苯海索（Trihexyphenidyl）30～80mg/d，分3～4次口服。

3）抗精神病药：如氟哌啶醇（Haloperidol）0.5mg，3次/天口服，逐渐加量。氯丙嗪12.5～25mg，3次/天。

4）溴隐亭对少数病例有效，Gautier用溴隐亭22.5mg/d治疗一例14岁起病，11年病程的女性患者，1年后减量为12.5mg/d，症状明显改善。

5）肉毒毒素A（BTX）：局部注射BTX治疗局灶性扭转痉挛90%有效，BTX选择地作用于外周胆碱能神经末梢，ACh释放受阻。Gracia等治疗35例局灶性扭转痉挛，包括偏侧面肌痉挛、颈肌痉挛、书写痉挛等，症状改善率达94%，安全有效，可作为局灶性扭转痉挛首选治疗。注射部位选择痉挛最严重肌肉或肌电图发现严重放电肌群，剂量应个体化，从小剂量开始，多点注射；一次多点注射总剂量通常不超过55U，1个月内总剂量不超过200U。妊娠及哺乳期妇女、重症肌无力、Lambert-Eaton综合征和运动神经元病患者禁用。

671 手足徐动症的病因病理、临床表现及治疗是怎样的?

手足徐动（athetosis）又称为指划运动、移动性痉挛（mobile spasm），是多种病因导致肢体远端为主的缓慢的蠕动样不自主运动。

（1）病因病理：本病可见于多种神经系统疾病，如脑炎、中毒、脑卒中后遗症、围生期导致低氧性脑病、胆红素脑病，大脑发育不良、脑穿通畸形、Tay-Sachs病，肝豆状核变性、Hallervorden-Spats病等变性疾病等；家族性较罕见，多为常染色体隐性遗传。病理显示基底节，尤其壳核、尾状核大理石样变性，也可见于丘脑、苍白球、黑质、内囊及大脑皮质等。神经细胞变性消失，神经胶质增生，有髓纤维显著增加，分布不规则，呈束状或网状排列，髓鞘染色呈斑状如大理石。

（2）临床表现

1）家族性或先天性手足徐动症常在生后数月内起病，症状性可发生于任何年龄，男女皆可发病。本病特征性表现是手足徐缓的不规则的不自主蠕动，呈过伸、过屈蜿蜒状，犹如蚯蚓蠕动，肢体远端明显，表现面部弄眉挤眼、扮“鬼脸”，咽喉肌、舌肌受累出现言语不清、吞咽障碍及伸缩舌等，可伴扭转痉挛或痉挛性斜颈，下肢常见踇趾不自主背屈等，在紧张、精神刺激或随意运动时加重，安静时减轻，睡眠中消失。

2）先天性或家族性患儿常伴婴幼儿期发育迟滞，智力缺陷，能行走或说话的时间延迟，约 50% 的病例锥体束受累出现双侧轻瘫或痉挛，尤其下肢。症状性患者伴发原发病的症状体征。

3）本病进展缓慢，病程可达数年或数十年之久，少数病例病情长期不进展。伴咽喉肌受累的患者可早期死于并发症。

（3）治疗：可参照扭转痉挛，但疗效均不肯定。

672 偏侧投掷症的病因、临床特征及治疗是怎样的？

偏侧投掷症（hemiballismus）是一侧肢体粗大的无规律的投掷样运动，可呈持续性或间断性。

（1）病因：最常见的病因是急性脑卒中，常由对侧丘脑底核与联系的苍白球外侧部急性梗死或小量脑出血所致，一过性偏侧投掷症可见于丘脑、顶叶深部病变或顶叶硬膜下血肿。双侧投掷症少见，常不对称，多由于感染、药物中毒、代谢紊乱如非酮症性高渗昏迷等。

（2）临床特征

1）表现一侧肢体近端粗大的无规则投掷样运动，投掷动作可持续存在或呈间歇性，每分钟数次，常发作突然，发病数日或数周后消失，转变为舞蹈样动作，部分病人异常运动在数月后消退，投掷动作持续数周或数月可导致身体衰竭死亡。

2）脑 MRI 的 T1WI 像可见豆状核、尾状核及苍白球高信号，可因缺血性病变和局部代谢障碍引起，部分患者血糖恢复正常后异常运动消失。

（3）治疗：首先应针对病因治疗；对症治疗可选用 DA 受体阻断剂如氟哌啶醇、利培酮等，也可试用 DA 耗竭剂如丁苯那嗪，多数可控制症状；极少数病例需行苍白球腹外侧核切除术。

673 Meige 综合征的分型、临床特征及治疗是怎样的？

Meige 综合征由 Meige（1910）首先报告，是主要累及眼肌、口及下颌和表现睑痉挛与口 - 颌肌张力障碍综合征。病理基础不清，可能与大脑基底核功能性或器质性损害有关。

（1）分型：包括 Meige 综合征不完全型，或表现睑痉挛，或表现口－颌肌张力障碍，二者孤立地出现。Meige 综合征完全型，表现睑痉挛与口－颌肌张力障碍合并出现，也称为睑痉挛－口颌肌张力障碍（blepharospasm-oromandilular dystonia）。

（2）临床特征

1）睑痉挛（blepharospasm）：表现双眼睑不自主闭合或痉挛，持续数秒至数分钟，少数由单眼起病渐波及双眼，在精神紧张、阅读、注视时加重，讲话、唱歌、张口、咀嚼和笑时减轻，睡眠时消失。

2）口－颌肌张力障碍（oromandilular dystonia）：表现不自主抬眉蹙额、张口闭口、噘嘴或缩拢口唇、伸舌扭舌等。严重者可使下颌脱臼，牙齿磨损以至脱落、撕裂牙龈、咬掉舌和下唇，影响发声和吞咽等，讲话、咀嚼时可触发痉挛，触摸下颌或压迫颏部可减轻，睡眠时消失。

3）少数病例可见颈部、横膈及咽部等不自主运动，可伴震颤或抑郁，易受情感变化影响，一日内变动较明显。本病的病程自 2 个月到 10 余年不等。

（3）治疗：可参照扭转痉挛治疗，药物及肉毒毒素 A 局部注射有效。肉毒素已用于多种局限性肌张力障碍的治疗，是近年神经疾病治疗领域的重要进展。有报道利舒脲（Lisuride）有效，奋乃静、氟哌啶醇、二甲胺乙醇（Deanol）、甲巯达嗪等可减轻症状，但个体差异较大。

674 书写痉挛的临床表现及治疗是怎样的？

书写痉挛（writer cramp）是典型特殊任务性局限性肌张力障碍，由于肌肉同时强烈收缩使腕和手指完全不能动，扭转成异常姿势影响书写。本病也包括其他的职业性痉挛，如弹钢琴、打字、使用螺丝刀或餐刀等出现痉挛。

（1）临床表现

1）患者在执笔书写时手和前臂出现肌张力障碍姿势，表现握笔如握匕首，手臂坚硬，手腕屈曲，肘部不自主地向外弓形抬起，手掌面向侧面等。写钢笔字加压时症状明显，写毛笔字症状减轻，但手的其他动作可完全正常。患者主诉手部痉挛样感觉，但剧烈疼痛不常见，出现疼痛可提示神经或神经根嵌压。

2）某些患者可有改善书写的感觉幻术（sensory trick），例如，用另一只手轻触手或前臂时症状减轻。

（2）治疗：本病药物治疗通常无效，肉毒毒素 A 局部注射可有效。可鼓励病人学会用另一只手完成这些任务。

675 痉挛性斜颈的分类及临床表现和治疗是怎样的?

痉挛性斜颈（spasmodic torticollis）是胸锁乳突肌等颈部肌群阵发性不自主收缩引起颈部向一侧扭转的局限性变形性肌张力障碍。

（1）分类及临床表现

1）特发性斜颈：病因不明。30～40 岁起病，女性较多。起病缓慢，早期常为发作性，最终颈部持续地偏向一侧，一旦发病常持续终生，起病 18 个月内偶有自发缓解，颈部深浅肌均可受累，胸锁乳突肌、斜方肌及颈夹肌收缩易出现症状。

2）症状性斜颈：约 5% 有脑炎史。颈肌炎、颈淋巴结炎等刺激颈部肌肉，吩噻嗪类及丁酰苯类抗精神病药或甲氧氯普胺等的副作用可引起症状性斜颈；眼肌平衡障碍（如上斜肌麻痹）可发生矫正性斜颈。

3）精神性（癔病性）斜颈：多在精神刺激后突然起病，呈多变性不自主运动，不像器质性斜颈刻板不变，暗示可能戏剧性缓解。但需注意器质性斜颈症状亦可受精神因素影响，癔病性斜颈诊断须慎重。

4）先天性斜颈：起病年龄小，可因胸锁乳突肌血肿后纤维化、短颈畸形、Klippel-Feil 综合征、颈椎缺如或融合等先天性脊柱异常等导致。

（2）治疗

1）药物治疗通常不满意，可试用特发性扭转性肌张力障碍药物，如地西泮 2.5～5mg 或硝西泮 5～7.5mg，3 次/天，有些病人可能有效。

2）选择性脊髓副神经（Ⅺ脑神经）及上位颈神经根切断术可能有效，但可能复发。

3）癔病性斜颈可采用精神治疗，亦可应用镇静剂、按摩、理疗等对症治疗。

4）肉毒毒素 A 局部注射是最有效可行的疗法，方法是选择胸锁乳突肌、颈夹肌、斜方肌等 3 对肌肉中的 4 块作为注射部位，每块肌肉取 2～8 个注射位点，一次总剂量不超过 140U。疗效可持续 3～4 个月，显效率达 53%～90%。副作用较轻，偶有一过性颈无力，重复注射有效。妊娠或哺乳期妇女慎用或禁用。

676 抽动秽语综合征的临床表现及治疗是怎样的?

抽动秽语综合征（multiple tics-coprolalia syndrome）又称为 Gilles de la tourette 综合征（简称 Tourette 综合征）、慢性多发性抽动（chronic multiple tic），由 Itard（1825）首先报告，

Gilles de la Tourette（1885）作了详细描述。

（1）临床表现

1）患儿多在2～15岁发病，男性较多，以多部位突发快速无目的重复性肌抽动为特征，通常先累及头面肌，出现点头、眨眼、撅嘴、喷鼻、耸肩，逐渐向上肢、躯干或下肢进展，出现肢体或躯干短暂的暴发性不自主运动，可出现一侧投掷样运动、转圈、踢腿等，抽动频繁者一日可达十余次至数百次。

2）另一特征是多发性发音肌抽动，伴暴发性异常喉音，发出各种怪声，如猴叫声、犬吠声、哼哼声、吼叫声、哨声等，或刻板的咒骂声、秽语等，见于30%～60%的患儿，约85%的患儿出现轻－中度行为紊乱，轻者敏感、不安、躁动、易激惹，重者注意力不集中、学习退步、强迫行为及破坏行为等，智力一般不受影响。可保留一定程度的控制能力，不自主抽动等可受意志遏制数分钟至数小时，精神松弛时减轻，紧张时加重，睡眠中消失。

3）症状呈波动性，数周或数月内可有症状变化，病程较长，至少持续一年。神经系统检查一般无阳性体征，可有轻微的运动失调、精细运动不对称等。

4）少数患儿脑电图可见异常，但无特征性。脑MRI有时可见双侧尾状核、豆状核平均体积缩小，双侧基底节不对称。

（2）治疗：首选药物为氟哌啶醇（Haloperidol），常用0.05mg/（kg·d），从小剂量开始逐渐增量，有效剂量2～10mg/d，分3次服。症状控制后逐渐减量并维持1～3个月，用药过程中可能出现急性锥体外系反应，如动眼危象可用海俄辛（Hyoscine）缓解，出现动作迟缓可与苯海索合用。硫必利（Tiapride）也自小剂量开始，50～100mg/d，分3次服，逐渐增量。丙戊酸钠可抑制GABA转氨酶和谷氨酸脱羧酶，增加脑GABA含量，儿童30～40mg/（kg·d），分3次服，从小剂量开始。

677 Hallervorden-Spatz病的病因、临床表现及治疗是怎样的？

Hallervorden-Spatz病也称为苍白球黑质红核色素变性，是铁盐沉积于苍白球、黑质及红核引起的一种罕见的变性疾病，主要侵犯锥体外系，多在青少年发病。由Hallervorden和Spatz（1922）首先报道。

（1）病因：尚不清楚，多为常染色体隐性遗传，致病基因位于20p12.3-p13区；发病可能与铁盐在基底节，特别是苍白球、黑质及红核等沉积有关，但脑脊液、血清及其他组织铁含量正常，铁蛋白、转铁蛋白水平正常。

（2）临床表现

1）患儿多于6～12岁起病，20岁后发病很少，临床表现变异很大，可见缓慢进展的锥体外系症状，先出现下肢肌强直、肌张力障碍及舞蹈－手足徐动等。早期可出现锥体束征，如痉挛性瘫、腱反射亢进及 Babinski 征，逐渐进展累及上肢、面部及延髓肌，有些病人出现舌肌张力障碍、眼睑痉挛或身体背屈成弓形，导致吞咽困难，口齿不清。双下肢痉挛性瘫、肌张力障碍和肌强直是本病最突出症状。

2）部分患儿可有精神症状，多数出现智力下降及衰退，共济失调、痫性发作等，少数出现原发性视神经萎缩，病程进展缓慢，晚期患者不能起床，多在起病 10 年内因并发症死亡。有的患儿家族中可有手足徐动症、震颤麻痹或肌张力障碍的病人。

3）血液、尿液及脑脊液检查均无异常发现，尚无特异性生化实验可证实本病。脑 CT 检查可见纹状体低密度病灶，也有报道出现高密度病灶。MRI 检查 T2WI 示双苍白球外侧低信号，内侧有小的高信号，称为“虎眼征”（eye of the tiger）。

（3）治疗：目前本病尚无特效疗法，主要是对症治疗，如出现肌张力增高 - 运动迟缓等 Parkinson 综合征症状，用 L-dopa 可暂时缓解症状；舞蹈 - 手足徐动症可选用苯二氮草类，抗抑郁药可改善患者情绪，痫性发作可应用抗癫痫药，神经营养药疗效不明显，螯合剂对驱除基底节铁沉积无效。

678

迟发性运动障碍的病因及临床表现是怎样的?

迟发性运动障碍（tardive dyskinesia，TD）由 Grane（1968）首先报道，是抗精神病药诱发的刻板重复的持久的异常不自主运动。

（1）病因：TD 多发生于长期大剂量服用阻滞多巴胺能受体或与该受体结合的抗精神病药患者，尤其吩噻嗪类（Phenothiazine）如氯丙嗪、奋乃静等；丁酰苯类（Butyrophenone）如氟哌啶醇等，纹状体多巴胺能受体超敏可能是原因之一。多巴胺类药如美多巴、信尼麦控释片（息宁）及安定剂等也可引起类似 TD 不自主运动，黑质及尾状核可见细胞退行性变及萎缩等。

（2）临床表现

1）本病多发生于老年人，特别是女性，服用抗精神病药多在 1 ~ 2 年以上，最短 3 ~ 6 个月可出现，脑器质性疾病或情感性障碍者较多见。出现节律性刻板重复的异常不自主运动，常累及下部面肌，面、舌、颊肌受累出现不自主、连续刻板的咀嚼动作，舌间断突然伸出口外，称为捕蝇舌征（fly-catcher tongue）。躯干肌受累可见躯干反复屈曲与伸展，称为身体摇摆（body-rocking）征。肢体远端连续不断的屈伸动作，称为弹钢琴指（趾）征，少数患者肢体近端舞蹈样动作、无目地拍动、两腿不停地跳跃和古怪姿势等，情绪紧张、激动时症状加重，睡眠中消失。有的患者可能合并迟发性静坐不能或迟发性肌张力障碍等。

2）本病还有其他两种类型，其一为急性戒断综合征，突然停用抗精神病药时出现不自主的飘忽而非重复性舞蹈样动作，与小舞蹈病或 Hontington 病相似，多见于儿童，可自愈，逐渐减少抗精神病药物剂量舞蹈动作可消失。其二是迟发性肌张力障碍，儿童及成人皆可发生，不自主运动不表现快速的重复刻板运动，而类似扭转痉挛的肌张力障碍，可持久存在。

679 迟发性运动障碍的诊断、鉴别诊断及治疗是怎样的?

迟发性运动障碍（tardive dyskinesia，TD）是抗精神病药诱发的刻板重复的持久性不自主运动。

（1）诊断：根据患者服用抗精神病药物史，运动障碍发生于患者服药中或停药后 3 个月内，运动障碍表现为节律性刻板重复的异常不自主运动。

（2）本病需与以下疾病鉴别

1）药源性 Parkinson 综合征是因 DA 受体被抗精神病药占据或阻滞，内源性 DA 不能与 DA 受体结合引起发病。患者表现肌强直、运动减少及动眼危象等症状，虽有服抗精神病药物史，但与 TD 刻板重复的不自主运动不同。

2）Huntington 病根据遗传史、舞蹈症及痴呆等三主征诊断，但由于 HD 患者也常用抗精神病药，可在原发病基础上叠加 TD，鉴别较困难，应详细追问病史和以前表现，若出现静坐不能或重复刻板的不自主运动常提示合并 TD。

3）扭转痉挛性肌张力障碍表现快速、刻板重复的不自主运动，患者无服用抗精神病药物史。

（3）治疗

1）本病治疗困难，重点在预防，长期服抗精神病药应在医生指导下合理慎用，采用周期性药物假日（drug holiday），避免合用 2 种或以上的抗精神病药，一旦出现 TD 症状应立即停药，一般停药后数月或 1 ~ 2 年内运动障碍可逐渐缓解或消退。尽量少用或不用抗胆碱能药如苯海索、东莨菪碱等，停用抗精神病药时应逐渐减量。

2）目前 TD 尚无有效治疗药物，运动障碍较严重可试用 DA 耗竭剂如利血平 0. 25mg，1 ~ 3次/天，逐渐增量，避免发生直立性低血压或抑郁症等副作用。可短期使用 DA 受体阻滞剂如小剂量氯氮平（Clozapine）100 ~ 200mg/d。地西泮 2. 5 ~ 5mg，2 ~ 3 次/天；普萘洛尔 10 ~ 20mg，2 ~ 3 次/天，可稳定患者情绪减轻症状。

680 神经安定剂恶性综合征的病因、临床特征、诊断及治疗是怎样的?

神经安定剂恶性综合征（neuroleptic malignant syndrome，NMS）是一种少见的潜在威胁生命的神经安定药特异性体质反应，特征性表现为高热、锥体外系体征、自主神经功能紊乱及精神改变等。

（1）病因：主要见于应用传统安定药如丁酰苯、吩噻嗪类、硫杂蒽类，新型抗精神病药如利培酮、氯氮平等也可出现。用安定药患者 NMS 发病率约为 0.02%，死亡率约 10.5%。突然停用左旋多巴也可发生，轻度发热伴肌阵挛综合征应用5-羟色胺再摄取抑制剂也可能出现。

（2）临床特征

1）本病可见于任何年龄，年轻成人多见，通常在应用神经安定药治疗量后 2 周内患者突然出现临床症状，也可在用药数月或数年后，在 24 小时内所有的症状全部出现并在 72 小时内达到高峰。

2）NMS 临床三联征是：①超高热，常伴其他自主神经功能异常，如心动过速、窦性停搏、血压下降及出汗等。②锥体外系体征，通常表现为肌张力增高（强直），伴肌张力障碍，常伴血肌酸激酶（CK）升高。③患者出现精神状态改变，例如注意力不集中、激越及意识模糊等。多数病人临床先出现精神症状，接着出现肌强直、自主神经功能紊乱及高热。发热和铅管样肌强直通常是特征性表现，但也可能不出现。大多数患者呈相对良性自限性过程，一般停药后 2 周症状缓解。

3）横纹肌溶解导致肌球蛋白尿和肾功能不全是常见的急性并发症，可导致死亡，也可发生严重的血小板减少和反复窦性停搏。慢性并发症包括痴呆、遗忘综合征、小脑病变、锥体外系综合征、周围神经病和肌挛缩等。

（3）诊断：本病诊断主要根据发病前使用过安定药；出现超高热、锥体外系体征伴自主神经功能紊乱、精神障碍等 NMS 三联征之 2 条或以上，除外其他药物性或精神神经疾病。临床须注意与恶性高热鉴别，恶性高热以发热、肌强直为特点，伴代谢性或呼吸性酸中毒，常见于骨骼肌代谢障碍患者使用麻醉剂或去极化肌松剂时，给药后迅速出现症状。

（4）治疗：关键是早期识别 NMS，立即停用抗精神病药。

1）支持治疗与护理是最重要的措施，高热者物理降温；持续吸氧，保持呼吸道通畅，深度昏迷、痰多坠积及发绀明显患者需气管切开；适当补液，纠正水电失衡，降温，预防和治疗心、肺、肾等并发症；抗感染预防，肺感染者应用抗生素，必要时选用第三代头孢菌素或第三代喹诺酮类。

2）药物治疗可试用多巴胺受体激动剂溴隐亭（Bromocriptine）7.5～60mg/d，分 3 次给药，可使体温迅速下降，肌张力降低，如精神症状加重则及时停药。苯二氮䓬类地西泮 10mg，3 次/天，肌注或口服，可使病情缓解。可试用肌肉松弛剂丹曲林钠（Dantrolene）0.8～2.5mg/kg，每 6 小时 1 次静脉滴注，可使肌肉松弛、降低产热和肌细胞破坏。对抗胆碱能药无效的帕金森病患者出现运动不能、高热及类抗精神病药恶性综合征时可用 NMDA 受体激动剂金刚烷胺（Amantadine）、美金刚（Memantine）治疗。

3）NMS 预后差，死亡率可高达 50% 以上，多因并发症致死，发病后 3～10 天为死亡高峰期，舒必利死亡率最高（80%），其次为氟奋乃静、氯丙嗪、氟哌啶醇等。近年对 NMS 早期识别和治疗，预后大为改观，但可遗留持久性肌张力障碍和多发性神经病。

681 多巴反应性肌张力障碍的病因、临床特征及治疗是怎样的?

多巴反应性肌张力障碍（dopa-responsive dystonia，DRD）又称为伴明显的昼间波动的遗传性肌张力障碍，由 Segawas 在 1976 年首先报道，也称为 Segawas 病。

（1）病因：该病呈常染色体显性遗传倾向，约半数患者存在 GCH-1 基因突变，导致 GCH-1 活性降低和影响四氢生物蝶呤合成，四氢生物蝶呤是细胞中一种重要的辅酶，含量变化直接影响酪氨酸羟化酶、色氨酸羟化酶和苯丙氨酸羟化酶的活性。个别报道存在常染色体隐性遗传类型，存在 TH 基因突变，可影响儿茶酚胺类神经递质生物合成。以上两种机制均引起酪氨酸羟化酶活性下降，进而导致酪氨酸代谢异常及多巴胺的合成障碍，纹状体神经元内多巴胺水平降低，出现类似帕金森病和肌张力障碍临床表现。病理学研究及动物实验均已证明，DRD 患者黑质纹状体通路结构正常，但纹状体内多巴胺水平降低，并可见胶质增生。

（2）临床特征

1）多在儿童期起病，女性多见，男女之比为 1 :（2 ~4）；缓慢起病，通常首发症状出现于下肢，出现下肢肌张力障碍和异常姿势步态，表现腿僵直、足屈曲或外翻，严重者累及上肢和颈部；肌张力障碍也可合并运动迟缓、齿轮样肌强直、姿势反射障碍等帕金森综合征表现。

2）症状可有昼间波动，一般清晨或午后症状轻微，运动后或晚间加重，症状波动随年龄增大变得不明显，起病 20 年内病情进展明显，20 ~ 30 年趋于缓和，至 40 年时病情几乎稳定，小剂量左旋多巴治疗有效。

（3）治疗：DRD 对小剂量左旋多巴具有戏剧性和持久性疗效是本病最显著的临床特征，长期服用左旋多巴无需增加剂量，也不会出现左旋多巴的运动并发症。约半数患者服药当日即见效，起效时间一般≤7d，一旦怀疑此病，可给药进行诊断性治疗，用量一般为 62. 5 ~ 187. 5mg/d。

682 家族性特发性基底节钙化的病因、临床表现及治疗是怎样的?

家族性特发性基底节钙化又称为 Fahr 病，是罕见的遗传性或散发性神经系统疾病，发病率低于 1/100 万，德国神经病学家 Fahr（1930）首次描述其临床特征。

（1）病因病理：病因迄今不明，由于该病有家族性发病特点，遗传因素一直受到关注，最常见遗传方式是常染色体显性遗传，也有常染色体隐性遗传及散发病例。病理主要是糖蛋白和黏多糖混合于矿物离子在病变区终末小动脉和小静脉周围广泛沉积。

（2）临床表现

1）患者多于30～60岁起病，病程进展缓慢，性别无明显差异，家族性患者发病年龄呈遗传早现现象，也可见婴幼儿、儿童或青春期起病。最常见的神经症状是运动障碍，如表现笨拙、易疲劳、步态蹒跚、说话缓慢、口齿不清、构音障碍、吞咽困难、无意识运动和肌肉痉挛等。

2）除了运动障碍外，还可见各种类型癫痫、晕厥、脑卒中事件、言语障碍、慢性头痛及眩晕等；也可出现轻度注意力和记忆力下降、情绪障碍、精神或情感失调、性格及行为改变，甚至出现精神病和痴呆。

3）患者还可出现尿急、尿失禁、阳痿及严重高血压等，但这些症状与该病的相关性尚不十分清楚。

（3）治疗：目前本病尚无特效疗法，主要是对症治疗缓解或稳定症状。药物治疗可用于改善焦虑、抑郁、强迫症和改善肌张力。抗帕金森药和治疗手足徐动症药物也可用于改善症状，有精神异常者可使用抗精神病药。奥西布林可用于治疗尿失禁，癫痫发作可用抗癫痫药治疗。

（陈　彪）

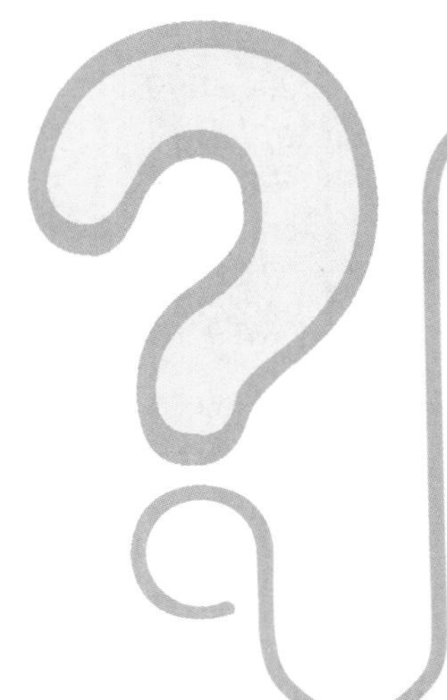

第十九章

神经变性疾病

Neurodegenerative Diseases

683 神经变性疾病及其分类和一般临床特征是怎样的?

神经变性疾病（neurodegenerative disease）是指中枢及周围神经系统病理上表现变性和萎缩的一组疾病。变性通常可见神经元缓慢消失，常伴轴索崩解、髓鞘脱失、胶质细胞增生及吞噬细胞反应等；萎缩不伴脱髓鞘及胶质细胞增生。经典的神经变性疾病指阿尔茨海默病、帕金森病、肌萎缩侧索硬化、亨廷顿舞蹈病等，随着研究逐渐深入，其定义及内涵已更加丰富。

（1）分类：由于病因不明，将这组疾病进行系统、科学和实用分类尚有困难，分类方法尚未统一，目前分类主要根据临床表现、病变部位及病理学特征。

1）痴呆综合征：最常见为阿尔茨海默（Alzheimer）病，表现为弥漫性脑萎缩，其他如额颞痴呆、路易（Lewy）体痴呆及血管性痴呆等，表现局限性脑萎缩伴神经系统异常。

2）运动障碍性疾病：最常见为帕金森病，其他包括小舞蹈病、肝豆状核变性及亨廷顿（Huntington）舞蹈病等。

3）运动神经元疾病：最常见肌萎缩侧索硬化（ALS），以及进行性肌萎缩、原发性侧索硬化等。

4）多系统萎缩：如 MSA-P 型纹状体黑质变性（SND），MSA-C 型橄榄桥脑小脑萎缩（OPCA），MSA-A 型夏伊－德雷格（Shy-Drager）综合征等。

5）进行性共济失调综合征：代表性疾病是脊髓小脑共济失调。

6）以感觉和感觉运动障碍为主的周围神经病：代表性疾病是腓骨肌萎缩症（Charcot-Marie-Tooth 病）。

7）以进行性视力障碍或眼外肌麻痹、神经性耳聋为主的综合征，如视网膜色素变性、单纯性感觉神经性聋等。

本章主要讨论运动神经元疾病和多系统萎缩等。

（2）一般临床特征

1）神经变性疾病起病隐袭，进展缓慢，常持续数年、十余年或更长，患者和家属多不能准确说出发病日期。症状可突然出现，常伴外伤、感染、手术或心理诱因等，仔细了解病史可发现症状早已存在。

2）临床常选择性损害特定的解剖结构，如 ALS 累及皮质、脑干和脊髓的上、下运动神经元，某些遗传性共济失调主要累及小脑浦肯野细胞，但有的疾病可出现多系统神经元变性。某些异常病变结构如路易体主要出现在路易体痴呆、帕金森病，但也可见于阿尔茨海默病、ALS。变性疾病一般表现双侧对称性损害，但早期体征可不对称，如帕金森病、ALS 可先自一侧或单一肢体起病。

3）常见家族性发病，有时因家族成员少、居住分散，不了解家系中其他成员状况或羞于承认疾病家族史，有时其他家族成员病情轻，可能未意识到疾病遗传性，只有详细检查家族其他成员才能确定疾病遗传性。

4）本组疾病在相当长时间内可维持正常神经功能，与许多代谢性疾病不同。目前尚无有效疗法，某些疾病可长期处于稳定状态，经治疗某些症状可缓解。

684

运动神经元病的病理改变、经典临床分型及特征是怎样的?

运动神经元病（motor neuron disease，MND）是一组选择性侵犯运动系统的慢性进行性神经变性疾病，原因不明。年发病率为1～3/10万。

（1）病理：病变涉及上、下运动神经元，如脊髓前角细胞、脑神经运动核及皮质锥体细胞，以及皮质脊髓束和皮质延髓束等。显微镜下观察脊髓前角细胞和皮质锥体细胞减少，伴胶质细胞增生，脊髓锥体束脱髓鞘病变。一些生前仅有下运动神经元体征的ALS患者，死后尸检发现显著的皮质脊髓束脱髓鞘，表明前角细胞受累严重，掩盖了上运动神经元损害体征；还有临床表现典型ALS，病理改变类似多系统变性，包括脊髓前角、锥体束、脊髓小脑后束、脊髓后索神经根、Clarke核及下丘脑、小脑齿状核、红核广泛的神经元脱失和胶质细胞增生。

（2）经典临床分型及特征

1）肌萎缩侧索硬化（amyotrophic lateral sclerosis，ALS）：出现上运动神经元及下运动神经元受损体征，常见肌无力、肌萎缩和锥体束征组合。ALS是运动神经元病（MND）的代表，以下三种类型可视为其变异型。

2）进行性脊髓肌萎缩（PMA）：出现下运动神经元受损体征，表现为肌无力、肌萎缩和腱反射消失的组合。

3）原发性侧索硬化（PLS）：出现上运动神经元受损体征，表现为肌无力、腱反射亢进和锥体束征的组合。

4）进行性延髓麻痹：出现后组脑神经下运动神经元受损体征，表现真性球麻痹症状体征，如吞咽困难、饮水呛咳、构音障碍及舌肌萎缩等。

685

肌萎缩侧索硬化的临床表现包括哪些?

肌萎缩侧索硬化（amyotrophic lateral sclerosis，ALS）是临床通常先有下运动神经元损害，之后又出现上运动神经元损害的变性疾病。法国神经病学家 Charcot 早在 1869 年就提出本病。英国常用 MND 名称，法国称为夏科（Charcot）病，我国常将 ALS 与 MND 混用。ALS 病因不明，约 10% 的病例可能与遗传及基因缺陷有关，某些环境因素如重金属及农药中毒、脑外伤可能与发病有关。

临床表现

（1）多在 40～50 岁起病，男女之比约 2∶1。起病隐匿，缓慢进展，偶有亚急性进展。肌无力和肌萎缩通常自肢体远端开始，最初为非对称性，首发症状常见手指精细动作不灵、肌无力及手部小肌肉萎缩，大小鱼际肌、骨间肌和蚓状肌明显，向上逐渐累及前臂、上臂及肩胛带肌。出现无力前可先有肌痉挛、肌纤维颤动和肌强直、腱反射亢进、病理征等皮质脊髓束受损体征。与之同时或隔一段时间患者感觉下肢僵直、无力、动作不协调和行走困难，但无肌萎缩。随病程进展肌无力可累及颈肌，患者不能转颈和抬头，延髓肌受累不能饮水和吞咽，患者被迫卧床，饮食靠鼻饲维持，晚期出现排尿障碍，呼吸肌受累导致呼吸衰竭。

（2）患者早期症状较轻微，可仅有无力、肉跳、易疲劳等，易与其他疾病混淆，缓慢进展出现全身肌萎缩及吞咽困难，最后出现呼吸衰竭。根据临床症状 ALS 可分为两型，一为肢体起病型，首先出现四肢肌肉进行性萎缩和无力，最后产生呼吸衰竭；二为延髓起病型，先出现吞咽困难、饮水呛咳和讲话费力，四肢肌力相对较好，很快进展为呼吸衰竭。患者多死于肺感染，一般存活 2～5 年。

（3）检查可见双上肢肌萎缩，肌力减退，远端重于近端，严重手肌萎缩可呈鹰爪手，常见肌束震颤，肌张力不高而腱反射亢进，可有 Hoffmann 征；下肢痉挛步态，肌力尚可，肌张力极高，膝腱及跟腱反射亢进，可有持续髌阵挛、踝阵挛及 Babinski 征，无感觉异常，表现上、下运动神经元受损体征并存。

（4）早期诊断 ALS，除了神经科临床检查，还需做肌电图、神经传导速度、血清特殊抗体检查、腰穿脑脊液检查、影像学检查，甚至肌肉活检等。

686

肌萎缩侧索硬化临床表型分类及临床特征是怎样的？

肌萎缩侧索硬化（ALS）临床常见 8 种表型，是按临床症状分类。

（1）经典夏科型 ALS：患者一般先表现下运动神经元（LMN）损害，再出现上运动神经元（UMN）损害，自肢体远端出现肌无力、肌萎缩，手指活动不灵，手肌萎缩，向前臂及肩胛带肌发展，逐渐出现下肢无力、僵直、动作不协调，伴腱反射亢进、病理征等，最后出现饮水、吞咽困难及呼吸肌受累。

（2）延髓型 ALS：主要表现延髓后组脑神经受累，首发症状出现构音障碍、吞咽困难、饮水呛咳，检查可见舌肌萎缩和肌纤维震颤；发病前 6 个月内一般无脊髓和锥体束受损症状，但之后逐渐出现上、下运动神经元损害体征。

（3）连枷臂综合征（flail arm syndrome）：表现对称性双上肢近端为主的肌萎缩和肌无力，冈上肌、冈下肌、三角肌等上肢近端肌萎缩尤为明显，无肌张力增高或阵挛，疾病早期患者仅表现上肢腱反射亢进或霍夫曼征，病后上肢局限性功能受累至少有12个月，较长时间内延髓肌和下肢肌受累轻微。

（4）连枷腿综合征（flail leg syndrome）：起病隐袭，进展较慢，男性显著多于女性，表现下肢近端起病的肌无力和萎缩，包括病程早期患者下肢腱反射亢进或巴宾斯基征，无肌张力增高或阵挛，在无远端受累时列为经典型ALS。肌电图及病理检查符合失神经支配的骨骼肌损害。

（5）锥体束征型ALS：以上运动神经元损害突出，主要表现严重痉挛性截瘫或四肢瘫，具有锥体束征一或多个体征：巴宾斯基或Hoffmann征、腱反射亢进、下颌阵挛性抽动、构音障碍及假性球麻痹等。痉挛性瘫可见于发病之初或疾病晚期，发病时至少可在2个不同部位出现明显的下运动神经元损害体征如肌无力、肌萎缩，肌电图检查存在慢性活动性失神经损害。

（6）呼吸型ALS：发病时表现呼吸功能损害，休息或劳累时出现端坐呼吸或呼吸困难，发病6个月后只有轻微的脊髓或延髓体征，可表现上运动神经元受累。

（7）纯下运动神经元综合征：呈逐渐进展性LMN受累临床及电生理证据，或称为PMA。排除临床有UMN体征者，类运动神经元病综合征病史患者，有家族病史的脊髓性肌萎缩症，SMN1基因缺失者或CAG患者雄激素受体基因重复异常扩展的遗传性延髓脊髓性肌萎缩症，神经影像检查除外结构性损害。

（8）纯上运动神经元综合征：也称为PLS，UMN损害症状如严重痉挛性截瘫或四肢瘫、巴宾斯基征或Hoffmann征、腱反射亢进、下颌阵挛性抽动、构音障碍及假性球麻痹等。排除随访过程中按埃斯科里亚尔标准有临床或肌电图表现的LMN受累征象患者，类运动神经元病综合征病史患者，有痉挛性截瘫或四肢瘫家族史患者，基因突变相关的遗传性痉挛性截瘫如SPG3A、SPG4、SPG6、SPG7和SPG20患者。

687 肌萎缩侧索硬化的辅助检查包括哪些?

肌萎缩侧索硬化的临床诊断主要根据病史及症状体征，但必要的辅助检查有助于确诊，主要包括：

（1）脑MRI检查常显示运动皮质轻度萎缩，弥散张量成像（DTI）可见皮质脊髓束异常。颈部MRI检查可排除颈椎病引起脊髓或神经受压，以及多发性硬化、脊髓病变等。

（2）神经电生理检查

1）肌电图检查上下肢EMG，舌肌、胸锁乳突肌、斜方肌、胸段脊旁肌EMG；可疑病例在2个或以上的脊髓节段或延髓出现失神经表现，如广泛纤颤电位、正锐波、小力收缩时运动单位电位时限增宽或呈巨大电位等典型神经源性损害，可能早期提示 ALS。常规 EMG 特征是球部、颈髓、胸髓、腰骶髓等多节段神经源性损害，进行性失神经与慢性失神经共存，即同时出现自发电位和运动单位电位及大力收缩募集电位等。

2）运动神经传导速度（MCV）正常或轻度减慢，节段运动神经传导测定（inching 技术）无传导阻滞可排除多灶性运动神经病（MMN）。运动神经复合肌肉动作电位（CMAP）随病程进展波幅可明显下降。感觉传导速度（SCV）及感觉神经动作电位（SNAP）正常，若有明显异常可排除 ALS，SNAP 波幅下降提示糖尿病或其他晚发性神经病变。

（3）肌活检有助于明确病变为神经源性损害，但无特异性，早期神经源性肌萎缩较明确，晚期光镜下与肌源性萎缩不易鉴别。

（4）肌酸激酶（CK）一般正常，快速进展的肌无力和肌萎缩可轻度升高。腰穿压颈试验椎管通畅，脑脊液蛋白正常或轻度增高。检测抗 GM1 抗体、抗 AChR 抗体筛查自身免疫性疾病，抗 Hu 抗体筛查某些癌症及副肿瘤综合征，检测甲状腺功能、维生素 B_{12} 及叶酸水平等。如家族成员罹患 ALS 应做基因检测。

688 肌萎缩侧索硬化的诊断标准是怎样的?

肌萎缩侧索硬化的临床诊断需要采集详细的病史及家庭史；寻找下运动神经元（LMN）损害证据如肌萎缩、肌无力及肌束震颤，包括舌肌萎缩；上运动神经元（UMN）损害证据如腱反射亢进、肌痉挛等，或出现一个上肢或一个下肢肌无力等。

目前 ALS 的诊断标准包括世界神经病学联盟 El Escorial 诊断标准、Airlie House 诊断标准（El Escorial 诊断标准修订版）及 Awaji-shima 诊断标准三种。

（1）El Escorial 诊断标准：1990 年世界神经病学联盟在西班牙埃斯科里亚尔（El Escorial）制定了首个标准。将病变受累分为颈髓、胸髓、腰骶髓、延髓等 4 个区，确诊 ALS 需同时存在 LMN 及 UMN 的临床及电生理证据，根据临床证据将 ALS 分为确诊的、很可能的、可能的及疑诊的四级，如确诊的 ALS 在 3 个区同时存在 LMN 与 UMN 损害表现，很可能的 ALS 在 2 个区同时存在。

（2）世界神经病学联盟于 1998 年修订了 El Escorial 标准，命名为 Airlie House 标准，引入实验室支持拟诊 ALS 概念，将肌电图作为检测 LMN 损害的重要手段。分为临床确诊的、很可能的、实验室支持很可能的、可能的 ALS 等 4 个级别。

（3）2006 年在以上两个诊断标准基础上提出 Awaji 诊断标准（表 19-1），认为临床表现和肌电图表现对诊断 LMN 损害有同等效力，取消了实验室支持拟诊 ALS，分为确诊的、很可能的、可能的三级。针电极肌电图在出现慢性神经源性损害前提下，束颤电位与纤颤电位及正锐波一样，均为肌肉失神经改变表现，使 ALS 诊断标准更简化和有利于临床操作，目前临床应用宜采用 Awaji 标准。

表 19-1　Awaji（2006）肌萎缩侧索硬化电生理诊断标准

ALS 诊断	临床表现
确诊的 ALS	根据临床或电生理表现，在延髓区和至少 2 个脊髓节段（颈髓、胸髓或腰骶髓）或 3 个脊髓支配区出现 UMN、LMN 体征
很可能的 ALS	根据临床或电生理表现，在至少 2 个节段出现 UMN、LMN 体征，且部分 UMN 体征所在节段必须在 LMN 体征所在节段之上
可能的 ALS	根据临床或电生理表现，仅 1 个部位的 UMN 与 LMN 体征，或在 2 个或更多部位仅有 UMN 体征，或 LMN 体征所在的节段在 UMN 体征所在节段之上，需有神经影像学及实验室检查排除其他病因

689 肌萎缩侧索硬化的鉴别诊断包括哪些疾病?

绝大多数典型的 ALS 病人临床上可确诊，但需要与以下疾病鉴别。

（1）颈椎病：好发于中年以上人群，脊髓型表现手肌无力和萎缩伴双下肢痉挛或病理征，易与 ALS 混淆。症状体征通常局限于 1～2 个脊髓节段，常伴上肢或肩部疼痛和感觉减退；超过一个神经根分布区的广泛性肌束颤动支持 ALS 诊断。MRI 检查可显示脊髓受压；舌肌及胸锁乳突肌 EMG 检查发现失神经现象高度提示 ALS，颈椎病胸锁乳突肌 EMG 多正常，但颈椎病可与 ALS 并存。

（2）多灶性运动神经病（MMN）：是运动神经受累为主的慢性进行性周围神经病，表现不对称性肢体远端肌无力和萎缩伴肌束颤动，腱反射正常或亢进，上肢为主。NCV 检查出现多灶性运动传导阻滞（MCBs）及纤颤波，inching 技术测定节段运动神经传导阻滞提示 MMN。血清及 CSF 单克隆或多克隆抗神经节苷酯 GM1 抗体效价升高，免疫球蛋白静脉滴注试验治疗疗效好。

（3）包涵体肌炎（IBM）：多在 50 岁后发病，表现手肌或近端肌无力和肌萎缩，可有肌痛，无感觉障碍，缓慢进展，易误诊为 ALS。常见股四头肌明显萎缩伴上楼费力和起立困难，无束颤及 UMN 损害体征。肌电图显示肌源性损害，血清 CK 正常或轻度升高，确诊有赖于肌活检，可见镶边空泡形成及嗜伊红包涵体。

（4）平山病（Hirayama disease）：也称为单肢脊髓性肌萎缩（monomelic spinal muscular atrophy），青少年起病，男性多，表现非对称的前臂和手肌萎缩、无力、肌束颤动，症状进展约 1 年停止。MRI 检查正常或见脊髓萎缩。

（5）脊髓性肌萎缩（spinal muscular atrophy，SMA）：是神经遗传性疾病，有多种表型。

成年慢性近端型在 17～30 岁起病，表现肢体近端无力、肌萎缩和肌束震颤，缓慢进展；脊髓延髓型 SMA（Kennedy 病）常在 40 岁发病，吞咽困难，乳房增大，基因检测可确诊。

（6）脊髓空洞症：可见双手小肌肉萎缩、肌束震颤及锥体束征等，延髓空洞症可有延髓麻痹，但常伴节段性分离性感觉障碍，MRI 检查可确诊。

（7）GM2 神经节苷脂累积病（Tay-Sach 病）：因有上、下运动神经元损害体征，易与 ALS 混淆。本病多为儿童或青少年起病，进展缓慢，有小脑体征。

（8）良性肌束震颤：病因未明，表现广泛的束颤，不伴肌无力、肌萎缩，震颤不加重，正常人在疲劳、寒冷、焦虑、剧烈运动时可出现。

（9）副肿瘤性 ALS：ALS 合并淋巴瘤患者可见 UMN 体征，一些合并肿瘤的 ALS 患者切除肿瘤后，ALS 的症状体征可完全消失。

690

肌萎缩侧索硬化的治疗是怎样的?

ALS 是一种进行性神经变性疾病，尚无治愈方法，宜尽早诊断，给予神经保护和支持疗法。

（1）力如太（Rilutek）：是 CNS 谷氨酸能神经通路的神经保护剂，是目前唯一经美国 FDA 批准和循证医学证实的 ALS 治疗药，50mg 口服，2 次/天，疗程 1～1.5 年；耐受性好，常见副反应为恶心、乏力及谷丙转氨酶升高，长期应用可延长患者生存期，但不能改善肌力和运动功能，价格昂贵。

（2）支持疗法：营养支持是改善预后的基础，患者宜食用富含营养、易消化的食物，保持体重不降。适当活动有效提高患者生活质量，患者能行走时，推扶车可改善患者运动能力，完全卧床后应定时翻身预防压疮，理疗防止肢体挛缩。维护呼吸道、消化道功能，如进食障碍给予鼻饲或经皮胃造瘘，痰多给予雾化吸入及化痰药，预防吸入性肺炎，情绪低落给予抗抑郁治疗。劳累性呼吸困难可给予间歇性正压辅助呼吸，此种辅助呼吸器材体积小，操作方便，可随身携带；发生呼吸衰竭时需气管切开，使用人工呼吸机。

（3）对症措施：如痛性痉挛可用卡马西平 0.1，3 次/天，或用巴氯芬（Baclofen）初始量 5mg，3 次/天，以后每 3 天增加 5mg，有效剂量范围 30～60mg。流涎可口服阿米替林 10mg，3 次/天。

691

进行性肌萎缩和原发性侧索硬化的临床表现是怎样的?

进行性肌萎缩（progressive muscular atrophy，PMA）是脊髓前角细胞变性所致的下运动神经元（LMN）损害症状体征。原发性侧索硬化（primary lateral sclerosis，PLS）是皮质脊髓束及皮质延髓束变性所致的上运动神经元（UMN）损害症状体征，临床罕见。PMA 和 PLS 被认为可能是 ALS 的变异型。

（1）PMA 的临床表现

1）发病年龄 20～50 岁，多在 30 岁左右，男性较多，隐袭起病，进展缓慢。约 90% 的患者首先侵犯颈膨大，首发症状常见一侧或两侧手肌无力，大小鱼际肌、骨间肌及蚓状肌萎缩明显，严重者出现爪形手，进而向上发展出现前臂、上臂及肩胛带肌萎缩，肌无力和萎缩发展至下肢，但下肢首发症状者少见。

2）检查可见上肢肌萎缩和无力，肌萎缩区可见束颤、张力减低及腱反射消失，舌肌震颤罕见，感觉正常。患者生存时间差异较大，部分患者生存 15～25 年或更长。

（2）PLS 的临床表现

1）多数患者自下肢起病，表现进行性强直性截瘫或四肢瘫，一般无膀胱症状，无感觉障碍。大多数患者可见典型 Erb 三联征：痉挛、腱反射亢进及轻瘫。少数病人眼球活动障碍、认知功能异常。进展较缓慢，生存期明显比 ALS 患者长。

2）皮质延髓束受累出现假性球麻痹，如饮水呛咳、吞咽困难、构音障碍、声音嘶哑、强哭强笑。

3）检查可见肌无力、腱反射亢进及 Babinski 征，无明显肌萎缩；延髓受累可见下颌反射及掌颏反射亢进，舌狭长、强直及活动受限等。

692 球部起病型 ALS 的临床表现及鉴别诊断是怎样的?

球部起病型 ALS（bulbar-onset ALS）是 ALS 的一种临床表型，包括运动神经元病（MND）传统分型之一的进行性延髓麻痹（progressive bulbar palsy，PBP），表现以延髓后组脑神经运动核受损为主，较肢体起病型 ALS 罕见。

（1）临床表现

1）病人较早出现延髓麻痹症状，如饮水发呛、吞咽困难、构音障碍及声音嘶哑等，可见鼻音重、流涎及咳嗽无力、咀嚼和讲话也有困难。检查可见软腭及咽喉肌无力，咽反射消失，舌肌明显萎缩，舌肌束颤如蚯蚓蠕动。患者逐渐出现肢体症状，孤立的球麻痹病例少见。

2）如双侧皮质延髓束病变可见假性球麻痹样情绪反应，不适当情绪发作，出现强哭、强笑，下颌反射及掌颏反射亢进，噘嘴反射明显。

3）患者由于不能饮水和进食常导致机体消耗，本病发展迅速，预后不良，通常在 1～2

年内因呼吸肌麻痹和继发肺感染死亡。

（2）鉴别诊断：本病起病表现延髓麻痹症状，须与以下疾病鉴别。

1）临床较常见的缺血性卒中如延髓背外侧梗死，疑核受累引起饮水呛、吞咽困难及构音障碍，急性起病及伴发眩晕、病侧霍纳征及共济失调，可有交叉性感觉障碍等，易于鉴别，脑 MRI 或 DWI 可确诊。

2）双侧皮质延髓束病变导致假性球麻痹，表现饮水呛、吞咽困难、构音障碍，但可有强哭强笑，舌收缩和痉挛，不能从一侧向另一侧快速移动，常见于双侧多发性脑梗死、皮质下动脉硬化性脑病、血管性痴呆及进行性核上性麻痹等。

693 家族性肌萎缩侧索硬化的临床表现、分型及鉴别诊断是怎样的？

家族性肌萎缩侧索硬化（familial amyotrophic lateral sclerosis，FALS）占 ALS 的 5% ~ 10%，多为常染色体显性遗传，少数为常染色体隐性遗传。多种基因突变均可导致家族性 ALS 发生。自 1993 年发现 FALS 第一个致病基因 SODl，已证实 TDP43、FUS、ALSIN、SETX、VCP、OPTN 及 C9orf72 等基因与 FALS 有关。

（1）临床表现

1）FALS 患者常见家族史，多为常染色体显性遗传，少数为常染色体隐性遗传，极少数为性连锁遗传。典型病例表现 UMN 和 LMN 损害体征，延髓受累常见混合性球麻痹，表现真性与假性球麻痹并存。

2）部分 FALS 患者伴痴呆或/及帕金森病体征，也可伴共济失调及周围神经病，部分病例可有感觉障碍及神经根痛。

（2）FALS 临床可分三型

Ⅰ型：病理及临床表现与散发型 ALS 相同，以下运动神经元损害为主，一般病程 <5 年。

Ⅱ型：与Ⅰ型类似，但病变分布较广泛，除了前角细胞、脑干运动神经核及锥体束，也常累及脊髓后索、Clarke 柱和脊髓小脑束等。

Ⅲ型：病变部位及临床表现均与Ⅱ型相同，但病程可长达数十年。

（3）FALS 的鉴别诊断

1）与脊髓性肌萎缩（SMA）鉴别，尤其青少年 SMA（SMA-Ⅲ型），多为常染色体隐性遗传，儿童或青年早期起病，累及肢体近端肌，不累及延髓肌，股四头肌、髋屈肌无力、肌萎缩及肌束震颤，登楼及蹲位站立困难，举臂困难，腱反射消失，呈鸭步，翼状肩胛，Gower 征（+），可见脊柱侧凸、弓形足、腓肠肌假肥大，无感觉障碍，患者生存期较长。

2）成年慢性近端SMA（SMA-Ⅳ型）多为常染色体显性遗传，偶有隐性遗传，17～30岁隐袭起病，早期出现痛性肌痉挛，缓慢发生进行性肢体近端肌无力、萎缩及肌束震颤，约5年丧失跑步能力；常染色体隐性遗传表现良性病程；X连锁隐性遗传称为脊髓脑干型SMA（Kennedy病），常在40岁前发病，40岁后起病者可自肢体近端扩展到肢体远端和躯干肌，可出现延髓麻痹。本病预后较好，可存活20～30年。

694 脊髓性肌萎缩的病因、分型及主要临床表现是怎样的？

脊髓性肌萎缩（spinal muscular atrophy，SMA）是家族遗传型进行性肌萎缩，按发病年龄及病变严重性分为Ⅰ～Ⅳ型，人群发病率1/10 000～1/6 000，携带者为1/60～1/40。Ⅰ～Ⅲ型称儿童近端型脊髓性肌萎缩，是婴儿期最常见的致死性遗传病和儿童期第二位常见的神经肌肉疾病，发病率仅次于Duchenne型肌营养不良。

（1）病因：该病遗传方式较复杂，SMA-Ⅰ～Ⅲ型为常染色体隐性遗传，但个别的SMA-Ⅲ可呈常染色体显性或X连锁隐性遗传，此三型基因已定位于5号染色体长臂（5q11.2-13.3），约15%患者未与5号染色体连锁，可能存在遗传异质性。SMA有运动神经元维存（survival motor neuron，SMN）及神经元凋亡抑制蛋白（neuronal apoptosis inhibitor protein，NAIP）2个候选基因，SMN是SMA的决定性基因，SMA-Ⅰ可能主要由于>70kb的大片段缺失，包括SMNt和NAIP基因；SMA-Ⅱ，Ⅲ多与SMNt基因转化成SMNc基因有关。

（2）分型及临床表现：主要根据患者发病年龄可分为SMAⅠ～Ⅳ型（表19-2）。

表19-2 脊髓性肌萎缩（SMA）的分型及主要临床表现

类型	主要临床表现
SMAⅠ，常染色体隐性遗传	婴儿型，多生后6个月内起病，新生儿肌张力低，吸吮及吞咽无力，可有关节弯曲，不能坐，少数存活1年
SMAⅡ，常染色体隐性遗传	中间型，6～18个月起病，近端无力、肌束震颤，手细震颤，不能站立，预后不良，死于呼吸合并症
SMAⅢ，常染色体隐性或显性	少年型，1岁至青春期起病，运动发育迟滞，下肢近端无力，缓慢进展，预后不一
SMA-Ⅳ，常染色体显性、隐性	成年慢性近端型，17～30岁起病，早期痛性肌痉挛，缓慢进行性肢体近端无力、肌萎缩、肌束震颤，预后较好，终生可行走，可存活20～30年
Kennedy综合征，X连锁隐性	SMA-Ⅳ型的亚型，40岁后起病，肌无力自肢体近端扩展至远端及躯干肌，延髓麻痹，口咽肌无力，缓慢进展

695 婴儿型脊髓性肌萎缩的临床表现是怎样的?

婴儿型脊髓性肌萎缩（infantile spinal muscular atrophy）为 SMA-Ⅰ型，也称为 Werdnig-Hoffmann 病，是脊髓前角运动神经元变性导致肢体近端肌无力和萎缩，患儿双亲常有近亲血缘关系，是最常见的类型，发病率约 1/20 000 活婴。

临床表现：根据发病年龄分为下面三组。

（1）出生时或新生儿发病，约 1/3 病例在妊娠后期母亲感觉胎动减少或消失，婴儿出生后哭声微弱，哺乳无力，呼吸及吞咽困难，四肢张力极低，自主运动丧失，病情进行性加重，通常存活数月，多在生后一年内死亡。

（2）生后 6～12 个月发病，出现四肢近端肌无力，躯干肌、骨盆肌不同程度受累，张力过低呈软婴，哭声低，吸吮、吞咽无力，呼吸表浅，翻身及抬头困难，不能站立，手臂外展、下肢呈蛙腿状姿势。晚期患儿表现眼睛明亮、机警和敏感，1～2 岁内多死于呼吸肌受累。

（3）出生 1 年后发病，缓慢进展，患儿能坐和爬行，可依赖支持物行走，存活数年甚至到青春期、成年早期。

检查血清 CK 一般正常。肌电图和肌活检可与肌肉疾病鉴别，晚期 EMG 可见肌纤颤、运动单位电位数目减小，提示失神经性，缓慢进展病例可见巨大或多相电位，提示神经再生；运动神经传导速度（MCV）正常或正常值下限。肌活检见典型失神经性肌萎缩及神经再生现象，可确诊 SMA。

696 中间型脊髓性肌萎缩的临床表现是怎样的?

中间型脊髓性肌萎缩（intermediate spinal muscular atrophy）为 SMA-Ⅱ。

临床表现：

（1）常于生后 15 个月至 2 岁发病，症状较 SMA-Ⅰ轻，婴儿早期正常，6 个月后开始出现运动发育迟滞，能坐但不能独自站立和行走，约 1/3 的患儿 10 岁前才能行走，常见肢体近端为主肌无力，下肢重，骨盆带肌无力导致走路摇摆，可见肌束震颤。约 1/3 的患儿面肌受累，呼吸肌、吞咽肌、眼外肌及括约肌不受累，约半数以上患儿可见舌肌纤颤及腱反射减弱消失。

（2）血清 CK 偶见增高，较良性病程，多数患儿可活到儿童或少年期，个别可活到成年，多死于呼吸合并症。

697 青少年型脊髓性肌萎缩的临床表现是怎样的？

青少年型脊髓性肌萎缩（juvenile spinal muscular atrophy）为 SMA-Ⅲ，也称为 Wohlfart-Kugelberg-Welander 病，约占全部近端型脊髓性肌萎缩的一半。

（1）多在幼儿至青春期发病，约半数在 3 ~ 18 岁起病，进行性肢体近端肌无力，股四头肌和髋屈肌明显，登楼和蹲位站立困难，可见腹部前挺、走路摇摆，呈鸭步；逐渐累及肩胛肌和上肢肌，举臂困难，最后肢体远端肌也受累；脑神经支配肌、眼外肌不受累；智能正常。患者发病 20 年还能独立行走，生存期较长。

（2）检查可见腱反射减弱消失，部分患儿脊柱侧凸、翼状肩胛、弓形足及 Gower 征等，半数病例舌肌、肢带肌可见束颤，无感觉障碍，约 1/4 的病例伴腓肠肌假肥大，几乎均为男性，偶有 Babinski 征。需与 Duchenne 肌营养不良（DMD）鉴别，DMD 血清 CK > 正常值上限 10 倍，肌营养不良蛋白（dystrophin）缺失。

（3）血清 CK 常增高，但 < 正常值 10 倍，CK 值随肌损害进展增高，晚期肌萎缩严重时 CK 开始下降，与 DMD 婴幼儿期 CK 达高峰不同。EMG 可见异常自发电位，运动单位时限延长，波幅增高；肌活检可见肌纤维成组萎缩及同型肌群化，Ⅰ型肌纤维肥大。95% 以上患者基因检测发现缺失 SMNt 7，SMNt 8 号外显子可确诊。

698 多系统萎缩的病理及临床特征是怎样的？

多系统萎缩（multiple system atrophy，MSA）是一组累及锥体外系、锥体系、小脑及自主神经系统的神经变性疾病，临床散发，病因不明。

（1）病理：MSA 与帕金森病（PD）在病理特点及临床表型上存在重叠，少突胶质细胞中出现 α-突触核蛋白（α-synuclin）包涵体。MSA 病变主要是纹状体、黑质致密部、蓝斑、小脑、脑桥核、下橄榄核、交感及副交感神经核、皮质脊髓束等变性。MSA 包括以帕金森病样症状为主的纹状体黑质变性，橄榄桥脑小脑萎缩以小脑症状为主，Shy-Drager 综合征以自主神经功能障碍为主。三者均有特征性病理标志物少突胶质细胞质包涵体（oligodendroglial cytoplasmic inclusions，OCI）。

（2）临床特征

1）根据临床症状 MSA 可分为三个表型，MSA-P 型纹状体黑质变性（SND）以帕金森病样症状为主，表现强直、动作迟缓和姿势不稳，常伴直立性低血压、尿失禁及阳痿等。MSA-C 型橄榄桥脑小脑萎缩（OPCA）以小脑症状为主，表现小脑性共济失调，伴腱反射亢进、病理征等。MSA-A 型夏伊－德雷格（Shy-Drager）综合征以自主神经功能障碍为主，如严重体位性低血压伴帕金森病或小脑症状。

2）多在中年期隐袭起病，男性较多，进行性加重，早期症状男性常见勃起功能障碍，男女均有尿频、尿急、尿失禁等，女性多为尿失禁，男性尿不净感，提示骶髓侧角副交感神经变性，易误诊前列腺肥大。可见行动困难，排便无力，常见快速眼动期（REM）睡眠障碍。

3）常见直立性低血压，卧位血压一般正常，站立时血压迅速下降（收缩压下降≥30mmHg或舒张压≥15mmHg），为胸腰髓侧角节前交感神经元变性所致，心率无明显变化。晚期个别出现夜间喘息性呼吸困难，迷走神经背核受损引起声音嘶哑、吞咽困难，心跳骤停可导致猝死。

4）病情缓慢进展，逐渐出现动作减少、活动缓慢、翻身困难、姿势性震颤及强直等，应用左旋多巴疗效欠佳。检查可见四肢腱反射亢进、双侧病理征。约 1/3 的患者出现小脑损害表现，如走路不稳，指鼻试验阳性，快复动作差。少数患者出现肌萎缩等下运动神经元损害，或有精神障碍、认知障碍或轻度痴呆。

699 多系统萎缩的临床诊断及鉴别诊断是怎样的?

多系统萎缩临床诊断可根据以下四组症状：①自主神经功能障碍，如直立性低血压（收缩压下降 30mmHg 或舒张压下降 15mmHg），男性勃起功能障碍，排尿障碍如尿失禁。②帕金森病样症状如运动减少，伴强直、姿势不稳及姿势性震颤 3 项中至少 1 项。③小脑症状如小脑共济失调步态，伴吟诗样语言、意向震颤及持续侧视诱发眼震 3 项中至少 1 项。④锥体束征如腱反射亢进、Babinski 征。

（1）MSA 诊断标准（1998）

1）可能的（possible）MSA：具备 1 组临床特征，加上另外 2 个属于不同组的特征，但如具备的临床特征为帕金森病样症状时，对多巴胺反应差可作为一个特征，此时仅需附加一个特征。

2）很可能的（probable）MSA：具备自主神经功能及排尿功能障碍的临床特征，加上对多巴胺反应差的帕金森病样症状或小脑共济失调。

3）确诊的（definite）MSA：需神经病理检查证实存在广泛分布的少突胶质细胞质包涵体（GCI），伴黑质纹状体和橄榄桥脑小脑通路变性改变。

（2）Gilman 等（2008）修订的 MSA 国际共识临床诊断标准：限定 MSA 为散发性、进展性、成人（>30 岁）起病的神经变性疾病。很可能的 MSA 标准是自主神经障碍伴左旋多巴反应差的帕金森综合征或小脑功能障碍。

可能的 MSA 标准是帕金森综合征或小脑功能障碍合并至少 1 项自主神经功能障碍和至少 1 项其他特征。可能的 MSA-P 其他特征包括 7 项：进展较快的帕金森综合征；左旋多巴反应差；运动功能障碍 3 年内出现姿势不稳；步态共济失调、小脑性构音障碍、肢体共济失调或小脑性眼球运动障碍；运动功能障碍 5 年内出现吞咽困难；MRI 显示壳核、小脑中脚、脑桥或小脑萎缩；FDG-PET 显示壳核、脑干或小脑代谢下降。

可能的 MSA-C 的其他特征包括 4 项：帕金森综合征（运动迟缓和强直）；MRI 显示壳核、小脑中脚或脑桥萎缩；FDG-PET 显示壳核代谢下降；SPECT 或 PET 显示突触前黑质纹状体多巴胺能神经元失神经支配。

（3）鉴别诊断

1）与老年性直立性低血压鉴别，表现单纯自主神经障碍，不伴帕金森病样或小脑症状，与老年人对血浆去甲肾上腺素随体位改变反应增强有关。

2）MSA-P 应与双下肢症状突出的帕金森综合征鉴别，后者表现步态紊乱，并有锥体束征及假性球麻痹。MSA-P 表现以强直为主，很少出现震颤，左旋多巴疗效不明显，自主神经障碍明显。

3）进行性核上性麻痹（PSP）表现帕金森病样症状，步态不稳，肢体震颤，左旋多巴反应差，PSP 肌张力障碍表现轴性特征，站立或行走易前后倾倒，双眼垂直注视麻痹，伴认知功能障碍，MRI 检查可见中脑顶盖及四叠体区明显萎缩。

4）MSA-C 须注意与遗传性及非遗传性小脑性共济失调鉴别，进展较快的病例应除外副肿瘤综合征。

700 多系统萎缩患者的临床辅助检查包括哪些?

目前多系统萎缩的诊断主要根据临床特征，辅助检查有助于确定客观异常及除外其他疾病，MSA 患者的临床辅助检查包括：

（1）脑 MRI 检查在 MSA 患者可见壳核、脑臂及脑干萎缩，T2WI 显示桥脑基底部“十字征”、桥臂高信号、壳核“裂隙征”及壳核背外侧缘条带状弧形高信号等，但并无特异性。氟脱氧葡萄糖 PET（FDG-PET）显示 MSA 患者小脑、脑干、纹状体及额叶皮质局部脑葡萄糖代谢水平下降，尾状核受累严重，D2 受体水平下降，而帕金森病患者 D2 受体水平正常或略升高。

（2）肛门括约肌肌电图检查，可显示不同程度神经源性损害，如平均时限延长、自发电位、纤颤电位、正锐波及波幅增高等，阳性率较高，有助于 MSA 的早期诊断，但应慎重排除导致 EMG 异常的干扰因素。多导睡眠仪几乎在所有的 MSA 患者可检出 REM 睡眠行为异常。

（3）膀胱功能评价有助于早期发现神经源性膀胱，如尿动力学试验检测逼尿肌反射兴奋性升高，尿道括约肌功能减退；膀胱超声可判断膀胱排空情况，残余尿量 >100 ml 提示膀胱排空障碍，MSA 膀胱排空障碍呈进行性加重。

（4）遗传学基因检测有助于 MSA 与脊髓小脑共济失调鉴别。

701 橄榄脑桥小脑萎缩的临床特征是怎样的？

橄榄脑桥小脑萎缩（olivopontocerebellar atrophy，OPCA）是主要表现小脑性共济失调的进行性神经变性疾病。OPCA 属于多系统萎缩的 MSA-C，多为散发病例，少数为家族性，为常染色体显性遗传。病理以橄榄核、脑桥及小脑明显萎缩为特征。

（1）中年或老年前期起病，平均发病年龄约 50 岁，男女比例相当，隐袭起病，缓慢进展。主要表现小脑性共济失调，自主活动缓慢不灵活，明显步态异常，走路不稳，躯干摇摆，步基宽和易跌倒等，逐步出现双手笨拙，精细动作不能，共济失调性构音障碍表现吟诗样语言，可有意向性震颤。

（2）本病患者眼球震颤较常见，可出现眼外肌麻痹，眼球扫视运动减慢是其特征性临床标志；可有视神经萎缩、视盘苍白等。延髓肌群受累可出现吞咽困难、饮水呛咳、舌肌萎缩及肌束震颤等，极少数可见软腭肌阵挛，部分病例有面肌的肌束颤动。

（3）随病程进展可出现帕金森综合征表现，锥体束征，少数病例出现肢体远端肌萎缩和肌束震颤。自主神经功能受损常见勃起功能障碍、尿失禁、直立性低血压及晕厥等。病程缓慢进展，部分中晚期病人可出现不同程度痴呆，5 ~ 10 年后正常活动受影响，生活不能自理。

（4）MRI 显示脑干及小脑萎缩，桥脑萎缩明显呈“臼齿”状，桥脑前池、环池、桥脑小脑角池增宽，第四脑室变大，有时见中脑上方萎缩，在矢状位像形成“蜂鸟征”。

702 特发性体直立低血压的临床特征及治疗是怎样的？

特发性直立性低血压（idiopathic orthostatic hypotension）也称为夏伊 – 德雷格综合征（Shy-Drager syndrome），是以自主神经系统损害为主的多系统变性疾病，称为 MSA-A。临床少见，病因未明。病变部位广泛，主要是自主神经节、脊髓侧角、橄榄核、脑桥、小脑、壳核背侧、黑质、蓝斑核、下橄榄核及迷走神经背核等变性萎缩，神经细胞消失及反应性神经胶质增生。

（1）临床特征

1）多见于50岁以上中年男性，起病隐袭，进展缓慢，男性患者常出现性功能障碍或阳痿，为首发症状；也有括约肌功能障碍如尿失禁或尿潴留，便秘、腹泻及局部或全身出汗异常，病初多汗，以后变为少汗或无汗，部分患者可有皮温异常，颈交感神经麻痹可引起瞳孔不等大、上睑下垂及霍纳征。

2）直立性低血压是本病早期的显著特征和老年人晕厥的常见原因，卧位时血压正常，站立2分钟后收缩压下降≥30mmHg，舒张压≥15 mmHg，可伴面色苍白、出汗、恶心等先兆，随后头晕或眩晕、视物模糊、全身乏力、站立不稳及晕厥等，可伴抽搐发作，说话含糊，患者平卧数十秒或1分钟症状缓解。严重者直立时立即出现晕厥，被迫长期卧床。迷走神经背核受损可引起声音嘶哑、吞咽困难，偶可心跳骤停猝死。

3）部分病人出现类帕金森病症状，如四肢肌强直、动作减少、行动缓慢等，震颤少见。可伴小脑症状如眼球震颤、构音困难及共济失调等，假性球麻痹及病理征等椎体系损害。少数病人脊髓前角受损出现肌萎缩，偶见精神异常。

（2）治疗：尚无特效疗法，主要是对症治疗、精心护理及配合药物治疗，缓解症状和提高病人生活质量。

1）对症治疗：患者平卧时适当抬高头部，下床时动作宜缓慢，直立后适当活动促使静脉血回流，减轻晕厥发作。穿弹力长袜和紧身衣裤促使血液回流。宜适当多食盐、多饮水，增加血容量，注意增加营养，少食多餐进食。尿淋漓可用集尿器及针灸治疗；排便无力可按摩腹部，适当增加运动，做提肛运动训练括约肌，也可用中药缓泻剂。REM睡眠行为障碍可睡前服氯硝西泮0.5mg，有睡眠呼吸暂停应慎用。避免饮酒、室温过高、泡浴及桑拿等诱发低血压。

2）药物治疗：可试用盐酸米多君（Midodrine），初始量2.5mg，2～3次/天，监测卧、立位血压，选择性兴奋外周α_1受体，增加周围血管阻力，促进肢体血液回流，有提高直立位时血压作用；部分病人服药后出现尿频，不能耐受应及时停药。也可用生脉饮、生脉胶囊等中药，有一定的升压作用。患者如有中枢性低钠，感觉乏力，需增加盐摄入。严重者可试用泼尼松10mg口服，3次/天，不出现直立性低血压时减量维持。

703 色素性视网膜炎的临床特征及治疗是怎样的?

色素性视网膜炎（retinitis pigmentosa，RP）是进行性失明综合征，也称为视网膜色素变性，视网膜全层受累，视网膜视锥、视杆细胞营养不良，无炎症证据。可见于儿童、青少年及成人，多为常染色体隐性遗传；常染色体显性遗传占 20%，发病晚，病损轻；性连锁隐性遗传 <10%，发病早，病损重；散发病例个体差异较大，男女发病率为（2～3）：1。

（1）临床特征

1）儿童及青少年早期表现暗视力受损，出现夜盲，暗光下视野变窄，逐渐进展，出现光照下永久性视力受损，最早黄斑周边受损严重，出现部分或完全性环状暗点，双眼同时受累，中心视力及色觉丧失较晚，最后出现管状视野和失明，个别病人视力减退停止进展。眼底可见视网膜色素沉着、视乳头苍白等特征表现。

2）色素性视网膜炎临床可见相关性综合征，例如，Bardet-Biedl 综合征表现智力发育不全、肥胖、并指（趾）畸形及性腺功能减退等；Laurence-Moon 综合征表现生殖腺发育不全、肥胖及精神障碍等；Friedreich 型共济失调及其他脊髓小脑性共济失调；Laurence-Moon 综合征伴痉挛性截瘫或四肢瘫；神经源性肌萎缩、近视及色盲；Refsum 病表现多发性神经病伴耳聋；聋哑症（deaf mutism）；Cockayne 综合征；Bassen-Kornzweig 病；某些线粒体疾病如进行性眼外肌麻痹及 Kearns-Sayre 综合征等。

（2）治疗：本病可试用糖皮质激素、维生素 A 及维生素 E 等阻止病变的进展，但疗效不肯定，或试用交感神经切断术等。

（李晓光）

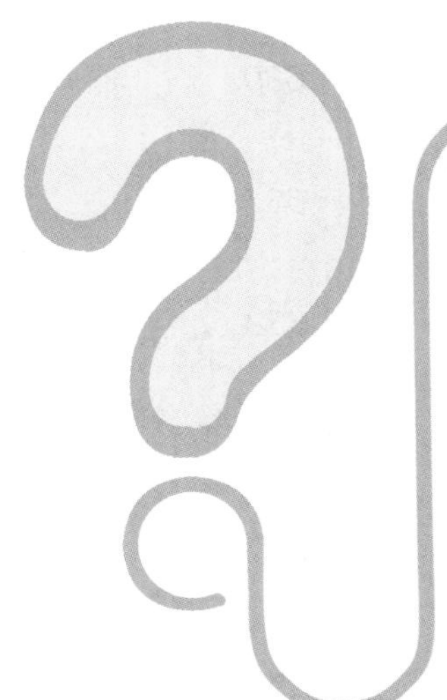

第二十章

颅内肿瘤

Intracranial Tumor

704 世界卫生组织（2007）中枢神经系统肿瘤分类是怎样的？

世界卫生组织（2007）中枢神经系统肿瘤第4版分类如下。

（1）神经上皮组织肿瘤

1）星形细胞肿瘤（astrocytic tumors）：包括毛细胞型星形细胞瘤、毛细胞黏液型星形细胞瘤、室管膜下巨细胞型星形细胞瘤、多形性黄色瘤型星形细胞瘤、弥漫性星形细胞瘤、间变性星形细胞瘤、胶质母细胞瘤、巨细胞型胶质母细胞瘤、胶质肉瘤、大脑神经胶质瘤病。

2）少突胶质细胞肿瘤（oligodendroglial tumors）：包括少突神经胶质瘤、间变性少突神经胶质瘤。

3）少突星形细胞肿瘤（oligoastrocytic tumors）：包括少突星形细胞瘤、间变性少突星形细胞瘤。

4）室管膜肿瘤（ependymal tumouts）：包括室管膜下室管膜瘤、黏液乳头状室管膜瘤、室管膜瘤、间变性室管膜瘤。

5）脉络丛肿瘤（choroid plexus tumours）：包括脉络丛乳头状瘤、非典型性脉络丛乳头状瘤、脉络丛癌。

6）其他神经上皮肿瘤（other neuroepithelialtumours）：包括星形母细胞瘤、第Ⅲ脑室的脊索瘤样神经胶质瘤、血管中心型神经胶质瘤。

7）神经元及混合性神经元——神经胶质瘤（neuronal and mixed neuronal-glial tumors）：包括小脑发育不良性神经节细胞瘤、促纤维增生性婴儿星形细胞瘤/神经节胶质细胞瘤、胚胎发育不良性神经上皮肿瘤、神经节细胞瘤、神经节细胞胶质瘤、间变性神经节细胞胶质瘤、中枢神经细胞瘤、脑室外神经细胞瘤、小脑脂肪神经细胞瘤、乳头状胶质神经元肿瘤、第Ⅳ脑室菊形团形成型胶质神经元肿瘤、副神经节瘤。

8）松果体区肿瘤（tumours of pineal region）：包括松果体细胞瘤、中等分化的松果体实质肿瘤、松果体母细胞瘤、松果体区乳头状肿瘤。

9）胚胎性肿瘤（embryonal turnouts）：包括髓母细胞瘤、中枢神经系统原始神经外胚层肿瘤、非典型性畸胎瘤/横纹肌样肿瘤。

（2）脑神经和脊旁神经肿瘤

1）施万细胞瘤（Schwannoma）（神经鞘瘤 neurinoma）：包括细胞型、丛状型、黑色素型。

2）神经纤维瘤（neurofibroma）：包括丛状型。

3）神经束膜瘤（perineurioma）。

4）恶性周围神经鞘膜肿瘤（malignant peripheral nerve sheath tumour）：包括上皮样型、伴间叶分化、黑色素型、伴腺状分化。

（3）脑膜肿瘤

1）脑膜上皮细胞肿瘤（tumours of meningothelial cells）：包括各型脑膜瘤。

2）间叶肿瘤（mesenchymaltumours）：包括脂肪瘤、血管脂肪瘤、冬眠瘤、脂肪肉瘤、单发性纤维性肿瘤、纤维肉瘤、恶性纤维组织细胞瘤、平滑肌瘤、平滑肌肉瘤、横纹肌瘤、横纹肌肉瘤、软骨瘤、软骨肉瘤、骨瘤、骨肉瘤、骨软骨瘤、血管瘤、上皮样血管内皮瘤、血管外皮瘤、间变性血管外皮瘤、血管肉瘤、卡波西肉瘤、尤文肉瘤－原始神经外胚层肿瘤。

3）原发性黑色素细胞病变（primary melanocytic lesions）：包括弥漫性黑色素细胞增生病、黑色素细胞瘤、恶性黑色素瘤、脑膜黑色素瘤病。

4）其他脑膜相关性肿瘤（other neoplasms related to the meninges）：包括血管母细胞瘤。

（4）淋巴瘤及造血组织肿瘤

1）恶性淋巴瘤（malignant lymphoma）。

2）浆细胞瘤（plasmacytoma）。

3）颗粒细胞肉瘤（granulocytic sarcoma）。

（5）生殖细胞肿瘤

1）生殖细胞瘤（germinoma）。

2）胚胎性癌（embryonal carcinoma）。

3）卵黄囊瘤（Yolk sac tumour）。

4）绒毛膜癌（choriocarcinoma）。

5）畸胎瘤（teratoma）：包括成熟性、未成熟性、伴有恶性转化。

6）混合性生殖细胞肿瘤（mixed germ cell tumours）。

（6）蝶鞍区肿瘤

1）颅咽管瘤（craniopharyngioma）：包括釉质瘤型、乳头型。

2）颗粒细胞肿瘤（granular cell tumour）。

3）垂体细胞瘤（pituicytoma）。

4）腺垂体梭形细胞嗜酸细胞瘤（spindle cell oncocytoma of the adenohypophysis）。

（7）转移性肿瘤。

705 颅内肿瘤的一般临床特征是怎样的？

颅内肿瘤的一般临床特征主要表现颅内压增高及局灶性症状。

（1）颅内压增高症状

1）头痛常因肿瘤引起颅内压（ICP）增高，刺激脑膜、血管及神经等颅内痛觉结构所致，常见于前额、颞及枕部，持续性伴阵发性加剧，清晨明显，咳嗽、用力、喷嚏、俯身和低头时加重。颅后窝肿瘤常引起枕颈部痛，可放射至眶部；中线肿瘤早期发生梗阻性脑积水，头痛出现较早，伴强迫头位；婴幼儿脑肿瘤可见颅缝分离、前囟膨隆及头皮静脉怒张等。

2）呕吐为喷射性，幕下肿瘤常见，较早出现，颅压高刺激延髓呕吐中枢或前庭、迷走神经所致，吐后头痛可缓解。频繁呕吐可为小儿颅后窝肿瘤的唯一症状。

3）视盘水肿：是ICP增高的客观体征，有诊断意义，提示视神经受压及眼静脉回流受阻。幕下肿瘤、中线肿瘤、恶性胶质瘤及转移瘤出现较早，进展较快且严重，可伴眼底出血。早期视野检查可见生理盲点扩大，可继发视神经萎缩、视力进行性下降、视野向心性缩小甚至失明，幼儿发生视盘水肿较少见。

4）ICP增高其他症状包括外展神经麻痹、复视、一过性黑朦、头晕、猝倒、颈强、角膜反射减弱、精神症状、癫痫发作、淡漠和意识模糊等。

5）急性ICP增高可引起生命体征变化，如Cushing反应，表现呼吸及脉搏减慢，血压升高。ICP增高进展速度及严重程度与肿瘤部位、性质及患者年龄有关。

（2）局灶性症状体征：主要取决于肿瘤部位，常见病程早期头痛、痫性发作等。Iversen等（1987）报告163例幕上肿瘤，主诉头痛占63%，首发症状占16%；胶质瘤、转移瘤发生头痛是脑膜瘤的2倍；癫痫发作见于约1/3脑肿瘤病人，额、颞及顶叶肿瘤多见，高分化神经胶质瘤较胶质母细胞瘤发生率高，脑膜瘤多见，表现局部运动性发作和Jackson癫痫，全面强直–阵挛发作是最常见的发作类型。

706 神经胶质瘤的临床分类是怎样的?

神经胶质瘤（neuroglioma）的分类目前尚不统一，临床常用Bailey-Cushing分类法及Kernohan分类法。Bailey-Cushing分类法（1926）根据不同神经胚胎组织确定相应肿瘤类型名称，便于临床医师预测病人预后，但忽略了肿瘤间变特性，不能动态反映胶质瘤发生与发展。Kernohan分类法（1949）把所有胶质瘤分成星形细胞瘤、室管膜细胞瘤、少突胶质细胞瘤、神经–星形细胞瘤及成神经管细胞瘤等五组，由这些成熟细胞形成肿瘤发生间变，可成为恶性型，根据间变程度分为Ⅰ、Ⅱ、Ⅲ、Ⅳ级，该分类法较简便，多为临床采用；缺点是某些肿瘤迄今无法确定来源于何种细胞，有些肿瘤实际上只有恶性型，此分级无实际意义。神经胶质瘤的两种分类法对照见表20-1。

表 20-1　Kernohan 分类与 Bailey-Cushing 分类对照

	Kernohan 分类	Bailey-Cushing 分类
星形细胞型	星形细胞瘤Ⅰ级	星形细胞瘤
	星形细胞瘤Ⅱ级	星形母细胞瘤
	星形细胞瘤Ⅲ-Ⅳ级	多形胶质母细胞瘤
室管膜细胞型	室管膜细胞瘤Ⅰ级	室管膜细胞瘤
	室管膜细胞瘤Ⅱ-Ⅲ-Ⅳ级	室管膜母细胞瘤
少突胶质细胞型	少突胶质细胞瘤Ⅰ级	少突胶质细胞瘤
	少突胶质细胞瘤Ⅱ-Ⅲ-Ⅳ级	少突胶质母细胞瘤
神经元型	神经星形细胞瘤Ⅰ级	神经节细胞瘤
		节细胞胶质瘤
	神经星形细胞瘤Ⅱ-Ⅲ-Ⅳ级	神经母细胞瘤
		成胶质神经母细胞瘤
髓母细胞瘤	髓母细胞瘤	

707 神经胶质瘤的临床表现是怎样的?

神经胶质瘤是最常见的颅内肿瘤，约占脑肿瘤的 40%。神经胶质瘤来自神经外胚叶，神经外胚叶组织发生的肿瘤包括两类，神经间质细胞形成的胶质瘤和神经元形成的神经细胞瘤。

（1）常在 20～50 岁发病，30～40 岁为高峰，10 岁左右儿童也较多见，形成一个小高峰。多为慢性起病，进展缓慢，病程较长，渐进性加重。出现头痛、呕吐、视盘水肿、血压增高及脉搏徐缓等慢性颅内压增高症状。ICP 增高可引起外展神经麻痹和复视，出现头晕、淡漠、意识模糊及尿便失禁，严重者出现脑疝、昏迷及呼吸功能障碍。个别患者呈脑卒中样发病，多为肿瘤出血囊性变症状。

（2）出现局灶性神经功能缺失症状和体征，可因不同类型胶质瘤好发部位、生长速度及伴脑水肿程度等而异，如星形细胞瘤多见于额、颞及顶叶，髓母细胞瘤多见于小脑蚓部，室管膜瘤多位于脑室附近导致阻塞性脑积水。癫痫发作可为胶质瘤的首发或早期症状，精神障碍可因颅内压增高，或肿瘤直接压迫破坏脑实质引起，额叶肿瘤常见淡漠、语言及活动减少、记忆力减退等，皮质功能区或传导束受损可见运动、感觉障碍及视野缺损等，优势半球可出现失语。

（3）脑CT检查常见脑实质异常密度区，如坏死、囊变、出血和钙化等，瘤体周围水肿带及占位征，脑室受压移位可导致脑室变形或病变以上脑室扩张。脑MRI检查可从轴位、冠状位及矢状位清晰显示肿瘤，使空间定位更准确，更清晰显示幕下肿瘤，但MRI常难区分脑肿瘤与脑水肿；弥散张量成像（diffusion tensor imaging，DTI）可显示锥体束与胶质瘤的解剖关系，作为手术切除肿瘤时有效保护肢体功能的依据；DSA可显示肿瘤的供血，有助于胶质瘤的诊断。脑脊液细胞学检查有助于诊断髓母细胞瘤、室管膜瘤和脉络丛乳头瘤等。

708 脑星形细胞瘤的分类和分级是怎样的?

脑星形细胞肿瘤（astrocytic tumors）是中枢神经系统最常见的肿瘤，约占神经上皮肿瘤的75%。根据恶变潜能分为两类。

（1）恶性星形细胞肿瘤：是进行性恶变或高度侵袭性，呈弥漫性浸润生长，肿瘤与正常脑组织界限不清，细胞形态呈不同级别的间变和恶性生长。包括WHO Ⅱ级的毛细胞黏液型星形细胞瘤、多形性黄色瘤型星形细胞及弥漫性星形细胞瘤，WHO Ⅲ级的间变性星形细胞瘤，WHO Ⅳ级的胶质母细胞瘤。这三个级别的肿瘤生物学特征呈连续恶性进展，级别越高临床预后越差，其中弥漫性星形细胞瘤又分纤维型、肥胖细胞型及原浆型等三个亚型；胶质母细胞瘤绝大多数起源于星形细胞瘤，罕见的也可起源于少突胶质细胞瘤或室管膜瘤，甚至正常的胶质细胞。

（2）局限性星形细胞肿瘤：相当于WHO Ⅰ级，相对少见，根据病理形态分为毛细胞性星形细胞瘤、室管膜下巨细胞性星形细胞瘤。与弥漫浸润性星形细胞肿瘤不同，对邻近脑组织只有镜下浸润，恶性增殖力弱，间变较少，临床经过及预后较好。

星形细胞肿瘤的分类和分级见表20-2。

表20-2　星形细胞肿瘤的分类和分级

肿瘤分类	WHO分级
毛细胞型星形细胞瘤（Pilocytic astrocytoma）	Ⅰ
室管膜下巨细胞型星形细胞（Subependymal giant cell astrocytoma）	Ⅰ
毛细胞黏液型星形细胞瘤（Pilomyxoid astrocytoma）	Ⅱ
多形性黄色瘤型星形细胞（Pleomorphic xanthoastrocytoma）	Ⅱ
弥漫性星形细胞（Diffuse astrocytoma）	Ⅱ
纤维型（Fibrillary）	Ⅱ
肥胖细胞型（Gemistocytic）	Ⅱ

续表

肿瘤分类	WHO 分级
原浆型（Protoplasmic）	Ⅱ
间变型星形细胞（Anaplastic astrocytoma）	Ⅲ
胶质母细胞瘤（Glioblastoma）	Ⅳ
巨细胞型胶质母细胞瘤（Giant cell glioblastoma）	Ⅳ
胶质肉瘤（Glosarcoma）	Ⅳ
大脑胶质瘤病（Gliomatosis cerebri）	Ⅲ

709 低级别星形细胞瘤的临床表现及治疗是怎样的?

星形细胞瘤（astrocytoma）是最常见的脑胶质瘤，低级别星形细胞瘤是指 WHO 分级Ⅰ级和Ⅱ级，约占颅内胶质瘤的 30%，可发生于大脑半球、小脑半球、下丘脑、视神经、视交叉、脑桥和脊髓。大脑半球星形细胞瘤多见于 30～40 岁成人，小脑、脑干及视神经星形细胞瘤常见于儿童及青少年。

（1）临床表现

1）大脑星形细胞瘤：病理上分为纤维型、原浆型和肥胖细胞型。纤维型约占 70%，肥胖细胞型约 25%，均为额叶多见，颞叶其次，原浆型少见，多位于颞叶。病程纤维型 2～4 年，肥胖细胞型和原浆型约 2 年；约 2/3 的低级别星形细胞瘤患者首发症状是部分性或全面性癫痫发作，60%～75% 的患者症状性癫痫可能再发，精神症状及轻偏瘫等多在数月甚至数年后出现，头痛、视盘水肿等颅内压增高症状出现较晚。

2）小脑星形细胞瘤：占脑星形细胞瘤的 25%～30%，多位于蚓部和第四脑室，40% 在小脑半球，包括局灶纤维型，可见巨大囊肿和偏于囊肿一侧的瘤结节；实质性呈弥漫浸润性生长。病程取决于病变部位，蚓部和第四脑室星形细胞瘤引起脑积水，平均病程 7 个月，小脑半球平均病程 1 年半。临床常见头痛、呕吐等 ICP 增高症状、后组脑神经受损及锥体束征等。

3）脑干星形细胞瘤：约占脑星形细胞瘤的 2%，多位于脑桥，常侵及两侧，虽属良性（Ⅰ级），但进展较快，病程半年至 1 年。70% 的患者在 20 岁前发病，儿童首发症状常为复视、易跌倒，成人多为眩晕、共济失调；多有脑神经麻痹，依次为外展神经（80%）、面神经（65%）、三叉神经（38%），出现一或双侧面瘫或感觉障碍，偶有耳鸣、眩晕及听力减退，眼球同向性凝视麻痹或一个半综合征。

4）脑 CT 可用于肿瘤筛查，大脑星形细胞瘤可见均匀一致低密度灶，边界较清，可有更低密度的囊肿，无瘤周水肿或轻，多无增强效应，囊壁或囊内间隔可轻微增强。小脑星形细胞瘤可见囊性和实质性改变，囊性病变为均匀低密度区，边界清，囊壁瘤组织可见厚度不均的环状增强，偶见环形壁结节增强，属Ⅰ～Ⅱ级；如囊壁不增强可能不含肿瘤细胞，属Ⅰ级；实质性常见边界不清的混杂密度，低密度为主，混有高密度（出血或钙化），如增强和边缘不整多为恶性，不增强多为良性；多伴轻中度水肿带及占位征象，四脑室受压、移位继发阻塞性脑积水，肿瘤可向侧前方推移脑干。脑干星形细胞瘤显示病灶边界较模糊，瘤内常有囊肿形成。MRI 显示低级别星形细胞瘤边界清晰，少有水肿，小脑肿瘤常见囊腔；MRI 可清晰显示脑桥肿瘤，但区分肿瘤与周围水肿困难。

（2）治疗

1）手术治疗：功能区低级别大脑星形细胞瘤可行全切除手术，宜在电生理监测下保护功能。小脑囊性星形细胞瘤切除囊肿瘤结节可预防复发，全切后患者 5 年生存率超过 90%。

2）放射治疗：低级别幕上星形细胞瘤术后早期给予 53Gy 放疗与术后未放疗患者相比，10 年生存率从 11% 提高到 40%。

710 高级别星形细胞瘤的临床表现及治疗是怎样的?

高级别星形细胞瘤包括间变性星形细胞瘤（anaplastic astrocytoma，AA）和多形性胶质母细胞瘤（glioblastoma multiforme，GBM），占胶质瘤的 25%～50%，占成人大脑半球胶质瘤的 80%，多见于大脑半球，也见于脑干。发病高峰 40～60 岁，AA 平均年龄为 46 岁，GBM 平均年龄为 56 岁，男性较多（1.6∶1）。GBM 多见于大脑额、颞及顶叶深部，常侵犯基底节和胼胝体，较少侵犯枕叶，可经胼胝体侵犯对侧半球，呈 S 形或蝶形生长，丘脑不少见，小脑罕见。可随脑脊液播散或颅外转移至肺、肝、骨和淋巴结等。

（1）临床表现

1）AA 和 GBM 起病急，病情进展快，病程多在 1 年内，起病时偏于良性，后来转为胶质母细胞瘤。临床常见 ICP 增高及局灶性神经功能缺失症状，成人可见相应的脑叶受损症状，如不同程度偏瘫、失语及偏盲等；儿童多见脑干症状，如脑神经麻痹及长束损害，晚期导水管阻塞出现明显 ICP 增高。

2）影像学检查：脑 CT 显示病灶较大，边界不清，形态不规则，低与等密度混合影，瘤内出血可见高密度，病灶周围中重度水肿，呈边界清楚不规则环状或花环状增强；脑干肿瘤常见阻塞性脑积水征象。MRI 常见中心低信号伴不规则环形强化，瘤周有水肿带包绕，占位效应明显，侧脑室受压或三脑室移位，坏死灶及囊腔为低信号。70% 的患者术后很快出现环绕肿瘤边缘的囊腔状脑软化，是残存的肿瘤抑或复发较难鉴别。

（2）治疗：通常以手术切除为主，尽量切除肿瘤，同时作内或外减压术，术后可进行放疗、化疗或放化疗同步进行。

1）围手术期治疗：手术通常仅能切除部分肿瘤，短期应用糖皮质激素能缓解头痛或嗜睡，缓解局部症状及瘤周水肿。除非发生抽搐，一般不用抗癫痫药，全脑放疗患者应慎用苯妥英钠，可引发严重皮肤反应如多形性红斑。

2）放疗：肿瘤灶照射总剂量可达 60Gy，平均可延长 5 个月生存期。

3）化疗：单用卡莫司汀（BCNU）、罗莫司汀（CCNU）、顺铂、卡铂，甲基苄肼、CCNU 及长春新碱合用似可延长生存期。

711 成人胶质瘤的 MRI 影像学特征是怎样的?

成人胶质瘤的 MRI 影像学特征见表 20-3。

表 20-3　成人胶质瘤的 MRI 影像学特征

组织学类型	T1WI	T2WI	水肿	增强影像	常见部位
星形胶质瘤	低信号	高信号	轻度	不增强	发生于皮质白质交界
少枝胶质瘤	低信号	高信号	轻度	有时增强	发生于皮质白质交界
间变性星形胶质瘤	低信号	较广泛高信号	严重	不均一性增强	瘤体较大，侵犯几个脑叶或越中线侵犯对侧半球
多形性胶质母细胞瘤	低信号	较广泛高信号	严重	不均一，环状，多房性	发生于深部白质

712 脑干胶质瘤的临床表现及治疗是怎样的?

脑干胶质瘤占颅内肿瘤的 1.4%，主要为神经胶质瘤，其中以星形细胞瘤和极性成胶质细胞瘤较多见，其次是少枝胶质细胞瘤、室管膜胶质瘤、髓母细胞瘤。脑干胶质瘤多见于儿童，其次是青年人。

（1）临床表现

1）发病高峰年龄为 6～10 岁，脑干胶质瘤占儿童脑肿瘤的 10%～20%，占儿童后颅窝肿瘤的 30%。脑干胶质瘤分为脑干内弥漫型、局限型及脑干外生型。局限性肿瘤主要见于中脑、脑桥（向背侧外生性生长）及延髓，脑桥胶质瘤绝大多数呈浸润性生长，侵及整个桥脑和邻近组织。

2）一般症状以头痛最常见，多为后枕部痛。儿童常有性格改变，由温和变为倔强、固执、检查不合作，情绪急躁，兴奋性增高，不想睡觉等。

3）一或多个脑神经麻痹是脑干肿瘤的重要特征，脑神经麻痹为首发症状者约占 1/4，外展神经麻痹最常见，其次是面神经和舌咽、迷走神经，可见眼球内斜视及复视，面瘫，吞咽发呛，上睑下垂、瞳孔扩大及光反射消失等。锥体束受损出现特征性交叉性麻痹，同侧脑神经损害合并对侧偏瘫，锥体束征常为双侧性，肿瘤侵犯小脑 - 齿状核 - 红核 - 丘脑束可导致小脑损害征，表现步态不稳、肢体共济障碍及眼震，颅内压增高症状较少。

4）CT 显示脑干低或等密度占位，或为混杂密度，肿瘤多实性少囊变，呈不均匀强化，因受后颅窝伪迹影响，肿瘤显像效果不佳。MRI 显示星形细胞瘤多为 T1WI 低信号、T2WI 高信号，可见脑干膨大，边界不清，无明显强化或呈不均匀强化，程度与肿瘤恶性度相关，可伴瘤内出血，偶有囊变。

（2）治疗：脑干胶质瘤多呈弥漫性生长，手术很难全部切除，宜首选放疗。低级别胶质瘤对放疗敏感，照射剂量 50～60Gy，选肿瘤所在位置放疗，如脑脊液细胞学或影像学诊断无明确播散，不必进行全脑 - 全脊髓预防性照射。3 岁以下患儿一般采用化疗。预后不良，有沿脑干内神经纤维扩散的趋势，易扩散的胶质瘤可发展为恶性级别高的胶质瘤。

713 胶质瘤假性复发临床需要与哪些疾病鉴别？

目前，缺乏对胶质瘤假性复发作出明确鉴别诊断方法，临床上主要依据病史、临床表现及对激素等药物治疗反应间接判断。

需要与胶质瘤假性复发鉴别的疾病包括：

（1）内分泌失调：如甲状腺功能减退、肾上腺功能不足。

（2）维生素缺乏：Wernicke 脑病。

（3）大脑缺氧改变。

（4）慢性化脓性肺炎。

（5）毒性间质性肺炎：化学药物引起，如卡莫司汀（BCNU）。

（6）缺血性卒中。

（7）放射性脑坏死。

（8）生长性假性囊肿。

（9）急性脑水肿。

（10）癫痫。

（11）局部感染。

（12）脑脊液循环失调：如张力性脑积水、低颅压综合征。

714

星形细胞瘤与星形母细胞瘤临床上应如何鉴别?

星形细胞瘤与星形母细胞瘤的鉴别有时较困难，甚至术中也难以作出正确区分，最终需根据病理诊断，见表 20-4。

表 20-4　星形细胞瘤与星形母细胞瘤鉴别

鉴别点	星形细胞瘤	星形母细胞瘤
分化程度	良性肿瘤，相当 Kernohan Ⅰ级	属良、恶性过渡型，相当于Ⅱ～Ⅲ级
发生率	多见，占脑胶质瘤 17%～40%	少见，占脑胶质瘤的 2%～5%
年龄与部位	成人，大脑半球多见；儿童常见于小脑	青年，大脑半球多见
病程	较长，半年～4 年	较短，1～20 个月
脑 CT 检查	多为均匀低密度灶，少数混合密度，边界较清，钙化多，瘤周无水肿或轻微，不增强或轻微增强	多混杂密度，少数均匀低密度，边界模糊，钙化少，有瘤周水肿，连续或断续环形或花环状增强，病灶内可见壁结节
脑 MRI 检查	显示 T1WI 低信号，T2WI 高信号，边界不清，与瘤周水肿不易区分，T1WI 可见混杂信号或增强效应	T1WI 显示瘤体混杂信号，提示瘤体坏死和出血，边界不清，瘤周水肿明显，增强效应显著

715

成人和儿童不同部位常见的脑肿瘤类型包括哪些?

原发性中枢神经系统肿瘤的部位可能预示肿瘤类型，但也受患者年龄影响，成人和儿童不同部位常见的脑肿瘤类型见表 20-5。

表 20-5　成人及儿童不同部位常见的脑肿瘤

部位	成人常见	儿童常见
大脑半球	星形细胞瘤 多形性胶质母细胞瘤 脑膜瘤	星形细胞瘤 室管膜瘤 少突胶质细胞瘤

续表

部位	成人常见	儿童常见
颞叶	神经节瘤 少突胶质母细胞瘤 多形性黄色星形细胞瘤	神经节瘤 少突胶质细胞瘤 多形性黄色星形细胞瘤
小脑	血管母细胞瘤 星形细胞瘤 髓母细胞瘤	髓母细胞瘤 星形细胞瘤（毛细胞性） 皮样囊肿
胼胝体	星形细胞瘤 多形性胶质母细胞瘤 少突胶质细胞瘤	星形细胞瘤 少突胶质细胞瘤 脂肪瘤
脑室	室管膜瘤 脉络丛乳头状瘤 脑膜瘤	髓母细胞瘤 室管膜瘤 脉络丛乳头状瘤 脑膜瘤
脑桥小脑角	听神经鞘瘤 脑膜瘤	室管膜瘤 脉络丛乳头状瘤

716

成人幕上肿瘤的常见类型及临床特征是怎样的?

70%的成人肿瘤发生于幕上，幕上肿瘤（supratentorial tumors）的常见症状包括头痛、癫痫发作，局灶性神经功能缺失如无力、麻木、偏盲和失语等；症状取决于肿瘤部位，额叶及非优势半球颞叶肿瘤症状不明显，但可见较大的肿瘤；无痛性肿瘤如脑膜瘤和少突胶质细胞瘤可症状轻微或进展缓慢。

常见类型及临床特征

（1）转移瘤：是成人最常见的幕上肿瘤之一，约占全部颅内肿瘤的40%，多随颈动脉（80%）和椎基底动脉（20%）血流转移，常为多发，孤立转移占35%～50%，原发肿瘤常为乳腺癌、肺癌、肾癌、黑色素瘤及淋巴瘤等。转移瘤多位于灰质与白质交界处，界线分明，可见强化及水肿。CT典型显示低密度；MRI为T1WI低信号，T2WI信号强度不同，几乎均有强化，病灶随对比剂剂量增大而增多。

（2）星形细胞瘤、间变性星形细胞瘤及多形性胶质母细胞瘤（GBM）：占成人幕上肿瘤的30%～40%，男性较多，患者年龄愈大，肿瘤分级可能愈高。GBM最常见，常见瘤内出血坏死，影像上常见占位效应和环状增强。

（3）少突胶质细胞瘤：占颅内肿瘤的 1.3% ~4.4%，占所有颅内胶质细胞瘤的 4% ~7%，钙化率较高。单一成分肿瘤对治疗有效，但组织学通常为混合性，伴星形细胞型。

（4）脑膜瘤：占颅内肿瘤的 19.2%，居第 2 位，女性：男性为 2：1，发病高峰年龄在 45 岁，儿童少见。约 50% 位于矢状窦旁，大脑凸面、大脑镰旁多见，其次为蝶骨嵴、鞍结节、嗅沟、小脑桥脑角与小脑幕等，很少浸润脑实质，出现症状常因压迫邻近结构所致。

（5）垂体腺瘤：是鞍区最常见的肿瘤，近年来有增多趋势，特别是育龄妇女。扩展至鞍上区使视交叉受压导致双颞侧偏盲，大腺瘤（>1cm）表现头痛、视力视野受损及内分泌病，小腺瘤（<1cm）通常引起内分泌病。诊断主要根据患者的临床表现、影像学检查及内分泌学检查等。

（6）中枢神经系统淋巴瘤：最常见为弥漫性组织细胞（大 B 细胞）淋巴瘤，常见于艾滋病、移植等免疫缺陷状态。原发性 CNS 淋巴瘤常见于幕上深部灰质核团，如覆盖脑室和越过胼胝体扩展高度提示淋巴瘤；继发性淋巴瘤通常累及软脑膜和脑脊液系统，脑积水可为唯一的征象。

717 成人幕下肿瘤的常见类型及临床特征是怎样的？

成人幕下肿瘤相对少见，占中线区肿瘤的 15% ~20%。

常见类型及临床特征

（1）转移瘤是成人最常见的幕下肿瘤，原发肿瘤多来自乳腺、肺、前列腺、淋巴瘤及头颈部肿瘤。常见症状是头痛及脑神经病变，可行脑 MRI 及增强检查、腰穿细胞学检查。通常采取姑息性放疗。

（2）脑桥小脑角肿瘤占颅内肿瘤的 5% ~10%，成人最常见为听神经瘤，平均发病年龄 50 岁，无性别差异，近 5% 为双侧病例。常见症状如隐匿性听力丧失（97%）、耳鸣（70%）及步态不稳（70%），以及头痛、眼震及面部麻木等。

（3）幕下脑膜瘤可见于岩部后面、斜坡、枕骨大孔、天幕或小脑凸面等，症状取决于部位，常见脑神经病变、脑积水，枕骨大孔脑膜瘤常见颅颈疼痛及痉挛性四肢瘫，天幕可见对侧偏盲，小脑出现辨距不良及共济失调等。

（4）其他幕下肿瘤包括颅咽管瘤、脊索瘤、脑桥神经胶质瘤、松果体区肿瘤扩展至幕下等。

718 儿童幕上胶质瘤的临床特征及治疗是怎样的？

儿童胶质瘤较成人相对多见，多发生在中线及后颅凹，幕上胶质瘤约占幕上肿瘤的

26.3%，星形细胞瘤、多形性胶质母细胞瘤及室管膜瘤最多见，大脑半球各部位均可发生。

（1）临床特征

1）症状多不如成人典型，可出现颅内压增高征，如头痛、呕吐、视盘水肿及视力减退等，或可见双侧外展神经不全麻痹。

2）患儿定位体征常不明确，可出现癫痫发作，发生率 39% ~76%，但局限性发作极少，癫痫病史较长，说明肿瘤生长缓慢，相对良性，多为星形细胞瘤Ⅰ~Ⅱ级或少突胶质细胞瘤。

3）表现一侧肢体力弱，腱反射活跃及病理征，提示肿瘤邻近运动区。肿瘤位于中央区上部邻近大脑镰可有下肢力弱。额叶肿瘤尤其经胼胝体累及对侧者易出现精神症状，如人格改变、学习障碍、易激惹或有攻击行为。

（2）治疗

1）手术治疗：在保证患儿术后生存质量的同时尽可能切除瘤组织，恶性程度高的肿瘤可在定向活检下行综合治疗，偏良性肿瘤可直接手术切除。瘤组织切除较彻底的，术后可不放疗，未完全切除者需做放疗。放疗可影响患儿神经系统发育，仅用于未能完全切除的肿瘤，照射剂量 3 ~5 岁 45 ~50Gy，大于 5 岁 54 ~60Gy。

2）化学治疗：适用于低级别胶质瘤和高级别胶质瘤早期治疗，可在术前或放疗前后进行。针对脑肿瘤细胞发育不同阶段可联合应用长春新碱、羟基脲、甲基苄肼、CCNU、顺铂、阿糖胞苷、环磷酰胺、达卡巴嗪等化疗药。

719 特殊脑区较常见的肿瘤及其临床特征是怎样的?

特殊脑区（particular brain regions）较常见的肿瘤及临床特征如下。

（1）鞍区及鞍上肿瘤：常见垂体腺瘤，颅咽管瘤，鞍膈、蝶骨翼及鞍结节脑膜瘤，可见转移瘤、鼻咽癌等。出现头痛、视力障碍及内分泌病变，肿瘤向后扩展可引起脑神经病变。

（2）松果体区肿瘤：常见生殖细胞肿瘤，恶性如绒毛膜癌、胚胎细胞癌、恶性畸胎瘤，神经胶质瘤通常为星形细胞瘤，可见松果体细胞瘤、脑膜瘤等。临床表现头痛、呕吐、上视受损、步态不稳、共济失调、瞳孔异常及内分泌病变。

（3）脑室内肿瘤：儿童髓母细胞瘤最常见的第四脑室内肿瘤，室管膜瘤常见于第三脑室及侧脑室，儿童常见于第四脑室；脉络丛乳头状瘤见于侧脑室及第三脑室；神经细胞瘤见于第三脑室及侧脑室；胶样囊肿典型位于第三脑室。典型表现为脑积水体征，如头痛、恶心和呕吐等。

（4）脑桥小脑角肿瘤：常见听神经瘤、脑膜瘤、胆脂瘤、脉络丛乳头状瘤及脑干神经胶质瘤等。表现听力丧失、耳鸣、头痛、面部麻木、角膜反射减弱、眼震及平衡障碍等。

局限的非浸润性脑肿瘤的常见类型及临床特征是怎样的?

局限的非浸润性脑肿瘤通常不侵犯脑实质，是少数几种局限性脑肿瘤，与大多数原发性脑肿瘤如神经胶质瘤、淋巴瘤的弥漫性浸润不同。须注意与脑脓肿、肉芽肿等感染性病变鉴别，因其临床表现可与这些局限性肿瘤类似。

常见类型及临床特征

（1）转移瘤：典型可见与脑实质有清晰的推压界面，一般为多发性，常位于灰白质交界处。

（2）脑膜瘤：局限地附着于硬脑膜，累及邻近的颅骨，可出现邻近结构如脑神经受压症状。

（3）中枢神经细胞瘤（central neurocytoma）：是生长于侧脑室及第三脑室的小细胞神经元肿瘤，常发生在透明隔近室间孔处，属于神经元及混合神经元神经胶质起源肿瘤，分级为Ⅱ级。常见的症状是梗阻性脑积水产生的颅内压增高症状如头痛等，出现临床症状时肿瘤已长得很大。

（4）室管膜下瘤（subependymoma）：是一种少见的良性肿瘤，占颅内肿瘤不足1%，起源于室管膜下胶质细胞、星形细胞及室管膜细胞。平均发病年龄40岁，发生于侧脑室或第四脑室，病变越大越可能出现囊变和细微点状钙化。

（5）多形性黄色星形细胞瘤（pleomorphic xanthoastrocytoma）是局限性星形细胞瘤之一，是一种位于脑表浅部位的坚实型肿瘤，多见于青少年和儿童。

颅内转移瘤常见的原发灶部位及临床特征是怎样的?

颅内转移瘤（intracranial metastatic tumor）来自25%的全身性癌症，可见于脑实质、硬脑膜或软脑膜等。

（1）常见的原发灶部位：颅内转移瘤典型经血行播散，通常为多灶性，多位于灰白质交界处。最常来自肺癌（46%）、乳腺癌（13%）、消化道癌（9%）、白血病（7%）和肾癌等泌尿生殖系统（7%），以及黑色素瘤、绒毛膜上皮癌、淋巴瘤等。

（2）临床特征

1）颅内转移瘤常见于40～60岁患者，约半数急性起病，首发症状常为癫痫发作、偏瘫、感觉异常、失语、眼肌麻痹、眩晕及蛛网膜下腔出血等；约半数呈慢性进行性加重，首发症状多为头痛及精神障碍。头痛局限一侧可能提示病灶，进展呈持续全头痛，颅高压进展迅速则头痛严重，视盘水肿不明显；出现精神症状常提示脑膜弥漫性转移，表现迟钝、智力减退、柯萨可夫综合征、颞叶攻击行为、兴奋躁动及痴呆等，常见脑膜刺激征。

2）神经体征取决于转移瘤部位，如瘫痪、感觉障碍、失语症、视盘水肿、小脑体征、脑神经麻痹、脑膜刺激征等。起病急、进展快及病程短提示多发性脑转移，患者全身状态差或呈恶病质。临床表现复杂，不能用单一病灶解释，严重头痛、精神症状明显及伴多种形式癫痫发作常须警惕转移瘤。

3）脑 CT 检查可见多发的圆形低密度或混合密度肿块，边界清，瘤内坏死、囊变及出血，瘤周水肿及占位征象，呈弥漫、环形或结节状增强，交通性脑积水伴脑池、脑室壁增强提示脑膜转移。MRI 检查可能发现颅后窝的脑干、小脑转移和脑膜转移。

722 少突胶质细胞瘤的临床特征及治疗是怎样的?

少突胶质细胞瘤（oligodendroglioma）占全部脑胶质瘤的 4%～12.4%。95% 的肿瘤位于幕上，多发于大脑半球，额叶最常见，也见于丘脑，肿瘤生长缓慢。

（1）临床特征

1）好发于 30～50 岁，男性稍多。癫痫发作多为首发症状，一般在 3～5 年逐渐出现颅内压增高，病程较长。

2）脑 CT 常见稍低密度或等密度病灶，少数为稍高密度，肿瘤多呈圆形或卵圆形，边界不清，周围无或仅有轻度水肿，占位征象轻；病灶内常见大而不规则的条带状或团块状钙化灶，发生率约 70%；少数半球浅表肿瘤可造成颅骨受压及吸收变薄，少数肿瘤内见低密度囊变区和高密度出血灶；无强化或仅有轻度强化。

（2）治疗：少突胶质细胞瘤属于低级别胶质瘤，可手术治疗和放疗。手术多为做组织学诊断、减小肿瘤体积、降低颅内压、改善神经功能缺失症状，阻止恶性变及控制癫痫发作。放疗针对手术切除不完全的低级别胶质瘤、肿瘤复发或继续进展时。

723 室管膜瘤的临床特征及治疗是怎样的?

室管膜瘤（ependymoma）约占颅内肿瘤的 5%，多属良性肿瘤，是儿童第三位常见的颅内肿瘤，约占 3 岁以下幼儿颅内肿瘤的 33%。发生于脑室系统的任何部位，第四脑室最常见，也可见于脑实质，幕下约占 2/3，幕上约 1/3。

（1）临床特征

1）常见于儿童及青少年，发病高峰 6～15 岁，成人少见。第四脑室的病程较短，侧脑室病程较长，常发生脑积水，可为首发症状。第四脑室室管膜瘤早期出现头痛、呕吐及视盘水肿等颅内压增高或脑干症状；位于第三脑室引起阻塞性脑积水及颅内压增高，局灶性症状较少；侧脑室肿瘤较小可无症状，若阻塞室间孔引起脑室积水及颅高压症状，脑实质肿瘤多位于颞、顶、枕交界，常以癫痫发作为首发症状。

2）脑 CT 常见等密度或略高密度不规则病灶，边界清，其内散在小斑点状钙化灶、低密度小囊性变。肿瘤大多位于脑室系统，不伴周围脑组织水肿，脑实质肿瘤可有轻度水肿带，有时肿瘤部分突入脑室，多呈均一增强，囊性变区不增强。

（2）治疗：室管膜瘤需行手术治疗、放疗及化疗等系统治疗。根据患者年龄决定放疗，如肿瘤细胞播散转移，可行全脑和脊髓放疗。肿瘤切除完整，经系统治疗的患者 5 年存活率达 75% 以上。

724 中枢神经细胞瘤的临床特征及治疗是怎样的？

中枢神经细胞瘤（central neurocytoma）是小细胞神经元肿瘤，多位于幕上脑室即侧脑室及第三脑室内，常附着于透明隔、侧脑室或胼胝体，分级Ⅱ级。颅内发病率约占颅内肿瘤的 0.5%。

（1）临床特征

1）多在 20～40 岁年龄，颅内压增高，系由于脑脊液循环通路受阻，发生脑积水所致。常见症状是头痛，是梗阻性脑积水产生的颅内压增高症状，出现临床症状时常发现肿瘤已长得很大。一般预后良好。

2）脑 CT 检查见肿瘤呈圆形，边界清楚，位于一侧脑室或透明隔近脑室内，等密度或略高的不均匀密度影，半数以上有点状钙化。幕上中枢神经细胞瘤增强后可见中度至明显强化。脑 MRI 对肿瘤显示清楚，轻度增强的肿瘤与侧脑室壁或透明隔附着。免疫组化显示特异性神经细胞抗原。

（2）治疗：中枢神经细胞瘤对放疗极为敏感有效，手术切除肿瘤为解除梗阻性脑积水，配合术后放疗可获得长期生存。如果患者术后脑积水不能解除，应行侧脑室腹腔分流术。

725 神经节细胞瘤的临床特征及治疗是怎样的？

神经节细胞瘤（gangliocytoma）是临床罕见的良性肿瘤，起源于成熟的交感神经节细胞，是神经母细胞瘤的成熟型，好发于脊柱两旁交感神经链和肾上腺，第三脑室、颞叶及额叶等部位也可发生。

（1）临床特征：可发生于任何年龄，以青年以上成人较多见。肿瘤生长缓慢，一般无症状。发生于颈部可引起声音嘶哑，吞咽困难及呼吸困难等；发生于胸、腹部多无症状；发生于椎间孔附近者可经椎间孔长入椎管内引起脊髓压迫症；发生于肾上腺有时因分泌儿茶酚胺引起高血压。

（2）治疗：神经节细胞瘤治疗主要以手术切除肿瘤为主。

726 脑膜瘤的常见部位、临床表现及治疗是怎样的？

脑膜瘤（meningioma）起源于脑膜及脑膜间隙的衍生物，占颅内原发性肿瘤的14.4%～19.0%，是第二位常见的颅内肿瘤，是最常见的良性脑肿瘤，恶性脑膜瘤少见；多发性脑膜瘤约占8%，常见于神经纤维瘤病患者。

（1）常见部位：脑膜瘤位于脑外，好发于脑表面富有蛛网膜颗粒处，矢状窦旁及大脑镰（25%）、大脑凸面（20%）及蝶骨嵴（20%）常见，其他如嗅沟（10%）、鞍上（10%）、颅后窝（10%）、颅中窝（3%）及脑室内（2%）。脑膜瘤边界清，生长缓慢，肿瘤可长得很大，临床症状却不明显。多呈球形，少数扁平状，质地坚硬，丰富血供源于脑膜或脑动脉，肿瘤可侵入脑膜静脉和静脉窦，也可引起颅骨的骨质改变。

（2）临床表现

1）多见于中年人，平均41岁发病，20岁以下占3%～4%，女性男性之比为2：1，病程可长达数年。肿瘤呈膨胀性生长，常以头痛和癫痫发作为首发症状，尤常见于大脑凸面脑膜瘤和老年人。有时患者视神经萎缩明显，但无头痛。肿瘤部位不同，可出现视力、视野、嗅觉或听觉障碍及肢体运动障碍等。老年人颅内压增高症状多不明显。

2）脑CT显示肿物位于脑外，以宽基底与硬膜相连，呈均一的等密度或稍高密度，边界清，瘤内可见钙化或囊变，瘤附着处可见颅骨骨质改变。脑水肿不显著，肿物所在的脑沟及脑池闭塞，可见明显增强。MRI的T2WI可显示肿瘤，硬脑膜窦通畅，可见明显增强及“硬脑膜尾征”。DSA有助于了解肿瘤供血，术前栓塞可减少术中出血。

（3）治疗：手术切除脑膜瘤是最有效的治疗手段，显微手术使效果不断提高，良性脑膜瘤全切效果极佳，大多数病人获得治愈。由于生长位置，17%～50%的脑膜瘤不能全切，少数恶性脑膜瘤也无法全切，需做术后放疗，恶性脑膜瘤和血管外皮型脑膜瘤对放疗敏感，效果肯定。

727 临床常见的脑膜瘤的临床表现是怎样的？

矢状窦旁脑膜瘤（parasagital sinus meningioma）和大脑镰脑膜瘤（cerebral falx meningioma）临床最常见，约占全部颅内脑膜瘤的28%，大脑凸面脑膜瘤和蝶骨嵴脑膜瘤分别占 20% 和 12.5%。

（1）矢状窦旁脑膜瘤和大脑镰脑膜瘤：矢状窦与大脑镰前 1/3 脑膜瘤常无局部定位症状，当肿瘤相当大时才出现额叶症状及颅高压症状。矢状窦与大脑镰中 1/3 脑膜瘤可见癫痫发作、运动感觉障碍，运动感觉症状从足部和括约肌开始出现，依次影响整个下肢、上肢及头面部。矢状窦与大脑镰后 1/3 脑膜瘤表现顶枕叶症状如视野改变多见，对侧同向性偏盲，如累及双侧距状沟视区后部可引起皮质盲，ICP 增高症状出现较早。

（2）大脑凸面脑膜瘤：常见 ICP 增高如头痛、呕吐及视盘水肿等（81%），神经定位体征较明显和较早出现，局限性或全面性癫痫发作（36%），肢体瘫（18%），感觉障碍或异常（21%），发作性昏倒（15%），精神症状（10%）。常见肿瘤邻近颅骨骨质破坏或增生。CT 显示肿瘤周围常伴轻中度水肿，增强见明显均匀强化。肿瘤附着处颅骨常有明显骨质增生或破坏。

（3）蝶骨嵴脑膜瘤除有脑膜瘤共同表现，因部位不同各具不同特征：

1）床突型蝶骨嵴脑膜瘤：较少见，蝶骨嵴内端比邻视神经、眶上裂、海绵窦、颞叶前内侧、大脑脚，出现刺激或受损症状易被早期发现，ICP 增高症状少见。早期多见单眼鼻侧偏盲，出现患侧眼原发性视神经萎缩和视力障碍，ICP 增高伴对侧视盘水肿，为 Foster-Kennedy 综合征。肿瘤如向后压迫颞叶前内侧出现幻味或钩回发作，向前上压迫嗅神经产生同侧嗅觉丧失。肿瘤突入眶上裂或压迫海绵窦，出现海绵窦综合征或眶上裂综合征，引起患侧突眼。肿瘤累及大脑脚出现对侧偏瘫，侵入蝶鞍可影响垂体功能。促皮质激素细胞腺瘤约占 14.4%，表现库欣病。促甲状腺素细胞腺瘤约占 0.5%，多表现中枢性甲状腺功能亢进，仅少数表现为原发性甲状腺功能低下。促性腺激素细胞腺瘤约占 3.3%；多激素分泌腺瘤约占 12%。

2）小翼型和大翼型蝶骨嵴脑膜瘤：较多见，两型临床特点相似，ICP 增高症状较常见，局灶症状较少。患侧视束受压出现对侧同向性偏盲；大翼型、小翼型脑膜瘤与大脑中动脉主干或皮层支粘连受损，出现钩回发作、患侧嗅觉减退、对侧中枢性面舌瘫、轻偏瘫和失语；前额叶受累出现智能减退。

3）片状蝶骨嵴脑膜瘤：蝶骨小翼和大翼可见明显增生，引起患侧颞部隆起。患侧缓慢进行性突眼及眼睑肿胀；视力障碍开始不明显，可突然渐趋严重；复视及眼球运动障碍较常见，可能眶上裂、海绵窦受累。可见癫痫、嗅觉减退和智力衰退。ICP 增高少见，因肿瘤面积大而厚度薄，轴位 CT 难发现病变，需行 MRI 冠状面扫描。不同部位脑膜瘤常累及的脑神经及症状体征见表 20-6。

表 20-6　脑膜瘤常累及的脑神经及其症状和体征

部位	常累及脑神经	症状和体征
矢状窦，大脑镰	不受累	前部脑膜瘤偶见额叶症状；中部见癫痫或运动感觉症状，自足部始逐渐影响下肢、上肢及头面部；后部见对侧同向性偏盲、皮质盲，头痛呕吐等 ICP 增高症状

续表

部位	常累及脑神经	症状和体征
大脑凸面	不受累	常见 ICP 增高如头痛、呕吐及视盘水肿，癫痫发作、肢体瘫、感觉障碍、精神症状及邻近颅骨骨质破坏
蝶骨嵴	Ⅵ，Ⅲ，Ⅳ，V_1	可引起视力丧失、视神经萎缩
嗅沟	Ⅰ，Ⅱ	可见嗅觉缺失、视力丧失、精神改变及癫痫发作
海绵窦	Ⅱ，Ⅳ，Ⅵ，V_1，V_2	眼球运动障碍，面部感觉障碍
脑桥小脑角	Ⅴ，Ⅶ，Ⅷ，Ⅸ，Ⅹ	出现眩晕、耳鸣、面瘫及小脑、脑干体征等
斜坡前中部	Ⅲ，Ⅴ，Ⅵ，Ⅶ，Ⅷ	常见三叉神经、听神经受累，眼震，晚期见长束症状、ICP 增高、斜坡骨质破坏等
斜坡后部	Ⅸ，Ⅹ，Ⅺ，Ⅻ	呛水、吞咽困难、共济失调、ICP 增高及斜坡骨质破坏
小脑凸面，天幕	不受累或较轻	出现眼震、小脑步态、肢体共济失调及视力丧失或偏盲
枕骨大孔	Ⅷ，Ⅸ，Ⅹ，Ⅺ，Ⅻ	出现颅颈交界病变四主征：高颈髓受压、后组脑神经症状、小脑征、颅压高及枕部疼痛等

728 临床不常见的脑膜瘤的临床特征是怎样的?

临床不常见的脑膜瘤包括嗅沟、前颅窝底、鞍结节、鞍膈、天幕、脑桥小脑角、斜坡、小脑凸面及枕大孔区脑膜瘤等。

（1）嗅沟与前颅窝底脑膜瘤：临床表现基本相似，早期症状常为单侧嗅觉障碍，若双侧肿瘤可先出现一侧，再进展为双侧嗅觉丧失。视力障碍常见视神经萎缩，有时出现 Foster-Kennedy 综合征，但不如床突型蝶骨嵴脑膜瘤多见。70% ~80% 的患者出现 ICP 增高，有时出现额叶精神症状。头颅 X 线平片或 CT 可见约 70% 的患者蝶骨平板骨质增生，CT 见圆形或卵圆形肿块以阔基底与前颅窝底相连，向两侧发展，向上突向额叶，肿瘤大可见侧脑室前角受压变形，瘤周可见脑水肿。

（2）鞍结节与鞍膈脑膜瘤：出现鞍上占位病变症状，早期可见视神经和视交叉受压，垂体功能不足症状。鞍结节脑膜瘤嗅觉症状早于垂体功能不足，鞍膈脑膜瘤视觉及垂体症状常同时出现。由于鞍结节脑膜瘤偏于一侧，常见单眼视力障碍或同向性偏盲，鞍膈脑膜瘤多居中，可见双颞侧偏盲。随后如丘脑下部受压，出现尿崩症、嗜睡；海绵窦或眶上裂受压出现眼肌麻痹；累及颞叶前内侧可见钩回发作；累及内囊或大脑脚出现轻偏瘫；第三脑室受压可见脑积水及颅内压增高。CT 显示鞍上池内稍高密度圆形肿块，边界清，肿块较大可导致鞍上池填塞，可向前伸入前颅窝，向后压迫视交叉，向下侵及鞍内，向上突入纵裂，自下方使第三脑室受压引起双侧脑积水。瘤内常见钙化，肿瘤多见均一的强化。

（3）天幕脑膜瘤：较小可无症状，变大压迫视皮质出现偏盲或皮质盲；可见不同程度 ICP 增高症状及小脑体征。有时发生窦汇内血栓形成，如直窦血栓引起大脑大静脉血流阻滞可出现意识不清、肢体强直发作、去大脑强直。脑膜瘤沿天幕缘向天幕上、下生长，骑跨天幕使肿瘤生长受限，形成切迹，MRI 冠状位肿块呈逗号样。

（4）脑桥小脑角脑膜瘤：是最常见的后颅窝脑膜瘤，肿瘤附着于内听道内侧，邻近岩上窦。较早出现一侧脑神经症状，常见听力障碍（占 80%）、三叉神经感觉减退（63%）、面神经麻痹（53%）、后组脑神经障碍（30%）。一般无 ICP 增高和共济失调。MRI 显示肿物位于脑桥小脑角，与岩骨广基底相连，内听道不扩大。

（5）斜坡脑膜瘤临床特征：主要是脑神经功能缺失，常累及三叉神经、听神经，眼震约 88%，共济失调、步态不稳为 75%，长束症状仅见于少数晚期病人。75% 的病人出现 ICP 增高。CT 发现斜坡骨质明显破坏或增生有助于脑膜瘤定位。

（6）小脑凸面脑膜瘤：较少见，脑膜瘤多粘连于横突与乙状窦交接处。以 ICP 增高症状为主，脑神经轻度受损仅见于晚期患者。71% 的患者见眼震、小脑步态、肢体共济失调及闭目难立等。CT 常见肿瘤压迫第四脑室移位和出现脑积水。

（7）枕大孔区脑膜瘤：较少见，脑膜瘤位于延髓前方占 55%，在左、右、后方各 15%。出现颅颈交界病变四组症状，如高颈髓受压、后组脑神经障碍、小脑症状、颅内压增高征；以及枕部疼痛等。CT 检查常难发现，MRI 矢状位清晰可见。

729 脑干肿瘤的临床特征及治疗是怎样的？

脑干肿瘤（brainstem tumor）约占颅内肿瘤的 3%，约占儿童颅内肿瘤的 15%。多为星形细胞瘤和多形性胶质母细胞瘤。

（1）临床特征

1）脑干肿瘤在任何年龄均可发病，多见于儿童和青少年，5 ~ 30 岁发病占 73%。儿童进展快，病程短，数周至数月出现严重脑干症状；成人进展慢，病程较长，数月至 1 年开始脑干症状加重，未经治疗自发病至死亡自然存活期为 6 ~ 13 个月。常出现枕部头痛，儿童常有性格改变，由温和变为固执或急躁，少数成人有精神症状，部分出现排尿困难、心悸、腹痛等自主神经症状，早期无 ICP 增高。

2）局灶性症状依肿瘤部位而异，中脑肿瘤常见动眼神经麻痹。桥脑肿瘤约占脑干肿瘤半数以上，儿童常见复视、易跌倒，成人首发眩晕、共济失调，脑桥外侧肿瘤常见耳鸣、眩晕、听力减退及眼震等，脑桥旁正中网状结构（PPRF）受累，眼球向病侧凝视麻痹，脑桥基底部肿瘤可见 Foville 综合征或 Millard-Gubler 综合征，早期仅见对侧肢体无力、锥体束征，第四脑室受压变形或发生阻塞性脑积水。

延髓肿瘤常见吞咽障碍及生命体征改变。

3）脑 CT 显示胶质瘤多为低密度；脑 MRI 呈 T1WI 低信号、T2WI 高信号，脑干弥漫增粗，瘤内囊变坏死，中脑肿瘤常见导水管阻塞，引起第三脑室及侧脑室对称性扩张。

（2）治疗：MRI 显示边界清楚的局限性胶质瘤可显微外科切除，脑干背侧血管母细胞瘤向脑干外生长，无论大小、是否囊性均为手术适应证。星形细胞瘤应从瘤内向周围逐渐吸除，能辨认肿瘤界限可沿边界切除。儿童脑桥胶质瘤呈弥漫性肿大，MRI 看不清正常脑桥结构宜首选放疗，常规剂量每疗程 40 ~ 50 Gy，暂时改善部分患儿症状。脑干胶质瘤术后、放疗后或复发可行化疗，疗效不确切。

730 三叉神经鞘瘤的临床特征及治疗是怎样的？

三叉神经鞘瘤（trigeminal nerve schwannoma）占颅内肿瘤的 0.11% ~0.13%，占颅内神经鞘瘤的 0.18% ~8%，仅次于听神经瘤，是第二位常见的颅内神经鞘瘤。

（1）临床特征

1）患者多在中年起病，女性略多。最常见症状是同侧面部感觉障碍，通常为麻木、疼痛或感觉异常，如 3 支均为完全性感觉缺失常提示半月神经节恶性病变侵犯；可见三叉神经痛、复视、听力减退、视力减退、突眼及共济失调等。

2）脑 CT 检查显示卵圆形肿瘤，呈等或低密度，边界清晰，周围水肿不明显。MRI 检查可见 T1WI 等或低信号，T2WI 高信号，可呈均匀或不规则强化，偶可囊性变。

（2）治疗：三叉神经鞘瘤为良性病变，肿瘤全切可使本病得以治愈。对病灶较小、难以耐受手术治疗或不愿手术的患者可行立体定向放射外科治疗。

731 听神经瘤的临床特征及治疗是怎样的？

听神经瘤（acoustic neuroma）多源于前庭神经，国际统一命名为前庭神经鞘瘤（vestibular schwannoma，VS），是脑桥小脑角（CPA）最常见的良性肿瘤，约占颅内神经瘤的 91%。神经纤维瘤病 NF-2 伴双侧听神经瘤，占全部听神经瘤的 5%。

（1）临床特征

1）发病高峰 30 ~ 50 岁，病程长，进展慢。耳蜗及前庭神经症状多为首发，如听力下降，伴持续高调耳鸣，可突发听力下降；常见头晕、眩晕、耳闭塞感、平衡失调、颞枕部头痛、面部麻木等。CPA肿瘤可见特征性Bruns眼震，注视患侧出现低频大振幅眼震，由于患侧脑桥功能不全；注视健侧出现高频小振幅眼震，为患侧前庭神经麻痹。症状进展有规律性，开始前庭耳蜗神经症状→颞枕痛伴病侧枕大孔区不适→邻近脑神经受累如面痛、麻木及感觉减退（三叉神经），面肌抽搐、轻度面瘫（面神经）→小脑性共济失调→颅内压增高症状（中脑导水管受压）→晚期出现吞咽困难、饮食呛咳等。

2）脑脊液蛋白增高，细胞数正常。X线平片见内听道扩大及岩嵴被破坏吸收。脑CT见CPA均匀等密度或略低密度圆形、椭圆形或不规则肿块，边界不清，可均匀或不均匀增强或环状强化。脑MRI显示肿瘤T1WI低信号、T2WI高信号，肿瘤呈蒂状伸入内耳道。

（2）治疗：听神经瘤是良性肿瘤，宜手术治疗，大肿瘤须分块切除，脑干受压、听力或面神经功能受损应做减压术，最大限度切除肿瘤，并保留正常面神经功能及实用听力。γ-刀、放疗适于老年病人的小或中等肿瘤、肿瘤次全切除后复发者。

732 嗅神经母细胞瘤的临床特征及治疗是怎样的?

嗅神经母细胞瘤（esthesioneuroblastoma）是罕见的鼻－前颅底肿瘤，早期症状不典型，确诊多已属晚期。

（1）临床特征

1）30～70岁多发，男女发病比例相当，起病隐匿，临床常见鼻塞、鼻出血、头痛、嗅觉减退或丧失，鼻溢液，较少见症状如视力下降、复视、溢泪及头晕等。体检在鼻腔顶部、中鼻道或鼻窦腔可见淡红色息肉样新生物，触之易出血。

2）临床表现无特异性，确诊主要靠病理活检，光镜下可见高密度小圆形细胞，大小一致，少数纤维状胞质，核深染，瘤细胞排列成小叶状、片状、条索状，典型及不典型菊形团结构。

3）10%～30%的嗅神经母细胞瘤可经淋巴或血液途径、转移，常转移至颈部淋巴结，其次是脑、肺和骨。本病复发率为38%～86%。

（2）治疗：嗅神经母细胞瘤可单独手术、放疗、手术结合放疗，化疗作用尚不确定，也无标准化疗方案。目前主要采用手术治疗为主的综合治疗。

733 脑垂体解剖及垂体腺瘤分类是怎样的?

脑垂体（pituitary）是人体重要的内分泌腺，重0.5～0.6g，位于蝶鞍垂体窝内，上覆以鞍膈，垂体上方为视交叉，两侧为颈内动脉海绵窦段。垂体分为垂体前叶（腺垂体）及垂体后叶（神经垂体）。

（1）脑垂体解剖

1）垂体前叶占脑垂体大部分，腺细胞根据染色分为：嗜酸性细胞（35%）位于前叶中心部，包括生长素细胞和生乳素细胞，生长素分泌过多发生巨人症或肢端肥大症；嗜碱性细胞（15%）位于周边部，包括促甲状腺激素细胞、促皮质类固醇细胞、卵泡刺激素细胞及黄体生成素细胞；嫌色性细胞（50%），嫌色性细胞瘤可生长很大，侵犯视交叉、海绵窦、颈内动脉及动眼神经等。

2）神经垂体：视上核、室旁核分泌抗利尿激素（ADH）和催产素（oxytocin）。

（2）垂体腺瘤分类：垂体瘤以往按病理组织学分为嗜酸性、嗜碱性、嫌色性及混合性，目前采用细胞分泌功能分类。

1）分泌功能性腺瘤：约占75%。包括：①生长激素细胞腺瘤，约占16%，引起肢端肥大症和巨人症；②催乳素细胞腺瘤，约占28.9%，是分泌功能腺瘤中最常见者，大多为鞍内微腺瘤；③促皮质激素细胞腺瘤，约占14.4%，表现库欣病；④促甲状腺素细胞腺瘤，约占0.5%，多数患者表现中枢性甲状腺功能亢进，仅少数表现原发性甲状腺功能低下；⑤促性腺激素细胞腺瘤，约占3.3%；⑥多激素分泌腺瘤，约占12%。

2）无分泌功能性腺瘤：约占25%，临床早期无内分泌失调，或仅有轻度性欲减退、早泄或女性不明显的月经紊乱，大多数病人肿瘤增大压迫视神经、视交叉时引起视力障碍，侵犯垂体产生垂体功能减退症状。

734 垂体腺瘤的临床表现是怎样的?

垂体腺瘤（pituitary adenoma）临床症状复杂，主要表现内分泌症状，如垂体功能亢进或功能不足，与肿瘤相关的神经功能症状等。

（1）垂体功能亢进：约75%的垂体腺瘤有分泌活性，呈激素高分泌状态，泌乳素、生长激素、促肾上腺激素及促甲状腺激素增高分别出现相应的临床综合征，如闭经－泌乳综合征、肢端肥大症或巨人症、库欣病及继发性甲状腺功能亢进等。

1）泌乳素腺瘤引起闭经－泌乳综合征，多见于青年（20～30岁）女性，表现闭经、溢乳、不孕三联征；多为微腺瘤，病程长；血清催乳素（PRL）增高 >200μg/L 可确诊（正常女性 PRL <30μg/L，男性 <20μg/L）。

2）生长激素细胞腺瘤在儿童引起巨人症，青春期后表现肢端肥大症。男性早期性欲亢进，晚期阳痿，女性闭经；心脏肥大、高血压导致心力衰竭，可合并糖尿病及并发症。

3）促皮质类固醇细胞腺瘤：多见于青壮年和女性，表现库欣综合征，典型为向心性肥胖、满月脸、水牛背及四肢瘦小，常见高血压，多毛症；ACTH 使盐皮质醇增加，出现低钾、高钠及无力；高皮质醇血症抑制垂体促性腺激素分泌，导致女性闭经及不孕，男性睾丸萎缩和阳痿。

4）促甲状腺激素细胞腺瘤：罕见，呈侵袭性生长，可见甲状腺肿大，血浆 T_3、T_4 及 TSH 增高。

（2）垂体功能不足：约 25% 的垂体腺瘤无分泌功能，常见于青壮年，生长缓慢，当腺瘤体积较大压迫周围的垂体、垂体柄或下丘脑促垂体区时出现垂体功能低下症状；晚期病人表现无力、倦怠、面色苍白、低血压、低血糖、低体温及低血钠等垂体功能危象。

1）促性腺功能不足：男性睾丸萎缩、性欲减退、阳痿及第二性征不显著，皮肤细腻；女性月经紊乱闭经，乳房、子宫及附件萎缩，性欲减退，阴毛少，肥胖。儿童发育障碍、身材矮小及智力减退等。

2）促甲状腺功能不足：表现畏寒、少汗、疲乏、精神萎靡、食欲减退、嗜睡等及基础代谢率降低。

3）促皮质类固醇不足：出现低血糖、低血钠、虚弱无力，伴厌食、恶心、易感染，体重减轻，血压偏低、心音弱及心率快等。

4）生长激素不足：儿童骨骼发育障碍，体格矮小（侏儒症）。肿瘤向鞍上、鞍旁、额叶及颞叶内生长或突向第Ⅲ脑室，压迫室间孔引起脑积水和颅内压增高。

（3）与肿瘤相关的神经症状

1）头痛是早期常见症状，肿瘤向上生长牵拉鞍膈所致。视力障碍及视野缺损为常见体征，肿瘤向蝶鞍上生长压迫前视觉通路所致。

2）肿瘤侵犯邻近结构，如侵入海绵窦累及Ⅲ、Ⅳ、Ⅵ及 V_1、V_2 脑神经，出现海绵窦综合征；肿瘤沿颈内动脉周围生长使颈内动脉狭窄或闭塞，产生偏瘫、感觉障碍及失语等；肿瘤侵犯三叉神经节可继发三叉神经痛；向前发展影响额叶，产生精神症状、癫痫及嗅觉障碍等；向后长入脚间窝，压迫大脑脚及动眼神经，产生 Weber 综合征，动眼神经麻痹及对侧偏瘫；向蝶鞍上生长影响下丘脑和第Ⅲ脑室，产生多饮、多尿、嗜睡等下丘脑症状；如阻塞室间孔引起脑积水。

735 垂体腺瘤的影像学诊断及治疗是怎样的?

垂体腺瘤影像学诊断对确诊颇为重要。治疗首选手术，也可采取伽马刀、术后放疗及药物治疗等。

（1）影像学诊断

1）脑 CT 检查常见鞍上池等密度伴略高密度或低密度肿物，为坏死或囊变，少数有钙化、出血，有增强效应。第三脑室受压可见侧脑室扩张和脑积水，应作冠状位增强扫描。

2）脑MRI冠状位、矢状位可见垂体微腺瘤，T1WI和T2WI显示肿瘤低信号，与正常脑灰质类似，垂体上缘膨隆，垂体柄向健侧移位；可见强化，囊变不强化，强化前后T1WI证实微腺瘤准确率达90%，肿瘤直径<5mm检出率为50%～60%。

（2）治疗

1）手术治疗传统采用经颅切除术，适于巨大侵袭性垂体腺瘤晚期向鞍旁、鞍上、脑叶和第Ⅲ脑室发展，伴视路受压、下丘脑受损、癫痫、精神症状、脑积水、颅内压增高及垂体危象等。目前首选经蝶窦切除术，采用微侵袭外科技术，适于切除早期微腺瘤，各种分泌性或无分泌功能腺瘤鞍内型或向鞍上、蝶窦内生长、伴脑脊液鼻漏，巨大腺瘤向鞍上生长等。术后并发症包括下丘脑及视交叉损伤、颅内大血管痉挛闭塞、继发性空蝶鞍、脑脊液鼻漏、蝶窦感染和垂体功能低下。

2）γ-刀治疗可作为垂体腺瘤的首选治疗。适应证是中、小（直径<4cm）垂体腺瘤；垂体腺瘤距视神经距离>5mm；垂体腺瘤术后残留或复发；年老体衰患者不适合手术等。并发症包括瘤内出血、视交叉损伤及脑脊液鼻漏等。

3）放疗适于无分泌功能腺瘤术后辅助治疗，对放射线中度敏感，放疗可使大部分瘤组织破坏，体积缩小；分泌功能性腺瘤疗效不理想。并发症如放射性脑坏死、瘤内出血、视交叉损伤、空蝶鞍综合征及脑脊液鼻漏等。

4）药物治疗：约1/3的垂体腺瘤病人不宜立即手术，药物治疗可促使肿瘤缩小，改善视力；未完全切除、难以切除或复发病例也需药物治疗。妊娠期病人可用药控制肿瘤生长，分娩后再行手术切除。无分泌功能腺瘤垂体功能减退可应用皮质类固醇、甲状腺素片、甲基睾丸素等对症治疗。垂体分泌性腺瘤可用：①多巴胺（DA）受体激动剂如溴隐停（Bromocriptine）、利舒脲（Lisuride）、培高利特（Pergolide），长效生长激素释放抑制因子如生长抑素类似物（SMS201-995）、奥曲肽（Octreotide），作用于下丘脑和垂体增强DA作用，调节垂体激素活动，抑制催乳素、促生长激素和ACTH分泌；溴隐停治疗催乳素（PRL）腺瘤开始7.5mg/d，约半数患者>10mg/d有效，数月疗程。②赛庚啶（Cyproheptadine）24mg/d（4mg/q4h），可能对ACTH腺瘤有效。③氨基导眠能（Aminoglutethamide）阻断肾上腺皮质激素合成，作为ACTH腺瘤手术或放疗后辅助治疗。

736 颅咽管瘤的临床特征及治疗是怎样的？

颅咽管瘤（craniopharyngioma）是颅咽管残余上皮细胞生长的肿瘤，鞍上型占80%，或在第三脑室内、鞍旁等，发病率占脑肿瘤的5%～6%。

（1）临床特征

1）多见于儿童和青年，发病高峰 5～10 岁，也见于其他年龄，早期症状不明显，后期出现症状，如鞍上型压迫视神经、视交叉引起视力下降、偏盲及象限盲。

2）下丘脑症状及内分泌失调：儿童表现生长缓慢、发育迟缓（垂体性侏儒症），成人表现肥胖、性功能低下、乏力、基础代谢率低等（肥胖性生殖无能综合征），体温较低 35～36℃（丘脑下部后部受损）或中枢性高热（丘脑下部前部受损），尿崩症（视上核、室旁核、丘脑下部－垂体束、垂体后叶受累），以及嗜睡、健忘、虚构等精神症状（丘脑下部－边缘系统受损），多食，闭经－溢乳综合征等。

3）出现头痛、呕吐、视盘水肿等颅内压增高症状，可见外展神经麻痹，幼儿可见骨缝分开、头围增大及头皮静脉怒张等。

4）肿瘤向周围生长引起各种邻近结构症状，向鞍旁产生海绵窦综合征，向前颅窝生长出现记忆减退、定向力差、嗅觉障碍及癫痫等；向颅中窝出现幻嗅、幻味等颞叶癫痫。

5）脑 CT 检查可见鞍上或鞍内均匀低密度或低、等混合密度肿块，可伴囊性病变，约半数病灶有钙化；肿瘤可增强，呈圆形或椭圆形，边缘较清，瘤周多无水肿带，肿瘤较大压迫第三脑室可引起阻塞性脑积水。MRI 检查实质性颅咽管瘤可见 T1WI 低信号，T2WI 高信号；囊性颅咽管瘤 T1WI、T2WI 均高信号。

（2）治疗：以手术为主，肿瘤局限可全部切除，范围较广难以全切，术后可辅以放疗及内分泌治疗。

737 脊索瘤的临床特征及治疗是怎样的？

脊索瘤（chordoma）是起源于胚胎结构脊索残余组织的少见肿瘤。颅底脊索瘤占颅内肿瘤的 0.15%～0.5%，为良性肿瘤，常见于斜坡、鞍旁和鞍区。

（1）临床特征

1）青中年多见，病程长，常见弥漫性头痛，外展神经麻痹；30%～50%的患者有鼻咽部肿块，引起鼻塞或吞咽障碍。

2）不同部位肿瘤症状：①斜坡型：肿瘤常偏于一侧，表现脑干受压症状，见一侧Ⅵ～Ⅻ脑神经损害，特征性表现双侧外展神经受损，伴对侧轻偏瘫，第三脑室及导水管向后上移位引起脑积水，肿瘤压迫桥脑小脑角出现听力障碍、耳鸣和眩晕等。②鞍旁型：Ⅵ脑神经受累多见，也有Ⅲ、Ⅳ、Ⅴ脑神经部分麻痹，向上向前压迫视交叉可见相应的视野缺损。③鞍内型：表现类似垂体腺瘤，出现视力减退、双颞侧偏盲、视神经萎缩，垂体功能低下如阳痿、闭经、肥胖等。肿瘤侵犯鼻窦可出现鼻塞、吞咽困难、脓性或血性鼻分泌物。

3）脑 CT 检查可见斜坡或岩尖或蝶窦为中心的圆形或不规则略高密度肿块，内散在点片状高密度影，为钙化或骨残余，边界清，伴明显骨破坏；部分病例仅见略高密度病灶，其中有低密度区，为黏液或胶冻物；肿瘤较大可见脑组织、脑池及脑室系统受压。MRI 显示脊索瘤呈混杂信号，T1WI 不均匀低至等信号，T2WI 不均匀高信号，矢状位可清楚显示斜坡脊索瘤。

临床根据长期头痛、多组脑神经损害、影像学显示广泛的骨质破坏，应怀疑脊索瘤可能。

（2）治疗：手术切除是较有效方法，手术残余的肿瘤组织术后应加放疗。脊索瘤复发率较高，5 年复发率高达 60% ~70%，肿瘤复发时重复放疗往往无效，反有放射损害之虞，脊索瘤总体疗效不令人满意。

738 松果体瘤的临床特征及治疗是怎样的？

松果体瘤（pinealoma）绝大多数是源于胚胎生殖细胞的肿瘤，松果体是神经内分泌器官，分泌褪黑色素（melatonin）影响丘脑下部垂体激素释放因子及对垂体的直接作用，使催乳激素、黄体生成激素及卵泡刺激素等分泌发生变化，产生一系列神经内分泌症状，对运动活力、睡眠及体温调节、癫痫发作发生影响。

（1）临床特征

1）好发生于儿童和青少年，发病高峰 10 ~12 岁，男性多见。临床可见三组症状：①颅内压增高症状见于 80% 的病例；②内分泌症状如性早熟、垂体功能不足、尿崩症等；③神经症状，60% ~70% 的患者可见两眼上视不能，动眼神经核性麻痹，双侧动眼神经支配的眼肌呈不完全性不对称性麻痹，瞳孔反射改变。可出现动作不协调、辨距不良、共济失调、肌张力减低等小脑症状（小脑上脚受累）；出现嗜睡，影响丘脑下部后区或中脑上部网状激活系统；轻偏瘫和锥体外系症状（大脑脚和丘脑底部受累）；听觉障碍（下丘受损）。

2）脑 CT 检查可见松果体区等密度或稍高密度肿块，肿瘤内常有斑块状松果体钙化，瘤边界不清，肿瘤较大时可沿第三脑室侧壁向两侧丘脑扩展似蝴蝶形，颇具特征性；瘤周一般无水肿带，可有阻塞性脑积水，肿瘤可见明显均匀强化。

（2）治疗

1）松果体区肿瘤位置深在，与丘脑后部、中脑、大脑内静脉及大脑大静脉等重要结构毗邻，手术难度较大，风险较高。畸胎瘤质地硬，边界清，可全切除。

2）生殖细胞瘤对放疗敏感，部分切除后放疗也可消失，小剂量 5 ~10Gy 的诊断性放疗可使之明显缩小，有诊断价值；松果体细胞瘤、松果体母细胞瘤放疗较敏感，较良性的畸胎瘤不敏感，恶性畸胎瘤在 γ 刀、X 刀或放疗后生长明显加速。

3）胚胎生殖细胞对化疗敏感性较高，国内对松果体区生殖细胞瘤应用顺氯铵铂 + 甲氨蝶呤 + 长春新碱 + 平阳霉素联合化疗方案，给药过程中监测血药浓度，MRI 检查可见肿瘤明显缩小。

739 软脑膜癌病的病因、临床特征及治疗是怎样的?

软脑膜癌病（leptomeningeal carcinomatosis）是由于恶性肿瘤弥漫性或多灶性软脑膜播散或浸润，是中枢神经系统转移瘤的一种特殊分布类型，本病常发生于原发灶确诊后数月、数年，是恶性肿瘤致死的重要原因之一。

（1）临床特征：本病好发于中老年，无明显性别差异，多呈亚急性起病，临床进展快。主要表现脑部、脑神经、脊神经根受损症状。半数患者首发症状为脑部病变，如头痛、呕吐、眼底水肿、脑膜刺激征、精神症状、癫痫发作等。可累及脑神经，以Ⅱ～Ⅷ对脑神经受损最常见，出现视力丧失、眼肌麻痹、听力和前庭功能障碍等。脊神经受损症状包括腰骶部疼痛向双下肢放射、四肢无力伴感觉异常、腱反射减弱或消失、尿便失禁等。

（2）治疗

1）外科治疗：通过放置 Ommaya 囊对患者行脑室内化疗，与传统腰椎穿刺术鞘内给药相比更安全，脑室内给药可使化疗药物均匀地分布于脑脊液中。

2）放射治疗：是治疗脑膜癌病的常用手段，尤其伴大块软脑膜病变的患者，对直径≥3mm 的患者可全脑联合局部放疗。

3）化疗：包括鞘内化疗和全身化疗。鞘内化疗主要选择甲氨蝶呤、阿糖胞苷、噻替哌等药物；全身化疗药物可用卡莫司汀（卡氮芥）、司莫司汀、替尼泊苷、替加氟和大剂量甲氨蝶呤等。

（蒋传路）

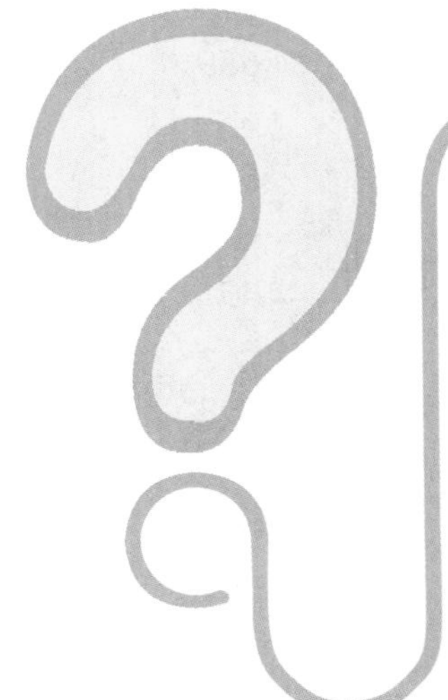

第二十一章

颅脑损伤

Brain Trauma

740 闭合性颅脑损伤及损伤方式是怎样的?

闭合性颅脑创伤（closed brain injury）是指硬脑膜完整，颅腔与外界不相通的颅脑创伤。由于损伤机制复杂，脑损伤范围广泛，继发性脑水肿及脑受压严重，死亡率较高。

损伤方式如下。

（1）直接损伤：是暴力直接作用于头部致伤。包括：

1）加速性损伤：头部处于相对静止状态，运动物体暴力冲击引起颅骨变形和脑组织在颅腔内运动产生脑损伤。发生在受冲击部位的损伤又称为冲击伤，多见于打击伤。

2）减速性损伤：头部在运动状态中突然撞击到相对静止的坚硬物体，除头部着力处发生颅骨变形和脑组织移动引起脑组织和血管损伤，着力点对冲部位脑组织常发生挫裂伤、血管撕裂和血肿，又称对冲伤，多见于跌伤和坠落伤。

3）挤压伤：头部两侧同时受外力的夹持作用，引起严重的颅骨变形、脑膜撕裂、血管和脑组织损伤，常见车轮辗过头部、头被重物压砸和新生儿产伤等。

（2）间接损伤：是暴力作用于身体其他部位传导至头部造成损伤。包括：

1）传递性损伤：多见于高处坠落时足跟或臀部着力，力由脊柱传导至颅底，颅腔内脑组织移动引起挫裂伤和桥静脉撕裂。上颈椎向前后滑动，突入颅底引起环枕部骨折或脱位，损伤颈髓、延髓和脑桥。颅内损伤与颈髓损伤又称为颅脊联合伤。

2）挥鞭样损伤：躯干突然向前或向后冲击时头部因惯性落后于躯干运动，环枕关节和颈椎发生过伸、过屈和旋转运动，犹如甩鞭样运动，除环枕区发生骨折和脱位，颈髓、下位脑干和脑组织可移动损伤。

3）胸部挤压伤伴脑损伤：由于胸腔内压力突然急剧增高，使上腔静脉、颈静脉压力骤然增高，颜面和颅内小静脉破裂，产生小点状出血和水肿，面色如窒息样，又称创伤性窒息。

741 闭合性颅脑损伤的伤情分类及诊断标准是怎样的?

中华神经外科学会颅脑损伤的伤情分类法，分为四类。

（1）轻型：为单纯脑震荡。

1）原发性意识障碍时间在30分钟内。

2）仅有轻度头痛、头晕等症状。

3）神经系统检查和脑脊液检查无明显改变。

4）无或有颅骨骨折。

（2）中型：为局限性脑挫裂伤。

1）原发性意识障碍不超过 12 小时，意识障碍逐渐加重或有再昏迷。

2）生命体征明显变化，有急性颅内压增高症状。

3）有明显神经系统阳性体征。

4）有广泛的颅骨骨折。

（3）重型：为广泛性脑挫裂伤、颅内血肿和轻型弥漫性脑损伤。

1）昏迷时间超过 12 小时，意识障碍逐渐加重或有再昏迷。

2）生命体征明显变化，出现急性颅内压增高症状。

3）有明显神经系统阳性体征。

4）可有广泛的颅骨骨折。

（4）特重型：为严重脑干损伤和脑干衰竭。

1）伤后持续深昏迷。

2）生命体征严重紊乱或呼吸已停止。

3）出现去大脑强直、双侧瞳孔散大等体征。

临床上见到的颅脑损伤常极其复杂，各种暴力因素相继发生于同一意外事件中，头皮、颅骨和脑组织可分别或同时受累，不同组织损伤程度可不一致。颅骨骨折及头皮损伤严重程度常作为估计颅脑损伤存在及严重程度的参考指标。

742 头皮损伤的临床分类和诊断标准是怎样的?

头皮损伤（scalp injury）是外力直接作用于头部所致。

分类及诊断标准

（1）头皮挫伤（scalp contusion）：钝性物体打击导致头部皮肤全层受损，但仍保持完整性。可见皮肤擦伤、皮下瘀血、疼痛与压痛等。

（2）头皮裂伤（scalp laceration）：锐器伤的伤口整齐，污染轻；钝器伤的伤缘不整，伴皮肤挫伤或明显的污染。头皮全层裂伤可见伤口裂开，如伤及头皮动脉可严重出血。

（3）头皮血肿（scalp hematoma）

1）皮下血肿（subcutaneous hematoma）：较局限，血肿周围软组织水肿明显，触之较硬，中心部柔软，易误诊为凹陷骨折。

2）帽状腱膜下血肿（subgaleal hematoma）：帽状腱膜下腔组织疏松，血肿易扩展，蔓延至整个颅顶，触之波动明显。

3）骨膜下血肿（subperiosteal hematoma）：常伴颅骨骨折，压痛明显，受颅骨骨缝限制，血肿常与颅骨大小相当。

（4）头皮撕脱伤（scalp avulsion）：因头皮受到强烈的牵拉，头皮由帽状腱膜下方部分或全部撕脱，损伤和出血严重，常发生休克。

743 颅骨骨折的类型及临床特征是怎样的?

颅骨骨折（skull fracture）包括颅盖骨折和颅底骨折，发生率约4：1。颅骨骨折的严重性在于可引起脑损伤、颅内血管和脑神经损伤，脑脊液漏和感染等。

分型及临床特征

（1）颅盖骨折

1）线形骨折：骨折呈线状，包括损伤性颅缝分离。当骨折线通过脑膜血管沟构成的静脉窦时，应密切注意硬膜外血肿的可能。

2）凹陷骨折：在凹陷骨片边缘多有环形骨折线，但婴幼儿因骨板薄且富于弹性可无骨折线，且可能自行复位。凹陷骨折位于功能区可产生脑受压症状，范围广泛可引起颅内压增高。

3）粉碎性骨折：有多条骨折线相互交叉呈星形或不规则形，骨片可有错位或凹陷。

（2）颅底骨折：通常为线形骨折。单纯颅底骨折少见，常由颅盖骨折延续。颅底硬脑膜较薄，易随骨折破裂。颅底孔道多，许多血管和神经进出颅腔，颅底与鼻窦毗邻。因此，骨折常伴脑神经损伤及脑脊液鼻漏。

按部位可分为颅前窝骨折、颅中窝骨折和颅后窝骨折（表21-1）。

表21-1　颅底骨折的分类及临床特点

分类	颅前窝骨折	颅中窝骨折	颅后窝骨折
软组织损伤	眶周皮下和球结膜下瘀血，紫斑，肿胀	颞肌下肿胀、皮下瘀血、压痛	乳突部、枕部皮下瘀血，胸锁乳突肌瘀血，颈肌坚硬及压痛
脑神经损害	嗅觉丧失，视神经管受累引起视力丧失	周围性面瘫及听力损害，伤及Ⅲ、Ⅳ、Ⅵ及Ⅴ脑神经出现眼球固定、瞳孔散大、光反应消失及前额感觉丧失	少见，偶有Ⅸ～Ⅻ脑神经损伤，饮水呛、吞咽困难和发音困难
脑脊液漏	鼻出血或脑脊液鼻漏	耳出血或脑脊液耳漏	脑脊液外溢至乳突及胸锁乳突肌处皮下
脑损伤	额极底部损伤	颞叶或颞极底部损伤	小脑及脑干损伤，偶可损及延髓，并可有额极、颞极对冲性损伤

头皮损伤及颅骨骨折的治疗原则是怎样的?

(1) 头皮损伤治疗原则

1) 头皮擦伤、头皮挫伤和皮下血肿:无须特殊处理,1 ~2 周可自行消散。

2) 头皮裂伤因头皮血供丰富,加之头皮收缩能力差,出血不易停止,很小的裂伤也需要缝合。头皮抗感染能力强,只要在 48 ~72 小时内清创彻底,缝合可一期愈合。缝合应将帽状腱膜与皮肤分两层缝合。

3) 头皮血肿需加压包扎,待自行吸收。巨大的血肿可严密消毒下穿刺吸血并加压包扎。

4) 头皮撕脱伤:部分性撕脱伤彻底清创后将皮瓣复位缝合。完全性撕脱伤可采用显微外科技术吻合头皮动脉,再植头皮,污染严重需应用抗生素。

(2) 颅骨骨折治疗原则

1) 颅盖骨折:大多不需要特殊处理。凹陷骨折超过 0.5cm 需手术整复或去除塌陷的骨片;骨折位于静脉窦表面无脑受压表现,宜病情稳定后审慎手术,并作好输血准备;粉碎性骨折有骨片错位或明显陷入应手术处理。

2) 颅底骨折:本身无需特殊处理。治疗重点是预防感染,如有脑脊液漏禁忌填塞,不要擤鼻,减少喷嚏或咳嗽,保持耳道、鼻孔清洁,忌作冲洗。

原发性颅脑创伤的分类及临床特征是怎样的?

原发性颅脑创伤(primary brain injury)是外界暴力直接导致的脑损伤。包括脑震荡、脑挫裂伤及脑干挫伤等。

分类及临床特征

(1) 脑震荡(cerebral concussion):是头部外伤后即刻出现暂时性脑功能障碍,可单独发生,也可与颅内血肿等脑损伤合并发生。

1) 头外伤后即刻发生短暂的意识障碍,意识完全丧失或神志恍惚,程度较轻,随即清醒,不超过 30 分钟。

2) 患者有逆行性近事遗忘,醒后对受伤经过或伤前不久的事情完全失去记忆,但可回忆往事。

3）恢复期可有头痛、头晕、恶心、呕吐、心悸、失眠、健忘和疲劳感等症状，通常短时间内消失，数周后可恢复正常工作。

4）神经系统检查无阳性体征，脑脊液压力及常规检查正常，脑 CT 正常。

（2）脑挫裂伤（cerebral contusion and laceration）：是暴力作用于头部引起脑组织挫伤及结构断裂伤，出现局灶性脑损伤症状和体征，常伴外伤性蛛网膜下腔出血。脑挫裂伤可见于暴力打击点及邻近部位（冲击伤），或在打击部位对应点（对冲伤）。

1）根据头部受力位置可推测对冲性脑挫裂伤部位：枕部正中受力导致两侧颞极和额极、额底部脑挫裂伤。枕部偏一侧受力导致对侧额极、额底部和颞极脑挫裂伤。颞部侧方受力导致对侧颞极和颞外侧脑挫裂伤。顶叶受力，如外力朝前导致额底部和颞极脑挫裂伤，外力朝后导致枕叶内侧轻微脑挫裂伤。

2）脑挫裂伤临床特点：昏迷较深，持续数小时，严重病例可达数日、数周甚至数月。严重对冲性脑挫裂伤患者意识障碍进行性恶化，可出现颞叶钩回疝。清醒后出现较严重头痛、头晕、恶心和呕吐等，持续时间较长。伤后出现神经系统局灶性症状和体征，如偏瘫、失语及锥体束征，取决于脑损伤的部位；额颞叶广泛挫裂伤可出现精神症状；儿童常见癫痫发作，多为全面性发作，局限性发作具有定位意义，非功能区损伤可无局灶症状。常伴发外伤性蛛网下腔出血，出现颈强、Kernig 征和血性脑脊液。伤后可有脉搏细数、血压偏低和呼吸缓慢等生命体征改变，如不很快恢复常提示脑干损伤较重或合并其他损伤。脑 CT 可显示脑挫裂伤、局部脑水肿及点状高密度出血灶，侧脑室受压变形，伴发蛛网膜下腔出血等。MRI 可清晰显示脑挫裂伤亚急性和慢性期改变。

（3）脑干挫伤：是外界暴力直接引起脑干损伤，导致脑神经核、运动及感觉传导束、呼吸及循环中枢、网状激活系统功能障碍，甚至危及生命。

1）伤后即刻出现深昏迷，持续时间长，恢复慢，甚至昏迷不醒。

2）呼吸、循环功能紊乱，严重者出现急性呼吸衰竭，自主呼吸停止，或呼吸深而快，随后深而慢、不规则，呈周期性呼吸；同时出现循环功能衰竭，通常呼吸停止后心跳不立即停止。

3）去大脑强直提示中脑损伤，双上肢过伸内旋，双下肢过伸，呈角弓反张。

4）中脑损伤时眼球固定或分离（散开性斜视），光反射消失，瞳孔散大或不等。脑桥损伤时两眼内斜视或同向偏斜，呈针尖样瞳孔。

5）四肢瘫痪，出现锥体束征。

6）CT 检查因受后颅窝骨伪影干扰，不能清晰显示脑桥及延髓，中脑可见低密度水肿区伴点状高密度出血。MRI 可清楚显示水肿，小灶出血信号与伤后时间有关，急性期可见 T1WI 等或低信号，T2WI 低信号，4 日后 T1WI 变为高信号，T2WI 仍为低信号，以后逐渐变为高信号。

746

颅内血肿的分类及临床特征是怎样的?

（1）颅内血肿分类

1）按部位分类：硬膜外血肿、硬膜下血肿和脑内血肿。两种不同类型血肿可同时并存（混合性血肿）。

2）按出现时间分类：急性血肿（伤后 3 日内出现症状）、亚急性血肿（伤后 4 日至 3 周出现症状）和慢性血肿（伤后 3 周以上出现症状）。

（2）临床特征

1）意识障碍：脑震荡、脑挫裂伤及脑干挫伤等原发性颅脑损伤可导致昏迷，称为原发性昏迷，可持续数分钟、数小时或数日、数周；之后可有意识好转（清醒期）；颅内血肿形成引起脑受压可导致意识障碍恶化至再度昏迷，称为继发性昏迷。这种原发性昏迷 - 意识清醒期 - 继发性昏迷正是颅内血肿的典型表现。但有些患者临床表现不典型，如原发性脑损伤严重又迅速形成血肿，在原发性昏迷未好转前即转为继发性昏迷而无中间清醒期。

2）颅内压增高：除头痛、呕吐及视盘水肿，颅内压显著增高可引起脑血液循环淤滞、脑供血减少和脑移位，导致继发性脑干损害和生命体征变化。

3）局灶性症状：原发性颅脑损伤可引起局灶性症状，若出现新的局灶性症状或原有的症状逐渐加重，均提示可能有颅内血肿形成。

4）脑疝：血肿进展可发生脑疝。幕上血肿引起天幕裂孔疝，表现意识障碍，患侧瞳孔散大，对侧偏瘫或锥体束征等。伤后逐渐出现瞳孔散大、光反应消失是颅内血肿的重要体征，伤后立即出现一侧瞳孔散大、光反应消失很可能是原发性动眼神经损伤。幕下血肿引起枕大孔疝，急性呼吸、循环衰竭可骤然死亡。

747

急性硬膜外血肿的临床特征是怎样的?

颅内血肿的诊断主要根据病史及临床表现，如颅骨骨折跨越脑膜血管沟或静脉窦，患者出现意识障碍、进行性颅内压增高，局灶性神经系统症状及脑疝等，结合脑 CT 可确定血肿的部位及类型。

急性硬膜外血肿临床特征

（1）成年人多见。外力直接作用引起，血肿在暴力打击点的同侧。急性病程。

（2）意识常有中间清醒期，原发性昏迷、中间清醒期可短暂甚至缺如。

（3）常合并颅骨骨折和头皮损伤，血肿大多在骨折或损伤部位。

（4）出血动脉：脑膜中动脉出血造成同侧颞部血肿；脑膜前动脉出血形成同侧额部或额颞部血肿；上矢状窦出血导致额部或顶部矢状窦旁血肿；横窦或窦汇出血引起枕部幕上或幕下血肿。

（5）脑压增高，脑脊液正常或有少量红细胞。

（6）CT 显示血肿为紧贴颅骨内板下高密度或等 - 高混合密度梭形肿块，边界锐利；可见占位效应，中线结构移位，侧脑室受压和变形。骨窗常见血肿附近骨折，少数患者血肿压迫邻近血管出现脑实质局限性低密度（脑水肿或脑梗死）。

748 急性、亚急性和慢性硬膜下血肿的临床特征是怎样的?

硬膜下血肿（subdural hematoma）是颅内出血积聚于硬脑膜下腔，在颅内血肿中发生率最高。根据伤后发生血肿的时间，分为急性硬膜下血肿（伤后 <3 天）、亚急性硬膜下血肿（伤后 3 天 ~3 周内）及慢性硬膜下血肿（ >伤后 3 周）。

（1）急性硬膜下血肿临床特征

1）血肿发生在着力点及附近，对冲位较多见，常见于额底、额极和颞极。

2）血肿多继发于严重脑挫裂伤，原发性昏迷较重和进行性加深，中间清醒期不明显或短暂，少数因静脉撕裂引起者中间清醒期较明显。

3）颅骨骨折发生率较低。

4）颅内压增高、脑受压症状常早期出现，生命体征变化明显。

5）腰穿脑压明显增高，脑脊液含血量较多。

6）CT 可见颅骨内板下新月形高密度区，范围较广，有时覆盖额、顶、颞大半个半球甚至两侧性，常伴脑挫裂伤，占位效应明显。

7）因严重脑挫裂伤、继发性脑水肿及合并血肿，病情进展快，预后较差。

（2）亚急性硬膜下血肿临床特征：与急性硬膜下血肿基本相同，不同点是：

1）原发性脑损伤相对较轻，病程中有较明显的中间清醒期。

2）CT 可见高密度或等密度血肿（伤后 1 ~2 周），平扫显示等密度血肿仅见有占位效应，表现病侧灰白质界面内移，脑沟消失、侧脑室变形和中线结构向健侧移位等。

（3）慢性硬膜下血肿临床特征

1）头外伤较轻，患者甚至已没有记忆，症状常于伤后数月才出现。

2）主要表现颅内压增高症状，头痛明显，可见视乳头水肿，少数病人出现进行性智力衰退、淡漠和嗜睡，轻偏瘫、失语等局灶性脑症状。

3）腰穿见脑脊液呈微黄色，蛋白含量增高。CT 检查早期（伤后 3 周至 1 个月）血肿呈高低混合密度、新月形或半月形肿块，高密度为点片状新鲜出血，部分患者可见液平面（下方高密度，上方低密度）；中期（1 ~2 个月）血肿呈双凸形低密度；后期（2 个月以上）

血肿呈新月形低密度。

（4）合并脑内血肿的临床特征：可与硬膜下血肿相似，不同点是：

1）多因对冲性脑挫裂伤引起，好发于额叶及颞叶；少数可因颅骨凹陷骨折刺破皮质引起，位于凹陷骨折邻近处。

2）CT 显示脑内高密度肿块，周围有低密度水肿和与血肿一致的占位效应。

749 硬膜外血肿、硬膜下血肿及脑内血肿在临床上如何鉴别?

硬膜外血肿、硬膜下血肿及脑内血肿临床表现相似，鉴别点如下。

（1）受伤时头部动静状态与致伤部位及血肿类型有关，头部处于静止状态时易在着力部位产生硬膜外血肿，头部处于运动状态时着力点易发生硬膜外血肿，着力点的对侧常由于对冲性脑挫裂伤形成硬膜下血肿和脑内血肿。

（2）发生颅骨骨折时，如骨折线经过脑膜中动脉沟或静脉窦，常在骨折部位产生硬膜外血肿，颅骨凹陷性骨折易导致脑内血肿，如不伴颅骨骨折多出现硬膜下血肿。

（3）患者出现意识障碍，伴有明显的中间清醒期多为硬膜外血肿，伤后如呈持续昏迷，很可能是硬膜下血肿或脑内血肿。

（4）检查脑脊液含血程度，CSF 不含血或含少量血常为硬膜外血肿，如含有较多量的血多为硬膜下血肿或脑内血肿。

（5）CT 检查可清楚显示血肿的部位、类型、出血量多少，单发或多发血肿等，并可显示脑挫裂伤与脑水肿，加以鉴别。

硬膜外血肿、硬膜下血肿、脑内血肿和脑水肿的鉴别，见表 21-2。

表 21-2　硬膜外血肿、硬膜下血肿、脑内血肿和脑水肿的鉴别

鉴别要点	硬膜外血肿	硬膜下血肿、脑内血肿	脑水肿
原发脑损伤	无或很轻	一般较重	重或脑干伤
意识改变	常有中间清醒期	多为进行性意识障碍	相对稳定，脱水治疗好转
脑受压症状	多出现于伤后 24 小时内	24～48 小时内（特急型例外）	伤后 2～3 天脑水肿高峰期
病变定位	多在着力点或骨折线附近	多在对冲部位	着力部位轻，对冲部位重
颅骨骨折	多为线性骨折，约 90%	50% 有骨折	较少
脑血管造影	凸透镜样无血管区	月牙形无血管区或脑内“抱球征”	血管移位不明显
CT 检查	紧靠内板双凸透镜高密度影	硬脑膜下或脑内不规则高密度影	病变区呈低密度影

续表

鉴别要点	硬膜外血肿	硬膜下血肿、脑内血肿	脑水肿
MRI 检查	内板下凸透镜状高信号影，强度变化与血肿期龄有关	急性期呈低信号或等信号，亚急性及慢性为高信号	脑室、脑池变小，T2WI见白灰质交界处损伤灶，伴高信号水肿区

750 外伤性后颅窝血肿的诊断要点包括哪些?

外伤性后颅窝血肿发生率较幕上血肿低，占颅内血肿的4%～12%，但由于可直接压迫延髓生命中枢，预后较差，早期诊断和及时手术治疗至关重要。

诊断要点

（1）后颅窝血肿发生于枕部直接受力后，多为硬膜外血肿，偶见硬膜下血肿，发现局部软组织损伤、枕骨骨折和小脑血肿等是重要的诊断依据。

（2）患者主要表现进行性颅内压增高症状，剧烈头痛、频繁呕吐常是早期征象。

（3）患者可出现意识障碍，部分患者可有中间意识清醒期。

（4）可伴小脑和前庭功能障碍症状，如垂直、水平或旋转性眼震（约50%），肌张力减低（约80%）及共济失调（约75%）等。

（5）可见脑干受压症状进行性加重，检查常见动眼神经、滑车神经、外展神经麻痹，以及舌咽神经、迷走神经及舌下神经麻痹，可占80%～85%，腱反射不对称，65%～70%可见锥体束征，约70%出现循环、呼吸功能障碍。50%～65%的患者可由于对冲性损伤，导致幕上性脑损伤症状。

（6）确诊主要根据脑CT检查，宜尽早进行，可鉴别硬膜外与硬膜下血肿、对冲性幕上脑损伤、第四脑室受压变形移位等，骨窗可见伴枕骨骨折。

751 弥漫性轴索损伤的临床及影像学特征、临床分型是怎样的?

弥漫性轴索损伤（diffuse axonal injury，DAI）是在特殊的生物力学作用下，以脑内神经轴索断裂、肿胀及轴索球形成为病理生理特征，以意识障碍为临床特点的综合征。Strich（1956）首先认识，英国神经病理学家Adams（1982）提出DAI的概念。

（1）临床及影像学特征：DAI诊断需将临床与影像学表现密切结合才能做出。

1）DAI多为交通事故，少数为坠落伤所致。颅脑损伤严重，伤后立即昏迷，可进行性加重。预后差，常可迅即死亡，部分患者昏迷数周至数月或处于植物状态，存活者常有严重的神经后遗症。死亡率高达 50%，临床诊断及治疗困难。

2）患者除颅内压增高症状，可有神经定位体征，一侧或双侧瞳孔散大，光反应消失，常见同向性凝视。

3）伤后 24 小时内 CT 检查与临床病情严重性不一致，常见脑室脑池受压变小，脑白质、灰质与白质交界散在不对称高密度小出血灶，第三脑室周围、基底节、内囊、脑干亦可见小灶出血，可有蛛网膜下腔出血（SAH），无局部占位效应。

4）MRI 检查 T2WI 可见脑白质、灰白质交界处、胼胝体散在不对称分布的 5～15mm 圆形或椭圆形异常高信号，T1WI 呈低或等信号。颞叶、额叶常见，亦见于顶叶、枕叶和小脑。后期损伤的轴突变性和萎缩，相应部位脑室可扩大。

（2）临床分型

1）轻型 DAI（Ⅰ型）：入院时 Glasgow 昏迷评分（GCS）6 分占 65%，伤后昏迷 6～24 小时，平均 3 日可按吩咐执行动作，CT 正常或有出血点。

2）中型 DAI（Ⅱ型）：入院时 GCS 4～5 分占 60%，昏迷持续 24～72 小时，10 日才能唤醒，平均 18 日可执行动作，有认知缺陷或遗留永久性智力障碍，工作能力降低，3～6 个月恢复至中等残疾占 35%，少数出现植物状态，死亡率约 13.5%。

3）重型 DAI（Ⅲ型）：深昏迷，去皮质强直持续状态，伴弥漫性脑肿胀（DBS），病情重笃。死亡率达 34%～63%，伴 SAH 和脑室出血（IVH）死亡率增高。

DAI-Ⅲ型的临床亚型包括：①DAI 伴弥漫性脑肿胀（DBS）：颅内压增高（<60mmHg）；②DAI 伴 SAH 和 DBS：多在 3～7 日死亡，死亡率 80.5%；③DAI 伴 IVH 和 DBS：瞳孔及眼球运动异常，去脑强直发作，死亡率 76.7%。

4）特重型 DAI（Ⅳ型）：深昏迷，去脑强直持续状态，双瞳孔固定、散大，光反应和脑干反射消失，软瘫等，常伴高热、高血压、多汗等交感神经症状。

5）DAI 伴颅内血肿：亚型包括：①DAI 伴急性硬膜外血肿（EDH）；②DAI 伴急性硬膜下血肿（SDH）；③DAI 伴脑内血肿（ICH）。

DAI 分型的临床及影像学表现及预后，见表 21-3。

表 21-3　DAI 分型的临床及影像学表现及预后

分型	昏迷	GCS	姿势异常	瞳孔异常	CT			预后（%）		
					脑池	中线	出血	较好	植物状态	死亡
DAI-Ⅰ 不见病灶	6～24 小时	11～15	（－）	（－）	正常	（－）	（－）	27	9.6	9.6
DAI-Ⅱ 小出血灶	24～72 小时	6～10	轻度，伴强直	（－）	变化不大	移位 <5mm	小灶或 IVH	8.5	11.3	13.5

续表

分型	昏迷	GCS	姿势异常	瞳孔异常	CT			预后（%）		
					脑池	中线	出血	较好	植物状态	死亡
DAI-Ⅲ脑肿胀	>72小时	3～6	去皮层强直	可能发生脑疝	受压或消失	DBS	DBS，SAH，IVH	3.3	22.9	34.0
DAI-Ⅳ特重型	周、月以上	3～5深昏迷	去脑强直	双瞳孔散大，眼位不正	可无变化	移位可>5mm或不变	无>25ml出血灶	3.1	18.8	56.2

急性弥漫性脑损伤的分类及临床表现是怎样的？

急性弥漫性脑损伤（acute diffuse brain injury）的名称及概念至今未统一，确切病理机制不明，是临床影响脑外伤预后常见的重要因素；包括急性弥漫性脑肿胀、弥漫性脑水肿、弥漫性轴索损伤。弥漫性脑肿胀与脑水肿常可并存。

（1）急性弥漫性脑肿胀（acute diffuse cerebral swelling）：是外伤后数小时（一般约4小时）内发生双侧或单侧半球脑组织广泛肿胀，常见于儿童及青少年。颅脑损伤累及脑干（特别是网状结构和蓝斑）及丘脑下部，影响血管运动中枢可引起急性脑血管扩张，脑血流量和血容量增多导致脑肿胀，也与脑血管自动调节功能受损有关。脑肿胀后脑灌注压下降可引起脑缺血和脑水肿，脑水肿形成较颅脑损伤后脑水肿迅速。

临床表现：患者伤后4～14小时多逐渐出现意识障碍加深或昏迷，许多患者有中间清醒期，同时出现头痛、呕吐等颅内压增高症状，并出现神经定位体征。单纯弥漫性脑肿胀患者症状体征一般在3～7天消退，伴弥漫性脑水肿、小脑出血、挫伤及血肿者恢复较慢，预后较差。CT可见双侧大脑半球弥漫性肿胀，双侧脑室、脑池对称性缩小或消失，第三脑室或基底池消失更有诊断意义，中线无移位。也可见一侧半球弥漫性脑肿胀，同侧脑室受压，脑池变小，中线结构向对侧移位。可伴不同程度脑挫伤、小灶出血、硬膜外或硬膜下血肿等。

（2）弥漫性脑水肿（diffuse cerebral edema）：是血管源性细胞外水肿与细胞内水肿并存，机制复杂，脑挫伤早期脑细胞受损，Ca^{2+}大量进入细胞内和产生自由基，兴奋膜性磷脂酶A_2和磷脂酶C导致膜磷脂代谢障碍，大量释放花生四烯酸及其产物，引起微循环障碍、脑血管痉挛及血脑屏障破坏，膜Na^+-K^+-ATP酶和Ca^{2+}-Mg^{2+}-ATP酶活性下降，导致细胞内和细胞外水肿。丘脑下部功能障碍可引起抗利尿激素不适当分泌综合征，导致低钠血症及血渗透压降低，引起渗透压性脑水肿。

临床表现：患者原发性脑损伤较重，有不同程度脑挫裂伤、小出血灶和血肿，以颅内压增高症状为主，可伴相应的神经定位体征，出现意识障碍，大多数患者伴中间清醒期。CT显示脑水肿为范围广泛的低密度区，脑室普遍受压变小，严重时脑室、脑池及脑沟消失，伴脑挫伤和小灶出血等。

（3）弥漫性轴索损伤（diffuse axonal injury）：由于剪切力或旋转力作用于脑白质与灰质交界处、胼胝体及脑干上部，引起这些重要部位神经轴索弥漫性撕裂。

临床表现：患者伤后立即昏迷和进行性加重，可见瞳孔散大、光反应消失、同向性凝视，颅内压增高症状，神经定位体征等。最大的特点是伤后 24 小时内 CT 检查无明显脑挫裂伤征象，仅见小灶出血等，与临床病情严重程度不一致，预后差，可迅速死亡，死亡率高达 50%，部分患者昏迷数周至数月或处于植物状态，存活者常遗留严重的神经后遗症。

753

急性弥漫性脑损伤的治疗原则及预后是怎样的？

（1）治疗原则

1）单纯弥漫性脑肿胀早期，不伴出血、血肿及明显的脑挫裂伤，因多系急性脑血管扩张所致，临床可采用（气管插管）过度换气治疗。为避免脑缺氧可吸入含氧量 40% ~100% 的气体，使 PaO_2维持在 90 ~100mmHg。必要时可并用巴比妥治疗。大多数疗效较好，如持续 24 小时效果不显著可改用激素等治疗。

2）脑肿胀合并弥漫性脑水肿或弥漫性轴索损伤可用大剂量皮质类固醇、脱水剂积极抗水肿治疗，酌情采用冬眠低温治疗或亚低温疗法。大剂量巴比妥疗法对顽固性颅内压增高有一定疗效。Miller 认为，从脑室引流少量脑脊液可取得降颅压效果，较脱水剂快而明显。

3）注意加强全身支持治疗，维持营养，预防和纠正水电解质紊乱，预防和及时处理并发症。

4）除手术清除颅内血肿，采用去骨瓣减压、颞极切除等外科治疗缓解颅内压增高均无效或有害。

5）胞二磷胆碱、甲氯芬酯、吡拉西坦、利他林、克脑迷等均有促苏醒作用，氨乙基异硫脲溴氢酸盐（都可喜）可改善脑功能，有一定的疗效。

（2）预后：取决于外伤后意识水平、有无脑挫裂伤、是否合并出血或血肿、治疗是否及时合理等。脑肿胀合并出血、血肿或脑肿胀合并脑弥漫性水肿，预后不良。Cordobes 报告 78 例弥漫性轴索损伤，其中 59 例伴发脑肿胀，50% 颅内压增高难以控制死亡。Lobato 认为，伤后昏迷持续时间对预后影响大于 Glasgow 昏迷评分，脑外伤后昏迷时间愈短，预后愈好。儿童预后往往较成人好。

754 脑脊液漏的分类、临床特征及治疗原则是怎样的？

脑脊液漏（cerebrospinal fluid fistulae）是开放性颅脑损伤的严重合并症，开放性颅骨骨折和撕破硬脑膜与蛛网膜，脑脊液经骨折裂缝由鼻腔、外耳道或开放伤口流出。多发生于颅底骨折。

（1）分类

1）脑脊液鼻漏：多见于前颅窝骨折，筛板、筛窦、额窦和蝶窦均与鼻腔相通。

2）脑脊液耳漏：见于中颅窝骨折，脑脊液可经岩骨骨折裂缝进入中耳鼓室由外耳道流出。最初流出多为血性脑脊液，数日后逐渐变淡，易发生感染。

（2）临床特征

1）患者自鼻孔或外耳道流出血液（不凝）或血性液体，慢性期可为透明清亮液体（含有葡萄糖）。

2）患者有前颅窝或中颅窝的颅底骨折，伴软组织损伤。鼻漏者常伴“熊猫眼”，眼眶青紫肿胀，眼睑青肿，可有球结膜下出血、瘀血。耳漏者可有颞肌下瘀血、肿胀和压痛。

3）脑脊液流失过多可引起低颅压综合征，表现低颅压性头痛，坐位或立位头胀痛及恶心欲吐，平卧时缓解。可伴耳鸣、轻度眩晕（迷路内压同时降低引起）。

（3）治疗原则

1）患者取头高30度卧向患侧（鼻漏者平仰卧），保持鼻腔或外耳道清洁，避免擤鼻、咳嗽及屏气等。

2）耳、鼻出血不能填塞，若已有血凝块堵塞可用无菌消毒镊小心取出血块，使血性液体通畅外流，减少颅内感染机会。

3）及时用破伤风抗毒血清和抗生素治疗，密切观察脑膜炎症状发生。

4）如有低颅压综合征者应补液治疗。

5）脑脊液漏3~4周内尚未自愈者应考虑施行修补术。

755 脑损伤后综合征的诊断要点及治疗是怎样的？

脑损伤后综合征（posttraumatic brain syndrome，PTBS）是颅脑损伤引起的功能性改变，脑损伤诱发的精神心理因素对患者发病起重要作用。

（1）诊断要点

1）患者有明确的颅脑损伤史，外伤后出现的自觉症状复杂多样，多为神经症和自主神经功能紊乱表现，如心烦、抑郁、失眠、头晕、眩晕、耳鸣、心悸、多汗、乏力、肢体麻木、记忆力减退、注意力涣散及性功能减退等，头痛常见，以胀痛和跳痛多见，每因脑力或体力劳动、嗅到异味、听到噪声、生气和激动等加重。

2）外伤后出现的上述主观症状虽经历 3 个月以上的治疗仍未痊愈。

3）神经系统检查无阳性体征。

4）脑电图检查正常或弥漫性轻度异常。脑 CT 或脑 MRI 检查正常，部分患者可见脑室轻度扩张。

（2）治疗

1）本病宜采取综合性治疗措施，与患者沟通进行心理治疗非常重要，使之了解自己所患的病症消除顾虑，并相信可以完全治愈恢复。教给患者松弛身心的技巧和方法，合理安排生活与工作，适当活动。

2）适当选用药物对症治疗，包括选择性 5-HT 再摄取抑制剂，如西酞普兰 20 ~ 40mg、氟西汀 20mg 或舍曲林 50 ~ 100mg 等口服；抗焦虑药如苯二氮䓬类阿普唑仑 1mg、劳拉西泮 2mg；镇静催眠药艾司唑仑 1 ~ 2mg、地西泮 5mg、唑吡坦 5 ~ 10mg、佐匹克隆 7.5 ~ 15mg 睡前服；头痛可用通天口服液、天麻素等。

（王玉玉）

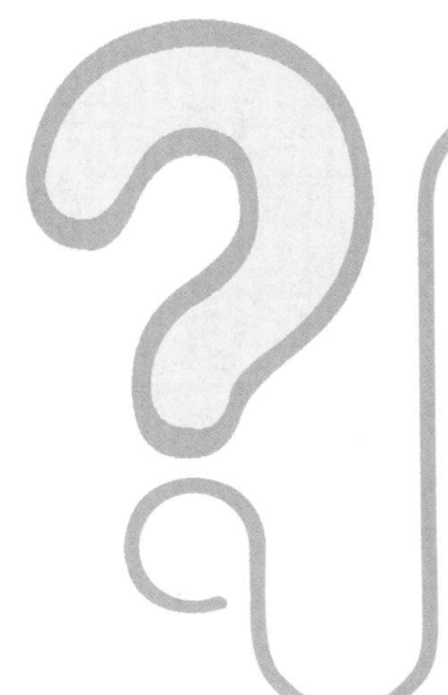

第二十二章

癫痫和晕厥

Epilepsy and syncope

756 痫性发作和癫痫的概念是怎样的?

痫性发作与癫痫是完全不同的概念，临床上不可以混淆。

（1）痫性发作（epileptic seizure）通常是指脑神经元异常的过度同步放电引起一次短暂性脑功能障碍的发作过程，包括诱发性发作和非诱发性发作。诱发性发作（provoked seizure）是急性症状性痫性发作，常见于CNS疾病如感染、卒中等，以及系统性疾病如血糖异常、电解质紊乱、中毒、发热等急性期；非诱发性发作（unprovoked seizure）可能查不出明确诱因。痫性发作应具有三方面要素：

1）表现重复的、刻板的症状和/或体征，可有不同类型的发作，如感觉性、运动性、自主神经性，或表现意识、情感、记忆、认知及行为异常等。

2）具有突发突止、短暂性及自限性特点，根据患者行为表现或脑电图改变常可判断痫性发作起始与终止，癫痫持续状态表现持续的或反复发作。

3）脑电图可证实脑部异常过度同步化放电，是痫性发作区别于其他发作症状的本质特征，依据临床及EEG可与偏头痛、短暂性缺血发作鉴别。临床可见缺氧、缺钙、低血糖或高血糖、尿毒症、子痫等引起单次的痫性发作；正常人偶因发热、电解质失调、药物过量、长期饮酒戒断、缺睡及心理压力等也可偶发一次抽搐发作，均不能诊断为癫痫。

（2）癫痫（epilepsy）不是单一的疾病，是有持久致痫倾向的短暂性脑功能失调综合征。其病因不同，临床表现各异，反复的痫性发作是主要的共同特征。许多类型的癫痫发作时伴意识丧失，是发作性意识丧失的常见原因。发作时出现脑神经元异常过度放电，引起突发的短暂性中枢神经系统功能失常是诊断癫痫的金标准，如没有脑神经元异常过度放电可排除癫痫。

2005年国际抗癫痫联盟（ILAE）对癫痫定义作了修订：在脑部存在持久性致痫倾向的前提下，诊断癫痫可只需要一次癫痫发作。该定义对尽早诊断治疗癫痫有积极意义，但很难确定个体首次发作后的再发风险，缺乏临床可操作性。

2014年ILAE新的癫痫定义具有临床实用性，推荐临床出现2次（间隔至少24小时）非诱发性癫痫发作就可确诊为癫痫的诊断标准。

757 癫痫的流行病学及遗传、环境因素对发病的影响是怎样的?

（1）流行病学：据世界卫生组织（WHO）估计，全球约有5000万癫痫患者，其中约80%在发展中国家。国内流行病学资料显示，我国癫痫患病率为4‰～7‰，推测我国约有

900 万癫痫患者，每年新增约 45 万例新发病例，目前活动性癫痫病例约有 650 万，其中 2/3 的病人在农村地区，治疗缺口高达 70%。

近年来国内外更重视活动性癫痫患病率，即在最近的一或两年内仍有发作的癫痫病例数与同期平均人口之比。我国活动性癫痫患病率为 4.6‰，农村和城市的年发病率分别为 25/10万和 35/10 万。约 25% 的癫痫患者为难治性，我国难治性癫痫患者至少在 150 万以上。癫痫病死率为 1～4.5/10 万，我国的病死率为 3～7.9/10 万，可见我国癫痫防治任重道远。

（2）遗传及环境因素对癫痫发病的影响

1）遗传因素：特发性癫痫患者近亲患病率为 2%～6%，显著高于一般人群。有不同的遗传方式，如儿童期失神癫痫为常染色体显性，特发性婴儿痉挛症为常染色体隐性。遗传仅影响癫痫预致性，发病受外显率影响，如儿童失神癫痫 EEG 表现特征性 3 周/秒棘慢综合波，同胞在有 40% 以上在 5～16 岁有同样的 EEG 异常，但仅有 1/4 出现临床发作。特发性癫痫外显率与年龄密切相关，如婴儿痉挛症多在 1 岁内发病，儿童失神癫痫在 6～7 岁发病，肌阵挛癫痫在青少年期发病。Schulte 等调查 553 对孪生子，显示癫痫发病一致性在同卵孪生子为 57%，异卵孪生子为 9%。

2）环境因素：①年龄：癫痫在 20 岁前发病占 60%～80%，各年龄组常见病因不同，2～12 岁起病常见于急性感染、特发性癫痫、围生期损伤、发热惊厥等，12～18 岁多为特发性癫痫、颅脑外伤、血管畸形、围产期损伤等；大于 65 岁多为脑血管疾病、脑肿瘤等。②癫痫与睡眠－觉醒周期有关，如全面性强直－阵挛发作（GTCS）常见于晨醒时，婴儿痉挛症多在醒后和睡前发作，良性中央回－颞部癫痫多在睡眠中发作，复杂部分性发作日间常见精神运动发作，夜间多有 GTCS。③内环境变化、电解质失调及代谢改变影响发作阈值，如少数女性病人仅在月经期（经期性癫痫）或妊娠早期发作（妊娠性癫痫）。④疲劳、缺睡、饥饿、便秘、饮酒、闪光及感情冲动等可诱发，过度换气可诱发失神发作，过度饮水可诱发 GTCS，闪光可诱发肌阵挛发作等。

758 癫痫的病因分类及常见的家族遗传性癫痫包括哪些？

（1）病因分类

1）特发性癫痫（idiopathic epilepsy）及癫痫综合征：主要由基因突变和某些先天因素所致，有明显的遗传倾向，需用分子生物学方法或可发现病因，包括许多迄今仍不明病因的癫痫。常在某一特殊年龄段起病，表现部分性或全面性发作，具有特征性临床及 EEG 表现，有较明确的诊断标准，药物疗效较好。

2）症状性癫痫（symptomatic epilepsy）及癫痫综合征：由各种明确的或可能的中枢神经系统病变引起，如脑结构异常和影响脑功能的各种病因所致，如染色体异常、先天性畸形、围生期损伤、颅脑损伤、CNS 感染、中毒、脑肿瘤、脑血管疾病、代谢遗传性疾病、神经变性病等。遗传可能起一定作用，疗效较差。随着影像学和分子遗传学进展，也发现许多特发性癫痫患者脑内存在器质性病变。

3）隐源性癫痫（cryptogenic epilepsy）：较常见，临床表现提示为症状性癫痫，但未找到明确病因，可在特殊年龄段起病，但无特定的临床及 EEG 特征。

4）与癫痫发作相关因素：包括年龄、遗传因素、高热、缺氧、内分泌改变、电解质紊乱、药物过量、长期饮酒戒断、睡眠剥夺等，可与癫痫的发生发展密切相关，单独存在时不会引起癫痫发作，但在特定情况下会诱发或加剧癫痫发生，或可称为诱发因素。虽出现痫性发作，但有关因素消除即不再发作，因此一般不诊断为癫痫。

（2）家族遗传性癫痫：常见为良性家族性新生儿惊厥、儿童期失神性癫痫、青少年失神性癫痫、青少年肌阵挛癫痫，觉醒时全身性强直－阵挛发作（GTCS）癫痫、儿童良性中央颞区癫痫、儿童良性枕叶癫痫、成人良性家族性肌阵挛癫痫、家族性部分性癫痫、遗传性癫痫伴热性惊厥附加症、家族性颞叶癫痫、伴听觉特征的常染色体显性部分性癫痫、常染色体显性夜间额叶癫痫等。

759 热性惊厥的临床分型和表现是怎样的?

热性惊厥（febrile convulsion）也称高热惊厥，是患儿体温突然和显著增高时发生的痫性发作。

临床分型和表现

（1）单纯性热性惊厥：多发生在 6 个月～3 岁间，惊厥发生在发热初 24 小时内，体温 38℃以上。发作呈全身性，持续时间短，通常数分钟。发作后清醒，且无神经系统异常体征。24 小时内大多仅发作 1 次，7～10 天后 EEG 正常。

（2）复杂性热性惊厥：首次惊厥发生于任何年龄，生后 6 个月内或 5 岁后才发病。低热（<38℃）或无热也发作。发作呈局限性，或左右明显不对称。持续超过 15 分钟，甚至 30～60 分钟。清醒后可有神经系统异常体征。24 小时内反复发作，惊厥停止 7～10 天后 EEG 仍明显异常。因中枢神经系统疾病如颅脑外伤、出血、脑炎、脑膜炎、占位性病变及脑水肿，严重的全身代谢疾病，遗传性疾病所致和新生儿期惊厥均不包括在内。

760 颞叶癫痫与热性惊厥及海马硬化的关系是怎样的?

颞叶癫痫（temporal epilepsy）是局灶性癫痫最主要的类型，其发病可能与热性惊厥及海马硬化有密切的关系。

（1）颞叶癫痫常表现精神症状、意识障碍、醉梦样状态及嗅觉异常等。病因包括肿瘤、外伤、感染性瘢痕、动静脉畸形、脑灰质或白质异位症等，部分病因不明。临床可根据癫痫放电的起源部位将其分为内侧型、外侧型及混合型，尤以内侧颞叶癫痫最多见。内侧颞叶癫痫起源于颞叶内侧结构如海马、杏仁核及内嗅皮质等结构，病理常见海马硬化，临床最常见为复杂部分性发作伴自动症，可继发全面性发作，病史中常有热惊厥发作史。

（2）海马硬化（hippocampal sclerosis）也称为阿蒙角硬化（Ammon horn sclerosis，AHS）或内侧颞叶硬化（mesial temporal sclerosis）。临床较常见，病理显示海马 CA1 和 CA2 区的锥体神经元丢失和胶质细胞增生，旁海马回、杏仁核、海马沟及颞叶髓质等也可受累。MRI 检查可见海马萎缩，在 T2WI 显示高信号，海马萎缩是诊断海马硬化最常见和最可靠的证据。部分患者可能显示海马结构不清、结构细节消失及头部前沟消失等特点。

颞叶癫痫多在儿童或青少年期发病，30% ~50% 的颞叶癫痫患者儿时有长程的热性惊厥史，提示可能是颞叶癫痫的病因之一。有热性惊厥史患者海马病理切片常见海马硬化及神经元丢失，50% ~70% 的颞叶癫痫患者伴海马硬化，海马硬化被认为是颞叶癫痫最常见的病理改变。伴海马硬化的颞叶癫痫通常表现典型的内侧颞叶癫痫的临床特征，推测早期的热性惊厥与伴海马硬化的内侧颞叶癫痫可能有密切关系。

761 痫性发作常见的代谢性病因包括哪些?

痫性发作可以是潜在的代谢性疾病常见的神经系统并发症，多达 1/3 的 ICU 患者出现痫性发作，常见 GTCS 和复杂部分性发作。常见的病因包括：

（1）低血糖症：临床 4 应始终注意痫性发作时血糖水平。

（2）低钠血症：肾性病因常见于应用利尿剂、肾小管性酸中毒、肾小管部分梗阻、耗盐性肾炎、抗利尿激素分泌异常综合征（SIADH）等。非肾性钠丢失如肾上腺功能不全、水中毒、甲减、剧烈呕吐或腹泻等。

（3）低钙血症：痫性发作患者应查甲状旁腺激素水平。常见于高磷血症（见于肾功能衰竭、横纹肌溶解症），维生素 D 缺乏，假性甲旁减，药物及毒素如苯妥英、苯巴比妥、含枸橼酸盐输血、鱼精蛋白、秋水仙碱、顺铂、庆大霉素等。

（4）低镁血症：常见于长期静脉治疗、口炎性腹泻、短肠综合征等；胃肠减压、肠瘘、结肠炎等体液过度丢失时；应用利尿剂、肾衰竭、高钙血症、甲亢、肾小管性酸中毒、糖尿病酮症酸中毒等。

（5）肝衰竭：血氨急剧升高出现短暂性意识恍惚，肢体颤抖和扑翼样震颤。

（6）肾衰竭：用碱性药纠正代谢性酸中毒易诱发抽搐。

（7）缺氧症：可引起意识丧失和肢体抽搐。

（8）非酮性高糖血症：可出现肢体抽搐。

（9）戒断反应：长期用可卡因、海洛因、安非他明，酒精、苯二氮草类等，突然中断出现戒断症状，如肢体颤抖、大汗、意识丧失及四肢抽搐等。

762

国际抗癫痫联盟痫性发作分类及临床表现是怎样的？

国际抗癫痫联盟1981年的痫性发作分类已应用30余年，要点如表22－1a。

表22－1a　国际抗癫痫联盟（1981）痫性发作分类及临床表现要点

1．部分性发作 由局部起始
（1）单纯性：无意识障碍，伴运动、感觉、自主神经和精神症状
（2）复杂性：伴意识障碍
（3）继发泛化：局部起始扩展为GTCS
2．全面性发作 双侧对称，有意识障碍，包括失神、肌阵挛、强直、强直－阵挛、阵挛、失张力发作等
3．未分类的癫痫发作
4．癫痫持续状态

各类痫性发作临床表现：

（1）部分性发作：症状及EEG改变提示异常放电源于一侧大脑半球局部区域。

1）单纯部分性发作：无意识丧失；①运动症状，如局限运动性发作、Jackson癫痫和旋转性、姿势性及发音性发作；②体感或特殊感觉症状，如体感性、视觉性、听觉性、嗅觉性、味觉性及眩晕发作；③自主神经症状发作；④精神症状发作，如记忆障碍、认知障碍、错觉及结构幻觉发作，多见于复杂部分性发作。

2）复杂部分性发作：①单纯部分性发作继而意识障碍，可仅有意识障碍或伴自动症；②开始即意识障碍，仅有意识障碍或伴自动症；③部分性发作扩展为全面性发作，包括单纯部分性发作继发全面性发作，复杂部分性发作继发全面性发作，单纯部分性发作转为复杂部分性发作后继发全面性发作。

（2）全面性发作：症状表明发作之初即双侧半球受累，常伴意识障碍，运动症状为双侧性，发作期EEG最初为双侧半球广泛性放电。

1）失神发作：典型失神发作仅表现意识障碍，可伴轻微阵挛、失张力、肌强直、自主神经症状等；不典型失神发作意识障碍发生及休止缓慢，张力改变明显。

2）肌阵挛发作：突然、短暂和快速肌收缩，全身或限于面部、或个别肌群。

3）强直性发作：四肢伸直，头眼偏向一方，角弓反张，可伴苍白、潮红等。

4）全面性强直－阵挛发作（GTCS）：强直期突发意识丧失，双侧肢体强直继而阵挛，眼球上视，呼吸暂停，面唇青紫，瞳孔散大，光反应消失，可有唇舌咬伤，持续约 20 秒；阵挛期转为节律性抽搐，频率由快变慢，可伴尿失禁，约 1 分钟；后进入昏睡，醒后对发作不能回忆。

5）阵挛性发作：仅有全身阵挛，频率渐慢，恢复比 GTCS 快。

6）失张力发作：表现垂颈、张口、肢体下垂、跌倒等。

（3）未不能分类的发作：因资料不足难以分类，如某些新生儿痫性发作。

（4）癫痫持续状态。

国际抗癫痫联盟 2017 年修订了痫性发作分类，重点见表 22－1b。

表 22－1b　国际抗癫痫联盟（2017）痫性发作分类要点

1. 局灶性起源 伴/不伴意识障碍，如不清楚发作时意识状态，可不描述 （1）运动性：自动症、失张力、阵挛、癫痫样痉挛、过度运动、肌阵挛、强直 （2）非运动性：自主神经性、行为中止、认知性、情绪性、感觉性 （3）局灶进展为双侧强直－阵挛
2. 全面性起源 （1）运动性：强直－阵挛、阵挛、强直、肌阵挛、肌阵挛－强直－阵挛、肌阵挛－失张力、失张力、癫痫样痉挛等 （2）非运动性（失神）：典型、不典型、肌阵挛、睑肌阵挛
3. 未知起源 （1）运动性：强直－阵挛、癫痫样痉挛 （2）非运动性：行为中止 （3）无法分类

2017 年痫性发作分类突出的变动是：①将“部分性发作”改为“局灶性起源”；②局灶性发作分为意识清楚的和伴意识障碍的，弃用 1981 年分类中单纯部分性、复杂部分性、部分继发全面性等术语；③增加了“失张力”、“阵挛”、“癫痫样痉挛”、“肌阵挛”和“强直”等新的局灶性发作类型，既可为全面性，也可为局灶性；④将“部分继发全面性发作”修改为“局灶进展为双侧强直－阵挛性发作”；⑤增加“肌阵挛－强直－阵挛”、“肌阵挛－失张力”、“非运动性肌阵挛”、“非运动性睑肌阵挛”等全面性发作类型。

763 单纯部分性发作的类型及临床特征是怎样的?

单纯部分性发作（simple partial seizure）首要的临床特征是不伴意识丧失。

发作类型及临床特征如下。

（1）有运动症状的发作

1）局限性运动性发作：表现身体任一部位如口角、面部或肢体远端的局限性抽搐，局部抽搐偶可持续数小时，称为部分性癫痫持续状态。病灶在皮质运动区。

2）杰克逊癫痫发作（Jackson seizure）：表现局限性运动性发作沿皮质运动代表区扩展，较严重的发作后可在发作部位遗留暂时性瘫痪，称为Todd麻痹。病灶在皮质运动区。

3）旋转性发作：表现头眼突然向一侧偏转，可伴身体扭转，过度扭转可致跌倒，病灶在对侧额叶，偶在枕叶。

4）姿势性发作：表现一侧上肢外展，肘部半屈，伴有向该侧手的注视动作。病灶多在辅助运动区。

5）发声性发作：表现喉部发声，不自主地重复发作前的单音节或单词。

（2）有躯体感觉或特殊感觉症状的发作

1）体觉性发作：多为一侧面部和躯体的麻木感、针刺感、触电感和肢体动作感等，多发生在口角、舌、手指和足趾，也可缓慢扩展为Jackson感觉性癫痫，病灶在皮质体感区。偶见空间知觉障碍性发作，如虚幻的肢体运动感。

2）视觉性发作：多为简单视幻觉如闪光，也可有结构性幻视如人物、景色等。病灶在枕叶。

3）听觉性发作：常为简单听幻觉（如噪声），或复杂听幻觉（如音乐等）。病灶在颞叶外侧面或岛回。

4）嗅觉性发作：多为焦臭味或其他难闻的气味。病灶在颞叶眶部、钩回、杏仁核或岛回。

5）味觉性发作：可出现甜、酸、苦、咸或金属味。病灶在杏仁核和岛回。

6）眩晕性发作：表现为旋转感、漂浮感或下沉感。病灶在岛回或顶叶。

（3）有自主神经症状的发作：表现为胃气上升感、呕吐、多汗、苍白、潮红、肠鸣、竖毛、瞳孔散大及小便失禁等。病灶在杏仁核、岛回和扣带回。

764 复杂部分性发作的临床特征是怎样的?

复杂部分性发作（complex partial seizure）也称为精神运动性发作或颞叶癫痫，首要特征是伴意识障碍，患者表现对环境接触不良，对语言无反应，事后不能回忆，脑电图可见单侧或双侧局灶性异常。病灶在额叶或额颞叶。发作类型包括：

（1）先有单纯部分性发作，随后出现意识障碍。

1）仅有意识障碍，可表现为嗜睡状态。

2）有自动症（automatism），患者常先瞪视不动，呈意识模糊状态，常做一些令人难以理解的无意识动作。口咽自动症最常见，为简单的刻板重复动作，如吸吮、咂嘴、舐唇、伸舌、咀嚼、清喉或抚面等；或做较复杂动作，如解扣、脱衣、摸索衣服、系带、撕东西、搬东西、整理床铺等，行为自动症表现单调而不协调的动作，如用手摩擦衣服，解纽扣，手举起在空中画圈等。有的自动症发作时可继续进行原来的活动，如继续走路、骑车、乘车或上船等，患者常面色苍白、目光呆滞，过程可持续数秒至半小时，然后逐渐清醒，对发作行为毫无记忆。

（2）开始即有意识障碍。

1）仅表现意识障碍。

2）有自动症。

（3）部分性发作扩展为全面性发作

1）单纯部分性发作继发全面性发作。

2）复杂部分性发作继发全面性发作。

3）单纯部分性发作演变为复杂部分性发作，然后继发全面性发作。开始时出现任何形式的单纯部分性发作，然后出现意识障碍或伴自动症，是经典的复杂部分性发作过程。复杂部分性发作临床常见：①海马－杏仁核（内侧颞叶）起源，常以一种奇怪的难以描述的异常感觉开始，然后出现意识障碍，动作停止，两眼发直，呼之不应，常出现口咽自动症。②杏仁核起源的发作开始常为胃气上升感或恶心，伴明显的自主神经症状，意识丧失是逐渐的，伴自动症。③海马起源的占颞叶癫痫的70%～80%，发作持续2～3分钟，常累及杏仁核，使二者较难区分。④额叶起源的起始感觉为非特异性，突出的表现是姿势自动症，同一病人的进展形式是固定的，发作持续时间短（常＜1分钟），发作后意识很快恢复。⑤外侧颞叶起源的初始症状为幻听、错觉及梦样状态等，继之出现意识障碍。继发全面性发作可为强直－阵挛发作、强直性发作或阵挛性发作，脑电图迅速扩展为全面性异常。如醒后能记得部分发作时的一些表现提示有先兆（aura）。

（4）复杂部分性发作常出现精神性发作，包括：

1）语言障碍性发作：如部分性失语或重复语言。颞叶外侧面病灶。

2）记忆障碍性发作：表现记忆失真或梦样状态，对生疏事物似曾相识或熟悉感，或对熟悉事物似不相识或陌生感，偶有快速回忆往事或强迫思维。病灶在海马。

3）认识障碍性发作：表现环境失真感、脱离接触感、人格解体感和梦样状态等。病灶在海马。

4）情感性发作：常见无名恐惧、无故愤怒、忧郁、欣快等。病灶在扣带回。

5）错觉性发作：表现视物显大或显小，变远变近，人格解体，好像他不在自己的身上，感觉周围环境像蒙了一层纱。病灶在海马体或颞枕叶。

6）复杂部分性发作的幻觉有复杂、鲜明、生动的特点，可为闪光、噪声、嗅幻觉等，或为人物、景色、言语、音乐及梦样状态。病灶在海马体或颞枕叶。

765 全面性强直－阵挛发作的临床特征是怎样的?

全面性强直－阵挛发作（generalized tonic-clonic seizure，GTCS）也称为大发作（grand mal），以出现意识丧失、双侧肢体强直－阵挛发作及跌倒为特征。发作可分为三期：

（1）强直期：表现全身骨骼肌持续性收缩，上睑抬起，眼球上串或凝视，喉部痉挛发出叫声，口先强张而后猛烈闭合可致舌咬伤，颈与躯干肌强直性收缩使身体先屈曲后反张，上肢先上举后旋再变为内收旋前，下肢由屈曲变为强烈的伸直；肢端出现细微的震颤。强直期持续10～20秒。

（2）阵挛期：抽搐由强直转变为阵挛，每次痉挛后有短促的肌张力松弛，阵挛频率逐渐减慢，松弛期延长，在一次强烈痉挛后抽搐突然终止。阵挛期持续半分到1分钟，呼吸暂时中断，皮肤自苍白转为发绀。在强直期与阵挛期均伴呼吸停止、血压升高、瞳孔扩大、唾液和支气管分泌物增多，可见病理征阳性。

（3）发作后期：阵挛期后仍有短暂的强直痉挛，可致牙关禁闭和尿便失禁。呼吸先恢复，随之心率、血压和瞳孔等恢复正常，肌张力松弛，意识逐渐清醒。自发作至意识恢复历时5～15分钟。醒后常感到头痛、全身酸痛和疲乏，对发作全无记忆，少数患者发作后意识模糊或进入昏睡，个别患者在完全清醒前有自动症或有惊恐、伤人等。

766 单独全面性强直－阵挛发作癫痫和觉醒时GTCS癫痫的临床特征是怎样的?

单独全面性强直－阵挛发作（GTCS）癫痫和觉醒时GTCS癫痫临床上较常见。

（1）单独全面性强直－阵挛发作癫痫（epilepsy with GTCS alone）：是特发性全面性癫痫，家族患病率较高，提示与遗传相关。

1）常在6～35（平均17）岁发病，男性多见，表现典型的GTCS，多于清晨醒后1小时或睡前发作，熬夜、饮酒、精神压力及应激等均为诱因。

2）特发性全面性癫痫的脑电图背景基本正常，发作间期很少能记录到痫样放电，发作时可见广泛性棘波节律持续性发放，并逐渐有慢波插入，呈典型强直－阵挛发作的图形。

（2）觉醒时全面性强直－阵挛发作癫痫（epilepsy with GTCS on awaking）：是临床最常见的特发性癫痫，多在10～20岁发病，占少年及成人癫痫的27%～31%。

1）患者在醒来或完全醒来后不久出现发作，约90%的患者发生于夜间或白天睡眠醒来时，缺睡可能诱发。患者常有少年肌阵挛癫痫、失神发作或两种发作的病史，可能有遗传倾向。

2）患者常有少年肌阵挛或失神发作史，或同时并存；EEG 符合特发性全身性发作的特点，与光敏有显著的相关性。

767 失神发作的临床特征及其与复杂部分性发作鉴别是怎样的？

失神发作（absence seizure）是一种非惊厥性癫痫发作，典型表现为突发突止的意识丧失。

（1）临床特征

1）典型失神发作：也称为小发作（petit mal），多见于儿童和少年期，无先兆，表现活动突然停止，如在行走时突然呆立不动，茫然凝视，说话时突然停止，呼之不应，手中持物坠落或机械地重复手中动作，实为短暂意识丧失，持续数秒钟突然消失，每天可发作数十或上百次，发作后立即清醒，无明显不适，可继续先前的动作，患者不知发病或无记忆，仅感觉脑子曾一阵空白，发作均出现醒觉状态。发作时可伴轻微阵挛、失张力、强直或自动症等，伴自动症较常见，失神持续 10 秒钟以上几乎都伴自动症，如咂嘴、舔唇、吞咽、咀嚼、咬牙、摸索衣服等。发作中典型脑电图为双侧对称同步的 3Hz 棘 - 慢波或多棘 - 慢波暴发，棘 - 慢波最大波幅位于额 - 中央区。应每年进行 1 ~2 次长程 EEG 监测，如 EEG 仍有持续 3 秒钟以上的棘慢波暴发，提示发作尚未完全控制。

2）不典型失神发作表现意识丧失的起始与休止常不如典型失神突然，常伴肌张力减低，偶有肌阵挛，患儿常为症状性癫痫，伴不同程度精神运动发育迟滞。发作脑电图显示广泛的 2 ~2. 5Hz 棘慢波或不规则棘慢波，常见于 Lennox-Gastaut 综合征。

（2）与复杂部分性发作鉴别：失神发作表现突发突止的意识丧失，呼之不应，或机械地重复手中动作，事后对发作无回忆，临床上与复杂部分性发作仅有意识障碍或伴自动症很相似，须加以鉴别（表 22-2）。

表 22-2　失神发作与复杂部分性发作鉴别

临床特征	失神发作	复杂部分性发作
发病年龄	常见于儿童	多为青少年至成年早期
发作过程	突发突止，发作后立即清醒，无不适	可有短暂先兆，常见短暂发作后状态
意识障碍	每次数秒钟	通常在 1 分钟以上
发作频率	每天可数十次或上百次	发作少
伴自动症	失神持续 >10 秒钟常伴自动症	常见

续表

临床特征	失神发作	复杂部分性发作
精神运动发作	不出现精神性发作	有似曾相识，似不相识，错觉、幻觉等
过度换气诱发	常见	少见
发作间期 EEG	全面的 3Hz 棘慢综合波	正常或局灶性棘波、尖波或慢活动
脑 MRI 检查	正常	可见异常
病因	通常为特发性和遗传性	隐源性或症状性
药物治疗	多数疗效良好	疗效较差或为难治性

768 肌阵挛发作的临床特征及治疗是怎样的?

肌阵挛发作（myoclonic epilepsy）是婴儿期特有的癫痫，表现特殊的痉挛形式。脑炎、产伤及脑外伤等是常见的病因。

（1）临床特征

1）肌阵挛发作是儿童及青少年期较常见的癫痫发作形式，大多在 4 岁前发病，4～6 个月为发病高峰。表现身体某部位突发短暂的快速触电样肌肉抽动或震颤样收缩，发作前一般无先兆，患儿常表现如突然点头、弯腰、后仰或向一侧倾倒，刚入睡或清晨欲醒时发作较多。每次发作 2～10 秒，发作频繁，一日多次，每次发作可连续多次甚至数十次。

2）发作常见点头样痉挛，鞠躬样痉挛表现突发短暂的全身肌痉挛，颈、躯干和腿弯曲、内收或外展，双臂向前向外急速伸出呈拥抱状，发作时意识不丧失，跌倒后能很快站起。患者站立时可突然失去平衡摔倒，坐位时可从坐的地方跳出，常见患者的头额、鼻尖、口唇等处伤痕累累。上肢抖动可使手中物体失落或掷出，有时可连续发作数次。90% 的患儿伴明显的精神运动发育迟滞。

3）临床常见于预后较好的特发性癫痫，如婴儿良性肌阵挛性癫痫；也见于罕见的遗传性神经变性病，如 Lafora 小体病，线粒体脑肌病的肌阵挛性癫痫伴蓬毛样红纤维（MERRF）综合征，弥漫性脑损害导致预后较差的 Lennox-Gastaut 综合征等。

4）脑电图表现两侧不对称的非典型 2～2.5Hz 的棘慢波或多棘慢波，各导联同时出现或仅见于几个导联，不同步可阵发或散在出现，过度换气不能诱发。

（2）治疗：本病多为遗传性疾病，治疗较困难。宜首先做好心理护理，应使患儿稳定情绪。药物一般首选硝西泮或氯硝西泮，必要时可加用苯巴比妥，丙戊酸钠也有一定疗效。

769 肌阵挛癫痫的常见疾病的临床特征及治疗是怎样的?

(1) 常见疾病及临床特征

1) 婴儿肌阵挛性癫痫 (myoclonic epilepsy in infancy, MEI): 是罕见的特发性全面性癫痫综合征, Dravet 与 Bureau (1981) 首次报道。原称为婴儿良性肌阵挛性癫痫 (benign myoclonic epilepsy in infancy, BMEI), 由于部分患儿神经发育远期预后不尽如人意, ILAE 在命名中取消了“良性”一词。1 ~3 岁婴幼儿期起病, 表现突发短暂的全身性粗大肌阵挛抽动, 持续 1 ~3 秒, 轻者仅表现点头、双手上举或闭眼, 以致长时间未引起双亲注意, 严重时可致跌倒, 不伴其他类型发作, 常有惊厥家族史。脑电图可见双侧同步的棘慢波或多棘波综合, 发作间期正常; 神经影像学检查正常。尽快开始治疗, 丙戊酸单药常可控制发作, 疗效不好者可加用左乙拉西坦、托吡酯或苯二氮䓬类, 光敏感病例较难控制, 需较长的疗程。

2) 青少年肌阵挛性癫痫 (juvenile myoclonic epilepsy, JME): 是一种特发性全身性癫痫综合征, 约 40% 的患儿有癫痫家族史, 遗传方式多样, 基因定位于 6q。患儿在 15 岁左右发病, 无性别差异, 常见醒后出现肌阵挛或起床后手中所拿物品掉落, 可为剥夺睡眠激发, 常见双臂单次或反复不规则无节律阵挛跳动, 或可跌倒, 无意识障碍。85% 的患儿起病数月或数年出现 GTCS, 10% ~15% 的患儿有失神发作。智能正常, 发作及发作间期 EEG 为广泛不规则棘慢波和多棘慢波, 神经影像学检查正常。抗癫痫药治疗效果好, 停药后易复发, 需长期合理用药控制发作, 首选丙戊酸钠, 其次可选拉莫三嗪, 或可联合用药。

3) 进行性肌阵挛癫痫 (progressive myoclonic epilepsies): 部分患者有遗传性, 也有散发病例。本病见于 Lafora 病、线粒体脑肌病的肌阵挛性癫痫伴蓬毛样红纤维 (MERRF) 综合征、Lennox-Gastaut 综合征、蜡样脂褐质沉积症等。通常在 9 ~13 岁起病, 20 岁后发病者罕见, 出现频繁肌阵挛发作, 常伴 GTCS, 患者多有进行性认知功能衰退、人格变化、行为异常、小脑及锥体束症状。EEG 可见双侧广泛持续性慢活动, 间断闪光可诱发双侧棘慢或多棘慢波, 预后不良。拉福拉 (Lafora) 病为常染色体隐性遗传, 表现痴呆、肌阵挛及部分性发作, 皮肤、汗腺病理显示 Lafora 小体。MERRF 综合征表现肌力弱、共济失调、肌阵挛、智力低下、耳聋等, 可见眼震、深感觉障碍, 血乳酸增高, 肌活检显示蓬毛样红纤维。Lennox-Gastaut 综合征是弥漫性脑损害所致, 预后较差。神经元蜡样脂褐质沉积症表现肌阵挛、视网膜病变、共济失调、进行性痴呆等。

(2) 治疗

1) 主要针对肌阵挛发作采用抗癫痫治疗, 如丙戊酸、氨己烯酸 (Vigabatrin) 等, Vigabatrin 能提高全脑抑制性神经递质 GABA 浓度, 使约 50% 的病例发作减少 50%, 长期治疗药效不减。本病预后不良。

2）可试用促肾上腺皮质激素（ACTH）25～40μ/d，肌内注射，2周改为泼尼松2mg/（kg·d），服4周后痉挛停止，可按每周2.5mg减量，直至初始量之半，再以更小量维持。

770 国际抗癫痫联盟（1989）癫痫症及癫痫综合征分类和疾病包括哪些？

国际抗癫痫联盟曾于1985年对癫痫症和癫痫综合征进行分类，在1989年进行了修订，分类可归纳如表22-3。

表22-3　国际抗癫痫联盟（1989）的癫痫症和癫痫综合征分类

（1）部分性癫痫综合征
1）特发性（年龄依赖性起病）
2）症状性
3）隐源性
（2）全面性癫痫综合征
1）特发性（年龄依赖性起病）包括失神、BFNC、JME和GTCS等
2）特发性及/或症状性
3）症状性
（3）未能判明的部分性及全面性癫痫和癫痫综合征
1）既有全身又有局部发作
2）无明确的全身及局部性表现
（4）特殊综合征

癫痫症及癫痫综合征分类及临床表现如下。

（1）与部位有关的（部分性）癫痫及癫痫综合征

1）特发性：年龄依赖性起病，如伴中央－颞区棘波的良性儿童期癫痫、伴EEG枕部阵发放电的儿童期癫痫、原发性阅读性癫痫等。

2）症状性：如儿童慢性进行性部分连续性癫痫（Kojewnikow综合征）、有特殊促发方式的癫痫综合征，以及颞叶癫痫、额叶癫痫、顶叶癫痫及枕叶癫痫等。

3）隐源性。

（2）全面性癫痫及癫痫综合征

1）特发性：年龄依赖性起病，如良性家族性新生儿惊厥（BFNC）、良性新生儿惊厥、良性婴儿期肌阵挛癫痫、儿童期失神性癫痫、青少年期失神性癫痫、青少年肌阵挛癫痫（JME）、觉醒时全面性强直－阵挛发作癫痫，以及未列于上的其他全面性特发性癫痫，以特殊促发方式发作的癫痫等。

2）特发性及/或症状性：West 综合征（婴儿痉挛症）、Lennox-Gastaut 综合征、伴肌阵挛－站立不能发作的癫痫、伴肌阵挛失神发作的癫痫。

3）症状性：为非特异病因，以癫痫发作为临床特征的疾病，如早期肌阵挛性脑病、婴儿早期癫痫性脑病伴暴发抑制的 EEG、未列于上的其他症状性全面性癫痫，以及特异性综合征。

（3）未能判明的部分性及全面性癫痫及癫痫综合征

1）既有全身又有局部发作：如新生儿发作、婴儿期严重肌阵挛癫痫、慢波睡眠时有持续性棘慢波的癫痫、获得性癫痫性失语、未列于上的其他不能确定的癫痫等。

2）未明确的全身及局部性表现癫痫：临床及 EEG 所见均不足以确定为全身性或局部相关的 GTCS，如许多睡眠中大发作病例不能确定为全身性或局部性癫痫。

（4）特殊综合征：与某些情况有关的发作，如热性惊厥、孤立的单次发作或孤立性单次癫痫状态、由酒精、药物、子痫、非酮症高血糖等因素引起的急性代谢或中毒事件出现的发作。

771 国际抗癫痫联盟（2001）癫痫症及癫痫综合征分类和疾病包括哪些？

国际抗癫痫联盟于 2011 再次修订了癫痫症和癫痫综合征分类，如表 22-4。

表 22-4　国际抗癫痫联盟（2001）的癫痫症和癫痫综合征分类和疾病

1.1 特发性婴儿和儿童局灶性癫痫	2.2 癫痫性脑病
良性婴儿癫痫发作（非家族性）	（癫痫性异常可能导致进行性脑功能障碍）
伴中央－颞区棘波的良性儿童癫痫	早发性肌阵挛性脑病
良性早发性儿童枕叶癫痫（Panayiotopoulos 型）	大田原（Ohtahara）综合征
迟发性儿童枕叶癫痫（Gastaut 型）	West 综合征
1.2 家族性（常染色体显性遗传）局灶性癫痫	Dravet 综合征（婴儿严重肌阵挛癫痫）
良性家族性新生儿癫痫发作	非进行性脑病的肌阵挛持续状态＊
良性家族性婴儿癫痫发作	Lennox-Gastaut 综合征
常染色体显性夜发性额叶癫痫	Landau-Kleffner 综合征
家族性颞叶癫痫	伴慢波睡眠中持续棘－慢复合波的癫痫
不同部位的家族性局灶性癫痫＊	2.3 进行性肌阵挛性癫痫
1.3 症状性（或可能为症状性）局灶性癫痫	见具体疾病
边缘叶癫痫	3.0 反射性癫痫

续表

伴海马硬化的内侧颞叶癫痫	特发性光敏性枕叶癫痫
根据特定病因确定的内侧颞叶癫痫	其他视觉敏感性癫痫
根据部位和病因确定的其他类型	原发性阅读性癫痫
新皮质癫痫	惊吓性癫痫
Rasmussen 综合征	4.0 可不诊断为癫痫的癫痫发作
偏侧抽搐-偏瘫综合征	良性新生儿癫痫发作
表现根据部位和病因确定的其他类型	热性惊厥发作
婴儿早期游走性局灶性发作*	反射性发作
2.1 特发性泛化性癫痫	酒精戒断性发作
良性婴儿肌阵挛性癫痫	药物或其他化学物质诱发的发作
伴肌阵挛-猝倒发作的癫痫	外伤后即刻或早发性发作
儿童失神性癫痫	单次发作或单次簇性发作
伴肌阵挛失神的癫痫	极少反复的发作（oligo-epilepsy）
伴不同表型的特发性泛化性癫痫	
青少年失神癫痫	
青少年肌阵挛癫痫	
仅泛化性强直-阵挛发作的癫痫	
伴热性惊厥发作的泛化性癫痫*	

*有待进一步明确的综合征

772 婴儿期常见的癫痫综合征及其临床表现是怎样的?

婴儿期常见的癫痫综合征及其临床表现

（1）良性家族性新生儿惊厥（benign familial neonatal convulsion，BFNC）：是少见的常染色体显性遗传和神经钾通道病，电压敏感性钾通道基因 KCNQ2（20q13.3）有 7 个突变，KCNQ3（8q24.22-24.3）有 1 个突变，导致功能异常。

正常足月新生儿常在出生后（多在 7 天内）出现短暂频繁的强直阵挛性惊厥，常伴自动症，可见凝视、眨眼及注视分离，行为及智能发育正常，发作间期患儿状态良好。EEG 可见慢波、棘波和暴发抑制等非特异性改变。发作可于数月内自发消失，预后良好，极少数患儿发展为成人癫痫。

（2）良性婴儿惊厥（benign infantile convulsion）：首发年龄 3～20 个月，起病时智力运

动发育正常，表现局灶性发作或继发全面性发作，发作常呈丛集性。EEG 发作间期背景正常，发作期癫痫样放电可起源于颞区、顶区、枕区或额区；脑 MRI 检查无异常。本病对抗癫痫药疗效好，2 岁后不再发作，预后良好。

（3）早期肌阵挛脑病（early myoclonic encephalopathy）：属于癫痫性脑病，特征是生后第一天至前几周出现节段性游走性肌阵挛，以后有频繁局灶性发作，部分患儿有明显肌阵挛和强直阵挛发作。脑电图可见暴发抑制图形。有些病例有先天代谢性障碍，病情严重，死亡率高，存活者常有精神运动发育迟滞，预后差。

（4）大田原综合征（Ohtahara 综合征）：又称婴儿早期癫痫性脑病（early infantile epileptic encephalopathy），病因未明，可有癫痫家族史，是发病最早的年龄依赖性癫痫性脑病。特征是婴儿早期出现强直 - 阵挛发作，每天发作 2 ~ 40 次，发作短暂，短则 10 秒，长则 5 分钟，可成串发作，脑电图有暴发 - 抑制波型。部分患儿有脑结构病变，伴严重精神运动发育迟滞，本病为难治性，预后差，部分患儿演变为转为婴儿痉挛症或 Lennox-Gastaut 综合征。

（5）婴儿肌阵挛性癫痫（myoclonic epilepsy in infancy，MEI）：是罕见的特发性全面性癫痫综合征，常有惊厥家族史，生长发育正常。1 ~ 3 岁前起病，出现全身性肌阵挛发作，轻者表现点头、举手，不伴其他类型发作，发作期 EEG 可见全面性多棘慢波。可用丙戊酸钠等控制发作，预后佳。

（6）Dravet 综合征：也称为婴儿严重肌阵挛癫痫（severe myoclonic epilepsy in infancy，SMEI），Dravet（1978）首次报道。本病属于癫痫性脑病，为钠通道基因 SCN1A 亚单位突变导致钠通道功能异常，是遗传性癫痫伴热性惊厥附加症（GEFS +）最严重的类型，患儿的一、二级亲属多有热性惊厥或癫痫家族史。由于约 1/4 的患儿始终不出现肌阵挛发作，2001 年 ILAE 改称本病为 Dravet 综合征。

患儿在 1 岁前起病，首次发作多为热性惊厥，1 岁内主要表现发热诱发的较持续全面性或半侧阵挛抽搐，1 岁后逐渐出现强直阵挛发作、肌阵挛、不典型失神及局灶性发作等。早期发育正常，1 岁后逐渐出现智力运动发育倒退，可出现共济失调及锥体束征。1 岁后 EEG 出现广泛性棘慢波、多棘慢波或局灶性、多灶性痫样放电；约 70% 的患儿可检出 SCN1A 基因突变。抗癫痫药疗效差，可选用丙戊酸、左乙拉西坦、托吡酯、苯二氮䓬类或苯巴比妥等，常需 2 ~ 3 种 AED 合用，预后不良。

（7）婴儿痉挛症（infantile spasms）：或称 West 综合征，是临床最常见的年龄依赖性癫痫性脑病，分为症状性及特发性，症状性有脑损伤史或明确病因、精神运动发育迟滞及阳性神经体征，特发性较少见。

患儿多在 1 岁前发病，高峰为 4 ~ 7 个月，男孩多见，表现婴儿痉挛发作、精神运动发育迟滞及脑电图高幅失律等特征性三联征，或可三者缺一。痉挛常见成串的发作，可表现屈曲性、伸展性或点头样，大多为混合性，每次发作持续时间比肌阵挛长，间期 EEG 表现高度失律或多灶性放电。症状性预后不良，特发性早期应用 ACTH 或口服泼尼松预后较好。

773 儿童期常见的癫痫综合征及其临床表现是怎样的?

（1）遗传性癫痫伴热性惊厥附加症（genetic epilepsy with febrile seizures plus，GEFS+）：多在儿童及青少年期发病，最常见的表型是热性惊厥（FS）和热性惊厥附加症（FS+），其次是FS/FS+伴肌阵挛发作、伴失神发作、伴失张力发作、伴局灶性发作等，或表现Dravet综合征、肌阵挛失张力癫痫等。家族成员有FS和FS+病史是诊断GEFS+的重要依据，表型诊断根据发作类型及脑电图特点确定，通常青春期后不再发作，预后良好，Dravet综合征预后不良。

（2）肌阵挛失张力癫痫（myoclonic-atonic epilepsy，MAE）：又称为Doose综合征、肌阵挛-站立不能性癫痫（epilepsy with myoclonic astatic seizures），本病多为散发病例，但与遗传因素有关，半数以上患儿有热性惊厥史，少数患儿为GEFS+。临床少见，1~5岁发病，以肌阵挛和肌阵挛-失张力猝倒发作为特征，出现频繁的短暂点头或跌倒发作，多数患者智力正常，发作期脑电图可见多量广泛的不规则的2.5~3Hz多棘慢波阵发。发作最终多可缓解，预后良好。

（3）儿童期失神性癫痫（childhood absence epilepsy）：占全部癫痫的5%~15%。6~7岁起病，女性较多，有显著遗传倾向，常染色体显性遗传伴不全外显率。表现频繁的、每日数次至数十次失神发作，也称为密集性癫痫，至青春期可发生GTCS或失神减轻，极少数失神持续存在，为唯一发作类型。EEG为双侧对称同步的3次/秒棘慢波发放，背景正常，过度换气可诱发。

（4）肌阵挛-失神癫痫：可为特发性、症状性或病因不明。1~12岁（平均7岁）起病，表现频繁的肌阵挛-失神性发作，部分患者可有全面强直-阵挛发作或失张力发作，发作期脑电图为广泛的3Hz棘慢波。抗癫痫药反应不佳，预后较差。

（5）Lennox-Gastaut综合征（LGS）：是临床常见的年龄相关性癫痫性脑病。多在1~8岁发病，病因复杂，部分病例由West综合征演变而来。表现多种癫痫发作类型、脑电图广泛的1.5~2.5Hz棘慢波、精神发育迟滞三联征。最常见的发作为轴性强直（axial tonic）、失张力发作及不典型失神，也可有肌阵挛、GTCS及部分性发作，发作非常频繁，常见癫痫持续状态。药物难以控制，预后不良。

（6）儿童良性枕叶癫痫（benign occipital epilepsy of childhood）也称有枕区阵发的儿童期癫痫，为常染色体显性遗传。早发性1~2岁发病，晚发性3~16岁发病，清醒或入睡时发作，闪光刺激或游戏机可诱发，先有视觉先兆如闪光、亮点，甚至蝴蝶、蜻蜓等，或一过性视力丧失、暗点、全盲、偏盲等，视错觉如视物显大、视物显小或视物变形等，可同时出现2种或以上先兆，患者意识清或不同程度意识障碍甚至意识丧失，随后出现一侧阵挛性发作、复杂部分性发作如自动症，也可扩展为 GTCS。EEG 常见一或双侧枕区和后颞部快速发放高波幅 1.5～2.5Hz 棘慢波或尖波，睁眼消失，闭眼 1～20 秒重复出现；神经系统检查及脑 MRI 正常。卡马西平、苯妥英、苯巴比妥等治疗常可控制发作，预后良好。

（7）慢性睡眠中持续棘慢复合波癫痫（CSWS）：属于癫痫性脑病，病因不明。多见于儿童，主要特征是脑电图 CSWS 表现、多种癫痫发作类型、全面性智力倒退等。棘慢波指数（spike-wave index，SWI）>85%（棘慢波持续时间占非快速动眼睡眠时间之比），多为额颞叶、额中央区放电。CSWS 与 LKS 有重叠，两者是否属同一疾病尚有存疑。

（8）Landau-Kleffner 综合征（LKS）：也称为获得性癫痫性失语症（acquired epileptic aphasia）。本病少见，是儿童期特有的癫痫综合征，病因不清。起病多在 2～8 岁，主要表现获得性失语、癫痫发作、脑电图异常及行为心理障碍。癫痫发作和脑电图改变呈年龄依赖性，常在 15 岁后缓解，半数以上患者有持续的语言、心理及行为障碍。脑电图特征是慢波睡眠期连续出现棘慢综合波，多为双侧性，颞区占优势。

774 青少年期常见的脑电－临床综合征及其临床表现是怎样的？

（1）青少年失神性癫痫（juvenile absence epilepsy）：是常见的特发性全面性癫痫综合征。多在 7～16 岁发病，平均 10～12 岁。主要表现典型失神发作，约 80% 的病例伴发觉醒时全面性强直－阵挛发作，约 15% 伴肌阵挛发作。发作期脑电图为双侧广泛同步的对称性 3～4Hz 棘慢综合波，多数患者治疗后缓解，预后良好。

（2）青少年肌阵挛癫痫（juvenile myoclonic epilepsy，JME）：是常见的特发性全面性癫痫综合征，国际上已调查近百个 JME 家系，发现先证者同胞中 80% 出现症状。常在 12～18 岁起病，晨醒后不久出现肌阵挛发作，可见双肩和上臂短暂性同步的无节律阵挛性跳动，猛烈抽动可致跌倒，称为前冲性小发作（impulsive petit mal），发作时意识清楚，常伴全面性强直－阵挛发作或失神发作。患者生长发育及神经系统检查正常，神经影像学检查正常，发作间期脑电图特征为双侧性 4～6Hz 多棘慢波。药物治疗反应好，但需长期用药。

（3）单独全面性强直－阵挛发作癫痫（epilepsy with generalized tonic-clonic seizures only）：5～50 岁发病，高峰年龄 10～20 岁，病因不清，属于特发全面性癫痫。患者的 GTCS 可发生于睡眠、清醒或觉醒的任何时间，一般无其他发作类型。发作间期脑电图为广泛性 4～5Hz 多棘慢综合波或多棘波发放，预后良好。本病包含 1989 年 ILAE 提出的觉醒时全面性强直－阵挛发作癫痫（epilepsy with generalized tonic-clonic seizures on awakening）。

（4）伴听觉特征的常染色体显性部分性癫痫（autosomal dominant partial epilepsy with auditory features，ADPEAF）：又称为常染色体显性外侧颞叶癫痫（autosomal dominant lateral temporal lobe epilepsy，ADLTLE），由 Ottoman 等（1995）首先报道，是罕见的家族性癫痫综

合征，有遗传异质性，以听觉先兆为特征，提示外侧颞叶起源。一些病人先为听觉症状紧接着视觉症状，提示痫性发作沿着颞叶外侧面扩散，常继发全面性强直阵挛发作。每一病人的单纯部分发作表现通常是刻板不变的，但病人间各不相同，可以是视觉、听觉及其他感觉的，发作不频繁，病人对抗癫痫药反应良好，停药后易复发。

775 中央－颞部棘波良性儿童期癫痫的临床特征及治疗是怎样的?

中央－颞部棘波良性儿童期癫痫（benign childhood epilepsy with centrotemporal spikes，BECT）也称为儿童良性中央颞区癫痫，是常染色体显性遗传，属常见的特发性部分性癫痫，也有散发病例。

（1）临床特征

1）1.5～13岁发病，高峰为5～10岁，3岁前及12岁后发病者少，男孩较多。常见口咽部症状，如流涎、口角抽搐、舌僵硬感、磨牙、咽喉发声，发作时欲语不能，但意识清楚，可有口干、刺痛、唇舌僵硬等感觉异常，持续1～2分钟。少数病人发作伴上腹疼痛、一过性视觉异常等，个别合并典型失神发作。

2）本病发作与睡眠密切相关，约3/4的患儿在入睡后不久或清醒前发作，清醒期发作较少。5岁以下儿童夜间睡眠发作易泛化到同侧肢体，可出现Jackson发作，发作后伴Todd麻痹，偶可扩展为GTCS，约1/4的病人可出现2种以上发作类型。发作频度不一，大多数多于2次，少数仅一次或十分频繁。

3）神经系统检查正常，神经影像学正常。EEG背景活动正常，中央区或颞区高波幅棘波或尖波，随之以慢波，入睡后发放频度明显增加和易于扩散，清醒时较少且较局限。

（2）治疗：患儿于睡前口服卡马西平或丙戊酸钠，单药小剂量常可控制发作，2年后可停药，复发者应治疗至14岁，预后较好。

776 常染色体显性夜间额叶癫痫的临床特征及治疗是怎样的?

常染色体显性夜间额叶癫痫（autosomal dominant nocturnal frontal lobe epilepsy）是睡眠时发作的特发性局部性癫痫综合征，是首个发现的单基因（常染色体显性）遗传局灶性癫痫，已发现CHRNA4、15q24、CHRNB2、CHRNA2等4种基因变异，外显率约70%。

（1）临床特征

1）发作常始于儿童期，约半数在10岁前起病，发作常见于刚入睡或瞌睡时，发作开始表现喘息、呻吟，常睁眼和表情恐惧，双眼凝视或上翻，出现躯体运动性自动症，突然坐起、猛烈活动、髋部向前用力、全身僵硬、阵挛抖动及扭转性强直、尖叫，抬头、摇头或后仰，手上举或投掷样动作，下肢过度伸展、划圈及踏车样运动，在床上爬来爬去甚至坠床致伤，病人能意识到发作但不能控制，事后能回忆发作过程，部分病人发作时意识丧失，表明继发全身性发作。

2）患者发病年龄早，每夜均有成串发作，甚至导致睡眠严重缺乏，轻者仅在青春期有短时间发作，每次发作持续不足 1 分钟。诱发因素如紧张、疲劳，女性可因月经、妊娠或绝经使发作频繁或减少。精神运动发育正常，神经系统检查及神经影像学检查正常。

3）脑电图背景活动及睡眠周期正常，发作间期清醒和睡眠 EEG 多无异常，16% 的患者见一或双侧额、额 - 中央、额 - 颞或颞区癫痫样活动，发作期视频 EEG 显示发作常见于 NREM-Ⅱ期，以双额为主的尖慢波活动、节律性棘波等。由于患者睡眠时出现离奇行为和运动，常误诊为睡眠障碍或精神障碍，如与夜惊发作鉴别，后者持续时间较长，一般 5 ~ 10 分钟，缺乏成串发作，发作以恐惧、哭闹精神症状为主，运动发作较少，伴 EEG 觉醒反应，无癫痫样电活动。

（2）治疗：应用卡马西平或苯妥英钠单药治疗通常可有效控制发作。

777 室管膜下灰质异位的临床特征及治疗是怎样的?

灰质异位症（gray matter heterotopia）是由于部分灰质不能正常移行到大脑表层，异位移行至室管膜下或深部白质引起癫痫发作等症状。病因包括先天性发育畸形，以及中毒、辐射等因素。Jacob（1936）将灰质异位分为室管膜下（结节）型和板层型，后者异位灰质自脑室向皮质方向分布。根据病变范围可分为局灶型和弥漫型，两类均有室管膜下和非室管膜下灰质异位症。

（1）临床特征

1）本病多在儿童期发病，13 岁为发病高峰，女孩居多，男女性之比 >1 ∶ 10。小灶性灰质异位常引起癫痫，如局部性运动发作、复杂部分性发作及失神发作，常为顽固性癫痫，可不伴其他症状。大灶性灰质异位常伴神情呆滞、头痛，可有脑发育异常如小头畸形、胼胝体发育不良、小脑发育不良、枕大池蛛网膜囊肿、导水管狭窄、心脏大血管及骨骼畸形等，智力正常或因频繁发作受损。

2）CT 可见孤立的类圆形、分叶状、柱状团块、脑回样等异位灰质病灶，可随脑沟延伸至白质深部，较白质密度高，无占位效应。MRI 是确诊本病的金指标，常见一或双侧侧脑室前、后角结节状病灶，或为顶、额、颞、枕叶多发病灶，显示 T1WI 低信号，T2WI 高信号，可见小灶异位灰质位于室管膜上或突入脑室或位于半卵圆中心白质，病灶不强化，难治性癫痫患儿须注意本病可能。

3）脑电图可见广泛的棘慢波，提示与失神相似的特发性癫痫。

（2）治疗：本病可先试用抗癫痫药，但通常治疗无效，可考虑手术切除异位的灰质结节。

778 颞叶癫痫的分类、临床特征及治疗是怎样的？

颞叶癫痫（temporal lobe epilepsy，TLE）病因不同，占全部癫痫的30%～35%，2/3为内侧颞叶癫痫。家族性TLE为特发性遗传性部分性癫痫，其余可能为症状性部分性癫痫。常见病因为海马硬化，以及肿瘤、感染、脑血管疾病、皮质发育畸形和创伤等。临床主要表现单纯部分性发作、复杂部分性发作伴自动症，有时可继发全面性发作等。

（1）分类：2001年ILAE将TLE分为：①内侧（mesial）颞叶癫痫（MTLE），常源于海马硬化；②外侧（lateral）颞叶癫痫（LTLE）：属于新皮质癫痫；③由部位和病因确定的其他TLE类型。

（2）临床特征

1）本病在儿童或青少年居多，可见于任何年龄，男女发病机会均等，常有热性惊厥史或癫痫家族史。典型发作表现幻觉、错觉、嗅觉异常等精神症状，或以上升性上腹感觉异常和恐惧开始，自诉"上腹部一种说不出的感觉"，随后出现口部自动症，如咀嚼、舔嘴抹舌、拍手、摇晃身体、摸索衣物等，持续一至数分钟，发作后意识模糊，对发作无记忆；运动症状表现运动中断，呆滞不动，须与失神发作鉴别；发作时出现语言障碍提示病灶可能在非优势半球，发作后出现语言障碍提示病灶在优势半球，有助于颞叶癫痫定位。

2）不同部位病灶引起多种发作，海马发作最常见，先出现强烈的难以描述感觉或错觉、幻觉或自主神经症状，伴意识障碍、动作停止、凝视及口－消化道自动症，常泛化为强直－阵挛性发作。杏仁核发作起始伴上腹不适感，味觉、嗅觉异常，继而出现恐惧、口－消化道自动症。岛盖发作出现半侧面部阵发性感觉异常或听－前庭症状、嗅觉或味觉异常、肠鸣及自动症等。后外侧发作出现幻视或幻听、语言障碍、意识障碍、转头及简单自动症等。

3）内侧颞叶癫痫（MTLE）典型始于儿童晚期和青少年早期，多在4～16岁，多为复杂部分性发作或全身惊厥性发作，发作后症状较常见，如意识模糊、嗜睡、暂时定向障碍、疲倦感、头痛等，优势半球常有发作后语言障碍；记忆障碍与长期频繁发作和海马硬化程度有关，部分进展为难治性癫痫。

4）外侧颞叶癫痫（LTLE）常始于30岁后，常见脑创伤及CNS感染。发作表现与颞叶新皮质有关，先兆及单纯性发作常见听幻觉、错觉、躯体感觉异常、精神症状、前庭症状及视觉异常，优势半球可伴语言障碍；运动症状如面肌阵挛、扮怪相、上肢肌张力障碍性姿势、下肢自动症等，痫性放电扩散到颞叶内侧出现复杂部分性发作，但意识损害、自动症不如 MTLE 明显，也可出现上腹内脏先兆。

5）MRI 是 MTLE 的首选检查，可发现海马硬化等病灶，准确率达 90% 以上。约 1/3 的患者发作间期 EEG 可见一侧前颞叶棘波或尖波放电，单个或为簇集性，长程 EEG 阳性率增加，颅内电极描记可确切显示发作间期异常。

（3）治疗：采用正规抗癫痫药治疗，大部分颞叶癫痫可被控制，可选择丙戊酸钠。约 30% 为药物难治性 TLE，手术治疗可明显改善预后，如前颞叶切除术、选择性海马杏仁核切除术等。

779 反射性癫痫的类型及临床特征和治疗是怎样的?

反射性癫痫（reflex epilepsy）也称为诱发性癫痫（precipitatic epilepsy），是某种感觉刺激如视、听、嗅、味、体感、内脏觉及精神刺激诱发的癫痫发作，见于无既往发作史者或少数癫痫患者。

（1）类型及临床特征

1）电视性癫痫：属视觉反射性癫痫，由注视荧光屏诱发。常见于学龄儿童（6～14 岁），发作类型可为 GTCS、阵挛性发作、失神发作及复杂部分性发作。用 15～20 Hz 间断闪光易于诱发。

2）乐源性癫痫：属听觉反射性癫痫，由听音乐诱发。多在 30 岁前发病，多见于音乐天才者，部分患者可由于某种乐器如小提琴、钢琴演奏的特定乐曲，甚至其中某一段落诱发发作；有时即使不听音乐，谈及或想到音乐也可诱发，提示与情感反应有关的条件反射发作，常见复杂部分性发作，多伴颞叶病灶 EEG 异常。

3）触觉惊愕性癫痫：属体感反射性癫痫，外界突如其来的接触、抚摸或打击可引起，如掏外耳道、挤压睾丸、碰触牙龈均可诱发，发作多在受刺激侧，常见部分性发作，也可为全面性发作；脑电图可呈局灶性或双侧放电。

4）进餐性癫痫：属内脏诱发反射性癫痫，在进餐时或进餐后发生，表现复杂部分性、单纯部分性发作和继发全面性发作，伴或不伴意识障碍。

5）精神反射性癫痫：如计算、弈棋、纸牌、麻将等高级神经活动引起的癫痫。

（2）治疗：反射性癫痫发作次数少可不用药，应尽量避免诱因刺激；抗癫痫药应用原则与其他类型癫痫相同。

780 晚发性癫痫的常见病因及发作类型是怎样的?

晚发性癫痫（late onset epilepsy）是成年期发病的癫痫，多为继发性。通常以20岁或25岁作为晚发性癫痫的年龄起点，60岁后发生称为老年晚发性癫痫。

常见病因及发作类型

（1）外伤性脑损伤：是第一位的病因，可导致GTCS、单纯部分性发作、复杂部分性发作、自主神经发作及失神发作等。

（2）颅内感染：如脑炎、脑膜炎、脑脓肿及脑结核瘤，炎症急性期脑皮质静脉或动脉血栓形成，各类型脑水肿均可引起癫痫发作，可引起GTCS和部分性发作。

（3）脑肿瘤：约1/3的脑肿瘤患者以癫痫为首发症状，约半数的幕上肿瘤发生癫痫，肿瘤生长缓慢者易发生癫痫，脑转移瘤常出现癫痫，常见单纯部分性发作、复杂部分性发作，也可引起GTCS。

（4）卒中：是老年晚发性癫痫最主要病因，卒中后癫痫常见于卒中后5年内，尤以1年内多发。靠近皮质的病灶易发癫痫，出血性卒中常见于急性期，蛛网膜下腔出血的癫痫风险最高，约为25%。脑动静脉畸形、海绵状血管瘤也可引起癫痫。卒中后1周内发生为早发性癫痫，其日后的癫痫风险增加。

（5）其他：如脑囊虫病、脑型血吸虫病，以及代谢性疾病如高渗性非酮症高血糖症、低血糖、低血钙及尿毒症等均可引起痫性发作，如GTCS和部分性发作。

781 难治性癫痫的危险因素及治疗是怎样的?

难治性癫痫（intractable epilepsy）目前国内外尚无统一的定义，通常指每月至少4次以上的频繁癫痫发作，应用适当的一线抗癫痫药正规治疗或联合用药，血药浓度达到有效范围，至少观察2年仍不能控制发作且影响日常生活，排除进行性中枢神经系统疾病或占位病变。难治性癫痫约占癫痫患者的20%～30%。

（1）危险因素

1）初始应用抗癫痫药疗效差；年龄依赖性癫痫性脑病；在癫痫诊断及治疗前存在频繁发作；复杂部分性癫痫、同时存在多种类型癫痫及出现过癫痫持续状态；长期活动性癫痫发作；确诊的海马硬化、脑肿瘤、脑外伤软化灶患者，脑结构性病变如结节性硬化、脑穿通畸形、皮质发育异常，伴精神发育迟滞等。

2）临床上常见的难治性癫痫综合征如大田原综合征（婴儿早期癫痫性脑病）、婴儿痉挛征、Lennox-Gastaut 综合征、腊斯默森（Rasmussen）综合征、Sturge-Weber 综合征、儿童严重肌阵挛性癫痫等。

（2）治疗

1）在临床确诊癫痫及发作类型，监测血药浓度的基础上，评价药物疗效。治疗以传统的一线抗癫痫药（AEDs）为主，新型 AEDs 为治疗难治性癫痫提供可能。美国神经病学会（ANN）及美国癫痫协会（AES）推荐使用美国 FDA 批准的 7 种新型 AEDs：拉莫三嗪、托吡酯、奥卡西平、加巴喷丁、唑尼沙胺、替加宾、左乙拉西坦用于成人部分性难治性癫痫添加治疗，托吡酯、拉莫三嗪、奥卡西平、加巴喷丁用于儿童难治性部分性癫痫，奥卡西平、托吡酯、拉莫三嗪用于难治性部分性癫痫单药治疗，托吡酯用于成人及儿童难治性全面性强直－阵挛发作，托吡酯和拉莫三嗪用于治疗 Lennox-Gastaut 综合征伴猝倒发作。

2）一线 AEDs 单药或多药治疗疗效不佳可试用钙离子通道拮抗剂，如盐酸氟桂嗪、尼莫地平等；乙酰唑胺对失神发作可有短期疗效或作为其他类型癫痫辅助用药；婴儿痉挛症、Landau-Kleffner 综合征及儿童药物难治性癫痫可试用促甲状腺素释放激素、大剂量丙种球蛋白静脉注射、糖皮质激素等。

3）外科手术治疗：应用癫痫源精确定位及合理选择手术治疗有望使部分难治性癫痫患者得到治愈。手术适应证为系统正规 AEDs 治疗 2 年以上不能控制发作的难治性癫痫，发作频繁，影响日常生活；局限于一侧半球明确的癫痫病灶；无明显精神、心理障碍，IQ > 70；病灶切除不会引起严重的神经功能缺失。切除大脑皮质、脑叶及大脑半球癫痫源灶，胼胝体切开术阻断癫痫放电传播径路。

4）生酮饮食：适用于儿童各年龄段发作频繁的癫痫综合征，可使 38% ~50% 的患儿减少一半的发作。不良反应包括便秘、酮症酸中毒、高脂血症、肾结石等，需在医师和营养师共同指导下应用。

782 癫痫在临床上需要与哪些疾病进行鉴别？

癫痫临床上需要与其他发作性疾病鉴别。

（1）晕厥（syncope）：是短暂性全脑灌注不足导致短时间意识丧失和跌倒，偶可引起肢体强直阵挛性抽动或尿失禁，特别是阻止患者跌倒或使患者处于半卧位加重灌注不足时。晕厥的诱因包括久站、剧痛、见血和情绪激动等，或因排尿、咳嗽和憋气等诱发。常有头晕、恶心、眼前发黑和无力等先兆，跌倒较缓慢，面色苍白、出汗，有时脉搏不规则。单纯性晕厥发生于直立位或坐位，卧位出现提示痫性发作。晕厥引起意识丧失短暂，极少 > 15 秒，不伴发作后意识模糊，发作后意识模糊高度提示癫痫发作。

（2）心因性发作：也称假性癫痫发作（pseudoepileptic seizures），如癔病性发作表现运动、感觉及意识模糊等类癫痫发作症状，常有精神诱因，有表演性（表22-5），视频EEG有助于鉴别。

表22-5 痫性发作与心因性发作的鉴别

临床特征	癫痫发作	心因性发作
发作场合	在任何情况下	常发生于精神刺激后和有人在场时
发作特点	突然的刻板式发作，可发生摔伤、舌咬伤或尿失禁	发作形式多样，如闭眼、手足抽动、过度换气、哭叫等，无摔伤、舌咬伤或尿失禁，自我表现明显
眼位及面色	上睑抬起，眼球上串或向一侧偏转，面色发绀	眼睑紧闭，眼球乱动，面色苍白或发红
瞳孔	散大，光反射消失	正常，光反射存在
对抗被动运动	不能	可以
Babinski征	经常为阳性	无
持续时间及终止方式	1～2分钟，自行停止	可长达数小时，需安慰及暗示

（3）偏头痛（migraine）：出现发作性头痛，可伴闪光等先兆，癫痫患者可合并偏头痛或有发作后头痛。癫痫发作与偏头痛鉴别见表22-6。

表22-6 癫痫发作与偏头痛的鉴别

临床特征	癫痫发作	偏头痛
先兆	持续时间相对较短	持续时间较长
视幻觉	闪光、暗点，或为复杂视幻觉	多为闪光、暗点、偏盲、视物模糊
主要症状	强直-阵挛发作，可伴发作后头痛	剧烈头痛，常伴恶心、呕吐
意识障碍	多见	少见
发作持续时间	较短，数分钟	较长，数小时或数日
精神记忆障碍	多见	无或少见
脑电图	癫痫样放电	非特异性慢波

（4）短暂性缺血发作（TIA）：表现发作性神经功能缺失症状，如一过性偏瘫、偏身感觉减退、偏盲等，常见于有卒中危险因素的中老年人，部分性癫痫患者可出现Todd麻痹，须注意鉴别。

（5）阵发性运动诱发异动症（paroxysmal kinesigenic dyskinesia，PKD）：儿童或青少年期发病，大多数患者有家族史或婴儿良性癫痫病史，致病基因是PRRT2，可为散发病例。常在从坐位突然站起、惊吓及过度换气时诱发，表现姿势性张力障碍或舞蹈手足徐动，持续数秒至1分钟，每日发作多次，发作时意识清楚，发作后有短暂恢复期，不能立即诱发二次发作，神经系统检查正常。

（6）睡眠障碍：如发作性睡病、夜惊症、睡行症、梦魇、快速眼动期行为障碍等，常见于睡眠期或睡眠－觉醒间，发作时多伴意识不清，表现运动、行为发作。许多癫痫类型易在睡眠中发病，表现运动、意识障碍等，如觉醒时强直－阵挛发作、某些额叶起源发作等。睡眠障碍多出现于非快速眼动睡眠的Ⅲ、Ⅳ期和快速眼动期，癫痫发作常见于Ⅰ、Ⅱ期，多导睡眠图可予鉴别。

（7）抽动症：常见于 5～10 岁儿童，表现一组或多组肌肉突发的重复刻板性不随意抽动，通常为非节律性，多见于面、颈、肩和上肢，可短时受意志控制，睡眠时减轻或消失，紧张或受刺激时加重；发作时意识清楚，可伴注意力缺陷、学习困难、强迫行为或秽语；脑电图无痫样放电。

（8）低血糖症：血糖 < 2mmol/L 可出现局部痫样抽动或四肢强直发作，伴意识丧失，常见于胰岛 β 细胞瘤或Ⅱ型糖尿病长期服降糖药患者，病史有助于诊断。

783 在癫痫的临床诊断中常采用的脑电图包括哪些？

脑电图（EEG）是通过脑电图仪从头皮或颅内将脑部自发性生物电位加以放大记录获得的图形。癫痫发作时脑神经元出现阵发性异常超同步化电活动，EEG 显示为癫痫样放电，有时在发作间期也可出现。由于癫痫样放电是癫痫发作的病理生理学基础，EEG 对癫痫的诊断，包括分型、选用抗癫痫药、药物剂量调整、停药指征、外科治疗及判断预后均有较大价值。

临床上采用的脑电图主要包括：

（1）常规脑电图：即头皮 EEG，按照国际脑电图学会建议的标准电极安放法，FP 为额极，Z-中线电极，FZ-额中线，CZ-中央中线，PZ-顶中线，O-枕点，T-颞点，A-耳垂电极，记录电极序号通常用奇数代表左侧，偶数代表右侧，整个头皮及双耳安放 21 个电极，头部电极位置与大脑皮质解剖分区较一致，将电极按照一定的顺序或有目的组合进行描记称为导联。优点是经济方便，但由于不能做长时间描记，捕捉到癫痫波机会较少，对深入研究脑电图和诊断有一定局限性。

（2）动态脑电图监测（ambulatory EEG monitoring，AEEG）：采用便携式记录设备，通常可连续记录 24 小时，又称为动态脑电图 24 小时监测。优点是患者活动相对不受限制，但由于没有录像设备，不能观察患者发作时状态。适用于发作频率稀少、短程 EEG 不易记录到发作者，以及癫痫发作已控制而准备减停抗癫痫药或停药后复查的患者。由于可长时间记录，诊断阳性率高于常规脑电图，对癫痫的诊断有价值。

（3）视频脑电图监测（video EEG monitoring，VEEG）：又称录像脑电图监测，进行长程 EEG 监测，并用 1～2 个摄像镜头同步拍摄病人状态。优点是可将发作时临床表现与同步 EEG 记录对照分析，准确判断发作性质和类型。

（4）颅内电极脑电图：是在癫痫外科手术治疗前记录患者颅内电极 EEG，根据颅内电极植入技术不同，分为术前（硬膜下电极 EEG、立体定向 EEG）和术中脑电图两种。

784 脑电图在癫痫临床诊断中的应用是怎样的？

（1）脑电图可显示异常波形，包括非阵发性异常或慢波异常，记录癫痫发作时阵发性异常及癫痫样放电（表 22-7）。

表 22-7 脑电图常见的异常波和癫痫发作时表现

非阵发性异常（慢波性异常）	阵发性异常（癫痫样放电）
局灶性非节律性慢波活动（localized arrhythmic slow activity）	棘波（spike wave）
弥漫性和（或）双侧非节律性慢波活动（diffuse and/or bilateral arrhythmic wave activity）	尖波（sharp wave）
间断节律性慢波活动（intermittent rhythmic slow activity）	棘慢复合波（spike and slow complex） 尖慢复合波（sharp and slow complex） 多棘慢复合波（polyspike and slow complex） 棘波节律（spike rhythm）

（2）周期样异常脑电图特征及与临床相关性（表 22-8）。

表 22-8 周期样异常脑电图形的特征及与临床相关性

图形	波形	分布	暴发间期时间	与状态的关系	暴发间期	临床相关性
周期样广泛尖波	双相或三相尖波或棘波	广泛性，早期可为一侧性	<2.5 秒，随疾病进展缩短，通常<1 秒	清醒期和（或）睡眠期	无特征性	克－雅病
周期样双侧同步性慢尖慢波放电	不规则高波幅慢波或尖慢波	弥漫性、双侧同步性	5～10 秒，单次记录中非常规律	过度换气或睡眠早期可诱发	弥漫性低波幅 δ 活动	SSPE，除疾病早期或晚期，几乎都存在
周期样一侧性癫痫样放电（PLEDs）	双相或三相尖波、棘波或多棘波	一侧半球，侧别可有转移	1～2 秒	意识受损，尤其儿童，睡眠期持续存在	弥漫性异常慢波活动，可一侧显著	早期急性严重脑病，与局灶发作相关，成人短暂存在，儿童持续存在

续表

图形	波形	分布	暴发间期时间	与状态的关系	暴发间期	临床相关性
周期样慢复合波，额、颞区显著	尖波或三相波混合暴发慢波，类似 PLEDs	一侧颞区显著	1～4 秒	意识损害	一侧或弥漫性慢波活动	单纯疱疹病毒性脑炎，可在 CT 扫描出现异常前发现
暴发抑制	棘波、慢波和尖波混合短暂暴发	双侧性，可同步和（或）不对称	变化性	昏迷，图形对刺激无反应，无睡眠周期	弥漫性相对低平	严重弥漫性脑病、缺氧，与新生儿安静睡眠期不同
三相波	高波幅偏转，典型为负相－正相－负相	双侧同步、前头部显著，双极导联前后头部延迟 25～140ms	1.5～2.5Hz 簇发或游走性	意识损害	背景节律变慢	中毒或代谢性脑病，特别是肝性脑病

785 癫痫的特殊电极脑电图测定包括哪些？

由于大脑半球内侧面、底面及深部的脑电活动常常难以从头皮电极记录到，可使用一些特殊部位的无创性或微创性插入电极，发现头皮电极难以发现或确认的异常脑电活动。

癫痫的特殊电极脑电图测定如下。

（1）蝶骨电极（sphenoidal electrodes）用尖端裸露的绝缘针电极记录，穿刺点位于颧骨弓中点下缘乙状切迹，耳屏前方的 1.5cm；穿刺方向略向后上，深度 4～5cm，接近卵圆孔周围，操作简便，临床使用广泛。由于蝶骨电极接近颞叶内侧及底面，易于发现颞叶内侧或海马放电。

（2）鼓膜电极（tympanic electrodes）从外耳道孔送入，使导线顶端的银球电极接触鼓膜，该位点接近中颅凹、后颅凹及脑干，可用于检查颞叶底面的放电，记录脑干听觉诱发电位的 I 波。

（3）小脑电极（cerebellar electrodes）每侧有 2 个记录点，一对电极位于左、右枕外粗隆外下 1.5cm，记录小脑蚓部电位；另一对电极位于左右乳突与枕外粗隆连线下方 2cm 和乳突后 2cm 处，针电极尖端抵达骨膜。小脑电图主要用于检测小脑病变，但小脑电活动有时与肌电活动很难区分，影响临床使用。

（4）发际外脑电图（EEG outside the hairline）主要用于需急诊检查 EEG 的病人，电极分别位于发际外缘的双侧乳突、耳前、颧骨弓上部及双侧额极，用胶纸快速固定盘状电极，或用负压球吸附电极。发际外 EEG 与常规 EEG 相比发现癫痫放电基本符合率为 37%，大部分符合达 63%，但易遗漏枕区、中央区和顶区异常电活动。

（5）鼻咽部电极（nasopharyngeal electrodes）用特制的“S”型弯曲电极导线通过鼻腔将顶端的银球电极贴附在咽穹隆顶部与后侧壁交界处，记录脑底面及内侧面放电，包括颞叶内侧、海马、下丘脑等，因电极较难固定，记录效果差，已较少使用。筛骨电极（ethmoidal electrodes）在鼻腔内局麻后将针电极通过鼻甲刺入筛骨板，记录颞叶及额叶底面放电，操作复杂，已较少使用。

786 癫痫的脑电图测定诱发试验方法包括哪些？

癫痫脑电图测定诱发试验目的是，通过各种生理性或非生理性方式诱发异常脑波，尤其癫痫样波出现，提高 EEG 阳性检出率。常用的诱发试验包括：

（1）睁－闭眼试验（open-close eyes test）：视通路完整时闭眼时无视觉刺激传入，正常人枕区视皮质表现固有的 α 节律，睁眼时视觉刺激使枕叶皮质活动增强，α 节律受阻滞代之以去同步化低波幅快波，癫痫病人可诱发癫痫波，描记 EEG 令病人闭眼放松，每隔 10s 左右令病人睁眼 3～5s，如此反复 2～3 次，做好标记。

（2）过度换气（hyperventilation）：产生碳酸血症可引起 EEG 改变。患者取坐位或站立位，卧位不易观察诱发的轻微失张力发作，令病人闭目状态连续做 3 分钟深呼吸，呼吸频率 20～25 次/分，换气量为正常 5～6 倍。高度怀疑癫痫患者如 3 分钟未取得阳性结果，可适当延长至 5 分钟，过度换气结束后继续记录至少 3 分钟闭目状态 EEG，观察恢复情况；如 3 分钟后 EEG 仍未恢复，应继续记录直至恢复到过度换气前水平。

（3）间断闪光刺激（intermittent photic stimulation）：直接兴奋枕叶初级视皮质，枕叶皮质向其他皮质扩散，产生光敏或光惊觉反应。在较暗的环境测试，白色闪光刺激器光亮度约为 10 万烛光（>100Nit），刺激脉宽 0.1～10ms，频率 1～60Hz 可调。被检者取坐位，闪光刺激器置于眼前 30mm 处，注视闪光刺激器中心，刺激脉冲同步显示在 EEG 记录中，如刺激过程中出现光阵发性反应立即停止刺激。

（4）其他包括睡眠诱发（sleeping activation），由于睡眠时脑干网状上行激活系统被抑制，使大脑皮质及边缘系统电活动获得释放，对癫痫样放电及癫痫发作有激活作用，分为自然睡眠、药物诱导睡眠（口服 10% 水合氯醛或速效巴比妥类）及剥夺睡眠。药物诱发如减停抗癫痫药用于难治性癫痫术前定位诊断，观察中枢兴奋药如贝美格、戊四氮及抗组胺药影响等。

787 癫痫患者常见的脑 CT 和 MRI 异常是怎样的?

脑 CT 敏感性及特征性不如 MRI，但显示钙化及出血病灶有独特优势。MRI 可多方位、多序列成像，脑组织成像分辨率高，是癫痫患者影像学检查之首选。

（1）常见的脑 CT 异常

1）钙化：结节性硬化临床表现皮脂腺瘤、癫痫及智能障碍等三联征，可见多发皮质结节、多发室管膜下结节，易钙化。脑囊虫常见癫痫发作，慢性期虫体死亡、钙化，CT 可见多发高密度钙化灶。脑面血管瘤病（Sturge-Weber 综合征）是先天性遗传病，可见眼部、皮肤及脑血管瘤，常见点头样小发作、局部性发作，可伴 Todd 麻痹，抗癫痫药难治性，脑膜血管瘤常累及颞枕叶，CT 可见脑萎缩和伴脑回走行的线状钙化。甲旁减患者癫痫发作类型可有 GTCS、失神发作、复杂部分性发作和癫痫持续状态等，CT 显示双侧基底节、丘脑对称的高密度钙化灶。Fahr 病是特发性基底节钙化，可为常染色体显性或隐性遗传，表现强直、运动迟缓、共济失调及癫痫发作等，CT 见基底节、齿状核对称性钙化斑是诊断依据。

2）出血：脑动静脉畸形（AVM）、脑海绵状血管瘤是先天性血管畸形，均可出现自发性脑出血、癫痫发作。CT 显示 AVM 为形态不规则的团块状、蜂窝状、斑片状病灶，可伴高密度出血灶；脑海绵状血管瘤为界限清楚的圆形或卵圆形等至稍高密度影，可见斑点状钙化。

（2）常见的脑 MRI 异常

1）先天性发育异常：临床均可见癫痫发作。局灶性脑皮质发育不良是局部脑皮质或白质内异位神经元伴神经胶质增生，MRI 可见 T2WI 及 FLAIR 灰白质分界模糊、皮质下白质内高信号及脑回增宽等。灰质异位症是先天性神经元移行异常，MRI 是诊断本病首选的影像学检查，脑灰质异位病灶信号与正常灰质信号一致。脑穿通畸形为先天性脑缺损，表现偏瘫、智力损害及难治性癫痫，MRI 显示脑缺损边界清楚。海马硬化导致难治性颞叶癫痫，MRI 显示 T2WI 或 FLAIR 信号增强，T1WI 见海马萎缩。

2）脑肿瘤：畸胎瘤、脂肪瘤癫痫发生率最高，其次是胶质瘤、脑膜瘤、低分级星形细胞瘤及胆脂瘤等，MRI 可见局灶性占位病变，多伴有水肿带，可显示强化。

3）病毒性脑炎：表现发热、头痛、抽搐发作、意识障碍及脑膜刺激征等，MRI 常见半球额、顶、颞叶及基底节斑片状病灶，呈长 T1、长 T2 信号。

4）线粒体脑肌病：是一组少见的线粒体结构功能异常动作以脑和肌肉为主的多系统疾病，包括 MELAS 综合征、MERRF 综合征、KSS 综合征、Leigh 综合征等。临床表现抽搐发作、卒中样发作、智力下降、视觉障碍、肌萎缩、肌无力等。MELAS 综合征 MRI 可见两侧半球颞、顶、枕叶皮质多发卒中样异常信号，但不按血管分布，累及皮质及皮质下白质，可见皮质层状异常信号；Leigh 病的 MRI 特征为对称性双侧基底节、丘脑、脑干等灰质核团异常信号；KSS 在灰质和白质可见散在的异常信号。

788 癫痫的临床诊断思路是怎样的?

癫痫是不同病因引起的临床综合征，表现复杂，诊断须尽量占有全面的资料，综合判定，癫痫的临床诊断思路是：

（1）病史是癫痫临床诊断的首要依据，须详细询问病史，包括现病史、出生史、既往史、家族史、外伤史及社会心理影响等，而不是依靠神经系统检查和实验室检查。

（2）神经系统检查包括意识状态，局灶体征如偏瘫、偏盲等，反射及病理征等，对癫痫病因诊断可能有提示作用。

（3）脑电图是癫痫诊断、分型、选用 AEDs、手术治疗及判定预后的重要检查，包括头皮 EEG、动态 EEG 监测、视频 EEG 监测及颅内电极 EEG 等。影像学检查，脑 CT 或 MRI 检查对发现症状性癫痫的病因尤为关键。以及血常规、血生化、丙酮酸、乳酸、抗癫痫药物浓度监测，脑脊液检查排除颅内感染性疾病，遗传代谢疾病筛查及基因检测等。

（4）临床诊断通常根据患者的发作史，特别是可靠目击者提供的发作过程和表现的详细描述，结合发作间期脑电图出现痫性放电即可确诊，必要时可通过视频 EEG 监测发作表现及同步 EEG 记录证实。某些病人无可靠的目击者提供病史，夜间睡眠时发作或因发作稀少视频 EEG 监测未记录到发作，临床诊断困难。

（5）鉴别诊断：首先要明确患者是否为癫痫发作，需与癔病及其他发作性疾病如晕厥、偏头痛及 TIA 鉴别。如确定为癫痫发作，应判明是特发性还是症状性，原发性癫痫神经系统检查正常，症状性癫痫可发现患者有相关的病史或相应的神经体征。脑 CT 或 MRI 等神经影像学检查、脑脊液检查及其他检查可能发现异常，提供鉴别诊断的依据。

（6）症状性癫痫须查找病因，应确定为脑病变或全身性疾病所致。脑病变可有相应的病史，如先天性脑发育不全、脑外伤或产伤、脑炎及卒中等，发作类型通常为单纯性部分性发作、遗有 Todd 麻痹的发作、有定位先兆的 GTCS、复杂部分性发作等，全身性疾病如肝昏迷、尿毒症等常见无先兆的 GTCS。

789 癫痫的药物治疗原则是怎样的?

（1）首先确定是否用药：人一生中偶发一两次痫性发作的机会可达 5%，包括状态关联性发作，无须用 AEDs 治疗。首次出现癫痫发作患者再发率为 27% ~82%，确诊为进行性脑病、脑电图有明确阵发性棘慢波或频发局灶性棘波、部分性发作、伴有神经体征、精神发育迟滞等复发率高，通常需 AEDs 治疗。首次发作患者如无以上证据一般不宜用药，观察病情，待下次发作时再决定是否用药。如有酒精、药物、紧张、疲劳、光敏等诱发因素，宜消除之而后观察经过。如发作间期长于 1 年也可观察经过，1 年中有 2 次或多次发作可酌情单药治疗。

（2）正确选药：根据癫痫发作类型选药（见 790 问）。不同 AEDs 抗癫痫谱有交叉，病人个体差异较大，临床需根据病人治疗反应调整。一种药用足够剂量（血药浓度监测）和时间仍无效应换药，换药需要有重叠时间；一种药部分有效，可加用第二种药，待发作被控制并稳定后试将第一种药逐渐减量，如减药期间再发应联合用药。选药应考虑病人年龄、全身状况、耐受性及经济情况，如新生儿肝酶系统发育不全，宜慎用 VPA；PHT 影响骨骼发育，PB 影响智能和行为，儿童要避免使用或长期使用。许多药通过肝代谢，TPM 大部和 GBP 全部经肾排泄，须注意病人肝、肾功能。

（3）单药治疗：是 AEDs 重要的用药原则，大部分患者单药治疗有效，自小剂量开始，缓慢增至最低有效剂量，最大程度控制发作而无不良反应或很轻。难治性癫痫和癫痫综合征患者如试用多种单药治疗无效，或有多种类型发作应考虑联合用药，宜选不同作用机制、代谢途径及副作用药物，注意药物间交互作用，如 PHT、CBZ、PB、PMD 为肝酶诱导剂，可促进其他药物在肝脏代谢降低血药浓度，VPA 抑制肝酶作用，提高其他经肝代谢 AEDs 血浓度。

（4）用药方法和长期规律治疗：熟悉药物代谢特点、作用原理及副作用等，PHT 有效剂量与中毒剂量很接近，常规剂量无效时增加剂量极易中毒；VPA 治疗范围大，开始即可给予常规剂量；CBZ 由于自身诱导作用使代谢逐渐加快，半衰期缩短，宜逐渐加量，1 周时达到常规剂量；LTG、TPM 应逐渐加量，约 1 个月达治疗剂量。患者应坚持长期规律用药，特发性癫痫通常控制发作 1 ~2 年，症状性癫痫控制发作 3 ~5 年后可考虑减量和停药，部分病人需终生服药。

（5）个体化治疗及监测：癫痫患者个体差异大，有的较低血药浓度有效，有的在治疗浓度内出现明显毒副反应，应观察疗效，监测不良反应，及时调整剂量，使疗效最佳和不良反应最小。临床严密观察严重不良反应如 CBZ、LTG 所致皮疹，VPA 导致肝功能异常及血小板减少，CBZ 所致粒细胞减少，PHT 引起头晕及共济失调，PB 引起智能、行为改变等，须减药或停药。治疗药物监测（therapeutic drug monitoring，TDM）是维持有效血药浓度，起效较快、无明显副作用药物无须 TDM，未达到疗效可行 TDM，指导药物加量和避免副作用，尤其是患儿。PHT 最应做 TDM，CBZ 可做 TDM；VPA 治疗范围大，无须测定 TDM。

790 临床如何根据癫痫发作及癫痫综合征类型选择抗癫痫药？

临床通常根据癫痫发作及癫痫综合征类型选择抗癫痫药（表 22-9）。

表 22-9 根据癫痫发作及癫痫综合征类型选择抗癫痫药

发作类型	一线 AEDs	二线或辅助 AEDs
单纯、复杂部分性发作，部分性发作继发 GTCS	卡马西平、拉莫三嗪、奥卡西平、左乙拉西坦、丙戊酸	托吡酯、加巴喷丁、氯巴占※
全面性强直阵挛发作(GTCS)	丙戊酸钠、拉莫三嗪、卡马西平、奥卡西平、左乙拉西坦、苯巴比妥	托吡酯、氯巴占
失神发作	丙戊酸钠、乙琥胺、拉莫三嗪	氯硝西泮、氯巴占、左乙拉西坦
强直性发作	丙戊酸钠	拉莫三嗪、托吡酯
失张力性发作	丙戊酸钠	拉莫三嗪、托吡酯
肌阵挛性发作	丙戊酸钠、左乙拉西坦、托吡酯	氯巴占、氯硝西泮
婴儿痉挛症	促肾上腺皮质激素（ACTH）、泼尼松	氯硝西泮
有中央－颞部或枕部棘波的良性儿童期癫痫	卡马西平、丙戊酸钠，单药小剂量有效	
Lennox-Gastaut 综合征	丙戊酸钠、氯硝西泮	氯巴占

※氯巴占（Clobazam），即氧异安定，适于难治性癫痫，单独应用或辅助治疗，对复杂部分性发作继发全身性发作和 Lennox-Gas-laut 综合征有效。20～30mg/d（0.5～1mg/kg）口服，逐步加量；与其他抗癫痫药合用减量为 5～15mg/d（0.1～0.3mg/kg）。不良反应与苯二氮䓬类相似，较轻微。

791 传统抗癫痫药的剂量和常见不良反应是怎样的?

传统抗癫痫药剂量和常见不良反应见表 22-10。

（1）苯妥英钠：常见的剂量相关性毒副反应如眩晕、震颤、共济失调、复视、眼震和头痛等，严重中毒可出现可逆性精神混乱，如智能衰退和抑郁。肝损害少见，常见于用药前 6 周内，与剂量无关，长期用药可导致肝大及无症状性血清碱性磷酸酶增高，偶可见巨红细胞贫血、再生障碍性贫血和粒细胞减少等。

（2）卡马西平：剂量相关性毒副反应如协调障碍，可见眼球运动障碍、头晕、复视、视物模糊及共济失调等，小剂量开始逐渐加量常可避免。开始用药数周内可见胃肠道症状，如食欲不振、恶心和呕吐，肝损害罕见。用药早期可出现斑丘疹、荨麻疹样及疱疹样皮损，一般不需停药，偶见剥脱性皮炎，应立即停药。

（3）丙戊酸钠：可见食欲不振、恶心、呕吐、消化不良、便秘及腹泻，小剂量逐渐增量或与食物同服可减轻，无症状性转氨酶增高减量可好转。皮疹罕见，常见可逆性毛发脱落，血小板减少，震颤与剂量有关，为可逆性。

（4）苯巴比妥：在有效血药浓度（10～40μg/ml）内仍可出现精神、行为及认知受损，常见抑郁，严重者出现眼震、构音障碍及共济失调，儿童行为障碍常见。成人常见镇静作用，儿童和老年人可有失眠。大剂量突然停药可见戒断症状，如焦虑、失眠、震颤、意识模糊和痫性发作等。与苯妥英钠合用易发生巨幼红细胞贫血及红细胞增多症，肝损害极少，偶可见皮疹。

（5）扑痫酮：副作用表现与苯巴比妥相同，用药数小时可见嗜睡、无力、恶心及头晕，小剂量也可出现，可逐渐耐受，应逐渐增量。血液系统副反应罕见。

（6）乙琥胺：剂量相关性副作用为恶心、腹部不适、嗜睡、食欲不振及头痛，最初常有恶心。乙琥胺可激发 GTCS 等发作，但约 25% 的失神发作伴 GTCS，有时难以判定。无认知、行为及精神异常，可见皮疹，停药后消失。

（7）苯二氮䓬类：用药之初可见嗜睡、头晕、共济失调及行为改变，儿童常有激越、注意力不集中、镇静及张力减低，与剂量有关，用药耐受后减轻。无肝肾或血液毒性，偶有皮疹。成瘾性表现成人撤停药出现激越、焦虑、失眠、震颤、幻觉及 GTCS 等。静脉注射可致呼吸衰竭、低血压及心脏骤停。

表 22-10　传统抗癫痫药剂量和常见不良反应

药物	成人剂量（mg/d）		儿童剂量	剂量性相关不良反应	特异性不良反应
	起始	维持	（mg/kg·d）		
苯妥英（PHT）	200	300～500	4～12	胃肠道症状，毛发增多，齿龈增生，面容粗糙，小脑征，复视，精神症状	骨髓、肝、心损害，皮疹
卡马西平（CBZ）	200	600～2000	10～40	胃肠道症状，小脑征，复视，嗜睡，体重增加	骨髓与肝损害，皮疹
苯巴比妥（PB）	30	60～300	2～6	嗜睡，小脑征，复视，认知与行为异常	甚少见
扑米酮（PMD）	60	750～1500	10～25	同苯巴比妥	同苯巴比妥
丙戊酸（VPA）	500	1000～3000	10～70	肥胖，震颤，毛发减少，踝肿胀，嗜睡，肝功能异常	骨髓与肝损害，胰腺炎
乙琥胺（ESM）	500	750～1500	10～75	胃肠道症状，嗜睡，小脑症状，精神异常	少见，骨髓损害

792 新型抗癫痫药的作用机制及临床特征是怎样的？

新型 AEDs 多为广谱，有药代动力学优势，不良反应较少，药物间相互作用较少，安全和耐受性好，许多对特殊类型发作及癫痫综合征有效。新型抗癫痫药的适应证、剂量和不良反应见表22-11。

（1）托吡酯（Topiramate，TPM）：可阻滞电压依赖性钠、钙通道，减少痫样放电持续时间及动作电位，增强GABA神经抑制活性，阻滞海人酸受体、谷氨酸受体。口服吸收快，2h达峰值，生物利用度95%，血浆蛋白结合率较低（15%），用药4d达稳态血药浓度，半衰期20～30h，大多以原形从肾排出。不影响其他AEDs浓度，但其他AEDs均降低妥泰血药浓度。约半数患者可发作减少50%以上。

（2）拉莫三嗪（Lamotrigine，LTG）：为叶酸拮抗剂，抑制神经元膜电压依赖性钠通道，减少兴奋性递质谷氨酸及门冬氨酸释放，抑制癫痫放电扩散。口服吸收快，1.5～4h达峰，生物利用度98%，55%与血浆蛋白结合，肝内代谢，半衰期25～30h，与卡马西平或苯妥英钠等酶诱导剂合用半衰期减半，与丙戊酸合用延长至70～100h。可使15%～67%的难治性癫痫发作减少50%，是FDA唯一批准的抗癫痫新药，可单药治疗。

（3）加巴喷丁（Gabapentin，GBP）：化学结构类似GABA，与脑皮质及海马痫性灶特异性受体有高度亲和力，影响细胞膜氨基酸转换或细胞内代谢。口服吸收快，2～3h达峰，半衰期6～7h，以游离形式存在，不与血浆蛋白结合，药物间无相互作用，由于转运机制特殊，大剂量吸收率反而下降。

（4）菲氨酯（Felbamate，FBM）：结构类似甲丙氨酯（眠尔通），可能阻断电压依赖性钠通道，减弱NMDA受体兴奋作用，增强GABA抑制作用。口服吸收快，1～3h达峰，血浆蛋白结合率低（25%），半衰期15～23h。曾有严重毒副反应如再生障碍性贫血、肝功能衰竭死亡报告。

（5）氨己烯酸（Vigabatrin，VGB）：不可逆抑制GABA转氨酶，增强GABA能神经元作用。口服吸收快，不与血浆蛋白结合，不被肝代谢，半衰期5～7h，药效时间长，2次/天口服，药物在24小时从尿中排出65%。

（6）唑尼沙胺（Zonisamide，ZNS）：与苯妥英作用相似，阻滞钠通道及T型钙通道，有效抑制脑局灶棘波发放。口服4～6h达峰，生物利用度高，半衰期27h，1次/天，与苯妥英、苯巴比妥合用缩短半衰期。

（7）奥卡西平（Oxcarbazepine，OXC）：是卡马西平10-酮基衍化物，肝酶诱导作用小，抑制电压依赖性钠通道。口服吸收完全，生物利用度96%，半衰期1～2h。

（8）噻加宾（Tiagabine，TGB）：抑制神经元及神经胶质细胞对抑制性神经递质GABA重摄取，增高突触部GABA浓度，控制癫痫。口服吸收好，2h达峰，生物利用度95%，蛋白结合率96%，经肝代谢，无肝酶诱导作用，半衰期5～8h，酶诱导药可使半衰期减至3h，与其他AEDs相互作用不明显。

（9）左乙拉西坦（Levetiracetam，LEV）：是吡咯烷酮衍生物，可选择性抑制海马癫痫样突发放电，对正常神经元兴奋性无影响。口服迅速吸收，1.3h血药浓度达峰，生物利用度约100%，不与血浆蛋白结合，95%药物自尿液排出。

表 22-11　新型抗癫痫药的适应证、剂量和不良反应

药物	适应证	剂量	不良反应
托吡酯（TPM）	难治性部分性发作、继发 GTCS、婴儿痉挛症、Lennox-Gastaut 综合征	成人 75～200mg/d，初始量每晚 25mg，每周增 25mg/d，分 2 次服，儿童 3～6mg/（kg·d），0.5～1mg/（kg·d）开始，最大剂量 5～9mg/（kg·d）	嗜睡，精神运动迟滞，头晕，厌食，体重下降，感觉异常，找词困难，泌汗减少，偶发生肾结石
拉莫三嗪（LTG）	单纯及复杂部分性发作，继发 GTCS，不典型失神发作，强直性发作，Lennox-Gastaut 综合征	成人起始量 25mg，2 次/天，缓慢加量，维持量 150～300mg/d；儿童起始 2mg/（kg·d），维持量 5～15mg/（kg·d）	头晕，头痛，共济失调，复视，恶心及嗜睡等，皮疹较少，缓慢加量可避免
加巴喷丁（GBP）	难治性单纯及复杂部分性发作继发 GTCS，对失神无效，可加重 Lennox-Gastant 综合征	0.9～1.8g/d，分 3～4 次服，初始量 0.3g，第一天 1 次，第二天 2 次，第三天 3 次，第四天每次 0.4g，3 次/天，然后每次加 0.1g 至 1.8g/d，最大剂量 4.8g/d	嗜睡，头晕，复视，共济失调，眼震，恶心，呕吐等，与剂量相关
非氨酯（FBM）	难治性部分性发作和继发全面性发作，成人复杂部分性发作，失张力发作，非典型失神，Lennox-Gastaut 综合征	常用剂量 1.2～3.6g/d，初始 0.4g，2 次/天，每周增量 0.6～1.2g，儿童起始 15mg/（kg·d），	失眠，头痛，共济失调，恶心，呕吐，厌食，疲乏和体重减轻等，应每周检测血常规及肝功能
氨己烯酸（VGB）	部分性发作，继发 GTCS，Lennox-Gastaut 综合征，对婴儿痉挛症有效，单药治疗	成人 1.5g/d，儿童 50mg/（kg·d），成人初始 0.5g，1～2 周加量 0.5g/d，维持量 2～3g/d，分 2 次服	镇静，嗜睡，疲乏，头晕，头痛，共济失调，震颤，激惹和体重增加，长期服可见严重视野缺损，儿童可发生氨基酸尿
唑尼沙胺（ZNS）	肌阵挛性发作，GTCS，继发全身性，失张力性，不典型失神等，Lennox-Gastaut 综合征	成人开始量 100mg，2 次/天，最大剂量 600～800mg/d，儿童剂量 5.0～12.5mg/（kg·d）	困倦，恶心，眩晕，健忘，厌食，个别粒细胞减少，肝功能损害及肾结石
奥卡西平（OXC）	部分性发作，继发全面性发作，GTCS	初始 300mg，晚餐后服，逐增量至平均剂量 600～1200mg/d，2 次服	皮疹，疲倦，嗜睡，头晕和头痛，偶有低钠血症
噻加宾（TGB）	复杂部分性发作	初始 2mg，3 次/天，每周增 4～12 mg /d，最大中间剂量 10mg，3 次/天	震颤，抑郁，头痛，共济失调，嗜睡
左乙拉西坦（LEV）	部分性发作	初始 500mg，2 次/天，每 2～4 周增 500mg 每次，最大量 1500mg，2 次/天	头痛，困倦，易激惹，类流感综合征

793 女性癫痫患者抗癫痫药治疗应考虑哪些问题?

女性癫痫患者由于生理和社会因素，长期抗癫痫药治疗应充分考虑对女性患者生理功能的影响，特别是 AEDs 对胎儿致畸和神经发育迟滞风险。

(1) 青春期及年轻女性应用 AEDs 须注意对性激素和月经周期的影响，临床广泛应用的苯妥英钠、苯巴比妥、丙戊酸钠、卡马西平等可干扰下丘脑 - 垂体 - 卵巢轴，引起卵巢雌激素、孕激素分泌失调，导致月经周期紊乱、闭经、不育、性功能障碍、多囊卵巢综合征等。

(2) 月经期癫痫治疗，如月经加重癫痫发作宜在经前 2 ~ 3 天临时适当加量或加用氯硝西泮，癫痫发作缓解后 2 天逐渐减至维持量。黄体酮可作为月经期癫痫添加治疗，在月经周期后半阶段黄体酮肌内注射对控制癫痫有一定疗效，应用肝酶诱导作用 AEDs 如苯妥英钠、卡马西平需适当增加黄体酮剂量。

(3) 很多 AEDs，如丙戊酸钠、卡马西平、苯妥英钠、加巴喷丁等可引起肥胖，肥胖可影响多脏器生理功能，可能与乳腺癌、宫颈癌、结肠癌、肝硬化等有关。体重增加常使患者依从性下降或中断治疗，因此选择 AEDs 需对药效及药物不良反应综合考虑，定期监测患者体重、血脂、血糖等，并指导控制体重。

(4) 癫痫已被有效控制，可减停药物的女性患者宜在停用 AEDs 6 个月后考虑计划妊娠。如不能停药，应尽量调至低剂量单药治疗，并告知癫痫发作本身和 AEDs 均对胎儿有负面风险，如丙戊酸钠日剂量 800mg 以上可增加胎儿致畸风险。癫痫女性孕前 3 个月推荐服叶酸≤5 mg/d，减少叶酸相关性胎儿致畸风险。

(5) 对女性癫痫孕产妇随访监护，尽量减少孕期及围产期癫痫发作，妊娠期血药浓度易波动，癫痫孕妇应每 3 个月检测 AEDs 血药浓度并调整用药剂量。减少 AEDs 对胎儿致畸影响，在控制癫痫发作情况下尽量避免多药治疗，单药也尽量降低药物剂量。丙戊酸钠、苯巴比妥致畸率最高，妊娠期妇女尽量不用，如因病情需要必须选用丙戊酸钠，单药剂量应小于 800mg/d。新型 AEDs 宜选用拉莫三嗪和左乙拉西坦作为一线用药。

(6) 哺乳期选药，由于几乎所有 AEDs 都可通过血液进入母乳，使接受母乳喂养的婴儿间接服用 AEDs，但因母乳喂养利大于弊，提倡母乳喂养。母乳中 AEDs 浓度受母亲血药浓度及母乳通过率影响，哺乳期母亲应服有效 AEDs 之最小剂量，并选择母乳通过率较低的药物如拉莫三嗪、奥卡西平。

794 老年癫痫及合并系统性疾病患者应如何选择抗癫痫药?

老年期新发癫痫多有特殊病因，病因治疗尤为重要。卒中是老年癫痫最常见的病因，其次是低血糖或高血糖、低钠血症、尿毒症、低钙血症等，或与药物诱导有关，如抗精神病药、抗生素、茶碱类、左旋多巴及噻嗪类利尿药等，但仍有约 50% 的老年癫痫病因不明。无论病因是否明确，老年患者 AEDs 选择须考虑其特殊生理状况及共患病处理的复杂性，以提高疗效和患者的生活质量。

(1) 老年癫痫多为症状性，最常见部分性发作，选药首推拉莫三嗪、加巴喷丁，认为比卡马西平更适合用于首次部分性发作的老年患者。有明确诱因者应避免诱因，尽量单药治疗，充分考虑老年人肝肾功能，评估药物间相互作用和不良反应风险，避免用量过大或增量过快，监测血药浓度。老年患者用单一药物多可有效，少数需联合用药，药物应选择不同作用机制，避免合用不良反应相同者。对患者及家属做癫痫知识宣教，提高治疗依从性。

(2) 老年癫痫患者常合并脑血管疾病、变性病、中毒及代谢性疾病等，需服用多种其他药物，选 AEDs 时须考虑与其他药物间相互作用。老年人常患心脑血管病，卒中又是老年癫痫最常见原因。在心血管疾病治疗中常用华法林，有肝酶诱导作用的 AEDs 可加速华法林代谢，宜尽量选用无或较少药物间相互作用的新型 AEDs，如拉莫三嗪、左乙拉西坦等。患者合并抑郁、焦虑或精神异常，可选对精神行为影响小的药物如拉莫三嗪、奥卡西平、卡马西平及丙戊酸钠等。

(3) 老年癫痫患者有肝肾功能不全，代谢改变使身体脂肪比值增加，药物清除率下降。肝功能异常可选用对肝功能影响小的药物，如拉莫三嗪、托吡酯、左乙拉西坦等。肾小球滤过率下降时水溶性药如加巴喷丁应相应减少剂量，脂溶性药如卡马西平受肾小球滤过率影响小。老年部分性发作伴肾功能不全患者首选用药为拉莫三嗪和左乙拉西坦。

795 抗癫痫药的减停药原则及方法是怎样的?

大多数癫痫患者经正规的 AEDs 系统治疗，通常 2 年以上无发作可考虑减停药，但能否减停、何时减停药需考虑癫痫类型、病因、已停止发作的时间、控制发作之难易、试停药的反应等。

(1) 减停药原则

1) 特发性 GTCS、典型失神发作或发作较快得到控制者易于完全减停药，但 GTCS 停药过程一般不少于1年，失神发作停药不少于6个月，用药剂量较大者，减停药所需时间较长。

2）切忌突然停药，因可能招致癫痫持续状态。停药后GTCS及失神发作复发率较低，部分性发作复发率较高。

3）症状性癫痫，复杂部分性发作、强直性发作、非典型失神发作或兼有多种形式的发作通常需长期应用AEDs治疗，常难以停药。确诊的器质性脑病、神经系统检查有阳性体征、患者有精神障碍、EEG持续存在阵发性异常、部分性发作及混合性发作均使停药困难。

4）存在脑结构性异常、某些特殊癫痫综合征如婴儿痉挛症、Lennox-Gastaut综合征等宜在3~5年无发作后才考虑减停药，有些器质性脑病癫痫患者甚至可能需要终生服药。

（2）减停药方法：通常应根据病情，在6~12个月内逐渐减停，单药治疗减停药过程不应少于6个月，多药治疗则每种AEDs减停时间不宜少于3个月，一次只减停一种药；如减量后有复发趋势或EEG明显恶化，应恢复原剂量。如果需要换药时，所换药物需有约1周的重叠用药期，再将原用药逐渐减停，新药逐渐增至有效剂量。

796 癫痫持续状态的常见类型及临床特征是怎样的?

癫痫持续状态（status epilepticus，SE）的传统定义是，一次癫痫发作持续30分钟以上，或反复多次发作持续超过30分钟，发作间期意识未恢复到发作前基线状态。由于对30分钟的时间界定一直存有争议，基于SE早期临床控制和脑保护，ILAE在2001年提出临床更实用的定义：一次癫痫发作（包括各种类型发作）持续时间大大超出了该型癫痫的大多数病人发作时间，或反复发作，发作间期患者意识状态不能恢复到基线期水平。临床实际操作中，全面性惊厥发作持续>5分钟，非惊厥发作或部分性发作持续>15分钟，或在5~30分钟内两次发作间歇期意识未完全恢复者，可为早期SE（early SE或impending SE），因为此期绝大多数发作不能自行缓解，需紧急治疗以阻止演变为完全癫痫持续状态。

SE常见类型及临床特征

（1）全面性发作SE

1）全面性强直-阵挛发作SE：是临床最常见最危险的SE，表现反复发生的强直-阵挛发作，意识障碍伴高热、代谢性酸中毒、低血糖、休克、电解质紊乱（低血钾、低血钙）和肌红蛋白尿等，可发生心、脑、肝、肺等多脏器功能衰竭，自主神经及生命体征改变。脑炎、卒中可引起继发性GTCS持续状态，常先出现部分性发作，再泛化为GTCS。

2）强直性发作SE：多见于Lennox-Gastaut综合征患儿，表现不同程度意识障碍，昏迷较少，强直性发作伴其他类型发作，如肌阵挛、非典型失神、失张力发作等，EEG出现持续的较慢的棘慢波或尖慢波放电。

3）阵挛性发作 SE：阵挛性发作持续时间较长时可伴意识模糊甚至昏迷。

4）肌阵挛发作 SE：肌阵挛多为局灶或多灶性，为节律性反复肌阵挛发作，肌肉跳动样抽动，连续数小时或数日，多无意识障碍。特发性肌阵挛发作（良性）很少出现癫痫持续状态，EEG 显示与肌阵挛相关的多棘波，预后较好；症状性肌阵挛状态较多见，如亚急性硬化性全脑炎（SSPE），家族性进行性肌阵挛癫痫如 Lafora 病、MERRF 综合征等，EEG 常见非节律性反复出现的棘波，预后差。

5）失神发作 SE：主要表现意识水平降低，或只有反应性和学习成绩下降，EEG 持续较慢频率的（$<3Hz$）棘慢波放电，多因治疗不当或停药诱发。

（2）部分性发作 SE

1）单纯部分性运动发作 SE（Kojevnikov 癫痫）：表现颜面或口角抽动，个别手指或单侧肢体持续抽动达数小时或数日，无意识障碍，发作终止后可遗留发作部位 Todd 麻痹，也可扩展为全面性发作。某些非进行性器质性病变后期可伴同侧肌阵挛，Rasmussen 综合征（部分性连续性癫痫）早期出现肌阵挛及其他形式发作，伴进行性弥漫性神经系统损害。

2）边缘叶癫痫 SE：又称精神运动性 SE，常表现意识模糊和精神症状，如活动减少、反应迟钝、呆滞、注意力丧失、定向力差、缄默或只能发单音调，紧张、焦虑不安、恐惧、急躁、冲动行为、幻觉、妄想及神游等，持续数日至数月，事后全无记忆；常见于颞叶癫痫，须注意与其他原因精神异常鉴别。

3）偏侧抽搐状态伴轻偏瘫：多见于幼儿，表现一侧抽搐，意识清醒，伴发作后一过性或永久性同侧轻偏瘫。婴幼儿偏侧抽动偏瘫综合征（HHS）也表现半侧阵挛性抽动，常伴同侧轻偏瘫，也可发生持续状态。

4）持续性先兆：是指无明显运动成分的 SE，诊断需满足两个基本条件：有躯体感觉、特殊感觉、自主神经症状及精神异常的持续性先兆临床表现；脑电图可见痫性放电。

797 癫痫持续状态的病因、诱因及常见并发症是怎样的？

（1）SE 病因：以继发性病因居多，特发性多与遗传有关，多为难治性癫痫。

1）AEDs 治疗不规范，常见于新发病患者规范的药物治疗后突然停药、减量、经常漏服药物、未遵医嘱服药及改用偏方等，有效血药浓度突然下降所致。

2）脑器质性病变如脑外伤、脑肿瘤、脑出血、脑梗死、脑炎、代谢性脑病、脑变性疾病、围生期损伤及药物中毒患者，无癫痫史而以 SE 为首发症状占 50% ~60%，有癫痫史出现 SE 占 30% ~40%。

3）急性代谢性疾病既往无癫痫发作史患者以 SE 为首发症状占 12% ~41%。

（2）诱因：癫痫患者在发热、感染、外科手术、妊娠及分娩、饮酒、精神高度紧张及过度疲劳时，即使维持有效血药浓度也可诱发SE；停用镇静剂，服用异烟肼、三环类抗抑郁药、抗生素如青霉素类、头孢类及麻醉药如氯胺酮等可诱发。

（3）常见并发症

1）惊厥持续状态可引发代谢紊乱，如肌肉强烈收缩引起乳酸中毒，血pH值明显下降；发作时呼吸停止和全身肌肉强烈运动，导致大量耗氧和严重缺氧，可引起心脑及全身重要脏器缺氧性损害，合并脑水肿引起脑疝或去皮质状态。

2）血儿茶酚胺水平急骤升高可继发严重心律紊乱，是致死的重要原因。肺血管压明显增高可发生严重肺水肿，导致病人猝死。体内乳酸堆积可导致肌球蛋白尿，引起下肾单位肾病。SE可引起高热、脱水及低血糖等。

798 癫痫持续状态的处理原则和临床处理流程是怎样的？

癫痫持续状态是常见的内科急症，如不及时治疗患者可因高热、呼吸循环衰竭、电解质紊乱导致永久性脑损害，致残率和死亡率很高。应积极抢救，SE时间愈长，脑损害程度愈重。

（1）SE处理原则

1）遵循SE处理流程，尽早治疗和尽快终止发作。

2）查找SE的病因，如可能进行对因治疗。

3）采取支持治疗，维持患者呼吸、循环及水电解质平衡等。

（2）惊厥性持续状态（convulsive status epilepticus，CSE）处理流程

早期SE（指癫痫发作>5分钟）多发生于院外，无静脉通路。有效的院前治疗可明显缩短SE持续时间，用药首选咪达唑仑，鼻腔、口腔和肌内注射，或地西泮直肠给药。目前国内尚无咪达唑仑鼻腔黏膜用药、地西泮直肠用药剂型。

院内治疗是在遵循总体治疗原则的基础上，建立可行的操作流程。

1）一线治疗药：针对早期SE应用苯二氮䓬类药，如地西泮静脉注射，劳拉西泮（国内无静脉注射针剂）、咪达唑仑10mg肌内注射。地西泮成人10～20mg直肠给药或静脉推注（3～5mg/min速度），儿童0.5mg/kg，直肠给药；如持续状态未终止15分钟后重复给药。

2）二线治疗药：针对确定性SE（指癫痫发作>30分钟），如SE仍未终止，苯妥英15～18mg/kg，以50mg/min速度静脉注射，或苯巴比妥10～15mg/kg，以100mg/min速度静脉注射。可选磷苯妥英，部分国家推荐丙戊酸静脉注射、左乙拉西坦静脉注射（临床经验尚少）。目前国内苯妥英、磷苯妥英、左乙拉西坦静脉剂型尚不普及，成人患者用丙戊酸20～40mg/kg静脉注射（>10分钟），之后维持静脉输注1～2mg/（kg·h）。

3）三线治疗药：针对难治性SE（通常发作时间>60分钟，对二线治疗药无效），需

全身麻醉+以下方法之一：①丙泊酚首剂1～2mg/kg，随后2～10mg/（kg·h），逐渐加量至有效；②咪达唑仑首剂0.1～0.2mg/kg，随后0.05～5mg/（kg·h），逐渐加量至有效；③硫喷妥钠首剂3～5mg/kg，随后3～5mg/（kg·h），逐渐加量至有效，2～3天后需降低滴速。在最后一次临床发作或EEG痫样放电后继续麻醉治疗12～24小时，随后开始减量。

4）超难治性SE：指全身麻醉治疗24小时仍不能终止发作或减停麻醉药过程中复发。目前对此SE缺乏有效治疗，应积极寻找病因，争取对因治疗；可尝试免疫治疗如甲泼尼松、大剂量丙种球蛋白、血浆置换等，$MgSO_4$，生酮饮食，利多卡因，低温治疗，某些病例需尝试手术治疗。

（3）非惊厥性持续状态（non-convulsive status epilepticus，NCSE）处理流程：通常是>30分钟的持续性脑电发作导致非惊厥性症状，诊断须结合临床和EEG。NCSE需满足明确和持久的（>30分钟）行为、意识状态或感知觉改变；临床或神经心理检查证实；脑电图持续或接近持续的阵发性放电；不伴持续性惊厥症状如肌强直、阵挛等。目前缺乏NCSE处理的统一流程，需采取个体化治疗方案。

1）由于病因多样，应积极寻找病因，针对病因治疗至关重要，如病毒性脑炎、代谢性或中毒性脑病等。

2）NCSE如不典型失神持续状态，失张力持续状态等可临时用安定类药物，并调整口服抗癫痫药。

3）危重患者CSE后的NCSE，治疗原则同CSE，可用CSE三线药（麻醉药），在EEG监测下治疗。缺氧后脑损伤患者NCSE，尤其伴低血压者治疗相对保守。

799 癫痫持续状态常用的治疗药物用法用量及不良反应是怎样的？

SE常用的治疗药物用法用量及不良反应如表22-12。

表22-12 常用的治疗药物用法用量及不良反应

药物	用法	不良反应
地西泮	0.3mg/kg（最大剂量10～20mg）缓慢静脉推注，0.5 mg/kg（最大10mg）直肠给药	5分钟可重复一次，呼吸抑制
劳拉西泮	0.1mg/kg（最大4mg）缓慢静脉推注	呼吸抑制
咪达唑仑	早期SE，0.2～0.3mg/kg肌注或鼻腔或黏膜给药（无静脉通道）；难治性SE，0.2mg/kg静推，5min可重复，之后维持0.05～2mg/（kg·h）	呼吸抑制、血压下降

续表

药物	用法	不良反应
苯妥英	15～20mg/kg 静脉输注，1mg/（kg·min），最大速度 50mg/min	心血管不良反应，监测血药浓度
磷苯妥英	15～18mg /kg 静脉输注，3mg/（kg·min），最大速度 150mg/min	心血管不良反应
苯巴比妥	15～20mg/kg 静脉输注，2mg/（kg·min），最大速度 60～100mg/min	低血压、呼吸抑制
丙戊酸	20～40mg/kg 静脉输注（＞10 分钟），之后维持1～2mg/（kg·h）	肝功能损害，怀疑遗传代谢病慎用，监测血药浓度
左乙拉西坦	40mg/kg（成人 2500mg，最大量 4000mg），静脉输注，5mg/（kg·min），＞15 分钟	尚未广泛使用
硫喷妥	3～5mg/kg 静脉推注，之后维持 3～5mg/（kg·h）	低血压、心脏呼吸抑制、胰腺及肝毒性，蓄积毒性
戊巴比妥	3～5mg/kg 静脉推注，之后维持 0.3～3mg/（kg·h）	低血压、心脏呼吸抑制、胰腺及肝毒性，蓄积毒性
丙泊酚	1～2mg/kg 静推，5 分钟可重复，累计最大剂量 10mg/kg，之后 2～10mg／（kg·h），如持续输注＞48h，最大速度 5mg/（kg·h）	输注 6h 警惕丙泊酚输注综合征，如输注部位疼痛，诱发不自主运动，CK＞2000U/L，甘油三酯＞5.65mmol/L，乳酸中毒＞2.5mmol/L，HCO_3^-＜20mmol/L
利多卡因	1.2mg/kg 静脉推注，之后维持 2～4mg/（kg·h）	心血管不良反应
氯胺酮	1.5mg/kg 静脉推注，5 分钟可重复，最大量 4.5mg/kg，之后维持 1.2～7.5mg/（kg·h）	尚未广泛使用，可诱发不自主运动，呼吸抑制轻，增加心肌收缩力，唾液等分泌物增多

目前国内尚无咪达唑仑鼻腔黏膜剂型、劳拉西泮、苯妥英、磷苯妥英及左乙拉西坦静脉剂型

800 癫痫预后判定的影响因素包括哪些?

（1）病因：特发性癫痫常可治愈，预后相对较好，但有癫痫家族史患者癫痫复发风险增加。症状性癫痫发病较早、病程较长、发作频繁、多种类型发作、伴精神症状及 EEG 长期明显异常患者预后差。脑肿瘤、脑穿通畸形、脑萎缩等器质性病变伴癫痫预后差，外伤性癫痫预后取决于外伤程度及部位。绝大部分症状性或隐源性癫痫患者需药物治疗，部分患者

可能需终生服药。

（2）脑电图：存在异常放电是判断癫痫复发的重要预测因素。EEG 正常或近于正常提示预后良好；异常 EEG，如双侧同步放电预后较好，一侧半球异常、局限性或弥漫性异常预后较差，尖慢波或局限性棘波预后差。EEG 异常位于顶、枕及中央区预后较好，颞、额区预后较差，儿童中央颞区棘波预后较好。大多数患者临床转归与 EEG 改变一致，约 1/3 的患者临床好转优于 EEG，4% 的 EEG 好转优于临床，EEG 异常患者临床可发作停止，但不意味预后良好。

（3）发作类型

1）典型失神发作在各型癫痫中预后最好，儿童失神癫痫药物治疗 2 年可望停止发作，青年期失神癫痫易发展为 GTCS，需较长时间治疗。无定位先兆的、EEG 正常或改变轻微的 GTCS 预后较好，发作大多可完全或基本控制。

2）部分性发作较典型失神和 GTCS 预后差；非典型失神发作常合并 GTCS 发作及严重精神发育迟滞，预后差；复杂部分性发作预后更差，有颞叶致痫灶者仅 20% 的发作可被控制。婴儿痉挛症预后最差，伴精神发育迟滞者死亡率高。

3）青年期肌阵挛癫痫易被丙戊酸钠控制，但停药后易复发。肌阵挛性癫痫伴脑部病变常难以控制。

4）有几种类型混合性发作预后不佳，颞叶发作合并大发作者预后更差。

（4）儿童癫痫起病愈早，预后愈差，1 岁前起病者发作很难控制，预后差，起病愈晚，预后愈好。早期发作频率低、首次发作后 6 个月内出现再次发作次数少者预后较好。早期治疗预后好，发病 5 年后治疗者预后不良，单药常规剂量能控制发作者预后好。

801 癫痫外科手术治疗的适应证及禁忌证包括哪些？

外科手术是难治性癫痫的重要治疗手段。

（1）手术适应证

1）主要是药物难治性癫痫，应用 2 种 AEDs 正规治疗失败，影响患者的日常生活和工作。

2）症状性癫痫呈进行性发展，发作频繁严重，儿童表现精神发育迟滞，发作间期行为异常，表现部分性发作，癫痫源区定位明确，病灶单一而局限者。

3）病理生理和发病机制明确的癫痫综合征，如内侧颞叶癫痫伴海马硬化，定位准确有效率可达 60% ~90%。婴幼儿或儿童的灾难性癫痫 Rasmussen 综合征，严重影响大脑发育，越早手术越好。其他如皮质发育畸形、良性低级别肿瘤、动静脉畸形等均可手术治疗。

4）手术治疗不会引起重要的神经功能缺失。

（2）手术禁忌证

1）罹患进展性神经系统变性疾病或代谢性疾病，合并严重的全身性疾病。

2）合并严重的精神障碍、严重的认知功能障碍患者。

3）由于身体某些器官或营养状况不能耐受手术者。

4）确诊为良性癫痫患者。

5）患者及其家属不同意手术。

802

癫痫手术治疗的常用术式及适应证是怎样的?

癫痫手术治疗的术式包括切除术、姑息性手术、神经调控手术及其他。

（1）切除性手术：是目前开展最多的癫痫术式，前提是致痫区和功能区定位明确，切除致痫区不会损害患者重要神经功能。手术目的是达到临床发作消失或缓解。切除性手术主要有以下几种。

1）颞叶癫痫切除术：颞叶癫痫在癫痫外科最常见，包括内侧颞叶癫痫及外侧颞叶癫痫。前颞叶切除术是颞叶癫痫的常用经典术式，切除包括颞叶内侧结构的前颞叶4.5cm，非优势半球可切除前颞叶5.5cm，适用于致痫区位于一侧前颞叶区者。选择性杏仁核－海马切除术适于内侧颞叶癫痫即一侧海马硬化患者。

2）颞叶外癫痫切除术：局灶性新皮质切除术适合颞叶外局灶病变导致局灶性癫痫，准确定位致痫区，切除致痫病灶及致痫区可取得满意效果。多脑叶切除术适用于致痫区累及一或多个脑叶患者，切除范围取决于痫性病灶性质、致痫区大小等，在确保不损伤功能区前提下，病变切除越彻底越好。

3）大脑半球切除术：适于致痫区弥散于一侧半球者，如偏侧抽搐－偏瘫综合征（HHE）、围生期损伤、一侧半球脑穿通畸形、一侧弥漫性皮质发育不良（如半球巨脑症）、Rasmussen综合征和Sturge-Weber综合征等。术式包括解剖性半球切除术、功能性半球切除术、大脑半球离断术及大脑半球去皮质术等。

（2）姑息性手术：针对全面性癫痫发作、致痫区定位困难或多灶性、致痫区位于脑重要功能区等，手术目的是减少发作次数或减轻发作严重程度。

1）神经纤维离断术：如胼胝体切开术离断半球间主要联系纤维，包括全部胼胝体、胼胝体前段、胼胝体后段切开术等，可使失张力发作、跌倒发作、GTCS等减轻。

2）多处软脑膜下横行纤维切断术是治疗致痫区位于重要功能区的术式，皮质横切的平均深度<4mm，应按脑回走行方向横切，两次横切间距5mm；可出现短暂性轻偏瘫、感觉

缺失及蛛网膜下腔出血等并发症。

3）脑皮质电凝热灼术：是热损伤手术技术，切断癫痫异常放电向周围正常皮质同步化扩散途径，减轻癫痫发作，操作简便，对脑组织损伤小。

（3）神经调控手术：迷走神经刺激术（VNS）适于不能做切除术或不接受开颅手术、药物难以控制发作的癫痫患者。损伤小，有效率（发作减少 >50%）45% ~65%，治疗时间越长，效果越好。反应性神经刺激（RNS）通过监测局灶痫样放电，进行直接反应性神经刺激抑制癫痫灶，美国 FDA 已批准用于治疗难治性局灶性癫痫。

（4）其他手术方式：如脑立体定向射频毁损术，适于致痫区位于脑深部或脑重要结构周围时，不宜开颅手术，主要用于下丘脑错构瘤、脑深部局限灰质异位引起的癫痫发作。立体定向放射外科治疗如 γ 射线、X 射线等立体定向放射治疗，目前证明对颞叶癫痫伴海马硬化有效。

803 晕厥的常见分类及临床表现是怎样的?

晕厥（syncope）是短暂性全脑低灌注导致的一过性意识丧失，发生迅速、短暂，呈自限性，短时间内意识恢复。

（1）分类

1）反射性晕厥：临床最常见血管迷走性晕厥，是自主神经功能不全表现迷走神经张力增高，引起动脉血压急骤下降、心率减慢、心输出量突然减少，导致脑部低灌注。可见于任何年龄，年轻体弱女性多见，常见于长时间站立时，或有情感刺激、疼痛、恐惧、见血、疲劳、失血和医疗器械检查等诱因。其他包括直立性低血压性晕厥、特发性直立性低血压性晕厥（Shy-Drarger 综合征）、颈动脉窦性晕厥、排尿性晕厥、吞咽性晕厥、咳嗽性晕厥、舌咽神经痛性晕厥等。

2）心源性晕厥：常迅速发生，无任何预感，与直立体位无关，运动诱发晕厥常提示心源性，罹患各种心脏病是仅有的特点。临床常见于心律失常，如心动过缓、心动过速、心跳突停及 Q-T 间期延长综合征等；急性心腔排出受阻，如心瓣膜病、冠心病或心肌梗死、先天性心脏病、原发性心肌病、左房黏液瘤及巨大血栓形成、心包填塞等；肺血流受阻，如原发性肺动脉高压症、肺动脉栓塞等。

3）脑源性晕厥：临床常见于严重脑动脉闭塞性疾病、主动脉弓综合征、短暂性缺血发作、高血压脑病、基底动脉性偏头痛，脑干病变如肿瘤、炎症、血管病、创伤及延髓血管运动中枢病变等。

4）其他晕厥：如哭泣性晕厥为情感反应所致，以及过度换气综合征、低血糖性晕厥、严重贫血性晕厥等。

（2）临床表现：典型分为三期。

1）晕厥前期：可出现前驱症状，如倦怠、头昏眼花、面色苍白、出汗、恶心、神志恍惚、视物模糊、注意力不集中、耳鸣、全身无力、打哈欠、上腹部不适和肢端发冷等，持续数秒至十余秒，多发生在过久站立时。

2）晕厥期：患者感觉眼前发黑，站立不稳，出现短暂意识丧失倒地，伴面白、大汗、血压下降、脉缓细弱、瞳孔散大、光反射减弱、肌张力减低等，心动过速变为心动过缓，可有遗尿，多在数秒至十余秒迅速苏醒，少数患者意识丧失持续15～20秒，可出现惊厥发作，牙关紧闭或有舌咬伤，称为惊厥性晕厥，需与痫性发作鉴别，如发生于卧位常提示癫痫发作。

3）晕厥后期：病人一旦处于平卧位，随着脑血流的恢复，脉搏渐渐变得有力，面色恢复，呼吸变得深快，眼睑眨动，意识转清，但仍有面色苍白、恶心、腹部不适、不愿讲话、周身无力或不适等，可有头痛，经数分或数十分钟休息，不遗留任何后遗症。

804 晕厥临床上需要与哪些疾病进行鉴别？

（1）强直－阵挛性发作：晕厥通常先出现前驱症状，如倦怠、面白、出汗、神志恍惚、全身不适等，常见于久立时，发作出现短暂意识丧失倒地，数秒至十余秒苏醒，不遗留后遗症。少数患者意识丧失稍长，可出现惊厥发作、牙关紧闭、舌咬伤等，此为惊厥性晕厥，需与癫痫发作鉴别。癫痫发作可发生于卧位，GTCS常见于夜间睡眠时，可见面色青紫，呼吸暂停，伴舌咬伤或尿失禁，通常持续2～3分钟，常伴发作后意识模糊状态。

（2）短暂性缺血发作：脑干急性缺血影响脑干网状结构上行激活系统，可引起双下肢无力而跌倒，常见于椎－基底动脉狭窄或闭塞的老年患者，有卒中危险因素，出现脑缺血症状，常伴眩晕、呕吐，无意识丧失，持续数分、数十分钟，检查可发现眼肌麻痹、锥体束征及小脑体征等。

（3）低血糖症：在非糖尿病病人，低血糖可能是发作性无力及罕见晕厥的隐匿性原因。严重低血糖可能发现胰岛素细胞瘤、肾上腺垂体疾病等严重疾病。多发生于饥饿时或餐后3～5小时，出现颤抖、面色发红、出汗、意识模糊，几分钟后出现昏迷，无血压、脉搏变化，可有癫痫发作，立即进食高碳水化合物可缓解。

（4）急性失血：消化道出血是虚弱无力的常见原因，病人突然站立时出现意识丧失，胃或十二指肠溃疡等常见病因可能不明确，直到出现黑便时才确诊。

（5）焦虑发作：是不能解释的虚弱无力病人最可能的病因，焦虑可导致过度换气，并出现头晕、心动过速、心跳、震颤和虚弱无力，或有窒息或濒死感，但无意识障碍，无面色苍白，通常不出现跌倒。

（6）猝倒发作：老年患者可与脑干急性缺血有关，或见于发作性睡病患者，行走或站立时突发肌张力丧失跌倒，无任何预兆，无意识丧失，不伴头晕，无面色、血压、脉搏及瞳孔变化。猝倒发作也可发生于脑积水患者，发作时意识清醒，但可几小时站不起来。

（7）躯体转换障碍：病人有癔症人格和行为特点，常表现癔症性虚弱无力，常他人在场时发作，称为癔症性晕厥。发作多有精神诱因，发作时无意识丧失，面色如常或潮红，无血压、脉搏和瞳孔变化，有时可伴不规则抽动，发作持续时间较长，可历时数小时至数日，接受暗示治疗。

805 晕厥的临床处理原则和方法是怎样的?

（1）处理原则：确定晕厥的病因对选择治疗至关重要，明确病因，评估晕厥机制，治疗一般根据危险分层，尽可能针对病因和机制进行治疗。治疗目标是预防和减少复发，防止晕厥复发导致的意外和身体创伤，提高患者的生活质量。

（2）急救处理：无论何种原因引起的晕厥，要立即将患者置于平卧位，取头低脚高位，松开腰带和保暖。晕厥患者清醒后不要急于起身，避免引起再次晕厥。如家人怀疑患者有低血糖可能应予补充糖或食物，宜及时到医院确诊病因。

（3）预防措施

1）反射性晕厥，应让患者了解如何避免发病诱因，如避免进入闷热拥挤环境，避免血容量不足，尽量避免紧张。学会尽早识别前驱症状，立即采取仰卧位或使用物理反压动作终止发作。

2）避免应用降低血压药物，如α受体阻滞剂、利尿剂和酒精等，药物诱发者应扩张细胞外液容量，无高血压患者可摄入足够的盐和水，如每天2～3L液体和10g氯化钠。睡眠时床头抬高10度可预防夜间多尿，维持良好的体液分布。应用盐皮质激素氟氢可的松0.1～0.3mg/d，促进钠潴留和扩充液体容量，升高血压和改善症状，即使血压上升10～15mmHg，也可显著改善机体的自身调节功能。

3）心律失常性晕厥受多方面因素影响，如心室率、左室功能及血管代偿功能等，治疗目标是预防症状复发，具体可针对原发病因治疗。

4）对不可预测的频繁发作的晕厥需要给予其他治疗，如肌肉对抗训练、倾斜训练等。心脏起搏治疗对颈动脉窦晕厥可能是有益的，老年患者的重力性静脉淤滞可使用腹带或穿弹力袜治疗。应鼓励有先兆症状患者进行物理反压练习，如下肢交叉和蹲坐等。

（郎森阳）

第二十三章

痴呆及遗忘综合征
Dementia and Amnestic Syndrome

806 痴呆的常见病因和痴呆综合征常见的疾病谱包括哪些?

痴呆（dementia）是脑部疾病引起的获得性进行性认知障碍综合征，临床以缓慢出现的认知功能损害为主要特征，涉及记忆、学习、语言、定向、理解、判断、计算、视空间功能、分析及解决问题能力等，在病程某一阶段常伴精神、行为及人格改变，病人日常生活、社交和工作能力明显减退。痴呆患病率与年龄密切相关，年龄平均每增加 6.1 岁，痴呆患病率约增加 1 倍。

（1）痴呆的常见病因

1）神经系统疾病所致主要是神经变性病痴呆，如 Alzheimer 病、额颞痴呆、路易体痴呆等，其他为血管性痴呆、感染性痴呆如 Creutzfeldt-Jakob 病，正常颅压脑积水、脑肿瘤、脑外伤及脱髓鞘疾病等导致的痴呆。

2）系统性疾病所致主要是代谢性疾病导致的痴呆如甲状腺功能低下、维生素缺乏等，中毒性脑病所致的痴呆如酒精中毒、慢性药物中毒等。

3）神经系统与其他系统同时受累的痴呆如艾滋病痴呆综合征、神经梅毒、肝豆状核变性等。

（2）痴呆综合征疾病谱

1）中枢神经系统变性疾病：常见 Alzheimer 型痴呆、额颞痴呆、路易体痴呆、Huntington 病、帕金森病、进行性核上性麻痹、橄榄桥脑小脑变性（OPCA）、肌萎缩侧索硬化、肝豆状核变性（Wilson 病）等。

2）中枢神经系统非变性疾病：包括：①脑血管疾病所致，包括多发梗死性痴呆、皮质下动脉硬化性脑病、皮质微梗死、淀粉样变性血管病及各种原因的脑栓塞。②脑肿瘤包括原发性脑肿瘤和脑转移瘤，特别是累及中线部位的肿瘤。③脑损伤如脑挫裂伤、急性或慢性硬膜下血肿、拳击家痴呆等。④颅内感染如脑炎、艾滋病、神经梅毒、Creutzfeldt-Jakob 病、进行性多灶性白质脑病（PML）、羊瘙痒病（Scrapie）及脑脓肿等。⑤严重脑缺氧如一氧化碳中毒、心跳骤停及严重心功能不全等。⑥正常压力性脑积水。⑦脱髓鞘疾病及自身免疫病如多发性硬化（MS）、系统性红斑狼疮（SLE）等。⑧中毒性常见于酒精中毒、重金属中毒、有机磷或有机溶剂中毒等。⑨药物性包括镇静剂、催眠剂、抗焦虑药、抗抑郁药、抗心律失常药、抗高血压药、抗癫痫药及抗精神病药等；营养障碍性，如维生素 B_1 缺乏所致的 Wernicke-Korsakoff 综合征，维生素 B_3 缺乏所致糙皮病，维生素 B_{12} 缺乏、叶酸缺乏及胼胝体变性等。

3）系统性疾病：常见于代谢性疾病，如甲状腺疾病、甲状旁腺疾病、垂体－肾上腺疾病、高胰岛素血症、低血糖后状态、慢性进行性肝脑病变、肾疾病（如慢性尿毒症性脑病、进行性尿毒症性脑病）、肺性脑病，电解质紊乱（如高钙血症、高钠和低钠血症等），高碳酸血症、爱迪生病、库欣综合征及血卟啉病等，以及肌阵挛性癫痫、精神病及某些遗传性疾病等。

807 临床常见的神经变性病痴呆及其临床表现是怎样的?

神经变性病痴呆主要损害中枢神经系统，大脑皮质神经元变性可有家族聚集倾向。常见的疾病及临床表现是：

（1）Alzheimer 型痴呆（AD）：是痴呆最常见的病因，是一种病因不明的进行性变性疾病，表现大脑弥漫性萎缩，特征性病变是老年斑和神经原纤维缠结。多在 60 岁后起病，女性略多，多为散发，起病隐匿，早期最突出症状是近事遗忘，随病程进展出现智能减退、认知障碍、视空间定向障碍、情感障碍及人格衰退等。

（2）路易体痴呆（DLB）：多在老年期发病，少数在中青年发病，病程缓慢进展，临床以波动性认知障碍、反复发生的视幻觉或其他幻觉及帕金森综合征为主要特征，病理特征是可见路易小体（Lewy body）。

（3）额颞叶萎缩（Pick 病）及非 Alzheimer 型额叶变性（frontal-lobe degeneration of non-Alzheimer type，FLD）：Pick 病累及额颞皮质各层细胞，神经细胞呈气球样变性，伴包涵体及皮质下白质病变；FLD 可见额叶轻度变性，神经元脱失和胶质增生主要累及皮质浅部 3 层细胞。Pick 病和 FLD 多在 65 岁前发病，常有家族性，进展缓慢，病程少于 20 年，早期出现人格改变，注意力不集中，记忆力减退，词汇量减少，判断力降低，有欣快感、精神症状、饮食过多，语言表达不良，模仿语言，后期可出现淡漠和缄默症；Pick 病与 FLD 临床鉴别困难，并可误诊为抑郁症、精神分裂症和躁狂症。

（4）肌萎缩侧索硬化（ALS）伴痴呆：临床表现上下运动神经元受损症状，如出现球麻痹、手肌及上肢肌力弱和肌萎缩，可有肌束震颤、腱反射亢进及病理征，伴痴呆，精神症状如欣快感、易怒及言行异常等，记忆减退，自发言语减少，晚期呈缄默状态，部分患者可见帕金森病样症状。病理可见额颞叶局限性萎缩。

（5）Huntington 病（HD）：是常染色体显性遗传病，病变主要累及基底节如尾状核、豆状核及额颞叶皮质。多有家族史，成人型多见，35～44 岁发病，也有幼年型，发病隐袭，缓慢进行性加重；临床以不自主运动、精神异常及进行性痴呆为主要特征，早期表现轻微人格改变、健忘、笨拙和手足抽动，随病情进展，不自主运动和精神智能衰退日趋显著，不自主动作可累及面部、肢体及躯干；精神症状常见人格改变，躁狂、抑郁、幻觉、妄想等。幼年型早期出现构音障碍、动作笨拙和眼球运动障碍，很快出现僵直、精神衰退和小脑症状，进展迅速，预后差。

（6）进行性核上性麻痹（PSP）：常见于 51～60 岁男性，隐袭起病，逐渐加重，出现核上性眼球运动障碍、锥体外系症状、假性球麻痹及精神症状。早期可见痴呆样表现，伴记忆障碍、计算力障碍、淡漠、欣快、易激惹等额叶损害特征。病理可见脑桥、中脑、苍白球、下丘脑、黑质、小脑齿状核神经元减少及胶质增生。

（7）Shy-Drager 综合征：又称特发性直立性低血压，是罕见的自主神经系统变性病。中枢神经系统多部位神经细胞变性、反应性神经胶质增生，胸髓节前交感神经核、迷走神经背核变性明显，黑质、壳核、蓝斑核、下橄榄核、桥脑、小脑、脊髓前角细胞均受累。表现直立性低血压，伴晕厥、括约肌功能障碍、阳痿、出汗减少和虹膜萎缩等，后期锥体外系受累出现肢体强直、震颤，以及小脑症状，伴认知障碍和痴呆。

（8）帕金森病痴呆：常见于帕金森病后期，患者有震颤、运动迟缓及抑郁症表现，甚至精神错乱，认知障碍表现记忆减退、执行功能下降，可有虚构、错构及计算障碍。长期服用抗帕金森病药也可显著影响认知功能，以皮质下痴呆为主。

（9）海登汗病（Heidenhain 病）：是罕见的大脑皮质变性病，又称早老性痴呆 - 皮质盲综合征（presenile dementia-cortical blindness syndrome）。38 ~ 55 岁发病，男性多见，临床表现进行性皮质盲、痴呆及锥体外系症状，伴明显近记忆障碍，定向力、判断力及理解力障碍，注意力不集中，淡漠，不同程度共济失调、构音障碍、手足徐动及全身肌强直等，最终发展为痴呆。

808 中枢神经系统疾病和非中枢神经系统疾病导致的痴呆包括哪些?

许多疾病可能导致痴呆，如能早期诊断和治疗，部分患者症状可望改善或避免进展为痴呆。

（1）中枢神经系统疾病导致的痴呆

1）血管性痴呆，包括多梗死性，大面积脑梗死，关键部位梗死如左侧顶叶皮质、枕叶、海马、丘脑、尾状核、杏仁核、乳头体及胼胝体等，脑小血管病，重症脑出血，淀粉样变性，常染色体显性遗传脑动脉硬化病伴皮质下梗死及白质脑病（CADASIL）等。

2）感染性疾病导致的痴呆包括各种致病菌感染，如朊病毒导致克雅病（CJD）、脑实质梅毒导致麻痹性痴呆、艾滋病（AIDS）伴发痴呆，结核性或真菌性慢性脑膜炎，结核性、真菌性及病毒性脑膜脑炎，脑寄生虫感染、亚急性硬化性全脑炎（SSPE）、单纯疱疹病毒性脑炎、进行性多灶性白质脑病（PML）等。

3）脑肿瘤所致的痴呆如胶质瘤病、转移瘤、原发性中枢神经系统淋巴瘤等，常见于额叶、颞叶、胼胝体及第三脑室周围肿瘤，表现精神行为异常，如额叶肿瘤常引起记忆障碍和性格改变。

4）脑外伤所致的痴呆常见于严重脑外伤，表现记忆力、注意力、判断力和计算力减退，性格改变，多数患者可能改善，少数遗留智能减退及性格改变。老年人慢性硬膜下血肿也易导致进行性痴呆。

5）正常压力脑积水（NPH）典型表现痴呆、步态障碍及排尿障碍等三联征，可见脑室扩大，但脑压正常；常见于蛛网膜下腔出血、缺血性卒中、脑部感染或脑外伤后，也有特发性 NPH。痴呆为皮质下型，表现轻度认知功能减退，自发活动减少，情感反应迟钝、记忆障碍、虚构及定向力障碍，可出现焦虑、攻击行为和妄想等。

6）肝豆状核变性（Wilson 病）、肌阵挛性癫痫、橄榄桥小脑萎缩（OPCA）和脊髓小脑变性（SCA）等均可能出现痴呆。

（2）非中枢神经系统疾病导致的痴呆

1）代谢性疾病如肝病脑病、肾性脑病、肺性脑病及心力衰竭，内分泌疾病如严重的甲状腺功能低下、Cushing 综合征、垂体功能减退持续慢性低血糖、高钠和低钠血症等均可导致痴呆。

2）营养障碍性疾病如维生素、微量元素及氨基酸等重要营养素缺乏，电解质紊乱如高钠血症、低钠血症，卟啉病等可导致痴呆，如维生素 B_1 缺乏所致的 Wernicke-Korsakoff 综合征。

3）中毒性疾病如酒精中毒，长期大量接触嗜神经性重金属如铅、汞、锰、铝、砷等或化合物引起重金属中毒，以及有机磷、有机溶剂中毒，CO 中毒后迟发性脑病，海洛因等药品毒品中毒，透析性痴呆；镇静剂、催眠剂、抗焦虑药、抗抑郁药、抗心律失常药、抗高血压药、抗癫痫药和抗精神病药等也可引起。

4）自身免疫性疾病：如多发性硬化（MS）、桥本脑病、副肿瘤性边缘叶脑炎、狼疮脑病等。

809 Alzheimer 型痴呆的病因及发病机制、特征性病理改变是怎样的?

Alzheimer 型痴呆是病因不明的进行性变性疾病，是痴呆最常见的病因。

（1）病因及发病机制

1）与遗传因素有关：①某些家族 21 号染色体淀粉样蛋白前体（APP）基因突变、14 号染色体上跨膜蛋白早老素 1（presenilin 1，PS1）基因突变、早老素 2（PS2）突变是常染色体显性遗传，有遗传异质性，可引起家族性 Alzheimer 病。②遗传因素可改变 AD 易感性而不直接致病，晚发 FAD 病例患病风险和起病年龄与 19 号染色体上载脂蛋白 Eε-4（ApoE4）等位基因数量有关。③其他蛋白如 α_2 巨球蛋白及其受体、低密度脂蛋白相关性蛋白-1、TREM2、CD33、CLU 等也可显著增加老年人 AD 的患病风险。

2）递质功能紊乱：①代谢异常和 β-淀粉样蛋白（β-amyloid，Aβ）沉积与发病有关，

AD 患者海马和新皮质胆碱乙酰转移酶（ChAT）及乙酰胆碱（ACh）水平显著降低，皮质胆碱能神经元递质功能紊乱可能是认知障碍原因之一。②AD 早期基底核胆碱能神经元减少、ACh 合成持续明显不足及 ChAT 减少与痴呆的严重性、老年斑及神经原纤维缠结数量增多有关。③非胆碱能递质如 5-羟色胺（5-HT）及受体、γ-氨基丁酸（GABA）、生长抑素（somatostatin）及受体、去甲肾上腺素和谷氨酸受体均减少，可能与 AD 发病有关。

3）环境因素影响：①老龄、文化水平低、吸烟、脑外伤、重金属接触史等与发病有关。②母亲怀孕时年龄小和一级亲属患 Down 综合征可增加患病风险，ApoE2 等位基因、长期应用雌激素和非甾体类抗炎药可能有保护作用。

（2）特征性病理改变：Alzheimer 型痴呆患者大脑呈弥漫性萎缩，脑回变小，脑沟加宽，侧脑室及第三脑室呈对称性扩大。脑萎缩主要累及额叶、颞叶和顶叶；镜下可见皮质神经元广泛脱失，基底前核和基底神经节神经元减少，残留神经元树突减少和星形细胞增生。额、颞叶等新皮质、海马、杏仁核神经炎性斑块及神经原纤维缠结被认为是 Alzheimer 型痴呆诊断的核心标准。

1）神经炎性斑（neuritis plaques）含 β-淀粉样蛋白、早老素 1、早老素 2、α_1抗糜蛋白酶、载脂蛋白 E、α_2巨球蛋白及泛素等细胞外沉积物。

2）神经原纤维缠结（neurofibrillary tangles，NFTs）是磷酸化 tau 蛋白的变异型，也是微管相关糖蛋白主要成分，AD 患者 NFTs 遍及整个大脑，常见于海马和内嗅皮质，与神经元死亡及临床症状有关。

3）颗粒空泡变性（granulovacuolar degeneration）是细胞质内的空泡结构，由一或多个空泡组成，中心的颗粒成分与抗 tubulin、tau 蛋白、泛素抗体呈阳性反应。

4）神经元丢失常见于表浅皮质较大的胆碱能神经元，发病愈早，神经元丢失愈明显，常伴神经胶质细胞增生。

5）血管淀粉样变是由于脑血管内皮细胞 Aβ 沉积，脑血管壁 Aβ 经刚果红染色在偏振光下呈苹果绿色，也称为大脑淀粉样血管病（cerebral amyloid angiopathy，CAA）。

810 Alzheimer 型痴呆的临床表现是怎样的?

Alzheimer 型痴呆根据临床表现，可分为典型 AD 和非典型 AD。

（1）典型 AD 临床表现：早期出现显著的情景记忆损害，可单独存在或与痴呆综合征或轻度认知障碍相关的其他认知或行为改变共存。

1）起病隐匿，患者及家属常常说不清发病时间，但知情者可证实有持续 6 个月以上的缓慢进展性记忆力下降；存在海马型遗忘综合征的客观证据，基于 AD 特异检测方法如通过线索回忆测试，发现情景记忆能力显著下降。

2）认知功能障碍早期表现近记忆障碍，患者不能回忆当天发生的事、刚做过的事或说过的话，记不起熟人的名字，忘记约会，随后远记忆也受损，时间及地点定向障碍。掌握新知识、熟练运用语言及社交能力下降，不能讲完整的语句、语量少、找词困难、命名障碍、错语、交谈能力减退及阅读理解力受损，朗读相对保留，最后出现完全失语。失计算表现算错账，付错钱，不能完成最简单的计算；视空间定向障碍表现穿外套时手伸不进袖子，铺台布不能把台布角与桌角对齐，迷路或不认家门，不会使用最常用物品如筷子、汤匙等，以致患者不能正常工作或家庭理财。

3）精神行为症状，如中晚期患者可丧失以往的社交风度、不修边幅和卫生不佳，精神症状突出，可见抑郁、淡漠、焦躁或欣快等；主动性减少，自言自语，害怕单独留在家里；出现片断妄想和古怪行为，如怀疑年老的配偶有外遇，怀疑子女偷自己钱物，把不值钱东西当作财宝藏匿；忽略进食或贪食，常见失眠或夜间谵妄等。

4）神经系统检查常无定位体征，晚期可出现强握反射、吸吮反射等原始反射，括约肌控制不能，缄默，运动技能减退、步态不稳；可见锥体外系症状如肌强直、运动迟缓、肌阵挛、舞蹈－手足徐动，以后出现缄默症、尿便失禁和卧床不起，典型在出现症状后 5～10 年死亡，多死于衰竭和并发症如吸入性肺炎等。

（2）非典型 AD 临床表现

1）发病后表现皮质功能异常，如枕颞叶异常早期可出现进展性视觉感知或辨认能力受损，如目标、符号、单词及脸辨识受损；如双顶叶异常早期表现进展性视空间能力障碍、Gerstmann 综合征、巴林特综合征、肢体失用症或忽视等。

2）进行性失语症，早期主要表现进展性单词检索或句子重复能力受损。

3）额叶异常早期常见进展性行为改变，如相关的初级冷漠或行为失控或认知测试时主要执行能力受损。

4）唐氏综合征患者出现痴呆，常以早期行为改变及执行能力障碍为特征。

811 Alzheimer 型痴呆临床上需要与哪些疾病进行鉴别？

（1）轻度认知障碍（mild cognitive impairment，MCI）：分为遗忘型 MCI 和非遗忘型 MCI，认知障碍损害未影响日常生活能力，未达到痴呆的诊断标准，但部分遗忘型 MCI 可转变为 AD。

（2）抑郁症：可表现为假性痴呆，早期 AD 患者可出现类似抑郁症表现，如抑郁心境，对各种事情缺乏兴趣，记忆障碍、失眠、易疲劳或无力等，抑郁症也可影响认知功能的测试，须注意鉴别。

（3）额颞叶痴呆（FTD）：早期出现人格改变、行为异常及言语障碍，如情感失控、冲动行为、食欲亢进、模仿行为等，记忆减退较轻，影像学显示额颞叶萎缩，与 AD 早期出现认知障碍如遗忘、视空间定向和计算力障碍，影像学显示广泛脑萎缩不同。可表现 Kluver-Bucy 综合征，有明显的记忆障碍，伴食欲亢进、性活动异常、情绪温驯等情绪反应，但空间定向及近记忆保存较好。

（4）路易体痴呆（DLB）：表现波动性认知障碍、生动的视幻觉，与 AD 患者表现进行性认知障碍不同，AD 患者常因遗忘、虚构使幻觉描述含糊不清，DLB 患者视幻觉非常逼真，描述清晰；MRI 冠状位有助于鉴别，DLB 颞叶萎缩不明显，AD 颞叶内侧萎缩。

（5）多梗死性痴呆：由于反复发生的缺血性卒中事件后出现痴呆，病史、症状体征及影像学显示多发梗死灶可明确诊断，双侧丘脑、角回梗死常引起痴呆。

（6）帕金森病痴呆：早期出现典型锥体外系运动障碍症状，认知障碍在晚期出现，表现近记忆稍好，执行功能差，多巴胺治疗有效。

（7）正常颅压脑积水（NPH）：表现痴呆、步态异常及尿失禁等三联征，痴呆表现皮质下型为主，认知功能轻度减退，自发活动减少，后期情感反应迟钝，记忆障碍及定向力障碍，CT 见脑室扩张，脑脊液压力正常。

（8）其他可出现痴呆的疾病，如 Huntington 病为常染色体显性遗传，表现运动障碍、精神症状和痴呆；进行性核上性麻痹表现核上性眼肌麻痹、假性球麻痹、轴性肌张力障碍伴或不伴肢体锥体外系强直，可出现痴呆；Creutzfeldt-Jakob 病临床主要表现肌阵挛和特征性脑电图改变，认知障碍晚期出现。

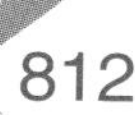

812 临床确诊 Alzheimer 型痴呆应做哪些辅助检查?

（1）脑 MRI 检查可见脑皮质萎缩，双侧颞叶、海马萎缩是 AD 诊断的有力证据。分子神经影像学 PET-CT 显示顶叶、颞叶、额叶及海马区葡萄糖代谢（^{18}F-FDG）明显下降，应用^{18}F-Flor 和^{11}C-PIB 的 PET-CT 技术可直观显示相应代谢区淀粉样蛋白（Aβ）或 tau 蛋白沉积，为确诊提供重要依据。

（2）脑脊液 ELISA 可检测脑脊液磷酸化 tau 蛋白、总 tau 蛋白升高，神经丝（NFL）水平升高及 Aβ1-42 水平下降。

（3）神经心理认知测试，如简易精神状态检查（MMSE）、MoCA、韦氏成人智力量表（WAIS-RC）、ADAS-Cog、临床痴呆评定量表（CDR）、神经精神问卷（NPI）及 Hachinski 缺血积分（HIS）等，均有助于诊断及与其他病因痴呆鉴别。

（4）APP、PS-1 或 PS-2 基因检测可确诊家族性 AD，ApoE4 基因检测可作为散发性 AD 的诊断依据。

（5）AD 早期脑电图改变主要是波幅降低和 α 节律减慢，如有起病前的脑电图对照，对诊断有一定价值。少数患者表现 α 节律明显减少甚至消失，随病情进展可逐渐出现较广泛的θ活动，以额叶和顶叶最明显，晚期表现弥漫性慢波。

813 Alzheimer 型痴呆的治疗是怎样的?

目前 Alzheimer 型痴呆迄今尚无特效治疗可逆转脑功能缺损或阻止病情进展，对症治疗可采用以下方法。

（1）改善认知功能药物

1）胆碱酯酶（ChE）抑制剂：由于 AD 脑胆碱能神经通路变性，提高 AChE 浓度可能改善认知功能。目前临床常用第二代 ChE 抑制剂，多奈哌齐（Donepezil）5mg，睡前服，4～6周加至 10mg，通常应用 3～6 个月才能判定是否有效，不良反应常见腹泻、恶心和失眠，通常轻微短暂，无需停药，一两日内可缓解。卡巴拉汀（Rivastigmine）是第二代中枢 ChE 抑制剂卡，1.5～6mg 口服，2 次/天，对大脑皮质和海马 AChE 有选择性抑制作用，用于轻、中度 AD，改善认知功能障碍，提高记忆力、注意力及方位感，不良反应有恶心、呕吐、乏力、眩晕、精神错乱、嗜睡、腹痛和腹泻等，继续用药或减量一般可消失。加兰他敏（Galantamine）4～12mg 口服，2 次/天，宜逐渐加量，抗 ChE 作用较弱，易透过血脑屏障，中枢作用较强，超量时可有流涎、心动过缓、头晕、腹痛等不良反应。

2）兴奋性氨基酸受体拮抗剂（NMDA 受体拮抗剂）：如盐酸美金刚（Akatinol），5～10mg口服，2 次/天，如耐受良好，必要时可每周递增 5mg 剂量，增至 20mg /d；不良反应包括头晕、头痛、嗜睡、高血压等。

3）脑代谢赋活剂：如奥拉西坦（Oxiracetam）800mg 口服，2～3 次/天，或 4～6g/d，静脉滴注，疗程 2～3 周；吡拉西坦（Piracetam）0.4～1.6g，2～3 次/天；微循环改善剂如麦角类衍生物，钙离子拮抗剂如尼莫地平也有一定作用。

（2）精神行为症状处理：尽力查找引起精神症状的诱因或加重因素，先采用非药物疗法去除诱因，无效时可考虑应用下面的药物。

1）抗抑郁药通常选用选择性 5-羟色胺再摄取抑制剂，如氟西汀或西酞普兰 20mg 口服，1 次/天，避免用三环类抗抑郁药如阿米替林、丙咪嗪等。如抑郁和睡眠障碍并存，可选择镇静作用较强的抗抑郁药如米氮平。

2）苯二氮䓬类如地西泮可用于焦虑、激惹及睡眠障碍的治疗，抗焦虑药可选用丁螺酮 5mg，3 次/天口服。如伴幻觉、妄想及冲动攻击等精神行为异常可睡前给予非典型抗精神病药，如利培酮 0.5～1mg/d，奥氮平 2.5～5mg/d，喹硫平 12.5～25mg/d 口服，须注意帕金森综合征、迟发性运动障碍等副作用。

（3）关注患者综合管理，鼓励病人尽量维持生活能力，参与社会活动，如演奏乐器、跳舞、打牌、打字和绘画等，加强家庭康复治疗和训练。坚持随访，至少每 3～6 个月随访 1 次，对治疗进行评估，及时调整治疗方案，作业治疗可改善患者的功能状态，减轻照料者负担。

814

额颞叶痴呆的病因、病理及临床表现是怎样的?

额颞叶痴呆（frontotenporal dementia，FTD）是一组以进行性精神行为异常、执行功能障碍及语言损害为主要特征的痴呆综合征，病理特征为选择性额叶和/或颞叶进行性萎缩，是神经变性痴呆的较常见病因。

（1）病因：大多为散发病例，10% ~20% 为家族聚集性病例，为常染色体显性遗传。FTD 存在相关基因变异，如微管相关 Tau 蛋白（MAPT）、颗粒蛋白前体（PGRN）、TAR DNA结合蛋白 43（TARDBP）、含缬酪肽蛋白（VCP）和染色质修饰蛋白 2B（CHMP2B）基因变异及 C9ORF72 六核苷酸重复扩增，可作为 FTD 诊断的参考依据。

（2）病理：特点是局限性额颞叶萎缩，可累及杏仁核、海马、黑质和基底节。Pick 病可见 Pick 细胞和 Pick 包涵体，缺乏 Alzheimer 病特征性神经原纤维缠结及淀粉样斑。镜下可见萎缩脑叶皮质各层神经元显著减少，Ⅱ、Ⅲ层明显，胶质细胞弥漫性增生伴海绵样变。FTD 病理学主要有三种亚型：微管相关 tau 蛋白、TAR DNA 结合蛋白 43 及 FUS 蛋白。

（3）临床表现：FTD 发病年龄为 40 ~80 岁，以 45 ~64 岁最常见。临床主要有 3 种类型：行为变异型额颞叶痴呆（bvFTD）、语义性痴呆（SD）和进行性非流利性失语症（PNFA）。FTD 可与进行性核上性麻痹（PSP）、皮质基底节变性（CBS）或肌萎缩侧索硬化（ALS）等神变性病共存，作为 FTD 的特殊类型。各亚型的临床特点是：

1）行为变异型额颞叶痴呆（bv FTD）：以人格、社会行为及认知功能进行性恶化为特征，约占 FTD 的 70%，在 FTD 中最具解剖和病理学异质性，遗传性最强。临床表现进行性加重的行为异常，如行为动力缺失、强迫性行为、仪式性行为和刻板动作等，人际沟通能力和执行能力下降，伴情感反应缺失、自主神经功能减退等。bvFTD 诊断主要依靠临床。

2）语义性痴呆（SD）：也称语义变异型原发性进行性失语症，典型表现进行性语义障碍，患者言语流畅，但内容空洞，缺乏词汇，伴阅读障碍（可按发音读词，但不能阅读拼写不规则词，书写障碍；重症和晚期患者视觉信息处理受损，出现面孔失认和物体失认，以及其他非语言功能受损。SD 可能与选择性、非对称性颞叶前下部萎缩有关，多以左颞叶受累为主，表现非语言性语义缺陷患者以右颞叶受累为主。75% 的 SD 患者 TDP-43 阳性，少数患者可有 tau 蛋白阳性。

3）进行性非流利性失语（PNFA）：也称非流畅性/语法错乱性变异型原发性进行性失语症，以语言输出能力进行性下降为特点，表现言语不流利或吃力，伴发音错误。病理表现大脑前外侧裂周围皮质萎缩，以左半球为主；70% 的 PNFA 与微管相关 tau 蛋白组织病理学分型显著相关。

815 原发性进行性失语的临床表现及诊断是怎样的?

原发性进行性失语症（primary progressive aphasia，PPA）是以语言功能进行性下降为唯一的或突出特征的痴呆综合征。Mesulam（1982）首先报道，Weintraub 等（1990）命名为 PPA。病理可见额颞叶萎缩，但无 Pick 小体。

（1）临床表现：本病通常在 65 岁前发病，病前言语功能正常，隐袭起病，出现缓慢进行性语言障碍，早期仅表现找词困难、命名障碍或词语理解障碍，5～6 年后出现视空间损害，认知功能逐渐下降，但记忆功能相对保留。PPA 包括语义性痴呆（SD）、进行性非流利性失语（PNFA）及 logopenic 失语症。

1）语义性痴呆（SD）也称语义变异型 PPA，典型表现进行性语义障碍，患者言语流畅，但内容空洞，缺乏词汇，伴阅读障碍（可按发音读词，但不能阅读拼写不规则词）和书写障碍。重症和晚期患者视觉信息处理受损，表现面孔失认和物体失认，以及其他非语言功能受损。SD 与选择性非对称性颞叶前下部萎缩有关，多以左半球颞叶受累为主，而表现非语言性语义缺陷的患者以右半球颞叶受累为主。SD 主要与 FTLD-TDPC 病理学分型相关，75% 的患者 TDP-43 为阳性，少数患者有其他病理学表现，如 tau 蛋白阳性。

2）进行性非流利性失语（PNFA）：PNFA 也称非流畅性/语法错乱性变异型 PPA，以语言输出能力进行性下降为特征，通常表现言语不流利，伴发音错误。病理表现多为大脑前外侧裂周围皮质萎缩，以左半球为主。70% 的 PNFA 与 FTD-TAU 组织病理学分型显著相关。

3）logopenic 失语症（logopenic aphasia，LPA）：主要为 AD 病理学改变，临床表现以命名障碍和语法障碍为主，脑萎缩主要累及下顶叶和颞叶。

（2）诊断

1）突出的语言障碍并导致日常生活障碍。

2）失语症是疾病初期最显著的认知缺陷。同时排除：①其他非神经系统或内科疾病能更好解释该缺陷。②精神疾病可更好解释该缺陷。③早期显著的情景记忆、视觉记忆、视觉知觉障碍。④早期显著的行为障碍。

816 路易体痴呆的病因病理、临床表现及治疗是怎样的?

路易体痴呆（dementia with Lewy body，DLB）以波动性认知障碍、视幻觉及帕金森综合征为临床特征，以皮质及皮质下神经元路易小体（Lewy body）形成为病理特征的神经变性疾病。

（1）病因病理：本病认知障碍及锥体外系运动障碍可能与胆碱能及单胺能神经递质异常有关，可能的病因是乙酰胆碱转移酶（ChAT）显著降低，多巴胺能神经元丢失，壳核 5-HT 和去甲肾上腺素显著下降。病理可见皮质和脑干神经元胞质内圆形 3～25μm 直径的嗜伊红 Lewy 小体，是 α-突触核蛋白由可溶性变为不溶性异常聚集而成，分布于黑质、蓝斑、迷走神经背核、Meynert 基底核及下丘脑核等单胺神经元，并含大量泛素、微丝和微管等，无 tau 蛋白和淀粉样蛋白。病理可见边缘系统萎缩明显，皮质萎缩不明显，枕叶较少累及。

（2）临床表现

1）DLB 多在老年期发病，多为散发，少有家族遗传倾向，表现进行性痴呆、锥体外系运动障碍及精神障碍等三组症状。痴呆特点是波动性认知功能衰退，数周甚至一日内可有较大变化，可类似 AD，为皮质性痴呆，早期记忆障碍不明显，可出现失语、失用及失认，部分患者可为皮质下痴呆，表现注意力不集中，语言欠流利。大多数患者表现认知功能在正常与异常间波动，与 AD 显著不同。

2）帕金森综合征多见，如肌强直和运动迟缓，震颤较轻，多巴类治疗反应差。患者在一年内相继出现认知障碍与帕金森病症状有诊断意义。

3）精神症状特点是，70% 以上的患者出现形象生动的视幻觉，多为静物、人和动物图像，患者犹如亲历而坚信不移，可有妄想、谵妄等，也与 AD 不同。

4）患者可出现肌阵挛、肌张力障碍及吞咽障碍；可有睡眠障碍，如快速眼动期睡眠行为障碍，如经历恐怖梦境，伴剧烈运动、呓语，醒后不能回忆；晕厥伴自主神经紊乱，出现反复跌倒。

5）MRI 冠状显示颞叶萎缩不明显。早期 EEG 正常，少数背景波幅降低，可见 2～4Hz 周期性放电、颞叶 α 波减少和短暂性慢波，睡眠 EEG 出现快速眼动期异常有一定的诊断价值。

（3）治疗

1）目前 DLB 无特效疗法，药物治疗可改善某些症状。患者可对抗胆碱酯酶药如多奈哌齐、他克林反应良好，也可用神经细胞活化剂及改善脑循环药。帕金森综合征症状可用美多巴、息宁，DA 受体激动剂普拉克索等因可引起或加重谵妄和幻觉，宜从小剂量开始。抑郁症状可用选择性 5-HT 再摄取抑制剂如氟西汀、西酞普兰等；新型抗精神病药维思通、奥氮平可治疗视幻觉。

2）须注意 DLB 患者对神经安定剂敏感，用药后突发帕金森病样症状，出现嗜睡、昏迷、高热等，并可能致死，是区别于其他类型痴呆的特点，宜不用或慎用。

817 关键部位梗死性痴呆的临床特征是怎样的?

关键部位梗死性痴呆是指与高级皮质功能有关的关键部位脑梗死所致的痴呆。通常为局灶性皮质或皮质下病变，皮质病变包括海马、角回、扣带回，皮质下病变包括丘脑、穹隆、基底节等。

（1）患者表现显著的情感淡漠、主动性差、注意力及精神控制缺陷、顺行性和逆行性遗忘，以及执行功能障碍等。

（2）关键部位性梗死性痴呆的认知功能受损不取决于梗死的面积，小的梗死也可能造成严重的认知功能障碍，某些血管流域的梗死易导致本病。

1）大脑后动脉（PCA）梗死累及颞叶下内侧、枕叶、丘脑，表现遗忘，视觉障碍、视幻觉，左侧病变可有经皮质感觉性失语，右侧病变可见空间失定向。PCA 的丘脑穿通动脉缺血引起两侧丘脑板内核受损，导致痴呆或严重记忆缺失，又称为丘脑性痴呆。

2）大脑前动脉梗死影响额叶内侧面，表现为淡漠、意志缺失、执行功能障碍、经皮质运动性失语、记忆障碍和失用症等。

3）大脑前、大脑中及大脑后动脉深穿支病变可累及丘脑和基底节出现痴呆。角回梗死引起急性 Wernicke 失语、失读、失写、记忆缺损及空间定向障碍。

818 小血管病变所致痴呆的临床特征是怎样的?

小血管病变所致痴呆以多发性腔隙性梗死、局灶和弥散性缺血性白质病变为主要特征，包括腔隙状态、皮质下动脉硬化性脑病、CADASIL、脑淀粉样血管病等。

临床特征

（1）皮质下动脉硬化性脑病（subcortical arteriosclerotic encephalopathy，SAE）又称为 Binswanger 病，是皮质下小血管病变引起脑白质慢性缺血综合征，在大脑前部、侧脑室周围及半卵圆中心出现广泛的脱髓鞘病变。CT 表现脑室周围、半卵圆中心白质月晕状低密度病变。MRI 可见侧脑室前、后角及周围白质对称性弥漫斑片状 T1WI 等或低信号、T2WI 高信号病变，FLAIR 像高信号病灶更明显，可伴多发性皮质下小梗死灶，侧脑室扩大。

（2）皮质下小血管性痴呆起病隐袭，进展缓慢，常有反复发作的 TIA，部分患者可有隐性卒中，多发生于前额皮质下区，最初表现近记忆力障碍，但较 AD 轻，计算力减退，逐渐出现智能全面衰退，反应迟钝以至痴呆，生活不能自理。患者常有步态不稳、尿失禁，伴轻偏瘫、假性球麻痹如饮水呛、吞咽困难、声音嘶哑、构音障碍及强哭强笑，肌张力增高、腱反射亢进及锥体外系体征等。

（3）脑淀粉样血管病、CADASIL 等所致的痴呆，其中 CADASIL 既是小血管病变，也属于遗传性疾病。随着影像学的进步，人们越来越认识到小血管疾病是血管性痴呆的重要病因。

819 CADASIL 的病因病理及临床表现是怎样的？

CADASIL 是常染色体显性遗传脑动脉病伴皮质下梗死和白质脑病（cerebral autosomal dominant arteriopathy with subcortical infarcts and leukoencephalopathy）的简称，是成年期发病的小动脉病。

（1）病因病理：本病是 19p12 染色体的 Notch 3 基因突变所致，出现白质、基底节及丘脑穿通动脉广泛病变，是非动脉硬化性、也非淀粉样变性，是小动脉（直径 20～200μm）内膜下纤维增生及透明样变性，小动脉壁向心性增厚，伴动脉中层广泛嗜酸性粒细胞浸润和壁间水肿，波及血管周围间隙，可见 PAS 阳性物质沉积于小动脉中层，抗弹力蛋白单抗呈阳性反应。

（2）临床表现

1）多在 20 岁后发病，35～45 岁居多，典型症状是有先兆的偏头痛，反复发作的 TIA、皮质下梗死及腔隙性梗死的症状体征，50～60 岁出现皮质下痴呆。

2）脑卒中表现反复发作的 TIA、皮质下梗死及腔隙性梗死，是 CADASIL 最常见的临床症状，见于 85% 的患者，可无高血压病及其他脑卒中危险因素，反复发作可导致假性球麻痹、抑郁及尿便失禁。痴呆是本病第二位常见症状，见于 60% 患者，多在 50～60 岁出现，隐匿起病。约 40% 的病人有偏头痛发作，多有先兆，首次发作平均 26 岁，发作频率不等，在某些家系中偏头痛是最主要的症状。

3）脑或皮肤活检可见特征性血管壁变厚，血管平滑肌中层细胞嗜锇颗粒沉积，检测基因突变可确诊。对带有 Notch 基因突变的病例及家族成员作皮肤成纤维细胞培养，可见到明显的 aE 免疫活性增强和 Elastin mRNA 表达增高。

4）MRI 检查可见脑深部白质及灰质核团腔隙性梗死及白质脑病，颞极白质损害最有特征性；眼底检查可见弥漫性视网膜动脉狭窄。

820 记忆的解剖学基础及临床的常用分类是怎样的？

记忆是过去的经验在人脑中的反映，是人脑接受外界信息，经加工处理、转换成内在的心理活动，从而获取或应用知识的过程。凡是过去感知过的事物、思考过的问题、体验过的情绪、操作过的动作，都可以以映象的形式储存在大脑，在一定条件下，这种映象又可以从大脑中提取，这个过程称为回忆。

（1）解剖学基础：记忆通路位于边缘系统，沿颞叶内侧的海马、穹隆和乳头体，到达丘脑前核、扣带回、隔区及额叶眶面，其中海马回及丘脑背内侧核最重要。由于记忆与回忆过程在脑中通过极复杂而特定的神经环路，弥漫性脑病或双侧局限性脑部病变都可引起记忆障碍。

（2）常用分类：记忆分为瞬时记忆、短时记忆和长时记忆三类。

1）瞬时记忆又称为感觉记忆，是指外界刺激以极短时间一次呈现后，信息被感知并瞬间保留的记忆。特点是具有鲜明的形象性；容量大而保留时间短，图像记忆保持0.25～1秒，声象记忆保持可>1秒，但<4秒；如对瞬时记忆信息加以注意，可将信息转入短时记忆，否则信息会消失。

2）短时记忆指外界刺激以极短的时间一次呈现后，保持时间在1分钟以内的记忆。特点是容量有限，如超过短时记忆容量或插入其他活动易受干扰而发生遗忘；语言文字材料在短时记忆中多为听觉编码，容易记住的是语言文字的声音，而不是形象；短时记忆中的信息是当前正在加工的信息，是可以被意识到的；短时记忆的信息经复述可转入长时记忆系统。

3）长时记忆是外界刺激以极短的时间一次呈现后，保持时间在1分钟以上的记忆。特点是记忆的容量无论是信息种类或数量都是无限的；编码有语义编码和形象编码两类，语义编码是用语词对信息加工，按材料的意义加以组织的编码，形象编码是以感觉映象形式对事物的意义进行编码；只有当需要借助已有的知识和经验时，长时记忆储存的信息再被提取到短时记忆中，才能被人们感知；遗忘形式是因自然的衰退。

从心理学角度记忆分三类：①即刻记忆：指对刚刚过去数秒或数分钟事情的记忆。②近事记忆：指对数分钟至数日前事情的记忆。③远事记忆：指对数日前至数十年前事情的记忆。

821 遗忘综合征的常见类型及临床特征是怎样的？

遗忘综合征（amnestic syndrome）是一种选择性或局灶性认知功能障碍，病人意识清晰，表现一段时期内生活经历完全或大部分遗忘，只残留一些“记忆岛”，但其他智能相对完好。

临床常见类型和特征

（1）进行性遗忘症：随着脑疾病不断的进展和加重，记忆障碍逐渐加重，遗忘范围扩大，不能回忆的时间逐渐延长，可伴其他认知和精神障碍。

（2）顺行性遗忘症（anterograde amnesia）：中至重度脑外伤经常引起颞叶内侧海马结构永久性损伤，忘记事件后一段时间的经历，包括意识障碍时情景及意识恢复后记忆，任何外界事物映像都不能在大脑中保留记忆痕迹，但对病前的往事、童年期经历却保持良好记忆，如 Korsakoff 综合征和 Kluver-Bucy 综合征。

（3）逆行性遗忘症（retrograde amnesia）：不能回忆事件前即刻发生的经历，愈近期信息丧失愈多，愈前期信息损失愈少。遗忘的时间通常为数分钟至数十分钟。

（4）迟发型遗忘症：在脑外伤、CO 中毒复苏后记忆恢复如初，经数日或 1～2 周后又出现明显的遗忘。

（5）专有名词遗忘症：主要表现命名性或健忘性失语。

（6）短暂性全面遗忘症（transient global amnesia，TGA）：呈发作性记忆丧失，患者对发作时持续数分或数十分钟的经历全然遗忘，患者对此有自知力，发作后记忆可恢复，常可复发。多为海马或穹隆 TIA 或缺血性卒中所致。

（7）心因性遗忘症：或称做作性遗忘症（factitious amnesia），近事与远事记忆均障碍，多见于癔症，情绪危机时发作达高峰，甚至称不能认识自己，但不出现严重的时间定向障碍，是与器质性遗忘症的鉴别点。阶段性遗忘症表现一段时间的生活经历选择性完全遗忘，也见于癔病或反应性精神病。

822 急性遗忘综合征的常见病因及临床表现是怎样的?

（1）急性意识模糊状态或谵妄：常伴发于器质性脑病，常表现记忆与回忆功能受损。

（2）创伤后遗忘症（post-traumatic amnesia，PTA）：严重的脑外伤或脑震荡出现意识丧失必定伴有遗忘，可表现顺行性遗忘，不能形成新的记忆；也可出现逆行性遗忘，对伤前不同时期的记忆障碍，但患者常否认有记忆障碍。PTA 的持续时间是判定脑外伤严重性及预后的可靠指标。

（3）脑缺氧或缺血：多见于昏迷至少持续 12 小时的患者，如心脏骤停后遗忘症，可为患者神经功能缺失的唯一表现，或与脑分水岭综合征并存，如上肢轻瘫、皮质盲等，数日内常可恢复或可遗留功能缺损；CO 中毒后遗症可见患者皮肤黏膜呈樱桃红色，血碳氧血红蛋白增高，常伴情感障碍等。

（4）双侧大脑后动脉闭塞：可出现短暂或持续的近记忆受损，常伴单侧或双侧偏盲，有时伴视觉失认、失读，中脑上部功能异常体征如光反射受损。

（5）短暂性全面遗忘症（TGA）：是后循环缺血事件导致的急性记忆丧失综合征，患者常表现困惑、易激惹，反复询问自己身在何处和经历的事情，易复发。

（6）酒精性一过性记忆丧失：短期内摄入大量乙醇导致病理性醉酒状态，呈自限性，无须特殊治疗。

（7）Wernicke 脑病：多见于维生素 B_1 长期摄入不足的患者，通常不表现孤立的遗忘症，常伴意识模糊，可伴共济失调和眼肌麻痹、眼震等。

（8）分裂性（精神性）遗忘症：患者有精神病史和精神病症状，表现与外伤或应激不成比例的记忆丧失，甚至记不住自己的姓名，这在器质性遗忘症极为罕见。

823 慢性遗忘综合征的常见病因及临床表现是怎样的？

（1）在痴呆患者常见遗忘症，伴认知（概括、计算、判断等）、语言、视空间功能及人格障碍，严重遗忘症最常见于 Alzheimer 型痴呆患者。

（2）Korsakoff 遗忘综合征：表现近事遗忘、定向障碍及虚构症等三主征，约 3/4 的患者近记忆严重障碍，因不能记忆新近的事物出现虚构、错构；由于远事记忆较好，患者可借助于以往经验描述当前行为，表面看似无明显智能缺损。患者可完成病前掌握的复杂作业，却不能学会最简单的新事物。常伴多发性神经病、眼震或步态共济失调等。常见于慢性酒中毒、营养缺乏症、脑外伤、蛛网膜下腔出血、单纯疱疹病毒性脑炎、CO 中毒、脱髓鞘性脑病及脑肿瘤等。

（3）颞叶及双侧边缘叶记忆通路病变：产生近事遗忘和新记忆形成严重障碍，如 Kluver-Bucy 综合征由于双侧杏仁复合体为中心的外边缘回路病变引起显著记忆障碍，伴食欲亢进、性活动异常、性情温驯等情绪反应。乳头体和丘脑内侧病变如维生素 B_1 缺乏症、下丘脑肿瘤或缺血性病变也可引起。

（4）脑炎后遗忘症：单纯疱疹病毒性脑炎常遗留永久性遗忘症，不能形成新记忆，可有虚构症；边缘系统症状如温顺、淡漠、情绪和感情无变化、不适当诙谐、饮食过多、阳痿、重复刻板动作、行动缺乏目的性等。可有复杂部分性发作，伴或不伴继发全面性发作。

（5）良性遗忘（benign forgetfulness）：老年人逐渐出现记忆力下降，如记不起熟悉的人名和事件。通常与老年性痴呆无必然联系，但也可能是先兆症状，不应忽视。

（6）脑肿瘤：是遗忘的罕见病因，表现如 Korsakoff 综合征出现近事遗忘、定向障碍、错构、虚构等症状。常见于第三脑室肿瘤或从外侧压迫第三脑室底或壁的肿瘤，MRI 检查可确诊。

（7）副肿瘤性边缘叶脑炎：表现近记忆严重障碍、虚构、幻觉，早期常见焦虑或抑郁，可有复杂部分性或全面性癫痫发作，症状常在发现肿瘤前出现。脑脊液可见单个核细胞增多，蛋白轻度增高；EEG 可见弥漫性慢活动或双颞部慢波和棘波；MRI 可见颞叶内侧 T2WI 高信号。约 60% 的病人血清或 CSF 出现抗神经元抗体，如抗-Hu（小细胞肺癌）、抗-Ta（睾丸癌）抗体等。

（陈晓春）

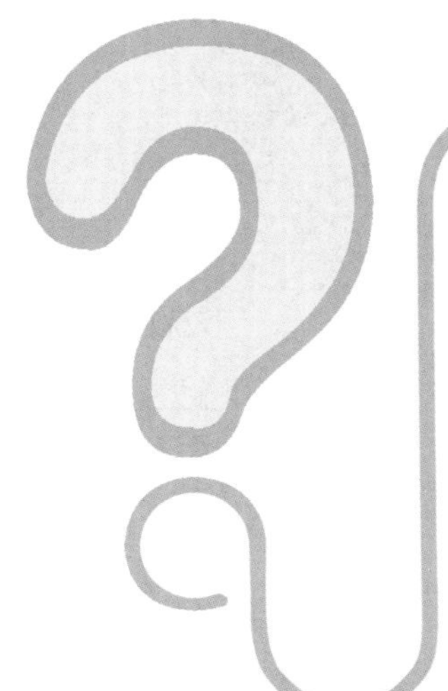

第二十四章

睡眠障碍

Sleep Disorders

824

睡眠的生理意义及睡眠分期是怎样的?

(1) 睡眠的生理意义

1) 睡眠是人类生命不可或缺的复杂生理过程，构成机体 24 小时生理节律的重要组成部分，人的一生约有 1/3 的时间是在睡眠中度过的，睡眠是机体复原、整合和巩固记忆的重要环节。睡眠觉醒周期 (sleep-wake cycle) 是人类最明显的昼夜节律，可能由视上核控制，起到生物钟的作用。

2) 儿童期睡眠可以促进脑功能发育，促进身体生长；成人期睡眠可以延缓衰老、维持大脑最佳功能及增强机体的免疫状态。因此，睡眠维持人体健康的生理意义仅次于呼吸和心跳。

(2) 睡眠分期：人类睡眠期的脑活动并非处于静止状态，而是呈现一系列主动调节的周期性变化，机体的各种生理功能随睡眠深度有规律的变化。根据睡眠期脑电图、眼球运动和肌张力变化可将睡眠分为两期：

1) 非快速眼动 (non rapid eye movement, NREM) 期：也称为慢波睡眠期，特征为全身代谢减慢，总代谢率较入睡前安静状态降低 10% ~25%，脑血流量减少，大部分脑区神经元活动降低，循环、呼吸及交感神经系统活动降低，表现呼吸平稳、心率减慢、血压与体温下降和肌张力降低（仍保持一定姿势），无明显的眼球运动。NREM 睡眠期分为 1 期（入睡期）、2 期（浅睡期）、3 期（深睡眠期），也称为同步睡眠。

2) 快速眼动 (rapid eye movement, REM) 期：也称为快波睡眠期或分离性睡眠。特征是脑活动和 EEG 表现与清醒期相似，脑代谢与脑血流量增加，大部分脑区神经元活动增加。除了眼外肌、中耳肌，其他肌张力极低，可见双眼球往返快速眼球运动。自主神经功能不稳，呼吸浅快不规则，心率增快，血压波动，瞳孔时大时小，阴茎或阴蒂勃起，各种感觉功能显著减退。

夜间睡眠时 NREM 与 REM 睡眠交替出现，每次交替为一周期，每夜 4 ~6 个周期。首先进入 NREM 睡眠期，由 1 期依次进入 2，3 期，持续 80 ~120 分钟，转入第一次 REM 睡眠期，持续数分钟后进入下一个 NREM 睡眠期，形成 NREM 与 REM 睡眠循环周期。平均每 90 分钟出现一次 REM 睡眠，愈接近睡眠后期，REM 睡眠时间逐渐延长，每次持续 10 ~30 分钟。在成年人每昼夜睡眠中，REM 睡眠占 20% ~25%，NREM 睡眠 3 期约占 20%，主要分布在睡眠前半部，NREM 睡眠 1、2 期主要分布在睡眠后半部，因而早晨容易觉醒。

825

睡眠障碍及睡眠障碍疾病的分类是怎样的?

睡眠障碍 (sleep disorders) 是指睡眠的数量、质量和时间规律发生紊乱，在临床十分常见，WHO 统计全球约 27% 的人有睡眠障碍，失眠更是目前全人类面临的重要的健康问题。许多躯体及心理疾病，如高血压、冠心病、肺心病、卒中、神经症及性功能障碍等都可能成为睡眠障碍的诱因。

国际睡眠障碍分类（ICSD 第 2 版，2005）将睡眠障碍疾病分为 8 类：

（1）失眠：如心理生理性失眠、特发性失眠。

（2）呼吸相关性睡眠障碍：如中枢型睡眠呼吸暂停综合征、阻塞型睡眠呼吸暂停综合征。

（3）非呼吸相关性睡眠障碍所致白日过度睡眠：如发作性睡病、其他过度睡眠。

（4）昼夜节律失调性睡眠障碍：包括自发性、行为问题所致的昼夜节律失调性睡眠障碍。

（5）异态睡眠觉醒障碍：如与快速眼动睡眠相关的异态睡眠。

（6）运动相关性睡眠障碍：如不宁腿综合征、周期性肢动障碍。

（7）独立症状、正常变异及尚未定义的项目：介于正常与异常睡眠间的睡眠相关综合征，由于了解不甚清楚，尚不能给出明确的定义，如长睡眠者、短睡眠者。

（8）其他睡眠障碍（未作出特异性诊断）：如其他生理性（器质性）睡眠障碍（待分类）等。

826 失眠症的病因、病程分类及临床特征是怎样的？

失眠症（insomnia）是指睡眠时间缩短或质量下降，如入睡困难，睡眠不深或多梦，维持睡眠障碍如易醒、早醒和再入睡困难。失眠症可导致醒后不适、疲乏感或白天困倦等，显著影响日间的社会功能或生活质量。

（1）病因：可用 5P 表示。

1）躯体性原因（physical causes）：如疼痛、心悸、气短、咳嗽、瘙痒及尿频等躯体症状，也包括睡眠呼吸暂停综合征均可引起失眠。

2）生理性原因（physiological causes）：如在车、船或飞机上睡眠环境的变化，卧室内强光、噪声、室温过高或过低及变换时差等可引起失眠。

3）心理性原因（psychological causes）：如焦虑、抑郁、精神紧张及强迫症状等，焦虑常出现入睡困难，抑郁常见凌晨早醒。

4）精神性原因（psychiatric causes）：如精神分裂症、反应性精神病患者可出现失眠。

5）药物性原因（pharmacological causes）：如中枢兴奋药苯丙胺、哌甲酯（利他林）等可引起失眠，长期服用安眠药突然停用出现戒断症状，常表现为睡眠浅或噩梦多。

（2）病程分类：美国国家卫生研究院（NIH，1983）分类。

1）短暂失眠症：由于突发性情景紧张偶发的失眠，如住院治疗或手术、乘飞机远程旅行时差变化等，失眠一般仅持续数日。

2）短期失眠症：多由于环境因素或有特定的诱因，如精神压力、应激状态、失恋、倒夜班及乘飞机远程旅行等，饮酒戒断及吸烟戒断，服用苯丙胺、咖啡因等兴奋剂等；一般持续 1～3 周。

3）慢性失眠症：多由于抑郁症及焦虑症，慢性疼痛如头痛或神经痛；长期饮酒和药物依赖是成年人慢性失眠症第二位常见的原因；睡眠呼吸暂停、不宁腿综合征及夜间腿痉挛，个别心绞痛或心律失常病人害怕睡眠和担心夜间突然发病时孤立无援，均可能引起失眠；慢性失眠症一般持续 3 周以上。

（3）临床特征：病人有典型失眠主诉，在适宜睡眠的环境下仍出现：

1）入睡困难和/或维持睡眠障碍：儿童及青少年入睡时间 >20 分钟，中年及老年人入睡时间 >30 分钟。

2）易醒和早醒，早上醒来时间比平时睡眠模式至少提前 >30 分钟。

3）总睡眠时间不足 6 小时。

4）醒后不适，仍有疲乏感，白天困倦等。

5）明显影响日间的正常生理及社会功能，患者常表现疲劳、缺乏动力、注意力不集中、记忆力下降、激越、情绪不佳、嗜睡，工作或学习能力下降，效率降低、工作出差错或事故等。

827 心理生理性失眠的病因、临床特征及诊断是怎样的?

心理生理性失眠（psychophysiological insomnia）是由于患者过分关注睡眠问题而导致的原发性失眠。

（1）病因：患者多有敏感、警觉、易激惹、急躁及追求完美等性格特征，常对睡眠质量不满意，因过度关注睡眠导致躯体紧张，并产生习得性阻睡联想（learned sleep-preventing associations），久而久之引起焦虑，心理上形成恶性循环难以入睡。如有应激或突发事件如患病、失恋、精神创伤、工作挫折等均可加重失眠。

（2）临床特征

1）心理生理性失眠多在青年时起病，中年后逐渐增多，在女性较常见，约占失眠症患者的 15%。患者试图入睡的意念常使之兴奋或焦虑，反而成为失眠的驱动因素，对睡眠产生过度唤醒，患者看电视、看书转移注意力却可能入睡。

2）睡眠环境、时间都可能形成失眠联想，卧室常为条件性唤醒的重要因素，只要在自己卧室就整夜睡不着，在客厅沙发或旅店却可能入睡，常使患者困惑不解。人们一般在陌生环境不好入睡，此恰与之相反，称之为首夜颠倒效应（reverse first night effect）。

3）患者醒后常头脑不清，感觉不适和压抑，伴焦虑、急躁、疲劳、精力不足，注意力及警觉性下降等，病程可持续数年或数十年。有些患者服用催眠药过量，产生依赖或成瘾，酗酒或滥用兴奋剂试图控制白天的疲劳。

（3）诊断

1）根据青年或中年期发病，女性易患，形成习得性阻睡联想，强烈的入睡意念愈发导致兴奋、焦虑和失眠，睡眠环境或时间成为条件性唤醒因素，具有首夜颠倒效应等。

2）多导睡眠图检查显示睡眠效率降低，睡眠潜伏期及 NREM 睡眠 1 期延长，觉醒次数增多，NREM 睡眠 3 期缩短等有助于诊断。

828 临床常见的其他失眠症及临床特征是怎样的?

（1）不良睡眠卫生习惯及环境：如睡眠时间不规律，午睡时间过长，卧室光线过亮，室温过高或过低，噪声过大，睡前饮酒饮或咖啡，阅读惊险小说或观看情节复杂影视等可导致失眠，改变不良睡眠习惯及睡眠环境后失眠可改善。

（2）抑郁相关性失眠：常见夜间易醒和凌晨早醒，患者伴抑郁心境和缺乏动力，常主诉高兴不起来，心情郁闷、兴趣索然、沮丧、孤独、疲劳和不愿活动；不能集中注意力、学习能力下降、对工作缺乏热情、对未来悲观失望及自我评价过低等；常伴各种躯体症状，如疼痛、心悸、胸闷、食欲减退、腹部不适、便秘和多汗等，典型表现晨起较重，下午减轻。

（3）焦虑相关性失眠：典型表现入睡困难，易醒或从梦中惊醒伴恐惧感，再入睡困难。患者常见心烦意乱、急躁、易激惹、紧张和恐惧不安等，伴头痛、头晕、无力、恶心、厌食、尿频、面红、出汗、心悸、胸闷、气短及颤抖等躯体症状。

（4）睡眠调节障碍性失眠：是冲突或应激性事件、时差变化等导致的短期失眠。起病较急，出现失眠，常伴焦虑、易激惹，严重时影响社交及职业功能。随应激源消除、心理平复及逐渐适应而睡眠好转。

（5）主观性失眠：患者表现对睡眠状态感知不良，坚信自己失眠，并描述入睡困难、睡眠不足或完全失眠，可伴抑郁和焦虑症状，但多导睡眠图显示睡眠时间与睡眠结构正常。根据患者睡眠感知的不一致性可以诊断。

（6）强制入睡性睡眠障碍：是父母或照护者不适当强制儿童睡眠，导致就寝时孩子故意拖延上床如提出要喝水、上卫生间、讲故事或害怕等，导致入睡延迟，照护者只有采取训斥、威吓或殴打等才能使之入睡，以至不用强制手段便不能入睡。患儿睡眠不足可出现情绪不稳、烦躁、易激惹、注意力不集中和学习能力下降等，可随年龄增长逐渐好转。

829

失眠症临床采取哪些非药物性疗法?

失眠症治疗应增加有效睡眠时间，改善睡眠质量，减少向慢性失眠症转化。

（1）睡眠卫生教育：帮助失眠患者建立良好的睡眠习惯，作息时间规律，包括周末和节假日，营造安静舒适睡眠环境，枕头高度适宜，不在床上阅读和看电视，心态平和，避免睡前紧张焦虑，晚餐后不饮酒、咖啡和茶，睡前不过多饮食，白天不午睡，每天适度运动。如上床 20 分钟不能入睡就起来做些单调的事情，有睡意时再上床，睡不着不要看钟表。

（2）认知行为治疗：让患者克服对失眠过度恐惧、担忧和焦虑情绪，精神与躯体放松，克服卧床与失眠的条件反射。不刻意追求 8 小时睡眠，只要次日精力充沛即为睡眠正常。试用睡眠限制疗法，通过缩短卧床时间（不 < 5 小时）增强睡眠欲，提高睡眠效率（实际睡眠时间 ÷ 睡在床上时间 × 100%，正常值约 95%），当睡眠效率 > 90% 时可每天增加 15 分钟卧床时间，效率 < 80% 每天减少 15 分钟，效率 80% ~ 90% 可保持卧床时间不变。

（3）时相治疗：人类的生物钟每天有 1 ~ 2 小时的调整空间，正常睡眠觉醒周期有向后调整的倾向，可将睡眠时间人为地调整为期望的时限范围，常用于治疗睡眠时限延迟或提前的患者。

（4）松弛疗法：通过瑜伽逐渐训练放松肌肉，听轻音乐舒缓情绪，运用冥想降低感知度，以降低觉醒度、提高睡眠效率及延长睡眠时间。

（5）光照治疗：主要用于治疗睡眠节律失调性及年龄相关性睡眠障碍。

830

失眠症临床常用的药物治疗包括哪些?

（1）镇静催眠药

1）苯二氮䓬类（BZDs）：口服吸收良好，经肝代谢，可增强 γ-氨基丁酸（GABA）抑制性神经递质作用，迅速降低觉醒水平，诱导入睡和延长 NREM 睡眠，具有抗焦虑作用，产生嗜睡及运动失调等副作用较小。

2）非苯二氮䓬类：选择性与 GABAA 受体 α_1 亚基结合，增加 GABA 传递，抑制神经元的激活。如小剂量唑吡坦（Zolpidem）可缩短入睡时间和延长睡眠时间，不影响睡眠结构，较大剂量可延长 NREM 睡眠 2，3 期，缩短 REM 睡眠期。

3）巴比妥类：选择性抑制脑干网状上行激活系统，降低皮质兴奋性，催眠为剂量相关性，缩短 REM 睡眠，久用停药可出现反跳，表现 REM 睡眠明显延长伴多梦，已不作为临床常规用药。

（2）抗抑郁药

1）失眠患者有明显的抑郁症状可首选5-羟色胺再摄取抑制剂如舍曲林、西酞普兰等，合并躯体症状可用5-羟色胺与去甲肾上腺素再摄取抑制剂如文拉法辛、度洛西汀，也可应用三环类药如阿米替林、丙咪嗪等。盐酸曲唑酮有轻度抗抑郁作用，并有镇静催眠效应，可能起到一石二鸟之疗效。

2）具有镇静作用的抗抑郁药包括曲唑酮、米氮平和多塞平。曲唑酮是5-HT受体拮抗/再摄取抑制剂（SARI），半衰期6～8小时，睡前口服25～100mg。常见不良反应有晨起困倦、头晕、疲乏、口干、便秘等。米氮平是NE和特异性5-HT能抗抑郁剂（NaSSA），半衰期20～30小时，睡前7.5～30mg。副作用如瞌睡、口干、便秘、头晕、体重增加等。

（3）抗精神病药：喹硫平和奥氮平均为第二代抗精神病药，主要是通过抗组胺H1受体发挥镇静作用，喹硫平12.5～25mg每晚口服；奥氮平2.5～5mg每晚口服，用于谵妄、躁动及精神分裂症等精神症状伴失眠患者。

（4）褪黑素受体激动剂：作用于视上核，调整生物节律，缩短入睡潜伏期。主要用于治疗以入睡困难为主诉的失眠，昼夜节律失调导致的失眠障碍，也适于老年性失眠患者，如雷美替胺（Ramelteon）8mg，睡前半小时服。

831 苯二氮䓬类的药效时程分类及其代表性药物包括哪些？

临床常用的苯二氮䓬类的药效时程分类见表24-1。

表24-1 临床常用的苯二氮䓬类药物的药效时程分类

分类	代表性药物	半衰期（$t_{1/2}$）	用法
超短效药	咪达唑仑（Midazolam）	1.5～2.5h	7.5～15mg睡前服
短效药	奥沙西泮（Oxazepam）	5～12h	15mg睡前服
中效药	艾司唑仑（Estazolam）	10～24h	1～2mg睡前服
	阿普唑仑（Alprazolam）	12～15h	0.4～0.8mg睡前服
	劳拉西泮（Lorazepam）	10～20h	0.5～2mg睡前服
长效药	地西泮（Diazepam）	20～50h	5～10mg睡前服
	氟硝西泮（Flunitrazepam）	16～35h	0.5～2mg睡前服
	硝西泮（Nitrazepam）	8～36h	5～10mg睡前服
	氯硝西泮（Clonazepam）	26～49h	2～4mg睡前服
	氟西泮（Flurazepam）	30～100h	15～30mg睡前服

832 苯二氮䓬类的药代动力学及不良反应是怎样的?

苯二氮䓬类（BZDs）是临床常用的镇静催眠药及抗焦虑药，并可治疗癫痫持续状态。作用与加强中枢抑制性神经递质 γ-氨基丁酸（GABA）功能有关。

（1）药代动力学

1）药代动力学是临床选择用药的主要依据，BZDs 口服后吸收迅速完全，0.5～1.5h 达峰浓度，肌内注射吸收缓慢。用于镇静催眠、抗焦虑宜口服，治疗癫痫状态应缓慢静脉注射，须注意静脉注射速度过快可引起呼吸与循环抑制，严重者可导致呼吸和心跳停止。

2）药效持续时间主要与 BZDs 的亲脂性有关，高亲脂性药物起效快，维持时间短，如地西泮亲脂性高，易透过血脑屏障。BZDs 清除半衰期与代谢酶系统有关，老年患者代谢酶活性降低，清除半衰期延长；女性脂肪占体重比率较高，脂溶性 BZDs 分布量增加，清除半衰期较男性长。

（2）不良反应

1）最常见的不良反应为嗜睡、头昏、乏力及记忆力下降，大剂量可出现共济失调。久服可产生依赖性或成瘾，停药可能出现反跳和戒断症状，表现失眠、焦虑、兴奋、心动过速、震颤和惊厥等。静脉注射可引起局部疼痛和血栓性静脉炎。

2）服药过量中毒可出现嗜睡、昏睡、呼吸抑制，严重者可致死；服药期间饮酒或服用其他中枢神经系统抑制剂也可出现。BZDs 过量中毒可用 BDZs 选择性拮抗剂氟马西尼（Flumazenil）急救，初剂量 0.3mg 静脉注射，如患者 1～2 分钟未清醒可重复静脉注射直至清醒或总剂量达到 2mg；如又出现倦睡可用 0.1～0.4mg/h，静脉滴注，可同时应用其他复苏术。

833 临床常用的非苯二氮䓬类药物及其应用是怎样的?

非苯二氮䓬类药物是新型苯二氮䓬类受体激动剂（BZRA），选择性拮抗 γ-氨基丁酸（GABA）A 受体上的 α_1 亚基，增加 GABA 传递，使神经元兴奋性受到抑制，主要起到催眠作用。

（1）临床常用的非苯二氮䓬类药物

1）唑吡坦（Zolpidem）：药效达峰时间为 0.5 小时，半衰期为 0.7～3.5 小时。

2）扎来普隆（Zaleplon）：药效达峰时间为 0.5 小时，半衰期约为 1 小时。

3）佐匹克隆（Zopiclone）、右佐匹克隆（Dexzopiclone）：药效达峰时间为 1 小时，半衰期约为 5 小时。

（2）临床应用：非苯二氮䓬类是治疗失眠的一线药物。扎来普隆主要用于治疗入睡困难；唑吡坦、佐匹克隆及右佐匹克隆主要用于治疗入睡困难或睡眠维持障碍。这些药物的优势均有催眠作用，无镇静及抗惊厥作用，可改善患者异常睡眠结构，但不改变正常生理睡眠结构；半衰期短，不产生积蓄效应，后遗作用小，一般不造成白天困倦；安全有效，长期用药不良反应小，一般不出现耐药性、依赖性及戒断综合征，但突然停药可能发生一过性失眠反弹。

834 失眠患者临床如何选择镇静催眠药及用药方法是怎样的?

临床选用镇静催眠药应因病情而异，掌握用药原则，规范用药方法。

（1）选择镇静催眠药

1）首先应明确失眠症的原因，在病因治疗基础上选择适当的药物，严格掌握药品的适应证和禁忌证，帮助患者建立健康睡眠习惯，宜首选褪黑素受体激动剂或非 BZDs；经过 4 周治疗并进行疗效评估，疗效不显著者可改用 BZDs 或其他催眠药。

2）其次，根据失眠类型选药，如入睡困难可选用超短效药物（半衰期 <3 小时），如扎来普隆、唑吡坦、咪达唑仑等，醒后再入睡困难也可选用短效药物；夜间易醒宜选用能延长 NREM 睡眠第 3 期和 REM 睡眠时间的中、长半衰期药物，如佐匹克隆、右佐匹克隆、艾司唑仑、硝西泮和氟西泮等。

3）早醒常见于抑郁症患者，在应用抗抑郁药同时可选用中、长效药物，如劳拉西泮、艾司唑仑、阿普唑仑、地西泮、硝西泮、氯硝西泮等；伴焦虑的患者常以入睡困难为主，抑郁患者则以早醒多见，可用有镇静作用的抗抑郁药如曲唑酮、米氮平、多塞平等。

（2）用药方法

1）用药原则：应按需用药，间断和足量用药，剂量应个体化，从小剂量开始，用最低有效剂量维持，必须强调维持用药治疗。

2）间歇用药：每周服药 3～5 个晚上，首选非 BZDs。如需长期药物治疗应按需用药，如预期入睡困难宜在上床睡眠前 5～10 分钟用药，上床睡眠 30 分钟仍不能入睡、早醒无法再入睡时服用短效药物，但抗抑郁药不能间歇疗法，必须按医嘱坚持长期用药。

3）疗程：应根据患者病情调整剂量和维持时间，用药时间短于 4 周可选择连续用药；用药超过 4 周的患者需重新评估，必要时变更治疗方案或依据睡眠改善状况适时地采用间歇治疗。

835

失眠患者镇静催眠药的换药及停药指征和方法是怎样的?

（1）换药指征及方法：换药指征包括应用推荐的治疗剂量无效，产生耐药性或严重不良反应，长期使用超过6个月，有药物成瘾史的患者。方法是更换另一种短、中效的BZDs或褪黑素受体激动剂；或逐渐减少使用的BZDs剂量，改用非BZDs并逐渐加量，在约2周时间完成换药。药物减量可减少每次睡前用药量，或将连续用药变为间歇用药。

（2）停药指征及方法：停药指征是患者感觉睡眠时间及质量改善，能够自我控制睡眠时，抑郁症或生活事件相关性失眠患者在病因去除时可考虑减量停药。停药切忌突然终止药物治疗，应逐步减停以减轻失眠反弹，有时减停过程可能需要数周至数月；选择在周五或周六夜间开始减药较为适宜，以后每1或2周减量1次，停止持续治疗后可间歇用药一段时间。如果在减停过程中出现严重的精神症状应进一步评估。

836

白天过度瞌睡临床常见的病因包括哪些?

白天过度瞌睡（excessive daytime sleepiness，EDS）在临床较常见，常见的病因包括生理性与病理性。

（1）生理性原因：最常见为自发性睡眠剥夺（voluntary sleep deprivation），睡眠剥夺患者白天思睡是由于生活方式、入睡习惯及觉醒时间不规律，造成正常24小时生理节律和内环境生理稳定性紊乱，目前睡眠剥夺现象愈来愈常见。

（2）病理性病因

1）原发性睡眠障碍：阻塞性睡眠呼吸暂停（obstructive sleep apnea，OSA）是白天过度瞌睡第二位最常见原因，是病理性思睡第一位常见原因。见于多数超重的中年人，常见高血压和心律失常，肺换气不足导致经常憋醒。其次是发作性睡病，不能抑制的睡眠发作和猝倒是两个最显著的临床特点，大多数患者醒后感觉精神振作，恰与OSA患者相反。

2）药物性睡眠过度（hypersomnia）：如苯二氮䓬类、抗精神病药、抗惊厥药、麻醉性镇痛药及抗组胺药等都可引起白天过度瞌睡。

3）不宁腿综合征（RLS）：由于不宁腿的不适症状引起夜间睡眠剥夺，可导致患者白天思睡。

4）神经系统疾病：如累及网状激动系统、下丘脑或双侧旁正中丘脑的肿瘤或血管性病变可导致白天过度瞌睡，阿尔茨海默病、帕金森病及多系统萎缩等神经变性病患者也可出现白天过度瞌睡。

5）系统性疾病：如肝、肾疾病、呼吸衰竭及电解质紊乱导致的代谢性脑病患者均可出现白天过度瞌睡，也可见于甲状腺功能减退、充血性心力衰竭及贫血等患者。

6）特发性嗜睡症（idiopathic hypersomnolence）：是一种中枢神经系统起源的睡眠障碍，以长时间夜间睡眠与周期性白天思睡为特征，患者早晨难以睡醒，并可伴醉酒式睡眠、自动症及记忆障碍等，但不伴有猝倒症。

7）Kleine-Levin 综合征：临床罕见，病因不明，表现持续数日至数周的发作性过度嗜睡，醒后伴有易饥贪食、冲动行为及持续数日的过度觉醒状态。

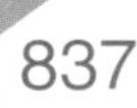

837 发作性睡病的临床特征及治疗是怎样的？

发作性睡病（narcolepsy）是一种原因不明的以不可抗拒的短期睡眠发作为特点的睡眠障碍。多在儿童或青年期起病，15～25 岁多见，发病无明显性别差异。病因不明，部分病人有脑炎或颅脑外伤史。

（1）临床特征：表现发作性睡病四联症。

1）睡眠发作（sleep paroxysm）：患者白天出现不能克制的睡意和睡眠发作，常不择场合地很快入睡，如在听课时、进食或行走时，甚至驾车或操作机器时都可出现。小睡10～30 分钟后可使精神振作，每日发作数次，每次发作持续数秒至数小时，一般为十几分钟。

2）猝倒症（cataplexy）：见于 70% 的患者，常因强烈情感刺激如喜悦、惊奇和愤怒，尤其大笑时诱发，表现突然发生短暂的躯体张力丧失而引起跌倒，但意识清楚，不影响呼吸，发作通常持续数秒钟，之后很快入睡，可恢复完全。轻微者限于个别肌群，出现屈膝、垂头、握拳不紧、面肌松弛和上睑下垂等表现。

3）睡眠麻痹（sleep paralysis）：或称为睡瘫症，可见于 20% ～30% 的患者，是从 REM 睡眠中醒来时发生一过性全身不能活动或不能讲话，意识清楚，呼吸及眼球运动正常，持续数秒至数分钟，当他人触及身体或与其说话时可终止发作。

4）睡眠幻觉（sleep hallucinations）：见于约 30% 的病人，发生在从觉醒向睡眠转换（入睡前幻觉）或睡眠转醒时（醒后幻觉），可表现视幻觉、听幻觉、触幻觉或运动性幻觉，多为生动的不愉快感觉体验，可与睡眠麻痹伴发。患者夜间睡眠时常有多梦和易醒。

（2）治疗

1）本病以对症治疗为主，合理安排作息时间，保证夜间充足睡眠，定期安排打盹时间，有助于维持觉醒状态。家人、同事及亲友应给予理解和心理支持，增强治疗信心。避免倒班和从事长时间连续工作，不宜从事危险性职业，如高空、水下、驾驶和高压电器等，以防发生意外。

2）药物治疗可用中枢兴奋剂缓解白天过度嗜睡，常用如哌甲酯（利他灵，Methylphenidate）10～20mg 口服，2～4 次/天；右旋苯丙胺（Dextroamphetamine）5～15mg 口服，2～3 次/天；莫达非尼（Modafinil）是新型中枢兴奋剂，100～200mg/d 口服，副作用小，停药无反跳。

3）抗抑郁药可用三环类，如普罗替林（Protriptyline）、丙咪嗪（Imipramine）等，可减少猝倒发作、睡眠麻痹及入睡前幻觉，对减少白天嗜睡作用持久性尚有争议，开始剂量25mg，2～3 次/天开始，在 2～4 周内逐渐增量，以疗效最大和副作用最小剂量维持。不能耐受三环类药物的患者可用5-羟色胺再摄取抑制剂如舍曲林、氟西汀等。中枢兴奋剂和三环类均可产生抗药性，宜采用药物假日（drug holiday）方法，每周停服药 1 天可减少耐药性，病情好转后可逐渐减量用小剂量维持。

838 克莱恩－莱文综合征的临床特征、鉴别诊断及治疗是怎样的？

克莱恩－莱文综合征（Kleine-Levin syndrome）或称周期性嗜眠强食症，是少见的发作性周期性嗜睡症。病因及发病机制不明，可能因边缘系统－下丘脑功能失调所致。

（1）临床特征：多在 10～20 岁青少年起病，男性居多，常伴有肥胖，但内分泌功能正常。患者表现持续数日至数周的嗜睡，不分地点与场合，难以控制，各种刺激都不能唤醒，不吃不喝，但醒后伴易饥贪食，食量惊人，可伴有躁动不安、冲动行为等精神症状。发作后 2～7 日可出现过度觉醒状态，彻夜不眠，终日精力充沛，情绪愉快，患者睡眠周期及脑电图正常。每年可发作数次，发作间期与常人无异，成年后多可自愈。

（2）鉴别诊断：本病易与发作性睡病混淆，但后者多伴猝倒症，或有睡眠麻痹、睡眠幻觉等。另一种周期性嗜睡症，伴肥胖及呼吸困难，称为胖睡病（Pickwick 病），但治疗方法相同。

（3）治疗

1）药物治疗常用哌甲酯 10～40mg/d，2 次/天口服，通常可控制发作，每月均有发作的频发病例需要长期用药，待控制发作后再逐渐减量。哌甲酯无效者，合用左旋多巴可能有一定的疗效。右旋苯丙胺、苯妥英、卡马西平、三环类抗抑郁药等对本病也有效；应用碳酸锂可能预防发作。

2）须注意消除诱因，包括避免过劳、饮酒等，并给予心理治疗。

839 睡眠呼吸暂停综合征的分类及临床表现、诊断和治疗是怎样的？

睡眠呼吸暂停综合征（sleep apnea syndrome，SAS）是在每夜约 7 小时睡眠中呼吸暂停反复发作 30 次以上，每次发作 10 秒钟以上，或呼吸暂停低通气指数（apnea hypopnea index，AHI）5 次以上。AHI 是整夜睡眠期平均每小时呼吸暂停＋低通气总次数；低通气是指呼吸气流降低幅度 > 正常气流强度 50%，伴 4% 以上氧饱和度下降者。

（1）分类及临床表现

1）阻塞性睡眠呼吸暂停综合征（obstructive sleep apnea syndrome，OSAS）：是睡眠期反复发生上气道狭窄或阻塞，出现鼾声和呼吸暂停，常导致白天困倦思睡。常见于超重的中老年男性，表现响亮鼾声、短暂气急与持续 10 秒以上的呼吸暂停交替，呼吸暂停表现口鼻无气流，胸腹式呼吸存在。呼吸暂停可产生窒息感及身体运动可突然惊醒，呼吸数次后再入睡，伴有频繁的翻身或肢动，晨起头痛，白天感觉疲劳困倦，记忆力、注意力及判断力下降，可出现抑郁、焦虑、易激惹、口干、性欲减退和高血压等。

2）中枢性睡眠呼吸暂停综合征（central sleep apnea syndrome，CSAS）：临床罕见，可见于呼吸中枢发育迟滞的患儿，可能导致死亡；成人见于延髓型脊髓灰质炎、延髓背外侧综合征、脑干炎、颈髓切断术、强直性肌营养不良、Shy-Drager 综合征、糖尿病性神经病、发作性睡病、高山病及药物中毒等。表现口鼻气流与胸腹式呼吸同时暂停，呼吸潮气量低于正常，每夜由于憋气可醒数次。

3）混合性：指在一次呼吸暂停过程中，开始出现中枢性呼吸暂停，继之出现阻塞性呼吸暂停，以阻塞性为主，约占 80%。见于颌面或颈部先天性异常、脑血管病后遗症、高位颈髓损伤、帕金森病、多系统萎缩及老年性痴呆等。

（2）诊断：主要根据病史和临床观察，多导睡眠图是确诊和分型的金标准，包括记录脑电图、眼动图、肌电图，鼻热敏电阻测定鼻腔气流，电阻式胸腹带记录胸腹式呼吸及测定血氧饱和度等。

（3）治疗

1）一般治疗：打鼾的 SAS 病人应注意减肥，取侧卧位睡眠和将头部抬高；改善高碳酸血症和白天瞌睡状态，睡前不宜饮用含酒精饮料和服用镇静剂及抗组胺药。

2）阻塞性睡眠呼吸暂停应用经鼻持续正压气道通气疗法最为有效，睡眠时戴一个与呼吸机相连的面罩，呼吸机产生强制气流使吸气或呼气时都保持恒定压力，维持上气道开放。中枢性睡眠呼吸暂停也可用人工呼吸机间歇正压通气或横膈起搏，夜间持续低流量吸氧可防止低氧血症。

3）药物治疗：可试用黄体酮 20mg，3 次/天，治疗睡眠呼吸暂停有效；三环类抗抑郁药普罗替林（Protriptyline）可减少睡眠呼吸暂停次数。

4）严重阻塞导致每小时呼吸暂停发作 >60 次的患者可行气管切开造口术；严重打鼾和气道阻塞病人可行悬雍垂腭咽成形术、舌缩窄成形术，可部分减轻症状。

840 睡行症的临床特征及治疗是怎样的?

睡行症（sleep walking）也称为梦游症，多见于儿童，患儿表现睡眠中自动动作，成年后多可自愈。

（1）临床特征：患儿常在入睡后 2～3 小时内从床上坐起，两眼睁开，目光呆滞，做些无目的动作，如拿起被子或移动身体，又躺下入睡或站起来徘徊，之后随地而卧，偶可按指令上床睡觉，或刻板地做日常习惯动作，如排尿、穿衣、进食、拉抽屉、开门和打扫卫生等，限制患者时可出现冲动、逃跑或攻击行为，发作时很难被唤醒，次日醒来全无记忆。患者对环境可保持简单的反应能力，有时口中发声，能与人答话，但口齿不清、答非所问，有时能避开障碍或被绊倒。成年梦游者常伴精神分裂症或神经症。多导睡眠图显示发病在 NREM 睡眠第 3 期，常见于夜间睡眠前 1/3 阶段 NREM 期结束时。需与颞叶癫痫自动症鉴别，后者一般仅发生于白天，极少出现梦游。

（2）治疗

1）可应用苯二氮䓬类药如地西泮等，可抑制第 3 期睡眠，如发作频繁可于睡前服，也可试用氟西汀或盐酸曲唑酮等。

2）心理行为治疗如自我催眠疗法、松弛练习等有助于缓解症状。应注意患者卧室内不要放危险物品，以防意外。

841 睡惊症的临床特征及治疗是怎样的?

睡惊症（sleep terror）表现为觉醒障碍，常见于 4～7 岁儿童，青春期后逐渐停止。

（1）临床特征

1）患儿表现从床上突然坐起，喊叫、哭闹、双目凝视、表情恐惧，发作时意识模糊，呼之不应，偶可下床，持续 1～2 分钟自行停止，继续睡觉；可伴心动过速、呼吸急促、面色潮红、出汗、瞳孔散大等自主神经症状，肌张力增高，偶有幻觉，事后对发作情景多无回忆，偶可演变为睡行症。

2）成人患者多罹患慢性酒精中毒和精神障碍如焦虑症。

3）多导睡眠图常显示发作始于 NREM 睡眠第 3 期，脑电图突然呈现觉醒状态。

（2）治疗：可应用苯二氮䓬类如地西泮、氯硝西泮、氟西泮及阿普唑仑等。睡前服用地西泮 2～5mg 可能有预防作用。

842 梦魇的临床特征及治疗是怎样的?

梦魇（nightmares）即为噩梦，发生于快速眼动期，是由于极度恐怖的梦境引发患者恐惧和躁动状态。成人和儿童均可发生，常见于精神障碍或受精神刺激者，以及过劳或饮酒后。

（1）临床特征

1）患者出现长而情节复杂的噩梦，多发生于下半夜睡眠中，午睡时也可出现，愈接近梦的结尾，愈离奇恐怖，常涉及对生命或自尊的威胁，如梦见被人或毒蛇猛兽追逐围攻或陷入危险无助的绝境，惊恐万状，拼命挣扎却喊不出、跑不动，有时仅表现呻吟或惊叫，呼吸与心率加快；多可迅速缓解，惊醒后很快恢复定向力与警觉，能详细回忆梦境。发作频繁可影响睡眠质量，日久出现焦虑、抑郁及各种躯体不适症状。

2）多导睡眠图显示发作时患者从 REM 睡眠期突然觉醒，REM 睡眠潜伏期缩短，REM 睡眠密度可能增加，发作持续约 10 分钟。

（2）治疗：梦魇通常不需治疗，如发作频繁应仔细查明病因。长期发生梦魇者需行精神心理治疗，有助于提高心理承受力。行为治疗是对梦境进行讨论和解释，可使症状明显改善或消失。三环类抗抑郁药阿米替林等可缩短 REM 睡眠，减少梦魇发作。

843 REM 睡眠行为障碍的临床特征及治疗是怎样的？

REM 睡眠行为障碍（REM sleep behavior disorder，RBD）是 REM 睡眠期肌肉弛缓消失时出现与梦境相关的暴力行为的发作性疾病，是发生于成年期的异态睡眠障碍，常见于 60～70 岁时。

（1）临床特征

1）常见于入睡 90 分钟后，每晚数次或每周 1 次，患者出现生动的梦境如被袭击和逃跑，伴拳打脚踢、翻滚等暴力行为或喊叫，可自伤或伤及同床者，极大声才能被唤醒，可详细回忆噩梦情境。

2）多导睡眠图可见 REM 睡眠期肌张力增高，颏肌出现大量动作电位，肢体活动显著增多；REM 睡眠密度和数量增加，NREM 睡眠第 3 期比例增加。

（2）治疗：可用氯硝西泮 0.5～1mg，睡前服，90% 的患者可能有效地制止发作，但数年后停药仍可能复发。对患者应采取保护措施预防落床跌伤。

844 不宁腿综合征的临床特征及治疗是怎样的？

不宁腿综合征（restless legs syndrome，RLS）表现睡眠时出现以小腿为主的烧灼感或难以忍受的不适感。严格地说，RLS 不属于睡眠障碍。报道人群患病率可高达 1.2% ~10%，大多数为特发性 RLS，25% ~50% 有家族史，为常染色体显性遗传；症状性 RLS 常见于缺铁性贫血、2 型糖尿病、多发性神经病、尿毒症、叶酸缺乏、慢性肺病、风湿性关节炎、甲状腺功能减退及妊娠期等。

（1）临床特征

1）RLS 多在中老年发病，男女比例约为 1 : 2。患者一般在夜间睡眠前出现双下肢刺痛感、烧灼感、蚁走感、紧箍感、酸胀感、骨头深部不适或难以名状的不适感，迫使患者活动和捶打双腿或下床走动可暂时缓解症状，症状持续难以忍受，常使患者从睡眠中唤醒，一般始自一侧，再波及另一侧，数年后症状可波及髋部，偶可影响上肢，冷水或热水浴常可减轻。由于夜间睡眠剥夺常出现白天过度嗜睡、记忆力下降和注意力不集中，导致抑郁、焦虑及生活质量下降。

2）约 80% 的患者伴发睡眠周期性腿动（periodic leg movement of sleep，PLMS），表现睡眠时出现双小腿周期性反复刻板的不自主运动，神经系统检查无阳性体征。如症状长期固定于一侧，需做脑 MRI 检查排除矢状窦旁顶叶脑膜瘤。RLS 须与夜间性肌阵挛综合征（nocturnal myoclonus syndrome）鉴别，后者没有异常感觉主诉，是一种原发性睡眠相关性运动障碍。

3）RLS 病程迁延，最长可达数十年，病情可有波动，少数患者经数年后可自愈。特发性病例随年龄增长可逐渐加重或有缓解 - 复发，部分孕妇在分娩后症状消失，温暖季节症状易于加重，吩噻嗪类、三环类等药物常可使 RLS 症状加重。缺铁性贫血患者预后好，肿瘤患者预后差。

4）多导睡眠图检查在 82% ~100% 的 RLS 患者可见睡眠周期性腿动（PLMS）指数 >5。血常规、血清铁、叶酸、维生素 B_{12}、肌酐及促甲状腺激素检查可能明确症状性 RLS 的病因。

（2）治疗

1）RLS 是一种可治性慢性疾病，病人在睡前不宜饮酒、饮茶和咖啡。症状性 RLS 应治疗原发病，如血清铁蛋白 <50μg/L 或铁饱和度 <16% 可诊断铁缺乏，可口服硫酸亚铁和维生素 C。

2）特发性 RLS 患者药物治疗首选非麦角类多巴胺受体激动剂，是治疗 RLS 的一线用药，对大多数特发性 RLS 患者有效，常用普拉克索（Pramipexole）0.25mg，每晚睡前服，剂量宜个体化，可逐渐增量至 0.75mg，耐受性好。

3）其他用药可选择多巴胺类，如美多芭（Madopa）62.5 ~125mg，每晚睡前服，逐渐缓慢地加量；抗癫痫药是 RLS 的二线用药，如加巴喷丁 800 ~1800mg 常可使 50% ~90% 的患者症状缓解，副作用轻微且可逆；苯二氮䓬类首选氯硝西泮 0.5 ~2.0mg，或试用地西泮 10mg，作为辅助用药可减轻睡眠周期性腿动和失眠。

（詹淑琴）

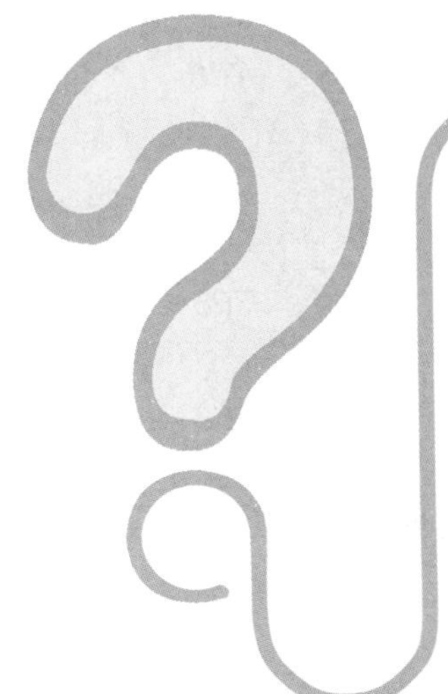

第二十五章

神经系统发育异常性疾病

Developmental Diseases of the Nervous System

845 神经系统发育异常性疾病的分类、病因及常见疾病包括哪些?

神经系统发育异常性疾病也称为神经系统先天性疾病，多达上百种，有些很罕见，可能在胚胎期特别是妊娠前3个月神经系统发育旺盛期，胎儿受到母体内外环境致病因素影响所致，出生时或出生后神经系统发育过程中出现症状。它与遗传性疾病不同，并非是由遗传基因决定。

（1）分类

1）子宫内脑及神经系统发育障碍，部分神经元产生、移行及组织发育异常，导致出生后颅骨、神经组织及覆盖被膜畸形，出现精神发育迟滞，先天性缺陷的胎儿也易受到产期或产后期不良环境因素的影响。

（2）分娩时产伤或窒息、胎头受到过度挤压、较长时间的缺氧引起脑组织损伤，如可导致脑性瘫痪。

（2）病因

1）感染：母体受到病毒（如风疹病毒）、细菌、螺旋体及原虫等感染，引起胚胎先天性感染，导致如先天性心脏病、脑发育异常、脑积水畸形等。

2）药物：雄激素、皮质类固醇、苯二氮䓬类及氮芥等已确认可使胎儿致畸，抗甲状腺药或碘剂可引起甲状腺功能不足，影响脑发育。

3）辐射：在妊娠前4个月母亲下腹及骨盆部接受强射线辐射，可能引起小头畸形和眼球发育畸形等。

4）孕妇患糖尿病、严重贫血或CO中毒等可导致胎儿神经系统发育畸形，异位胎盘、羊水过多及妊娠期孕妇心境抑郁、焦虑、恐惧和紧张，吸烟、酗酒等均影响胎儿的发育。

（3）常见疾病

1）与颅骨和脊柱畸形有关：①神经管闭合缺陷：如颅骨裂、显性或隐性脊柱裂；②颅骨和脊柱畸形：如狭颅症、小头畸形、枕大孔区畸形、寰枢椎脱位、寰椎枕化、颈椎融合、小脑扁桃体下疝、先天性颅骨缺损等；③脑室发育畸形：如中脑导水管闭锁、第四脑室正中孔及外侧孔闭锁，脑脊液循环障碍导致先天性脑积水。

2）神经组织发育缺陷：①头颅增大：如脑积水、脑积水性无脑畸形、巨脑畸形；②脑皮质发育不全：如脑回增宽、脑回狭小、脑叶萎缩性硬化、神经细胞异位等；③先天性脑穿通畸形：局部脑皮质发育缺陷，脑室向表面开放如漏斗状，可双侧对称发生。④无脑畸形：大脑完全缺如，颅盖和头皮缺失，生后不久死亡。⑤胼胝体发育不全：胼胝体完全或部分缺失，常伴脑积水、小头畸形和颅内先天性脂肪瘤等，临床可无症状或表现癫痫及智能低下。⑥神经外胚层发育不全：如神经皮肤综合征。

3）脑性瘫痪：产伤或窒息引起长时间缺氧和脑组织损伤，导致脑性瘫痪，表现先天性运动功能异常。

846 神经管闭合不全畸形的临床表现及治疗是怎样的?

神经管（neural tube）在胚胎发育过程中头端发展成脑泡，其余部分发育为脊髓。神经管闭合过程中受到有害因素如感染、代谢障碍及中毒等影响可产生闭合不全畸形。早期闭合不全产生严重的露脑畸形或无脑畸形，晚期闭合不全较常见，可见颅骨裂、脑膜膨出或脑膜脑膨出，以及脊柱裂、脊膜膨出或脊膜脊髓膨出等。

（1）临床表现

1）颅骨裂、脑膨出或脑膜膨出：膨出囊基底宽，呈蒂状，质软、有搏动感，轻压可使前囟凸出。小而能回纳的膨出可摸到骨裂边缘。可自后囟、枕大孔或枕骨间膨出，或自额骨间或鼻根部膨出，颅底膨出可突入眼眶、鼻腔、口腔或咽部。可伴智能发育不全、脑性瘫痪、脑积水，脊柱裂、唇裂和腭裂等其他发育障碍。膨出囊表皮破损感染可引起脑膜炎。

2）脊柱裂、脊髓膨出或脊膜膨出：①隐性脊柱裂最多见，腰骶部脊柱裂多见，可合并脊膜膨出、脊髓脊膜膨出，严重者脊髓中央管裂直达体表，肉芽面完全暴露，脊髓外翻和脑脊液外漏；脊柱前裂较少见，脊膜向前膨出进入体腔；脊柱裂症状取决于有无脊膜、脊神经根、脊髓膨出，膨出部位及大小，临床常见腰痛和夜间遗尿，腰骶部膨出出现小腿、足弛缓性瘫和肌萎缩，踝反射消失，足、会阴及下肢后侧皮肤感觉缺失，下肢自主神经障碍，尿失禁等，偶见腰骶部皮肤色素沉着，皮肤呈脐形陷窝和多毛，也可无明显症状，检查腰骶部 X 线片偶然发现。②颈脊柱裂及脊髓脊膜膨出出现上肢弛缓性瘫、肌萎缩、营养障碍、感觉缺失及下肢痉挛性瘫，高颈髓可见四肢痉挛性瘫，常合并小脑扁桃体下疝（Arnold-Chiari 畸形）及脑积水。③脊柱裂可合并并趾、唇裂、脊柱侧弯或前凸、腰椎滑移、先天性心脏病、脑积水等畸形。

（2）治疗

1）脑、脑膜、脊膜、脊髓或神经根膨出如不严重应尽早手术治疗，分离脑、脊髓或神经根粘连，回纳神经组织，截除膨出囊，加固颅骨或椎板缺损。如在 1 周岁前手术有利于患儿发育，伴脑积水及术后加重者应再行脑脊液分流术。

2）病变范围过大或膨出物根部过宽、神经组织严重受损及严重脑积水通常不宜手术治疗。

3）延期手术或不能手术者须对膨出的囊壁慎加保护，防止破溃和感染。

4）隐性脊柱裂伴上皮窦道须手术切除，以防脊膜感染。隐性脊柱裂不伴神经症状无须手术治疗。

5）对症治疗包括尿便障碍的处理，瘫痪可进行康复治疗。

847 颅颈区畸形的常见分型、临床特征及治疗是怎样的？

颅颈区畸形是颅底、枕骨大孔和上位颈椎区畸形，伴或不伴神经系统损害。

（1）常见分型

1）颅底凹陷症（basilar invagination）：临床较常见，是以枕骨大孔为中心的颅底骨、寰椎及枢椎骨质发育畸形，寰椎陷入颅腔内，枢椎齿状突超过腭枕线（Chamberlain 线）进入枕骨大孔，使枕骨大孔狭窄，后颅窝变小，压迫延髓、小脑及牵拉神经根产生相应症状，椎动脉受压出现供血不足。分两类，原发性是先天性发育异常合并其他畸形，如扁平颅底、小脑扁桃体下疝畸形和脊髓空洞症等；继发性少见，继发于畸形性骨炎、骨软化症、佝偻病及类风湿关节炎等。

2）扁平颅底（platybasia）：常合并颅底凹陷症。诊断主要根据颅骨侧位片测量颅底角（蝶鞍与斜坡形成角度），颅底角 >145°（成人正常值 109°～145°,）有诊断意义。

3）小脑扁桃体下疝（Arnold-Chiari）畸形：是先天性后脑畸形，胚胎发育异常使延髓下段、四脑室下部疝入椎管。小脑扁桃体延长成楔形进入枕骨大孔或颈椎管内，严重者部分下蚓部也疝入椎管内，舌咽、迷走、副、舌下等后组脑神经及上部颈神经根被牵拉下移，枕骨大孔及颈上段椎管被填塞，脑脊液循环受阻引起脑积水；常伴其他颅颈区畸形如脊髓脊膜膨出等。

4）其他：如颈椎分节不全、寰椎枕化和寰枢椎脱位等。

（2）临床特征

1）延髓和上颈髓受压可出现轻偏瘫或四肢上运动神经元瘫，腱反射亢进及病理征，感觉障碍，尿便障碍等。累及脑神经可产生面部麻木、复视、构音障碍及吞咽困难等，累及小脑产生眼震及步态不稳等，枕下部疼痛等颈神经根症状。偶可出现头痛、视乳头水肿等颅内压增高症状。

2）脑干和上颈髓受压变扁，周围蛛网膜粘连增厚可形成囊肿；延髓和上位颈髓可因受压缺血和脑脊液压力影响，形成继发性脊髓空洞症，出现相应的症状。

3）头部 MRI 矢状位可见小脑扁桃体下疝，继发囊肿和脊髓空洞症等。

（3）治疗：主要采取手术治疗，可行引流减压术或后颅窝手术减压，解除其对周围组织压迫，重建脑脊液循环通路，加固不稳定枕骨脊椎关节，但症状轻微患者即使影像学发现畸形也不宜手术。

848

颅狭窄症的临床类型及特征和治疗是怎样的?

颅狭窄症又称颅缝早闭，由于颅缝早闭的部位和数目不同，形成不同形状的头颅畸形。本病可能合并精神发育迟缓、腭裂、眼裂及泌尿系统畸形等。

（1）临床类型及特征

1）舟状头畸形：又称长头畸形，最常见，男性多见，是由矢状缝过早闭合，颅骨横径生长受限，使头颅前后径增大，形成长头。颅骨穹隆高而横径短，前额和枕部凸出，形如覆舟。病人多智力正常，少数病人有精神发育迟滞，可有癫痫发作、麻痹性眼斜视及锥体束征，仅少数病人可有颅内压增高。

2）尖头畸形：又称塔头畸形，可产生颅内压增高，使所有的颅内组织受压，导致视乳头水肿、视神经萎缩、眼斜视、听觉及前庭功能障碍、抽搐发作等，严重者可有智能发育障碍。

3）扁头畸形：又称短头畸形，是因两侧冠状缝过早闭合，颅骨前后径生长受限，只能向两侧生长，形成短头。头型高而宽，前额和枕骨变平，鼻根宽广，眼眶浅、眶嵴不发育，两眼眶间距增加，眼球突出，前囟前移。常有颅内压增高，此外因鼻腔狭小，易反复上呼吸道感染。

4）斜头畸形：一侧冠状缝和人字缝早闭，使该侧头颅生长受限，对侧正常生长甚至代偿性扩大，造成头颅形态不对称，形成斜头畸形。头颅上面观呈三角形，双眼间距变小，额狭窄，神经系统查体多无异常。

（2）治疗：以手术治疗为主，颅缝再造术改善颅骨外形使颅腔有所扩大，受压的脑组织及脑神经得到正常发育。对尖头畸形、扁头畸形及其他伴颅内压增高的类型应尽早手术，生后 3 ~6 月内施行手术效果较好，一旦出现视神经萎缩或智能障碍即使手术神经功能也不易恢复。

849

脑性瘫痪的常见病因病理、分型及诊断标准是怎样的?

脑性瘫痪（cerebral palsy）是指围产期获得性非进行性脑病导致的先天性运动障碍及姿势异常性疾病或综合征。临床表现复杂多样，多在数月后家人试图扶起病儿站立时发现，严重者生后即有征象。Litter（1862）首先描述本病，也称为 Litter 病，1964 年 Ingram 首先使用脑性瘫痪这一概念。

（1）病因病理

1）病因：①产前病因包括遗传因素，以及宫内感染、胎盘早剥、前置胎盘、双胎或多胎等。②围产期病因如宫内外窒息、产程过长及各种产伤等。③产后病因如各种感染、外伤、中毒、颅内出血及严重窒息等。

2）病理：出血性病变如室管膜下出血或脑室内出血，多见于未成熟儿（妊娠不足32周），因血管神经发育不完善，脑血流调节能力较差所致。缺血性病变如脑白质软化、皮质萎缩或萎缩性脑叶硬化，多见于缺氧窒息的婴儿。

（2）分型：包括早产儿基质出血、缺氧－缺血性脑病（Litter 病）、进展性运动异常等。

（3）诊断标准：本病主要依靠临床诊断。

1）必备条件：中枢性运动功能障碍和运动发育落后；姿势异常（包括动态和静态下姿势异常）、肌力和肌张力改变。

2）参考条件：反射异常；存在脑瘫的病因学依据；颅脑影像学证据；除外遗传代谢和进行性变性疾病。

850 早产儿基质（室管膜下）出血的临床表现及治疗是怎样的?

早产儿基质（室管膜下）出血［matrix（subependymal）hemorrhage in premature infants］是脑性瘫痪的常见病因之一。剖检可见两侧半球室管膜下细胞母基质（germinal matrix）各有一小血泊，为豆纹、脉络膜及 Heubner 回返动脉供血区。

（1）临床表现

1）孕龄20～35周的低体重早产儿生后数日出现呼吸窘迫，伴发绀、吸吮不能，可见囟门膨出及血性脑脊液，CT 检查可确诊，常于数日内死亡。

2）轻症存活患儿出现脑性双侧瘫及智能障碍，约1/3的病例发生脑室旁（皮质支与深穿支分水岭区）白质软化。

（2）治疗：如有阻塞性脑积水需作脑室分流术。应用吲哚美辛（Indomethacin）、止血敏（Ethamsylate）及生后3日内肌内注射维生素 E 可减少脑室旁出血发病率。

851 脑性痉挛性双侧瘫的临床表现是怎样的?

脑性痉挛性双侧瘫（Litter 病）是 Litter 于1862年提出的缺氧－缺血性产伤（脑病）概念。脑性瘫痪包括截瘫、双侧瘫、四肢瘫、偏瘫和假性球麻痹等类型。

临床表现：脑性痉挛性双侧瘫表现为下肢较重的四肢瘫，双侧瘫病儿扶立时用双侧足尖着地伴内收痉挛，呈剪刀步态（scissors gait）和内翻马蹄足，几岁后才能行走。可分为轻、中及重三度。

（1）轻度在最初 24 小时症状明显，表现易惊、肢体及下颏颤抖，称紧张不安婴儿（jittery baby）。前囟柔软，拥抱反射（Moro reflex）为下限反应，肌张力正常，可见腱反射亢进及病理征，脑电图正常，可能完全恢复。

（2）中度生后表现嗜睡、反应迟钝和肌张力低下，运动正常，48～72 小时后可恢复或恶化，若伴抽搐、脑水肿、低钠血症或肝损伤提示预后不良。

（3）重度生后即昏迷，呼吸不规则，需机械通气维持；生后 12 小时内发生惊厥，肌张力低下，Moro 反射无反应，吸吮力弱，光反射和眼球运动存在。中－重度患儿如及时纠正呼吸功能不全和代谢异常仍可望存活，但可遗留锥体系、锥体外系、小脑损伤体征及精神发育迟滞等。

852 进展性运动异常的临床表现是怎样的?

进展性运动异常是脑性瘫痪的常见病因之一。

（1）婴儿偏瘫、截瘫及四肢瘫，可分为以下类型：①先天性婴儿偏瘫：偏瘫出现在婴儿及儿童早期。②后天性婴儿偏瘫：3～18 个月的正常婴儿常以痫性发作起病，发作后出现严重的偏瘫，伴或不伴失语。③四肢瘫：较少见，多因双侧脑病变所致。④截瘫：多因脑或脊柱病变，如先天性囊肿、肿瘤和脊柱纵裂等。

（2）先天性及后天性锥体外系综合征：脑性痉挛性双侧瘫常逐渐演变为先天性锥体外系综合征，可因产期严重缺氧及胆红素脑病所致。①先天性舞蹈手足徐动症：生后数月或数年出现，常为双侧，可见舞蹈、肌张力障碍、共济失调性震颤、肌阵挛和半身颤搐等；轻症患儿易误诊为多动症。②胆红素脑病：血清胆红素＞250mg/L 对中枢神经系统具有毒性，可导致神经症状。

（3）先天性共济失调：患儿无瘫痪，小脑功能缺损导致坐姿及动作不稳，步态笨拙，经常跌倒，也称为共济失调性脑性瘫痪，CT 和 MRI 可见小脑萎缩。

（4）先天性弛缓性瘫：患儿可见肌张力松弛，运动障碍，扶起时不能维持体位及竖颈。

（5）先天性延髓麻痹：表现吞咽及构音困难，下颌反射亢进，不自主哭笑，伴核上性眼肌麻痹、面瘫和肢体痉挛性瘫等。

853 胆红素脑病的病因、临床表现及治疗是怎样的?

胆红素脑病是由于血中未结合胆红素增高进入中枢神经系统，血清胆红素＞342μmol/L（20mg/dl）具有中枢神经系统毒性，引起基底节、视丘下核及苍白球等病变，在缺氧及低体重婴儿更易发病。

（1）病因：多由于新生儿溶血病所致，最常见母婴血型不合，如母体Rh血型阴性，胎儿阳性，母体血液含足量抗体，输入Rh阳性血液可引起溶血。ABO血型配伍不合，尤其母亲为O型、胎儿A型，母体血液存在异常数量抗体也可出现溶血。新生儿肝脏醛糖酸转化酶尚未成熟，使血中胆红素蓄积，如超出临界浓度342μmol/L，进入CNS可导致发病。黄疸、贫血程度严重可并发胆红素脑病。也可因胎儿出生后红细胞破坏加快，胆红素产量增加，肝脏醛糖酸转化酶系统不成熟，不能及时将间接胆红素转化为直接胆红素排泄，引起生理性黄疸，如感染、缺氧、酸中毒等导致血脑屏障破坏，胆红素大量进入CNS可引起胆红素脑病。

（2）临床表现

1）轻症：生后24～36小时出现黄疸和肝脾肿大，4日后黄疸逐渐消退，不产生明显的神经系统症状。

2）重症：生后或数小时出现黄疸并急骤加重，合并肝脾肿大，皮肤黏膜重度黄疸，伴点状出血，3～5天婴儿变得倦怠、吸吮无力、呼吸困难、肌张力过低、呕吐、嗜睡、拒奶、肌强直和抽搐发作，可伴舞蹈、手足徐动、肌张力障碍及痉挛性瘫等，多在数日至2周内死亡。存活者遗留精神发育迟滞、锥体外系症状如舞蹈样动作、指划动作、肌张力改变，耳聋，不能坐、立和行走。

（3）治疗

1）胆红素脑病早期以降低血清未结合胆红素为主，可静脉补液供给热量；口服苯巴比妥增强肝微粒体酶功能，口服尼可刹米、10%活性炭溶液；白蛋白或血浆静脉滴注促进与胆红素结合；紫外线照射促进间接胆红素转化。如出现胆红素脑病，疗效欠佳，易遗留智力低下、手足徐动、听觉障碍、抽搐等后遗症。发现新生儿黄疸应及早诊治，预防发生胆红素脑病最为关键。

2）重型病例除上述治疗外，可换血治疗，必要时重复数次。出现呕吐、昏睡，总胆红素迅速上升及血红蛋白迅速下降均为输血指征。

854 脑性瘫痪患儿临床应如何进行治疗？

脑性瘫痪（cerebral palsy）也称为痉挛性两侧麻痹，目前尚无有效的病因疗法，主要采取物理疗法、康复训练和药物治疗等，必要时可手术治疗。

（1）物理疗法及康复训练

1）宜给予患儿完善的护理，保证充足的营养和良好的卫生。长期坚持科学的智能、语言及技能训练。

2）物理疗法、体疗和按摩等促使肌肉松弛，改善下肢运动功能、步态和姿势。痉挛、运动过多、手足徐动、肌张力障碍及共济失调等可采用康复训练配合药物治疗。手指作业治疗有利于进食、穿衣、写字等与生活自理有关的动作训练。

3）支具和矫正器可帮助控制无目的动作，改善姿势和防止畸形，帮助患儿获得最大程度的功能改善。

（2）药物治疗：疗效有限，副作用较大。下肢痉挛性瘫影响活动，可试用氯苯氨丁酸（Baclofen）口服，自小量开始，成人 5mg，2 次/天，5 天后改为 3 次/天，以后每隔 3～5 日增加 5mg，可用 20～30mg/d 维持；儿童初始剂量 0.75～1.5mg/（kg·d）。不良反应有嗜睡、恶心、眩晕、呼吸抑制，偶有尿潴留。安坦（Antane）有中枢抗胆碱能作用，2～4mg 口服，3 次/天。震颤可试用苯海拉明；运动过多试用氟哌啶醇、地西泮及丙戊酸；伴发惊厥发作应给予抗癫痫药。胆红素脑病可行交换输血、白蛋白静脉滴注、紫外线照射等。

（3）手术治疗

1）选择性脊神经后根切断术（selective posterior rhizotomy，SPR）：将纤维外科技术与电生理结合，选择性切断脊神经后根与肌牵张反射有关的 Ia 类肌梭传入纤维，减少调节肌张力与姿势反射的 γ 环路中周围兴奋性传入，纠正皮质病变导致下行抑制受损产生的肢体痉挛状态。痉挛型脑瘫如无严重系统疾病、脊柱畸形及尿便障碍宜首选 SPR 加康复训练，在 3～10岁时施行为宜。患儿术前有一定行走能力，智力接近正常，术后坚持系统康复训练是治疗成功的基本条件。

2）矫形手术：适于下肢内收痉挛、肌腱挛缩和内翻马蹄足等，可松解痉挛软组织，恢复肌力平衡及稳定关节。

855 先天性脑积水的分类、临床特征及治疗是怎样的?

先天性脑积水（congenital hydrocephalus）是脑脊液分泌过多、循环受阻或吸收障碍导致脑室系统及蛛网膜下腔脑脊液积聚过多，继发脑室扩张、颅内压增高和脑实质萎缩等。

（1）分类

1）交通性脑积水（communicating hydrocephalus）：主要由于 CSF 分泌过多或吸收障碍导致，CSF 可自脑室系统流至蛛网膜下腔。

2）阻塞性脑积水（obstructive hydrocephalus）：脑室系统某一部位阻塞使 CSF 循环受阻和脑室扩张。最常见为中脑导水管狭窄、分叉及中隔形成，以及导水管周围胶质增生、室间孔闭锁、第四脑室正中孔或侧孔闭锁等，有时伴先天性小脑蚓部发育不全（Dandy-Walker 综合征）、小脑扁桃体下疝畸形等。

（2）临床特征

1）头颅快速增大是突出的体征，颅内压增高，前囟扩大、张力高，有时后囟、侧囟也开大，颅缝裂开，静脉回流受阻使头皮静脉怒张，颅骨变薄，叩诊出现破壶音（Macewen

征），患儿头发稀少。

2）“落日征”是先天性脑积水特有的体征，表现双眼球下旋常暴露上部巩膜，使眼球下半部掩盖在下睑下方。常见外展神经麻痹，晚期可有视觉和嗅觉障碍，眼球震颤、共济失调及智能发育不全等。重症出现痉挛性瘫、去脑强直发作。

3）患儿精神萎靡，因头颅增大过重难以支撑和无力上抬，不能坐和站立。

4）头围测量比正常同龄儿大得多，一般测周径（眉间至枕外粗隆）、前后径（眉间沿矢状线至枕骨粗隆）、横径（两耳孔经前囟连线）等三个径。

5）头颅平片显示颅腔扩大，颅骨变薄，板障结构稀少甚至消失，脑回压迹加深，颅缝分离，前囟增宽，颅/面比例明显增大。头部CT可清楚显示脑积水，以及是否脑室系统阻塞及部位。

6）脑室（前囟穿刺）及腰椎双重穿刺作CSF酚红试验，可鉴别阻塞性与交通性脑积水，有助于鉴别脑室系统内或外梗阻。

（3）治疗

1）先天性脑积水治疗应手术解除阻塞，可采用大脑导水管成形术或扩张术、第四脑室正中孔切开或成形术。枕大孔先天畸形可行后颅窝及上颈椎椎板切除减压术。脑脊液分流术如侧脑室腹腔、侧脑室颈内静脉、侧脑室心房分流术等。

2）药物治疗：首选乙酰唑胺，可暂时减少CSF的分泌、增加水分排出。蛛网膜粘连可试用泼尼松口服。

856 Dandy-Walker综合征的临床特征及治疗是怎样的?

Dandy-Walker综合征以第四脑室和小脑发育畸形为特点，由于第四脑室正中孔和侧孔闭锁引起第四脑室囊性扩张和继发性脑积水，小脑半球上移，后蚓部发育不全或缺如。

（1）临床特征

1）患儿在2岁前即出现运动发育迟缓，头痛、呕吐和哭闹等颅高压症状，可有眼震和外展神经麻痹，头部控制力差，步态蹒跚等。

2）检查可见头颅扩大，特点为前后径长，枕部扩大显著。严重者出现双侧锥体束征，可因延髓呼吸中枢受累出现中枢性呼吸障碍。

3）颅骨X线侧位片可见后颅窝明显扩大、侧窦沟抬高。头部CT可见侧脑室对称性扩大，第三脑室扩大，第四脑室明显扩张可至枕骨内板并向下突入椎管内。

（2）治疗：可手术切除囊肿。术后颅内压增高仍不缓解应行脑脊液分流术。

857 脑穿通畸形的病因及临床特征是怎样的?

脑穿通畸形是大脑半球内囊腔形成，与脑室或蛛网膜下腔相通，有时可合并覆盖颅骨的缺陷。

（1）病因：是胚胎发育异常所致，可能与母体感染、营养障碍有关。

（2）临床特征：与病变部位与范围有关。

1）患儿常见单瘫或严重偏瘫，常有生长发育迟滞、癫痫发作。如双侧病变可出现假性球麻痹。累及基底节生后数月内可出现肌张力减低，一年左右常出现手足徐动症。

2）脑穿通畸形的囊腔扩大可能产生颅内压增高及脑积水。

3）X 线平片如无颅骨缺陷通常无阳性临床发现。头部 CT 可见脑实质内囊腔，边界清晰光滑，腔内液体呈脑脊液样密度，囊腔与脑室或蛛网膜下腔相通。与脑室相通者室管膜周围脑组织为白质，与蛛网膜下腔相通者囊腔周围组织由白质或部分灰质围绕。患侧脑组织可发育不全。

858 先天愚型患儿的临床诊断要点是怎样的?

先天愚型又称 21-三体综合征。

（1）特殊面容：表现头小而圆，枕骨扁平，眼裂小，内背赘皮，眼距宽，外眼角上斜，鼻梁低平，上颚高尖，嘴小唇厚，常张口弄舌，肌张力减低。常伴发先天性心脏病及房间隔、室间隔缺损，男孩常见单侧隐睾。

（2）中重度智力障碍：智商 25～49。身体发育迟滞，囟门迟闭，半数患儿有第三囟门。

（3）皮纹特点：约半数患儿有双侧通贯掌，82% 掌纹 atd 角增大，72% 踇趾球部胫侧弓状纹。尺侧箕形指纹比率高，部分患儿有第 5 指单一指间褶。

（4）染色体核型分析：可见三种类型：①单纯型：核型为 47，xx（xy），+21，占本病的 92.5%。②嵌合型：核型多为 46，xx（xy）/47，xx（xy），+21，占 2.7%。③易位型：核型为 46，xx（xy），t（D9；21q）或 46，xx（xy），t（21q；G9），占 4.8%。

859 精神发育迟滞的常见病因和临床分级标准是怎样的?

精神发育迟滞（mental retardation，MR）也称为智力低下，是智力发育期发生的智力损伤性疾病。表现智力显著低于一般水平，认知、记忆、语言及思维等障碍；对社会环境的适应能力明显受损。

（1）常见病因

1）遗传性疾病：染色体病，如21三体综合征（先天愚型）、18三体综合征、13三体综合征、猫叫综合征等染色体异常等。单基因遗传性代谢病，如苯丙酮尿症、枫糖尿症、半乳糖血症、多种类脂质沉积病等，以及结节性硬化症等。

2）出生期或新生儿期致病因素导致胎儿发育障碍：出生体重极低，母体妊娠期感染、理化因素，胎儿期及婴儿期营养不良，心理剥夺作用等。此外，仍有10%～20%的患儿病因不明。

（2）临床分级标准

1）智力低下分级标准：参照美国精神发育迟滞协会（表25-1）。

表25-1 智力低下分级标准

美国临床分类	教育分类	智力水平	IQ＊范围	成年后智力年龄（岁）	适应行为水平
边缘性发育迟滞	学习能力低下	边缘	69～84	13	
朦胧	可教育的	轻度	52～68	8～12	1级
愚钝（低能）	可训练的	中度	36～51	3～7	2级
白痴	全护理	重度	20～35	0～3	3级
		极重度	＜19		4级

＊斯坦福－比奈智力量表。

2）智力行为分级标准：北京大学第一医院儿科根据智商（intelligence quotient，IQ）及适应行为（adaptive behavior，AB）将精神发育迟滞分为轻度、中度、重度和极重度四级（表25-2）。

表25-2 智力行为的分级标准

程度	学前（0～5岁）	学龄（6～20岁）	成人（21岁以上）
轻度（能教育）	能发展社会和交往技能，感觉及运动轻微迟滞；不到更大一些年龄时很难与正常儿童区别	能接受六年级学校教育，可在指导下适应社会生活	有通常的社会和职业技能，可达到低等的自给，如果处于非常的社会和经济压力时需要有指导
中度（能训练）	能谈话或学会交往，自理能力经训练可有改进，能用中等监护来管理	社会和职业技能经训练可有所改进，不能超过2年级教育水平；在熟悉环境中可独自行走	在有保护情况下可从事一点非技术性或半技术社会工作，在有社会或经济压力时需要有监护或指导

续表

程度	学前（0~5岁）	学龄（6~20岁）	成人（21岁以上）
重度	运动功能发育不良，可讲一些话，在自理方面通常经训练也不能改进；很少或没有交往技能	能谈话或学习交往，学会基本的卫生习惯，在系统的训练下有所改善	在完全监护下生活可半自理，在被控制的环境里可发展自我保护技能
极重度	全面迟滞，感觉运动功能很差，需人护理	在某些方面可能得到一点发展；对自理方面的训练可能有一点反应	某些运动和语言功能可有发展，自我照顾的改进可能非常有限，需人护理

860 精神发育迟滞常见的临床表现及治疗是怎样的?

如果孩子生后从来未达到过同龄儿的智能水平，可诊断为精神发育迟滞，如果孩子智能和适应能力达到过正常水平，然后又出现倒退，常是由其他疾病引起。

（1）临床表现

1）智力低下伴适应功能缺陷，按程度分为：①白痴是最严重的智力障碍，不知防御或躲避危险及伤害，精神呆滞，发育进度延迟，不能独立生活，大多在婴儿期死亡。②痴愚是较严重的智力障碍。患儿能学会说话，但吐字不清，词不达意，入学后学习明显困难，经过训练可自行料理一般日常生活，学会简单的机械操作，在成人监护下可活到成年。③愚钝是较轻度的智力障碍。发育进度较迟缓，能自理生活，从事简单劳动。能入学读书，但成绩很差，判断、记忆、吸取教训的能力也低于常人。

2）常伴发的症状：①行为异常，如易烦躁或激惹，兴奋或抑郁状态，发作性冲动、攻击性行为、自伤行为等。②各种类型的癫痫发作。③不自主运动，如震颤、舞蹈动作、手足徐动、扭转痉挛和肌阵挛等。④不同程度瘫痪、构音障碍、失语症和共济失调。⑤上腭抬高，耳郭畸形，毛发增多，面容、脊柱、指（趾）等体态改变，内脏器官病变等。

（2）治疗

1）目前尚不能恢复神经系统功能发育低下状态，教育干预是治疗的关键，帮助患儿接受教育，适应社会和职业需求，尽早开展各种言语、运动及听力训练；家庭与社会配合给予行为习惯、思想品德、独立生活能力、文化基础知识教育，轻度智力低下儿应尽可能安排到普通学校与正常儿童一起受教育，老师给予较多的个别辅导，更有利于智力发育。

2）营养干预：充分注意饮食成分的科学配比。对某些必需氨基酸、维生素和微量元素缺乏或某些遗传性代谢病患者更需予以针对性特殊饮食。

3）医学干预：药物治疗针对性地用某种替代药物补充不足，如雌激素治疗先天性卵巢发育不全；促进有害物质排出，如青霉胺促进铜排泄治疗肝豆状核变性；应用促进脑细胞发育药，如神经生长因子、细胞生长肽、脑蛋白水解物等。对运动功能宜早期康复治疗，改善症状，增强生活能力。肢体畸形需作矫形手术，听力障碍需及早配戴助听器，弱视者需配戴眼镜等。

（王维铭）

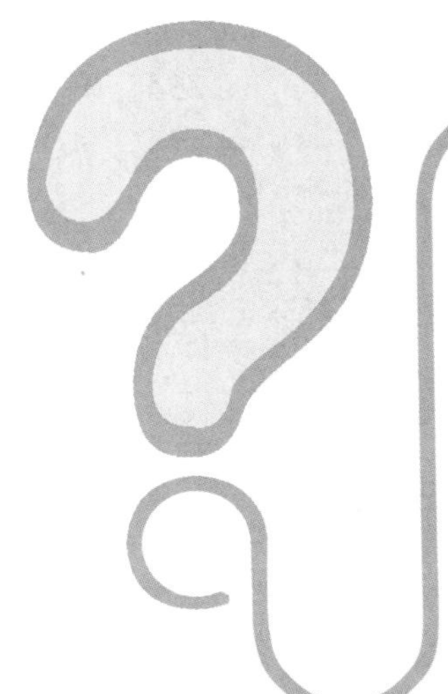

第二十六章

神经系统遗传性疾病

Genetic Diseases of Nervous System

861 神经系统遗传性疾病的分类是怎样的?

遗传性疾病（genetic diseases）是机体发育过程中基因突变及染色体畸变，以一定方式传递给下一代而引起的疾病。基因突变包括结构基因及调控基因突变，染色体畸变包括染色体结构和数目变化。

神经系统遗传性疾病按遗传方式分为如下四类。

（1）单基因遗传病：是染色体上一对等位基因控制的遗传病，一个等位基因发生碱基替代、插入、缺失、重复或动态突变即可发病。某些神经系统疾病按孟德尔遗传方式，包括常染色体显性（如亨廷顿病）、常染色体隐性（如威尔逊病）、X 连锁隐性（如 Duchenne 肌营养不良）、X 连锁显性遗传等。单基因遗传病约有 7 000 种，半数以上累及神经系统，但因属于少见病，人群中患病率低。

1）常染色体显性遗传病：谱系特点是常见连续几代遗传，男女患病机会均等，患者双亲之一是患者，患者常为杂合型，若与正常人婚配，子女发病概率为 50%；杂合子个体携带显性致病基因可不完全外显，外显率为 60% ~90%，某些家系出现隔代现象。

2）常染色体隐性遗传病：致病基因是常染色体的隐性基因，仅当该基因是纯合子时才发病，杂合子是致病基因携带者。谱系特点是常见隔代遗传，男女患病机会均等，双亲均为无病的携带者，子女患病概率 25%，携带者 50%，近亲婚配后代发病风险大为增高。

3）性连锁遗传病：多为隐性致病基因，位于 X 染色体上，男女发病率有显著差异。致病基因一般是父传女，母传子，所谓交叉遗传，当女性为纯合子，男性为半合子即可患病；若母亲为杂合子，父亲正常，子代若为女性 1/2 为携带者，1/2 正常，子代若为男性 1/2 可患病，1/2 正常。可出现隔代出现，人群中男性患者远较女性患者多。

（2）多基因遗传病：是多对非等位基因突变的累加效应与环境因素相互作用所致，不以孟德尔方式遗传，但部分存在家族聚集现象。由于许多常见病如高血压、糖尿病、癫痫、偏头痛及癌症等为多基因遗传，罹患病人数远超过单基因遗传病，家族史是确定的遗传学易感因素。

（3）线粒体遗传病：是线粒体 DNA（mtDNA）突变引起线粒体代谢酶缺陷，导致 ATP 合成障碍、能量不足出现的一组多系统疾病，包括线粒体肌病、线粒体脑肌病等。人类 mtDNA 存在于细胞质中，是细胞核外唯一存在 DNA，遗传方式为母系遗传。突变 mtDNA 在不同组织中差别表达与组织对线粒体供给能量依赖程度密切相关，中枢神经系统、心脏、骨骼肌及肾脏等对能量依赖程度高，缺陷表现明显。

（4）染色体病：是由染色体数目或结构异常所致，如 21 三体患者体细胞中多了一个 21 号染色体，表现为先天愚型，又称唐氏综合征。

862 神经系统遗传性疾病的基本临床特征是怎样的?

神经遗传病是人类遗传病的重要组成部分，我国神经系统单基因遗传病患病率为109.3/10万。遗传性共济失调、进行性肌营养不良最常见，糖、氨基酸生化代谢障碍等神经遗传代谢性疾病种类多，但发病率低。

（1）神经遗传病可在任何年龄发病，但30岁前发病居多。生后出现异常如半乳糖血症和先天愚型，婴儿期发病如婴儿型脊肌萎缩症，儿童期发病如假肥大型肌营养不良，少年期发病如肝豆状核变性、少年型脊肌萎缩症，青年期发病如腓骨肌萎缩症，成年期发病如强直性肌营养不良，成年后期发病如遗传性共济失调，老年期发病如橄榄桥脑小脑萎缩。

（2）神经遗传病临床表现多样，具有家族性和终生性特点。致病基因突变不同可能导致相似的临床表现（遗传异质性），致病基因相同也可引起不同的临床表现（临床变异性）。许多疾病的病因及发病机制不明，致残率、致畸率、致愚率很高，危害极大，缺乏针对性疗法。

（3）常见的症状体征包括

1）共济失调：是遗传性共济失调的主要表现，通常慢性起病，双侧对称性，进行性加重，躯干共济失调常较早出现；少数如发作性共济失调可急性起病。病变累及小脑或神经通路、脊髓后索及后根、周围神经等。

2）肌萎缩：一般缓慢起病，逐渐进展，多呈双侧对称。包括神经源性肌萎缩，由脊髓前角病变如脊肌萎缩症或周围神经病变如腓骨肌萎缩症引起；以及肌源性肌萎缩，见于遗传性肌病如进行性肌营养不良。假性肌肥大多见于肌源性肌萎缩，最常见于腓肠肌，三角肌、舌肌及唇肌也可发生。

3）肌张力异常：①肌张力增高：强直性见于锥体外系疾病如肝豆状核变性、遗传性帕金森病，痉挛性见于锥体系遗传病如痉挛性截瘫。②肌张力减低：可因脊髓前角病变如脊肌萎缩症，也可由肌肉病变如进行性肌营养不良。③肌张力障碍：表现持续性肌收缩引起不自主运动如手足徐动、扭转痉挛、姿势异常，口面部异常表情等。④肌强直：受累骨骼肌收缩后不易放松，连续收缩后可减轻，见于强直性肌营养不良、先天性肌强直、高血钾性周期性麻痹等。

4）不自主运动：①震颤：特发性震颤为动作性，多有家族遗传史；肝豆状核变性出现扑翼样震颤，小脑病变可见意向性震颤。②舞蹈样动作：见于亨廷顿病、舞蹈-棘红细胞增多症及高氨酸血症等。③肌张力障碍：如手足徐动、扭转痉挛及口面部不自主运动。④肌阵挛：见于肌阵挛癫痫、Niemann-Pick病、枫糖尿症等。⑤肌束颤动：见于家族性肌萎缩侧索硬化、婴儿型脊肌萎缩症等。

5）瘫痪：①大脑皮质运动区及皮质脊髓束病变可发生上运动神经元瘫，见于痉挛性截瘫。②脊髓前角、周围神经受累出现下运动神经元瘫，见于腓骨肌萎缩症、脊肌萎缩症等。③肌肉病变出现肌病性瘫痪，见于进行性肌营养不良、先天性肌病、线粒体肌病等。

6）感觉异常：见于脊神经受累的遗传病，可呈袜套样分布，可仅有痛觉或痛温觉缺失、仅有深感觉缺失或深浅感觉均受累，有些病例可出现自发痛。

7）语言障碍：可由于智能发育不全伴语言学习障碍，或因发音障碍，如脑瘫患儿的痉挛性发音，小脑共济失调患者的爆破性构音障碍，锥体外系疾病患者的运动障碍性发音，咽肌萎缩无力患者的弛缓性发音困难或无力性语言。

8）抽搐发作：常见于遗传代谢性疾病，可为特发性癫痫及继发性癫痫，表现全身性、单纯部分性及复杂部分性发作。大多数遗传性代谢病患者伴智能减退。

9）某些神经遗传病可见特征性症状体征，是诊断的重要依据，如角膜 K-F 环提示肝豆状核变性，眼底黄斑区樱桃红斑可见于黑矇性痴呆，共济失调毛细血管扩张症可见眼结膜毛细血管扩张，进行性肌阵挛性癫痫出现肌阵挛，结节性硬化症可见面部皮脂腺瘤，面肩肱型肌营养不良、强直性肌营养不良、黏多糖沉积病的特殊面容等，白内障、颅骨狭小、脊柱裂、四肢短小、弓形足等均有一定的诊断价值。

863

神经遗传病的临床诊断流程是怎样的?

神经遗传病的早期诊断和遗传咨询至关重要，但由于其病因和表型复杂多样给诊断带来很大困难。

（1）搜集临床资料：包括病史，如发病年龄、病程，详细询问家族史，尤其怀疑常染色体显性遗传、X 连锁遗传及线粒体母系遗传的疾病。进行仔细的神经系统检查，发现独特的症状体征，如肝豆状核变性的 K-F 环、黑矇性痴呆的眼底樱桃红斑、神经纤维瘤病的皮肤牛奶咖啡斑等。

（2）系谱分析：判定是否为遗传病，并区分单基因、多基因或线粒体遗传病，根据有无遗传早现现象推测是否为动态突变病。

（3）辅助检测

1）神经影像学检查：对神经遗传病诊断非常重要，如脑 MRI 检查有助于结节性硬化症、脊髓小脑性共济失调及橄榄桥脑小脑萎缩的诊断；脑 CT 检查诊断家族性基底节钙化等。

2）生化检测：对特定的神经遗传病有很大的诊断价值，如假肥大型肌营养不良可见血清肌酸激酶（CK）增高，肝豆状核变性血清铜及铜蓝蛋白水平降低、尿铜排泄增加，β 脂蛋白缺乏症血浆脂蛋白降低等。

3）酶学检测：血清、外周血细胞、体外培养的皮肤成纤维细胞某些酶缺乏或活性低下对遗传性代谢性疾病，如黏多糖贮积症、神经节苷脂贮积症、戈谢病、Niemann-Pick 病等诊断有重要意义。

4）细胞学检查：某些遗传病如戈谢病（Gaucher）病患者肝、脾或骨髓中可发现Gaucher 细胞，尼曼－匹克病（Niemann-Pick）病骨髓中发现泡沫细胞均是重要的诊断依据。

5）其他，如腓骨肌萎缩症、Dejerine-Sottas 病的神经活检；遗传性肌阵挛性癫痫可见特征性脑电图和肌电图。

（4）基因检测：采用 Southern 杂交法、聚合酶链反应（PCR）法及限制性酶切片段长度多态性分析（RFLP）等，检测单基因遗传病患者、隐性遗传基因携带者及高危胎儿（产前诊断），可检出 DNA 缺失、重复和点突变。产前检查如 Duchenne 型肌营养不良患儿几乎均为男性，用妊娠妇女羊水细胞或绒毛细胞作染色体检查可确定性别，检测肌酸激酶（CK）活性，仍可疑应作 DNA 探针检测。

（5）染色体异常分析：检查染色体数目是否异常，结构畸变如染色体断裂导致缺失、倒位、重复和易位等。检查对象主要是先天愚型患儿及双亲、精神发育迟滞伴体态异常患儿、多次流产的妇女及配偶、曾生过先天畸形病儿的双亲等。

864 遗传性共济失调的病因、分类及临床体征是怎样的?

遗传性共济失调（hereditary ataxia）是慢性进行性遗传变性疾病，具有世代相传的遗传背景、小脑性共济失调临床表现、小脑损害为主病变等三大特征。

（1）病因：近年来常染色体显性小脑性共济失调（autosomal dominant cerebellar ataxia，ADCA）基因克隆及测序发现，致病基因三核苷酸 CAG 重复序列拷贝数发生变化，称为动态突变（dynamic mutation），当三核苷酸重复扩展超过一定阈值时出现疾病表型，称为三核苷酸重复疾病（trinucleotide repeat disease，TRD），又称为三核苷酸重复序列动态突变性遗传病。在大部分三核苷酸重复疾病，三核苷酸拷贝数逐代增加，父系遗传更明显，临床表现发病年龄逐代提前，症状逐代加重。

现已发现 20 余种三核苷酸重复疾病，揭示了一种新的非孟德尔遗传学规律遗传早现（anticipation）。目前发现脊髓小脑性共济失调部分亚型如 SCA1、SCA2、SCA3（Machado-Joseph 病）、SCA6、SCA7、SCA17 及 DRPLA（齿状核－红核－苍白球－路易体萎缩）为三核苷酸重复疾病，此外还包括肯尼迪病、脆性 X 综合征、强直性肌营养不良、亨廷顿病等。

（2）分类：根据遗传方式可分为以下 3 类。

1）常染色体显性遗传共济失调（ADCA）：包括脊髓小脑性共济失调（SCA）、齿状核红核苍白球丘脑下核萎缩（DRPLA）及发作性共济失调（EAs）。SCA 包括至少三种类型突变，编码多聚谷氨酰胺（polyQ）片段的 CAG 三核苷酸重复序列扩增，在非编码区的 3 核苷酸或 5 核苷酸重复序列扩增，以及点突变等。

2）常染色体隐性遗传共济失调：包括 Friedreich 共济失调（FA）、脆性 X 相关的震颤－

共济失调综合征（FXTAS）及共济失调－毛细血管扩张症（AT）。两种常染色体隐性共济失调，FA 和 FXTAS 也涉及在非编码区的 3 核苷酸重复序列。

3）线粒体遗传共济失调等。

（3）临床特征

1）遗传性共济失调临床症状复杂，交错重叠，同一家族也可有高度异质性，分类困难。患者早期常出现共济失调步态，逐渐加重，可出现平衡障碍、进展性肢体协调运动障碍、构音障碍及眼球运动障碍等，最终使患者完全卧床。

2）患者除了表现小脑受累症状体征，常伴神经系统其他损害，如锥体系、锥体外系、视觉、听觉、脑神经核、脊髓、周围神经及自主神经系统损害，有时伴大脑皮质功能损害如认知障碍及精神行为异常。

865 脊髓小脑性共济失调的临床特征是怎样的？

由于常染色体显性小脑性共济失调（ADCA）病变主要表现小脑、脊髓和脑干变性，称为脊髓小脑性共济失调（spinocerebellar ataxia，SCA）。临床最常见 SCA1，SCA2，SCA3，SCA6 和 SCA7 型，欧美流行病学调查患病率为（6～8）/10 万。

（1）SCA 具有常染色体显性遗传特征，绝大多数家系可追溯有数代患者，在同一代中有多人患病，患者后代有 50% 概率的遗传致病等位基因。由于动态突变可表现遗传早现，家系中经常出现后代发病年龄提前，疾病进展较上一代更快。部分 SCA 患者无明确家族史，可能由于父母在发病年龄前因故死亡；父母为轻症或中间型患者，未发现患病；亲代与子代的临床表型差异较大，不认为是同一疾病；患者出现新生突变（de novo mutation）等。

（2）SCA 是高度遗传异质性疾病，各亚型症状可相似或有重叠。30～40 岁隐袭起病，也有儿童期或 70 岁起病者，多在症状明显就诊时，经医生追问、本人及家人回忆推测大致的发病年龄。下肢共济失调是早期突出症状，走路摇晃、突然跌倒，讲话含糊不清，双手笨拙、持物不稳、意向性震颤、眼震、痴呆及远端肌萎缩等。检查可有肌张力障碍、腱反射亢进、痉挛步态、病理征、深感觉障碍，可见认知功能、周围神经病变或黄斑病变等。通常起病后 10～20 年不能行走。

（3）患者可因 SCA 类型、突变程度及病程不同而表现不同，如疾病早期以小脑损害及锥体系受累为主，表现步态共济失调、腱反射亢进及病理征等，晚期出现周围神经明显受累，腱反射减弱；一些类型早期即可见周围神经受累，晚期大多数患者有明显的肌萎缩。

（4）脑 CT 或 MRI 检查可见明显的小脑萎缩，有时可见脑干萎缩，脑干诱发电位可有异常，肌电图可见周围神经损害。脑脊液检查正常。遗传学检测可证明已知的 SCA 基因缺失，确诊并区分亚型。

866 脊髓小脑性共济失调的基因型和临床表型特征是怎样的？

脊髓小脑性共济失调（spinocerebellar ataxia，SCA）具有高度遗传异质性，自 1993 年 SCA1 致病基因定位以来，根据研究者对致病基因定位的时间顺序，由国际人类基因组组织基因命名委员会［The Human Genome Organisation（HUGO）Gene Nomenclature Committee］命名，至 2014 年 5 月已定位 33 种致病基因，其中 24 种致病基因已被克隆。部分 SCA 亚型与致病基因编码区内 CAG 重复序列异常扩增有关，如 SCA1、SCA2、SCA3、SCA6、SCA7、SCA17 及 DRPLA；此外，SCA8、SCA10、SCA12 和 SCA36 为致病基因非编码区的重复序列异常扩增，SCA31 是大片段重复序列插入突变，其余已克隆的致病基因与点突变或小片段缺失/插入等有关，SCA36 也发现了点突变。

SCA 致病基因及其临床表型见表 26-1。

表 26-1　常染色体显性遗传性共济失调的基因型及表型特征

基因名称	基因定位	编码蛋白	表型特征
SCA1	6p23（CAG，n < 39，P≥40）	Ataxin-1；编码区 CAG 重复突变	30（6～60）岁发病，扫视过度，腱反射亢进，执行功能障碍，运动诱发电位传导时间延长
SCA2	12q24（CAG，n = 14-32，P≥35）	Ataxin-2；编码区 CAG 重复突变	30（婴儿～67）岁发病，眼球慢扫视运动，腱反射减弱或消失，肌阵挛或动作性震颤，蹒跚步态，帕金森综合征
SCA3/Machado-Joseph 病（MJD）	14q32.1（CAG，n <42，P≥61）	Ataxin-3；编码区 CAG 重复突变	30（6～60）岁发病，凝视诱发眼震，眼睑后退（突眼征），面肌舌肌束颤，痉挛，周围神经病，肌萎缩；<35 岁发病；共济失调 + 痉挛，>45 岁发病；共济失调 + 周围神经病
SCA4	16q22（CTG，n = 16－37，P > 80）	未知	小脑共济失调，感觉神经病，锥体束征
SCA5	11q13	β-III Spectrin	30（10～68）岁发病，轻度面肌纤维颤搐，凝视诱发眼震，平滑跟踪异常，腱反射亢进，意向性震颤，进展缓慢
SCA6	19p13（CAG，n < 20，P = 21～29）	α_1 A Ca^{2+} 通道；编码区 CAG 重复突变	48（24～75）岁发病，纯小脑共济失调，发病较晚，某些患者阴性家族史可归因于此，多不影响寿命，可伴偏瘫型偏头痛，部分家系患者表现发作性共济失调

续表

基因名称	基因定位	编码蛋白	表型特征
SCA7	3p14（CAG，$n<36$，$P\geqslant37$）	Ataxin-7；编码区CAG重复突变	30（婴儿～60）岁发病，共济失调、构音障碍，视网膜色素变性引起视力下降，可出现听力下降，心脏损害
SCA8	13q21（$n=6\sim29$，$P>66$）	ATXN8OS；CTG重复突变	表型多样，不完全外显，共济失调，构音障碍，平滑跟踪障碍，水平性眼震，腱反射亢进，锥体束征，可伴深感觉减退，成年起病患者发病较慢，先天性SCA8患者可见肌阵挛癫痫和智力发育迟滞
SCA10	22q13	Ataxin-10ATTCT重复突变	纯小脑症状，复杂部分性癫痫发作，可出现全面性发作
SCA11	15q14	TTBK2	纯小脑共济失调，腱反射亢进，病情较轻
SCA12	5q31（$n=29\sim42$，$P>47$）	PPP2R2B非编码区CAG重复突变	头及上肢震颤，共济失调，构音障碍，眼球慢扫视运动，平滑跟踪分裂，眼球震颤，腱反射减弱，可伴动作减少，轴性肌张力障碍，面肌束颤，多发性神经病等
SCA13	19q13	KCNC3	儿童期发病，表现共济失调及精神发育迟缓
SCA14	19q13.4-qter	PRKCG	早发病例伴肌阵挛，认知功能衰退
SCA15&16	3p26	ITPR1	纯小脑共济失调，进展慢
SCA17	6q27	TBP；编码区CAG重复突变	智力衰退，锥体外系表现如舞蹈症，部分家系表现Huntington舞蹈病
SCA18	7q31	未知	肌萎缩，感觉减退
SCA19	1p13	KCND3	轻度认知功能障碍，肌阵挛
SCA20	11q12	Duplication	上颚震颤，发音困难
SCA21	7p21	未知	锥体外系表现
SCA22	1p13	KCND3	纯小脑症状，进展慢，腱反射减弱
SCA23	20p13	PDYN	感觉减退，锥体束征
SCA25	2p15-p21	未知	感觉神经病，严重小脑萎缩
SCA26	19p13	EEF2	纯小脑症状
SCA27	13q33	FGF14	震颤，运动障碍，发作性精神异常
SCA28	18p11	AFG3L2	眼肌麻痹，腱反射亢进
SCA30	4q34	未知	纯小脑症状，晚发
SCA31	16q22	大片段插入突变	纯小脑症状，日本家系
SCA32	7q32	未知	精神异常，男性患者无精子症
SCA35	20p13	TGM6	上运动神经元受累

续表

基因名称	基因定位	编码蛋白	表型特征
SCA36	20p13	NOP56	肌束震颤，无力，晚发
SCA37	1p32	未知	
SCA38	6p12.1	ELOVL5	大多中年起病，眼球慢扫视运动，周围神经病，MRI 显示小脑蚓部萎缩
SCA40	14q32.11	CCDC88C	中年起病，严重的躯干共济失调，腱反射亢进，MRI 显示脑萎缩，皮质下点状长 T2 信号
DRPLA	12p13.31	Atrophin 1 编码区 CAG 重复突变	不同程度痴呆、语言障碍、共济失调、癫痫及不自主运动如舞蹈样动作、震颤和肌阵挛等

（*n* 为正常的三核苷酸重复序列数，*P* 为病人的重复序列数）

867 Machado-Joseph 病的病因、病理及临床特征是怎样的?

马查多－约瑟夫病（Machado-Joseph disease，MJD）是脊髓小脑共济失调 3 型（SCA3），占 SCA 的 40% ~65%。早在 19 世纪中期发现葡萄牙亚速尔群岛一些家族中出现绊倒病（stumbling disease）。1972 年和 1976 年分别报道移居美国马萨诸塞州和加州来自葡萄牙亚速尔群岛姓 Machado 和 Joseph 的移民家系，称为 MJD。

（1）病因：MJD 的致病基因定位于 14q32.1，基因包括 48240bp，含 11 个外显子，CAG 重复序列位于第 10 个外显子内，正常范围 12 ~40 次，异常扩展 51 ~86 次，CAG 重复次数 65 ~75 次可导致后代发病年龄提前或遗传早现。MJD 最早在葡萄牙裔中发现，现在世界各地都已发现了大量的 MJD 家系。

（2）病理：病变主要位于苍白球内侧、丘脑底核及黑质，齿状核、结合臂及红核，脑干的动眼神经、展神经、面神经及舌下神经等运动核，Clarke 核及脊髓小脑束，脊髓前角细胞及周围神经；大脑皮质、丘脑、新纹状体（尾状核及壳核）、下橄榄核、小脑皮质等可不受累。

（3）临床特征

1）患者主要表现小脑性共济失调，根据发病年龄及临床表现分为以下 3 型。

Ⅰ型约占 15%，发病年龄较早，20 ~30 岁发病，表现小脑性共济失调伴锥体外系征如肌张力障碍、僵直，锥体束征、进行性眼外肌麻痹及舌肌束颤等，进展快，约 45 岁死亡。

Ⅱ型约占 38%，30 ~50 岁发病，小脑性共济失调伴锥体束征，无锥体外系征，症状较轻，死亡年龄 60 岁左右。

Ⅲ型约占 47%，50～60 岁或以后起病，小脑性共济失调伴多发性神经病及对称性肢端肌萎缩，伴或不伴眼外肌瘫痪及锥体束征，进展缓慢，预后良好。

部分病例可为三型的混合型。

2）本病较特异性体征，如大多数病人有眼外肌瘫痪、凝视诱发水平或垂直眼震、眼睑后退（突眼征）、复视、视神经萎缩、色素视网膜变性、舌肌束颤等。睡眠障碍、呼吸睡眠综合征及不宁腿综合征等较常见，有助于患者早期诊断。

3）脑 MRI 检查在疾病早期无明显异常，中后期可见轻－中度脑干小脑萎缩。PCR 检测 MJD 基因 CAG 重复序列扩展数目有助于诊断，简便可靠。

868 脊髓小脑性共济失调的治疗是怎样的?

脊髓小脑性共济失调目前尚无特效疗法，主要是对症治疗和康复训练。

（1）对症治疗：可改善症状和延缓病程进展。临床经验性用药报道，如应用垂体激素释放兴奋药他替瑞林（Taltirelin）治疗 SCA3 患者 4 周，构音障碍得到改善，是促甲状腺激素释放激素（TRH）类似物，在日本已获准作为治疗脊髓小脑变性疾病（SCD）的处方药，但对不同病因引起的共济失调疗效尚待确认。SCA3 患者肌张力障碍、运动迟缓、震颤等锥体外系症状可试用左旋多巴、安坦等；SCA3 常见肌肉痛性痉挛和肌肉僵直等症状，可用镁制剂、奎宁、美金刚等，严重的强直痉挛宜试用巴氯芬、盐酸替扎尼丁，金刚烷胺可改善共济失调，共济失调伴肌阵挛首选氯硝西泮，睡眠障碍及呼吸睡眠综合征可用家用呼吸器辅助呼吸。不宁腿可用普拉克索、氯硝西泮改善症状。

（2）神经保护治疗：氧化应激是神经变性病发病的重要诱因，维生素 E 是有效的自由基清除剂，辅酶 Q10 是组成呼吸链的必需成分，是线粒体合成 ATP 的必要成分，可清除自由基，具有与维生素 E 协同起抗氧化作用。

（3）康复训练、物理治疗及辅助行走器械可能有帮助，改善语言、吞咽、平衡功能，纠正异常步态和姿势，提高生活质量。心理治疗可增强患者对疾病的认识和自信心，还应进行遗传咨询。

869 常染色体隐性小脑性共济失调的病因分类是怎样的?

常染色体隐性小脑性共济失调（autosomal recessive cerebellar ataxia，ARCA）是一组由不

同病因引起的神经退行性疾病。随着分子遗传学发展，多种 ARCA 致病基因被定位克隆。ARCA 有高度的遗传异质性及临床变异性，使之诊断困难。

ARCA 的缺陷基因产物主要在小脑及脑干发育、线粒体能量生成、中间代谢、DNA 修复及小脑完整性等环节致病。按病因可分为先天性、线粒体能量生成缺陷性、代谢性、DNA 修复缺陷性及退行性共济失调等五类（表 26-2）。

表 26-2　常染色体隐性小脑性共济失调分类

分类	基因（位点）	蛋白	蛋白功能
先天性			
Cayman 共济失调	*ATCAY*（19p13. 3）	Caytaxin	颗粒细胞与浦肯野细胞间的突触
Joubert 综合征（家族性小脑蚓部发育不全）	*AHI*1（16q23. 3） *NPHP*1（2q13） *CEP*290（12q21. 34） *TMEM*67（8q21. 1-q22. 1） *RPGRIP*1*L*（16q12. 2）	Jouberin Nefrocistin-1 Nefrocistin-6 Meckelin Protein phantom	小脑发育缺陷
VLDL 受体相关性小脑发育不全	*VLDLR*（9p24. 2-3）	*VLDL* 受体	成神经细胞迁移的信号传导
线粒体能量生成缺陷性			
弗里德里希共济失调（FRDA）	*FRDA*（9q13）	Frataxin	线粒体铁代谢
小脑性共济失调伴 CoQ10 缺乏	*PDSS*1（10p12. 1）和 *PDSS*2（6q21）	Prenyldiphosphate synthase subunit 1 e 2	CoQ10 生物合成
	*COQ*2（4q21-q22）	OH-benzoate polyiprenyl transferase	CoQ10 生物合成
	*ADCK*3（CABC1）（1q42. 2）	ADCK3（线粒体蛋白）	CoQ10 生物合成
聚合酶 γ 基因突变导致的共济失调	*POLG*（15q22-26）	DNA 聚合酶 γ	保护线粒体 DNA
婴儿期起病的脊髓小脑性共济失调	*C*10*orf* 2（10q24）	Twinkle	修复线粒体 DNA
代谢性			
共济失调伴维生素 E 缺乏症	*a-TTP*（8q13. 1-13. 3）	α-生育酚转运蛋白	VLDLα-生育酚合成
血 β-脂蛋白缺乏症	*MTP*（4q22-24）	微粒甘油三酯转运蛋白	脂蛋白代谢

续表

分类	基因（位点）	蛋白	蛋白功能
雷夫叙姆病（Refsum disease）	*PHYH*（10pter-11.2）	植烷酸辅酶 A 羟化酶	脂肪酸的 α 氧化
	PEX7（6q21-22.2）	过氧化物酶体生物合成因子 7	过氧化物酶体蛋白运输
脑腱性黄瘤症	*CYP27*（2q33-ter）	固醇 27-羟化脢	胆汁酸合成
DNA 修复缺陷性			
共济失调毛细血管扩张症	*ATM*（11q22.3）	ATM	DNA 双链断裂修复
类共济失调毛细血管扩张症	*MRE11A*（11*q*21）	Meiotic recombination 11	DNA 双链断裂修复
共济失调伴动眼失用症 1 型	*APTX*（9p13）	Aprataxin	DNA 单链断裂修复
共济失调伴动眼失用症 2 型	*SETX*（9q34）	Senataxin	DNA 和 RNA 修复
脊髓小脑共济失调伴轴索神经病	*TDP1*（14q31-32）	氨基酰 DNA 磷酸二酯酶 1	DNA 修复
退行性			
Charlevoix Saguenay 痉挛性共济失调	*SACS*（13q11）	Sacsin	分子伴侣介导的蛋白折叠
Marinesco-Sjögren 综合征	*SIL1*（5q31）	BiP 相关蛋白	新合成多肽链的稳定和折叠

870 常染色体隐性小脑性共济失调的临床特征及治疗是怎样的?

常染色体隐性小脑性共济失调（ARCA）病变主要累及脊髓、小脑和脑干，交感神经、基底节、丘脑、丘脑下部及大脑皮质也可受累，可伴骨骼、心脏、内分泌及皮肤等多器官病变，临床表型复杂多样。

（1）临床特征

1）多于儿童期或青少年期起病，父母表型正常，个别情况可有同胞患病，部分家系存在近亲婚配。

2）临床主要表现平衡障碍、肢体震颤及构音障碍，有些类型可伴视网膜病变、周围神经病、不自主运动、认知功能障碍、癫痫、代谢异常及免疫缺陷等。

（2）治疗：大多数 ARCA 疾病缺乏针对性疗法，部分类型可基于生化缺陷进行干预，如共济失调伴选择性维生素 E 缺乏症患者血浆和组织中维生素 E 降低，可终生补充维生素 E

治疗；有些 ARCA 类型存在辅酶 Q10 生成及代谢缺陷，可针对性补充辅酶 Q10；β 脂蛋白缺乏症需大量补充脂溶性维生素；脑腱性黄瘤病通过口服鹅脱氧胆酸可延缓进展。由于 ARCA 疾病大多在儿童期或青少年期起病，正值生长发育期，进行针对性康复训练十分重要。

871

Friedreich 共济失调的病因病理、临床特征及治疗是怎样的?

弗里德里希共济失调（Friedreich ataxia，FRDA）是最常见的常染色体隐性遗传小脑性共济失调，白种人发病率为 1/30 000 ~ 50 000，携带者频率为 1/60 ~ 110。

（1）病因病理：FRDA 致病基因定位于 9q13-q21. 1，表现 frataxin 基因非编码区 GAA 三核苷酸重复序列扩展突变，正常重复扩增 6 ~ 34 次，异常扩增 66 ~ 1 700 次，形成异常螺旋结构抑制基因转录。基因产物 frataxin 蛋白存在于脊髓、骨骼肌、心脏及肝脏等细胞线粒体内膜，导致线粒体功能障碍发病。重复扩增愈多，发病年龄愈早。病理表现脊髓后索、脊髓小脑束及锥体束髓鞘脱失和轴索变性，后根神经节细胞丢失，周围神经感觉轴索变性，小脑皮质和齿状核细胞丢失等。

（2）临床特征

1）通常 4 ~ 15 岁起病，偶见婴儿和 50 岁后起病，男女均可受累。首发症状为共济失调，表现步态蹒跚、摇晃和易跌倒，2 年内逐渐出现双上肢共济失调如动作笨拙、意向性震颤，小脑性构音障碍表现暴发性语言。早期膝反射、踝反射消失，患儿常在出现小脑症状前数年已有伸性跖反射。

2）双下肢无力出现较晚，可表现上或下运动神经元损害，或二者兼有。足内肌无力和萎缩导致弓形足伴爪型趾是常见体征，或为未发病家族成员的孤立表现。进行性脊柱后侧凸畸形约占 75%，可致功能残疾和慢性限制性肺疾病，超声心动图可检出心肌病，导致充血性心力衰竭，是主要死因之一。可见视神经萎缩、水平性眼震、听力丧失、眩晕、震颤、痉挛、下肢疼痛及糖尿病等，跟膝胫试验及闭目难立征阳性，双下肢关节位置觉、振动觉受损，轻触觉及痛温觉不受累。

3）X 线片可见上胸段脊柱畸形，MRI 可见脊髓变细。心电图常见 T 波倒置、心律失常及传导阻滞，超声心动图示心室肥大。视觉诱发电位波幅下降。DNA 分析 FRDA 基因 18 号内含子 GAA 重复序列 >66 次。

（3）治疗：目前无特效治疗。轻症病人可用支持疗法和功能训练，辅酶 Q10 及其人工合成类似物艾地苯醌（Idebenone）、维生素 E、铁离子螯合剂去铁酮（Deferiprone）等已用于治疗 FA，长期疗效尚待追踪评价。足部畸形可行肌腱切断术矫形。患者常在出现症状 5 年内不能独立行走，10 ~ 20 年内卧床不起，平均患病期 25 年。

共济失调伴选择性维生素 E 缺乏症的临床特征及治疗是怎样的?

共济失调伴选择性维生素 E 缺乏症（ataxia with selective vitamin E deficiency，AVED）又称为家族性单纯维生素 E 缺乏症。本病是常染色体隐性遗传，疾病基因定位于 8q13.1-q13.3，已确定为维生素 E 的主要形式 α-生育酚转运蛋白（α-TTP）基因突变，使 α-TTP 转运功能障碍，引起血及组织中维生素 E 浓度下降，导致神经系统症状及其他组织损伤。

（1）临床特征

1）本病常于 10～20 岁发病，男女无差异，表现小脑性共济失调，如步态蹒跚、构音障碍，呈进行性加重，伴维生素 E 缺乏。患者有深感觉障碍、肌无力、腱反射减弱或消失、伸性跖反射等。少数患者伴视网膜色素变性、舌肌束颤、肌萎缩、脊柱侧弯畸形、弓形足及膀胱功能障碍等，多于 30～40 岁需坐轮椅。部分患者伴头颈运动缓慢或肌张力障碍，这在 FRDA 尚未见到，偶见皮肤黄瘤病。由于临床表现与 Friedreich 共济失调相似，易误诊为 FRDA。

2）AVED 心肌病变明显少于 FRDA，未发现糖尿病或糖耐量异常。病人血清维生素 E 水平 <5μg/ml。可伴高胆固醇血症、高甘油三酯血症。血清维生素 E 水平测定及基因诊断有助于与 FRDA 的鉴别诊断。

（2）治疗：口服维生素 E 600～2400mg/d，血清维生素 E 水平可作为调整剂量的依据。

共济失调伴动眼失用症的病因及临床特征是怎样的?

共济失调伴动眼失用症（ataxia with oculomotor apraxia，AOA）是一种在青少年期起病的常染色体隐性遗传共济失调。本病的病变主要是小脑萎缩，尤以小脑下蚓部最明显。在日本是最常见的常染色体隐性共济失调。

（1）病因：本病已定位克隆了 2 个致病基因，AOA1 是 APTX 基因突变，基因产物是一种在单链 DNA 修复中起作用的核蛋白 aprataxin；AOA2 由 SETX 基因突变所致，基因产物 senataxin 具有 DNA 和 RNA 解旋酶活性，在 RNA 加工和 DNA 修复中起作用。

（2）临床特征

1）患儿在 1～15 岁起病，7 岁以下居多，疾病早期表现小脑性共济失调，构音障碍，肌张力低，腱反射消失。病程缓慢进展，共济失调逐渐加重，除了步态不稳，出现上肢共济失调，不自主运动、舞蹈手足徐动、肌张力障碍及震颤等，可伴结膜毛细血管扩张。患者常见发育迟滞，智力发育正常，少数有轻度智力低下。出现脊柱后侧凸畸形、弓形足及远端肌萎缩，深浅感觉障碍等。晚期出现周围神经病、轴突型运动神经病。

2）本病可见特征性眼外肌运动障碍，如凝视诱发的眼震、动眼失用症、扫视性追踪运动、扫视运动辨距不良、凝视不稳定及过度瞬目等。动眼失用症是本病的特征，正常时有意识注视物体或移动的物体时，眼球先向注视的目标快速转动，随后头部跟随转向该物体；本病时眼球不能随意转向物体方向，而是先转头进行代偿，然后眼球再跟上，眼动失用症也称为眼球快速扫视运动障碍。疾病晚期眼动失用症可被进行性眼外肌麻痹所掩盖。寿命不受影响。

3）实验室检查晚期血浆白蛋白降低，甲胎蛋白升高，总胆固醇增高，肌酸激酶偶可升高。神经传导速度显示感觉运动轴索神经病。MRI 可见小脑明显萎缩。

4）本病临床诊断主要根据隐性遗传、早年起病、小脑共济失调伴动眼失用症。AOA 须注意与共济失调毛细血管扩张症（AT）鉴别，二者都是隐性遗传病，均早年出现共济失调，都有动眼失用症和小脑萎缩，但 AT 有免疫缺陷，对 X 线过敏。

874

共济失调－毛细血管扩张症的临床特征及治疗是怎样的？

共济失调－毛细血管扩张症（ataxia-telangiectasia，AT）是一种较少见的常染色体隐性遗传病，发病率 0.5～1.0/10 万。Louis-Bar（1941）首先描述，也称为 Louis-Bar 综合征。AT 是累及神经、血管、皮肤、单核－吞噬细胞系统及内分泌系统的原发性免疫缺陷病，主要病变是小脑弥漫性萎缩，脊髓严重脱髓鞘，胸腺缺失等。本病致病基因 ATM 包含 66 个外显子，编码 ATM 丝氨酸/苏氨酸激酶是包含 3056 个氨基酸的蛋白，是磷脂酰－肌醇-3-激酶（PI3-K）复合体的一部分，在细胞周期中有 DNA 修复功能。

（1）临床特征

1）本病多在 3 岁前婴儿期出现小脑性共济失调，两性均可发病，患儿开始走路时步态摇晃，步基很宽，10 岁时患儿还不能站立或独立行走。继而上肢出现意向性震颤，5 岁后出现小脑性构音障碍、吞咽困难等，检查可见肌张力低下、腱反射减弱、闭目难立征、指鼻不准、快复和轮替试验笨拙等。

2）90% 以上患儿 4～6 岁时可见结膜、眼睑、面颊、耳垂、耳后、颈部等皮肤毛细血管扩张，肘、腋窝、腘窝及手足背也可见，是本病的标志性体征。

3）可见眼运动异常，如动眼失用症、追踪运动延迟及凝视性眼震，眼球主动向两侧同向运动常伴仰头、眨眼和头摆动、转颈等。10～20 岁时出现舞蹈手足徐动、肌张力不全、震颤等锥体外系症状，但常被突出的小脑症状掩盖。大部分患儿可有发育迟滞，出现早老性改变如毛发及皮下脂肪少、皮肤色素沉着等。可见周围神经病变，以及脊髓症状如肌萎缩及深感觉障碍。

4）患儿有体液免疫缺陷，以反复呼吸道感染、淋巴增殖性疾病及易患癌症为特征。约95%的患儿血清甲胎蛋白（AFP）增高，血清 IgA、IgE 减少，外周血淋巴细胞数减少，B 淋巴细胞正常或升高。MRI 显示小脑半球及上蚓部萎缩。

（2）治疗

1）主要是对症治疗，如应用抗生素控制感染，给予免疫球蛋白有助于预防感染，有报告左旋咪唑可提高患者淋巴细胞转化率。地西泮可减轻不自主运动，吩噻嗪类能缓解舞蹈样动作，患者可服用维生素 E。

2）患者对放射治疗敏感，对化疗药有明显副反应，合并恶性肿瘤时放疗宜采用小剂量。

β 脂蛋白缺乏症的临床特征及治疗是怎样的?

β 脂蛋白缺乏症（abetalipoproteinemia，ABL）也称为 Bassen-Kornzweig 综合征，是脂蛋白代谢缺陷导致的多系统疾病，因脂溶性维生素 A、D、E、K 吸收障碍所致，表现棘红细胞增多症、非典型色素性视网膜病和脊髓小脑变性等。载脂蛋白 B（ApoB）是极低密度脂蛋白（VLDL）和低密度脂蛋白（LDL）的主要蛋白，其组装依赖微粒体甘油三酯转运蛋白（MTP），编码 MTP 大亚基（88kD）的基因突变引起 LDL 和 VLDL 胆固醇降低导致 ABL。ABL 是常染色体隐性遗传病，疾病基因定位于 4q22-q24。病理显示脊髓后索、脊髓小脑束及周围神经脱髓鞘和变性病变。

（1）临床特征

1）ABL 自婴幼儿期起病，多在 2 岁内出现慢性腹泻和生长迟缓，10 岁后逐渐出现神经系统症状，如进行性共济失调、腱反射消失、肌萎缩、下肢深感觉消失和锥体束征，多数患儿青春期仍不能站立或行走。随疾病进展出现非典型色素性视网膜病，如夜盲、色盲及视野缩小，可伴眼睑下垂、眼外肌麻痹、眼震、手足徐动、脊柱后侧凸畸形、弓形足等。少数患者可有心脏扩大、心功能不全、心电图异常和棘红细胞增多，少数患儿智能发育不全。

2）临床可见以锥体外系损害为主的类型，表现舞蹈 - 手足徐动症、肌张力障碍，小脑症状较轻，此类型多为常染色体显性遗传。本病进展缓慢，经 10～20 年后患者才卧床不起，多死于并发症。

3）血清 β 脂蛋白缺乏，VLDL、LDL 显著缺乏，高密度脂蛋白下降。胆固醇 <2. 07mmol/L，甘油三酯 <0. 13mmol/L，磷脂也降低。血棘红细胞增多，脂肪和脂溶性维生素吸收障碍可导致贫血、凝血功能异常，血沉增快，纤溶酶原时间延长，肌酸激酶升高。神经传导检查提示感觉轴索性神经病。

本病根据临床五大特征，β 脂蛋白缺乏、脂肪吸收不良、棘红细胞增多、共济失调及视网膜色素变性等可以诊断。

（2）治疗：本病无特效疗法，宜及时补充维生素 A 、维生素 D、维生素 E、维生素 K，建议低脂饮食，补充必需脂肪酸。

876 腓骨肌萎缩症的分类、临床特征及防治是怎样的?

腓骨肌萎缩症（peroneal muscular atrophy）也称为 Charcot-Marie-Tooth（CMT）病或遗传性运动感觉神经病（HMSN），是最常见的周围神经单基因遗传病，包括常染色体显性、常染色体隐性及 X 连锁遗传方式，呈高度遗传异质性，人群患病率约 1/2500。1992 年 PMP22 基因被克隆，已有近 40 个 CMT 致病基因被定位，30 多个基因被克隆。病理显示周围神经轴索及髓鞘受损，远端重于近端。

（1）分类：临床依据神经传导速度（NCV）及病理分为脱髓鞘型（CMT1/HMSN 1）及轴索型（CMT2/HMSN 2），以及特殊类型 CMT3、CMT4、CMTX 及 CMTDI 等。根据致病基因及临床变异又分为若干亚型，各亚型与致病基因间存在交叉重叠。

1）CMT1/HMSN1 为常染色体显性遗传，病理为髓鞘脱失，根据致病基因分为 6 种亚型，CMT1A、CMT1B 较常见。CMT1A 占 CMT1 的 70% ~80%，位于 17p11. 2 的 PMP22 基因重复突变，该基因编码周围神经髓鞘蛋白 22（PMP22），功能是维持髓鞘结构完整性、调节细胞周期及作为黏附分子等。

2）CMT2/HMSN2 多为常染色体显性遗传，病理主要为轴索变性，根据致病基因分为 16 种亚型。CMT2A1 由位于 1p36. 2 的 KIF1B 基因突变引起，编码驱动蛋白超家族的类驱动蛋白 1B（Kinesin-like protein 1B，KIF1B），参与胞内物质运输。CMT2A2 由 1p36. 2 的 MNF2 基因突变引起，编码线粒体融合蛋白 2（MNF2），调节线粒体融合使之保持融合/分裂动态平衡。常染色体隐性遗传 CMT2A 由 1q21. 2 的 LMNA 基因突变引起，编码核纤层蛋白 A/C（Lamin A/C）。

3）CMT3/HMSN3 又称为婴儿肥大性神经病、Dejerine-Sottas 综合征（DSS），多为常染色体隐性遗传，病理主要为脱髓鞘，分子遗传检测出 PMP22、MPZ、EGR2 等相关蛋白产物。

4）CMT4/HMSN4 较罕见，又称遗传性共济失调性多发性神经病、Refsum 病，常染色体隐性遗传，是植烷酸 - 羟化酶缺乏导致大量植烷酸在中枢及周围神经系统贮积发病。CMT4A 是最常见的亚型，为 8p13-q21. 1 的 GDAP1 基因突变所致。神经活检可见脱髓鞘或轴索变性。

5）CMTX 为 X 连锁显性或隐性遗传，根据致病基因分 5 种亚型，CMTX1 呈隐性遗传，为 Xq13. 1 的 GJB1/CX32 基因突变，编码间隙连接蛋白 32。神经活检轴索再生明显，有髓纤维减少，节段性脱髓鞘及洋葱球样结构较 CMT1 少见。

6）CMTDI 是显性遗传，很少见，正中神经 NCV 介于 25 ~45m/s 之间被称为中间型，神经活检可见轴索变性、大直径有髓神经纤维减少，节段性脱髓鞘、髓鞘再生及洋葱球样结构少见。

（2）临床特征

1）CMT 1（脱髓鞘）型为青少年期起病，表现缓慢进展的四肢远端进行性肌无力和肌萎缩，常伴脊柱侧弯、弓形足、锤状趾、呈跨阈步态、腱反射消失及四肢远端深感觉障碍等，数月至数年波及手肌和前臂肌；轻症病人仅有弓形足或NCV减慢。CMT2（轴索）型发病晚，成年始出现肌萎缩，症状及部位与CMT 1型相似，程度较轻；MCV正常或接近正常。CMT 3多婴儿或儿童期发病，缓慢进展的双下肢远端无力和肌萎缩，感觉障碍伴足痛、腱反射消失、弓形足等。CMT 4可成年或婴幼儿至儿童期起病，首发症状常为夜盲、步态不稳。

2）由于CMT发病机制复杂，有多种复杂的表型，如听力减退或丧失、声带麻痹、膈肌麻痹、视神经萎缩、青光眼、瞳孔异常、痉挛性疼痛、共济失调、锥体束征、不宁腿综合征、呼吸睡眠暂停综合征及血管运动障碍等。

3）检查可见小腿及大腿的下1/3肌萎缩，形似鹤腿状或倒立的香槟酒瓶，手肌萎缩如爪形手，受累肢体腱反射减低或消失，手套、袜子形深浅感觉减退，伴自主神经障碍及营养障碍，约半数病例可触及神经变粗，脑神经不受累。

（3）本病尚无特效治疗，由于病程进展缓慢，大多数患者可存活数十年，对症和支持疗法可提高患者生活质量，如垂足或足畸形可穿矫型鞋。预防可通过基因诊断确定先证者基因型，用胎儿绒毛、羊水或脐带血分析胎儿基因型，如确定产前诊断可终止妊娠。

877 遗传性痉挛性截瘫的病因、分类及表现是怎样的?

遗传性痉挛性截瘫（hereditary spastic paraplegia，HSP）是一组神经系统退行性疾病。临床典型表现缓慢进展的双下肢痉挛性无力，主要病变是脊髓中双侧皮质脊髓束轴索变性和/或脱髓鞘，以胸段最重。人群患病率为2～10/10万。

（1）病因：本病是一种较少见的家族遗传性疾病，最常见为常染色体显性遗传，也有常染色体隐性遗传及X连锁隐性遗传。SPG4是常染色体显性遗传最常见的类型，致病基因位于2p21-24，是CAG重复动态突变，蛋白产物spastin蛋白与转染细胞微管相连引起长轴微管细胞骨架调控受损，与痴呆有关。常染色体隐性遗传以SPG11最常见，致病基因位于15q21.1，基因突变形式为缺失和插入。X连锁隐性遗传少见，SPG1致病基因位于Xq28。

（2）分类及表现

1）根据临床表型可分为单纯型和复杂型。单纯型较多见，仅表现痉挛性截瘫，病初患儿双下肢僵硬，易跌倒，上楼困难，呈剪刀步态，双下肢肌张力增高、腱反射亢进及病理征等，可见弓形足，伴腓肠肌缩短（假性挛缩），患儿只能用足尖走路，可有双手动作笨拙，轻度构音障碍，神经系统其他损害很少。复杂型合并神经系统其他损害或神经系统以外的损害。

2）依据遗传方式可分为常染色体显性、常染色体隐性及X连锁隐性遗传，以常染色体隐性遗传最常见。随着致病基因的研究进展，临床分型可能逐步被基因分型取代。

878 遗传性痉挛性截瘫的临床特征及治疗是怎样的?

遗传性痉挛性截瘫（HSP）具有高度的遗传异质性和临床变异性。

（1）临床特征

1）多在儿童或青春期发病，少数 20～30 岁发病，男性略多，常有家族史。单纯型表现缓慢进展的双下肢痉挛性肌无力，肌张力增高，腱反射活跃亢进，膝及踝阵挛，病理征阳性，呈剪刀样步态等，可有弓形足畸形。复杂型可伴视神经萎缩、视网膜色素变性、锥体外系症状、小脑性共济失调、感觉障碍、痴呆、精神发育迟滞、耳聋、肌萎缩、自主神经功能障碍等。

2）检查：下肢体感诱发电位（SEP）显示后索神经纤维传导速度减慢，皮质运动诱发电位显示皮质脊髓束传导速度显著下降。上肢诱发电位正常或轻度传导速度减慢。肌电图可见失神经改变，但周围神经传导速度正常。脑 MRI 一般无异常，但某些病例可见胼胝体发育不良，大脑或小脑萎缩，颈或胸髓 MRI 可见脊髓萎缩。

（2）治疗

1）尚无特效治疗可延缓进行性功能残疾。肌力训练可提高未受损的肌力，减缓肌萎缩，缓解背痛。步行、骑自行车、游泳、水上健身操等是很好的选择。

2）药物为对症治疗，左旋多巴、巴氯芬可以适当减轻肌张力增高症状，减少残疾和预防并发症。由于本病进展缓慢，只要注意护理，才可维持数十年。患者不宜结婚或结婚后不要生育。

879 遗传性痉挛性截瘫的常染色体显性基因型及表型特征是怎样的?

遗传性痉挛性截瘫的常染色体显性基因型及表型特征见表 26-3。

表 26-3　遗传性痉挛性截瘫的常染色体显性基因型及表型特征

基因型	基因定位	基因/蛋白	表型特征
SPG3A	14q22.1	ATL1/Atlastin-1	儿童期、青少年期或成年期起病，通常为单纯型，个别患者伴下运动神经元受累（轴索性神经病），导致远端肌萎缩
SPG4	14q22.1	SPAST/spastin	单纯型，常染色体显性 HSP 最常见的类型，也有患者伴记忆障碍、痴呆、癫痫、共济失调及下运动神经元受累

续表

基因型	基因定位	基因/蛋白	表型特征
SPG6	15q11.2	NIPA1	大多为单纯型，进展缓慢
SPG8	8q24.13	KIAA0196	单纯型，主要表现严重痉挛、腱反射亢进、下肢无力及振动觉减退
SPG9	10q23.3-q24.1	未知	复杂型，可伴白内障、胃食管反流
SPG10	12q13.3	KIF5A/驱动蛋白重链同工型5A	通常为单纯型，可伴远端肌萎缩
SPG12	19q13.32	RTN2/Reticulon-2	单纯型
SPG13	2q33.1	HSPD1/热休克蛋白60	单纯型，青少年或成人起病
SPG17	11q12.3	BSCL2 / seipin	复杂型，伴手部肌萎缩（Silver综合征）
SPG19	9q	未知	单纯型
SPG29	1p31.1-21.1	未知	复杂型，听力受损，管道裂孔疝引起持续呕吐
SPG31	2p11.2	REEP1/受体表达增强蛋白1	单纯型，偶伴周围神经病
SPG33	10q24.2	ZFYVE27/Protrudin	单纯型
SPG36	12q23-q24	未知	青少年期起病，运动感觉性神经病
SPG37	8p21.1-q13.3	未知	单纯型
SPG38	4p16-p15	未知	在1个家系中5个成员患病，16~21岁起病，伴手部肌萎缩
SPG40	未知	未知	单纯型，<35岁发病，排除已知SPG致病基因位点
SPG41	11p14.1-p11.2	未知	1个中国人家系，青少年期起病，手部肌轻度无力
SPG42	3q25.31	SLC33A1/乙酰辅酶A转运体	单纯型

880 遗传性痉挛性截瘫的常染色体隐性基因型及表型特征是怎样的?

遗传性痉挛性截瘫的常染色体隐性基因型及表型特征见表26-4。

表26-4　遗传性痉挛性截瘫的常染色体隐性基因型及表型特征

基因型	基因定位	基因/蛋白	表型特征
SPG5A	8q12.3	CYP7B1	单纯型，或复杂型，可伴轴索神经病，远端或普遍肌萎缩，MRI见脑白质异常

续表

基因型	基因定位	基因/蛋白	表型特征
SPG7	16q24.3	SPG7/Paraplegin	单纯型，或复杂型，可见线粒体异常，构音障碍、吞咽困难、视神经萎缩，MRI 显示小脑/大脑萎缩
SPG11	15q21.1	SPG11/Spatacsin	复杂型，较常见，约 25 岁起病，胼胝体变薄，精神发育迟滞，构音障碍，进行性肌萎缩，伴视网膜色素变性（Kjellin 综合征）
SPG14	3q27-q28		见于 1 个近亲婚配的意大利家系的 3 个成员，发病 <30 岁，智力减退，远端运动神经病
SPG15	14q24.1	ZFYVE26/锌指 FYVE 结构域相关蛋白 26	复杂型，可出现黄斑变性，远端肌萎缩，伴智力减退（Kjellin 综合征）
SPG18	8p11.23	ERLIN2/Erlin-2	复杂型，智力减退，胼胝体变薄，可见于青少年起病的原发性侧索硬化
SPG20	13q13.3	SPG20/Spartin	复杂型，儿童早期发病，远端无力、肌萎缩，伴手肌萎缩，身材短小，手指徐动，耳聋，20～30 岁不能行走（Troyer 综合征）
SPG21	15q22.31	SPG21/Maspardin	复杂型，11～20 岁发病，伴早老性痴呆，暴发性语言、面具脸、手足徐动、锥体束征、智力低下、共济失调及白质异常等（Mast 综合征）
SPG23	1q24-q32	未知	复杂型，儿童期起病，皮肤色素异常，特征性面容（Lison 综合征）
SPG24	13q14	未知	复杂型，儿童期起病，伴痉挛性构音障碍和假性球麻痹
SPG25	6q23-q24.1	未知	1 个意大利近亲婚配家系，4 个成员患病，30～46 岁起病，伴后颈背部疼痛
SPG26	12p11.1 - q14	未知	1 个贝都因人近亲婚配家系，5 个成员患病，儿童期起病，伴构音障碍，四肢远端肌萎缩，轻度智力减退，MRI 正常
SPG27	10q22.1-q24.1	未知	单纯型，见于 1 个家系 7 个成员患病，25～45 岁起病；复杂型见于另 1 个家系，儿童期起病，伴共济失调、构音障碍、智力减退、面容异常及身材矮小
SPG28	14q21.3-q22.3	DDHD1	复杂型或单纯型，婴幼儿、青少年起病，可伴轴索神经病，远端感觉减退，小脑性眼动异常
SPG30	2q37.3	KIF1A	复杂型，伴远端无力、眼球慢扫视运动、周围神经病及轻度小脑征

续表

基因型	基因定位	基因/蛋白	表型特征
SPG32	14q12-q21	未知	伴轻度智力减退，构音障碍
SPG35	16q23.1	FA2H/脂肪酸羟化酶	复杂型，见于1个阿曼和1个巴基斯坦家系，儿童期起病，锥体外系异常，构音障碍，智力减退，脑白质异常、脑内铁沉积
SPG39	19p13.2	PNPLA6/NTE	复杂型，伴远端肌无力
SPG43	19q12	C19orf12	马里的姐妹患病，7～12岁起病，伴手肌萎缩
SPG44	1q42.13	GJC2/GJA12（缝隙连接蛋白12）	复杂型，青少年期起病，轻度认知障碍，慢性进展，伴构音障碍，MRI显示白质脑病
SPG45	10q24.3-q25.1	未知	见于1个近亲婚配土耳其家系5个成员，1岁以内发病，伴智力异常、白内障
SPG46	9p13.3	GBA2	伴认知障碍，先天性白内障，共济失调，胼胝体变薄
SPG47	1p13.2	AP4B1	见于1个近亲婚配阿拉伯家系，儿童期起病，智力异常，癫痫
SPG48	7p22.1	AP5Z1	单纯型，50～60岁起病，可见于“散发”病例
SPG49	14q32.31	TECPR2	复杂型，3个有犹太人血统家系，婴儿期起病，精神运动发育迟滞，体型异常，痉挛，共济失调，部分患儿癫痫，胼胝体变薄，白质异常
SPG50	7q22.1	AP4M1	见于1个摩洛哥近亲婚配家系，婴儿期起病，非进展性四肢痉挛，严重智力异常，MRI显示脑室扩大，白质异常
SPG51	15q21.2	AP4E1	见于巴勒斯坦约旦近亲婚配家系和叙利亚家系，小头畸形，痉挛性四肢瘫，发育迟滞，面容异常，可伴癫痫，MRI示弥漫性白质萎缩
SPG52	14q12	AP4S1	见于1个叙利亚近亲婚配家系，认知障碍，小头畸形，身材矮小，面容异常
SPG53	8p22	VPS37A	复杂型，见于2个阿拉伯家系，发育迟滞，骨骼变形，轻度认知障碍，可伴多毛症
SPG54	8p11.23	DDHD2	复杂型，2岁前起病，精神运动发育迟滞，MRI显示胼胝体变薄，脑室周围白质异常
SPG55	12q24.31	C12orf65	见于1个日本近亲婚配家系2个后代，儿童期起病，可伴视力下降
SPG56	4q25	CYP2U1	复杂型，儿童期起病，可伴肌张力障碍，认知障碍，胼胝体变薄，基底节钙化

881

遗传性痉挛性截瘫的 X 连锁隐性基因型及表型特征是怎样的?

遗传性痉挛性截瘫的 X 连锁隐性基因型及表型特征见表 26-5。

表 26-5 遗传性痉挛性截瘫的 X 连锁隐性基因型及表型特征

基因型	基因定位	基因/蛋白	表型特征
SPG1	Xq28	L1CAM	复杂型，伴智力异常，可出现脑积水，失语
SPG2	Xq22. 2	PLP1	复杂型，可出现脑白质异常，周围神经病
SPG16	Xq11. 2	未知	单纯型，或复杂型，后者伴运动性失语、眼震、视力下降及轻度认知障碍
SPG22	Xq13. 2	SLC16A2	复杂型（Allan-Herndon-Dudley 综合征），婴儿起病，颈部张力低，认知障碍，共济失调，面容异常
SPG34	Xq24-q25	未知	12 ~ 25 岁起病

882

遗传性淀粉样多发性神经病的病因、临床特征及治疗是怎样的?

遗传性淀粉样多发性神经病（hereditary amyloid polyneuropathy，HAP）又称为家族性淀粉样多发性神经病（FAP），是一组常染色体显性遗传疾病，主要损害感觉、运动及自主神经，常伴内脏损害。

（1）病因：由于转甲状腺素蛋白（transthyretin，TTR）基因突变产生变异型蛋白被异常降解和沉积发病。TTR 基因位于 18q11. 2-12. 1，包括 4 个外显子，编码 147 个氨基酸组成的蛋白，维持血液中甲状腺素、视黄醇及视黄醇结合蛋白正常水平，甲状腺素从血液转运到脑组织。载脂蛋白 A1（apolipoprotein A1）基因和凝溶胶蛋白（gelsolin）基因突变也可引起 FAP。淀粉样蛋白在周围神经沉积导致淀粉样多发性神经病，也可在心脏、肠道、肝、肾、脊神经节等沉积。

（2）临床特征

1）多在 25 ~ 35 岁隐匿起病，表现以感觉障碍为主的周围神经病，四肢感觉障碍及疼痛、伸肌麻痹、足下垂、腱反射消失及感觉缺失处营养性溃疡，瞳孔改变，直立性低血压、腹泻、阳痿等自主神经损害，晚期出现蛋白尿、肾衰竭等。

2）本病可分四型：FAP Ⅰ 型大多于 20 ~ 30 岁起病，表现四肢对称性感觉性多神经病，广泛自主神经受累，伴远端性无力，下肢重于上肢。Ⅱ型病情较轻，多于50～65岁发病，早期出现腕管综合征，逐渐出现四肢远端感觉障碍及自主神经损害，白内障，玻璃体混浊，视力下降等。Ⅲ型多于30～40岁起病，常见四肢感觉及运动障碍，自主神经损害少见，可伴消化性溃疡。Ⅳ型多于30～40岁起病，常见角膜营养不良，为局部淀粉样物质沉积，面神经受累表现面部皮肤粗糙增厚。

3）实验室检查可发现多脏器损害，如肾功能异常，脑脊液蛋白增高，心电图显示心律失常、T波及Q波改变，心脏彩超可见肥厚性心肌改变；肌电图示神经源性损害；神经活检可见淀粉样蛋白沉积；基因检测有助于确诊。

（3）治疗：无特效治疗，可针对胃肠道及心血管症状对症治疗，糖皮质激素及神经营养药有一定的缓解作用，如泼尼松20～30mg口服，1次/天；可试用中药黄芪。预防可通过遗传咨询和产前诊断。

883 压迫麻痹易感性遗传性神经病的临床特征及治疗是怎样的?

压迫麻痹易感性遗传性神经病（hereditary neuropathy with liability to pressure palsies，HNPP）是常染色体显性遗传疾病，部分为散发性病例。HNPP致病基因定位于17p11.2，最常与周围神经髓鞘蛋白22（PMP22）基因缺失有关，17p11.2区域一个1.5Mb大片段缺失突变包含整个PMP22基因，该片段重复突变引起CMT1A，因此HNPP和CMT1A是一次不等交换突变引起的两种疾病。

（1）临床特征

1）患者多在10～30岁发病，表现反复发作的急性单神经病或多数性单神经病，常见于神经轻微受压、牵拉或外伤后，出现肢体麻木、无力，症状持续数日或数月，逐渐自行恢复，且多可完全恢复，少数遗留部分体征。神经受累常见于神经干易受压部位，如肘部的尺神经、腕部的正中神经及腓骨小头的胫神经等。

2）电生理检查显示常见广泛的异常要比临床表现明显，如神经传导速度减慢，包括临床受损或未受损神经；瘫痪肌可见失神经电位、自发电位等。腓肠肌活检可见节段性周围神经脱髓鞘伴腊肠样结构形成。

（2）治疗：出现肢体神经麻痹后应尽快给予对症处理，主要应用神经营养药、扩血管药，应用夹板固定及物理治疗等。本病的关键在于小心预防。

884 亨廷顿病的病因病理、临床特征及治疗是怎样的?

亨廷顿病（Huntington disease，HD）是影响纹状体和大脑皮质的典型遗传性运动障碍疾病，美国医生 Huntington（1872）系统描述而被命名。白种人 HD 患病率为 3～7/10 万人，某些西欧人群可达 15/10 万人，日本、中国、芬兰及非洲报道较少。最近中国 HD 家系调查统计显示，HD 并不十分罕见。

（1）病因病理：HD 为常染色体显性遗传，呈完全外显率，受累个体后代 50% 发病。致病基因 IT15 定位于 4p16.3，由 67 个外显子组成，mRNA 有 13474 个核苷酸，编码有 3142 个氨基酸残基的蛋白质 huntingtin。IT15 基因第 1 个外显子内存在一段胞嘧啶、腺嘌呤、鸟嘌呤（CAG）三核苷酸重复序列，正常范围为 6～35 次，异常范围 36～250 次。异常等位基因 CAG 重复数目与发病年龄呈负相关，扩展的 CAG 重复在代间传递中有延长趋势，使后代发病年龄提前表现遗传早现，父系遗传尤为显著。病变主要累及基底节及大脑皮质，尾状核、额叶皮质萎缩，侧脑室扩大，或有小脑皮质萎缩、脑沟扩大、蚓部萎缩或颞叶皮质萎缩等。

（2）临床特征

1）本病大多于 30～40 岁发病，病程 17～20 年，呈慢性进行性加重，多有家族史，偶有散发病例。常见明显的临床变异，患者发病年龄、疾病进展速度及临床表型特征不同。

2）最突出的表现是不自主运动，最初表现烦躁不安，逐渐发展为粗大的舞蹈样动作，可见肌张力障碍、运动徐缓、步态障碍及动作保持障碍，伴共济失调、构音障碍及吞咽困难。少数病例运动症状不典型，表现进行性肌强直和运动减少，无舞蹈样动作，多见于儿童期发病者，称为 Westphal 变异型，癫痫和小脑性共济失调也是青少年型的常见特点。

3）患者早期可见易激惹、抑郁和反社会行为等精神症状，以后出现进行性认知功能减退或痴呆。疾病早期也常见睡眠及生物节律紊乱，常见于运动症状之前。本病根据中年以上起病，家族遗传史，慢性进行性加重的舞蹈样运动，精神症状及痴呆等四大临床特征可诊断。

4）脑电图可见弥漫性异常；脑 CT 和 MRI 检查在确诊病例常见尾状核及大脑皮质萎缩。遗传学检测 4p16.3 基因突变，CAG 重复序列 >40。

（3）治疗：HD 无特效疗法，以对症治疗为主。舞蹈样运动可用多巴胺 D_2-受体阻滞剂如氟哌啶醇 0.5～4mg 口服，4 次/天；或用盐酸硫必利，或用多巴胺耗竭剂如丁苯那嗪，必要时对抑郁和攻击行为进行相应治疗，如选择性 5-羟色胺再摄取抑制剂，苯二氮䓬类如地西泮等，精神症状明显可用抗精神病药。预防应接受遗传咨询，检出症状前疾病。

885 舞蹈病－棘红细胞增多症的临床特征及治疗是怎样的?

舞蹈病－棘红细胞增多症（chorea-acanthocytosis）是进行性加重的运动障碍、认知功能异常、行为异常和肌病的某种组合。由 VPS13A 基因突变引起，呈常染色体隐性遗传方式。VPS13A 基因编码液泡蛋白分选蛋白（Chorein），基因突变多引起 Chorein 表达减少，但有些病例 Chorein 表达量无明显异常。

（1）临床特征

1）儿童期至中老年期发病，平均发病年龄30岁，呈慢性进展性病程。运动障碍表现肢体舞蹈样动作，有些病例表现肌张力障碍、抽动，典型表现口面部运动障碍，可见口唇咀嚼样动作、下颌不自主运动、口舌抽搐样运动、自咬舌唇、咽喉不自主运动等，引起发音障碍、吞咽困难，可导致营养不良和体重下降。有时出现帕金森病样表现。

2）约2/3的患者会出现行为异常，如表现淡漠、迟钝、抑郁症、强迫性障碍及精神症状，过度兴奋、易激惹等。常见轻度智能衰退、记忆减退及执行力下降，类似额颞叶痴呆。

3）约50%的患者可出现癫痫发作，有些患者为首发症状。可见周围神经病、腱反射减弱。肌病表现进行性远端肌无力、肌萎缩，下肢腱反射减弱，深感觉障碍等；肌病可为亚临床状态，仅表现慢性血清肌酸激酶增高。对寿命有一定影响。

4）不同患者外周血涂片可见5%～50%的棘红细胞，有些患者疾病后期才出现棘红细胞增多，但血脂谱正常，无β-脂蛋白浓度异常。

（2）治疗：口面舌肌张力障碍可采用肉毒注射，有助于改善症状。服用多巴胺拮抗剂减少不自主运动，但是需要监测副作用，避免引起帕金森病表现和抑郁；应用氟哌丁醇、维生素B、维生素E治疗，症状可能改善。癫痫发作患者可给予抗癫痫药。

886 原发性肌张力障碍的病因病理、临床特征及治疗是怎样的？

原发性肌张力障碍（primary dystonia）也称为特发性扭转痉挛（idiopathic torsion spasm，ITS），临床以肌张力障碍及四肢、躯干剧烈不随意扭转为特征。

（1）病因病理：多为散发，少数有家族史，多为常染色体显性遗传伴不同外显率。常染色体显性遗传大多由定位9q32-34的DYTl基因突变所致，外显率30%～50%，现已报道DYT 1～25基因型。多巴反应性肌张力障碍也为常染色体显性遗传，是三磷酸鸟苷环水解酶-1（GCH-1）基因突变；家族性局限性肌张力障碍是外显率不全的常染色体显性遗传。病理仅见非特异病变，如壳核、丘脑及尾状核小神经元变性坏死，基底节脂质及脂色素增多等，遗传型患者光镜检查未发现纹状体及苍白球明显异常。

（2）临床特征

1）早发性扭转型肌张力障碍：致病基因为DYT1（TOR1A），编码TorsinA蛋白，属ATP酶AAA超家族成员，细胞内定位于内质网膜，作为分子伴侣参与蛋白质折叠、降解、膜转运、囊泡融合等，最常见第5外显子鸟嘌呤－腺嘌呤－鸟嘌呤（GAG）缺失突变。成年期起病肌张力障碍多为散发，常自一侧下肢发病，足内翻跖曲，行走足跟不能着地，随后躯干及四肢发生不自主扭转和姿势异常，以躯干为轴扭转或螺旋样运动最具特征性，动作多变无规律。

2）低语性发声困难：致病基因 DYT4（TUBB4a）。表现低语发声困难，全身性肌张力障碍，木马样共济失调步态等。

3）多巴反应性张力障碍：致病基因 DYT5a（GCH1）编码三磷酸鸟苷环化水解酶 1，酪氨酸羟化酶（TH）、四氢生物蝶呤（BH4）缺乏也可发病。多于儿童或青少年期起病，晨轻暮重，日间波动，左旋多巴治疗反应良好。

4）混合型张力障碍：致病基因 DYT6（THAP1），编码蛋白在细胞增殖和 pRb/E2F 细胞循环路径转录调节中起重要作用。儿童或青少年期起病，表现颅颈部肌张力障碍，逐渐进展到肢体。

5）发作性运动诱发性运动障碍：致病基因 DYT10（PRRT2）。在儿童或青少年起病，发作持续数秒至数分钟，常由突然运动诱发，表现婴儿惊厥伴阵发性舞蹈手足徐动、发作性过度运动诱发性运动障碍，每天数次，间歇期正常，小剂量卡马西平有效。

6）肌阵挛－肌张力障碍综合征：致病基因 DYT11（SGCE），典型来源于母亲的等位基因不表达或低表达。儿童及青少年起病，出现肌阵挛，肌张力障碍如痉挛性斜颈、书写痉挛，精神症状等，肌阵挛对酒精反应较好。

7）快速起病的肌张力障碍－帕金森综合征：致病基因 DYT12（ATP1A3）编码 Na^+-K^+-ATP 酶，突变导致酶对细胞质中钠离子亲和力下降。多在青少年发病，呈急性或亚急性，出现帕金森病症状和肌张力障碍，张力障碍自面部发展至上肢和躯干，延髓常受累，伴吞咽困难及构音障碍。

8）成人起病的痉挛性斜颈：致病基因 DYT23（CIZ1），编码蛋白参与 DNA 合成及细胞周期调控。起病缓慢，头部向一侧不随意旋转，颈部向另侧屈曲，表现颈肌扭转或阵挛性倾斜，情绪激动可加重。

9）颅颈段肌张力障碍：致病基因 DYT24（ANO3），编码钙离子门控氯离子通道，纹状体表达最高。出现痉挛性斜颈样症状。

10）原发性扭转性张力障碍：致病基因 DYT25（GNAL），编码兴奋性 G 蛋白 α 亚单位。多于中青年起病，表现痉挛性斜颈，扭转肌张力增高，停止时张力正常，可逐渐进展至其他部位。

（3）治疗：本病无特效疗法，可试用小剂量左旋多巴、安坦、巴氯芬、苯二氮䓬类、卡马西平、丁苯喹嗪、氯氮平等，不同类型患者服药效果不一。局部注射肉毒毒素-A 也有一定疗效。近年来国内外应用脑深部电刺激（DBS）治疗肌张力障碍，部分病例有效。严重扭转痉挛可施行立体定向丘脑腹外侧核后半部毁损术，常可复发。

887 脑铁蓄积所致的神经变性的基因及表型特征是怎样的？

脑铁蓄积所致的神经变性（neurodegeneration with brain iron accumulation，NBIA）是一组

遗传性神经变性病，由于铁在基底节沉积引起进行性肌张力障碍、痉挛、帕金森病样表现、神经精神异常、视神经萎缩或视网膜变性，认知障碍轻微或可见小脑萎缩，发病年龄自婴幼儿到中年后期。迄今已发现 10 种致病基因突变，较常见 3 种致病基因，PANK2（Pantothenate kinase2）导致 PKAN（PANK2 相关神经变性病），PLA2G6（phospholipase A2，group VI）导致 PLAN（PLA2G6 相关神经变性病），C19orf12 导致 MPAN（线粒体膜蛋白 C19orf12 相关神经变性病），均为常染色体隐性遗传。

（1）PKAN（PANK2 相关神经变性病）又称为 Hallervorden-Spatz 综合征，约占 NBIA 的 50%，根据发病年龄，PKAN 可分为早发型和晚发型，早发型认知障碍较重，MRI 在 T2WI 可见苍白球内侧高信号，为铁离子沉积，周围低信号，称为“虎眼征”，也有部分患者无“虎眼征”。

（2）PLAN（PLA2G6 相关神经变性病）有以下 3 种临床亚型

1）婴儿轴索变性（INAD）：MRI 的 T2WI 表现小脑萎缩及小脑皮质高信号，随疾病进展累及苍白球，但苍白球无“虎眼征”。

2）不典型 INAD：部分 INAD 患者脑内可始终无铁离子沉积信号。

3）早发性常染色体隐性遗传帕金森综合征：10～26 岁亚急性发病，表现搓丸样静止性震颤、肌强直、运动迟缓，对多巴胺反应良好，其他可有锥体束征、眼球运动异常、认知功能下降及精神异常等。

（3）MPAN（线粒体膜蛋白 C19orf12 相关神经变性病）：在青年或成年早期发病，缓慢进展，可存活至成年期。常见肌痉挛、肌张力障碍，视神经萎缩，上、下运动神经元损害，以及精神症状、认知功能障碍等。MRI 在 T2WI 可见苍白球内侧部高信号，皮质和小脑萎缩。

888 遗传性白质脑病的分类、临床特征及治疗是怎样的？

遗传性白质脑病（hereditary leukoencephalopathy）又称为脑白质营养不良，是一组主要累及 CNS 白质的进展性遗传病。特征是 CNS 白质髓鞘发育异常或弥漫性损害。根据病理改变特征可分为：异常髓鞘化如肾上腺脑白质营养不良、球形细胞脑白质营养不良及异染性脑白质营养不良；髓鞘化低下如佩 – 梅病、Alexander 病及白质消融性白质脑病；髓鞘囊性变性如 Canavan 病、伴皮质下囊肿的巨脑性白质脑病等。原发性脑白质营养不良也可累及非白质区域。

本组疾病有明显的遗传异质性和临床变异性。分类及临床特征如下。

（1）X 连锁肾上腺脑白质营养不良（X-ALD）：是最常见的过氧化物酶体病，致病基因 ABCD1 位于 Xq28，包含 10 个外显子，编码由 745 个氨基酸组成的过氧化物酶体膜蛋白 ALD 蛋白。男性受累，儿童期、青少年期及成年期起病，表型多样，常见进行性智力及运动功能退化、视听力障碍、癫痫发作、痉挛性瘫等。约 2/3 的患者伴肾上腺皮质功能不全，组织及体液中饱和极长链脂肪酸异常增高是本病的生化特征。脑 MRI 可见白质对称性 T1WI 低信号、T2 WI 高信号，可累及胼胝体压部和脑干，病变由后向前发展，病灶周边区显示强化。治疗为激素替代疗法、Lorenzo 油与饮食疗法、对症支持治疗等。

（2）异染性脑白质营养不良（MLD）：是最常见的溶酶体病，常染色体隐性遗传，芳基硫酯酶 A（ASA）或神经鞘酯激活蛋白（saposin B）缺陷导致溶酶体内脑硫酯水解受阻，在脑白质、周围神经及其他内脏组织沉积。婴幼儿期、青少年期及成年期起病，表现共济失调、智力下降、四肢瘫、周围神经病、癫痫及精神症状等。MRI 显示脑室旁大片 T1WI 低信号、T2 WI 高信号，T2WI 典型呈“豹纹状”白质改变。外周血白细胞或培养成纤维细胞 ASA 活性显著下降。ASA 和 saposin B 基因突变分析有助于确诊。治疗包括骨髓移植、酶替代治疗和支持疗法。

（3）白质消融性白质脑病（VWM）：又称为儿童共济失调伴 CNS 髓鞘化降低，常染色体隐性遗传，是真核细胞翻译启动子 2B 五个亚单位对应的基因突变所致，发现任一基因突变即可确诊。以运动障碍起病，智力障碍，MRI 改变显著，感染、发热或头外伤可加重病情。治疗主要采取支持疗法，避免感染和头外伤等。

（4）含蛋白脂蛋白 1（proteolipid protein 1，PLP1）相关遗传性髓鞘形成障碍：是 X 连锁遗传，PLP1 基因异常如基因重复突变、点突变及基因缺失等。表型变异较大，典型包括佩-梅病（PMD）、遗传性痉挛性截瘫 2 型（SPG2），特征是神经髓鞘不能正常形成。共同临床特征为运动障碍较智力发育迟滞显著，早期肌张力低下，肌张力异常逐渐演变为下肢痉挛，可出现共济失调、眼震、视神经萎缩及舞蹈手足徐动。MRI 示脑白质弥漫性 T2WI 高信号，呈新生儿样脑白质。治疗主要是支持疗法。

（5）亚历山大病（Alexander disease）：常染色体显性遗传，致病基因为 GFAP。分为四型，发病年龄越早，病程越短。新生儿型可见惊厥、脑积水及严重精神运动发育迟滞。婴儿型最常见，表现大头、智力及运动衰退、惊厥、腱反射亢进及共济失调等。少年型表现构音障碍、吞咽困难、下肢痉挛、共济失调、智力下降及惊厥等。成年型类似少年型，起病晚，病情较轻。MRI 见广泛白质异常，额叶明显，T1WI 见脑室周围环形高信号，T2WI 环形低信号，可见四脑室扩张，桥脑、延髓及小脑萎缩。主要采取对症支持疗法。

（6）伴皮质下囊肿的巨脑性白质脑病（MLC）：常染色体隐性遗传，致病基因为 MLC1。表现巨头，早期发育基本正常，逐渐出现构音障碍、癫痫发作、肌张力障碍及智力衰退。MRI 显示半球白质弥漫性 T1WI 低信号、T2WI 高信号，皮质下囊肿位于双侧前颞叶区及额顶交界区。主要采取对症支持疗法。

（7）Canavan 病：常染色体隐性遗传，致病基因编码天冬氨酸酰基转移酶（ASPA），突变引起酶活性下降，导致脑内 N-乙酰天冬氨酸（NAA）增多。分为三型：新生儿型、婴儿型及少年型。典型特征为大头、肌张力低下、竖头困难三联征；患儿易激惹、睡眠困难。MRI 显示大脑弥漫性白质变性。尿 NAA 显著升高。主要采取对症支持疗法。

（8）球样细胞脑白质营养不良（GLD，Krabbe 病）：常染色体隐性遗传，致病基因编码半乳糖脑苷脂-β-半乳糖苷酶（GALC），半乳糖脑苷脂降解受阻，使血白细胞或培养成纤维细胞 GALC 酶活性显著降低，可同时累及中枢及周围神经系统白质。分两型，婴儿型较常见，6 个月前发病，表现易激惹、僵直、精神运动发育迟滞、阵发性发热、呕吐、惊厥及视神经萎缩，数月内发展为失明、去大脑强直。晚发型表现无力、视力下降及智力衰退。MRI 示弥漫性大脑萎缩，顶枕区为著，基底节对称损害。治疗可行骨髓干细胞移植，婴儿型病前患儿及晚发型早期患者可能有效。

889

铜代谢异常的肝豆状核变性和钢发病的病因是怎样的?

肝豆状核变性和钢发病均为铜代谢异常疾病，致病基因有相似之处，分别为 ATP7B 和 ATP7A，编码 P 型铜转运 ATP 酶，但作用不同。

（1）肝豆状核变性：又称为威尔逊病（Wilson Disease，WD），是常染色体隐性遗传病，致病基因 ATP7B 定位于 13q14.3，编码细胞铜转运的 P 型 ATP 酶。ATP7B 基因突变导致 ATP 酶碱基缺陷和功能减弱或丧失，血清铜蓝蛋白合成障碍，胆道排铜障碍，导致铜离子在体内各脏器沉积，尤以豆状核、肝、肾及角膜为著，如早期治疗可避免严重的不可逆性组织损害。

Wilson 病是临床最常见的混合性运动障碍疾病，表现几种类型运动障碍并存，无特征性，早期诊断困难，如 40 岁以下患者出现任何几种类型的运动障碍，应首先考虑 Wilson 病的可能。

（2）Menkes 病（Menkes disease，MD）：又称为钢发病、卷毛病，是一种罕见的 X 连锁隐性遗传病，由于体内铜缺乏引起的神经变性疾病。最早由 Menkes 等（1962）报道，发病率 1/（10～25）万活婴，多数患儿为男性，罕有女性散发病例。致病基因 ATP7A 定位于 Xq13.3，包含 23 个外显子，基因突变引起与铜转运相关的 ATP7A 蛋白缺陷，铜不能正常转移到门静脉，体内铜缺乏导致脑、肝、肌肉组织各种含铜酶功能缺陷，如多巴胺 β 羟化酶、赖氨酸氧化酶、酪氨酸酶、细胞色素 C 氧化酶等，引起卷发、特殊面容、精神/生长发育迟滞及代谢异常等症状。

890

肝豆状核变性的临床表现及治疗是怎样的?

肝豆状核变性（hepatolenticular degeneration，HLD）是常染色体隐性遗传的铜代谢障碍疾病，世界范围内发病率为（1～2）/10 万，是目前少数几种可治疗的神经遗传病。

（1）临床表现

1）HLD 多于青少年期起病，表现肝硬化、锥体外系症状、精神症状、肾损害及角膜 K-F环等，呈进行性加重。锥体外系症状常见肌张力障碍，如震颤、精细动作困难、构音障碍、流涎、吞咽困难、不自主运动、共济失调、腱反射亢进、病理征等。精神症状早期出现智能减退、注意力不集中、情感行为及性格异常等，晚期可出现痴呆及幻觉等，极少数患者出现全面强直-阵挛性癫痫发作。

2）肝损害表现非特异性慢性肝病，可见倦怠、食欲减退、肝大、脾大或脾功能亢进、黄疸、腹水、蜘蛛痣、食管静脉曲张破裂出血及肝性脑病等。内分泌损害女性可有月经不调、闭经或流产史，男性可见乳房发育。肾损害表现肾小管重吸收障碍，如蛋白尿、肾性糖尿，少数患者可伴肾衰竭。脾功亢进可致全血细胞减少，出现鼻、牙龈及皮下出血等。

（2）治疗

1）HLD 患者宜低铜饮食，减少含铜食物摄取，如肝、水生贝壳类、坚果、巧克力、豆类及蘑菇等，每日铜摄入量 <1.5mg。

2）促进铜排泄首选强效金属络合剂 D-青霉胺（D-penicillamine，螯合体内铜使之可溶随尿排出。铜螯合剂曲恩汀副作用小。减少铜吸收应用硫酸锌、醋酸锌、葡萄糖酸锌等。四巯基钼酸胺可与食物同服，阻止铜吸收。中药如大黄、黄连、姜黄、金钱草、泽泻、三七等，以及肝豆片及肝豆汤有利尿排铜作用。

3）对症治疗，如震颤、肌张力障碍首选盐酸苯海索、复方左旋多巴，粗大震颤宜选氯硝西泮；舞蹈样动作、手足徐动可用氟哌啶醇。暴发性肝衰竭采用血液透析、血浆置换迅速清除体内铜沉积，考虑肝移植术。

891 Menkes 病的临床表现及治疗是怎样的？

Menkes 病（Menkes disease，MD）又称为卷毛病、钢发病，是铜代谢障碍引起的罕见的神经变性疾病，最早由 Menkes 等（1962）报道。该病为 X 连锁隐性遗传，发病率 1/（10～25）万活婴，多数患儿为男性，也有女性散发病例。

（1）临床表现

1）经典型：婴儿期起病，约 1/3 患儿有早产史、出生体重轻及巨大头颅血肿史等；2～3 个月时出现癫痫发作，肌张力低，竖头困难，颊部下垂或饱满特殊面容，皮肤色素少，头发稀色浅，刚脆卷曲。X 光显示骨质疏松，骨刺形成；CT 显示大脑、小脑萎缩，可有硬膜下出血。进展迅速，常在病后半年至 1 年内死亡。

2）轻型：青少年或成年早期发病，神经系统症状较轻，如共济失调，不自主震颤，癫痫一般出现较晚，智力正常或轻度低下，可见自主神经症状。

3）枕骨角综合征又称为X连锁遗传性皮肤松垂，多在青少年早期发病，以斜方肌、胸锁乳突肌和枕骨角连接处楔形钙化结节为特征，可触及或通过X线观察到。智力正常或轻微低下，仅见家族性自主神经功能异常，表现慢性腹泻、直立性低血压，可见轻度认知功能缺陷。

（2）治疗：本病需终身服药，治疗越早疗效越好。可用组氨酸铜（copper-histidine）皮下注射，2～3周后血清铜和铜蓝蛋白可恢复正常，或可延缓神经系统病变进展。对症治疗如应用抗癫痫药、胃造口导管置入术维持营养及能量摄入，经典型患儿出现膀胱憩室炎可手术治疗。

892 结节性硬化症的病因病理、临床特征及治疗是怎样的?

结节性硬化症（tuberous sclerosis）又称为Bourneville病，是较常见的神经皮肤综合征，发病率1/10万，最早由von Recklinghausen（1862）报道。神经皮肤综合征（neurocutaneous syndrome）是外胚层组织器官发育异常所致的遗传病。这组疾病已达40余种，多为常染色体显性遗传，常见还有神经纤维瘤病、脑－面血管瘤病、着色性干皮病、色素失禁症等。

（1）病因病理：多为常染色体显性遗传，少数为散发。致病基因TSC1位于9q34，含23个外显子，编码错构瘤蛋白（harmartin）；TSC2位于16q13.3，编码马铃薯球蛋白（tuberin）；均为肿瘤抑制基因，此两种蛋白可抑制西罗莫司（雷帕霉素）靶蛋白（mTOR）信号通路控制细胞增生与分化。病理可见脑、皮肤、周围神经、肾等受累，脑神经元移行障碍形成室管膜下、大脑皮质及白质散在的神经胶质增生多发结节，额叶多见，为致密的细胶原纤维含形态奇异的胶质细胞和不典型神经元；皮肤皮脂腺瘤为扩张血管和过度增生的结缔组织；眼底视网膜晶状体瘤为未分化的成胶质细胞过度增生；心、肾、甲状腺、胃肠和肝也可见错构瘤，可有骨质硬化及囊性变，脊柱裂、多趾（指）、髋关节先天性脱臼等。

（2）临床特征：典型表现面部血管纤维瘤、癫痫发作及智能减退等。

1）90%的患儿出生时即可见皮肤色素脱失斑；口鼻三角区可见蝶性对称分布的皮脂腺瘤，呈淡红或红褐色针尖至蚕豆大小的坚硬蜡样丘疹，约90%出现于4岁前，随年龄增长丘疹增大，青春期后融合成片，可波及面部或躯干。15%～20%出现指（趾）甲床下纤维瘤，青春期后20%～30%可见躯干两侧或背部灰褐色粗糙的鲨鱼皮样斑，略高于皮肤，边界不规则；也可见牛奶咖啡斑及神经纤维瘤等。

2）80%～90%的患者可出现各种类型癫痫发作，婴幼儿常见婴儿痉挛症及局限性发作，频繁发作者多有智力低下及精神行为障碍如违拗、固执、呆滞等，与癫痫发作程度相关，孤独症较常见。室管膜下巨细胞星形细胞瘤可引起梗阻性脑积水及颅内压增高，可出现单瘫、偏瘫、锥体外系症状及共济失调等。

3）视网膜错构瘤和视神经胶质瘤是本病的特征性表现，眼底可见视盘附近多个虫卵样钙化结节或视网膜周边黄白色环状损害，易误诊为视乳头水肿或假性视乳头炎，严重者可影响视力。

4）常见肾肿瘤及囊肿、心脏横纹肌瘤、肺癌和甲状腺癌等。女性常见肺淋巴管肌瘤病（LAM），因异常平滑肌细胞广泛增殖导致囊肿形成和肺组织破坏，出现气短、咳嗽、胸痛，常见自发性气胸，是成年女性患者的重要死因。成人患者可发生血管平滑肌脂肪瘤（AML），常见于肾，也可发生在肝、肾上腺等，发生率 70% ~90%，女性常见，常为双侧，直径较大者（ >4cm）可发生出血和肾功能不全。

5）脑 CT 发现侧脑室结节及钙化、皮质和小脑结节有确诊意义。EEG 显示高波幅失律及各种痫性波。蛋白尿和镜下血尿提示肾损害。脑脊液检查正常。

（3）治疗：对症治疗如控制癫痫发作，依据年龄及发作类型选用不同的抗癫痫药，生酮饮食也有助于癫痫的控制，婴儿痉挛宜用 ACTH，难治性癫痫可考虑功能神经外科定位治疗。颅内压增高可用脱水剂；脑脊液循环受阻可手术治疗，面部皮脂腺瘤可行整容术。肿瘤引起明显占位或梗阻性脑积水应手术切除。本病致病基因突变的发现揭示了雷帕霉素靶蛋白（mTOR）通路过度激活在发病中的特异作用，可用 mTOR 抑制剂雷帕霉素及新一代依维莫司治疗。

893 神经纤维瘤病Ⅰ型的病因、临床特征及治疗是怎样的?

神经纤维瘤病（neurofibromatosis，NF）是基因缺陷引起神经嵴细胞发育异常导致的多系统损害，为常染色体显性遗传。根据临床表现及基因定位分为神经纤维瘤病Ⅰ型（NFⅠ）和Ⅱ型（NFⅡ），Ⅰ型神经纤维瘤病是 1882 年冯·雷克林霍曾（von Recklinghausen）首次描述，患病率为 3/10 万。

（1）病因：NFⅠ致病基因定位于 17q11.2，为肿瘤抑制基因，外显率高，含 59 个外显子，编码 2818 个氨基酸残基组成的神经纤维素蛋白（neurofibronin），分布于神经元，基因易位、缺失、重排或点突变使肿瘤抑制功能丧失而致病。多发性神经纤维瘤常见于脊神经、脑神经、皮肤或皮下神经，皮肤色素斑是表皮基底细胞层内黑色素沉积所致。

（2）临床特征

1）皮肤可见牛奶咖啡斑，几乎所有的病例出生时都可见，形状大小不一，边缘不整，不突出皮面，常见于躯干非暴露部位。青春期前 >5mm、青春期后 >15mm 的 6 个以上具有高度诊断价值，全身及腋窝雀斑也是特征之一。

2）多发性神经纤维瘤出现于儿童后期，青春期和妊娠期数量可增加，分布于躯干及面部皮肤，也见于四肢，呈粉红色，数目不定，可数以百计，质软，为芝麻、绿豆或柑桔大小。脑神经纤维瘤以一侧或两侧听神经瘤最常见，其次累及三叉、舌咽、迷走、副及舌下神经，可合并多发性脑膜瘤、神经胶质瘤、脑室管膜瘤、脑膜膨出及脑积水。脊髓可见单个或多个神经纤维瘤、脊膜瘤，或合并脊柱畸形、脊髓膨出和脊髓空洞症等，可见脊神经后根神经鞘瘤。少数病例可有智能减退、记忆障碍及痫性发作等。

3）眼部损害在裂隙灯可见虹膜粟粒状橙黄色圆形小结节的错构瘤，随年龄增多，是NFⅠ的特有表现。眼底可见灰白色肿瘤，视盘前凸，视神经胶质瘤可导致突眼和视力丧失。

4）骨骼先天发育异常如脊柱畸形、颅骨畸形及长骨畸形；肿瘤压迫如听神经瘤引起内听道扩大，脊神经根纤维瘤引起椎间孔扩大和骨质破坏等。肾上腺、心、肺、消化道及纵隔等均可发生神经纤维瘤。

5）X线平片可见各种骨骼畸形；CT及MRI可发现CNS肿瘤。基因分析可确定NFⅠ和NFⅡ突变类型。

（3）治疗：目前尚无特效治疗，皮肤色素斑、皮肤及皮下肿瘤无须特殊治疗，癫痫发作可应用抗痫药。听神经瘤、视神经瘤等颅内及椎管内肿瘤可手术治疗，部分患者可放疗。

894

神经纤维瘤病Ⅱ型的病因、临床特征及治疗是怎样的?

神经纤维瘤病Ⅱ型也称为中枢神经纤维瘤或双侧听神经瘤病，NFⅡ较NFⅠ型少见，有明显的遗传倾向，但同一家族病情严重程度不等。轻型在25岁后发病，重型多在25岁前起病，母系遗传病例常起病早。

（1）病因：NFⅡ致病基因Merlin定位于22q12.2，为肿瘤抑制基因，包含17个外显子，目前认为是一种肌动蛋白相关蛋白，在细胞骨架与细胞膜间起连接作用，该蛋白缺陷或失活使细胞生长失控，NFⅡ基因缺失突变引起听神经瘤。NFⅡ常合并脑膜瘤、脊膜瘤、星形细胞瘤及脊旁后根神经鞘瘤，皮肤肿瘤主要是神经鞘瘤。

（2）临床特征

1）NFⅡ型主要表现双侧Schwann细胞瘤，即前庭神经鞘瘤或听神经瘤，肿瘤症状如听力丧失，开始常为单侧，以及耳鸣、眩晕及面肌无力等多在青春期或青春期后出现。MRI检查易发现桥脑小脑角区的听神经瘤，或可发现脑膜瘤、星形细胞瘤及室管膜瘤等。NFⅡ型病人皮肤牛奶咖啡斑及神经纤维瘤比Ⅰ型少见。

2）NFⅡ诊断标准包括脑MRI确诊或组织学检查证实双侧听神经瘤；一侧听神经瘤，同时一级亲属中有NFⅡ患者；一级亲属中有NFⅡ患者，且患者罹患以下任何两种疾病：神经纤维瘤、脑（脊）膜瘤、神经鞘瘤、神经胶质瘤等。

（3）治疗：听神经瘤等肿瘤压迫神经系统出现临床症状时可行手术切除，放疗无效。合并癫痫时可应用抗癫痫药。

895 脑面血管瘤病的临床特征及治疗是怎样的?

脑面血管瘤病（encephalofacial angiomatosis）又称为 Sturge-Weber 综合征，是常见的神经皮肤综合征之一。多为散发病例，部分为常染色体显性及隐性遗传。病理在蛛网膜下腔可见软脑膜血管瘤和毛细血管畸形，静脉内皮细胞增生，脑膜增厚，常见于面部血管痣同侧枕叶，或颞叶、顶叶及整个大脑半球，血管瘤下的脑皮质萎缩及钙化、局限性脑室扩张也是特征性表现。

（1）临床特征

1）一侧面部三叉神经分布区不规则血管斑痣，出生可见红葡萄酒色扁平血管痣沿三叉神经第Ⅰ支分布，也可波及Ⅱ、Ⅲ支，严重者蔓延至对侧面、颈部和躯干，少数见于口腔黏膜。边缘清楚，略高出皮肤，压之不褪色。累及前额、上睑可伴青光眼和神经系统并发症，仅累及三叉神经Ⅱ或Ⅲ支很少出现神经症状。

2）神经系统常见癫痫发作、对侧偏瘫及偏身萎缩、青光眼及智能减退等特征性表现。癫痫发作可伴 Todd 麻痹，1 岁左右发病，抗痫药难于控制，随年龄增大常有智能减退，脑面血管瘤对侧可出现偏瘫及偏身萎缩。30% 的患者伴发青光眼和突眼，突眼是产前眼内压过高所致；枕叶受损可导致对侧同向性偏盲，可见虹膜缺损、晶状体混浊等先天性异常。

3）2 岁后头颅 X 线平片可见与脑回外形一致的特征性双轨状钙化，CT 可见钙化和单侧脑萎缩，MRI 可见软脑膜血管瘤，DSA 可发现毛细血管和静脉异常，受累半球表面毛细血管增生、静脉显著减少和上矢状窦发育不良等。脑电图显示受累半球 α 波减少，波幅低，与颅内钙化程度一致，可见痫性波。

（2）治疗：癫痫可用抗痫药控制。面部血管瘤可行整容术或激光治疗，青光眼和突眼可手术治疗。部分病人可行脑叶或脑半球切除术，偏瘫病人可康复治疗。

896 神经元蜡样脂褐质沉积病的病因病理、临床特征及分型是怎样的?

神经元蜡样脂褐质沉积病（neuronal ceroid-lipofuscinoses，NCL）是一组婴儿及儿童期最常见的遗传性神经变性疾病，有高度遗传异质性和临床变异性，也称为 Batten 病及 Kufs 病，Batten 病有时特指青少年型 NCL，Kufs 病特指成人型 NCL。

（1）病因病理：本病为常染色体隐性遗传，个别为显性遗传。此病命名源于其病理特征，神经元及其他细胞存在溶酶体内蜡样质和脂褐素沉积，电镜下可见嗜锇颗粒体、曲线状体、指纹体或混合型包涵体等形态。血淋巴细胞和小汗腺分泌部上皮细胞超微结构检查有助于 NCL 诊断及分型。病变常见于大脑白质、小脑半球、基底节、丘脑及脑干诸核，小脑受累最明显，皮肤、内脏和肠肌层神经丛亦有色素沉积，视网膜严重色素变性。

（2）临床特征及分型

1）NCL 大多在儿童期起病，是儿童期进行性智能衰退、运动发育迟滞、视力减退及共济失调的重要原因。根据患儿发病年龄及病程分为五型：婴儿型、晚期婴儿型、青少年型、成人型及 Northern 癫痫型。

2）临床可见进展性视力丧失、黄斑变性及视神经萎缩，可有难治性癫痫，进行性痴呆，运动障碍如手足徐动及行为异常等。成年型进展缓慢，可有癫痫发作、肌阵挛、小脑性共济失调及进行性智能衰退等，无黄斑变性，可存活到中年。

3）基因学分型包括 CLN1-6，CLN8-10（表 26-6）。

表 26-6　NCLs 的临床分型及致病基因

疾病名称	临床分型	基因定位	致病基因	编码蛋白
Santavuori-Haltia（NCL1）	婴儿型，也包括晚婴型、少年型及成人型	1p32	CLN1（PPT1）	棕榈酰蛋白硫脂酶 1
Jansky-Bielschowsky（NCL2）	晚婴型，也包括少年型	11p15	CLN2（TPP1）	三肽基肽酶 1
Batten 病，Vogt-Spielmeyer（NCL3）	少年型	16p12	CLN3	CLN3 蛋白
Kufs 病（NCL4）	成人型	未明	CLN4	未明
芬兰变异型（NCL5）	晚婴型，也包括少年型	13q31-32	CLN5	CLN5 蛋白
吉卜赛/印第安变异型（NCL6）	晚婴型，早发少年型	15q21-23	CLN6	CLN6 蛋白
土耳其变异型（NCL8/NCL7）	晚婴型	8p23	CLN8	CLN8 蛋白
北方癫痫变异型（NCL8）	晚婴型，也包括少年型	8p23	CLN8	CLN8 蛋白
NCL9	少年变异型	不明	CLN9	二氢神经酰胺合成酶调节剂
NCL10	先天性 NCL，先天性黑矇性痴呆	11p15.5	CLN10	组织蛋白酶 D

897

特发性基底节钙化的病因病理及临床特征是怎样的?

特发性基底节钙化（idiopathic basal ganglia calcifications，IBGC）或称为 Fahr 病，Bamberger（1855）首先报告，Fahr 在 1930 年又作了进一步详细描述。

（1）病因病理：为常染色体显性或隐性遗传方式，2012 年我国科学家发现并克隆第一个致病基因 SLC20A2，能与无机磷跨膜转运相关。病理显示双侧基底节区、小脑齿状核、脑干、大脑及小脑灰白质交界区广泛对称性终末小动脉及静脉周围钙质沉积。

（2）临床特征

1）本病自儿童期至老年均可发病，临床表现强直、运动迟缓、共济失调、癫痫发作、情绪及认知障碍等。

2）脑 CT 检查是诊断的依据，其显示脑内钙化斑的敏感性优于 MRI，可见对称性基底节区钙化斑，有时累及小脑齿状核或大脑皮质，钙化斑 $>800mm^2$ 是重要诊断标准；较典型者可见尾状核头钙化呈“纺锤”状或“倒八”字形排列，豆状核条片状钙化，呈“八”字形排列，丘脑内钙化呈“三角”形，侧脑室周围呈“火焰”状钙化。

898 戈谢病的病因病理、分型及临床特征是怎样的?

戈谢病（Gaucher disease，GD）也称为葡糖脑苷脂病，是一种家族性糖脂代谢疾病和最常见的溶酶体沉积病，法国医生 Gaucher（1882）首先报道。

（1）病因病理：本病由编码葡糖脑苷脂酶（glucocerebrosidase，GBA）基因缺陷所致，GBA 活性下降导致葡糖脑苷脂不能水解成神经酰胺和葡萄糖，大量贮积于全身单核－吞噬细胞系统如肝、脾、骨骼、肺及脑组织中蓄积，产生相应的临床表现。GBA 基因位于 1q21，含 11 个外显子，已发现超过 200 种与 GD 相关的突变，形成典型的戈谢细胞。病理显示单核－吞噬细胞系统戈谢细胞浸润，戈谢细胞是由脾组织细胞、肝 Kupffer 细胞、肺泡巨噬细胞及单核细胞等转变形成，充满脂质，胞质浅蓝色，有纤维条纹结构，电镜下可见胞质中特殊的管状脑苷脂包涵体。戈谢细胞见于脑血管周围，伴胶质细胞增生；肝脾正常结构破坏和纤维化，骨质囊性浸润，脑神经核、基底节、丘脑及小脑神经元退行性变等。

（2）分型及临床特征：根据发病急缓、内脏受累程度及中枢神经系统是否受累分为Ⅰ、Ⅱ、Ⅲ型，以及围产期致死型和心血管亚型。

Ⅰ型即慢性型，是非神经型，是最常见的类型，发病年龄可自数月至老年，表现肝脾肿大、贫血、骨骼受累等。

Ⅱ型又称急性型或婴儿型，是神经型，多在生后 3～4 个月发病，最少见的类型，主要表现肝脾肿大、儿童生长发育迟滞、婴儿早期斜视，预后差。

Ⅲ型即亚急性型，是神经型，多在 2 岁左右发病，初期肝脾肿大，3～7 年后逐渐出现神经系统症状，如斜视、痉挛、智力低下及惊厥等，晚期出现骨骼病变、脾功能亢进、全血细胞减少和出血等。

戈谢病的临床表现因葡糖脑苷脂酶缺乏程度而不同，可见脾肝肿大及脾功能亢进；生长发育落后，骨骼改变，可发生病理性骨折；皮肤表现鱼鳞样改变，暴露部位可见棕黄色斑；肺部受累出现咳嗽、呼吸困难及肺动脉高压；眼部受累可见水平注视困难、斜视；中枢神经系统受累可有语言障碍、行走困难、惊厥发作等。

检查血常规有轻中度贫血，血小板轻度减少。骨髓细胞涂片查到戈谢细胞，体积大，直径 20～80μm，多呈卵圆形，含一或数个偏心胞核，核染色质粗糙，胞浆质多，呈淡蓝色，充满交织成网状或洋葱皮样条纹结构。测定白细胞或培养的皮肤成纤维细胞 β-葡糖脑苷脂酶活性降低。

899

苯丙酮尿症的病因病理及临床特征是怎样的?

苯丙酮尿症（phenylketonuria，PKU）是最常见的氨基酸代谢病，为常染色体隐性遗传。

（1）病因病理：本病是苯丙氨酸羟化酶（PAH）基因缺陷导致酶缺乏，摄入的苯丙氨酸（PA）在血浆内蓄积并在脑组织等贮积，PA 主要羟化途径受阻，次要代谢途径代偿性亢进，PA 转化为苯丙酮酸、苯丙乳酸、正羟苯乙酸和苯乙酸增加，蓄积于组织、血浆和脑脊液中，从尿中大量排出，产生苯丙酮尿症。病理显示脑成熟障碍如脑白质、灰质分层不清，白质中有异位的灰质；髓鞘生成障碍如视束、皮质脊髓束、皮质－桥脑－小脑束纤维髓鞘形成不全；灰质及白质囊样变性多因婴儿反复癫痫发作导致脑缺氧，可见黑质、蓝斑色素消失等。

（2）临床特征

1）婴儿出生时智能通常正常，6 个月后智商迅速下降，1 岁时降至 50，3 岁时降到 40 左右。患儿尿中排出大量苯丙酮酸及代谢产物，有特殊霉臭味，身体或衣服可闻到特殊的霉味或“鼠味”。

2）25% 的严重智力迟滞患儿可出现癫痫发作，表现婴儿痉挛或其他发作，随年龄长大发作减少或转变为失神发作或全身强直阵挛发作。

3）部分患儿可有震颤、共济失调，严重者出现脑性瘫痪，检查常见肌张力增高、腱反射亢进及病理征。可见黑色素缺乏，皮肤色白，头发淡黄或棕色，虹膜色淡呈棕黄色，白种人呈蓝色。常见门齿稀疏、骈指及脊柱裂等。

4）约 80% 的患儿可见脑电图异常，CT 检查显示脑萎缩。尿中苯丙酮酸测定（＋），血浆苯丙氨酸＞200mg/L。如患儿早期限制苯丙氨酸摄入预后较好。

900

神经节苷脂贮积病的病因及临床特征是怎样的?

神经节苷脂贮积病（gangliosidosis）是一组神经节苷脂水解代谢中不同酶缺乏引起不同物质在神经组织中沉积致病，为常染色体隐性遗传。

（1）病因：神经节苷脂是分布于神经细胞膜上的葡萄糖脂，也广泛存在于人体各种细胞，其降解酶缺陷导致神经节苷脂在溶酶体内贮积，主要损害脑灰质。分为两类。GM1 神经节苷脂贮积病基因定位在 3p14.2，因缺乏酸性-β-半乳糖苷酶使 GM1（单涎酸己糖神经节苷脂）末端半乳糖不能被切割而沉积；GM2 神经节苷脂贮积病基因定位于 5q1.13，因β-氨基己糖胺酶缺乏或 GM2 激活蛋白缺陷，引起 GM2（单涎酸丙糖神经节苷脂）结合的N-乙酰半乳糖不能被水解切割而沉积。

（2）临床特征：多在婴幼儿发病。

1）GM1 神经节苷脂贮积病

Ⅰ型：婴儿型，又称婴儿家族性黑矇性痴呆，特殊外貌如凸前额、凹鼻梁、低耳、巨舌及人中很长，面部水肿，角膜混浊，眼底黄斑区樱桃红点，关节挛缩，肝脾肿大，哺乳不良，吞咽无力，不能竖头，检查肌张力低下，自主活动减少，腱反射亢进。智力发育极差，6～7 月时患儿对外周仍无反应，听觉过敏，惊吓反射明显，惊厥发作频繁，随病程进展出现去大脑强直，极少能存活 2 周岁。

Ⅱ型：幼年型，外貌正常，新生儿期正常，但听觉过敏、惊吓反射明显，常在 6 个月内出现全身抽搐、肌阵挛发作及发育落后，伴轻度肝脾肿大，无黄斑樱桃红点。

Ⅲ型：慢性晚发型，儿童期和青春期起病，首发症状多为构音障碍和肌张力改变，进展缓慢，智力可轻度受损，通常无共济失调、肌阵挛及癫痫等，无面容异常及肝脾肿大。

2）GM2 神经节苷脂贮积病：分为以下三型。

Ⅰ型：婴儿型，为 Tay-Sachs 病，出生时正常，生后 4～6 月表现对周围注意减少，运动减少，肌张力降低，听觉过敏、惊跳、尖叫、肌阵挛发作，不自主发笑等；病后 3～4 月迅速恶化，头围增大，视力下降，逐渐出现黑矇、视神经萎缩，瞳孔光反应差，大多数可见黄斑樱桃红点；1 岁后出现肌张力增高，去大脑强直，2 岁后痴呆，频繁肌阵挛及抽搐发作，不能吸吮吞咽，在 3～4 岁前死亡。

Ⅱ型：急性早期婴儿型，又称 Sandhoff 病，表现与Ⅰ型相似，起病较早，进展快，常伴肝脾肿大。

Ⅲ型：变异型，2～6 岁发病，表现共济失调、智力运动衰退、痉挛、手足徐动及癫痫发作等，眼底可见樱桃红斑，可活至 10～15 岁。

901 尼曼匹克病的病因病理及临床特征是怎样的？

尼曼匹克病（Niemann-Pick disease）是一组常见的髓鞘磷脂贮积病，为常染色体隐性遗传，Niemann（1914）首先报道。

（1）病因病理：鞘磷脂广泛存在于质膜、内质网、线粒体及神经髓鞘，酸性鞘磷脂水解酶缺乏使鞘磷脂在肝脾、骨髓、肺、淋巴结及脑组织中沉积，导致功能障碍。酸性鞘磷脂酶基因 SMPD1 位于 11p15，含 6 个外显子，基因缺陷使细胞不能脂化和转运外源性胆固醇。病理可见神经元数目减少，呈灰白色气球样或颗粒样变，中脑、脊髓及小脑神经元变性明显，视网膜神经元变性，内脏细胞由于鞘磷脂和胆固醇贮积形成 Niemann-Pick 细胞。

（2）临床特征：主要表现肝脾肿大和神经系统受损，临床分五型，儿童期以 A、B、C 三型为主。

A 型（婴儿型）最常见，生后 3～9 个月发病，CNS 及其他组织均受累。常见肝、脾及淋巴结肿大，肺浸润性病变，间歇性黄疸和腹水等。1 岁前大脑即受累，如精神运动发育迟滞，自发活动消失，对周围环境表现淡漠，肌无力伴双侧锥体束征，腱反射消失等；可有肌阵挛、失明、黑矇、眼震及听觉反应迟钝，约 1/4 的患儿黄斑可见樱桃红斑。可见凸眼、眼距宽及口腔黏膜色素沉着。患儿多于 2 岁前死于反复感染。

B 型（慢性非神经型）：发病较 A 型稍晚，病情进展缓慢，多无神经系统受累，身材矮小，肺部因弥漫性浸润易发生感染。

C 型（慢性神经型）：初起症状为肝脾肿大和弥漫性脑病，典型神经症状为核上性垂直性眼肌麻痹、智力及运动功能损害，多数患者 20～30 岁死于吸入性肺炎。

D 型：也可见肝脾肿大及神经系统症状，可出现黄疸，仅见于加拿大 Nova Scotia 省西部。

E 型（成人非神经型）：成年期起病，仅见轻度肝脾肿大，无神经系统症状。

重要的实验室证据是，骨髓及外周血淋巴细胞空泡样变。白细胞、培养的成纤维细胞和肝细胞可检出神经鞘磷脂酶缺乏。

902 Marinesco-Sjögren 综合征的临床特征、鉴别及治疗是怎样的？

马里尼斯科－斯耶格伦（Marinesco-Sjögren）综合征又称遗传性共济失调－白内障－智力缺陷综合征，为常染色体隐性遗传，基因定位于 18qter，基因产物未明。病理表现小脑明显萎缩，浦肯野细胞及颗粒细胞几乎消失殆尽，胶质细胞增生。

（1）临床特征

1）本病幼儿型在婴幼儿期发病，成人型为成年发病，女性略多于男性。临床以先天性白内障、小脑性共济失调及运动智能发育迟滞为特征。白内障为双侧性，生后即有或在 5 岁前发现。可有脊柱侧凸，足外翻，跖、掌短，关节挛缩，身材矮小，性功能发育迟缓和轻度周围神经损害。

2）小脑性共济失调表现躯干及肢体共济失调、眼球震颤及构音障碍，部分患者有斜视、先天性牛眼，可有肌肉发育不良、肌张力低和进行性肌无力等慢性肌病表现，可见锥体束征。可有智能发育迟滞和智力低下。

3）MRI 检查可见小脑萎缩，侧脑室轻度增大。血清 CK 持续或间断升高。

（2）本病诊断主要依据白内障、小脑性共济失调和智力发育不良等三主征。须注意与先天性白内障、面部畸形及神经病综合征（congenital cataracts, facial dysmorphism & neuropathy syndrome, CCFDN）鉴别。二者基因定位相近，CCFDN 基因定位于 18q23-qter，亦为常染色体隐性遗传，主要表现身材矮小，面部畸形，弓形足、马蹄内翻足，脊柱后侧凸和爪状手；先天性小带状白内障，摆动样眼震；感觉运动性神经病等。二者鉴别点主要在于 CCFDN 有明显周围神经损害，面部畸形，小角膜；但小脑性共济失调、智能障碍和慢性肌病较 Marinesco-Sjogren 综合征轻。

（3）治疗：主要对症治疗，尽早摘除白内障，可改善视力；肢体活动训练和神经营养药可能有帮助。

903 McArdle 肌病的临床特征、鉴别诊断及治疗是怎样的?

麦卡德尔（McArdle）肌病也称为糖原贮积病 V 型，由于肌肉糖原磷酸化酶缺乏所致。本病为遗传性糖原代谢障碍，为常染色体隐性遗传，酶基因定位于 11q13，也有常染色体显性遗传，基因缺陷使肌肉不能分解糖原引起临床症状。英国儿科医生 McArdle 在 1951 年首先在 30 岁男性患者发现。

（1）临床特征

1）运动性肌痉挛：表现在肌肉运动如奔跑、跳跃、爬山或登高后出现剧烈的肌肉疼痛、痉挛、易疲劳和肌无力，下肢明显，重者伴大汗淋漓。肌肉疼痛可持续数分钟至数小时，偶可达数天之久，肌痛在休息后好转，间歇期症状完全消失，是糖原在肌肉组织的异常堆积所致。可见继减现象，指一旦发生肌痉挛或肌痛后仍坚持轻度至中度肢体活动，肌痉挛反而出现逐步减轻或消失，其原因不清。

2）剧烈运动后出现的肌疲劳和无力可持续存在，严重时出现四肢不能活动，肌无力分布酷似肌营养不良症，甚至眼肌也出现疲劳。肌萎缩和腓肠肌轻度肥大约占半数以上病例，是糖原沉积于肌纤维内所致，肌萎缩见于疾病晚期。

3）约半数患者运动后出现肌红蛋白尿，见于剧烈运动后 1 至数小时，持续数分钟至数小时，通常 48 小时之内，晚发病患者很少出现肌红蛋白尿。

4）检查血清 CK 正常或轻度升高。心电图可见 QRS 增高，R-P 延长和 T 波倒置。肌电图检查正常或肌源性改变，重复电刺激后诱发电位下降和肌肉痉挛。前臂缺血运动试验有助本病诊断。

（2）鉴别诊断：McArdle 肌病需与急性酒精中毒性肌病、肌红蛋白尿症等鉴别（表 26-7）。

肌红蛋白尿（myoglobinuria）可因肌肉损伤或缺血引起，出现肌痛、肌肉肿胀、肌无力、暗红色尿液及血清肌酶增高等，严重可致急性肾衰竭。病因包括直接肌肉损伤，如挤压伤、持续长时间强直－阵挛性惊厥、超强度体能训练、马拉松、举重、长距离急行军及在炎热潮湿环境从事高强度体力劳动，导致肌肉坏死（横纹肌溶解），代谢障碍如糖尿病酮症酸中毒、高血糖非酮症高渗昏迷、低钾血症、高钠血症，多发性肌炎，过高温，感染、中毒及药物等均可产生肌红蛋白尿。急性酒精中毒是引起横纹肌溶解和肌红蛋白尿常见的病因，药物如甲苯、一氧化碳中毒、巴比妥类、他汀类、两性霉素 B、硫唑嘌呤等。

表 26-7　McArdle 病与急性酒精中毒性肌病、肌红蛋白尿症鉴别

鉴别	McArdle 病	急性酒精中毒性肌病	肌红蛋白尿症
发病诱因	剧烈运动、重体力劳动	一次大量饮酒或长期饮酒	
肌痉挛疼痛	双下肢明显，无压痛	全身肌肉肿胀、坏死疼痛，明显压痛	四肢肌、躯干肌（强烈收缩的肌肉）坏死肿胀疼痛
伴发症状	肌肉疲劳、无力	醉酒状态	发热、全身软弱、呕吐、急性肾小管坏死、肾衰竭
坚持活动	疼痛可减轻	疼痛明显加重	疼痛剧增
疼痛持续时间	数分钟至数小时	通常数日	通常数日至 1 个月
尿改变	肌红蛋白	肌红蛋白、红细胞、管型	肌红蛋白、红细胞、管型
血清 CK	正常或轻度增高	明显增高	明显增高
肌肉活检	肌膜下、肌纤维间大量糖原沉积，肌纤维组化染色见磷酸化酶缺乏	肌细胞肿胀、坏死	肌细胞肿胀、坏死，无酶缺乏

（3）治疗：避免剧烈运动和肌肉收缩，在进行剧烈或长期运动前应服用少量葡萄糖、果糖和乳糖可以预防或减轻发作。

904 黏多糖贮积病的病因、临床类型及防治是怎样的?

黏多糖贮积病（mucopolysaccharidosis，MPS）是细胞溶酶体内降解黏多糖的水解酶突变导致活性丧失，黏多糖不能被降解代谢，导致过多的黏多糖在脑、脊髓、心脏及其他内脏、骨骼、结缔组织等溶酶体内贮积而发病。

（1）病因：黏多糖贮积病为常染色体隐性遗传，仅Ⅱ型-Hunter 病是性连锁遗传。每种类型的 MPS 由一种酶缺陷所致，引起独特的神经系统、骨骼异常，骨骼畸形和脑底结缔组织增生可引起蛛网膜下腔闭塞、阻塞性脑积水或颈髓受压，导致神经系统症状。

（2）分型及临床特征

1）MPS 是溶酶体贮积病中非常重要的一类，根据致病基因及临床表现分为Ⅰ、Ⅱ、

Ⅲ、Ⅳ、Ⅵ、Ⅶ和Ⅸ型等 7 型，其中Ⅲ又分为ⅢA、ⅢB、ⅢC 和ⅢD 亚型，Ⅳ型分为ⅣA 和ⅣB 亚型。

2）临床特征：MPS 经典型临床表现，如Ⅰ型常见粗糙面容，如头大、舟型头、眉毛浓密、眼睛突出、鼻梁低平、鼻孔上翻、嘴唇大而厚、舌大等；角膜混浊，逐渐加重可致失明；关节僵硬，累及肘、肩、膝等大关节；身材矮小、颈短、脊柱后凸；肝脾增大，腹部膨隆；智力落后，心脏瓣膜病，耳鼻喉部病变等。其他各型见表 26-8。

3）检查晨尿黏多糖定量和电泳，可发现黏多糖量增加，每型有不同的黏多糖，如Ⅰ型、Ⅱ型发现硫酸皮肤素和硫酸类肝素条带。外周血、皮肤成纤维细胞溶酶体酶活性测定，黏多糖贮积症Ⅰ型酶活性明显降低。X 线正位胸片可见肋骨似“飘带样”，脊柱侧位片显示胸腰椎体发育不良，有“鸟嘴样”突起。脑 CT 或 MRI 检查可见交通性脑积水导致脑室增大。

表 26-8　黏多糖贮积病的分型及临床表现

分类和疾病名	临床表现	酶缺陷	黏多糖
MPSⅠ Hurler 病	粗糙面容，角膜混浊，关节僵硬，身材矮小，肝脾肿大，心脏瓣膜病，耳鼻喉病变	α-L-艾杜糖苷酶	硫酸皮肤素、硫酸肝素
MPSⅡ Hunter 病	症状轻，多为男性，角膜不混浊，软骨发育不全，关节僵直，脑积水，矮小，器官肿大	艾杜糖醛酸硫酸酯酶	硫酸皮肤素、硫酸肝素
MPSⅢ Sanfilippo 病	症状轻，主要表现智力落后，多动，肝脾肿大	乙酰肝素-N-硫酸酯酶	硫酸肝素
MPSⅣ Morquio 病	腕关节松弛，胸廓前突似鸡胸，角膜混浊轻，牙样物质发育不全，肝肿大，智力正常	半乳糖胺-6-硫酸酯酶	硫酸角质素、6-硫酸软骨素
MPSⅥ Maroteaux-Lamy 病	角膜混浊明显，骨质疏松，脊髓束受压，器官肿大，智力正常	芳香基硫酸酯酶 B	硫酸皮肤素
MPSⅦ Sly 病	症状差异可非常大，病变广泛，角膜混浊、骨质疏松，肝脾肿大，轻型只身材矮小	葡糖醛酸苷酶	硫酸皮肤素、硫酸肝素、4-硫酸软骨素

（3）防治：本病主要是对症治疗，疗效不理想。高危家庭需做产前诊断，预防患儿出生。

905 良性成人家族性肌阵挛癫痫的临床特征、鉴别及治疗是怎样的？

良性成人家族性肌阵挛癫痫（benign adult familial myoclonic epilepsy，BAFME）是成年期发病的少见的癫痫综合征，为常染色体显性遗传。Inazuki 等于 1990 年首次报道一例日本家系，现已发现 8q23. 3-24. 1 等 4 个基因位点，本病主要表现皮质震颤、肌阵挛，伴或不伴癫痫发作，是全球性具有遗传异质性综合征。

（1）临床特征

1）患者一般相继出现震颤、肌阵挛及癫痫发作症状，多在20岁时先出现轻微的手颤抖，可累及四肢远端，呈持续的节律不齐性震颤，运动及维持某种姿势时加重。

2）30～40岁出现肌阵挛和癫痫，睡眠剥夺、激动和光刺激可能诱发。肌阵挛表现为上肢远端部分性、节律不齐的游走性肌阵挛抽搐，运动或维持某种姿势时明显，常在震颤前后出现。癫痫可在多为30岁前后发生，大多数为全面强直-阵挛发作，极少数为复杂部分性发作，发作次数少，总共2～5次，如肌阵挛渐进性加重常预示可能发生癫痫。

3）脑电图背景多正常或α波轻微减慢，发作期可见常波全面发放，频率加快的广泛性棘慢波放电和光发作反应可能本病的EEG特征。肌电图电刺激周围神经可产生巨大的躯体感觉诱发电位（SEP），N20波幅多正常，P25-N33比正常高数十倍；刺激后潜伏期45ms时可记录到增强的长环路反射（LLRI），所谓皮质或C反射，表明皮质兴奋性增高。脑MRI检查多无异常。

（2）鉴别诊断：BAFME诊断依据是，常染色体显性遗传；多于成年期发病；累及四肢远端，以双手为主的震颤及肌阵挛，可同时稀发的全面强直-阵挛发作；神经电生理检查提示肌阵挛或震颤源于大脑皮质是诊断的关键；β受体阻滞剂及酒精治疗无效。

本病需注意与特发性震颤鉴别，本病的震颤为非节律性，震颤部位分布无规律，呈游走性，β受体阻滞剂治疗无效。还需与青少年肌阵挛癫痫（JME）鉴别，JME遗传方式较复杂，大多数无常染色体显性遗传特点，JME多在青春期起病，女性患病率略高，多在清晨醒来时发作，电生理检查无皮质震颤特点。

（3）治疗：本病呈良性进展。抗癫痫药可有效地改善肌阵挛和癫痫症状，氯硝西泮、丙戊酸钠疗效显著，左乙拉西坦对肌阵挛疗效也较好，但加巴喷丁可能加重肌阵挛。

906 Fahr综合征的病因、临床特征及治疗是怎样的？

Fahr综合征（Fahr syndrome）也称为大脑钙质沉着伴晚发性脑病或对称性大脑钙化综合征，于1930年由Fahr描述，国内有少数报道。

（1）病因：尚不清楚。一般认为是假性甲状旁腺功能减退（Albright遗传性骨营养不良症）的一种异常类型，可能为常染色体隐性遗传。可伴钙-磷代谢改变，但许多患者血清钙及磷水平正常，无法解释钙化之成因，钙化起始于基底节和齿状核，钙沉着随疾病进展而增加。

（2）临床特征

1）多数患者有钙质沉着，但无神经系统症状，仅在脑CT检查时偶然发现，常于45～60岁出现症状，常见双侧手足徐动症、单侧舞蹈-手足徐动症等，可能源于基底节和小脑钙化；逐渐出现类帕金森病症状，如震颤、肌强直。患者智能正常或可有发育障碍，可见精神衰退、记忆减退、小脑性共济失调及构音障碍，可出现焦虑、抑郁，伴偏执、妄想等精神病样症状。

2）脑 CT 检查显示双侧基底节对称性钙化，小脑齿状核及脑沟也可见钙化，可见大脑轻度萎缩和脑室扩大。

（3）治疗：无特殊疗法，可予对症处理，如有单侧肌张力障碍用多巴丝肼（美多巴）治疗可能有效。

907

Leber 遗传性视神经病的病因、临床特征及治疗是怎样的?

Leber 遗传性视神经病（Leber's hereditary optic neuropathy LHON）是一种常见的母系遗传线粒体疾病，导致视神经退行性变。von Graefe 等（1858）首先报告，1988 年 Wallance 等确认为线粒体 DNA 突变所致。

（1）病因：本病为线粒体 DNA 位点突变，现已报道 25 个突变位点，如线粒体 DNA（mtDNA）第 11778 位点突变，由 G 突变成 A，使呼吸链 NAOH 脱氢酶第 4 亚单位第 340 位精氨酸被组胺酸所取代，约占 40%，引起呼吸链电子传递障碍；第 3460 位点突变（G→A）占 6% ~25%；第 14484 位点突变（T→C）占 10% ~15%。

（2）临床特征

1）LHON 常于 15 ~35 岁发病，男性患者居多，主要表现双眼同时或先后发生急性或亚急性无痛性视力减退，可伴中心视野缺失及色觉障碍。急性期视力常急剧下降至仅见指数，起病前 2 个月视力减退最明显，6 个月后病情很少再发展，视力减退程度多在 0.1 左右，很少全盲。视力可自行恢复，特别是儿童期发病，14484 型突变通常预后较好。

2）其他神经症状常见头痛，以及癫痫、言语不清、腱反射亢进及病理征，可有震颤、肌张力障碍、耳聋、多汗、无张力膀胱、肢体远端肌萎缩和骨骼畸形，偶见小脑性共济失调等。

3）眼底检查急性期常见轻度视盘炎、视盘充血及边界模糊，急性期眼底病变三主征为视盘微血管病变、视盘周围神经纤维层假性水肿、荧光造影不着色。急性期之后出现视神经萎缩，视野检查常见中心暗点，后期可见视觉诱发电位（VEP）波幅下降或潜伏期延迟。眼底荧光血管造影用于检查视网膜脉络膜血管病变，急性期无荧光渗漏辅助诊断指标之一。PCR-SSCP 是 mtDNA 片段基因突变简单灵敏的筛选方法。脑 MRI 检查正常。

（3）治疗：LHON 尚无有效疗法，有些病人视力可自然恢复，临床常见激素冲击疗法无效才意识可能为 LHON。应告诫患者戒烟戒酒，可应用神经营养药如维生素 B 族、维生素 C、辅酶 Q10 等治疗，急性期可用血管扩张药。有阳性家族史的男性个体宜进行随访，女性患者如已证实为携带者应行产前检查，以利优生。

（顾卫红）

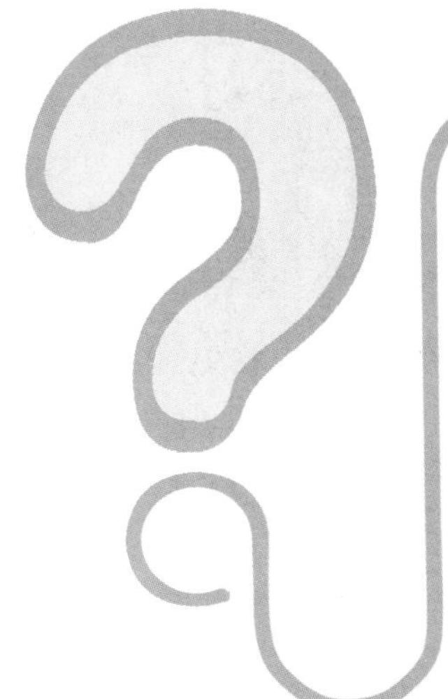

第二十七章

自主神经系统疾病

Disorders of the Autonomic Nervous System

908 自主神经系统的组成及功能是怎样的?

自主神经系统（autonomic nervous system）由脊髓胸、腰段交感神经系统与脑干、骶髓的副交感神经系统组成。在大脑皮质调节下通过下丘脑、脑干和脊髓各节段支配心肌、平滑肌和内脏活动及腺体分泌。交感神经与副交感神经系统相互拮抗，相互协调，配合躯体神经调节人体正常的生理功能，维持机体内环境平衡。

（1）自主神经系统组成

1）中枢部分：包括大脑皮质、下丘脑和脑干。①大脑皮质：各部分均有自主神经代表区，位于相应的躯体功能区附近或与之重叠，如旁中央小叶与膀胱、肛门括约肌调节中枢有关，枕叶与瞳孔有关，岛叶与内脏活动有关等。②丘脑下部：分为两区，前区为副交感神经代表区，后区为交感神经代表区；与糖、水、盐、脂肪代谢，以及体温、睡眠、呼吸、血压调节等有密切关系。③脑干：上端网状结构与维持觉醒状态有关，延髓有呕吐、吞咽、心跳及呼吸等中枢。

2）周围部分：分为交感与副交感神经系统。①交感神经：节前纤维起自脊髓侧角细胞，经脊神经前根达脊髓旁交感神经节和腹腔神经节，这些上下行纤维相互连结形成交感神经干。交感神经一部分节后纤维随脊神经分布到汗腺、血管、平滑肌，大部分节后纤维组成神经丛分布到内脏器官内（交感神经丛内亦含副交感纤维）。②副交感神经：节前纤维起自脑干和骶髓，发出纤维在支配的脏器附近或脏器内神经节换神经元，节后纤维支配相应的器官。

（2）自主神经系统功能

1）心血管及内脏器官一般都受交感与副交感神经的双重支配，两者既相互拮抗，又相互协调。活动时交感神经系统起主导作用，休息时副交感神经系统起主导作用，使机体适应内外环境变化。交感神经紧张出现心跳加快、冠状血管扩张、血压上升、支气管扩张，促进肝糖原分解、血糖升高及消化功能受抑制等；副交感神经紧张出现心跳减慢、肝贮糖增加、消化道蠕动及消化液分泌增加等。有时二者功能也相互协调，如副交感神经使唾液腺分泌稀薄唾液，交感神经使之分泌黏稠唾液。

2）自主神经功能通过神经纤维末梢释放不同的化学递质实现，包括胆碱能神经及肾上腺素能神经递质。胆碱能神经包括交感神经及副交感神经节前纤维、副交感神经节后纤维，支配血管扩张、汗腺和子宫的交感神经节后纤维。肾上腺素能纤维包括支配心脏、肠管、血管收缩的交感神经节后纤维。

909 自主神经功能失调综合征的分类及其鉴别是怎样的？

自主神经失调综合征（autonomic imbalance syndrome）是全身各器官、血管及腺体的自主神经调节障碍，引起水及电解质、糖、脂肪代谢和体温、睡眠、血压等异常。

根据病因可分为以下三类，见表 27-1。

（1）家族性自主神经功能不全：也称为 Riley-Day 综合征，临床少见，为家族性，常染色体隐性遗传，常见于犹太籍儿童。表现自主神经、运动及躯体感觉功能缺陷，患儿有特征性面容，如先天愚型样斜杏形眼、耳大及下巴尖突，哭闹时不流泪、多汗、流涎，面部斑点状红斑、肢端发绀、角膜痛觉缺失、腱反射减弱，间歇性高血压，反复发作的肺疾病，腹部膨胀，角弓反张姿势，无舌蕈状乳头，轻敲头部时头皮出现特征性无法控制的瘙痒。

（2）获得性自主神经功能不全：是各种疾病伴发的自主神经功能不全，如糖尿病、系统性红斑狼疮、多发性硬化、血卟啉病以及应用某些药物等。

（3）特发性自主神经功能不全：也称特发性直立性低血压（idiopathic orthostatic hypotension），是罕见的原发性神经系统退行性疾病，中年男性，隐匿起病，缓慢进展；卧位转直立位时收缩压下降 30mmHg，舒张压下降 20mmHg；步态不稳，共济失调，频发晕厥，伴阳痿、皮温异常、出汗障碍及尿便功能失调等。

表 27-1 自主神经功能失调综合征的鉴别诊断

	家族性自主神经功能不全	获得性自主神经功能不全	特发性自主神经功能不全
发病年龄	出生后	任何年龄	中年
性别	男女无差别	男女无差别	多为男性
起病方式	缓慢	因病因而定	隐匿
躯体症状	常有	常有	共济失调，晕厥
发育异常	常有	无	无
自主神经功能不全	不完全	不完全	完全
舌蕈状乳头	无	有	有
家族遗传史	常染色体隐性遗传	无	无
预后	通常不良	可恢复	难治性
病理及实验室检查	病理示交感神经节发育不良，致病基因位于 9 号染色体短臂 31～33 区带	可有与原发病相关的实验室异常	神经活检可见炎性脱髓鞘改变
治疗	对症治疗，无特殊疗法	治疗原发病，对症治疗	皮质类固醇有一定疗效

910 雷诺病的临床表现及治疗是怎样的?

雷诺病（Raynaud disease）也称为肢端动脉痉挛症，是一种遇冷或情绪紧张后引起阵发性肢端（手指为主）小动脉强烈收缩和缺血的疾病。发作时双手由苍白变为青紫而后转为潮红，伴对称性疼痛。本病如无明确的病因为原发性，称为雷诺病；伴发于某些疾病为继发性，称为雷诺现象。

（1）临床表现

1）本病较少见，常见于女性，男女比例为 1：10，多在 20～30 岁发病。冬季发病常见，寒冷是最重要的诱发因素，情感波动也可起作用。表现双手对称性间歇性发白与发绀，可伴麻木、刺痛和感觉异常；足趾发生者少见，耳郭、鼻尖、唇可偶见。早期在寒冷季节频发，夏季明显好转，病情重时四季皆可发作。

2）患者常见自主神经紊乱症状，如易兴奋、冲动、多疑、抑郁、失眠等。

3）本病可分三期：①缺血期：遇冷后出现双手指发白发凉，伴麻木、蚁走感及疼痛，发作持续数分钟至数小时。②缺氧期：双手指青紫，界限明显，伴感觉异常和疼痛，持续数小时至数日。③充血期：动脉充血，皮温上升，皮色转潮红再恢复正常。晚期病例小血管闭塞可引起指端缺血坏死，指尖溃疡或坏疽可导致骨髓炎、败血症等严重并发症。

（2）治疗

1）血管平滑肌松弛剂：针对血管痉挛的首选用药，5-羟色胺受体拮抗剂萘呋胺酯（Naftidrofuryl）轻度扩张周围血管，缩短发作持续时间及减轻疼痛，0.2g 口服，3 次/天。盐酸酚苄明（Phenoxybenzamine hydrochloride）10～20mg 口服，3～4 次/天。α 受体阻滞剂盐酸妥拉苏林（Tolazoline）25～50mg 每次，3 次/天口服，不良反应是直立性低血压。罂粟碱（Papaverine）30～60mg 口服，3 次/天；或 60～90mg/d 静滴，一疗程为 7～10 天。己酮可可碱（Pentoxifylline）0.4g 口服，3 次/天。烟酸肌醇酯（Inositol nicotinate）4.0g/d，可缩短发作持续时间及减少发作次数，需服药 3 个月疗效才明显。烟酸 100～200mg 口服，3 次/天，或静脉滴注。

2）钙离子拮抗剂：扩张血管和增加血流量，维拉帕米（Verapamile）40～90mg，4 次/天口服；地尔硫䓬 60mg，3 次/天口服，均连用 2 周。硝苯地平 20mg，3 次/天，口服。尼莫地平 40 mg，3 次/天口服。

3）降压药：盐酸胍乙啶（Guanethidine hydrochloride）10～50mg/d 口服，1 次/天。甲基多巴（Methyldopa）250mg 口服，3 次/天。儿茶酚胺耗竭剂利血平（Reserpine），0.25mg 口服，3 次/天；可合用利福平 0.1g 口服，3 次/天。

4）前列环素（Prostacyclin）、前列地尔（Alprostadil）有较强的血管扩张及抗血小板聚集作用，适用于难治性病例。

5）条件反射及生物反馈疗法：病人双手置于43℃水中，身体暴露于0℃环境下，每日约30分钟。治疗后患者感觉症状改善，暴露于寒冷环境时手指温度明显高于正常人，疗效可持续9～12个月。

6）严重的病例或保守治疗无效者可试用交感神经节切除术，有效率达50%～60%，但易在半年至2年复发。严重的雷诺病患者可试用血浆交换治疗。

7）预防宜注意手足保暖，常做手部按摩，促进血液循环和改善肢端营养，可作理疗，冷、热水交替治疗，直流电按摩等。外用药可用2%硝酸甘油软膏、1%～2%己基烟酸软膏、多磺酸黏多糖乳膏、复方肝素凝胶等，每日外用2～3次。

8）雷诺病充血期和雷诺现象可用维生素B族、小剂量甲状腺素，中药治疗以活血助阳为主，用温经回阳通瘀汤、复方丹参注射液及毛冬青等。

911 雷诺现象的分期分级以及雷诺病与雷诺现象的区别是怎样的？

雷诺现象是指由于其他疾病继发的肢端动脉痉挛现象。

（1）雷诺现象的Taylor-Pelmear分期分级，见表27-2。

表27-2　雷诺现象临床症状的Taylor-Pelmear分期分级

期	级	临床表现
0	0	无发作
1	轻	偶发，累及一个或多个指尖
2	中	偶发，累及一个或多个指尖或指中部（极少累及指底部）
3	重	常发，累及大多数手指的全部
4	极重	同3期，伴有指尖皮肤损害及可能发生坏疽

（2）雷诺病与雷诺现象的区别，见表27-3。

表27-3　雷诺病与雷诺现象的区别

特点	雷诺病	雷诺现象
起病年龄	10～20岁或以上	30～40岁
性别	75%～90%为女性	多为女性，男性发病较雷诺病少
严重程度	较轻	较严重，伴疼痛

续表

特点	雷诺病	雷诺现象
组织坏死	罕见	常见
分布	对称，双手和双足	非对称
甲周毛细血管	正常	扩张，管腔不规则，毛细血管袢增大
病因	不明	见于结缔组织病、高凝状态、血液病、肿瘤、药物、损伤及职业性疾病等

912 红斑性肢痛症的分类、临床表现及治疗是怎样的？

红斑性肢痛症（erythromelalgia）是以肢体远端血管扩张导致阵发性皮肤潮红肿胀、皮温升高及剧烈烧灼痛为特点的外周自主神经系统疾病。Mitchell（1878）首先报道以指端皮肤红、肿、热、痛为特征的疾病，命名为红斑性肢痛症。1964 年 Babb 等将此病分为原发性与继发性两类；1995 年我国南方曾发生有流行特点的红斑性肢痛症，近 30 年西藏、贵州及两广地区曾在健康人群中大批流行。

（1）分类：包括原发性与继发性。原发性病因不明，可能与自主神经或血管神经中枢功能紊乱、皮肤热过敏有关，少数为遗传性，易感基因在染色体 2q31-32 上。继发性见于红细胞增多症、血小板增多症、恶性贫血等血液疾病，类风湿关节炎、系统性红斑狼疮、血栓闭塞性脉管炎等自身免疫性疾病，以及多发性硬化、脊髓疾病、糖尿病、艾滋病、一氧化碳中毒、心力衰竭、高血压病及痛风等。

（2）临床表现

1）临床少见，常见于中青年，特征表现阵发性肢端皮温升高，皮肤潮红肿胀，产生剧烈的烧灼痛，尤以足趾、足底为著，疼痛为阵发性，夜间明显且发作次数较多。在温度较高的环境、长时间站立、行走或双足下垂均可诱发或加剧疼痛，患者不愿穿袜，可导致疼痛加剧，患者入睡时喜将双足置于被子外面，在冰冷的地面行走、用冷水浸足、将患肢抬高或休息可缓解疼痛。

2）检查可见患肢皮肤变红，压之红色暂时消失，皮温升高，血管扩张，足背动脉与胫后动脉搏动增强，足轻度肿胀、多汗。一般无感觉及运动障碍，少数患者晚期因营养障碍可出现溃疡或坏疽。需注意与血栓闭塞性脉管炎、糖尿病性周围神经病及雷诺病等鉴别。

（3）治疗

1）一般治疗：急性期卧床休息，抬高患肢，局部冷敷或将肢体置于冷水中以减轻疼痛。急性期后避免受热及引起局部血管扩张性刺激。

2）药物治疗：β受体阻滞剂普萘洛尔20～40mg口服，3次/天，疼痛多可减轻，部分停止发作，低血压和心力衰竭病人忌用。利血平0.25mg与氯丙嗪25～50mg口服，3次/天，可控制发作，用药时应注意血压。0.15%普鲁卡因500～1000ml，静脉滴注，1次/天，5天为一疗程。维生素B族、维生素C、维生素E等可起辅助治疗作用。皮质类固醇短期冲击治疗可控制症状。低分子右旋糖酐加氯喹疗法，低分子右旋糖酐500ml静脉滴注，1次/天，连用10天，改隔日1次；同时服氯喹0.5g，3次/天，1周后改0.25g，3次/天，用3～4周。

3）物理疗法可用超声或超短波治疗。封闭疗法用0.5%普鲁卡因20～30ml，踝部环状封闭或骶部硬膜外封闭，可起止痛作用，亦可腰交感神经节封闭。

4）各种疗法无效时采取交感神经切除术或局部神经切除术可缓解消除疼痛。

913

面偏侧萎缩症的临床特征、鉴别诊断及治疗是怎样的?

面偏侧萎缩症（hemifacial atrophy）是原因不明的出现一侧面部组织慢性进行性萎缩的营养障碍性疾病，又称为Parry-Romberg病。近年研究发现部分病人常并发错构瘤、先天性动脉瘤、脑发育不全等，推测本病可能与遗传因素导致胚胎发育异常有关；少数病人继发于脊髓灰质炎、外伤、内分泌异常及自身免疫病。

（1）临床特征

1）病程隐袭，多在20岁左右发病，女性多见。病初患侧面部感觉异常、迟钝或疼痛，患侧颊部、下腭可呈现白色或褐色的色素改变。患部逐渐萎缩凹陷，扩展至半侧面部及颈部，与对侧分界清楚，可见皮肤皱缩，菲薄干燥、毛发脱落、泌汗减少，皮下组织消失，称为刀痕样萎缩，是本病特征性表现。后期病变累及舌肌、喉肌及软腭，严重者患侧面部骨骼也受累及。肌肉不受累，肌力正常，偶见患侧Horner征，严重病例累及躯干和肢体，称为进行性偏侧萎缩症（progressive hemiatrophy）。

2）本病进展通常为自限性，到一定程度不再进展，通常不会发展至一侧面部或躯体极度萎缩。本病可与硬皮病、进行性脂肪营养不良、癫痫等有关或并存。

3）X线平片可见病变侧骨质变薄缩短。CT和MRI检查提示病变侧皮下结缔组织、骨骼、脑及其他脏器呈萎缩改变，B超也发现病变侧脏器变小。

（2）鉴别诊断

1）需与正常的两侧不对称鉴别，正常人两侧面部、肢体或躯干并非完全对称，但差别较小，且较小侧面部皮肤、皮下组织及骨骼无萎缩，影像学检查无异常。

2）面神经炎、面部外伤、下颌关节炎后遗症等在完全治愈数年或数十年后，偶可发现病侧面部较对侧变小，但轻度萎缩并不进展。

3）局限性或系统性硬皮病可见面部皮肤及皮下结缔组织萎缩，但头面部并非硬皮病的好发部位，皮肤硬皮病与皮下结缔组织粘连不易捏起，也无刀痕样萎缩可帮助鉴别。

4）面肩肱型肌营养不良早期可见不对称性面肌萎缩，检查有肌无力、CK 增高等有助于鉴别。

（3）治疗：目前本病无特效疗法，主要是对症治疗，如对癫痫、偏头痛、三叉神经痛、眼部炎症等，严重者可行整形美容术。

914

偏侧颜面肥大症的临床表现及治疗是怎样的?

偏侧颜面肥大症（hemifacial hypertrophy）又称为 Curtius 综合征，Curtius（1925）首先报道，是以一侧颜面进行性肥大为特征的综合征。病因不清，可能与自主神经或内分泌功能障碍有关。

在出生后即见病态，部分呈慢性进行性加重，至发育期后可自然停止发展。典型的特征是一侧颜面肥大伴同侧颧骨、颅骨、上下颌骨、耳朵、颊部、口唇、舌肌均呈增生肥大，常多见于右侧。伴有患侧皮肤色素沉着、毛发增生和血管异常等。同时有牙槽扩大、牙齿发育过早、有巨齿和错位咬合等。

（1）临床表现

1）临床罕见，多见于男孩，婴幼儿期发病，病侧颜面缓慢进行性肥大，导致面部变形，青少年期自行停止。颜面肥大主要影响软组织，也累及乳突、上颌骨或下颌骨、颧弓及额骨等。病侧肢体骨骼也可增生肥大，严重者呈巨指症、并指、多指、脊柱侧弯、骨盆异常及弓形足等。

2）颜面肥大处皮肤变厚、色素沉着、毛发增多和出汗增多，毛细血管扩张潮红，可见病侧口唇、口腔黏膜及腭垂肥大，牙齿增大和排列不齐，舌肌肥大等。神经系统不受累，偶因骨骼增生压迫神经干，引起坐骨神经痛、腕管综合征等。病侧肾及肾上腺肥大，可伴肾上腺皮质肿瘤或癌变、隐睾及尿道下裂。

3）X 线检查显示病侧骨质或牙齿增粗，CT 及 MRI 可见病变侧皮下结缔组织、骨骼及其他脏器肥大，B 超也可见病侧脏器肥大。

（2）治疗：目前尚无特效疗法，骨质过度肥大产生压迫症状可行矫形术。

915

自发性多汗症的病因、临床表现及治疗是怎样的?

自发性多汗症（spontaneous hyperhidrosis）是病因不明的阵发性局部性或全身性多汗综

合征。

（1）病因：局限性多汗通常与精神紧张或交感神经功能失调有关。全身性多汗可见于甲状腺功能亢进、丘脑下部病变、脑炎后遗症、结核病及其他慢性消耗性疾病、低血糖等，抑郁症、焦虑症病人由于自主神经功能不稳，也常见阵发性全身或局部多汗。

（2）临床表现

1）多数病例表现阵发性局限性或全身性多汗，常在情绪激动、环境温度上升或活动后出汗增多，重者可大汗淋漓，影响工作。临床也可见偏侧性多汗，多为中枢性如间脑病变所致。

2）先天性多汗症多表现手掌、足底及腋部多汗，可能与遗传有关，见于遗传性疾病如家族性自主神经功能不全（Riley-Day 综合征）、斯潘来格－塔泊纳综合征（Spanlang-Tappeiner）综合征等。Spanlang-Tappeiner 综合征为常染色体显性遗传，两性皆可罹患，发病年龄 5～20 岁，临床特征性表现角膜舌形浑浊、脱发、多汗及掌跖角化等。

（3）治疗

1）宜去除病因或治疗原发病，戒食辛辣食物。局限性多汗可用 3%～5% 福尔马林涂抹局部，注意皮肤清洁，可涂搽爽身粉有收敛作用。全身性多汗可口服阿托品 0.3～0.5mg，3 次/天，或用颠茄合剂抑制多汗。

2）精神紧张病人应保持情绪稳定，可应用地西泮、氯丙嗪等。体弱病人可行全身强壮治疗，口服黄芪精口服液、玉屏风散等。

3）可行交感神经封闭，顽固性病例可考虑交感神经切除术。放疗如手足掌多汗可试用深部 X 线治疗，每次 100R，每周 2 次，总量 800～1000R。

血管神经性水肿的病因病理、临床表现及治疗是怎样的?

血管神经性水肿（angioneurotic edema）也称为 Quinche 水肿、巨大性荨麻疹，病变累及皮肤深层包括皮下组织，多在皮肤组织疏松处发生局限性水肿。临床以突发的皮肤或黏膜短暂性水肿的反复发作为特征，偶有内脏水肿，常伴皮肤划纹症、荨麻疹、红斑及紫癜等。

（1）病因病理：与荨麻疹相似，常见食物及食物添加剂、吸入物、感染、药物及昆虫叮咬，机械刺激、冷热、日光等物理因素，精神因素和内分泌改变，遗传因素等。遗传性血管性水肿是血液和组织中 C1 酯酶抑制物水平减低和无活性所致。病理机制为血管通透性增高，血管内液体过度渗出导致发病。

（2）临床表现

1）任何年龄均可发病，常见于年轻人，急性起病，数分钟或数十分钟达高峰。表现急性局限性水肿，多见于组织疏松处，如眼睑、球结膜、口唇、包皮、肢端、头皮、耳郭，口腔黏膜、舌、喉等，消化道及肾等也可发生。水肿皮肤紧张发亮，皮色及温度正常，境界不清，压之较硬，为不可凹性水肿，患者自觉麻木胀感，无疼痛及发痒。

2）肿胀经 2～3 天消退或持续更长时间，消退后不留痕迹。可反复发生，常合并荨麻疹。喉头黏膜发生血管性水肿时出现气闷、喉部不适，声音嘶哑和呼吸困难，甚至有窒息可能。

3）慢性血管神经性水肿有家族遗传性，幼儿期发病，反复进行性加重，常累及呼吸道和消化道。

4）检查血嗜酸性粒细胞增多，IgE 可增高，C1 酯酶抑制缺陷患者血清中缺乏 C1INH 或仅有无活性 C1INH。

（3）治疗：急性血管神经性水肿，尤其喉水肿患者可用拟交感神经药 0.1% 肾上腺素皮下注射，对严重急性过敏反应可隔 20～30 分钟注射，并用糖皮质激素如地塞米松 20mg，静脉滴注，1 次/天；或泼尼松 30mg，1 次/天晨服，持续 3～7 天；或用氨茶碱静脉注射。喉头水肿引起呼吸困难须进入 ICU 治疗，立即气管切开或插管，以免发生窒息。寻找去除病因，对症治疗常用抗组胺受体 H1 拮抗剂，对顽固性病例可合用抗组胺受体 H_2 拮抗剂如西咪替丁（Cimetidine）。

917 进行性脂肪营养不良的病因、临床表现及治疗是怎样的?

进行性脂肪营养不良（progressive lipodystrophy）是罕见的以脂肪代谢障碍为特征的自主神经疾病。

（1）病因：病因不明，可能是与自主神经有关的脂肪代谢异常所致，可由于中脑与间脑受损，导致垂体前叶激素分泌异常，部分患者合并肾小球肾炎和低补体（C3）血症，少数患者有家族史。局限性常见头胸部脂肪营养不良，全身性脂肪营养不良称为 Seip-Laurence 综合征。

（2）临床表现

1）多于 5～10 岁起病，女性较常见，起病及进展缓慢，可见边界清楚的对称性皮下脂肪萎缩或消失，有时合并局限性脂肪组织增生或肥大。最初常见面部脂肪组织减少或消失，两侧颊部和颞部凹陷，皮肤松弛，失去正常弹性，面颊及眶周脂肪消失而呈特殊面容。而后累及上肢脂肪组织，并扩展带臀部和股部，呈大致对称分布，部分病人臀部、髋部皮下组织明显增生或肥大，但手足不受影响。肌肉、骨质、毛发、乳腺及汗腺均正常，肌力正常，躯体和精神发育不受影响。

2）患者可合并自主神经功能紊乱表现，如皮肤湿度改变、发汗异常、多尿、糖耐量降低、心动过速、血管性头痛、腹痛、呕吐等。个别病人生殖器官发育不良、甲状腺功能异常、肢端肥大症及月经失调等，偶见合并霍奇金病、硬皮病。一般在发病5～10年渐趋停止。

（3）治疗：目前无特效疗法，可试用普通胰岛素注入脂肪组织减少区，有些病人局部脂肪可逐渐增长，恢复正常形态。如病变区局限或由于职业上需要可作局部脂肪埋植或注射填充剂等整形术。本病常呈自限性，持续2～6年可自行停止。

918 家族性自主神经功能异常的病因、临床特征及治疗是怎样的?

家族性自主神经功能异常（familial dysautonomia）也称为Riley-Day综合征，以表现多种自主神经功能不全为特征。由Riley与Day（1949）首先报道。

（1）病因：本病是少见的家族性疾病，呈常染色体隐性遗传，致病基因位于9号染色体短臂31～33区；常见于东欧犹太家族儿童，患者近亲中基因携带者约为1/50。发病可能与体内儿茶酚胺代谢异常有关。患儿的感觉神经节、交感神经节及副交感神经节中神经元明显减少，交感神经末梢数量减少导致血液中去甲肾上腺素、多巴胺β-羟化酶减少，使肾上腺素能受体过敏，对肾上腺髓质释放儿茶酚胺可引起过度应激反应。

（2）临床特征

1）多在婴幼儿期发病，常有家族史。患儿有特征性面容，如先天愚型样斜杏形眼、耳大及下巴尖突，哭闹时不流泪、多汗、流涎，肢端发绀，常出现间歇性高血压或直立性低血压，反复发作的肺疾病，轻敲头部可出现头皮特征性无法控制的瘙痒。

2）患儿进食或情绪激动时常出现面部及肩、颈、胸部对称性红色斑点，稍后消退。可见体温调节异常，常有不明原因发热；出现周期性恶心、呕吐、腹胀、腹痛等，部分出现吞咽困难及食物反流，味觉障碍。口腔溃疡，无舌蕈状乳头。

3）患儿身材矮小瘦弱，智能低下，发育缓慢，说话晚，构音障碍，情绪不稳，动作笨拙，共济失调，癫痫发作，伴肌痉挛等；可见角膜反射消失、腱反射减弱或消失、脊柱侧弯、角弓反张姿势、Charcot关节等。尿中高香草酸（HVA）明显增加。

（3）治疗：本病无特效药物治疗，以对症治疗为主，吞咽困难可予鼻饲；肺部感染可应用抗生素；多汗、流涎可服用阿托品类。各种维生素、镇静剂及抗癫痫药已证实有一定效果。明显的脊柱畸形可考虑手术矫形。

919 特发性直立性低血压的临床表现、诊断和治疗是怎样的?

特发性直立性低血压（idiopathic orthostatic hypotension）又称Shy-Drager综合征，是一

种少见的原因不明的特发性多系统变性病，患者直立时血压降低导致全脑供血不足症状，出现晕厥、眩晕、视物模糊及全身无力，可伴其他自主神经及中枢神经系统症状。由 Bradburg 和 Eggtestoton（1925）首先报道，Shy（1961）和 Drager（1962）分别作了病理描述。

（1）临床表现

1）本病多见于50岁以上中年男性，隐匿起病，缓慢进展。直立性低血压是特征性症状，卧位时血压正常，站立2分钟后收缩压下降30mmHg，舒张压下降20mmHg以上，可有苍白、出汗及恶心等先兆症状，然后出现头昏、眩晕、视物模糊、全身无力、共济失调及晕厥等，可伴抽搐发作，说话含糊，心率无变化，但意识清楚，平卧1分钟症状缓解。严重者直立时立即出现晕厥，需要长期卧床。

2）男性患者阳痿常为首发症状，出现于低血压前数年，可有皮温异常，局部或全身出汗障碍，便秘或顽固性腹泻，尿失禁或尿潴留等，与体位改变无关。

3）有些患者起病后数年出现神经系统功能异常，如眼震、意向性震颤、步态不稳、小脑性语言及共济失调等，可见静止性震颤、表情呆板等帕金森病样症状，锥体束征及精神异常，个别患者晚期有轻微智能减退。

（2）临床诊断可根据：①中年男性隐匿起病，缓慢进展。②卧位转为直立位时收缩压下降30mmHg，舒张压下降20mmHg，脉率不变。③频繁发生晕厥，可伴阳痿、皮温异常、出汗障碍及尿便功能失调等。

（3）治疗

1）本病主要是对症及综合治疗，如患者睡眠时可将床头抬高20～30cm，起立下床时宜动作缓慢，直立后全身活动可促使静脉血液回流，预防晕厥。患者宜多食盐和多饮水，增加血容量；穿弹力紧身衣裤，增加静脉回流。尿淋漓可用集尿器，并针灸治疗。注意营养，可服强壮剂及各种维生素，适当加强锻炼。

2）药物治疗：①盐酸米多君（Midodrine）2.5mg，2次/天，选择性兴奋外周 α_1 受体，增加周围血管阻力，促进肢体血液回流，提高直立位血压。②盐酸麻黄素（Ephedrine）25～50mg，3～4次/天，兴奋肾上腺素受体和提高血压。③苯异丙胺（Benzedrine）10～20mg，2～3次/天；利他林（Retalin）10～20mg，早、午各1次口服。④严重者可试用糖皮质激素，如泼尼松（Prednisone）10mg，3次/天口服，不出现直立性低血压时可减量维持。⑤吲哚美辛（消炎痛，Indomethacin）25mg，3～4次/天。⑥多巴丝肼（Madopar）125mg，3～4次/天；合用单胺氧化酶B（MAO-B）抑制剂思吉宁（Selegiline）2.5～5mg，早、午服用，抑制神经元内DA分解代谢，增加脑内DA含量，改善锥体外系症状，须注意思吉宁可使血压增高。⑦去氨加压素（Desmopressin）滴鼻与激素合用可减少夜尿。⑧患者常伴红细胞数减少和血容量偏低，促红细胞生成素（Erythropoietin）25～75U/kg，每周3次，用药3周，并合用铁剂可增加红细胞数量及血容量，提高直立位血压，3周后改用维持量25U/kg，每3日1次。⑨中药如生脉稳压汤加减、补中益气汤合并生脉散加减、生脉散注射液静脉滴注等。

痛性肥胖症的临床表现及治疗是怎样的？

痛性肥胖症（adiposis dolorosa）是少见的病因不明的自主神经系统疾病，表现躯体某部位皮下脂肪异常堆集，并伴该部位自发性疼痛。由 Dercum（1892）首先描述，又称为 Dercum 病。

（1）临床表现

1）本病女性患者是男性的 5～30 倍，多在 30～50 岁育龄期发病，表现在肥胖基础上出现痛性结节或脂肪块，大小不等，脂肪多沉积于躯干、颈部、腋部及腰臀部，分布不对称。随脂肪结节增大，疼痛加重，表现为针刺样或刀割样剧痛，呈阵发性或持续性，沿神经干可有压痛，常伴关节痛，可伴麻木、无力及出汗障碍等。患者常有停经过早、性功能早期减退等。

2）全身衰弱也是突出症状，可伴睡眠障碍、抑郁、焦虑、记忆力减退、注意力不集中、心动过速、气促、糖尿病、胃胀、便秘、乏力、虚弱和关节痛等。本病须注意与多发性神经纤维瘤和血管脂肪瘤鉴别。

（2）治疗：本病无特效疗法，以对症治疗为主。疼痛剧烈时可用镇痛药。异常堆集的脂肪可用吸除方法减轻疼痛，也可用利多卡因局部注射或静脉滴注；也可试用甲氨蝶呤、英夫利昔单抗（Infliximab）、干扰素 α-2b 及糖皮质激素等。

唇舌水肿及面瘫综合征的临床表现及治疗是怎样的？

唇舌水肿及面瘫综合征也称为梅罗（Melkersson-Rosenthel）综合征。表现反复出现的面神经瘫和面部肿胀，合并皱襞舌。由 Melkersson（1928）、Rosenthel（1930）首先描述。病因不明，可能由于小血管运动神经功能障碍引起唇舌水肿，有些患者为家族性，与遗传因素有关，机体免疫功能下降可能诱发。

（1）临床表现

1）多在青少年发病，无性别差异。发病迅速，常出现口唇肿胀，再扩散到面颊和头皮，无自觉疼痛，肿胀侧可出现面瘫，可伴味觉减退及听觉过敏，持续数日面舌肿胀自然消退，面瘫逐渐好转，舌纵裂沟仍存在，数周或数月可复发。

2）检查可见周围性面瘫及口唇肿胀，常见舌面肿起，舌体有较深的纵向裂沟，是本病特征性表现。

（2）治疗：本病尚无根治方法，症状可自行消退，预后良好，但可复发。应用大剂量甲泼尼龙 1.0g/d，静脉滴注，连续 5～7 天，面部肿胀及周围性面瘫可迅速好转，维持较长时间不复发，疗效较好。有家族因素者应做遗传咨询，避免近亲结婚、检测基因携带者等。

922 交感神经链综合征的临床表现及治疗是怎样的？

交感神经链综合征（sympathetic chain syndrome）是多病因如各种急性及慢性感染，中毒、外伤、肿瘤、血管性疾病等导致长期隐性存在的临床综合征。临床并非少见，因晚期才出现典型症状，临床诊断率较低。

交感神经链综合征是用局麻药阻滞支配疼痛区域的交感神经所能缓解的疼痛。而对阻滞交感神经无反应的疼痛称为非交感神经依赖性疼痛（SIP）。

（1）临床表现

1）任何年龄均可发生，无性别差异，亚急性或慢性起病，也可急性起病，常有转为慢性迁延、时起时伏的趋势。

2）临床表现可因受损交感神经节而不同，常为不对称节段性，如发作性或持续性疼痛，伴阵发性加剧，夜间较重，情绪波动、过劳及寒冷刺激可加重，范围弥散，有扩散趋势。受损交感神经节体表投射区可有压痛点，有助于病变定位。可出现麻木、蚁走样感等感觉异常，主观感觉异常明显；出现出汗增多及立毛反射亢进，或出汗减少及立毛反射减弱；可见皮肤干燥、毛发脱落及指（趾）甲变脆等营养障碍表现，可见小动脉及毛细血管痉挛。

（2）治疗

1）急性期及慢性期急性发作病人需卧床休息，减少受损部位活动，针对病因治疗。

2）对症药物治疗如交感神经节封闭是最有效的疗法，用于急性及亚急性期。大剂量维生素 B_{12}，1000μg/d，肌内注射，通常可缓解疼痛。

923 网状青斑的临床表现及治疗是怎样的？

网状青斑（livedo reticularis）是多种原因引起的皮肤青紫网络状变化现象，可单独出现或可合并于多种全身系统性疾病。本病基本的病理生理改变是皮肤微血管闭塞或高度狭窄使皮肤供血不良，导致皮肤青紫色网状斑。本病分为原发性与继发性，前者为生理现象，多见于正常儿童及成年女性；继发性网状青斑伴原发疾病的症状，是一种极少见的疾病。

（1）临床表现

1）患者多见于正常儿童及成年女性，婴儿期或老年也可见，通常无自觉不适。

2）患者皮肤逐渐出现片状、条纹网状或斑片状条纹，纹络清楚，可稍高于皮面，见于躯干及肢体任何部位，下肢多见，可伴发凉或麻木感，出汗可增多。遇冷、站立或肢体下垂时网状青斑明显，遇热减轻或消失，抬高患肢可好转，相应部位动脉搏动良好。严重时可出现溃疡，不易愈合。

3）进行肝、肾、肺及免疫功能及血液检查，询问用药史，查明继发性网状青斑的病因。本病预后较好，病程一般持续数月或数年自行缓解。

（2）治疗

1）对症处理：注意皮肤保暖，避免患部暴露于寒冷环境，防止患部溃疡形成。可用血管扩张药，如山莨菪碱、烟酸，低分子右旋糖酐等，以及活血化瘀类中药。

2）继发性网状青斑、药物过敏者应针对原发病治疗，并应用改善皮肤微循环药物。

924 急性自主神经危象的临床表现及治疗是怎样的?

急性自主神经危象（acute crisis of autonomic nervous system）又称为急性全自主神经失调症（acute pandysautonomia），是少见的自限性自主神经功能失调综合征。本病的病因不清，可发生于感染性单核细胞增多症及痢疾后，部分病例与Epsten-Barr病毒有关，认为是感染后自身免疫性自主神经病。

（1）临床表现

1）通常急性起病，儿童和成年多见，出现自主神经不全麻痹症状，如视物模糊，瞳孔不等大，光反射及调节反射异常，泪液、唾液及汗液分泌减少或消失，以及尿潴留、阳痿、胃肠功能及体温调节异常等。

2）由于直立性低血压可引起晕厥，少数患者伴周围神经运动及感觉障碍。本病预后良好，多数病例常在数周或数月后自行恢复，极少数因麻痹性肠梗阻、营养不良死亡。

（2）治疗：危象发作时应对症处理，排尿不畅可用碳酰胆碱25mg皮下注射，2～3次/天；瞳孔扩大、对光反应迟钝可用5.5%乙酰甲胆碱滴眼；直立性低血压可口服泼尼松；无汗或少汗、口干可用毛果芸香碱等。还可用维生素B_1、维生素B_{12}等肌内注射，中医及针刺疗法等。

（廖小平）

第二十八章

理化因子及中毒所致神经系统损害

Neurologic Injuries Caused by Physic-Chemical Factors and Intoxications

925 毒蕈中毒的临床表现及治疗是怎样的?

毒蕈中毒（mushroom poisoning）是食用毒蘑菇引起，我国有野生毒蘑菇80余种，常见的如捕蝇蕈、斑毒蕈、绿帽蕈、马鞍蕈等。

（1）中毒临床表现：取决于食入的毒蕈种类及量的不同。

1）肝损害型：由白毒伞、毒伞、鳞柄白毒伞、秋生盔孢伞及褐鳞小伞等十余种毒蘑引起。发病潜伏期长，6小时至数日或十余日，初有恶心、呕吐、腹痛、腹泻等急性胃肠炎症状，1~2日好转转入假愈期，表现乏力，不思饮食，数日后渐出现肝、肾、心、脑等损害，肝肿大、压痛、黄疸及肝功能异常，重者急性肝坏死，全身广泛出血，少尿、无尿，谵妄、烦躁、抽搐及昏迷等，中毒后4~7日可死于肝昏迷或肾衰竭，死亡率达90%。

2）神经精神型：见于毒蝇伞、豹斑毒伞、角鳞灰毒伞、白霜杯伞、毒杯伞、裂丝盖伞、黄丝盖伞、大花褶伞及红网牛杆菌等中毒。潜伏期半小时至6小时，可见胃肠炎表现，副交感神经兴奋症状如流涎、大汗、流泪、瞳孔小、脉缓、血压下降、呼吸困难及肺水肿等。常见精神症状，如幻视、幻听、妄想、精神错乱、无故哭笑、谵语、淡漠、惊厥和昏迷等。

3）溶血型：见于鹿花蕈、褐鹿花蕈、赭鹿花蕈，潜伏期6~12小时，可见胃肠炎，出现肝脾肿大、黄疸及酱油色尿，急性肾衰竭，少尿或无尿等。

4）胃肠炎型：30多种毒蘑食后可引起，毒粉褶蕈、黄粘盖牛肝蕈、毛头乳菇、毒红菇、虎斑蘑、毛头鬼伞、墨汁鬼伞等常见。潜伏期10分钟~6小时，出现恶心、呕吐、腹痛、腹泻，重者脱水、低血压、尿少或尿闭，病程短，很少死亡。

（2）治疗：主要采取支持疗法，如静脉补液纠正水电解质紊乱，急性肾衰竭宜血液透析，葡萄糖加胰岛素、维生素B、维生素C、维生素K等保肝治疗，及时处理休克、中毒性脑病、脑水肿等。

926 河豚中毒的临床表现及治疗是怎样的?

河豚中毒（puffer poisoning）是误食河豚毒素（tetrodotoxin，TTX）引起。河豚味道鲜美，在我国鸭绿江、长江、珠江均有分布。毒素存在于鱼的卵巢、肝、脾、睾丸、肠、眼、鳃、皮肤等组织和血液中，鱼肉基本无毒，如食用时加工处理不当，受内脏和血液污染，食后可中毒。

（1）中毒临床表现

1）进食河豚后可在0.5～3小时内迅速发病，最早出现胃肠炎症状，如上腹部不适、恶心、呕吐、腹痛和腹泻等。

2）很快出现神经中毒症状，如口唇、舌尖、肢端或全身麻木，眼睑下垂，皮肤感觉、味觉及听觉迟钝；运动神经麻痹如四肢无力、软瘫、腱反射减低或消失，重者出现吞咽困难、言语不清及眼球运动迟缓；脑干麻痹可导致气短、呼吸表浅或不规则、发绀，血压下降或休克，严重者导致呼吸循环衰竭死亡。

（2）治疗

1）可用1%～3%碳酸氢钠液充分洗胃，并灌入药用炭悬液，再用50%硫酸镁40ml导泻，并补液、利尿，促进毒物排出，可用维生素C 5～10g加入10%葡萄糖500ml中静脉滴注，注意水及电解质平衡。

2）尽早使用肾上腺皮质激素，可减轻毒素反应。常用山莨菪碱（654-2）10～40mg每次，或阿托品0.5～2mg每次，静脉注射，每隔15～30分钟重复给药，直至病情稳定逐渐减量，可改善微循环，减轻神经毒素作用。可试用半胱氨酸静脉滴注，能破坏河豚毒分子结构中内酯环，使之失去毒性。

3）对症治疗，呼吸障碍应及时吸氧，肌肉麻痹可用硝酸士的宁2mg肌内注射，每6小时1次，血压下降时给予多巴胺或去甲肾上腺素等。

927 蛇毒中毒的临床表现及治疗是怎样的？

蛇毒中毒（ophiotoxemia）在我国常见，我国的毒蛇约有50余种，如眼镜蛇科的金环蛇、银环蛇、大眼镜蛇、眼镜蛇，响尾蛇科的蕲蛇、蝮蛇、龟壳花蛇、竹叶青蛇，蝰蛇科的黑斑蝰蛇。毒蛇毒液包括神经毒和血液毒。

（1）中毒临床表现

1）毒蛇咬伤后通常1～6小时出现全身症状，如头痛、头昏、恶心、呕吐和出汗等，继之出现神经毒性和血液毒性症状。

2）神经毒性症状多见于眼镜蛇、眼镜王蛇、银环蛇、金环蛇及海蛇咬伤。眼镜王蛇发病最快，1～2小时（最快3分钟）可致死。流血不多，疼痛也轻，表现胸闷、吞咽困难、舌活动不灵、失声、上睑下垂和全身肌痛，迅速出现弛缓性瘫、呼吸困难和呼吸肌麻痹死亡。

3）血液毒性症状多见于尖吻蝮蛇、竹叶青蛇、蝰蛇咬伤。伤口流血不止，皮下瘀斑，皮肤紫黑、水疱和血疱，伴有疼痛。整个肢体发生肿胀，伴邻近淋巴结肿痛，出现畏寒、发热、烦躁不安和谵妄等，血尿、少尿或无尿，便血，严重者循环衰竭、肾衰竭，可发生颅内出血。眼镜蛇、眼镜王蛇和蝮蛇咬伤常兼有神经毒和血液毒表现，眼镜蛇可以神经毒症状为主，蝮蛇以血液毒症状为主。

4）外周血白细胞增高，可出现血红蛋白尿、便潜血（+），凝血时间延长，凝血因子、纤维蛋白及纤维蛋白原减少，肝功能、肾功能及心肌酶异常等。

（2）治疗

1）急救应及早结扎伤口近端，减少患肢活动，限制毒液吸收。反复冲洗伤口，去除伤口周围残余蛇毒和污物，扩创和将毒液吸出。应尽早应用抗蛇毒血清，可用南通蛇药片、6912 蛇药等，常用中药如鬼针草、半枝莲、白花蛇舌草、七叶一枝花、望江南、鸭跖草等。

2）支持及对症治疗可采用人工呼吸、补液、输血、控制感染和抗痫治疗等。

928 肉毒中毒的临床表现及治疗是怎样的?

肉毒中毒（botulism）是肉毒杆菌外毒素所致的中毒性疾病，肉毒杆菌存在于动物性食品如咸肉、肉罐头、腊肠腿、干肉和咸鱼等，发酵面制品如玉米粉酱、麦麸酱、甜面酱等，以及臭豆腐、豆瓣酱、臭豆豉、豆腐渣、霉豆子、腌豇豆、烂土豆等。外毒素被吸收后作用于神经肌肉接头及自主神经末梢，引起神经肌肉麻痹。

（1）中毒临床表现

1）潜伏期 12 ~36 小时，可有全身无力、头晕、头痛、食欲不振，口干等前驱症状。吞食毒素后 4 ~6 小时可出现恶心、呕吐、腹痛、腹泻等急性胃肠炎症状，迅即出现脑神经损害，如视物模糊、眼睑下垂、复视、瞳孔散大、光反应迟钝或消失，继之出现张口、咀嚼、伸舌和语言困难，声音嘶哑、咽喉阻塞感、咽反射迟钝，四肢不能抬举等。

2）迅速发展为呼吸肌如膈肌、肋间肌麻痹，一般无意识障碍，无感觉障碍和锥体束征，多于 5 ~10 日逐渐恢复，严重病例于 3 ~10 日内死亡，呼吸肌麻痹、气道阻塞和继发肺感染是主要死因。

（2）治疗

1）及早应用抗毒素，国内肉毒中毒以 A 型为主，偶见 B 型，已知中毒类型可选用相应的抗毒素，毒型未明可选用 AB 混合型。早期（吞食毒素 24 小时内）发现者可用碳酸氢钠洗胃和番泻叶等导泻，加速胃肠中残存毒素排出。

2）支持与对症治疗，呼吸困难者早期气管切开、给氧及人工辅助呼吸，保持呼吸道通畅，预防肺感染。吞咽困难及呛咳者应鼻饲，注意水及电解质平衡。严密观察及防治心肌损害，重症需心电监护，加强护理，预防压疮等并发症。

929

巴比妥类中毒和戒断的临床表现及治疗是怎样的?

巴比妥盐（barbiturate）可抑制脑代谢、减少血流和干扰突触活动，改变神经膜兴奋性。临床常用苯巴比妥、异戊巴比妥、司可巴比妥等，中毒包括急性和慢性。

（1）急性巴比妥类中毒：轻度中毒患者表现倦怠或嗜睡，可唤醒，思维迟缓，轻度定向障碍，可见情绪不稳、判断力差、言语含糊、步态不稳、眼震及瞳孔小，光反射存在，反射和生命征象不受影响。中度中毒相当于服 10 倍常规催眠剂量，病人呈浅昏迷或强烈刺激可唤醒片刻，瞳孔小，角膜反射保存，腱反射减弱，可见双侧病理征；呼吸慢但不表浅，昏迷者压眶上切迹或吸入 10% CO_2后呼吸可加深加快。重度中毒相当于服 15 ~ 20 倍常规催眠剂量，呼吸慢而表浅或不规则，可有肺水肿和发绀，昏迷较深，光反射消失；四肢张力低下，腱反射及跖反射消失，可有病理征，可见一过性肢体僵直、反射亢进及去脑强直，体温低，常有缺氧及呼吸性酸中毒，脉搏细数，血压下降。脑电图有助于巴比妥类中毒诊断。急性轻度中毒时可见低波幅快波活动，额部显著；中度中毒呈不规则快波，中间穿插 θ 活动；严重中毒可见电活动抑制与阵发慢波交替出现。

（2）慢性巴比妥类中毒：表现思维迟缓，情绪不稳，健忘，衣着邋遢，个性不羁，自知力丧失，偶有错觉、幻觉及妄想等精神症状。可有构音不清、眼震、垂直凝视障碍、小脑性共济失调等，神经精神症状波动性较大。慢性中毒 EEG 主要节律是中波幅快活动，间有短程高波幅 θ 活动，额顶部为主。

（3）巴比妥戒断表现：长期服用巴比妥类成瘾病人突然停用可出现戒断症状，表现焦虑不安、手指震颤、周身无力、眩晕和视物变形等，可出现全身抽搐发作伴意识丧失，常见于停药后 2 ~4 日，发作一或数次，少数可见癫痫持续状态。

（4）治疗

1）急性中毒应及时洗胃，数小时后巴比妥盐已被吸收，洗胃即无意义。维持呼吸循环功能、血酸碱度及电解质平衡。采用支持疗法，大量静脉输液、碱性药碳酸氢钠可促进巴比妥盐排泄，可用甘露醇等渗透性利尿剂。重症病人出现无尿或尿毒症时应进行血滤，呼吸衰竭适当应用呼吸兴奋剂。

2）慢性中毒一般只需在监护和观察下逐步停药和进行对症治疗。

930

苯二氮䓬类中毒的临床表现及治疗是怎样的?

苯二氮䓬类（benzodiazepines）是临床常用的镇静、催眠、抗焦虑药，也用于抗癫痫、肌肉松弛和全身麻醉药。常见急性过量，但一般不产生严重毒性，很少致死。长效者（半衰期 $t_{1/2}>20$ 小时）如地西泮（diazepam）、氯硝西泮（clonazepam）、艾司唑仑（estazolam）等，中效（$t_{1/2}$10～20h）如阿普唑仑（alprazolam）、劳拉西泮（lorazepam）等，短效（$t_{1/2}<10$h）如三唑仑（triazolam）、咪达唑仑（midazolam）等。口服和注射吸收较完全，脂溶性更易吸收，在肝脏代谢，由肾排出。

（1）中毒临床表现

1）临床常见轻度中毒，表现头晕、思睡、健忘、共济失调及反射减弱，血压、呼吸、心率无显著变化，老年人可表现反常兴奋。重度中毒可见轻度血压下降、呼吸抑制，同时服用其他中枢神经抑制药或饮酒，或原有心肺疾病及老年人可发生较长时间昏迷、呼吸抑制及循环衰竭。静脉注射速度过快，剂量过大也可引起呼吸抑制。

2）长期服用大剂量苯二氮䓬类可产生耐药性和躯体依赖，突然停药可出现戒断综合征，表现焦虑不安、激越、颤抖，重症者可出现精神错乱、幻觉、谵妄和惊厥等。

（2）治疗

1）对症支持治疗，服用过量药物宜洗胃清除，重症患者可行血液透析，监测生命体征，保持气道通畅、吸氧。低血压时静脉补液，少数患者血压持续低时可加用多巴胺静脉滴注。

2）解毒药氟马西尼（flumazenil）0.2～0.3mg 静脉注射，以后每 2 分钟 0.2mg，直至出现药效或总量达到 2mg，通常 0.6～2.5mg 见效。该药与苯二氮䓬类竞争受体结合，逆转或减轻中枢神经系统抑制作用，其 $t_{1/2}$较短，需每 1～2 小时用 0.2mg 以免复发。苯二氮䓬类及其代谢物最终均与葡萄糖醛酸结合而失活，使用葡萄糖醛酸也有一定的解毒作用。

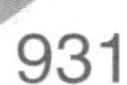

931 急性吩噻嗪类中毒的临床表现及治疗是怎样的?

吩噻嗪类（phenothiazine）如氯丙嗪（chloropromazine）、奋乃静（perphenazine）、氟奋乃静（fluphenazine）、三氟拉嗪（trifluperazine）、硫利达嗪（thioridazine）等，如与其他镇静催眠药、环类抗抑郁药合用过量可增强毒性。

（1）中毒临床表现：急性中毒如一次服用大剂量氯丙嗪（冬眠灵）可抑制中枢神经系统，出现过度镇静，思睡，共济失调，以及直立性低血压、瞳孔缩小、口干、视物模糊和尿潴留等自主神经症状。重度中毒时出现意识障碍，言语含糊不清，抽搐发作，低体温，低血压，心动过速和心律失常等。

（2）治疗

1）胃可减少吸收，加速排出；由于血浆蛋白结合率高达 90%，血液透析常无效，可试用血液灌流。对昏迷患者施行监测，稳定生命体征，保持气道通畅，呼吸抑制者行气管插管、辅助呼吸、吸氧和应用呼吸兴奋剂等，并处理心律失常，控制癫痫发作。

2）对症治疗如血压低者可扩充血容量，选用α受体激动药如去甲肾上腺素、间羟胺，因吩噻嗪类阻断α受体，疗效较多巴胺好。治疗锥体外系反应；如有黄疸、肝大或过敏性皮炎时可给予皮质激素。

932

亚硝酸盐中毒的临床表现及治疗是怎样的？

亚硝酸盐中毒又称为肠源性发绀，因食用大量腐烂变质或不新鲜蔬菜，误将亚硝酸盐当食盐食用，或大量饮用含亚硝酸盐过高的水或食用亚硝酸盐过量的腌制蔬菜，腌咸肉或烧制卤味熟食时加入过量硝酸盐也可引起中毒。亚硝酸盐由于能使正常低铁血红蛋白氧化成高铁血红蛋白，失去输氧能力而造成组织缺氧。

（1）中毒临床表现

1）通常食用后0.5～30小时出现中毒症状，轻症病人只有口唇、指甲轻压发绀，伴头晕、腹胀、倦怠、精神不振及反应迟钝等。重症患者出现呼吸急促、烦躁不安、昏迷、惊厥、心律失常、脑水肿，可因呼吸麻痹死亡；循环障碍出现四肢发冷、心悸、血压下降、循环衰竭或肺水肿。

2）血高铁血红蛋白含量增高，通常含量达到10%时皮肤黏膜出现发绀，达到20%～30%可出现缺氧症状，50%～60%时可见严重精神神经症状，>60%出现意识障碍或昏迷，呼吸循环衰竭，并导致死亡。

（2）治疗

1）宜尽快用清温水彻底洗胃、催吐和导泻，吸氧，必要时行气管切开。特效解毒剂亚甲蓝（美蓝）低剂量可还原高铁血红蛋白（Fe^{3+}）成正常血红蛋白（Fe^{2+}），成人应用1%溶液5～10ml（1～2mg/kg）加入10%～25%葡萄糖液20ml缓慢静脉注射，可重复使用1～2次,用药后一般30分钟症状可见缓解；也可用维生素C 3.0g加入葡萄糖液静脉注射或静脉滴注。

2）对症处理如保护肝、肾和脑功能，可应用能量合剂、还原型谷胱甘肽等，并注意处理脑水肿、呼吸循环衰竭。

933

选择性5-羟色胺再摄取抑制剂中毒的临床表现及治疗是怎样的？

选择性5-羟色胺再摄取抑制剂（selective serotonin reuptake inhibitors，SSRIs）是目前临床广泛使用的新型抗抑郁药，包括氟西汀、舍曲林、西酞普兰、帕罗西汀、氟伏沙明等，可选择性抑制5-HT转运体，拮抗突触前膜对5-HT再摄取。

（1）中毒临床表现

1）急性中毒患者出现恶心、呕吐、头晕及视物模糊等，或较少见的中枢性抑制症状和窦性心动过速，大剂量时偶可引起癫痫发作。

2）合用其他 5-HT 药可发生 5-羟色胺综合征，表现激越、谵妄、昏迷、瞳孔扩大、出汗、发热、心动过速、血压不稳、震颤、肌强直、肌阵挛和癫痫发作等。如不治疗可发生酸中毒、横纹肌溶解征、肌红蛋白尿、肝肾功能异常，弥散性血管内凝血或急性呼吸窘迫综合征等。可能由于特异性反应或因大量 5-HT 过度兴奋 5-HT A 受体所致。

（2）治疗

1）主要采用对症支持疗法，如监护呼吸和循环功能，保持呼吸道通畅。监测心电图，但 SSRI 中毒很少引起心脏症状。可反复灌服药用炭，了解是否服用其他抗抑郁药。

2）对 5-羟色胺综合征采取支持疗法，肌强直可能是高热和死亡的原因，可采取物理降温，应用苯二氮䓬类药，如高热不退可考虑用肌肉松弛剂。5-羟色胺综合征患者症状通常在停药 24 小时内消退。

934

中枢兴奋药滥用的临床表现及治疗是怎样的?

中枢兴奋药为拟交感胺，一般剂量即可兴奋大脑皮质，用药后精神焕发、心情愉快、消除疲劳、不知困倦，故易被滥用，因有依赖性而易成瘾。1971 年已被列入国际公约管制范围，主要药物包括苯丙胺类，如安非他明或非那明；哌甲酯也称利他林，属哌啶类衍生物，结构与苯丙胺相似。

（1）中毒临床表现

1）这类药主要是成瘾性和易产生依赖，应用 1 ~2 次较大剂量苯丙胺可发生急性中毒性精神病，出现激动不安、幻视、焦虑、发抖、心动过速、血压升高、出汗、瞳孔散大、肌肉抽动及代谢性酸中毒等。严重中毒可出现癫痫样发作、体温过高、持续或严重高血压，可引起颅内出血和心肌梗死等。长期用药可引起抑郁、失眠、疲劳、紧张、头晕、震颤、易激动、多语和反射亢进，可见口干、多汗、恶心呕吐、腹泻、腹痛、焦虑、谵妄、幻觉及精神异常，可有自杀或杀人行为。尿中检出苯丙胺类有助于确诊。

2）哌甲酯中毒一般仅有口干、食欲缺乏、恶心、失眠、头晕、心悸、血压升高等症状，应用大剂量时可引起中枢兴奋，舞蹈 - 手足徐动症，甚至惊厥。

（2）治疗

1）治疗应及早中断用药，无特殊解毒办法。大剂量口服者应立即充分洗胃，灌服 60g 药用炭用 20% 甘露醇 60ml 稀释，以减少吸收，有条件可使用血液灌流。

2）癫痫发作可缓慢静脉注射地西泮 2 ~3mg，或咪达唑仑 5 ~10mg 肌内注射，如发作持续不止可用苯巴比妥15~20mg/kg或苯妥英15mg/kg缓慢静脉注射，每分钟不超过50mg。烦躁不安及精神症状可用地西泮10mg或劳拉西泮2~3mg静脉注射，必要时可重复使用。高血压可用血管扩张剂或肾上腺素能受体阻滞剂，心动过速或快速型心律失常可用短效β_1受体阻滞剂，注意维持呼吸道通畅，必要时可辅助通气。

3）哌甲酯严重中毒者可给予速效巴比妥类药缓解症状。

935

致幻剂中毒的临床表现及治疗是怎样的？

致幻剂（hallucinogens）可产生知觉、思维及情绪改变，但不影响意识，早年多来源于植物成分，近年来多为人工合成，常见的有大麻、可卡因、仙人球毒碱、麦角酰二乙胺、赛洛西宾、苯环利定等。

（1）大麻：产自热带或亚热带，有效成分为四氢大麻酚，初为吸食茎叶，现有合成品如玛利华纳等，吸食后10分钟到2小时起效，可持续4~6小时。

1）中毒临床表现：不良反应如心率加快，为剂量相关性，可引起口干、恶心、呕吐、腹泻、咳嗽、直立性低血压、呼吸抑制、协调及反应能力下降等。剂量过大引起中毒性谵妄，烦躁不安，意识不清，可伴错觉、幻觉及思维障碍，或陷入抑郁状态，悲观和自杀企图，可有严重焦虑和恐惧，伴灾难感或濒死感，可发生冲动行为，但很少因过量引起死亡。成瘾后产生个性异常，表情呆滞，不知垢洁，不修边幅，注意力、记忆力、计算及判断能力明显下降，人格和道德沦丧。突然戒断可发生激动不安、食欲缺乏、失眠、体温降低、寒战、发热及震颤等症状，4~5日后可逐渐消失。

2）治疗：戒除吸食习惯，因戒断症状不重，较易戒除，可给予一般对症治疗。

（2）可卡因（cocaine）：也称古柯碱，是南美古柯树叶提取的生物碱，小剂量有减轻饥饿和疲劳功效，给人健康和幸福感，有明显成瘾性，是最早被列为国际公约管制的麻醉药。

1）中毒临床表现：急性中毒是由于用量过大，表现焦虑不安、言语增多、面色苍白、反射增强、头痛、出汗、心悸和胸闷，而后寒战、恶心、呕吐、腹痛、排尿困难、瞳孔散大及震颤，肌肉强直性抽搐，呼吸抑制，心率快，血压先升后降，心肌损害及心力衰竭，可发生颅内出血、脑栓塞，横纹肌溶解、急性肾衰竭、急性肝功能不全及弥散性血管内凝血，体温调节中枢受损出现高热是可卡因中毒的重要指征，严重者因休克、昏迷死亡。慢性中毒表现失眠、食欲缺乏、易激惹、注意力涣散等。戒断症状显著，如焦虑、抑郁、偏执意念和假性幻觉，2~4日达到高峰，数月后逐渐消失，很少发展为重症精神异常。

2）治疗：本品作用时间短暂，急性过量一般不需治疗；长期吸食应尽快戒除。β受体阻滞剂如普萘洛尔可作为可卡因特殊的拟交感胺拮抗剂，1mg/min，静脉注射，共8分钟，但不能对抗致死量可卡因中毒。

936 异烟肼中毒的神经系统损害表现及治疗是怎样的?

异烟肼（isoniazid）即雷米封，是结核病最常用的治疗药物，大剂量不良反应发生率达20%，呈剂量相关性。

（1）中毒临床表现

1）长期应用可发生周围神经病，以感觉障碍为主，如麻木、感觉过敏、足底烧灼感等，呈对称性分布；膝腱反射、跟腱反射减弱或消失，严重者出现肌萎缩、瘫痪、皮肤营养不良、皮温低及出汗异常。

2）神经症状可出现头痛、眩晕、恶心、呕吐、兴奋、失眠、记忆力减退、淡漠、手足震颤、无力及共济失调，也可见肢痛、排尿困难、便秘、心悸、胸闷等；药量过大可引起昏迷、癫痫发作或持续状态。

3）精神症状常见谵妄，表现定向力不全、意识模糊、紧张恐惧、行为异常等，伴恐怖性幻觉、威胁性幻听及被害妄想，言语零乱，易发生自伤或伤人。

（2）治疗

1）服大剂量异烟肼应尽快洗胃，灌服药用炭60g加20%甘露醇70ml稀释，充分补液利尿，输注碱性液体如5%碳酸氢钠，最初6小时输注250～500ml，加速异烟肼排出和消除酸中毒，有条件可尽快应用血液透析。

2）大剂量维生素 B_6 可对抗异烟肼毒性，用量为1：1，急性期1～4g/d，以后0.2～0.4g/d；可用20%泛酸钙2ml肌注及烟酸或烟酰胺500mg/d，维生素C等。

3）对症治疗如癫痫持续状态可用地西泮10～20mg缓慢静脉注射，每6～8小时1次，直至控制发作；或用60mg加入10%葡萄糖液500ml中缓慢静脉滴注；也可用苯巴比妥钠0.1～0.2g肌注或苯妥英钠0.25～0.5g缓慢静脉注射。精神症状可给予氯丙嗪、氟哌啶醇肌内注射，或口服地西泮、硝西泮等。

937 青霉素和氨基糖苷类抗生素神经毒性反应临床表现及治疗是怎样的?

（1）青霉素类：属杀菌性抗生素，临床应用广泛，对人体毒性较低，但过敏反应常见，发生率达5%，严重者发生休克。

1）中毒临床表现：青霉素类对神经组织有一定毒性，肌内注射可引起周围神经损伤，甚至导致肢体瘫痪；老年人或肾功能不全患者大剂量用药可导致脑病，引起意识障碍、幻觉、昏迷及癫痫样发作等，儿童偶可引起横贯性脊髓炎。

个别患者注射青霉素出现精神症状，如幻觉、濒死感、意识障碍及定向力丧失等，持续时间不长。

2）治疗：青霉素引起神经系统损害无特殊疗法，根据症状可给予对症治疗。

（2）氨基糖苷类：化学结构十分相似，由氨基糖与氨基环醇通过配糖链的氧桥连接而成的苷类抗生素，包括链霉素、新霉素、庆大霉素、卡那霉素、巴龙霉素、妥布霉素及小诺米星等。

1）中毒临床表现：链霉素急性毒性反应发生率可达 30%，表现口周麻木、头晕、耳鸣等，持续数小时至 24 小时。严重时出现头面部及四肢麻木，舌颤和四肢抽动，以及头痛、乏力、视力障碍、运动失调、呕吐、大汗、颜面潮红、震颤和意识障碍等。前庭神经损害表现眩晕，活动时出现恶心呕吐，停药后逐渐恢复，少数患者可持续长时间或长期存在。耳蜗神经损害发生较迟，用药数月后出现耳聋，高频听力受损早且严重，完全性耳聋常见于结核性脑膜炎鞘内注射。

2）治疗：根据神经损害症状对症治疗，耳毒反应尚无特效疗法，用药时提高警惕，尽早发现尽早停药。听力减退可用维生素 A，前列地尔成人用量 5 ~ 10μg，加入生理盐水缓慢静脉注射，每天 1 ~ 2 次。

938 一氧化碳中毒性脑病临床表现及治疗是怎样的?

CO 进入人体与血红蛋白（Hb）结合成碳氧血红蛋白，CO 与 Hb 亲和力较氧与 Hb 的亲和力大 300 倍，碳氧血红蛋白（HbCO）一旦形成即不易分解，CO 浓度较高时可与细胞色素氧化酶的铁结合，抑制组织呼吸过程，导致组织缺氧。离开中毒场所吸入新鲜空气或氧气，CO 需经数小时至 24 小时方能完全排出体外。

一氧化碳中毒性脑病（carbon monoxide poisioning encephalopathy）：中毒症状与血 HbCO 量基本成正比，含量 <10% 不产生症状，10% ~40% 为轻度中毒，40% ~50% 为中度中毒，>50% 为重度中毒，达 80% 可迅速死亡。

（1）临床表现

1）轻度中毒表现头胀、头晕、搏动性头痛、乏力、心悸、胸闷、耳鸣、眼花、恶心呕吐等，但意识清楚，可有短暂晕厥。如迅速脱离现场，吸入新鲜空气或吸氧，症状在数小时内完全消失。中度中毒患者可见颜面潮红，口唇黏膜呈特征性樱桃红色，全身多汗，血压先升后降，心率加快，偶有心律不齐，烦躁不安、谵妄，昏睡甚至昏迷；患者搬离中毒现场，吸氧数小时可清醒，数日康复，一般不留后遗症。

2）重度中毒昏迷持续数小时至数日，浅昏迷者瞳孔等大，光反射正常或迟钝，四肢肌张力增高，可见阵发性肌阵挛及病理征，面红、脉快、呼吸增快、血压偏低和体温升高；深昏迷者面色苍白、四肢厥冷、全身出汗，瞳孔小、不对称或散大，光反射迟钝，肌张力低下，呼吸浅而不规则，血压下降，伴水电解质及酸碱平衡失调、急性肺水肿、心律失常、心肌损害、少尿或无尿、氮质血症等，周身皮肤可出现烫伤样水疱及成片的红肿；可发生脑疝、呼吸循环衰竭，危及生命。抢救 1 至数日可清醒，部分患者出现遗忘症，数日或 2～4 周可恢复，或发生痴呆。

3）辅助检查应做血 HbCO 简易测定，取患者一滴血加至 4ml 蒸馏水混匀，用正常血样作对照，两个试管各加入 2 滴 10% NaOH，封闭管口迅速混合，正常血立即变为草黄色，患者血样约 15 秒、30 秒、50 秒、80 秒后变为草黄色分别相当于 10%、25%、50%、75% HbCO 含量。EEG 检查可见弥漫性轻度、中度、重度异常，两侧半球弥漫性 δ 和 θ 活动，有时局部慢波为主，临床症状与 EEG 异常一致；急性 CO 中毒清醒后测定视觉和体感诱发电位持续异常可预示迟发性脑病的可能。CT 检查重症病人可见脑水肿，脑白质和双侧苍白球、内囊、胼胝体密度减低，急性期 CT 异常者迟发性脑病发生率高；如脑白质与灰质密度反转，灰质密度比白质低，预示不可逆性脑损伤。MRI 可见脑室周围白质、苍白球对称性 T1WI 低信号、T2WI 高信号病灶。

（2）治疗

1）开门通风，将病人置于空气流通处，注意保暖。呼吸心跳停止应立即吸氧和人工心肺复苏，尽快转送医院抢救。立即用大流量面罩吸氧或高压氧舱治疗，增加动脉血氧分压，加速 HbCO 解离，可降颅压和控制脑水肿。

2）病情严重可输血或换血治疗，减轻组织缺氧及远期并发症。可用地塞米松静脉滴注，减轻组织反应和防治脑水肿。人工冬眠对高热及频繁抽搐发作者有益，加强护理，防治并发症，对症治疗如镇静、抗痫、解除血管痉挛等。

939 一氧化碳中毒迟发性脑病的临床表现及治疗是怎样的?

一氧化碳中毒迟发性脑病约占 10% 的急性 CO 中毒昏迷患者，在其意识恢复后经数日至数周的假愈期发生遗忘及精神障碍，可能由于继发性脱髓鞘及脑血管病变所致。

（1）临床表现

1）精神症状常见遗忘症、痴呆，可有木僵、躁狂、幻觉和妄想等，可发生去皮质状态。自主神经功能紊乱常见发作性头痛、出汗、血压波动和眩晕等。

2）锥体外系症状常见震颤麻痹，经数月至数年可恢复或持续加重，也可出现舞蹈症或手足徐动症。可出现单瘫、偏瘫、截瘫和四肢瘫，失语，延髓麻痹，去大脑强直，癫痫，偏盲或皮质盲等。CT、MRI 显示脑室周围广泛性白质损害。

3）周围神经病变可见股外侧皮神经、正中神经、尺神经、胫前神经、腓神经等单神经病或多发性神经病，以及球后视神经炎或其他脑神经麻痹等。

（2）治疗：可应用血管扩张剂、脑细胞活化剂及试用激素，应用高压氧治疗。通常疗程较长，但疗效不明显。可试用丁苯酞静脉滴注，2次/天。如合并帕金森综合征、不自主运动、癫痫和精神症状等，可给予对症处理。

940 急性有机磷农药中毒的临床表现及治疗是怎样的?

有机磷农药中毒（organophosphate pesticides poisoning）临床较常见，有机磷类农药（organophosphate pesticides，OPs）主要用作杀虫剂，也作为杀菌剂、杀鼠剂和除草剂等。OPs多为油状液体，有蒜臭味，挥发性较强，不易溶于水，遇碱迅速分解。OPs中毒在生活中十分常见，如自杀、投毒及误服误用，如不慎服入喷洒OPs不久的蔬菜水果或食用有机磷毒死的禽畜。OPs按结构包括七大类，磷酸酯类、硫代磷酸酯类、二硫代磷酸酯类、膦酸酯类、氟磷酸酯类、酰胺基磷酸酯类和焦磷酸酯类等。

（1）中毒临床表现

1）急性胆碱能危象：毒蕈碱样症状由于胆碱能传出纤维与效应器突触ACh堆积，腺体分泌亢进引起多汗、流涎、气道分泌增加和肺水肿等；平滑肌痉挛出现呼吸困难、恶心、呕吐、腹痛、腹泻和尿便失禁等；瞳孔缩小，心血管功能抑制如心动过缓、血压降低等。烟碱样症状由于自主神经节、肾上腺髓质及横纹肌运动终板ACh堆积，出现血压升高、心动过速、肌束震颤、肌痉挛和肌无力等。脑神经元突触ACh大量堆积，出现头晕、头痛、倦怠、烦躁不安、言语不清和意识障碍等中枢神经系统症状，可发生脑水肿、颅内压增高及脑疝，反复抽搐发作，瞳孔不等或散大、光反射消失，去脑强直状态，呼吸不规则及昏迷等。

2）中间综合征（intermediate syndrome）：患者急性中毒症状基本消失，神志已清楚时出现肌无力，早期出现四肢近端肌无力，饮水呛，转颈、耸肩及抬头困难，腱反射减弱或消失，呼吸肌受累出现胸闷气憋，Ⅲ-Ⅶ和Ⅸ-Ⅻ对脑神经受累表现睁眼困难、复视，不能张口、伸舌和咀嚼，吞咽困难，声音嘶哑，不伴感觉障碍。

3）迟发性神经病：多见于急性重度OPs中毒后1～2周，最初腓肠肌酸痛伴压痛，数日后下肢无力和弛缓性麻痹，远端重，踝反射消失，再波及上肢，伴肢体远端手套袜子样感觉障碍，1～2月后肢体远端肌萎缩及自主神经障碍。严重病例双侧脊髓侧索损害，双下肢肌张力增高、膝反射亢进、踝阵挛及Babinski征。

（2）治疗

1）将患者迅速救离中毒现场，脱除污染衣物，用肥皂和清水反复清洗受污染皮肤、毛发，眼部污染用流水冲洗至少20分钟。口服者用4%碳酸氢钠、清水或生理盐水反复洗胃，洗胃液至少10000ml，直至洗出物清亮无味，再灌入活性炭50g用20%甘露醇60ml稀释，吸附残余有机磷从肠道排出。补足血容量，适当用利尿剂、血液透析，重度患者可输新鲜血液补充乙酰胆碱酯酶（ChE）。

2）抗胆碱能药最常用阿托品，解除恶心、呕吐、流涎、便失禁、呼吸困难、昏迷、抽搐、瞳孔缩小等毒蕈碱样和中枢症状，在30分钟内快速阿托品化，须防用量过大。首剂轻度中毒1～2mg肌注，中度中毒3～6mg静注，重度中毒7～14mg静注，20～30分钟重复用半量一次，直至阿托品化后改用1mg肌注，4～6小时1次，至少维持1～2天，危重病人酌情延长。东莨菪碱、苯那辛、苯甲托品、开马君等中枢性抗胆碱药对惊厥、昏迷等中枢症状有效。防治脑水肿强调早期应用足量皮质类固醇、甘露醇和能量合剂等。胆碱酯酶复能剂常用氯磷定和碘解磷定，对抗肌震颤、肌痉挛和肌无力等烟碱样症状，用药愈早愈好。首剂轻度中毒0.5～0.75g，中度中毒0.75～1.5g，重度中毒1.5～2.5g，静脉注射，1～2小时重复半量，至少维持24小时，3天后改0.25g肌注，1～2次/天，症状消失、血ChE活性稳定48小时停药。

3）中间综合征需密切观察病情，持续用足量氯磷定，呼吸肌麻痹应立即气管插管或切开，维持机械通气，度过呼吸肌麻痹期，通常半个月恢复自主呼吸，防治呼吸道感染，对此病认识不足可使病死率增高。迟发性神经病宜对症治疗，如维生素B族、ATP肌注，地巴唑口服，红外线热疗、针灸及运动疗法等；早期泼尼松5mg口服，3次/天，病情缓解后渐减量，1个月疗程有助于恢复。

941 有机氯类农药中毒的临床表现及治疗是怎样的？

有机氯农药常用DDT、六六六、氯丹、氧桥氯甲桥萘、氯甲桥萘和毒杀芬等，可经呼吸道、胃肠道或皮肤进入人体。我国于1983年已停止生产、进口和使用，但仍有零星中毒病例发生。

（1）中毒临床表现

1）急性中毒多由误食引起，常在半小时至数小时发病，先出现恶心、呕吐、流涎、腹痛、腹泻等症状，继之出现头痛、头晕、烦躁不安、震颤、共济失调等。严重者发生肌痉挛、抽搐发作、昏迷、高热、呼吸循环衰竭等；急性吸入性中毒可发生剧烈咳嗽、肺水肿等。

2）慢性中毒多因生产或使用时长期不遵守安全操作规程发生。可见头晕、头痛、乏力、失眠、厌食、呐吃、震颤、多发性神经病等，以及心、肝、肾损害。

（2）治疗：无特殊的解毒剂，可采取一般的急救措施和对症治疗。口服中毒应及时洗胃，皮肤污染中毒须尽快清洗，静脉输液可促进排毒。

942

有机汞类农药中毒的临床表现及治疗是怎样的?

有机汞类农药中毒包括苯基汞如醋酸苯汞（赛力散）、烷基汞如氯化乙基汞（西力生）两类。有机汞常温下可蒸发，通过呼吸道、胃肠道或皮肤、黏膜吸收，可与红细胞结合，迅速分布到全身组织，与细胞质蛋白质巯基结合，影响多种细胞酶活性；西力生易通过血脑屏障对神经系统造成损害。我国已于1971年禁止生产、进口和使用，但各地有机汞中毒报道从未中断。

（1）中毒临床表现

1）早期出现头晕、头痛、乏力、食欲不振、失眠等神经症状，逐渐出现严重厌食、倦怠、嗜睡，有时伴发热、口腔溃疡、腹泻和呕吐等。可出现低血钾，心、肝、肾受损及皮炎等。

2）可见脑神经症状，如视物模糊、视野缩小、视神经萎缩、眼肌麻痹、复视、听觉减退及吞咽困难等；运动症状如不同程度瘫痪、肌张力和反射增高或降低，肌萎缩或锥体束征，肢体震颤，共济失调等；感觉症状如手套袜子型感觉障碍，位置觉、运动觉缺失等；自主神经症状如血压、心率波动，瞳孔大小改变，呼吸不规则，多汗等；精神症状如淡漠、抑郁、兴奋躁动、木僵、谵妄及昏迷等。

（2）治疗

1）按中毒一般急救原则，口服中毒应洗胃并灌输牛奶，用蛋白沉淀未吸收的汞和保护胃肠黏膜。解毒剂驱汞治疗可选用二巯基丙烷磺酸钠、二巯基丙醇等肌内注射，二巯基丁乙酸静脉注射；二巯丁二酸胶囊0.25g口服，2次/天，3天为一疗程。

2）对症治疗如保护心、肝、肾功能，注意口腔卫生，低血钾应补充氯化钾，补液，预防继发感染，瘫痪可行针灸、理疗及康复训练等。

急性酒精中毒的临床表现及治疗是怎样的?

急性酒精中毒（醉酒）可分为单纯性、病理性和复杂性醉酒。

（1）临床表现

1）单纯性醉酒：临床分为三期，分期可以不明显。兴奋期血酒精浓度20～99mg/dl，表现精神运动性兴奋，言语增多和唠叨，联想加快，有夸大色彩，欣快、情绪不稳，易激动，自控能力减弱，发泄平时不满甚至辱骂，可有攻击行为。共济失调期血酒精浓度100～299mg/dl，表现动作笨拙，身体平衡失调，步态不稳，口齿不清，思维不连贯，有意识障碍，呈酩酊状态。昏迷期血酒精浓度 >300mg/dl，患者转入沉睡状态，面色苍白，皮肤湿冷，口唇发绀，瞳孔正常或散大，呼吸缓慢有鼾声，脉快，皮温低，延髓受抑制可发生呼吸麻痹死亡。

2）病理性醉酒：主要发生在对酒精耐受很低的人，少量饮酒后即突然出现意识模糊、定向障碍、不能辨认周围人物和地点，出现明显精神运动性兴奋；有时出现片段的幻觉、妄想，多为恐怖内容，可发生攻击行为，持续数分钟至数小时，以酣睡结束，醒后全部遗忘。

3）复杂性醉酒：大量饮酒中出现严重、急速加深的意识障碍，快速出现精神运动性兴奋，持续时间更久，在不愉快的情绪背景时易激惹冲动或报复行为，或出现极端抑郁状态，自责自罪，甚至自杀，事后完全丧失记忆。

（2）治疗

1）单纯性醉酒一般不须处理，卧床休息即可，饮酒量大昏睡者可用 1% 碳酸氢钠溶液或盐水洗胃。对病理性醉酒和复杂性醉酒应加强监护，积极处理器质性疾病。

2）对症支持治疗，呕吐严重注意水电解质平衡，保护胃黏膜，防止应激性上消化道出血。严重中毒者可静脉注射 50% 葡萄糖 100ml 和胰岛素 20 单位，同时肌注维生素 B_6 和烟酸各 100mg，加速乙醇氧化和促醒。呼吸抑制者可吸入含 5% 二氧化碳的氧气，肌注尼可刹米 0.375g、洛贝林 10mg 或盐酸纳洛酮 0.4～0.8mg，如有休克应抗休克治疗。

944 慢性酒精中毒综合征的临床表现及治疗是怎样的？

慢性酒中毒（chronic alcoholism）是 10 年以上长期酗酒出现的躯体及精神障碍，包括酒精滥用、酒依赖、慢性酒中毒综合征、戒断综合征、酒中毒性幻觉、酒中毒性妄想、柯萨可夫综合征及慢性酒中毒营养障碍性神经系统损害等。是全球性社会问题，应引起人们普遍关注。

（1）临床表现

1）酒精滥用（alcohol abuse）属于行为障碍，常是逃避不能承受的压力与责任的一种方法。酒依赖（alcohol dependence）是慢性酒中毒的生物医学表现，10 年以上长期大量饮酒，每日饮酒量（折算普通白酒）250g 以上，表现无法控制对酒的渴求和饮酒强迫感，依赖饮酒支持精神和身体的良好感受，缓解戒断症状，是长期过量饮酒引起的病理性心态，明显影响工作及家庭生活。固定饮酒模式如晨饮对酒依赖有诊断意义。停止饮酒出现戒断症状，如肢体震颤、静坐不能和共济失调，出现短暂的错觉、幻觉和视物变形，以及焦虑症、敌视社会人格及情感障碍等，及时饮酒戒断症状迅速消失。

2）慢性酒中毒综合征：表现慢性酒中毒性精神障碍，如震颤、谵妄、幻觉、嫉妒妄想、柯萨可夫综合征和痴呆等，停止饮酒后精神病样症状可消失，伴或不伴酒依赖；引起不可逆性病理损害，如酒中毒性心肌炎、肝功能损害或肝硬化、多发性神经病及脑萎缩等。

3）戒断综合征：是对酒形成的躯体依赖，中断饮酒或延长饮酒间隔引起的躯体和精神症状。早期出现焦虑、抑郁、食欲不振、心悸和失眠等，震颤是酒精戒断的典型症状；长期大量饮酒突然停饮或减量出现短暂的中毒性震颤性谵妄，可有恐怖性幻视或形象多变错觉，如看到小动物和各种昆虫爬行，被小动物和小人物包围（小人国幻觉），强烈躁动不安和攻击行为；粗大震颤、发热、大汗、心动过速及瞳孔散大等自主神经症状，严重时出现癫痫大发作。

4）酒中毒性幻觉：是长期大量饮酒突然停饮或减少酒量出现的幻觉状态，意识清晰状态下出现听幻觉、视幻觉、触幻觉、嗅幻觉和视物变形等，以幻听多见，可为敲击声，或斥责、侮辱的说话声，或来自四面八方的围攻（包围性幻听），患者表现为恐惧、焦虑和躲藏。

5）酒中毒性妄想：是酒中毒常见的精神障碍，表现意识清晰，出现嫉妒妄想，无端怀疑配偶不贞，对妻子盯梢、控告和打骂，也可有被害妄想，可能与长期饮酒引起性功能降低、阳痿或性生活不能满足有关。

6）柯萨可夫综合征（Korsakoff's syndrome）：是长期饮酒引起维生素 B_1 严重缺乏，酒精神经毒性导致广泛脑皮质及皮质下萎缩。表现严重近记忆障碍、顺行性遗忘、错构及虚构及定向力障碍，欣快、幼稚和懒散等，社会及生活能力减退。

7）慢性酒中毒营养障碍性神经系统损害：包括 Korsakoff 综合征；小脑皮质变性，缓慢起病，下肢及躯干小脑性共济失调，行走不稳，上肢症状轻。慢性酒中毒多发性神经病，表现四肢末端对称性感觉障碍、肌无力、腱反射减弱及自主神经障碍，戒酒、服用大剂量维生素 B_1 可能改善。还可见脑桥中央髓鞘溶解症，表现吞咽、构音困难、强哭强笑等假性延髓麻痹，舌肌麻痹、锥体束征、共济失调、闭锁综合征等。以及胼胝体变性，表现运动及精神活动缓慢、违拗、强握，抑郁、妄想、幻觉、记忆力减退甚至痴呆，语言障碍、步态不稳及锥体束征等。

（2）治疗

1）戒酒和给予支持疗法，包括补液，维持或纠正水和电解质紊乱，震颤、谵妄应给予大剂量 B 族维生素。戒断症状严重者给予苯二氮䓬类，剂量可按每日 50～60 度白酒 500g 需地西泮 20～40mg 计算，老年患者宜适当减量；肝功能损害者可用短效苯二氮䓬类，如劳拉西泮 1～3mg 口服，3 次/天；震颤性谵妄可用地西泮 10mg，4 次/天；或劳拉西泮 2～3mg，4 次/天，5～7 日内停药。

2）抽搐发作者给予抗癫痫药，常用卡马西平，镇静作用较弱，与酒精无交叉耐受。戒断后出现明显抑郁者应注意监护，防止自杀、自伤等，应用抗抑郁药治疗，妄想者可用非典型抗精神病药如奥氮平等，有时小剂量可获良好效果。为避免复饮，酒精戒断后心理康复治疗很重要，包括美国 FDA 批准用于酒精戒断后康复治疗药物如戒酒硫、纳曲酮、长效纳曲酮、阿坎酸钙。

945 韦尼克脑病的临床表现及治疗是怎样的?

Wernicke 脑病是硫胺素缺乏所致，最常见于慢性酒中毒的营养缺乏，也见于剧烈的妊娠呕吐和癌症等。病理表现脑室周围灰质区神经细胞丢失、脱髓鞘及神经胶质增生，累及丘脑内侧、乳头体、导水管周围灰质、小脑蚓部以及动眼、外展和前庭神经核。

（1）临床表现

1）通常突然发病，也可隐匿起病，经典综合征可见四联征：营养缺乏、精神改变及认知受损的脑病表现、眼部异常、共济失调，但仅 1/3 的病例出现。

2）常见眼球震颤，外展神经、动眼神经麻痹，水平性及垂直性凝视麻痹等；常见小脑性共济失调；精神及认知受损主要表现意识模糊，伴即刻的和近事记忆障碍，在慢性酒中毒患者高度提示 Wernicke 脑病的诊断。

3）CT 可见间脑及脑室周围对称的低密度异常病灶，可有增强效应；MRI 可见间脑、中脑及脑室周围区 T2WI 信号增强。

（2）治疗

1）尽快应用大剂量不经肠的硫胺素治疗，在慢性酒中毒和营养不良患者，硫胺素胃肠吸收是不可靠的，因此，通常不推荐口服用药。

2）本病如迅速诊断和治疗，眼部异常症状通常在数小时至数日内可改善，共济失调和意识模糊可在数日或数周内好转；如不治疗，患者可进展为昏睡和昏迷。因此，即使对未诊断的精神状态改变、眼球运动障碍及共济失调患者，应用大剂量不经肠的硫胺素治疗是必要的。

946 放射性脑损伤及放射性脊髓损伤的临床表现是怎样的?

放射性脑和脊髓损伤是指机体受到 γ 射线、χ 射线、中子及电子束等电离辐射损伤，发生于核武器、核事故、放射事故或放射治疗等。

（1）放射性脑损伤（radiative brain injury）：是超过脑组织阈剂量的电离辐射引起脑水肿、颅内压增高、智力减退及局灶性定位体征等，临床表现分为以下三期。

1）急性期：发生于照射后数日至 1 个月，表现头痛、恶心、呕吐、体温升高，精神和意识改变，癫痫发作，共济失调、肌张力增高、震颤、定向力减退等局灶性症状，重者可出现昏迷。

2）早迟发反应期：发生于照射后1～6个月，表现嗜睡、头痛、恶心、呕吐、易怒、食欲缺乏、兴奋性增高、记忆力减退等，治疗后一般可逐渐恢复。

3）晚迟发反应期：发生于照射6个月之后，主要表现头痛、记忆力下降、反应迟钝、定向力障碍、幻觉、癫痫、情绪异常，颅内压增高、昏迷等大脑症状；或表现脑干症状为主，如头晕、眩晕、复视、言语不清、行走不稳、交叉性瘫，饮水呛、面部感觉异常、耸肩无力、舌肌萎缩，共济失调及锥体束征等；或小脑症状为主，如共济失调、构音障碍及眼球震颤等。

CT早期无阳性所见，后期可见白质内均匀的“指状”低密度灶，提示脑水肿，晚期脑室扩大，囊性病变伴中心液化坏死。MRI早期显示脑水肿，T1WI低信号、T2WI高信号坏死区，可见花环状强化；晚期出现脑萎缩、脑软化等。

（2）放射性脊髓损伤（radiative spinal injury）：导致脊髓相应部位疼痛，运动、感觉及括约肌功能障碍。损伤潜伏期长短不一，多在放射后1～2年出现，最长20年才发病。

1）急性放射性脊髓损伤：受照射后数小时或数日内发展为截瘫或四肢瘫，肌张力增高、腱反射亢进及病理征阳性，可伴平面以下感觉障碍，病情处于静止状态，提示放射性脊髓坏死。

2）短暂放射性脊髓损伤：表现感觉异常及典型Lhermitte征，多见于放疗后1～6个月，休息及药物治疗后可完全消失，严重病例发展为慢性进行性脊髓损伤；MRI可见脊髓灶性水肿，呈T1WI低信号，T2WI高信号，环形强化。

3）慢性进行性放射脊髓损伤：是最常见的类型，潜伏期3个月至5年，起病隐匿，常见一侧或双侧下肢麻木、刺痛、触电感、烧灼感和无力等，可为脊髓半切损伤或完全性横贯损伤。

4）肌萎缩型放射性脊髓损伤：少见，因脊髓前角损伤导致肢体弛缓性瘫，感觉和括约肌障碍不明显。

947 减压病的临床表现及治疗是怎样的?

减压病（decompression sickness）是机体从高气压环境突然转移到低气压环境，由于外界压力快速下降，使高气压时体内组织溶解的气体超过饱和限度而游离为气相，在血管及组织中形成气泡，超过人体的耐受限度导致的全身性疾病。

（1）临床表现：减压病多在减压后6小时内出现，超过36小时发病极少。

1）脑血管气泡栓塞导致头痛、呕吐、困倦、虚弱和失眠，严重者出现眩晕、复视、失明、听觉障碍、定向障碍、偏瘫、运动失调、失语、抽搐及昏迷等中枢神经症状。脊髓受累可致截瘫、感觉障碍及括约肌麻痹等。

2）70%～90%的急性减压病者典型表现四肢骨骼、关节、韧带、肌肉疼痛。减压病可致无菌性骨坏死，见于长骨骨干及骨骺，肩、髋部及胫骨上段多见，表现活动后疼痛和受限，χ线检出率较高，B 超可辅助诊断。

3）可见脉搏细弱频速、血压下降、发绀及四肢发凉等，严重者出现休克、弥散性血管内凝血，甚至猝死。可有呼吸困难，不可抑制的阵发性咳嗽、咯血和发绀，上腹束带感和胸骨后吸气痛是减压病的典型表现。腹部脏器受累可引起腹痛、呕吐和腹泻等。小气泡刺激感觉神经末梢引起皮肤瘙痒、蚁走感、灼热感，也出现皮肤丘疹、块状疹、大理石样斑块、皮下气肿、皮下出血等。

（2）治疗：根据患者的具体症状行高压氧加压治疗及其他综合疗法，也可选用物理疗法和中药活血化瘀辅助治疗。

948 热损伤的分类及临床表现和治疗是怎样的?

热损伤是在高温影响下机体体温调节功能紊乱导致的急性疾病。下丘脑体温中枢调节产热与散热平衡可维持正常体温，常温（15～25℃）下人体散热主要靠辐射，当环境温度超过皮肤温度时人体散热仅靠出汗和蒸发，如机体产热大于散热或散热受阻，体内过量的热蓄积引起器官组织功能损伤而发生中暑。中暑常见于高温（>35℃）环境或烈日曝晒下劳动，湿度高和通风不良环境，老年、体弱、疲劳、糖尿病和服抗胆碱药常为诱因。

（1）分类及临床表现：根据发病机制及表现分为热射病、热痉挛和热衰竭等。

1）热射病（heat stroke）是最严重的中暑，病情危急，死亡率较高。患者高热（40℃以上）、无汗和意识障碍，起病急，少数患者在头痛、头昏、恶心、全身软弱、出汗减少，体温正常或稍高的前驱期及时脱离高温环境休息，症状可消失。如病情继续加重，体温升至40℃以上，皮肤干燥、灼热、无汗、潮红或苍白，脉快、血压降低、脉压增宽，呼吸快而浅，嗜睡或昏迷，重者肝、肾功能损害，白细胞和中性粒细胞增多，血 BUN、ALT、LDH、CPK 增高，血 pH 值、Na^+降低，心律失常及心肌损伤心电图表现。

2）热痉挛（heat cramp）是高温导致大量出汗、水盐过多丢失引起肌肉痉挛。常见于高温下强体力劳动和大量出汗者，表现肌痉挛伴收缩痛，疼痛可甚剧，常见于四肢肌、咀嚼肌和腹肌，腓肠肌明显，呈对称性，时而发作，时而缓解。患者体温正常，血 Na^+、Cl^-降低，尿肌酸增高。

3）热衰竭（heat exhaustion）是由于对热环境不适应，引起周围血管扩张、循环血量不足而发生晕厥。通常起病急，多见于老年人或心血管病患者，体温多不增高，表现头昏、头痛、恶心、口渴、胸闷、面色苍白、冷汗、脉细而缓，血压下降发生晕厥，重者出现周围循环衰竭。血 Na^+、K^+水平降低。

（2）治疗

1）热痉挛和热衰竭患者应迅速移至通风阴凉处，口服凉盐水、清凉含盐饮料，循环衰竭者可静脉滴注生理盐水、葡萄糖液、氯化钾等，经治疗一般30分钟至数小时可恢复。

2）热射病患者病情危急，死亡率达5%～30%，应立即采取急救措施。物理降温可将患者浸入4℃水中，但老人、体弱及心血管病患者不宜，按摩四肢皮肤，使血管扩张，加速血循环，促进散热。随时记录肛温，待肛温降至38.5℃时立即停止降温，将患者移到25℃室温中观察，如果体温回升，可在头部、腋窝、腹股沟处放置冰袋，吹风加速散热。宜同时药物降温，如氯丙嗪25～50mg加入5%葡萄糖盐水500ml中，于1～2小时静脉滴注，必要时重复使用，须严密观察血压。可用哌替啶（杜冷丁）或地西泮等控制寒战。对症治疗应保持呼吸道通畅，给氧，应用多巴胺、毛花苷丙（西地兰）等治疗休克和心力衰竭，脑水肿可用甘露醇。

（刘国荣）

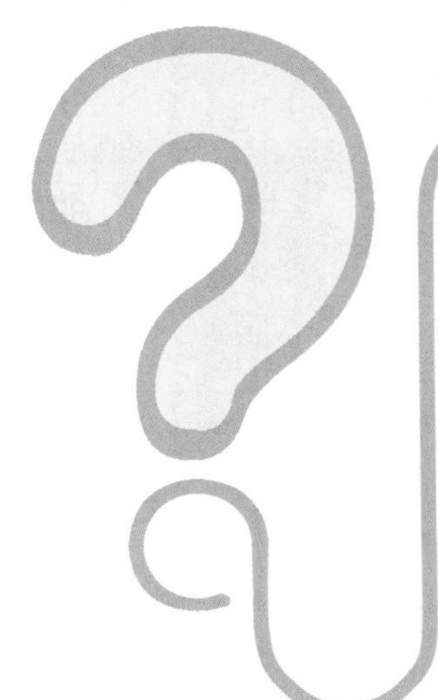

第二十九章

系统性疾病所致的神经系统并发症

Neurologic Complications Caused by Systemic Diseases

949 心肌梗死的神经系统并发症的临床表现及治疗是怎样的?

心肌梗死（myocardial infarction，MCI）是冠状动脉粥样硬化性血管闭塞导致部分心肌严重的缺血坏死。MCI 诊断依据心电图显示 ST 段呈弓背形抬高、T 波倒置及病理性 Q 波等及其演变过程，心肌酶 CK、LDH、肌钙蛋白增高等。MCI 的神经系统并发症可高达 9.3% ~37.3%。

（1）临床表现

1）脑梗死：常见左心室附壁血栓脱落导致脑栓塞，多有心律失常，起病突然，常见头痛、偏瘫、失语、偏盲、肢体麻木、复视、意识障碍及抽搐发作等。

2）晕厥：高血压病或老年冠心病患者常见心源性晕厥，晕厥发作后出现心前区持续数秒钟的疼痛，可出现抽搐和面色发绀；也可在心前区疼痛后出现晕厥，是 MCI 导致全脑血流量减少所致。

3）短暂性缺血发作：见于约 1/3 的 MCI 患者，常见为颈内动脉 TIA，表现一侧肢体发作性无力、失语及感觉障碍；个别为椎基底动脉 TIA，出现眩晕、复视及吞咽障碍等，通常数分钟至数小时内缓解。

4）出血性脑梗死：较少见，因严重脑缺血导致脑小动脉通透性增加，引起片状或弥漫性点状出血，出现头痛、头晕、呕吐、嗜睡、抽搐甚至昏迷，预后不良。

5）老年 MCI 患者偶可见持续的脊髓供血不足，可能与血压下降及全身供血不足有关，脊髓前动脉侧支循环差，常易受累，可出现神经根痛、双下肢无力及感觉障碍，严重者发生痉挛性截瘫和尿便障碍。

6）约 5% 的 MCI 患者恢复期发生肩 - 手综合征，表现肩痛或手痛，多见于左侧，也可为双侧，可见左肱部肌萎缩，左肩肱疼痛沿前臂向腕和手指扩散，伴手麻胀、发绀及少汗等自主神经症状。MCI 瘢痕激交感神经纤维，冲动传入颈髓引起反射性血管收缩，可导致局部骨骼关节营养不良和疼痛，反射性肌痉挛和长期失用可引起肌萎缩；应用镇痛剂、体疗训练可改善症状，预后较好。

（2）治疗

1）MCI 治疗宜尽早抗凝，如用肝素、华法林等，后者较多，疗效确切，出血并发症少，减少新附壁血栓形成。应改善心肌缺血，纠正心衰、低血压或休克，治疗严重心律失常，避免附壁血栓脱落。出血性脑梗死禁用抗凝。

2）脑梗死治疗可早期溶栓如应用重组组织型纤溶酶原激活剂（rt-PA）、尿激酶等，抗血小板治疗可用阿司匹林、氯吡格雷等。脑水肿应用脱水剂及适量的皮质类固醇，血管扩张剂宜根据病情慎用。

950

充血性心力衰竭神经系统并发症的临床表现及治疗是怎样的?

充血性心力衰竭（congestive heart failure，CHF）是心室肌收缩力显著降低，不能正常泵出大静脉回流血液，心脏代偿功能不全导致全身组织器官血液淤积，早期分为左心衰竭或右心衰竭，后期常为全心衰竭。

（1）临床表现

1）CHF 患者常可见发绀，伴头晕、头痛、乏力及失眠，严重者出现晕厥或癫痫发作，提示脑缺血缺氧。如出现偏瘫、失语及偏身感觉障碍可能发生脑梗死，如有颅内压增高症状应考虑颅内静脉窦血栓形成，MRI 及 MRV 检查可证实。左心衰时左肺动脉扩张，可能压迫左侧喉返神经引起声音嘶哑。

2）心脏代偿功能不全患者可出现意识模糊、梦样状态伴显著焦虑、紧张或谵妄，幻听、幻视及妄想等精神症状，精神运动性发作，夜间症状加重。

3）心电图显示心肌肥厚和劳损；X 线检查可见心脏增大；脑 CT 或 MRI 检查可发现脑梗死。

（2）治疗

1）应用强心、利尿剂减轻心脏负荷，加强心肌收缩力，增加心排血量及回心血量，减轻全身及脑水肿或淤血，及时控制心衰，预防脑栓塞和脑梗死。由于脑淤血和缺氧，脑梗死治疗宜慎用血管扩张药，一般不用溶栓药及抗凝药。

2）用脱水药如甘露醇须注意可能加重心脏负担和心衰，严格控制用药剂量，防止过度利尿导致水电解质紊乱和心律不齐。出现精神症状常是脑缺氧综合征的表现，轻者通过纠正心衰、吸氧可能缓解，重者可酌情用抗精神病药。

951

高原脑病的发病机制、临床表现及治疗是怎样的?

高原脑病（highland encephalopathy）是在海拔 3000 米以上高原地区，由于空气稀薄、气压及氧分压低，新进入高原者对环境适应能力不足而出现中枢神经系统缺氧表现。

（1）发病机制：由于随着海拔增高出现特殊的低张性脑缺氧变化（表 29-1），使小动脉痉挛继而扩张，通透性增加导致脑水肿和神经细胞变性、坏死及灶性出血等。初上高原者出现呼吸加深加快、心率及心输出量增加，是机体对高原缺氧发生的适应性变化，维持肺泡和毛细血管内氧分压，以及血液与组织间必需的氧分压差。通常需 1～3 个月逐渐稳定适应或习服（accilimatization），由于适应需要时间、个体适应能力差异及有限，机体不能适应时表现缺氧或高原病。

表 29-1　随着海拔增高出现的缺氧改变

海拔高度	大气压	氧分压	肺泡氧分压	动脉血氧分压
气温 0℃海平面	760mmHg	159mmHg	105mmHg	100mmHg
3 000 米	526mmHg	110mmHg	62mmHg	90%
5 000 米	405mmHg	85mmHg	40mmHg	70%

（2）临床表现：包括急性和慢性高原反应。

1）急性高原病：通常见于平原地区居民短时间进入高原或急速登山 1～2 日时出现急性缺氧反应，如搏动性或爆裂样头痛、头晕、心悸、胸闷、气短及乏力，重者食欲减退、恶心、呕吐、记忆力和思维能力减退，伴失眠、多梦及口唇发绀，以后可有减轻，经 1～2 周适应后可缓解。急性高原反应进行性加重可发生高原脑水肿或称高原昏迷，通常在 4000 米以上的高海拔地区出现剧烈头痛、呕吐等颅内压增高症状，伴神志恍惚、行为异常、震颤、共济失调、抑郁或兴奋、烦躁、谵妄、幻觉等，严重者出现抽搐发作、尿便失禁、昏睡至昏迷。检查可见球结膜水肿、视盘水肿及视网膜出血，也可并发脑出血。

2）慢性高原病：如急性高原反应超过 3 个月迁延不愈，患者表现记忆力减退、抑郁、焦虑或癔症样发作等。长期生活在高海拔地区的世居者由于长期缺氧，外周化学感受器对缺氧敏感性降低，导致肺泡换气功能下降，动脉血氧饱和度下降，可继发红细胞增多症、肺动脉高压及高原性心脏病等。

（3）治疗

1）发生高原反应宜及早治疗，危重患者就地抢救，首要措施是高流量吸氧或面罩给氧，给予高压氧治疗，对症支持疗法，如无医疗条件应将病人迅速转至低海拔地区。发生高原脑水肿应立即脱水降颅压、改善脑微循环或亚低温疗法，积极处理肺水肿、心脏病及高血压等并发症。

2）避免可降低高海拔耐受性的诱因如呼吸道感染、疲劳和饮酒等，老年体弱、婴幼儿和心肺疾病患者不宜进入高原区。预防高原脑病最有效方法是在海拔 1600～2300 米地区停留 2～7 日，实行阶梯上升和逐步适应。碳酸酐酶抑制剂乙酰唑胺和激素泼尼松可降低急性高原病发生率及严重程度。

952 血栓性脉管炎的神经系统表现及治疗是怎样的?

血栓性脉管炎（thromboangiitis）又称 Buerger 病，是一种病因不明的慢性闭塞性血管炎。病变侵及全身中、小动脉甚至静脉，尤其下肢动脉，长期大量吸烟、寒冷刺激可能为发病诱因。

（1）神经系统表现

1）本病好发于20～40岁男性，多有吸烟史，渐进性起病，首发症状为下肢动脉缺血，可有间歇性跛行伴无力。约2%的病例累及脑血管，常见于出现肢体症状几年后，少数病例与肢体症状同时出现。早期表现阵发性头痛、易疲劳、工作效力降低、记忆力减退及失眠，随疾病进展约半数患者出现脑缺血症状，如眩晕发作、短暂性偏盲、轻偏瘫、言语障碍及偏身麻木，局灶性或全面性痫样发作等。有时症状在数小时缓解类似TIA，后期症状体征持续存在，出现瘫痪、失语等。

2）病变可呈多发性腔隙梗死，表现类似皮质下动脉硬化性脑病，如渐进性记忆障碍、性格改变、淡漠及反应迟钝、智能减退，理解、计算、分析及判断力丧失。可出现抑郁或妄想、强哭强笑，与假性球麻痹相似。约30%的患者出现脑假瘤症状，常突然起病，逐渐加重，出现颅内压增高症状，伴局灶性神经体征，颇似颅内占位病变。脑CT及MRI检查可显示脑梗死灶，多在颈内动脉分布区，或为广泛的皮质及皮质下散在病灶。多普勒超声及动脉造影可确诊。

（2）治疗：针对原发病药物治疗可应用血管扩张药、抗血小板聚集药、免疫抑制剂及中医中药等。手术治疗可考虑双侧颈交感神经链切除术或颈动脉周围交感神经剥离术。

953 肺性脑病的病因、临床表现及治疗是怎样的？

肺性脑病（pulmonary encephalopathy）是慢性肺功能不全及各种原因引起的肺通气和/或换气功能严重障碍，引起低氧血症和高碳酸血症，导致弥散性脑损害。常见于慢性阻塞性肺疾病、重症肺结核、肺性心脏病及肺间质纤维化等。

（1）病因：呼吸衰竭导致体内CO_2潴留，CO_2很快弥散到脑内与水结合形成H^+和HCO_3^-，脑组织pH降低使脑血管扩张及血管壁通透性增加，大量液体渗入脑组织间隙引起间质性脑水肿，影响脑细胞代谢，皮质活动处于抑制或麻醉状态是肺性脑病的病理生理基础。缺氧抑制三羧酸循环、氧化磷酸化及相关酶活性，产生乳酸引起代谢性酸中毒，因能量不足及钠泵功能障碍导致细胞内酸中毒、高钾血症及低钠血症等，呼吸衰竭也导致心、肝、肾等多脏器功能损害。急性呼吸道或肺感染，应用镇静剂如苯巴比妥、哌替啶、吗啡等，大流量高压氧吸入抑制呼吸中枢，利尿过速，失水及水电解质紊乱，呼吸道阻塞等是常见的诱因。

（2）临床表现

1）早期缺氧患者出现倦怠、思睡、记忆力减退和易激动，$PaCO_2$增高产生脑组织酸中毒、脑水肿，出现昏睡或昏迷；晚期可见剧烈头痛、呕吐等颅内压增高症状，夜间和清晨加重，意识清楚，约半数患者出现精神症状。

2）患者出现双上肢为主的快速、粗大、节律不规则的静止性震颤，或呈扑翼样震颤、肌阵挛、肌束颤动或手足徐动，可有部分或全面性癫痫发作。可出现兴奋躁动、胡言乱语、幻觉、妄想等精神症状，约5%的病人出现一过性轻偏瘫或单瘫，可出现失语。20%～25%的患者发生视盘水肿，出现瞳孔改变、眼震提示脑干损害；部分患者可见多汗、水肿等自主神经症状。

3）可见红细胞及血红蛋白增高，血黏滞性及外周阻力增加，肝功损害及上消化道出血，血尿素氮升高，尿蛋白、红细胞及管型。可出现肺动脉高压及右心衰竭。脑电图弥漫性慢波异常，有时呈阵发性发放。脑 MRI 检查可显示脑损害。

4）动脉血气分析高碳酸血症，如 $PaCO_2$ 升高、pH 降低（<7.25），$PaCO_2$ 相对降低，HCO_3^- 增高，CO_2 结合力、标准碳酸氢盐（SB）级剩余碱（BE）等显著升高。腰穿脑压通常增高（>200mmH$_2$O），红细胞增多，淋巴细胞正常或轻度增高；脑脊液 $PaCO_2$ 可增高及 pH 降低。

（3）治疗

1）病因治疗宜积极治疗原发病，解除诱因如肺感染，迅速控制肺感染是抢救肺性脑病之关键。改善缺氧，保持呼吸道通畅，解除支气管痉挛，应用氧疗及呼吸兴奋剂，纠正酸碱平衡及电解质紊乱，减少并发症和病死率。

2）轻症患者高碳酸血症和失代偿性呼吸性酸中毒经抗感染等综合治疗可改善，不必用碱性药物。严重失代偿呼吸性酸中毒合并代谢性酸中毒用5%碳酸氢钠虽使 pH 暂时升高，但可使通气量减少加重 CO_2 潴留，应用碱性药宜适量。尿量不少于 500ml/d 可用氯化钾 4.0～6.0g/d，静脉滴注，手足搐搦可给予10%葡萄糖酸钙或10%硫酸镁 10ml，肌内注射。给予20%甘露醇 125ml，6 小时 1 次，快速静脉滴注，控制脑水肿。皮质类固醇对支气管痉挛有效，小剂量有利于控制脑水肿，无明显副作用，大剂量不利于控制感染。

3）对症治疗如癫痫频繁发作或持续状态可用氯硝西泮静脉注射，口服卡马西平、丙戊酸钠等抗癫痫药。精神症状不宜用镇静剂，可抑制呼吸或诱发意识障碍。患者极度兴奋、躁动不安可适量选用对呼吸中枢抑制微弱的镇静剂或安定剂，如10%水合氯醛 20ml 保留灌肠，奋乃静 4mg 或地西泮 2.5～5mg 口服。

954 肝性脑病的病因、分型及临床表现是怎样的?

肝性脑病（hepatic encephalopathy，HE）又称为肝脑变性综合征（hepatocerebral degeneration syndrome）或肝昏迷，是由于慢性肝病导致严重代谢紊乱，引起慢性进行性脑病及功能障碍，表现精神行为改变、昏迷、锥体外系及锥体系损害。

（1）病因：大部分慢性肝性脑病由各型肝硬化引起（约70%），肝炎后肝硬化居多，包括治疗肝硬化门静脉高压的外科门体分流术、亚临床肝性脑病。门体分流性脑病常有诱因，如上消化道出血、大量排钾利尿、放腹水、高蛋白饮食、安眠镇静药及感染等。小部分急性肝性脑病常见于暴发性病毒性肝炎、重症中毒性肝炎、严重胆道感染、药物性肝病及肝癌晚期的肝功能衰竭阶段。氨代谢紊乱引起氨中毒是肝性脑病，尤其门体分流性脑病的病理生理基础，也称为氮性脑病（nitrogenous encephalopathy）。

（2）分型：包括门体分流性脑病及亚临床或隐性肝性脑病。

1）门体分流性脑病（porto-systemic encephalopathy，PSE）由于门静脉高压，门－腔静脉间的侧支循环使大量门静脉血绕过肝流入体循环，胃肠道中氨等有害物质未经肝代谢解毒直接经体循环入脑，导致慢性肝性脑病。

2）亚临床或隐性肝性脑病是无明显的临床表现及生化异常，仅能用精细的智力试验和电生理检测才可作出诊断的肝性脑病。

（3）临床特征

1）急性肝性脑病起病数日迅速进入昏迷甚至死亡。常见的慢性肝性脑病起病缓慢，表现反复发作性木僵和昏迷，意识障碍逐渐加深可死亡。

2）肝性脑病临床分四期

Ⅰ期（前驱期）：历时数日至数周，表现淡漠寡言、欣快激动、举止反常、行为失态、无目的游荡和扮鬼脸等幼稚轻率动作，出现睡眠颠倒，定向力、判断力及理解力轻度障碍，吐字不清，可见扑翼样震颤，EEG多为正常。

Ⅱ期（昏迷前期）：表现意识错乱、睡眠障碍、智能障碍及严重行为失常，明显睡眠颠倒，出现幻觉、狂躁；体征如齿轮样或铅管样肌张力增高、腱反射亢进及Babinski征，扑翼样震颤，舞蹈－手足徐动。EEG可见特征性异常。

Ⅲ期（昏睡期）：表现昏睡，常有精神错乱、幻觉及躁动，仍有扑翼样震颤，锥体束征阳性，脑电图为异常波形。

Ⅳ期（昏迷期）：意识完全丧失，四肢肌张力减低，腱反射及病理反射消失，呈弛缓性瘫；扑翼样震颤消失，眼球无目的浮动，瞳孔散大，可出现全身抽搐发作。脑电图明显异常。

3）测定血氨增高（正常空腹血氨40～70μg/dl），但与肝性脑病严重程度不完全一致，门体分流性慢性肝性脑病血氨多增高，急性肝性脑病血氨多正常。凝血酶原时间延长，血钾、钠、钙降低。血浆芳香族氨基酸（AAA）浓度增高，支链氨基酸（BCAA）减低，BCAA/AAA比值明显降低。脑电图显示普遍4～7次/秒θ波或三相波，或1～3次/秒δ波，出现δ波时患者多有严重意识障碍，如无明显意识障碍出现δ波称隐匿性昏迷，积极治疗可恢复。慢性肝性脑病患者CT、MRI检查可见轻度脑萎缩。

955 肝性脑病的治疗及其与可逆性肝性脑病的鉴别是怎样的？

（1）治疗：肝性脑病目前尚无特效疗法，治疗应采取综合措施。

1）消除诱因是药物治疗的基础，慢性肝性脑病发作期蛋白摄入量应 <20g/d，调整饮食结构，首选食用植物蛋白，芳香族氨基酸含量较少并含较多食用纤维素，增高 BCAA/AAA 比值。避免用镇静药如巴比妥类、苯二氮草类，避免大量快速放腹水，应及时控制感染，大量放腹水时应静脉输入足量白蛋白维持有效血容量和防止电解质紊乱。肝硬化患者因进食少、利尿过度及大量放腹水造成低钾性碱中毒，可诱发肝性脑病，应经常检测血清电解质、血气分析，有低血钾或碱中毒应及时纠正。食管静脉曲张破裂出血宜切实止血，输入血制品补充血容量。

2）减少肠腔内氨生成和吸收，常用生理盐水或弱酸性溶液如 1% 白醋保留灌肠，1 次/天，肠道弱酸环境利于血液中 NH_3 从肠黏膜逸入肠腔，形成 NH_4^+ 从粪便排出。便秘可用硫酸镁 20g 口服或 50% 甘油 60ml 灌肠。肝性脑病常发生肠道菌群失调，双歧杆菌明显减少，大肠杆菌明显增多，使氨生成增加，调整肠道菌群状态可口服乳酶生等嗜酸性乳酸杆菌或双歧杆菌活菌制剂，也可用新霉素 2～4g/d，分次口服，或 1% 新霉素溶液 100ml 保留灌肠，不宜超过 1 周；可口服甲硝唑 0.2g，4 次/天，疗效与新霉素相等，适用于肾功能不良者。乳果糖（lactulose）口服后在结肠中被细菌分解为乳酸和醋酸，使肠腔呈酸性，减少氨的形成和吸收，适用于忌用新霉素或需长期治疗的患者，糖浆剂 30～100ml/d 或粉剂 30～100g/d 分 3 次服，使每日排粪 2～3 次，粪 pH5～6，副作用为饱胀、腹绞痛、呕吐等。

3）增加氨排出是药物治疗主要手段，如谷氨酸钾（6.3g/20ml）或谷氨酸钠（5.75g/20ml）加入 5% 葡萄糖液静脉滴注，1～2 次/天，与血中过多氨结合生成无毒的谷氨酰胺从肾排出，此过程需适量补充 ATP 和镁离子。GABA/苯二氮草（BZ）复合受体拮抗剂氟马西尼可拮抗内源性苯二氮草所致的神经抑制，对Ⅲ-Ⅳ期患者有促醒作用，氟马西尼（flumazenil）1～2mg 静脉注射起效快，但维持时间很短，通常在 4 小时内静脉注射或持续静脉滴注。纠正 BCAA/AAA 比例失调常用六合氨基酸 250ml 与等量 10% 葡萄糖液混合静脉滴注，2～4 次/天。拮抗假性神经递质可用以亮氨酸、异亮氨酸、缬氨酸等支链氨基酸为主的复合氨基酸，以及多巴丝肼 0.25g 口服，3 次/天，有助于恢复正常脑功能。肝移植是公认有效的治疗。

（2）与可逆性肝性脑病鉴别

1）可逆性肝性脑病多见于慢性肝病如肝硬化等肝功能代偿期病人，常因高蛋白饮食、大量放腹水、感染、大量利尿剂或镇静剂等诱发。肝性脑病常见于慢性肝病肝功能失代偿期患者，慢性进行性病程常在 1 年以上，可持续 2～3 年。

2）可逆性肝性脑病核心症状是意识障碍，亚急性起病，早期睡眠改变，思睡或昼眠夜醒，记忆低下，定向障碍，神志恍惚。昏迷前意识时而清醒、时而模糊错乱具有特征性，反复短暂性可逆发作，逐渐进展至昏迷，可伴精神行为异常，如无目的徘徊、重复动作、兴奋不安、思维言语支离破碎，常有幻觉、妄想等。

3）肝性脑病主要表现精神行为异常，意识障碍较轻。早期淡漠寡言、欣快激动、举止反常及扮鬼脸等；昏迷前期意识错乱、行为失常、智能障碍；昏睡期常见精神错乱、幻觉及躁动，最终进展为去脑强直状态和昏迷。扑翼样震颤早期出现并始终存在，可逆性肝性脑病的扑翼样震颤多出现于昏迷前期及昏迷期。

956 肝性脊髓病的临床表现及其与亚急性联合变性如何鉴别？

肝性脊髓病（hepatic myelopathy）是慢性肝病导致的缓慢进展性脊髓后索与侧索联合病变。

（1）临床表现

1）患者有长期的肝病史，如各类型肝硬化、门脉与肝严重循环障碍，多在门－腔静脉吻合术或自然形成门体静脉吻合后 2 年发病。病情缓慢进行性加重，不能耐受蛋白饮食。

2）出现脊髓后索、侧索受损症状体征，双下肢无力，走路不稳，逐渐呈痉挛性瘫，肌力通常 3～4 级，完全性截瘫少见，肌张力增高，腱反射亢进，常有踝阵挛。音叉震动觉和位置觉减退，痛温觉正常，可有感觉性共济失调及括约肌受累，最终被迫卧床，可与肝性脑病并存。肝功能异常，血氨多增高，脑脊液正常。

（2）与亚急性联合变性（subacute combined degeneration，SACD）鉴别

1）主要鉴别点是病因不同，肝性脊髓病是严重肝脏疾病的代谢障碍所致；SACD 是维生素 B_{12} 缺乏，血清维生素 B_{12} 含量降低，常伴恶性贫血及其他类型贫血，常见胃肠疾病，检查多有胃酸缺乏。

2）SACD 累及脊髓后索、侧索，并影响周围神经，常以四肢末端感觉异常起病，检查可有末梢型感觉障碍。

957 急性透析性脑病和透析性痴呆的病因及临床特征是怎样的？

透析性脑病（dialysis encephalopathy，DE）是尿毒症透析治疗引起的脑损害，包括急性透析性脑病和透析性痴呆。

（1）病因：急性 DE 是由于透析时血尿素氮迅速下降，但因存在血脑屏障，脑内尿素氮下降缓慢，脑内外尿素梯压差引起水分向脑内转移，导致或加重脑水肿。透析性痴呆与脑内铝慢性聚积有关，又称为脑铝聚积性脑病，铝积聚可改变体内一些重要的酶系统，也可影响钙、磷代谢。

（2）临床特征

1）急性透析性脑病：通常发生在首次透析 3～4 小时后，常见于血液透析。患者表现头痛、呕吐、兴奋躁动或谵妄，全身性抽搐发作，重者出现昏迷。一般在停止透析后 24～48 小时内病人可恢复到透析前状态。

2）透析性痴呆：多发生在长期反复透析的患者，起病较慢，初期症状波动，可进行性加重，出现渐进性意志衰退，思维和记忆力下降，呐吃，严重时出现呆滞和痴呆、震颤或扑翼样震颤、肌阵挛、构音不清及全身性抽搐发作等。临床症状表现与透析时间和脑铝积聚量有关。目前尚无有效的疗法，增加透析次数或进行肾移植也无效。

958 胰性脑病的病因、临床特征及治疗是怎样的?

胰性脑病（pancreatic encephalopathy）是胰腺炎并发的中毒性脑病，见于急性胰腺炎或慢性复发性胰腺炎急性加剧期，尤以化脓性胰腺炎、增生再发性胰腺炎居多。发病率为 10%～25%，男性约为女性 2 倍，多出现于急性胰腺炎后 3～5 日。

（1）病因：不清，可能因胰腺炎使大量胰酶（胰蛋白酶、糜蛋白酶、纤维蛋白溶酶、胰舒血管素、磷脂酶 A 及激肽等）进入血液，引起出血、静脉瘀血及软化灶形成，导致神经细胞中毒、水肿，磷脂酶分解卵磷脂可损害血脑屏障；癫痫发作可能与静脉瘀血、脑水肿有关。

（2）临床特征

1）胰腺炎患者出现精神症状，常见于慢性再发性胰腺炎急性恶化期，开始出现精神错乱，进而发生谵妄、摸索及定向力丧失，常见幻视或幻视与幻听并存，可为迫害性幻觉，通常持续 1 日至数周，持续时间与胰腺炎病情相关，也可出现昏睡或昏迷；手术治疗后很快消失。

2）脑膜刺激征常见于胰腺坏死及化脓性胰腺炎，多伴精神运动性兴奋症状，提示病情严重。急性胰腺炎常出现颅内压增高症状如头痛、呕吐及视盘水肿，手术治疗后症状可消失。

3）神经系统体征可见运动性或感觉性失语、无动性缄默症、下肢痉挛性瘫、肌张力增高、传导束型感觉障碍、病理征、平衡障碍、意向性震颤和肌阵挛，也可见水平性眼震、面神经麻痹、耳聋、构音困难和吞咽障碍等，可出现去脑强直发作或癫痫大发作。患者常有腹痛、腹胀、发热、全身乏力、疲倦及睡眠障碍，以及心动过速、多汗及血压不稳等自主神经症状。

4）腰穿显示脑压增高，脑脊液成分多为正常。脑电图示高波幅弥漫性慢波。

（3）治疗

1）病因治疗：胰腺炎患者可用抑肽酶抑制胰蛋白酶及糜蛋白酶，阻止胰中其他活性蛋白酶原激活。前 2 日注射胰肽酶 8 万～12 万 U/d，维持剂量 2 万～4 万 U/d，分 4 次静脉滴注，脑病症状常随着胰腺炎好转而缓解。急性坏死性胰腺炎患者出现脑症状时手术治疗可很快恢复。

2）对症治疗：包括解痉镇痛、抗炎、防治脑水肿及控制精神症状等。

959 糖尿病性神经系统病变及其临床表现包括哪些？

（1）多发性神经病：临床最常见，见于四肢远端，下肢常较重。可见于Ⅰ型和Ⅱ型糖尿病。包括：

1）感觉性多发性神经病：麻木型表现肢体远端对称性麻木、蚁走感等。疼痛型表现肢端难忍的自发性灼痛、闪电样疼痛，夜间、寒冷或抚摸可加重，检查可见对称的手套、袜子型感觉障碍，可伴皮肤干燥、发冷及色素沉着等营养障碍，严重者合并溃疡、缺血性坏疽及神经源性关节病。

2）感觉运动性多发性神经病：可见四肢远端明显感觉异常，伴肌力减退、肌萎缩、腱反射减弱消失；检查腓总神经感觉及运动传导速度减低。运动性多发性神经病见于四肢远端，下肢肌无力、肌萎缩明显，可伴轻微感觉性神经病表现。

3）单神经病：起病较急，受累神经支配区突发疼痛、肌力减退和感觉障碍。多累及坐骨神经、股神经、臂丛神经、正中神经、尺神经及桡神经等。

4）脑神经病：老年人多见，常见一侧动眼神经麻痹，其次是外展神经、面神经、三叉神经，偶见舌咽、迷走及副神经，可复发；双侧或多发脑神经受累少见。

5）近端运动神经病：中年以上患者多见，特征为下肢近端不对称性肌萎缩，上肢肌萎缩少见，也称为糖尿病性肌萎缩；膝反射减弱或消失，大腿肌痛，感觉障碍不明显。极少数患者 CSF 蛋白增高；肌电图显示受累肌为神经源性损害，神经传导速度延迟。

（2）自主神经病：较常见，可见瞳孔缩小，光反应迟钝，泪腺分泌减少，偶见 Argyll-Robertson 瞳孔。血管运动反射降低，遇冷皮肤血管持续痉挛，四肢发凉，两足水肿；广泛性血管张力不全可发生直立性低血压和晕厥。胃肠蠕动减弱可引起腹胀或腹泻、排空时间延长。男性可有阳痿、早泄、性欲减退，女性月经不调；无感觉性神经源性膀胱导致滴沥性尿失禁，逼尿肌无力，残余尿增多，易发生尿路感染。常见腰部以下少汗或无汗，上半身代偿性多汗。常见踝关节、趾/指关节慢性肿胀，营养障碍，长期受压摩擦可发生慢性溃疡。

（3）脊髓病变：较常见糖尿病性脊髓性共济失调，主要由于脊髓后根及后索损害产生震动觉及位置觉丧失，导致患者步态不稳、踩棉花感及感觉性共济失调，闭眼不能行走，肌张力及腱反射降低或消失，有时出现双下肢闪电样疼痛。常合并膀胱张力降低、排尿障碍及阳痿等，也称为糖尿病性假性脊髓痨。

（4）脑病变：糖尿病伴高脂血症易加速脑动脉硬化病变，表现认知功能如学习、记忆、解决问题能力下降，注意力不集中，常引起缺血性卒中。

960 糖尿病酮症酸中毒的临床特征及治疗是怎样的?

糖尿病酮症酸中毒（diabetic ketoacidosis）最常见于Ⅰ型糖尿病合并感染时，由于胰岛素缺乏引起高血糖、高血酮及代谢紊乱进行性加重，导致酮症酸中毒昏迷，病情严重。外伤、手术、饮食不当、妊娠分娩、治疗中断或药物剂量不足、呕吐或腹泻等常为诱因。Ⅱ型糖尿病较少见。

（1）临床特征

1）临床可分为三期：①早期为代偿期，表现糖尿病症状加重，如口渴、多尿、多饮和无力等，精神萎靡，多食不明显，持续数小时至数日。②失代偿期出现食欲减退、恶心、呕吐，多尿多饮明显，尿量显著增多，呼吸深快，呼气有丙酮（烂苹果）味，伴头痛、烦躁、嗜睡及定向力障碍。③昏迷期出现严重失水，多尿转为少尿，皮肤黏膜干燥，眼球下陷，声音嘶哑，血压下降，脉细和四肢厥冷，呼吸由深大转为浅弱，意识障碍进行性加重，可出现癫痫发作、偏瘫、失语、偏身麻木、幻觉及上肢震颤等。

2）检查尿糖、尿酮呈强阳性，后期肾衰竭时尿糖、尿酮可减少。血糖多可达16.6～27.3mmol/L，有时可达33.3～55.5mmol/L，血酮 >3mmol/L 有诊断意义；血渗透压轻度增高，患者精神状况与血渗透压密切相关，与血糖关系不大。

（2）治疗

1）及时补液是治疗糖尿病酮症酸中毒的关键，纠正组织脱水，促进酮体排出，改善组织灌注，可用0.9% NaCl 快速扩充细胞外液容量，如扩容后血 Na^+ 仍 > 155mmol/L，血渗透压 >330mOsm/L，可予0.45% NaCl 低渗液补液。

2）用胰岛素抑制脂肪分解和肝糖释放，增加组织糖利用，纠正高血糖，减少酮体产生，补充电解质钾、钠等。首次负荷剂量 10～20 IU，继以小剂量 5～10 IU/h 持续静脉滴注，血糖多在 5～6h 内降至 15mmol/L，血糖降至 13.9mmol/L 仍需继续用胰岛素和输注葡萄糖液，过早过快减少胰岛素用量可使酸中毒恶化。

3）纠正血糖及水电解质紊乱宜稳妥，防止水电解质、渗透压急剧改变引起肺水肿或脑水肿。记录病情、液体出入量及胰岛素用量，每 1 ~ 2 小时查血和尿糖、尿酮、K^+、Na^+、pH、HCO_3^-或 CO_2结合力，及时调整治疗。

961 非酮性高渗性糖尿病昏迷的病因、临床特征及治疗是怎样的?

非酮性高渗性糖尿病昏迷（diabetic non-ketotic hyperosmolar coma）是由于在应激状态时体内胰岛素相对不足，而胰岛素反调节激素增加及肝糖释放导致严重高血糖，引起血浆高渗性脱水和进行性意识障碍临床综合征。病死率较高。

（1）病因：常见于 50 ~ 70 岁Ⅱ型糖尿病患者，胰岛素不足和胰岛素抵抗导致血糖控制不良，因某些诱因及糖代谢紊乱发病，少数见于Ⅰ型糖尿病并发酮症酸中毒，不少患者无糖尿病史。常见诱因包括感染、创伤、卒中、腹泻及高热，使用脱水剂或利尿剂，口服大量含糖饮料或输注葡萄糖液，应用苯妥英、糖皮质激素及噻嗪类利尿剂等。

（2）临床特征

1）患者出现烦渴、多尿、多饮、厌食、呕吐、脱水及进行性意识丧失等特征性症状，起病缓慢，数日至数周出现意识障碍。意识障碍与血糖及血渗透压升高成正比，可出现幻觉、躁动不安、胡言乱语、震颤、瘫痪、失语、偏身麻木、癫痫发作及病理征等，有些患者不知晓罹患糖尿病可导致误诊和漏诊。

2）患者表现严重脱水体征，体重下降，皮肤和口唇黏膜干燥，皮肤弹性差，眼球塌陷，体温升高，心率加快，低血压甚至休克，晚期少尿或无尿。

3）检查血糖 > 33.3mmol/L，血浆渗透压 ≥ 350mOsm/L，血 pH ≤ 7.35，血 HCO_3^- ≥15mmol/L，酮体阴性或弱阳性可确诊。

（3）治疗

1）纠正失水、低血容量及高渗状态，须注意补液量不宜过多，纠正血浆渗透压不宜过快，以防脑水肿。最初 1 ~ 2 小时输入等渗 NaCl 液 1000ml/h，以后减速，第 1 日补液量为估计失水量一半左右（失水量一般为原体重的 10% ~ 15%），其余在以后 1 ~ 2 日内补足。休克应尽快输入等张盐水与胶体溶液，患者无休克、血糖 > 33.3mmol/L、血钠 > 155mmol/L 或血浆渗透压明显升高可输注 0.45% 盐水。

2）胰岛素降血糖一般用小剂量〔0.1 IU/（kg · h）〕，不用负荷剂量，降血糖过快可导致血渗透压急剧下降，血容量下降使病情恶化。血糖 < 16.7mmol/L 应改用 5% 葡萄糖加适量胰岛素与钾盐，降至 13.3mmol/L 胰岛素应减量或暂停观察。

3）补钾是治疗成功的关键，常用 10% 氯化钾，每瓶液 1.5g，通常开始补钾 0.5 ~ 1.0g/h，以后根据血钾水平调整，24h 补氯化钾 3 ~ 6g，病情好转后口服补钾 5 ~ 7 日；注意高血钾可引起严重的后果如心跳骤停。

962 甲状腺功能亢进的神经系统并发症的临床特征及治疗是怎样的?

甲状腺功能亢进（hyperthyroidism）是多种原因引起甲状腺激素（TH）分泌过多或体内TH 含量增高导致的临床综合征。

（1）神经系统并发症临床特征

1）精神症状常见兴奋症状，如欣快、易激动、躁狂状态等，以及注意力不集中、易疲劳、失眠、淡漠、恐惧、焦虑或抑郁等神经症表现。部分患者发生类精神分裂症如听幻觉或视幻觉、迫害妄想及自罪妄想等，约 5% 的患者可出现严重精神错乱等急性精神病，患者出现谵妄常预示甲状腺危象。

2）急性甲亢性肌病较少见，急性起病，常在数周内出现吞咽困难、发音不清，延髓麻痹可见呼吸肌麻痹，甚至危及生命。可合并甲亢危象，侵犯眼肌及其他脑神经支配肌。出现舞蹈样指划动作、精神错乱、嗜睡甚至昏迷等，称为甲状腺毒性脑肌病。查体可见肌无力和肌萎缩，腱反射减弱或消失，一侧咽反射消失对本病有诊断意义。

3）慢性甲亢性肌病较常见，中年以上发病多见，男性较多。肌无力近端明显，常呈进行性发展，肌萎缩常为对称性。肩胛带肌易受累，其次为骨盆带肌、髂腰肌、股四头肌等近端肌，严重病例可见手及前臂肌群明显萎缩，偶有痛性痉挛。检查腱反射多正常，较重者可减弱或消失，10% ~40% 的患者出现肌束震颤，手指震颤较明显，可见明显的粗大肌束震颤，或可见腓肠肌痉挛。

4）偶见甲亢合并重症肌无力（MG），甲亢与 MG 症状同时出现或数月内相继出现，偶有相隔数年。起病缓慢，20 ~ 50 岁发病，女性多见。患者有典型甲亢症状，MG 多为眼肌型，可见一或双侧上睑交替下垂、复视或斜视，休息减轻，活动加重；其次是延髓型，咀嚼及吞咽困难、饮水呛咳及发音困难等；全身型少见。甲亢合并周期性瘫痪多为男性，常在20 ~40 岁发病，高碳水化合物饮食、劳累、紧张、寒冷、注射葡萄糖合用胰岛素可为诱因；表现肢体近端对称性软瘫发作，始于下肢向上发展，每次发作持续 6 ~ 24h，程度不一，严重时累及呼吸肌可危及生命。

5）甲状腺突眼性眼肌麻痹男性较多，多在 40 岁后发病，表现眼球突出、眼外肌麻痹伴眼痛，可伴眼内异物感、畏光、流泪、结膜充血及眼睑肥厚等；上直肌和外直肌麻痹多见，眼球活动受限和复视，可有视神经萎缩、视力下降等。大多为非浸润型，突眼不明显，仅见眼裂增宽、上睑挛缩及凝视；浸润型突眼占 5% ~10%，突眼度 >19mm，男性多发，亚急性起病，逐渐进展。

6）自主神经症状常见多汗、心动过速、顽固性腹泻、性欲减退、阳痿及月经失调等。体检常见双手轻微震颤、皮肤红斑、慢性荨麻疹及皮肤划痕征等。约 3% 的患者可出现癫痫发作，甲亢可能为诱因。

7）辅助检查：甲亢伴周期性瘫痪可见血清钾降低，心电图 ST 段及 T 波低下，Q-T 间期延长；慢性甲亢性肌病可见血肌酸明显增高；甲亢性肌病可见肌电图平均动作电位时限明显缩短、动作电位波幅降低及多相电位增多等肌病改变；甲亢合并 MG 可见动作电位衰减，新斯的明试验肌无力明显缓解；慢性甲亢性肌病患者肌活检可见巨大线粒体，嵴排列不平行、横管扩张、肌纤维内微管聚积等。

（2）治疗

1）应用抗甲状腺激素药治疗甲亢，必要时用碘剂减轻甲状腺激素过多症状。对症治疗如精神症状可适当用地西泮（安定）等镇静剂，吞咽困难应注意补液及纠正水电解质紊乱，呼吸麻痹应及早采用辅助呼吸。

2）甲亢合并 MG 可用甲泼尼龙冲击疗法或丙种球蛋白静脉滴注。甲亢伴周期性瘫痪可口服氯化钾或静脉滴注 10% 氯化钾。甲亢伴浸润性突眼尚无满意疗法，可试用皮质类固醇、免疫抑制剂及眶后放疗，注意低盐饮食，戴墨镜避免强光刺激，用消炎眼药及利尿剂等；严重突眼病人不宜行甲状腺手术治疗，放射性 ^{131}I 治疗也须谨慎。

963 甲状腺功能减退的神经系统并发症的临床特征及治疗是怎样的?

甲状腺功能减退（hypothyroidism）是因甲状腺激素合成及分泌减少或生物效应不足，引起体内物质及能量代谢减慢及内分泌功能障碍的临床综合征。按病因分为原发性甲减、继发性甲减及周围性甲减三类。

（1）神经系统并发症临床特征

1）周围神经病变：常见四肢末端异样麻木感、烧灼感，疼痛，手套袜子型感觉减退，肌力减弱，腱反射减弱或消失。腕管综合征：腕管受到黏液水肿压迫正中神经所致。

2）脑神经损害：视神经损害较常见，球后视神经炎引起视神经萎缩、视力减退或丧失，可见视野缺损。可能因继发性垂体代偿性肿大压迫视神经所致。听神经损害引起耳鸣、耳聋和眩晕是本病特征性症状之一，耳聋可为神经性、传导性或混合性，混合性耳聋占 15% ~31%。少数病例出现三叉神经痛、面神经麻痹、吞咽困难及声音嘶哑等。

3）脑损害：5% ~37.5% 的病人可见精神障碍，表现淡漠，缺乏主动性，易疲劳及嗜睡，记忆力、理解力减退，抑郁伴焦虑，多有失眠、困倦、食欲不振、怕冷及性欲减退等。慢性严重病例出现人格改变、精神错乱、谵妄状态、迫害妄想和幻觉等，称为黏液水肿性癫狂，幻觉多见人物形象，幻听较少，可出现木僵、昏睡或痴呆。可发生慢性头痛、脑性瘫痪及舞蹈 - 徐动样不自主动作。小脑损害常见于黏液水肿前，表现小脑性共济失调、眼震、意向性震颤、暴发样或吟诗样语言、小脑性步态和手动作笨拙等。脊髓损害较少见，可发生截瘫、感觉障碍和尿便障碍等。

4）甲减性肌病：包括甲减性肌无力、甲减性假性肌强直及混合型等。30% ~40% 的患者出现肌无力，发生于任何年龄，与甲减程度密切相关。症状缓慢进展，可持续数月之久，可见股四头肌、腓肠肌和舌肌等肌肥大较明显，四肢近端肌力减退，肌肉酸痛，肌萎缩不明显。假性肌强直表现手紧握后不能立即松开，肌肉扪之坚实，可有压痛，肌收缩和松弛缓慢，叩击肌腹时肌球耸起可持续 2 秒以上，三角肌、股四头肌和舌肌明显。成人期甲减性肌病称为 Hoffmann 综合征，儿童期称为 Kocher-Deber-Seme-Laigne 综合征，均有肌肥大、肌无力及动作缓慢，甲状腺制剂治疗有效，Hoffmann 综合征患者常见痛性痉挛及假性肌强直，跟腱反射迟缓、时间明显延长对本病诊断有重要价值。

5）辅助检查：甲状腺功能检查基础代谢率、血清甲状腺激素水平、甲状腺吸^{131}碘率降低，血清促甲状腺激素及胆固醇升高。肌电图检查静止状态电活动消失、动作电位时程缩短、运动单位电位幅度减小及多相波增加，肌肉强收缩时电位幅度迅速降低；运动神经传导速度减低。肌活检可见肌纤维变性、硬化及萎缩等，伴部分肌纤维代偿性肥大。

（2）治疗

1）选用甲状腺干粉制剂或左旋甲状腺素片，症状愈重，起始剂量应愈小。如甲状腺素治疗初期出现精神异常应立即停药，待病情稳定后重新从小剂量开始替代治疗。

2）对症治疗：如兴奋不安者可给予地西泮等。

964 原发性醛固酮增多症的神经系统并发症表现、鉴别诊断及治疗是怎样的？

原发性醛固酮增多症（primary aldosteronism）是肾上腺皮质病变导致高血压、低血钾为主要特征的综合征。由于醛固酮分泌增多，导致钠水潴留、血容量增多及肾素 - 血管紧张素系统活性受抑制的临床综合征。原醛症病因不明，根据病因及病理分为五种类型：肾上腺醛固酮腺瘤、特发性醛固酮增多症、糖皮质激素可抑制性醛固酮增多症、原发性肾上腺皮质增生、醛固酮生成腺癌等，常见于成人。

（1）神经系统并发症表现

1）高血压最常见，占高血压患者的 0.4% ~2.0%，出现头晕、头痛、头胀、耳鸣、眼花、乏力、厌食、烦躁及睡眠障碍等。血压突然增高可出现高血压脑病，表现剧烈头痛、呕吐、视物模糊及痫性发作等，也可出现意识障碍，经适当治疗，症状常在数小时内缓解，如高血压持续不降可引起脑卒中。

2）周期性瘫痪较常见，表现发作性肌无力，四肢软瘫，常由双下肢开始延及上肢，两侧对称，近端较重，通常血钾愈低者瘫痪愈重，出现呼吸及吞咽困难较少见，劳累或服用利尿剂等可为诱因。检查肌张力减低，腱反射减弱或消失。每次发作持续 6 ~24 小时，也可长达 1 周。补钾治疗有效，但易复发。

3）严重低钾可发生手足搐搦，可较轻微，补钾后瘫痪可消失，手足搐搦却变得明显，有的患者出现肢端麻木。

（2）原醛症发作性无力需与低血钾性周期性麻痹鉴别，见表 29-2。

表 29-2　原发性醛固酮增多症的发作性无力与低血钾性周期性麻痹的鉴别

临床表现及检查	原发性醛固酮增多症	低血钾性周期性麻痹
低血钾	发作及间歇期持续存在，钾负荷试验不能纠正低血钾	发作时存在，间歇期正常
异常感觉	常伴头面部及四肢异常感觉	无
高血压	有	无
发作性手足搐搦	常与肌无力发作交替出现	无
血生化改变	血钾低，高血钠，醛固酮高，肾素－血管紧张素活性低，pH 及 CO_2 结合力偏高	血钾低，其余均正常
尿液检查	每日尿钾 >25mmol/L，24 小时尿醛固酮排出量高于正常	正常
螺旋内酯试验※	症状改善	正常
肾上腺检查	发现肾上腺皮质腺瘤或组织增生	正常

※先用普通饮食，后口服螺旋内酯（安体舒通）300mg，3～4 次/天，连服 5～7 天；测定服药前、后 2 日血 Na^+、K^+、CO_2 结合力及尿 pH 值。原醛症血 K^+ 上升，血 Na^+ 下降，CO_2 结合力下降，尿 pH 值变为酸性，血压下降，肌无力改善。

（3）治疗：原发病治疗以手术切除腺瘤效果较好，不能手术或特发性增生性患者宜用螺内酯（安体舒通）治疗，ACTH 依赖型可用地塞米松治疗。对症治疗如控制血压，周期性瘫痪可补钾治疗等。

965 白血病并发脑出血的机制、临床表现及防治是怎样的？

白血病（leukemia）是造血干细胞的恶性增生性疾病。

（1）并发脑出血机制：较复杂，克隆性白血病细胞直接浸润损伤 CNS 血管壁，白血病细胞释放促凝物质引起弥散性血管内凝血（DIC），释放纤溶激活物引起纤维蛋白溶解、凝血因子异常、血小板数量减少及功能异常，感染、化疗等均可能导致脑出血，是致死的主要原因之一。急性髓细胞白血病（AML）中 M_3 型（急性早幼粒细胞白血病-APL）出血发生率最高，约

80% 的 M_3 患者确诊时有凝血异常，化疗时因早幼粒细胞破坏裂解可增加出血风险。出血还见于急性白血病 M_4 型、M_1 型及 M_2 型，M_5 型和急性淋巴细胞白血病（ALL）较少见。

（2）临床表现

1）儿童及青少年急性白血病通常起病急骤，首发症状常见发热、进行性贫血、显著出血倾向或骨关节疼痛等。老年及部分年轻病人起病缓慢，病情呈逐渐进展。

2）中枢神经系统白血病（CNSL）是急性白血病的严重并发症，常见于 ALL 和 AML 中的 M_4 和 M_5，也可见于其他类型。多浸润蛛网膜、硬脑膜、脑实质、脉络膜及脑神经，出现头痛、呕吐、视盘水肿等颅内压增高症状，甚至发生抽搐、昏迷，可类似颅内出血，须注意鉴别。

（3）防治

1）预防 DIC 出血：急性早幼粒细胞白血病（APL）治疗期间应高度警惕发生 DIC，注意 DIC 前指标变化并及早处理。化疗诱发 DIC 达 75% ~ 90%，临床首选全反式维 A 酸（ATRA）或三氧化二砷作为 APL 诱导分化药物，可显著降低 APL 患者出血发生率及致死率。解除 APL 可干预的高危因素如贫血（<110g/L）、原始细胞数增高（$>1\times10^9$/L）、血小板减少（$<30\times10^9$/L）及低纤维蛋白原（<1.5g/L）等，可输注全血、血浆、纤维蛋白原及血小板等，预防转化为 DIC。常用的化疗药难以透过血脑屏障，是急性白血病的治疗难点，需腰穿鞘内注射用药。

2）治疗 DIC 出血：常规抗凝治疗常用肝素、低分子肝素，抑制凝血活酶及凝血酶生成，减少凝血因子和血小板消耗，延缓微血栓形成和继发性纤溶。DIC 过程消耗过多的AT-Ⅲ也是出血的原因，可用抗凝血酶-Ⅲ（AT-Ⅲ）制剂，AT-Ⅲ活性降至≤70% 应予补充，提高至 >80% ~120% 才能充分发挥肝素的抗凝作用，AT-Ⅲ首剂量 1000U，1 次/天，第 2 ~5 日 500U，1 次/天，一疗程 5 天，每日或隔日测 AT-Ⅲ活性并调整用量。AT-Ⅲ剂量计算公式：所需用量 =（期望达到活性 - 检测的实际活性）×0.6×体重（kg）。

3）防治原发性纤溶亢进引起出血：选用 ATRA 尽快缓解 APL 病情，DIC 继发性纤溶期和以原发性纤溶为主的 APL 病人需用抗纤溶药，如氨甲苯酸（PAMBA）600 ~800mg，静脉滴注或分次静脉注射，1 次/天；氨甲环酸（AMCA）500 ~700mg，静脉滴注，1 次/天；氨基己酸（EACA）4 ~10g，静脉滴注，1 次/天。抑肽酶 4 万 ~8 万 U，静脉滴注，1 次/天。

966

多发性骨髓瘤神经系统并发症的临床特征及治疗是怎样的？

多发性骨髓瘤（multiple myeloma，MM）是单克隆浆细胞恶性增殖并分泌大量单克隆免疫球蛋白。包括意义不明的单克隆丙种球蛋白血症（MGUS）、浆细胞瘤及浆细胞性白血病等。骨髓瘤细胞大量增生，分泌破骨细胞活动因子引起溶骨性破坏，导致严重根痛和脊髓受累症状，也可侵犯颅骨、脑组织或脑膜等。

（1）神经系统并发症临床特征

1）神经根和脊髓受累最常出现骨痛（80%），腰痛及腰骶痛占60%，根痛20%，脊髓或神经根受压20%，胸髓易受累，最常见于IgA型多发性骨髓瘤。

2）常侵犯颅骨，很少累及脑组织，颅内骨髓瘤症状体征取决于病灶部位，可表现颅内压增高、视盘水肿及意识障碍等；侵犯颅底神经孔、蝶骨或岩骨引起脑神经受压，视神经、三叉神经、外展神经、面神经及耳蜗神经易受累。脑膜受累导致意识障碍或脑神经体征者提示预后不良。

3）多发性神经病不常见（约5%），感觉运动性神经病最常见，也可见纯感觉性及缓解复发型，逐渐起病，或急性或亚急性起病，上肢较多见，常见直立性低血压、阳痿、疼痛、腕管综合征或分离性感觉缺失等。

4）脑脊液细胞数、蛋白显著增高提示脑膜受累。神经传导速度及神经活检可见轴索变性，偶有脱髓鞘，活检可见受累神经浆细胞浸润或淀粉样变。早期MRI检查可早期诊断脊髓受压。

（2）治疗：原发病治疗目前多选用左旋苯丙氨酸氮芥或环磷酰胺，以及甲基苄肼、双氯己亚硝脲及长春新碱等。如有脊髓或神经根受压应行减压术，合用化疗和鞘内用药可能有效，手术预后较差。

967 Waldenstrom巨球蛋白血症神经系统并发症的临床表现及治疗是怎样的?

瓦尔登斯特伦巨球蛋白血症（Waldenstrom macroglobulinemia，WM）是恶性B淋巴细胞增殖性疾病，出现单克隆IgM升高，骨髓或淋巴结病理显示各阶段多形B淋巴细胞如小淋巴细胞、类浆细胞及浆细胞浸润。欧洲美国淋巴瘤合作组及WHO将WM定义为一种低度恶性B细胞非霍奇金淋巴瘤，发病率3/100万，占血液系统恶性肿瘤的6%～20%。

（1）临床表现：患者可见虚弱乏力、口鼻出血、呼吸困难及充血性心力衰竭等，有肝脾及淋巴结肿大等。神经系统并发症包括：

1）脑出血、蛛网膜下腔出血（SAH）是由于M蛋白干扰凝血机制及血小板形成障碍，产生出血倾向所致。

2）脑病－高黏综合征表现眩晕、头痛、听力丧失、共济失调、震颤、锥体束征、昏睡、器质性精神病及昏迷等，许多病例出现视网膜病变如出血、水肿及视神经盘炎等。

3）感觉运动性神经病较常见，患者的症状、体征及实验室检查与多发性骨髓瘤的多发性神经病相同。引起脊髓病变较少见，表现痉挛性轻截瘫或四肢瘫，可能与高黏血症及脊髓的骨性压迫或细胞浸润有关。

（2）治疗：高黏综合征可用血浆交换或血浆交换配合化疗，改善多发性神经病疗效不确定。WM 目前还不能治愈，多数病人死于疾病进展，中位生存期为 5 ~6 年。

968 恶性淋巴瘤神经系统并发症的临床特征及治疗是怎样的?

恶性淋巴瘤（malignant lymphoma，ML）或称为霍奇金病，是一组起源于淋巴造血系统的恶性肿瘤的总称。淋巴瘤根据病理、临床特点及预后分为非霍奇金淋巴瘤（non-Hodgkin lymphoma，NHL）和霍奇金淋巴瘤（Hodgkin lymphoma，HL）。临床表现无痛性淋巴结肿大，可累及全身各组织器官。患者在发现淋巴结肿大前或同时可有发热、盗汗、消瘦、皮肤瘙痒等全身症状。

（1）神经系统并发症临床特征：多见于肿瘤进展期或复发时，也常见于转化为白血病或高度恶性 B 细胞淋巴瘤伯基特（Burkitt）淋巴瘤时。瘤组织常侵犯脑膜、脑实质、脊髓或神经根等。

1）软脑膜淋巴瘤：多由未分化型 NHL 引起，组织学弥漫型较结节型多见。瘤细胞经血行侵入脑膜，可波及蛛网膜下腔并通过 CSF 扩散，常累及颅底脑膜和脊髓。出现头痛、呕吐及视盘水肿等颅内压增高症状，意识模糊，痫性发作，侵犯颅底脑神经症状，面神经、外展神经及动眼神经最易受累，累及脊神经根可引起根痛、感觉障碍及力弱等，腰骶部易受损，导致括约肌障碍和阳痿。CSF 检查可发现恶性细胞；脑 MRI 可见脑膜增强或神经根增强结节。

2）硬膜外及硬膜下淋巴瘤：发生率不足 NHL 和 HL 的 10%，见于半球，多见于颅底。因部位不同而症状各异，如出现轻偏瘫、认知障碍、痫性发作及颅内压增高等。颅底淋巴瘤可压迫脑神经或累及垂体及下丘脑，压迫脊髓引起相应节段根痛，肿瘤沿神经根生长可侵犯脊髓。CSF 和 MRI 检查可有所发现。

3）颅内病变：多见于 NHL，发生率低，多由脑膜侵及，也可血行转移。临床表现因病灶部位而异，确诊需脑 CT、MRI 或立体定向活检。

4）淋巴瘤性周围神经病：淋巴瘤浸润周围神经或神经根所致，病理常为巨噬细胞介导的脱髓鞘和轴索丧失。临床检出率约 8%，神经电生理检出率 35%，常见感觉运动性神经病（SMN），呈慢性进行性病程。亚急性运动性神经病多侵犯下肢，呈对称性下运动神经元损害，前角细胞变性和运动神经根脱髓鞘，无肿瘤浸润或炎性改变，可自行缓解。感觉性神经病较少，HL 纵隔淋巴结肿大可压迫喉返神经、膈神经和交感神经链等。

（2）治疗：淋巴瘤早期治疗主要依赖放疗和化疗，软脑膜淋巴瘤、硬膜外及硬膜下淋巴瘤应用皮质类固醇、鞘内化疗及局部放疗，颅内病变应用皮质类固醇及放疗也常有效，如脑膜受累可采用鞘内化疗。近年某些类型淋巴瘤采用单克隆抗体靶向治疗，可明显提高疗效。目前 HL 治疗疗效显著，10 年生存率已增至 50% 以上，但 NHL 疗效较差。

969 血卟啉病神经系统并发症的临床特征及治疗是怎样的?

血卟啉病（hematoporphyrinism）又称血紫质病，是较少见的原因不明的代谢性疾病。大多因遗传缺陷造成血红素合成途径中酶缺乏，导致卟啉代谢紊乱发病。卟啉及其衍生物吸收光波可被激活发出红色荧光，破坏皮肤溶酶体产生皮肤病变，卟啉前体可能引起腹痛和神经精神症状。卟啉病累及神经系统范围广泛，包括脑血管、丘脑下部、脊髓前角细胞、交感神经节及周围神经等。

临床主要表现光感性皮肤损害、腹痛、神经精神症状等三组症状。根据卟啉代谢紊乱部位，分为红细胞生成性血卟啉病和肝性血卟啉病。神经系统并发症多见于肝性血卟啉病的急性间歇性卟啉病（acute intermittent porphyria，AIP），为常染色体显性遗传性病；其次为混合型，多为一过性，不遗留后遗症。

（1）神经系统并发症临床特征

1）脑症状常见神经症样表现，如头痛、头晕、失眠及乏力，出现焦虑、抑郁及哭笑无常，躁狂、幻觉、谵妄、妄想及精神运动兴奋等；可见 Korsakoff 综合征，甚至昏迷，易误诊为癔症发作、神经症、精神分裂症等。脑局灶症状最常见癫痫发作，发作形式多样；部分病例出现偏瘫、偏盲、失语及失认等，少数病人发生震颤、舞蹈 - 手足徐动、共济失调；脑干受累出现眼睑下垂、复视、吞咽困难、声音嘶哑，呼吸麻痹，甚至去大脑强直；丘脑下部受损抗利尿激素分泌过多，出现低钠血症和水中毒，导致脑水肿及颅内压增高。

2）周围神经症状常见四肢对称性肌无力，类似 Guillain-Barré 综合征，上肢和远端较重，重者可见弛缓性瘫，上肢瘫伸肌明显，较早出现肌萎缩；少数病例呈上升性瘫痪，可因呼吸肌麻痹死亡，预后不良。可见神经痛或肌痛，常见深感觉障碍，无浅感觉障碍，偶见腰背痛、坐骨神经痛、神经干压痛及 Lasegue 征等。

3）自主神经症状如高血压、心动过速、多汗，胃肠平滑肌痉挛引起剧烈腹痛，与卟啉毒性作用有关，可见皮肤疱疹、溃烂、结痂后瘢痕和色素沉着等。

4）尿液检查外观呈红色，或排出时无色，光照后变为红色，是无色的卟胆原变成有色的卟啉。肝性血卟啉病急性间歇型诊断的有力证据是尿卟胆原（+）。如肾功能改变如蛋白尿等常示预后不良，脑脊液无特殊变化。脑电图检查可呈普遍慢波化，痫性发作可见尖波或棘波。

（2）治疗：本病无确切有效疗法，主要是预防和对症治疗。

1）避免发作诱因，如过劳、精神刺激、饥饿、饮酒和感染等，避免服用可引起症状性卟啉尿的药物，如巴比妥类、磺胺类、苯妥英、麦角衍生物及氯霉素等，高碳水化合物饮食可减少某些病例的发作，也可配合胰岛素治疗。

2）对症治疗，如急性腹痛、精神症状可用氯丙嗪、利血平，心动过速可用普萘洛尔或美托洛尔，环磷酸腺苷肌内注射可缓解疼痛，周围神经症状可用维生素 B 族等神经营养药。少数急性发作与月经周期有明显关系者可试用雄激素、雌激素或口服避孕药可能有效，也可试用糖皮质激素如泼尼松或 ACTH。

3）对呼吸麻痹病人进行呼吸监护，对严重发作患者应用血红素抢救，试用羟高铁血红素（hematin）静脉注射，标准方案是 3mg/（kg·d），连用 4 天，可防治神经瘫痪及呼吸麻痹引起的死亡。

970 神经副肿瘤综合征及其常见病变和临床诊断是怎样的？

副肿瘤综合征（paraneoplastic syndrome，PNS）是少数恶性肿瘤患者在未出现肿瘤转移的情况下出现远隔器官功能障碍，影响神经系统称为神经副肿瘤综合征。病因可能为机体神经系统对潜在的恶性肿瘤产生的自身免疫反应，病人血清和脑脊液中可检出抗体，CSF 中抗体水平高于血清。PNS 发生于 <1% 的肿瘤患者，最常见为小细胞肺癌。约半数 PNS 患者出现症状时原发肿瘤尚未发现或处于早期可根治阶段，及时诊断 PNS 有助于恶性肿瘤的早期诊断与治疗。

（1）PNS 常见病变

1）脑部病变常见进行性多灶性白质脑病、边缘叶脑炎、副肿瘤性小脑变性、弥散性皮质脑病（痴呆综合征）、脑干脑炎、斜视性眼阵挛、肌阵挛综合征等。

2）脊髓病变包括亚急性坏死性脊髓病、副肿瘤性前角细胞病、癌性运动神经元病、后侧索联合变性等。

3）周围神经病变如感觉性神经病、多发性神经病、急性多发性神经根神经病、POEMS 综合征等。

4）肌肉及神经肌肉接头病变常见皮肌炎、多发性肌炎、重症肌无力、肌无力（Lambert-Eaton）综合征等。

5）内分泌及代谢障碍可见低血糖症、高钙血症、库欣综合征、低钠血症及水中毒等。

（2）临床诊断

1）神经 PNS 主要依据患者临床表现，绝大多数呈亚急性发病，往往进展数日至数周后症状趋于稳定；症状常具有特征性，如出现副肿瘤性小脑变性（PCD）、副肿瘤性斜视性眼阵挛-肌阵挛（POM）及 Lambert-Eaton 综合征表现常提示有恶性肿瘤可能，约 60% 的 Lambert-Eaton 综合征合并小细胞肺癌。本综合征病变广泛，常见临床症状重叠，受累较重部位症状较突出。如检查未发现癌肿，需定期复查。

2）患者脑脊液中常见白细胞增多及蛋白含量增高，尤其 IgG 增高。肌病患者发现 CK 及其同工酶增高，EMG 可有肌病特征性改变，重频试验呈递减（重症肌无力）或递增（Lambert-Eaton 综合征）等。血清或 CSF 检出特异性自身抗体可能确诊 PNS 或提示潜在的肿瘤性质，如副肿瘤性小脑变性的抗-Yo 抗体，僵人综合征可测出抗谷氨酸脱羧酶抗体，自主神经病可检出抗 Hu 抗体。

3）临床遇到持续的神经系统症状患者难以解释时应疑诊 PNS，神经科医生始终对本综合征保持警惕最为重要。

971 临床常见的神经副肿瘤综合征的临床特征及治疗是怎样的？

（1）临床常见的神经副肿瘤综合征（PNS）的临床特征

1）副肿瘤性小脑变性（paraneoplastic cerebellar degeneration，PCD）：亚急性起病，进行性加重，患者在数周或数月内卧床不起，约半数病例神经系统症状出现于肿瘤前。表现肢体及步态共济失调、构音障碍、眼震等，可有复视、眩晕、神经性听力丧失及眼球运动障碍等，少数与情感及精神障碍。病初 CSF 可为炎性改变，淋巴细胞及 IgG 增高或正常。早期脑 MRI 检查正常，晚期可见小脑白质 T2WI 高信号，小脑及脑干广泛萎缩。发现抗-Yo 抗体须查妇科肿瘤，如乳房造影、盆腔 CT 检查、卵巢 CA-125 抗原定量，择期麻醉下盆腔检查、刮宫及反复乳房造影等，检查阴性可酌情剖腹探查。

2）边缘叶脑炎（limbic encephalitis）：病变主要侵犯边缘系统，亚急性起病或隐袭起病，进展达数周，早期症状常为焦虑、抑郁、严重近记忆力减退，可有烦躁、精神错乱、幻觉、部分或全身癫痫发作，可见进行性痴呆，偶可自然缓解。边缘叶脑炎可检出 NMDA 抗体、富亮氨酸胶质瘤失活 1 蛋白（LGi1）抗体等。

3）副肿瘤性脑脊髓炎（paraneoplastic encephalomyelitis，PEM）：表现 CNS 单一或多发受损，如小脑病变、边缘叶脑炎、脊髓前角或脑干受损及自主神经障碍等。PEM 多伴支气管肺癌，尤其小细胞肺癌（SCLC），外周血含多克隆 IgG 抗 Hu-抗体，又称抗神经元抗体Ⅰ型（ANNA-1），CSF 效价高于血清。少数前列腺癌、乳腺癌、神经母细胞瘤患者也有类似抗体。

症状因病变部位而不同，脊髓前角灰质病变表现缓慢进展的对称或非对称性肌萎缩，易累及上肢；后角神经元缺失引起痛温觉减退，后根神经节神经元缺失导致后索变性和深感觉障碍；脑干炎可出现眩晕、呕吐、眼震、共济失调、眼球运动障碍及凝视麻痹等；边缘叶脑炎可见焦虑、抑郁、模糊－激惹状态、幻觉、逆行性遗忘或痴呆；PEM 患者可伴不同程度亚急性感觉神经元病、小脑体征或自主神经障碍等，脑脊液呈炎性改变，MRI 可见颈区 T2WI 高信号。尸检结果与患者临床表现可不符合，有些患者生前有明显痴呆，但脑部却无明显病变；有的患者未见明显临床症状，尸检却发现 CNS 广泛炎性改变。

4）副肿瘤性斜视性眼阵挛－肌阵挛（paraneoplastic opsoclonus myoclonia，POM）：表现与注视方向无关的双眼杂乱无章、无节律的快速多变眼球异常运动，常与肌阵挛并存，POM 累及周围神经常见亚急性感觉神经元病（SSN）、亚急性运动神经病（SMN）、感觉运动及自主神经元病。本病多见于代谢性、中毒性脑病或病毒性脑炎，常伴隐匿的恶性肿瘤。50% 以上的眼阵挛患儿合并胸部周围神经母细胞瘤，肌阵挛常见于 SCLC，也见于乳腺癌、非小细胞肺癌及髓质甲状腺癌，年轻女性 POM 常合并乳腺癌等。POM 亚急性起病，呈波动性进展，可见多方向眼球粗大的无节律急跳，可伴广泛肌阵挛，常伴小脑及脑干广泛损害是本病特征性表现。神经母细胞瘤患儿可见 POM、肌张力低和易激惹等，儿童期眼阵挛多为良性，较无眼阵挛的神经母细胞瘤患儿预后好。脑脊液可呈炎症性改变；脑 MRI 检查可见脑干 T2WI 高信号。免疫组化显示血及 CSF 类似抗-Hu 标记物，抗体针对不同的 RNA 结合抗原被命名为抗神经元抗体Ⅱ型（ANNA-2）即抗-Ri 抗体，SCLC 或神经母细胞瘤伴 POM 患者抗-Ri 抗体（－）。

5）亚急性感觉神经元病（subacute sensory neuronopathy，SSN）：呈亚急性起病，首发症状多为某一肢体远端或双足麻木或感觉缺失，或为刀割样疼痛，常与特发性感觉性神经病很难区别。数日或数周后症状累及双肢体近端、躯干及面部、头皮、口腔及生殖道黏膜等；检查见各种反射消失，肌力相对正常，提示感觉神经节炎或神经根炎。本病特征是所有感觉严重缺失，严重感觉性共济失调使之卧床不起，可有手足徐动样动作。便秘、干燥综合征、瞳孔光反射消失及直立性低血压等自主神经障碍较常见。电生理典型表现远端感觉诱发电位消失，运动诱发电位不受损；CSF 蛋白增高，淋巴细胞轻度增多。感觉性神经病可测出抗 Hu 抗体。MRI 检查可见颈区 T2WI 高信号，晚期可见小脑萎缩。

6）亚急性运动神经病（subacute motor neuropathy，SMN）：又称副肿瘤性前角细胞病，多伴霍奇金病或淋巴瘤。表现下运动神经元瘫，肌力减弱、肌萎缩、腱反射消失及肌束震颤等，病程及病情严重程度与潜在肿瘤无关，可进行性加重，引起呼吸衰竭甚至死亡，表现颇似肌萎缩侧索硬化（ALS），通常无上运动神经元受损体征；一些病例自发停止进展，处于相对稳定状态。脑脊液检查正常；脑 MRI 检查正常；肌电图检查显示失神经病变，可检出肌束震颤，运动神经传导速度正常，后二者可与周围神经病鉴别。

（2）治疗：副肿瘤综合征迄今尚无特效疗法，应用糖皮质激素、免疫抑制剂、血浆置换等治疗，效果难以肯定。PNS 的临床症状进展通常与恶性肿瘤进展不完全平行。有时恶性肿瘤已经切除，PNS 症状仍继续进展；有的肿瘤切除后 PNS 可停止进展或得到缓解。

972

神经贝赫切特病的临床特征及治疗是怎样的？

神经贝赫切特病（NBD）是指贝赫切特病（旧称白塞病）合并神经系统损害，是感染后自身免疫性疾病。临床表现除了口腔炎、眼葡萄膜炎及外阴部痛性溃疡等三大特征，常有长期发热史，病程迁延，易复发，常在发病后平均6.5年出现神经功能缺失症状，如瘫痪、脑膜刺激征及性格改变等。

（1）NBD的临床特征：主要表现中枢神经系统受累，白质受累多于灰质，周围神经损害仅占NBD的1%。

1）脑膜脑炎型多呈急性或亚急性发病，以慢性头痛和淋巴细胞增多为特征，可有发热、颈强、恶心、呕吐、复视、意识障碍、人格改变及记忆力减退等，数日后可出现偏瘫、失语、构音障碍及吞咽困难。小脑病变型常见小脑性共济失调。

2）脑干型常表现典型的交叉性瘫、小脑性共济失调等症状。NBD合并脊髓损害并不多见，可出现截瘫或四肢瘫、尿便功能障碍等。

3）周围神经型较少见，可表现为单神经病及神经根损害；脑神经受累以外展神经、面神经多见。近年有肌肉受累的报道，但极其罕见。

4）静脉血管炎可导致静脉血栓形成，出现颅内压增高，约1/3的患者出现头痛、偏瘫、共济失调、假性延髓麻痹等局灶性神经症状。

5）病变活动期血沉快，外周血白细胞增高。皮肤活检可见淋巴细胞和浆细胞浸润。针刺试验用5号针头针刺消毒的皮肤，24～48小时出现脓疱或结节为（+）。腰穿脑压不同程度增高，CSF蛋白、细胞数增多（平均82×10^6/L），类似无菌性脑膜炎。脑MRI可见血管炎导致缺血性病变，T2WI显示脑皮质或白质、深部灰质核团、脑干、小脑和脊髓多灶高信号病灶，增强可见软脑膜和脑实质强化。

（2）治疗

1）目前NBD尚无根治疗法，急性期或亚急性期糖皮质激素和免疫抑制剂可使NBD病情缓解，可用地塞米松10～20mg/d，静脉滴注，2周为一疗程，以后改为泼尼松口服。疗效不佳者可加用硫唑嘌呤、环磷酰胺等免疫抑制剂。

2）可试用苯丁酸氮芥（chlorambucil）10～20mg/d，静脉滴注，持续1～2个月，有一定疗效，应注意肝毒性、皮炎等不良反应。免疫球蛋白、血浆置换等疗效不肯定。本病病程较长，病程中常有缓解复发，多次发作后常遗留神经损害后遗症。

973 风湿病神经系统损害的临床表现是怎样的？

风湿病（rheumatism）是反复发作的全身性变态反应性结缔组织病，主要损害关节和心脏，其次是皮肤、浆膜、血管和神经系统。神经系统损害多因血管炎导致血栓形成或脑出血，也可发生脑栓塞，周围血管炎可引起脊髓、神经根及周围神经缺血及营养障碍导致脱髓鞘。脑膜、脑实质病变可因炎性病变所致。

（1）风湿性脑动脉炎可导致脑血栓形成、脑出血及蛛网膜下腔出血，风心病的心源性栓子常引起脑栓塞。

（2）风湿性脑病常见小舞蹈病、风湿性脑膜脑炎，脑膜脑炎常可见肢体瘫痪、感觉异常、抽搐发作、精神障碍及脑膜刺激征等，严重者可有意识障碍甚至昏迷。

（3）帕金森综合征少见，症状类似帕金森病，病情较轻，抗风湿及抗帕金森病药物治疗可使症状缓解。

（4）脑蛛网膜炎是蛛网膜、软膜粘连或囊肿形成，压迫局部神经组织或阻塞脑脊液循环通路产生的神经症状。

1）脑凸面蛛网膜炎较常见于额顶叶凸面及大脑外侧裂池，可引起癫痫发作、单瘫、偏瘫、失语、偏身感觉障碍及精神症状，也可有颅内压增高症状。

2）颅底蛛网膜炎以视交叉池和颅后窝蛛网膜炎较多见，视交叉池蛛网膜炎常见前额或眶部疼痛，一侧或双侧视力障碍，双颞侧偏盲等，囊肿压迫第三脑室底部出现丘脑下部受损症状，如尿崩、烦渴、肥胖、月经失调、嗜睡和发热等。颅后窝蛛网膜炎如在小脑延髓池表现进行性颅内压增高，出现头痛、呕吐、视盘水肿，可有强迫头位，晚期可见后组脑神经受损，发生小脑扁桃体疝。脑桥小脑角蛛网膜炎常见耳蜗、面、外展及三叉神经麻痹，小脑性共济失调及脑干损害等。

（5）风湿性脊髓病多见于风湿缓解期，脊髓血栓性脉管炎常见脊髓前动脉血栓形成，双下肢无力或间歇性跛行，严重时发生截瘫、尿便障碍、病变以下痛觉减退；偶见脊髓后动脉病变出现剧烈根痛、深感觉障碍及感觉性共济失调。

（6）周围神经病多见于风湿病急性期，可为多发性神经根炎、多发性神经病及多发性神经节炎，或为单发性神经病如坐骨神经痛、股神经炎及三叉神经痛等。

检查血沉明显增快，抗“O”试验 >1 : 500，抗链球菌激酶 >80U，抗透明质酸酶 >128U，C 反应蛋白呈（+），提示风湿活动征象。

974 抗磷脂综合征神经系统损害的临床表现、诊断标准及治疗是怎样的?

抗磷脂综合征（antiphospholipid syndrome，APS）是由抗磷脂抗体（anti-phospholipid antibody，aPL）引起的一组自身免疫性疾病，临床反复发生动脉或静脉血栓、习惯性流产及血小板减少，以 aPL 持续阳性为特征。APS 可原发性单独出现或继发于系统性红斑狼疮或其他自身免疫病，但二者临床及实验室表现无差别。女性发病率明显较高，家族倾向不明显，但患者亲属 aPL 常可阳性。

（1）临床表现：从无症状、无血栓史或病态妊娠史的 aPL 阳性到恶性 APS，在数日内发生广泛的血栓。APS 神经系统损害临床特征：

1）常见缺血性卒中、短暂性缺血发作、短暂性全面遗忘症、颅内静脉窦血栓形成、眼动脉缺血，可出现任何组织器官动、静脉和小血管血栓，常发生在少见部位，发病年龄轻，反复发作。可急性起病，也可慢性起病和进行性加重。

2）非特异性表现可见网状青斑、血小板减少、自身免疫性溶血性贫血、心脏瓣膜病（瓣膜赘生物或增厚）、弥漫肺泡出血、肺动脉高压等，APS 患者流产典型发生在妊娠 10 周后，早期 3 个月妊娠多正常，以后发生胎儿生长缓慢和羊水减少，可出现子痫和先兆子痫。神经系统损害可见不典型偏头痛样发作、痴呆、癫痫发作、舞蹈症、横贯性脊髓病、多发性硬化样综合征等。

3）检查狼疮抗凝物、ACL 或抗 β2GP1 抗体阳性，有助于确诊。

（2）APS 诊断标准（2004，Sapporo）

1）临床标准：①血管栓塞：任何组织或器官动、静脉和小血管发生血栓≥1 次。②异常妊娠：≥1 次发生于妊娠 10 周或以上无法解释的形态学正常的胎儿死亡；或≥1 次发生于妊娠 34 周前因严重先兆子痫、子痫或明确的胎盘功能不全所致的形态学正常的新生儿早产；或≥3 次发生于妊娠 10 周前的无法解释的自发性流产，须排除母体解剖、激素异常及双亲染色体异常。

2）实验室标准：①狼疮抗凝物至少 2 次阳性，间隔至少 12 周。②中/高效价 IgG/IgM 型 ACL 至少检测 2 次，间隔至少 12 周。③IgG/IgM 型抗 β2GP1 抗体至少检测 2 次，间隔至少 12 周。

诊断 APS 必须符合至少 1 项临床标准和 1 项实验室标准。

（3）治疗

1）APS 主要是抗凝治疗如用肝素和华法林，抗血小板治疗如阿司匹林。抗体阳性无症状可不治疗或用阿司匹林 100mg/d，静脉或动脉血栓形成可用华法林达到 INR 2.5 左右，反复血栓形成可用华法林使 INR 3～4 加阿司匹林 100mg/d，恶性抗磷脂综合征可用抗凝＋糖皮质激素＋静脉注射免疫球蛋白或血浆置换。

2）糖皮质激素仅限于治疗 APS 引起的血液系统疾病如血小板减少症、自身免疫性溶血性贫血、恶性 APS 及 APS 引发横贯性脊髓病变危及生命时。尚无证据支持免疫抑制剂治疗有效，血浆置换和免疫球蛋白可能有效。

975

系统性红斑狼疮性神经系统损害的临床特征及治疗是怎样的？

系统性红斑狼疮（SLE）是一种涉及多系统和脏器的自身免疫性结缔组织病，多见于青年女性，我国患病率高于西方国家，可能与遗传因素有关。约 20% 的病人出现神经系统损害，主要是 CNS 病变，通常提示病情危重。

（1）神经系统损害临床特征

1）狼疮性脑病是 SLE 广泛脑小动脉病变引起。慢性狼疮性脑病较多见，早期常见头晕、失眠、多梦、注意力不集中、记忆减退及反应迟钝，病情进展出现幻觉、妄想、猜疑等精神障碍，伤人、毁物或自杀等行为异常，也可见精神运动性兴奋、抑郁、不语或违拗、定向力障碍等。常见轻偏瘫或双侧瘫、肌张力增高及锥体束征，偶见脑膜刺激征。急性狼疮性脑病见于狼疮活动期，出现高热、头痛、谵妄、躁动、昏睡或昏迷，可有癫痫发作、偏瘫；脑膜脑炎型可见脑膜刺激征，CSF 细胞数及蛋白增高；蛛蛛膜下腔出血较多见；少数脑干脑炎型表现吞咽困难、构音障碍及双侧核性脑神经麻痹。可见舞蹈样不自主运动、精神异常等。脊髓损害较少，出现截瘫、传导束性感觉障碍及尿便障碍，病变难以恢复。

2）脑神经及周围神经损害约占 15%，常见多发性神经病，表现肢体远端感觉或运动障碍，常先出现感觉障碍且程度较重；偶可发生单神经病如坐骨神经痛、肋间神经痛等。

3）肌肉病较多见，约 50% 的病例出现对称性肌肉损害，肢体近端明显，表现肌痛、无力，伴肌萎缩、肌张力减低、腱反射减弱消失，类似多发性肌炎；少数患者肌病症状类似重症肌无力，呈波动性特点，活动后加重，休息后减轻。

4）患者有 SLE 多脏器损害体征，血清抗核抗体、抗双链 DNA 抗体及抗平滑肌抗体（+），补体 C3 明显降低，血沉显著加快，肝、肾功能异常，CK 及 LDH 增高，可检出血狼疮细胞。EEG 呈弥漫性异常。狼疮性脑病脑压增高，CSF 细胞数及蛋白增高。周围神经病肌电图显示神经源性损害，肌肉病显示肌源性损害。

（2）治疗

1）糖皮质激素是本病的首选用药，一般选用泼尼松或甲泼尼龙，只有鞘内注射时用地塞米松。适于急性暴发性病例，心、脑、肺、肾、浆膜等重要脏器受累时，CNS 病变通常需用大剂量甲泼尼龙 1000mg/d 静脉滴注，冲击 3 日后减半，而后用泼尼松维持，待病情稳定后 2 周或疗程 8 周内开始以每 1～2 周减 10% 的速度减量，减至 <0.5mg/（kg·d）减药速度适当调慢，如病情允许，泼尼松维持量 <10mg/d。如病情不重服用小剂量泼尼松 0.5mg/（kg·d），晨起顿服，或可使病情缓解。

2）免疫抑制剂如环磷酰胺或硫唑嘌呤，常用于激素减量后病情复发或激素有效但出现严重副作用的病例，以及狼疮脑病单用激素难以控制时，可控制 SLE 活动，减少激素用量。

3）大剂量免疫球蛋白静脉滴注（IVIG）及血浆置换，适用于病情严重及合并全身性严重感染者，对重症血小板减少性紫癜有效，一般 0.4g/（kg·d），连续 3～5 天。血浆置换对危重病人或经多种治疗无效者或可迅速缓解病情。难治性复发患者可试用抗 CD20 单抗即利妥昔单抗（rituximab），但远期疗效尚待长期随访确定。

4）对症治疗如急性活动期卧床休息，可给予心理治疗，避免强光和紫外线照射。左旋咪唑可增强免疫反应，对 SLE 合并感染可能有帮助，用法 50mg/d，连用 3 天，休息 11 天，副作用是食欲缺乏，白细胞减少。癫痫发作可给予抗癫痫药如卡马西平、丙戊酸钠及地西泮等；出现精神症状须考虑调整激素用量，抑郁可选用5-羟色胺再摄取抑制剂，兴奋可用奋乃静等；运动障碍如舞蹈样动作可用氟哌啶醇，震颤麻痹可用苯海索或多巴丝肼等。

976 结节性多动脉炎神经系统损害的临床特征及治疗是怎样的?

结节性多动脉炎（polyarteritis nodosa，PAN）是一种原因不明的中小动脉炎症性疾病。血管变态反应是重要的致病因素，可侵犯许多器官血管系统，出现动脉壁增生、血栓形成及动脉瘤形成，小动脉炎可导致供血不足及营养不良，常累及神经系统。PAN 常见于年轻人，男女之比为（2～4）：1。

（1）神经系统损害临床特征

1）周围神经及中枢神经系统均可受累，以周围神经病常见，常为首发症状。多发性神经炎多见，肢体远端呈对称性或不对称性感觉障碍，伴分布区感觉异常，患者多有烧灼痛、针刺样或刀割样痛，伴肢体无力、腱反射减弱和肌萎缩；部分患者表现为单神经病，常见坐骨神经、胫神经、尺神经及正中神经炎。脑神经病也可发生，以三叉神经、外展神经、面神经、舌咽神经及迷走神经较多见。

2）弥漫性脑损害类似脑膜脑炎，出现头痛、头晕、记忆力下降及智能减退，部分患者有恶心、呕吐、意识障碍、肢体抽搐、双侧锥体束征及脑膜刺激征等。眼底检查可见脉络膜血管周围小丘样渗出物。局限性脑损害可见于动脉炎性闭塞引起脑梗死，或发生脑出血，也可为肾性高血压并发症，出现偏瘫、失语、偏盲、癫痫或不自主运动等，椎－基底动脉病变出现脑干、小脑及枕叶受损症状。

3）脊髓病变少见，多为脊髓缺血病变，表现受损平面根性痛，双下肢轻截瘫、痛温觉障碍及尿便潴留，后索症状不明显，个别患者发生脊髓出血，出现脊髓横贯性损害症状。

4）肌肉病变较常见，症状类似多发性肌炎，出现肌无力、肌痛和肌萎缩等。

5）检查外周血白细胞增高，嗜酸性粒细胞增多，血沉快；肾受损出现蛋白尿、血尿和管型。心电图及肝功能可有异常。脑损害时脑压可增高，CSF 细胞数、蛋白增高，蛛网膜下腔出血（SAH）可见血性脑脊液；脑损害 EEG 多显示弥漫性高波幅慢波。肌肉病变 EMG 可见肌源性损害。中晚期患者脑 CT 或 MRI 可见不同程度脑萎缩，部分可见多发性腔隙性梗死、脑梗死、脑出血或 SAH 等。

（2）治疗：糖皮质激素是本病的首选用药，泼尼松 1mg/（kg·d），病情缓解后逐渐减量维持。对糖皮质激素抵抗或重症病例应合用环磷酰胺 2mg/（kg·d）口服或静脉大剂量冲击治疗。对 HBV 感染者不宜用环磷酰胺，可用糖皮质激素合并抗病毒药阿糖腺苷及干扰素 α 治疗。

977

桥本脑病的病因、临床表现、诊断标准及治疗是怎样的?

桥本脑病（Hashimoto encephalopathy，HE）是一种累及 CNS 的自身免疫疾病。

（1）病因：迄今不明，大多数学者认为 HE 是自身免疫性反应所致，免疫炎性反应使血脑屏障受损，导致脑内多发性局灶水肿或弥漫性脑水肿，可累及脑干及皮质，产生局灶性神经功能缺失症状或昏迷等，应用激素治疗可迅速缓解。血清抗甲状腺过氧化物酶抗体（TPOAb）与抗甲状腺球蛋白抗体（TGAb）明显增高，但与发病无直接关联。

（2）临床表现

1）HE 发病年龄 8～86 岁，女性常见。临床表现复杂多变，主要表现为两种形式，以卒中样发作为特征的血管炎型，急性或亚急性发病，表现偏瘫、失语、偏身感觉减退等，可反复发作；或以痴呆、精神症状为特征的弥漫性进展型，慢性起病，病程可复发－缓解或进展性。

2）患者均可出现癫痫样发作，表现为复杂部分发作、局灶性运动发作、肌阵挛发作、强直发作及全身性强直阵挛发作，最常见为复杂部分发作后继发全身性强直阵挛发作。

3）锥体外系症状以不自主运动多见，最常见为肌阵挛，其次是震颤，见于双上肢远端。少数患者出现斜视性眼阵挛（opsoclonus）、节律性肌阵挛、软腭震颤及眼睑痉挛等。

4）部分患者出现意识障碍，可伴幻觉、行为异常与躁动。部分患者表现焦虑、抑郁、兴趣下降、记忆力下降等。少数患者出现发热，听觉过敏、神经痛性肌挛缩及脱髓鞘性周围神经病。

（3）诊断标准：临床不能解释的发作性复发性肌阵挛发作、全面性痫性发作、局灶性神经功能缺失或精神异常等。以下 5 项至少具备 3 项：①异常脑电图。②抗甲状腺微粒体抗体增高。③CSF 蛋白增高或寡克隆带阳性。④对皮质类固醇激素反应良好。⑤脑 MRI 检查无异常发现。

（4）治疗：由于 HE 是神经系统自身免疫性疾病，治疗以免疫调节为主。目前治疗首选糖皮质激素，多数患者对激素反应良好，疗效显著，急性期治疗类似多发性硬化（MS），激素减量速度应比 MS 慢，一般在半年内减完。不能应用激素或激素疗效不佳的患者可用丙种球蛋白或血浆置换，亦可试用硫唑嘌呤、环磷酰胺等免疫抑制剂。预后通常良好。

（付　锦）

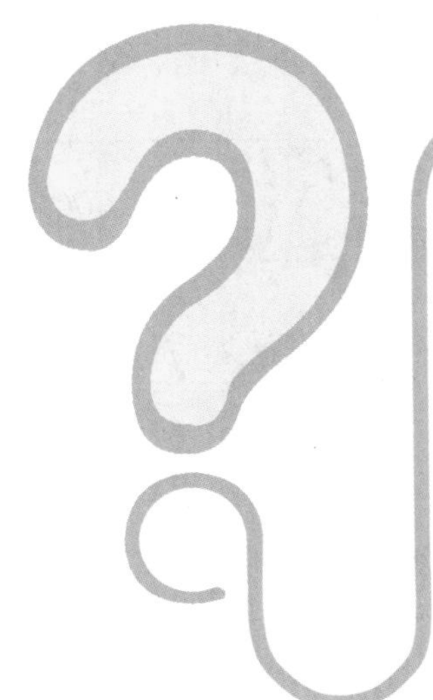

第三十章

神经危重症监护与治疗

Neurological Intensive Care and Treatment

978

神经重症监护病房（NCU）的收住标准和转出标准是怎样的?

神经重症监护病房（neurological intensive care unite，NCU）是神经内科急危重症病人的紧急救治与监护单元，或对神经外科重症和术后病人进行监护。

（1）NCU 收住标准

1）NCU 主要收治神经内、外科急危重症患者。例如，神经系统疾病合并急性器官功能不全、生命体征不稳定及持续进展性神经系统疾病病人等，特别是存在各种高危因素及潜在生命危险经 NCU 严密监护和加强治疗短期内能得到康复和减少死亡风险的病人。NCU 一般不收治慢性消耗性疾病终末状态、不可逆性疾病和不能从 NCU 监护和治疗中获得益处的病人。

2）神经系统危重症疾病：如动脉瘤性蛛网膜下腔出血（SAH）、重症基底节或脑叶出血、重症脑干及小脑出血、大面积脑梗死、基底动脉闭塞、重症小脑梗死、脑静脉窦血栓形成、急性细菌性或真菌性脑膜炎、重症病毒性脑炎、重症自身免疫性脑炎、脑脓肿、急性梗阻性脑积水、恶性脑肿瘤、重症颅脑损伤、癫痫持续状态、重症急性脊髓疾病、Guillian-Barré 综合征、重症肌无力危象等。这些神经危重症疾病临床应进行病情评估，包括意识如嗜睡、昏睡或昏迷，呼吸衰竭及机械通气，脑干受压，颅内压增高，癫痫发作或持续状态，心衰或心律失常，严重感染，脑 CT 或 MRI 显示脑组织移位等。

（2）NCU 转出标准

1）神经系统疾病患者生命体征稳定、病情稳定及症状体征不再持续进展或有好转，可转至相应科室继续治疗。

2）由于基础疾病已不可逆或已进入植物状态的病人，导致不能撤机、存在血管活性药物依赖也可考虑转出 NCU。

979

NCU 如何对神经急重症患者进行分诊和初步评估管理?

NCU 的医生首先要对病人进行分诊，主要依据病史、症状体征及简单快捷的检查和检测手段筛选高危病人，分诊主要根据患者的病史、神经系统主要症状体征及脑 CT 检查等。

（1）NCU 病人分诊：对神经急重症患者最首要的是确定是否需要分诊到神经急重症监护病房（NCU）治疗或监护。没有 NCU 的医院，患者可收入内科 ICU 或如需神经外科手术可收入外科 ICU。NCU 的收入标准目前尚不统一，急重症脑卒中、重症脑损伤、颅内高压症、神经肌肉呼吸衰竭、难治性癫痫，依据任何病因不明的迅速进展性神经功能恶化患者均须收入 NCU 治疗。

（2）NCU 病人初步评估管理

1）根据心肺复苏 ABC 原则，观察和迅速确认气道、通气及循环状态，核实监护仪连接正确，建立静脉通道，保持引流管通畅。对生命体征、SaO_2，血糖及心电图等进行监测。

2）神经系统功能初步评估是重点，意识水平评估包括 Glasgow 昏迷评分（表 30-1）、NIHSS 评分或 FOUR 等。

表 30-1　Glasgow 昏迷量表（GCS）评分表

睁眼反应（E）	语言反应（V）	肢体运动（M）
4 分：自然睁眼	5 分：回答正确	6 分：遵嘱动作
3 分：呼唤睁眼	4 分：回答错误	5 分：定位动作
2 分：刺痛睁眼	3 分：可说出单字	4 分：刺激回缩
1 分：刺激无反应	2 分：可发出声音	3 分：疼痛屈曲
	1 分：无任何反应	2 分：刺激伸直
		1 分：无任何反应

FOUR 昏迷量表评分（表 30-2）近年来被广泛应用于 NCU，包括 4 项检查，分别为睁眼反应（睁眼及眼动）、肢体运动（服从命令及对疼痛刺激反应）、脑干反射（瞳孔光反射、角膜反射及咳嗽反射）及呼吸（自主呼吸节律或插管后呼吸驱动次数）；每项都有 4 个等级，最高评分均为 4 分，首字母简称更方便记忆。FOUR 评分监测睁眼及水平和垂直眼动，几分钟内完成；FOUR 评分不包括言语反应，便于有大量插管患者评估，幼儿也可实施。

表 30-2　FOUR 评分法

动眼反应	脑干反射
4 = 睁眼，服从指令或可做眨眼反应	4 = 瞳孔及角膜反射存在
3 = 睁眼，但不能服从指令	3 = 一只眼瞳孔散大且固定
2 = 闭眼但有声音刺激时睁眼	2 = 瞳孔或角膜反射消失
1 = 闭眼但疼痛刺激时睁眼	1 = 瞳孔及角膜反射均消失
0 = 疼痛刺激时仍闭眼	0 = 瞳孔、角膜及咳嗽反射均消失
运动反应	**呼吸**
4 = 竖指或握拳反应	4 = 没有插管，呼吸规律
3 = 对疼痛刺激可定位	3 = 没有插管，陈施呼吸
2 = 对疼痛刺激可做屈曲反应	2 = 没有插管，呼吸不规律
1 = 对疼痛刺激可做伸展反应	1 = 机械通气
0 = 对疼痛刺激无反应	0 = 机械通气或呼吸暂停

980 昏迷患者的急诊评估目标及其病因诊断是怎样的?

昏迷（coma）是严重的意识障碍的指征，急性昏迷患者生命体征评估和处理是急重症医学监护的基础。

（1）急诊评估目标

1）急性昏迷患者需做生命体征评估，包括立即测定血糖，首先排除低血糖导致的意识障碍。评估供氧与通气充足、气道通畅、是否需气管插管等；观察呼吸类型有助于病变定位，如存在自主呼吸意味着脑干功能部分保存，节律性和规律性呼吸如潮式呼吸、自主性过度通气表明脑干功能完整，长吸式呼吸提示脑桥受损，特点是每次吸气后有一延长的停顿（吸气性痉挛）；不规则或间停式呼吸提示脑桥下部或延髓病变，预示即将发生呼吸衰竭。

2）昏迷的病因根据可靠病史和发生昏迷过程可能提供重要线索，突发的昏迷常见于动脉瘤性蛛网膜下腔出血、脑干出血、严重脑挫裂伤、急性药物中毒等，伴抽搐发作常见于全面性强直阵挛发作，如患者意识水平逐渐下降并进于昏迷提示进展性颅内病变、弥漫浸润性脑肿瘤及脑炎等。

3）昏迷的程度可用格拉斯哥昏迷评分对昏迷深度分级，临床较可靠。须注意与意识模糊状态、闭锁综合征、持续植物状态或诈病等鉴别，查体应评估患者对声音及疼痛刺激的反应。格拉斯哥昏迷评分可对昏迷深度分级，临床可靠性很强（表 30-1）。

4）瞳孔检查有助于昏迷的定位诊断，如一侧瞳孔散大、固定提示脑干移位或动眼神经受压，可能为脑疝的症状；双侧瞳孔固定居中常提示东莨菪碱、阿托品、格鲁米特及甲醇中毒，针尖样瞳孔常提示急性脑桥出血或麻醉药过量。

（2）病因诊断

1）昏迷患者的病因诊断应确定导致昏迷的病变部位和在神经轴的水平，确定昏迷病因为代谢性脑功能障碍抑或解剖性病变，是脑干病变损伤双侧上行性网状激活系统或双侧大脑皮质弥漫性损伤所致，以及大脑占位病变向下压迫脑干引起脑疝。功能神经解剖学是昏迷定位诊断的基础，病史常为病因诊断的依据，神经系统检查、影像学及实验室检查等也可为病因诊断提供重要证据。

2）代谢性病变一般缺少局灶性神经系统体征，多为影响双侧半球的弥漫性病变，如肝性脑病、低血糖症及药物中毒等代谢性病变。

3）解剖性病变通常出现局灶性定位体征，常见于重症缺血性卒中、脑出血、创伤性脑损伤及低氧 – 缺血性损伤等。

981 昏迷患者急诊的临床经验性处理是怎样的?

临床常遇到突发昏迷的患者无法收集全面的详细病史，体格检查也受限制，须立即识别和处理威胁生命的紧急情况，在确诊前即开始治疗，诊断与经验性治疗同步进行，尽可能确定疾病的病因。临床急诊经验性处理包括：

（1）首先迅速建立静脉通道，采血做必要的实验室检查。对突发昏迷、谵妄或意识模糊患者的可治性疾病立即采取经验性治疗，如酗酒或药物滥用者、严重虚弱者、无家可归者可能存在潜在的营养不良，应立即给予葡萄糖 25 ~ 50g 静脉滴注，肌内注射硫胺素 100mg，避免病情进展或发生永久性并发症；Wernicke 脑病患者可避免发生永久记忆丧失，Wernicke 脑病表现共济失调、眼外肌麻痹及意识模糊，可以突发昏迷，是诊断较难而较易治疗的内科急症。

（2）维持患者生命体征平稳，保持气道通畅，提高血氧饱和度，必要时气管插管。采取亚低温、降温毯及冰袋进行脑保护，低体温可用保温毯纠正，低血压患者取仰卧头低位，快速补充晶体液生理盐水 500ml，并以 100ml/h 速度维持，如无效可用升压药去甲肾上腺素 100mg 静脉滴注。

（3）颅内压增高宜早期处理，20% 甘露醇 250 ~ 500ml 静脉滴注，间隔 30 ~ 45 分钟可重复给药。昏迷插管病人采取过度换气简单有效，可迅速降低 $PaCO_2$ 至 25 ~ 30mmHg 目标水平；颅内占位病变继发脑疝须急诊手术。应有效控制癫痫发作或癫痫状态，不同类型需用不同的药物，纠正痫性发作并发的呼吸困难、心律失常等。

（4）可疑药物中毒或某种口服药过量的患者可用大导管洗胃，用纳洛酮（Naloxone）拮抗麻醉性镇痛药的呼吸抑制，促使病人苏醒。急性酒精中毒解救也可用纳洛酮 0.4mg 稀释于生理盐水 9ml，先给予一次负荷量 1 ~ 2ml 静脉注射，再以 3μg/（kg・h）速度维持静脉滴注。

（5）纠正主要代谢紊乱，如可疑低血糖可给予 50% 葡萄糖液 50ml 静脉注射，严重低钠血症可补充 3% 高渗盐水 5mg/（kg・h）；高容性或等容性低钠血症伴心力衰竭、肝硬化及抗利尿激素分泌异常综合征可用托伐普坦（Tolvaptan）30mg/d，高钙血症可在滴注盐水后应用帕米膦酸二钠治疗。

982 意识模糊状态和谵妄患者的急诊评估及治疗是怎样的?

意识模糊状态和谵妄通常提示全脑功能障碍，有时是即将发生昏迷的预兆。

（1）急诊评估

1）及时确诊：意识模糊状态（confusional state）提示意识水平下降，患者表现嗜睡、淡漠、定向力障碍及注意力不集中，但可有目的地对某些刺激作出反应，错觉是突出的表现，幻觉少见，可伴自主神经症状如发热、心动过速、高血压、多汗、潮红等，以及扑翼样震颤、肌阵挛等运动异常。谵妄（delirium）是一种临床急症，通常病情更严重，可导致死亡，患者表现荒谬的幻觉与妄想、生动的梦境，失眠、惊厥、震颤及痉挛倾向，强烈的恐惧或情绪反应，注意力极度不集中，伴高度警觉性。

2）识别病因：意识模糊状态常见于缺血性卒中、肝肾功能障碍导致代谢性脑病、酒精戒断、药物戒断、Wernicke 脑病、脑炎及颅脑损伤等。急性谵妄状态常见于感染伴高热、脑炎、急性弥漫性脑损伤、药物中毒，中毒或代谢紊乱导致的肝、肾衰竭等；慢性谵妄状态多见于慢性酒中毒或药物突然戒断，戒断性谵妄常伴抽搐发作、幻觉及妄想等，可被误诊为精神分裂症。

3）辅助检查：检测全血细胞计数、电解质、血尿素氮、肌酐、葡萄糖、钙、镁及肝功能，发现低钠或高钠血症、低血糖或高血糖及肝、肾衰竭等。影像学检查可发现硬膜下血肿、弥漫性脑损伤等。腰穿脑脊液检查可证实脑膜炎、脑炎或蛛网膜下腔出血。脑电图可排除癫痫持续状态。

（2）治疗

1）病因治疗：意识模糊状态患者应尽早确定病因，针对脑缺血病变、代谢性脑病、酒精或药物戒断、脑炎及颅脑损伤等治疗。谵妄患者宜立即采取抢救措施，可不必等待查清病因，应首先确认谵妄是急性器质性疾病所致，患者如有定向障碍、近事遗忘、简单计算不能和智能障碍等通常为器质性。停用不必要的药物，需用的药物应权衡利弊，谨慎选择剂量。疑诊 Wernicke 脑病应给予硫胺素 100mg/d，静脉或肌内注射，保证正常饮食。如酒精戒断出现震颤性谵妄首选静脉或肌注劳拉西泮 1～2mg，1 次/4h；推荐合用 β 肾上腺素能受体阻滞剂阿替洛尔 50～100mg/d；或用奥氮平、喹硫平等。

2）对症治疗：必须确保患者气道通畅、呼吸平稳及氧和作用，维持血压，纠正心律失常，输液纠正水、电解质紊乱，纠正代谢紊乱或低血糖等，输液中应预防性加入维生素 B_1 及其他维生素 B 族合剂。患者表现激越或行为异常可给予地西泮 10mg 静脉注射，10～15 分钟可重复使用。

983 外伤性脑损伤后昏迷患者的急诊评估和急症处理是怎样的?

外伤性脑损伤（traumatic brain injury，TBI）后昏迷患者病情危重，应及时进行早期评估和急症处理。TBI 在年轻人多见，可导致死亡，TBI 依据 Glasgow 昏迷量表（GCS）（表 30-1）可分为重度、中度及轻度，重、中及轻度脑损伤分别评分为 3～8，9～12，13～15 分。

（1）急诊评估

1）目的是确定脑损伤部位及严重程度，预测近期或远期预后。询问外伤史，特别是受力方向，如撞击一侧头部可引起对侧脑冲击伤；颅底坚硬的内表面，特别是额颞区锯齿形骨结构可导致脑挫裂伤和出血，脑组织剪切伤常产生弥漫性轴索损伤（diffuse axonal injury，DAI）；耳后淤血斑常提示颅底和乳突骨折；较常见的眶周淤血斑或称“浣熊眼”提示软组织损伤伴额底部骨折。

2）神经系统检查可推测脑损伤的部位，如 TBI 患者常见轻偏瘫、失语及偏盲等局灶性体征，损伤初期出现昏睡或昏迷提示半球或脑干轴索严重损伤和水肿；如眼球无直接损伤，出现一侧瞳孔扩大，对光反射消失或迟钝，提示脑挫裂伤导致脑组织和脑干移位；如同侧瞳孔散大固定，随后对侧也瞳孔散大固定提示发生脑疝；硬膜外与硬膜下血肿的临床表现类似，常见意识水平下降，出现局灶性神经体征及一侧瞳孔扩大等。

3）脑损伤后昏迷患者急诊时应立即做 CT 检查，以迅速了解脑损伤情况，特别是发现脑挫裂伤、硬膜下或硬膜外出血、蛛网膜下腔出血等。脑 MRI 检查在弥漫性轴索损伤早期可见胼胝体、脑干及皮质、基底节灰白质交界处三联征，显示 T1WI 低信号及 T2WI、FLAIR、DWI 高信号病灶，间质水肿和出血等。

（2）急症处理

1）TBI 后昏迷患者在急诊评估的同时立即开始管理气道，保证供氧，如患者频繁出现缺氧或 $PaO_2<60mmHg$ 需立即纠正，机械通气多选择间歇通气及压力支持，呼吸频率维持每分钟 8～10 次。监测血压，维持正常脑灌注压（>70mmHg）和颅内压（<20mmHg）。降压宜应用作用时间较短的拉贝洛尔静脉滴注。

2）患者如有颅内压增高可用渗透性脱水剂如甘露醇，在 15～30 分钟产生渗透性利尿作用，应多次给药，治疗目标为血浆渗透压达到 310～320mOsm/L，不应持续静脉滴注，长时间给药可产生脑内蓄积。高渗盐水渗透性作用与甘露醇相当；氨基丁三醇（THAM）以 1 ml/（kg·d）速度输注也可有效地降低颅内压。

3）硬膜外血肿是医疗急症，有潜在的脑疝风险，尽快采取血肿抽吸术可能挽救生命。硬膜下血肿通常也需手术，血肿较小可保守治疗，脑叶血肿有时可抽吸治疗。脑水肿明显且有脑疝风险可行部分颅骨切除术减压和放置脑室外引流，减少脑脊液分泌，并应用渗透性脱水剂。

984

临床实用的颅内压监测技术包括哪些?

颅内压增高的监测技术包括有创性和无创性监测。

（1）有创性颅内压监测（invasive ICP monitoring）：常规腰椎穿刺可测定颅内压，但实时监测需将压力传感器通过有创操作与颅内相通，与监护仪连接，持续监测 ICP。根据测压部位不同分为脑实质内测压、脑室内测压、硬膜下测压、硬膜外测压，是监测颅内压增高的金标准，但有感染、出血等风险。

（2）无创性颅内压监测（non-invasive ICP monitoring）：采用经颅多普勒（TCD）、诱发电位（EPs）和脑电图（EEG）等间接评价 ICP 变化，床旁操作简便易行，可重复性较好，但监测敏感及精确性差。

1）TCD 监测 ICP 与 CBF 关系密切，当 ICP 增高时 TCD 参数变化最早是舒张期血流速度（Vd）下降和平均血流速度（Vm）相对下降，随后收缩期峰值血流速度（Vs）下降，搏动指数［PI =（Vs-Vd）/Vm］增高，ICP 愈高 PI 增高愈明显。①ICP 轻度增高时，TCD 血流频谱收缩峰变得尖锐，搏动显著增高，Vd 下降，Vs 不变，Vm 相对降低，提示脑血管自动调节功能存在，此期治疗有效。②ICP 增至接近舒张压时，舒张期开始和末期频谱消失，Vd、Vm、Vs、Vs2 均下降，PI、RI 增大，提示脑血管自动调节功能减退，但积极治疗有效。③ICP 与舒张压基本相同时，TCD 舒张期血流消失，仅留下尖锐的收缩峰，收缩期峰 S2 降低或消失，Vd、Vm、Vs、Vs2 均下降，Vd 降低或消失为零，PI、RI 明显增大，提示脑血管自动调节功能丧失，此时如及时治疗，病情尚可逆转。④ICP 增至接近收缩压时，TCD 出现收缩期正向、舒张期反向血流，即震荡波，或仅有微弱的收缩峰，直至为零，Vs 下降甚至消失，提示脑血流停止、脑死亡。

2）神经影像颅内压监测（neuroimaging ICP monitoring）：临床普遍采用，可准确客观反映一个时间段内 ICP 增高导致的脑形态变化。脑 CT 检查时间短，可作为首选，显示脑沟、脑回及脑室大小变化，中线结构移位及脑疝形成等；脑 MRI 检查较 CT 更准确可靠，但做连续监测均受到限制。

985

NCU 如何对颅内压增高患者进行急诊评估和治疗？

颅内压增高（intracranial hypertension）常见于大量脑出血、小脑出血、大面积脑梗死、颅内占位病变及重症脑炎等，是神经内外科常见的急症。

急诊评估包括：①观察患者意识水平变化，监测呼吸、血压、脉搏等生命体征。临床突发烦躁不安可能提示颅内压增高，突发头痛加重、呕吐及大汗淋漓可能为脑疝前征象，一侧瞳孔突然散大或两侧瞳孔光反射迟钝或消失提示已发生脑疝。②快速做影像学检查，首选 CT，迅速简便，可显示局部或弥漫性脑水肿及中线结构移位。③腰穿测量 CSF 压力，须注意占位病变可有脑疝风险，如疑诊细菌性脑膜炎应先用广谱抗生素治疗，应做 CT 检查，之后再做腰穿，宜缓慢放脑脊液测压。

颅内压增高治疗包括：

（1）一般措施：给病人充分吸氧，头位居中并抬高 15 ~ 30 度；维持正常脑灌注压（CPP）>70mmHg、平均动脉压及血容量；使用冰毯或采用亚低温治疗，保持患者镇静，减少躁动或因疼痛、膀胱膨胀、焦虑导致频繁的体位变化，维持导尿管通畅，定时吸痰，治疗癫痫发作等。

（2）应用脱水剂、利尿剂等降低颅内压（ICP）

1）20% 甘露醇（Mannitol）临床最常用，最初给予大剂量 500ml（100g）快速静脉注射或滴注，随后逐渐减至维持量 0. 25 ~ 0. 5g/kg。15 分钟起效，约 60 分钟达峰，对血糖无明显影响；副作用如充血性心力衰竭、肺水肿、低血压等，应用大剂量可出现低钾血症，持久利尿可导致低血容量和高钠血症。

2）高渗盐水常用 23% 高渗盐水 30ml 静脉注射，或 3% 高渗盐水 250ml 静脉滴注；因可导致严重静脉炎，只能通过中心静脉导管给药。需注意急性肾衰竭、血小板聚集、凝血病、低蛋白、高钠血症、酸中毒、高钾血症及颅内压反弹等。

3）强利尿剂呋塞米（Furosemide），成人剂量 20 ~ 40mg 静脉滴注，2 ~ 3 次/天，5 分钟出现利尿作用，1 小时达峰，维持 2 ~ 4 小时；与甘露醇交替用可减少各自的不良反应。须注意恶心、呕吐等胃肠反应，低钠血症、低钾血症、代谢性酸中毒、粒细胞减少及贫血等。

4）10% 甘油（Glycerin）提高血浆渗透压导致组织脱水，进入脑内可被细胞代谢成 H_2O 和 CO_2，无反跳，不导致水电解质紊乱，可长时间使用，适于慢性颅内压增高或不能切除的脑肿瘤。成人每日可用 500ml，缓慢静脉滴注，10 ~ 20 分钟 ICP 下降，维持 4 ~ 12h。可引起短暂性头痛、眩晕、呕吐、腹泻及血压轻度下降等，注意滴速过快可引起溶血、血红蛋白尿，甚至急性肾衰竭。

5）尿素（Carbamide）是最强的渗透性脱水剂，常用量 0. 5 ~ 1g/kg，10% 葡萄糖配成 30% 新鲜溶液，60 ~ 100 滴/分，静脉滴注，紧急时可静脉推注。静滴 10 ~ 15 分钟起效，1 ~ 2 小时达峰，维持 4 ~ 8 小时，1 ~ 2 次/天。注射局部可有刺激症状、静脉炎和血栓形成，反跳现象明显，电解质紊乱和溶血，须即配即用。

6）20% 人血白蛋白 50ml，或浓缩血浆 100 ~ 200ml，静脉滴注，1 ~ 2 次/天。提高血胶体渗透压而脱水降颅压，可长时间保持血流动力学及氧输送正常，扩张血容量后抗利尿激素分泌减少而利尿。适于血容量不足、低蛋白血症的脑水肿患者。因增加心脏负荷，心功能不全者慎用。

（3）糖皮质激素：降低毛细血管通透性，稳定血脑屏障及细胞膜结构，促进消除脑肿瘤或脑脓肿等占位病变所致的血管源性水肿，降低颅内压。常用地塞米松（Dexamethasone）10mg 静脉注射或滴注，1 次/天。注意预防消化道溃疡或出血。

（4）巴比妥类：用于严重脑损伤或难治性颅内压增高患者，需考虑心肌抑制及低血糖风险，谨慎用药，约 50% 的患者需合用正性肌力药如多巴酚丁胺控制低血压。需定期检查巴比妥血药浓度，30 ~ 40μg/ml 时脑电图可出现抑制，巴比妥类治疗数日后 ICP 很好控制时可每日逐渐减量 50%。

（5）麻醉药：利多卡因以 1mg/kg 剂量缓慢给药 3 分钟可降低护理、经鼻管内吸痰及纤维支气管镜检查导致 ICP 激增反应，利多卡因喷雾也能降低 ICP。异丙酚可从 1～3mg/（kg·h）开始，团注剂量 1mg/kg 可能暂时降低 ICP 不伴血压改变。

（6）过度通气：增加呼吸频率至 20 次/分，可使血管收缩及减少血管内血容量，降低 ICP，是急诊手术前的短期急救措施，为手术准备赢得时间。

（7）ICP 增高一经确诊应积极针对病因治疗，如闭塞血管再通、切除占位病变及控制颅内感染等，可行脑室穿刺引流术、减压术等。

986 NCU 对脑疝患者的评估和处理是怎样的？

脑疝（cerebral hernia）是由于各种病变引起颅内压（ICP）增高，导致脑组织向阻力较低的部位移位，脑组织嵌压于硬脑膜间隙或颅骨孔道，或使脑干受压，或压迫疝的邻近脑组织、神经及血管，使血液及脑脊液循环受阻，加剧颅高压并危及生命。脑疝通常以疝发生部位或疝内容物命名。临床最常见为小脑幕切迹疝（钩回疝）及枕大孔疝（小脑扁桃体疝），其次是小脑幕孔中心疝，其他还包括大脑镰下疝、小脑幕孔上疝等。

（1）脑疝评估：主要是确定临床分期，包括三期。

1）前驱期（初期）：由于颅内压增高加重而即将形成脑疝，导致脑干受压，突发意识障碍或意识障碍加重，出现头痛、烦躁不安、频繁呕吐、呼吸深大、脉率加快、血压上升或体温升高等。

2）代偿期（中期）：由于脑疝形成及脑干受压，导致意识障碍加深，呼吸深而缓，脉搏变慢，体温及血压继续上升，肌张力增高等。局灶性症状是疝入脑组织受压或刺激邻近结构所致，如出现一侧瞳孔散大、锥体束征等。

3）衰竭期（晚期）：已导致脑干严重受损，代偿机制耗竭。患者处于深昏迷，双侧瞳孔散大固定，呼吸、循环功能衰竭，四肢肌张力消失，通常先出现呼吸骤停，继而心脏骤停死亡。

（2）处理

1）重症脑损伤和脑卒中早期或在脑疝前驱期治疗最为重要，当出现瞳孔、呼吸或循环变化时立即快速输注甘露醇等脱水利尿剂。

2）如影像学检查显示明显的脑室扩张或脑积水可行脑室穿刺引流术。如患者意识障碍加深，呼吸、循环功能恶化，CT 显示明显脑水肿或脑肿胀可行部分颅骨切除减压术。脑肿瘤、脑脓肿和血肿等占位病变需紧急手术清除。如发生呼吸减慢或骤停时可行气管插管、机械通气，将 $PaCO_2$ 降至 30～35mmHg。

987 去骨瓣减压术围手术期并发症监测及管理是怎样的？

去骨瓣减压术（decompressive craniectomy）是去除部分颅骨减轻脑组织肿胀、中线移位对正常脑组织压迫，增加脑组织包括缺血半暗带的灌注压，保证脑组织正常供氧和保护脑神经元，是目前唯一可降低 MCA 大面积梗死病死率的治疗手段。重度脑挫裂伤敞开硬膜减压和清除挫裂的脑组织，脑疝晚期合并严重脑水肿可考虑双侧去骨瓣减压术，是治疗重症颅脑损伤、难治性颅高压的急救手术，是挽救生命的最后手段和有效手段。

去骨瓣减压术围手术期并发症可影响预后，常见的并发症监测和管理是：

（1）术后颅内出血：大多出现时间早且无须手术治疗，但术后应常规复查脑 CT，早期确定是否有明显的占位效应。

（2）硬膜下积液：多数能自行吸收或好转，如占位效应明显、保守治疗无效时需手术治疗。

（3）脑外疝：标准大骨瓣减压加硬膜扩大修补可减少脑外疝的发生，大多数患者通过合理控制血压、应用脱水剂和亚低温治疗可以好转。

（4）脑脊液漏及颅内感染：腰大池置管持续引流加褥式缝合，或鞘内注射抗生素对脑脊液切口漏和颅内感染均能取得良好疗效。

（5）颅骨缺损综合征：是去骨瓣减压术后一段时间出现皮瓣凹陷、头痛、头晕、耳鸣、易疲劳、注意力不集中和记忆力减退，少见的可有言语障碍、运动障碍、癫痫发作等。脑水肿高峰期后及时做颅骨成形术能恢复颅腔正常生理结构，恢复脑脊液循环动力学，改善临床症状。

988 急性重症缺血性卒中的急诊评估及治疗是怎样的？

急性重症缺血性卒中的治疗时间窗窄，及时诊断及病情评估非常重要，应建立脑卒中诊治快速通道并予以优先处理。

（1）急诊评估

1）迅速采集病史和进行神经系统检查，如院前急救已完善，本步骤可酌减，以免延误治疗时间窗。病史是诊断的重要依据，患者突然发病，迅速出现神经功能缺失症状，检查常见完全性偏瘫、偏身感觉障碍、失语及向病灶侧凝视麻痹等，如患者逐渐出现意识水平下降提示脑水肿形成和完全性卒中，常见大脑中动脉（MCA）大面积梗死。

2）立即进行脑 CT 检查，排除脑出血可确诊重症缺血性卒中，也须排除脑外伤、中毒、癫痫后状态、瘤卒中、高血压脑病、低血糖昏迷、高血糖昏迷、脑炎等。确定发病是否在溶栓时间窗内及溶栓适应证和禁忌证，进行 NIHSS 评估，尽快完善溶栓前必要的实验室检查。

（2）治疗

1）维持患者气道、呼吸、循环及血压，建立静脉通路，补液生理盐水，避免用低渗液如5%葡萄糖，评估患者吞咽能力再进食水。处理严重高血压、血糖异常，颅内压增高患者应用甘露醇、甘油及高渗盐水等降低 ICP 和防止脑水肿进展。

2）溶栓治疗：评估溶栓治疗适应证及禁忌证，为符合溶栓患者制定个体化方案。缺血性卒中发病 3 小时内 rtPA 溶栓入选条件：年龄 18～75 岁；脑功能缺失体征持续存在超过 1 小时，NIHSS 评分 7～22 分；脑 CT 排除颅内出血，未出现早期脑梗死低密度病灶；患者或家属签署知情同意书。患者溶栓后应至少监护 24 小时，监测症状、体征变化和控制血压，避免发生严重出血并发症。

3）缺血性卒中患者如不符合溶栓适应证，但无禁忌证应尽早给予阿司匹林 300mg/d 口服，急性期后可改预防剂量 100mg/d；患者应在溶栓 24 小时后开始用阿司匹林等抗血小板药，不能耐受阿司匹林者可选用氯吡格雷。对大多数急性缺血性卒中患者不推荐早期抗凝治疗，应在评估风险、效益比后谨慎选择，对溶栓后还需抗凝治疗的特殊患者应在 24 小时后使用抗凝剂。

4）伴严重脑水肿和颅高压患者可考虑去骨瓣减压术。亚低温治疗可采用冰毯等，通常持续低温治疗 3 天后再缓慢复温，可减少大面积梗死区的脑损伤，是目前最有效的脑保护措施。重症脑卒中患者常伴意识障碍进行性加重，应对患者呼吸道进行评估，必要时进行气管插管。治疗发热、痫性发作和高血糖等影响卒中预后的不利因素，血糖控制在 8～10mmol/L 有利于改善危重卒中患者的预后。

989 急性脑出血的急诊评估及治疗是怎样的？

脑出血（intracerebral hemorrhage，ICH）通常自发地发生，约占所有脑卒中的 15%，危重患者的死亡率及永久致残率高。

（1）急诊评估

1）病因：高血压性 ICH 占 50%～70%，其他病因包括动静脉畸形、动脉瘤、脑瘤、外伤、药物滥用、老年人淀粉样血管病及凝血病应用华法林等，也有不明原因者。

2）出血部位和出血量：约半数高血压脑出血发生于基底节区如壳核，其次是丘脑、小脑及脑桥，各占 10%，脑叶约占 20%。出血量与部位有关，壳核出血常为 50～60ml，丘脑 >10ml，小脑 >15ml，脑桥 >10ml 均属于大量出血。

3）是否破入脑室：丘脑出血一般出血量较小，但因邻近脑室可见脑室出血；丘脑内侧出血破入脑室常导致室间孔水平脑脊液受阻和脑积水。

（2）治疗

1）患者卧床保持呼吸道通畅，对症治疗如吸氧、鼻饲、预防感染、镇静、通便等，观察病情进展，发病数小时内降低过高的血压可使约40%的患者减轻血肿增大；颅内压增高时应维持脑灌注压（CPP）（平均动脉压-ICP）>70mmHg；脱水降颅压及减轻脑水肿，采取过度换气，应用渗透脱水剂及脑室外引流；大量脑出血可考虑亚低温治疗，防治并发症。

2）巨大血肿清除术可降低颅内压、减轻周围脑组织损伤，挽救生命和降低致残率。可采取小骨窗开颅血肿清除术、锥孔穿刺血肿抽吸术、内镜血肿清除术及脑室出血穿刺引流术等；位置表浅的出血是早期手术适应证，大量小脑出血可采取枕下开颅减压术，小脑出血直径>3cm且仍在扩大是血肿抽吸的指征；幕上或脑叶大量出血有增大趋势出现脑组织移位或脑疝风险者应行减压术，但常见的基底节出血微创手术与内科疗法的疗效无显著差异。

990 动脉瘤性蛛网膜下腔出血的急诊评估及处理是怎样的?

蛛网膜下腔出血（subarachnoid hemorrhage，SAH）最常见于脑动脉瘤破裂，也可见于动静脉畸形（AVM）、外伤性或凝血病等，少数原因不明。

（1）急诊评估

1）迅速采集病史及进行神经系统检查，病史是诊断的重要依据，典型表现突发剧烈头痛，可能提示动脉瘤预报性渗漏（warning leaks）。Hunt和Hess评分根据患者初始状态预测预后（表30-3）。脑功能缺失症状如不同程度意识障碍、脑膜刺激征及进行性ICP增高等，动眼神经麻痹提示后交通动脉或大脑后动脉动脉瘤。

表30-3　Hunt&Hess评分标准

评分	标准
Ⅰ	无症状或轻微头痛，颈强
Ⅱ	中度至严重的头痛，颈强，脑神经功能缺失
Ⅲ	嗜睡，意识模糊，昏睡
Ⅳ	昏迷，中或重度轻偏瘫
Ⅴ	昏迷，去大脑姿势

2）立即做脑CT检查，发现蛛网膜下腔积血可诊断SAH，依据积血部位有时可推测动脉瘤部位，如一侧大脑外侧裂积血提示大脑中动脉动脉瘤，额叶实质内出血提示大脑前动脉动脉瘤。磁共振血管造影（MRA）或CT血管造影（CTA）可确定动脉瘤存在，导管血管造影仍是诊断动脉瘤和AVM的金标准。

3）动脉瘤破裂并发症常在病后数日发生再出血，可为致死性；脑血管痉挛可导致缺血性卒中，经颅多普勒超声（TCD）可无创性发现血管痉挛；蛛网膜下腔积血可导致脑脊液通路阻塞，引起脑室扩张；注意偶可发生癫痫发作、低钠血症及脑耗盐综合征（cerebral salt-wasting syndrome）等。

（2）急诊处理

1）动脉瘤性 SAH 患者应进入 NCU 密切监护治疗，保持安静，避免情绪激动和咳嗽或大便用力，烦躁者给予地西泮类镇静；痫性发作可短期用地西泮、卡马西平或丙戊酸钠控制；静脉滴注生理盐水补液，保持正常血容量，防治低钠血症；颅内压增高者适当限制液体入量，用脱水剂如甘露醇、呋塞米、甘油果糖等降颅压，可酌情选用白蛋白。血压控制目标值为 SBP＜180mmHg 或 MAP≤120mmHg。缓解剧烈头痛宜用对乙酰氨基酚、可待因，不能耐受阿片类呕吐剧烈者曲马多可能有效，通常需用最大剂量 400mg/d。

2）开颅动脉瘤夹闭术是防治再出血最可靠的方法，如动脉瘤颈较粗不适合夹闭或手术难以接近可行血管内介入治疗，释放弹簧圈通常较夹闭安全，但动脉瘤闭塞可能不彻底。酌情选用抗纤溶药，如氨甲环酸 1g 静脉滴注，2 小时后再给药 1 次，6 小时后第 3 次给药。

3）早期手术也是防治脑血管痉挛的有效措施，注意维持血容量和血压，早期使用钙通道拮抗剂尼莫地平（Nimodipine）10mg，静脉滴注，5～14 天；继续用 60mg 口服，1 次/4h，服用 7 天。腰穿缓慢放出血性脑脊液也可减少发生迟发性脑血管痉挛。防治脑积水可行脑室穿刺外引流术，有时需做脑室腹腔分流术。NCU 规定经验性抗癫痫治疗 1 周，可用苯妥英、丙戊酸预防癫痫发作，脑血肿不增大者可逐渐减量停药。

991 重症病毒性脑炎的急诊评估及治疗是怎样的?

重症病毒性脑炎患者通常需要进入 NCU 治疗。

（1）急诊评估

1）单纯疱疹病毒性脑炎（herpes simplex encephalitis，HSE）：在一年中均可发病，患者表现头痛、发热、意识模糊及近记忆丧失，常伴失语及癫痫发作。MRI 检查可见眶额叶及颞叶内侧病灶，CSF 淋巴细胞数增多，蛋白轻度增高，CSF 多聚酶链反应（PCR）可检出单纯疱疹病毒；EEG 常显示颞叶局灶性痫样放电。

2）副肿瘤性边缘性脑炎（paraneoplastic limbic encephalitis，PLE）：亚急性起病，患者常见近记忆缺失、癫痫发作，焦虑、幻觉等精神行为异常。可检出抗 Hu 抗体，通常与小细胞肺癌、睾丸癌及乳腺癌有关，免疫治疗效果差。

3）抗 NMDA 受体脑炎：约占病毒性脑炎的 20%，年轻女性多见，出现发热、头痛、恶心、呕吐、腹泻或上呼吸道感染前驱症状，数日后出现精神症状如焦虑、易激惹、幻觉、错觉及偏执等，刻板行为，语言能力下降，近记忆丧失，反应迟钝，自主神经功能紊乱等；女性患者常患卵巢畸胎瘤。CSF 淋巴细胞轻度增多，蛋白正常或轻度增高，约 60% 患者 CSF 寡克隆带阳性；CSF 和/或血清抗 NMDAR 抗体阳性可诊断。约半数患者 MRI 的 T2WI 或 FLAIR 像显示海马、小脑或大脑皮质、基底节、脑干高信号病灶。

（2）治疗：HSE 多为可治性，应用阿昔洛韦（Acyclovir）或更昔洛韦（Ganciclovir）等抗病毒药，早期诊断和治疗非常重要，延迟治疗可产生严重后遗症，导致死亡或永久性神经功能缺失。副肿瘤性边缘性脑炎应切除和治疗原发性肿瘤。抗 NMDAR 脑炎可应用甲泼尼龙、大剂量免疫球蛋白、血浆置换或联合免疫治疗，合并肿瘤的患者切除肿瘤和免疫治疗较非肿瘤患者疗效好。

992 脑脓肿的急诊评估及治疗是怎样的?

脑脓肿（brain abscess）是化脓菌侵入脑内形成脓腔的严重感染性疾病。

（1）急诊评估

1）病史及神经系统检查可为脑脓肿患者评估提供线索，潜在的感染源包括牙脓肿或牙周疾病、中耳炎或化脓性鼻窦炎、先天性心脏病、肺部疾病及皮肤感染等，近期旅行或职业暴露，肺动静脉畸形也与脑脓肿有关，在遗传性出血性毛细血管扩张症患者尤为常见。

2）脑脓肿临床三主症表现头痛、局灶性神经功能缺失症状和少见的意识水平改变。临床表现取决于脓肿大小及是否导致脑组织移位，某一病灶可能是临床症状的责任病灶，多发性脑脓肿常见癫痫发作。

3）MRI 是首选的影像学检查，初诊可做脑 CT 检查。确诊主要凭借活检，也可取脓液培养，血沉加快及血常规白细胞增加均支持诊断，血培养是诊断脑脓肿必需的，应连续采集 3 次血液样本。不同感染源常见的菌群见表 30-4。

表 30-4 不同感染源常见的菌群

感染源	脓肿部位	常见菌群
毗邻病灶或原发感染		
中耳炎、乳突炎	颞叶或小脑	链球菌（厌氧或有氧）、脆弱拟杆菌、肠杆菌
额窦炎	额叶	主要为链球菌（厌氧或有氧）、拟杆菌、肠杆菌、葡萄球菌、嗜血杆菌
蝶窦炎	额叶或颞叶	同上
牙周脓肿	额叶	混合梭菌属、拟杆菌、链球菌
头外伤或术后感染	挫裂伤附近	金黄色葡萄球菌、链球菌、肠杆菌、梭状芽胞杆菌

续表

感染源	脓肿部位	常见菌群
血行传播或远隔感染		
先天性心脏病	多部位	链球菌（需氧、厌氧或微需氧），嗜血杆菌
肺脓肿、积脓症、支气管扩张症	多部位	梭菌属，放线菌，拟杆菌，链球菌，卡氏放线菌
细菌性心内膜炎	多部位	金黄色葡萄球菌，链球菌

（2）治疗

1）一般治疗包括气道管理，保证液体摄入量，抑酸及预防深部静脉血栓等。

2）早期可单独应用抗生素，指征包括孤立的小脓肿（<3cm）、脓肿位于手术不能达到区域，多房或多发脓肿、脑干脓肿，早期脑炎阶段未形成明确脓壁的脓肿等。非免疫缺陷患者经验性治疗可应用头孢菌素联合甲硝唑及万古霉素；脓肿切除术后口服抗生素应维持3～4周，脓肿吸引术后应维持4～6周。

3）如脓肿导致占位效应或出现快速的临床恶化是外科手术指征，表浅部位脓肿、小脑脓肿手术指征可适当放宽，脓肿毗邻脑室有破入脑室导致脑室炎风险。可行简单或立体定向吸引术、内镜吸引术及开颅切除术，取决于脑脓肿部位及是否多发。较浅的不靠近运动皮质的脓肿可尝试开一洞口，放置软性导管引流脓液，引流管至少留置1周，吸引与盐水灌洗交替；较深部脓肿可考虑立体定向术，如深度超过3cm需考虑CT引导下立体定向吸引术。

993 癫痫持续状态的急诊评估及急症处理是怎样的？

癫痫持续状态（status epilepticus，SE）是反复频繁的癫痫发作，发作间期意识不恢复，可持续数小时至数日，或癫痫发作持续30分钟以上不自行终止者。临床应迅速终止发作，避免脑组织不可逆性损伤。

（1）急诊评估

1）全面性惊厥性SE：以躯体惊厥或双侧肢体强直－阵挛性发作开始，发作始终伴意识丧失。

2）非惊厥性SE：表现两眼球震颤样跳动、口咋舌声或手指自动症等，或不以惊厥活动开始，如部分复杂性SE、失神性SE、部分性SE、肌阵挛性SE等，依据临床症状及脑电图改变作出诊断。

（2）急症处理

1）宜保持SE患者气道通畅和呼吸循环功能，必要时气管插管；高热可对症治疗或物理降温；积极处理低氧和低血压，减轻 SE 导致的神经元损伤。

2）立即静脉推注 50% 葡萄糖，肌内注射维生素 B_1，同时采血检测电解质、尿素氮、葡萄糖、钙、镁及全血细胞计数，进行抗癫痫药血药浓度及毒理学检查。

3）药物治疗常分三步进行。①静脉注射苯二氮䓬类，首选劳拉西泮（Lorazepam）0.1mg/kg，其抗癫痫作用比地西泮（Diazepam）持续时间长。②应用较长效抗癫痫药如苯妥英（Phenytoin）20mg/kg，以每分钟 <50mg 速度缓慢静脉推注，1g 负荷量至少用 20 分钟输注，是全面强直－阵挛性癫痫状态最常用的抗癫痫药；或用丙戊酸（Valproic acid）15～20mg/kg负荷量静脉滴注，但其在癫痫持续状态中疗效尚未经大样本随机临床试验证实。③难治性癫痫状态患者通常需气管插管、机械通气，进行连续 EEG 监测；应用一种麻醉剂如戊巴比妥在 1 小时以上可给予负荷量 5～15mg/kg，维持量为 0.5～10mg/（kg·h），可用到巴比妥酸盐昏迷（barbiturate coma）水平，通常维持麻醉水平 24 小时或患者出现爆发抑制脑电图后停药，对难治性癫痫也非常有效。

994 急性脊髓综合征的急诊评估及治疗是怎样的?

急性脊髓综合征常见于急性横贯性脊髓炎、外伤性脊髓损伤，以及肿瘤、动静脉畸形、脓肿或椎间盘突出导致脊髓受压，迅速诊断与评估是急症处理的关键。

（1）急诊评估

1）临床症状体征，如感觉症状常见于多发性硬化患者；急性横贯性脊髓炎发病时表现下肢轻截瘫、感觉异常及痛觉过敏带，常伴尿潴留；脊髓前动脉综合征表现病变平面以下瘫痪，后索感觉功能保留。病程常见急性进展，或突然加重后缓慢进展，感觉平面逐渐上升，腰髓病变常伴腱反射消失、肌萎缩和无力等下运动神经元体征。需确定完全性或非完全性脊髓损害。

2）须排除腹主动脉瘤伴夹层或破裂，由于脊髓供血动脉受累导致急性轻截瘫。主动脉夹层偶可引起胸段甚至颈段急性脊髓综合征，从胸部向背部的放射痛可能是其征兆。

3）尽快做 MRI 检查，是最有临床实用性的无创性脊髓诊断技术，可确定病变导致脊髓压迫程度和手术适应证。

（2）治疗

1）临床确诊脊髓病变性质后首要问题是稳定病情，保持气道通畅及呼吸循环功能。完全性颈髓病变需警惕呼吸受累和严重的心动过缓，创伤性脊髓损伤须用脊柱板、颈托等防止不稳定性脊柱活动。

2）脊髓损伤急性期可应用糖皮质激素，有抗炎及抗水肿作用，急性脊髓损伤 8 小时内标准用药方案是甲泼尼龙（Methylprednisolone）首剂 1000mg 静脉输注，随后的 24～48h 剂量分别为 500mg/d 和 240mg/d。

3）随后须针对急性脊髓病变患者制定个体化治疗方案，包括神经外科干预。急性硬膜外血肿和脊髓贯通性损伤须早期行减压治疗才能获得较好的疗效，异物移除、肿瘤组织活检、任何原因导致脊髓不稳定和病情迅速加重者均为外科紧急干预适应证。高位脊髓受损、有明确的创伤性移位、突发性脊柱撕裂性骨折等患者需进行手术固定。

995 Guillian-Barré 综合征的急诊评估及急症处理是怎样的？

Guillian-Barré 综合征（GBS）是一种急性炎性脱髓鞘性多发性神经病，呈自限性病程，病前常有呼吸道病毒感染或腹泻病史。

（1）急诊评估

1）GBS 患者的对称性弛缓性肢体瘫常自下肢开始，近端较明显，数日至 1～2 周达高峰。如病情在 1～2 日内迅速进展，出现完全性四肢瘫、呼吸肌麻痹危及生命须立即进入 NCU 治疗。

2）患者常见感觉异常，如肢体烧灼感、麻木感、刺痛感、不适感并伴肌痛，常在感觉异常 1 周内发生呼吸衰竭，表现呼吸困难，频率快，潮气量小，断续语言，每呼吸一次只能说几个音节，常伴心动过速和额头出汗。常伴舌咽肌无力表现咳痰和吞咽固体食物困难，有的患者除了四肢肌无力仅有咳痰困难，此时行气管插管十分必要；GBS 早期出现双侧面瘫常为特征性体征。

3）电生理检查常见运动神经传导阻滞，远端潜伏期延长、传导速度减慢，波幅正常或轻度异常；早期可仅有 F 波潜伏期延长，提示神经根或神经近端受损，有助于 GBS 诊断。病后 2～3 周脑脊液蛋白－细胞分离，蛋白增高，细胞数正常（$\leqslant 10\times10^6$/L）是 GBS 较特征性表现。

（2）急症处理

1）肺活量 <20mL、Pimax≤30cmH_2O 和 Pemax <40cmH_2O、低氧血症及呼吸浅快的患者需插管和机械通气。气管切开一般推迟到至少 2 周后，但轴索型 GBS、明显球麻痹导致排痰困难的患者应尽早行气管切开。补液量包括生理盐水为 2L/d，全面肠内营养开始后需调整入量，机械通气及发热患者需增加补液量。

2）免疫球蛋白静脉滴注（IVIG）、血浆置换是重症 GBS 患者、严重轴索型患者的最佳治疗。IVIG 剂量 0.4g/（kg·d），连用 5 天；血浆置换 40ml/kg 体重，5% 白蛋白作为置换液，隔日治疗，共用 5 次。

3）自主神经功能异常最常见血压波动和心律失常，持续低血压可采取仰卧头低位和白蛋白治疗。完全性心脏传导阻滞少见，需要临时起搏，密切监测可能出现的胃瘫和麻痹性肠梗阻。

危重症性多发性神经病的急诊评估及治疗是怎样的？

危重症性多发性神经病（critical illness polyneuropathy，CIP）常见于多器官衰竭合并败血症的患者，常在治疗过程中出现急性或亚急性对称性多发性神经病，可能与败血症及炎症反应导致血管通透性增加、微循环及能量代谢障碍有关。可出现失神经性肌萎缩，病理可见周围神经轴索变性，无炎性细胞浸润。

（1）急诊评估

1）多器官衰竭及败血症患者发病数日后出现四肢弛缓性瘫，下肢为主，远端重，腱反射消失，逐渐出现肌萎缩，严重病例伴呼吸衰竭，少数可见眼肌麻痹，面神经很少受累，一般无自主神经症状；查体可见肢体远端痛温觉及震动觉减退或消失，如合并败血症性脑病患者难以配合。

2）电生理检查在发病 1 周内可见复合肌肉动作电位（CAMP）及感觉神经动作电位（SNAP）波幅下降，NCV 及远端潜伏期正常，神经传导速度无明显改变，无异常波形离散，提示为运动感觉性神经轴索损害。脑脊液偶见蛋白轻度升高。

（2）治疗：目前本病无特异性治疗，主要治疗原发病、控制危险因素及支持治疗。应用大剂量免疫球蛋白静脉滴注疗效不确切，使用胰岛素严格控制血糖能显著降低 CIP 发病率，采取营养支持，尽早下床活动和康复训练。轻症患者数周开始恢复，重症需数月，少数遗留严重的残疾。

重症肌无力危象的急诊评估、治疗及重症监护是怎样的？

重症肌无力（myasthenia gravis）是临床最常见的神经肌肉接头疾病。病初常见眼睑下垂、复视或二者并存，逐渐出现部分或全身骨骼肌易疲劳或无力，严重时出现呼吸窘迫或肌无力危象，需紧急插管和辅助呼吸，是进入 NCU 治疗适应证。

（1）急诊评估

1）首先根据患者病史及神经系统症状体征确定肌无力危象和区分危象类型，肌无力危象常见于上呼吸道感染、近期药物减量或首次应用糖皮质激素时。MG 患者出现呼吸衰竭之初可出现焦虑、失眠、咽喉肌和颈肌无力，表现吞咽困难、构音障碍、言语断续、呛咳或不能抬头等前兆，出现前兆症状后应密切监护。

2）连续监测肺活量、负性吸气力及动脉血气，动脉氧分压 <60mmHg 和/或 CO_2 分压 >50mmHg 提示呼吸衰竭；使用床旁手动肺活量计是预测呼吸衰竭最简单可靠的方法，肌无力危象病人应每 6 小时检测一次，肺活量持续下降高度提示可能发生呼吸衰竭，肺活量降至 <15ml/kg需气管插管和正压通气；最大吸气压 < $-20cmH_2O$ 和最大呼气压 < $40cmH_2O$ 常作为气管插管的指征。

3）当 $PaCO_2$分压升高时氧饱和度可能趋于维持相对正常，直至通气功能突然崩溃。因此，单独监测氧饱和度不足以预测呼吸衰竭。肺活量降至正常值 30% ~50% 或 <1 升的绝对限度时应行气管插管，明显的颈肌无力、双侧面瘫也预示需气管插管；如患者需要 2 周以上的气道保护或机械通气，须考虑气管切开。

4）肌无力危象患者易发生呼吸道感染，需做胸片检查，如有早期肺不张及右肺下叶浸润，提示误吸，应进行病原学检查，有误吸风险时宜气管插管。患者一旦气管插管和辅助呼吸，可暂停使用抗胆碱酯酶药。

（2）治疗及重症监护

1）及早发现可能出现呼吸衰竭是紧急处理的关键，应始终进行重症监护，注意人工气道护理，雾化、吸痰及震动排痰，以防发生肺不张或肺炎。

2）肌无力危象的特异性治疗是血浆置换或 IVIG，血浆置换 5 天后如未明显改善可加用泼尼松 60mg/d 口服，增加溴吡斯的明用量，应用糖皮质激素的时机尚无明确标准，有人认为可在血浆置换至少 2 周后开始激素治疗。

3）停用抗胆碱酯酶药可恢复患者对药物的敏感性，撤除辅助呼吸时可重新使用，胸腺切除术宜在肌无力危象解除 2 ~3 周后进行。

998 NCU 患者的营养状态评估和肠内、肠外营养管理是怎样的?

急重症神经系统疾病，如创伤性脑损伤、脑卒中患者必须保证足够的营养支持，提供足够的液体、维生素、矿物质和脂肪，以防胃肠黏膜萎缩，有效避免细菌感染，降低致残和病死率。

（1）NCU 患者营养状态评估：估算病人的营养需求，包括潜在性营养不良及处于高代谢状态病人的营养需求。能量需求根据 Harris-Benedict 公式，按体重（W）、身高（H）及年龄（A）计算：

男性能量消耗 $=66.5+13.8W+5H-6.8A$

女性能量消耗 $=65.5+9.6W+1.8H-4.7A$

危重病人的热量需求增加，可增加计算总能量的 20%。

（2）肠内、肠外营养管理

1）肠内营养管理：大多数 NCU 患者需早期开始肠内营养，急性卒中患者发病后 7 天内开始肠内喂养，颅脑损伤患者发病后 3 天内开始。推荐鼻胃管或十二指肠置管肠内营养，首选容量泵连续泵入，连续喂食比间断喂食易达到正氮平衡和增加体重，连续喂食开始速率为25ml/h，每隔4小时增加25ml/h，直到达到目标营养标准。经皮内镜下胃造瘘术（PEG）适于持续2～3周吞咽困难、持续昏迷及严重脑干卒中患者。

肠内营养配方，胃肠道功能正常患者首选整蛋白标准配方，有条件时选用含膳食纤维的整蛋白标准配方，消化或吸收功能障碍患者选用短肽型或氨基酸型配方，便秘患者选用含不溶性膳食纤维配方。当检测胃残余量达到250ml以上时建议暂停喂食4小时，重新开始时宜减缓速率，并用促动力剂如甲氧氯普胺、西沙必利、多潘立酮等。如患者仍不能耐受，胃残余量大，插管应移至空肠内，空肠营养必须连续，因快速的大剂量高渗溶液可导致严重痉挛和腹泻。肠内营养最常见并发症是误吸、腹泻、反流性食管炎等。

2）肠外营养管理：不耐受肠内营养的患者应采用肠外营养，首选锁骨下静脉插管。计算每日总热量，蛋白质需求量通常约为1.5g/（kg·d），重症患者处于高代谢状态，肠内营养供给的热量不足，推荐蛋白质量为2.0～3.5g/（kg·d）；脂肪须以500ml等分的10%乳液给予，总剂量热量不超过60%的总非蛋白热量。基本组成是50%葡萄糖，250g溶于500ml溶液中；8.5%氨基酸，每瓶500ml；10%脂肪乳，每瓶500ml，该配方可补充标准电解质溶液、日常多种维生素及微量元素。长期肠外营养可使约半数病人出现机械性或代谢性并发症，机械性并发症如气胸、血胸、胸水、乳糜胸及空气栓塞，与放置导管有关；可见非酮症性高渗性高血糖，与快速输注、短暂的葡萄糖抵抗及使用糖皮质激素有关，应用胰岛素和补液治疗，替换为较大比例的脂质营养液。最常见的电解质紊乱是大量补水引起低钠血症，可输注生理盐水纠正。

999 神经重症监护中如何处理呼吸系统和心血管的常见并发症?

神经重症监护中呼吸系统和心血管的常见并发症及处理非常重要。

（1）呼吸系统常见并发症

1）急性呼吸衰竭：在神经重症监护病房主要包括通气衰竭、氧合衰竭、围手术期或麻醉、镇静、抗癫痫药物使用、休克等情况下，使用机械通气维持通气和换气功能。

2）肺水肿：须鉴别心源性与非心源性肺水肿（神经源性肺水肿），根据临床体征、胸片检查、心电图、肌钙蛋白、必要时行肺楔压（PCWP）监测可确诊，警惕神经源性肺水肿的发生。治疗上需立即纠正低氧血症，给予氧疗，必要时面罩吸氧或持续正压（CPAP），绝大多数患者需进行气管插管，机械通气时使用PEEP或CPAP，心源性肺水肿还需使用利尿剂、血管扩张剂。

3）肺炎：NCU常见重症神经系统疾病患者发生呼吸机相关性肺炎（VAP）或院内获得性肺炎，也常见急性神经系统疾病影响气道控制能力，导致吸入性肺炎或卒中相关性肺炎；

慢性神经系统疾病如运动神经元病患者也常发生肺炎。VAP 预防措施包括床头抬高减少误吸，使用可持续声门下分泌物吸引插管、尽早肠内营养，肺炎早期经验性治疗应选择适当抗生素，后期根据病原学结果调整抗生素。

4）肺不张：机械通气患者出现肺不张，需提高潮气量及 PEEP 使塌陷的肺泡复张，肺不张导致低氧血症可通过增加吸氧浓度和 PEEP 纠正。吸痰、体位引流、拍背能缓解气道阻塞导致的肺不张，有些患者需要支气管镜吸痰和灌洗。

5）肺栓塞：严重神经系统疾病患者易合并深静脉血栓（DVT）和肺栓塞，如无禁忌可选择肝素或低分子肝素抗凝治疗，有抗凝禁忌的患者宜放置下腔静脉过滤器。抗凝治疗时间一般是 6 个月，采用肝素、华法林序贯疗法，监测国际标准化比值。肺栓塞造成低血压者需容量复苏和使用血管活性药，药物治疗无效者应考虑溶栓治疗或血栓切除术。

6）神经源性通气功能障碍处理包括治疗原发病、呼吸功能监测、机械通气治疗及机械通气并发症防治。

（2）心血管常见并发症

1）急性冠状动脉综合征：是冠状动脉粥样硬化斑块破裂诱发的血小板聚集和血栓形成，包括不稳定型心绞痛、非 ST 段抬高的急性心肌梗死、ST 段抬高的心肌梗死和猝死等。危重患者由于昏迷、插管和使用镇静剂，不能主诉心前区疼痛症状，应密切监护，动态观察心电图和血清肌钙蛋白水平。治疗可用硝酸酯类、β 受体阻滞剂、钙离子拮抗剂和镇痛剂，从小剂量开始，避免导致血压和脑灌注压下降，保护脑细胞功能。抗凝可采用肝素或低分子肝素皮下注射，疗程 7 ~ 10 天。抗血小板药可用阿司匹林和/或氯吡格雷，需评估出血风险。不主张急性期溶栓治疗，症状反复发作或药物治疗反应差时可行冠脉造影，视具体情况选择血运重建，如 PTCA 或 CABG。

2）心律失常：分为缓慢型和快速型心律失常；心动过缓包括窦性心动过缓和传导阻滞，阿托品在紧急情况下可逆转心动过缓，但严重的传导阻滞可能需要临时起搏。快速型心律失常包括室上性心动过速、阵发性室上性心动过速、心房颤动伴快速心室反应、室性心动过速、室性期前收缩、室性扑动和室颤、尖端扭转性室速等，小剂量维拉帕米静脉注射、腺苷可有效阻止室上性心动过速，β 受体阻滞剂可减低室上性心动过速发作，心房颤动伴快速心室反应可用 β 肾上腺素能阻滞剂如拉贝洛尔和艾司洛尔，钙离子拮抗剂地尔硫䓬也能控制心室率，应用 β 肾上腺素能阻滞剂和钙离子拮抗剂治疗神经系统疾病患者应注意观察血压，避免低血压导致脑灌注压下降。房颤伴快速心室反应、心房扑动还可选用强心苷类（西地兰、地高辛）和胺碘酮。室性心动过速较房性心动过速少见，可选择利多卡因、胺碘酮、普罗帕酮和同步直流电复律及外科手术治疗。室性期前收缩按照 Lown 分级法，根据可能的发病率和心脏猝死的危险分级，Ⅰ、Ⅱ级通常无须处理，Ⅲ、Ⅳ级需要治疗。心室扑动和室颤为致命性心律失常，需紧急处理，采用非同步直流电除颤、肾上腺素等恢复心脏搏动，同时应用盐酸普鲁卡因、利多卡因或溴苄胺。尖端扭转性室速应积极寻找和去除导致 QT 间期延长的病变和药物，补充钾、镁盐，小剂量 β 受体阻滞剂可能有益，可应用利多卡因，必要时同步直流电复律或置入自动除颤起搏器。

3）充血性心力衰竭：是心肌收缩力急剧下降或心脏前、后负荷突然增加，引起心排出量急剧下降，组织器官灌注不足和急性循环淤血综合征。患者宜取坐位或半坐位，双腿下垂，减少静脉回心血量。高浓度、高流量吸氧，使用消泡剂消除肺泡内泡沫，增加气体交换面积，严重者给予面罩吸氧或正压通气，出现意识障碍者立即气管插管和呼吸机辅助呼吸。吗啡 5mg 皮下注射镇静，还可扩张小静脉，减轻前负荷，但低血压、呼吸抑制、意识障碍者禁用，老年患者酌情减量。应用呋塞米利尿可减轻前负荷，扩张肺静脉，降低肺静脉压，减轻肺水肿。应用硝普钠、硝酸甘油和酚妥拉明扩血管可降低心脏前后负荷，需同时观察血压变化避免影响脑灌注。强心治疗可选择毛花苷丙（西地兰）和拟交感胺类多巴酚丁胺。氨茶碱除缓解支气管痉挛、减轻呼吸困难，还有增加心肌收缩力、扩张血管和利尿作用。

4）高血压危象：表现恶性高血压与高血压脑病同时存在，是神经系统急症。最初脑灌注可能显著增加，但 CPP 很快随着 MAP 下降而下降。治疗最好在有中心静脉压和连续血压监测条件下快速有效控制血压，必要时行颅内压监测，选用静脉用拉贝洛尔、艾司洛尔、硝普钠、依那普利、肼苯哒嗪，血压得到控制后开始应用常规长效降压药。

1000 NCU 患者水钠平衡紊乱、高血糖及自主神经功能障碍处理是怎样的?

NCU 患者常见水钠平衡紊乱、高血糖及自主神经功能障碍。

（1）水钠平衡紊乱

1）低钠血症：充血性心力衰竭、抗利尿激素分泌不当综合征（SIADH）及脑盐耗综合征均可导致低钠血症，常见于脑卒中、肿瘤、脑炎、脑外伤和 Guillian-Barré 综合征患者，老年患者接受正压通气易于发生。①SIADH 表现水潴留、稀释性低钠血症及尿钠排出增加，需排除引起低钠血症的肾脏和甲状腺疾病。治疗应限制液体入量小于尿量，严重的症状性低钠血症需补充高渗盐水，注意不要纠正过快导致脑桥中央髓鞘溶解症。②脑盐耗综合征：见于脑损伤和蛛网膜下腔出血患者，肾脏丢失钠增多导致低钠血症和低血容量，需补钠补液、补充血容量治疗。

2）高钠血症：由于使用渗透性利尿而未补充足够的容量、用生理盐水补充容量丢失、高血糖、出汗过多、腹泻、机械通气对症水丢失等原因；严重高钠血症可因尿崩症所致，尿崩症可因脑损伤、肿瘤、脑炎等导致精氨酸加压素不足，肾小管水的重吸收减少，自由水丢失过多。治疗可口服或静脉补充水分，口服或静脉给予醋酸去氨加压素，监测 24 小时出入量，纠正低血容量和高钠血症。

（2）应激性高血糖

1）神经危重症患者激素调节异常和大量分泌细胞因子可导致应激性高血糖，高血糖增加脑损伤、脑水肿，增加梗死面积、梗死后出血转化及感染的发生，对症脑卒中、脑外伤患者预后不良。急性卒中患者血糖控制目标为 <10mmol/L，危重症患者血糖控制目标为 7.8 ~ 10.0 mmol/L，也要避免发生低血糖。

2）NCU 病人急性期高血糖处理宜采用改良的强化胰岛素治疗，当连续 2 次随机血糖 >11.1mmol/L时，根据血糖增高程度、肠内营养制剂输注速度、既往用胰岛素情况及肝、肾功能，开始持续静脉泵入小剂量胰岛素，输注初始每 0.5 ~ 1 小时检测指尖血糖 1 次，根据血糖变化调整胰岛素输注剂量，血糖稳定后每 2 ~ 4 小时监测指尖血糖 1 次，血糖下降不宜过快，以每小时 2mmol/L 为宜，如发生低血糖需及时停用胰岛素，同时静脉输注 10% ~ 20% 葡萄糖，每半小时监测一次血糖直至恢复正常。恢复期患者应激状态缓解，肠内营养改为按顿服时，可将血糖监测改为空腹、餐前及餐后 2 小时，并将胰岛素过渡为皮下注射。

（3）自主神经功能障碍

1）NCU 患者，如重症卒中、脑炎病变波及大脑皮质、下丘脑、边缘系统及脑干时可出现自主神经及内脏功能紊乱，常可危及生命。急性心功能障碍可表现心律失常、心肌缺血及心力衰竭，可因儿茶酚胺分泌过多、交感神经活性增高及冠脉痉挛所致，应加强心功能常规监测，包括动态心电图，并及时给予干预。下丘脑受累可出现急性肺水肿，应限制液体、氧疗及机械通气；引起急性胃黏膜病变、溃疡和出血，以及中枢性高热等，均需要对症处理。

2）重症肌无力自主神经功能障碍常见血压波动、心室功能异常和心电图 ST-T 段下降，针对原发病治疗可恢复正常。胃肠道功能障碍表现唾液减少、胃肠蠕动减慢、排便困难，应用胆碱酯酶抑制剂后好转。

3）周围神经疾病患者合并自主神经损害主要表现心血管功能障碍、皮肤营养障碍、汗腺分泌障碍、皮肤血管运动障碍、深部组织疼痛、括约肌功能障碍等，应以治疗原发病为主。

NCU 常用的镇静药及其临床选药是怎样的?

NCU 出现谵妄或激越的患者应迅速给予镇静药管理，减少耗氧及高动力性应激反应，防止气管插管、导尿管牵拉带来的风险。应分析激越或谵妄的病因，诸如原发性 CNS 损害、药物反应、酒精戒断、通气障碍及急性代谢紊乱等。

（1）NCU 常用的镇静药

1）异丙酚：可迅速通过血脑屏障，产生催眠作用，停药数分钟后即可恢复。镇静起始剂 0.1mg/（kg·h）静脉注射，每隔 5 分钟增加剂量直至出现镇静作用，维持剂量 0.3 ~ 0.5mg/（kg·h）可达到持续镇静作用。该药对进展性神经系统急症和儿童禁忌，但肝、肾衰竭不影响异丙酚清除；需注意过敏反应，如面部水肿、广泛荨麻疹及致命性气管痉挛等。

2）右旋美托咪啶：与苯二氮䓬类的治疗靶点不同，较少发生机械通气、心动过速及高血压事件。镇静起始量0.2μg/（kg·h），最大滴定剂量1μg/（kg·h），直到达到足够的镇静作用；不良反应如心动过缓、低血压等。

3）咪达唑仑：短效苯二氮䓬类，镇静起始量0.01～0.05mg/kg，静脉推注，随后0.02～0.1mg/（kg·h）泵入。主要通过肝代谢，代谢产物多无活性，清除迅速，可出现耐受性使镇静所需剂量增加。半衰期虽短，但一些病人可产生数天的镇静作用。该药可迅速被氟马西尼拮抗，0.2～0.4mg静脉给药15秒即恢复知觉。

4）劳拉西泮：常用于NCU患者短暂镇静，一次团注后可维持较长时间，最适合老年患者，肌内注射可吸收是其另一优点。镇静起始量2mg，静脉给药，半衰期较长（15小时），不适于急性恶化的神经疾病患者，主要副作用是药物在动脉内沉积可引起严重动脉痉挛和导致坏疽。

5）氟哌啶醇：用于急性精神分裂症、器质性脑病伴严重精神异常患者，肌内注射约20分钟即可达到预期镇静状态。该药经肝代谢，半衰期6～20小时。推荐起始剂量2～5mg，肌内注射，20分钟后给予相似剂量，躁动患者可每30分钟给予额外5mg剂量直到患者平静。不良反应如肌强直、静坐不能、心电图长QT等，极高剂量可引起眼动危象、斜颈、牙关紧闭及抗精神病药恶性综合征。

6）其他：抗精神病药须使剂量最小化，新型抗精神病药利培酮0.5mg口服，2次/天，最高达3mg/d；奥氮平5～10mg/d口服；喹硫平25mg口服，3次/天，最高达300mg/d，对情感障碍患者有效，可用于既往有痴呆或帕金森病的激越或谵妄患者。氯氮平作为选择性用药，可小剂量6.25mg/d口服增至50mg/d。

（2）NCU镇静药临床选择

1）未插管的NCU激越或谵妄患者首选劳拉西泮1～2mg，缓慢静脉滴注，4小时重复；或氟哌啶醇5mg，肌内注射，2～4小时重复；或喹硫平25mg，3次/天。

2）插管的NCU患者宜用咪达唑仑0.02～0.08mg/（kg·h），静脉注射；或异丙酚0.1～0.6mg/（kg·h），静脉注射。

3）酒精戒断所致的谵妄首选静脉或肌注劳拉西泮1～2mg，1次/4h。

4）血管造影术患者突发情绪激动、皮质盲、抽搐、非惊厥性癫痫持续状态等应考虑造影剂不良反应，大多数患者可在24小时内缓解。可用20%甘露醇降低渗透压，地塞米松10mg肌内注射，随后每6小时肌注4mg；通常需反复推注劳拉西泮2～4mg或小剂量异丙酚[0.1mg/（kg·h）]达到镇静作用。

（曹　杰）